KB160636

만화로 배우는

닥터단감의 의학 이야기

Dr.Dangam

만화로 배우는

닥터단감의 의학 이야기 vol.02

(알레르기·아토피/감염/해외여행 특집/어지럼증/호르몬대사 질환)

초 판 인쇄 | 2020년 2월 26일
초 판 발행 | 2020년 3월 11일

저 자 유진수
발 행 인 장주연
출판기획 김도성
책임편집 안경희
표지디자인 메디컬일러스트 그리닥
편집디자인 인지혜
일러스트 메디컬일러스트 그리닥
발 행 처 군자출판사
등록 제4-139호(1991.6.24)
(10881) **파주출판단지** 경기도 파주시 회동길 338(서패동 474-1)
Tel. (031)943-1888 Fax. (031)955-9545
홈페이지 | www.koonja.co.kr

ISBN 979-11-5955-545-9
979-11-5955-543-5 (세트)

정가 20,000원
세트 40,000원

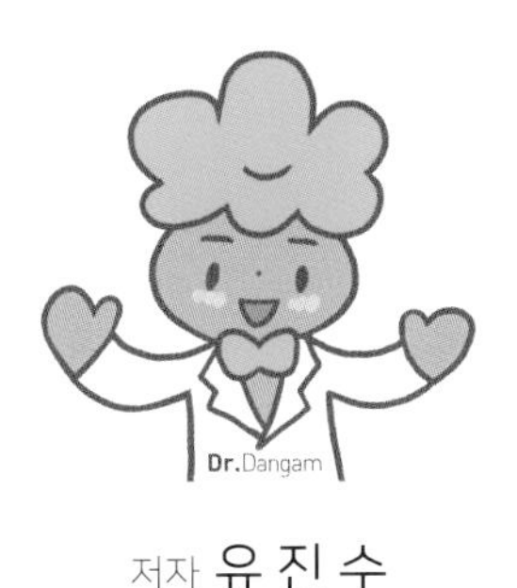

저자 유 진 수

삼성서울병원 이식외과 임상조교수
메디컬일러스트 그리닥 스튜디오 대표
메디컬웹툰 닥터단감 작가

어렸을 때부터 '그림 잘 그린다'는 이야기를 들었으나 전문적으로 미술을 공부한 적은 없었다. 미술은 초중고 교육과정에서 했던 수업들 이상을 한 적은 없었지만 혼자서는 컴퓨터로 그림 그리는 것을 좋아해서 윈도우 그림판에서부터 시작해서 포토샵, 그리고 타블렛을 이용한 그림까지 혼자서 주섬주섬 그려왔다.

그림 그리기에 대한 갈증은 항상 있었지만 그림으로 그릴 컨텐츠를 찾지 못하다가 의사 생활을 하기 시작하면서 닥터단감을 그리기 시작했고 건강, 질병, 의료 등에 대해 그리기 시작했다. 또한 의학과 관련된 그림이 필요한 사람들의 요청으로 메디컬일러스트를 시작한 이후 그리닥이라는 바이오메디컬아트 플랫폼까지 시작하게 되었다. 하지만 하루의 대부분을 평범한 대학병원 의사가 대부분 그렇듯, 환자 진료, 수술, 연구, 논문, 통근 그리고 가족과의 시간에 할애하고 있으며 만화 그리기는 더더욱 힘들어지고 있다. 하지만 정말 조금씩이라도 닥터단감에 투자해서 은퇴하기 전까지 몇 권의 책을 내 놓는 것이 인생의 몇몇 계획 중 하나이고 이 '만화로 배우는 닥터단감의 의학 이야기'는 그 첫번째 책이다.

앞으로도 나와 주변의 행복 (가족, 친척, 친구, 동료), 간암, 간이식 환자들의 삶의 질, 닥터단감을 통해 도움을 받을 아직 많지는 않은 독자들을 위해 열심히 살아갈 예정이다.

"닥터단감을 사랑해주고 응원해주신
모든 분께 감사드립니다."

닥터단감 시즌 1을 감수해 주신 고마운 선생님들

김가연 (국립중앙의료원 감염내과 교수): 말라리아, 뎅기열 감수

김완기 (세종병원 흉부외과 교수): 협심증, 심근경색, 기흉 감수

김재하 (성애병원 내과 과장): 알레르기, 골다공증, 과민성 대장 증후군 감수

오석규 (순환기내과 전문의): 미주신경성 실신, 상심실성 빈맥 감수

유창선 (앤드유 피부과 원장): 대상포진, 아토피성 피부염 감수

유홍석 (삼성서울병원 호흡기내과 교수): 천식, 결핵 감수

최지은 (단국대학교병원 이비인후과 교수): 이석증, 메니에르씨 병, 전정신경염, 알레르기 비염 감수

허경민 (삼성서울병원 감염내과 교수): 독감 감수

단감이 세상에 나오게 된 배경

치열한 의료현장을 경험하며 느끼게 문제의식 중 하나가 환자와 의료진 간의 정보 불균형이었습니다. 환자와 보호자들은 생명이 걸린 문제에 있어서 더 많은 정보를 원하지만, 대한민국 의료 시스템에서는 의료진으로부터 양질의 정보를 충분히 제공받기엔 현실적 어려움이 있고 결국 출판물이나 인터넷에서 정보를 구하곤 합니다. 그나마 최근에는 유튜브 등 새로운 채널 등을 통해 의료인들과 일반인들간의 커뮤니케이션이 증가하고 있긴 하지만 역부족인 것이 현실입니다.

하지만 안타깝게도 네이버 등으로 대표되는 한국 인터넷 환경(Google과 비교해 봐도 정보의 질에 심각한 격차가 있습니다)에서 의학정보와 관련해서 "정확하고, 유익하고, 재미있는" 정보를 찾기 힘듭니다. 잘못된 정보가 그들을 잘못된 길로 인도하는 경우도 자주 발생합니다. 이런 배경에서 환자들을 위한 "정확하고 유익하고 재미있는" 정보를 제공할 방법에 대해 고민하였고, 결국 '의학만화'를 그려 보기로 했습니다.

그래서 닥터단감은 2012년 7월 19일에 태어났습니다. 저의 생각을 독자에게 잘 전달해줄 캐릭터에 대해 고민한 결과 '단감'이 나오게 되었습니다. 너무 달지도 쓰지도 않고 물컹거리지도 않고 과즙이 꽉차지는 않은, 우리에게 친숙한 단감이 '차가운' 의료 이야기를 '따뜻하고 담백하게' 전달할 수 있기를 바랍니다.

Contents

만화로 배우는

닥터단감의 의학 이야기 vol.02

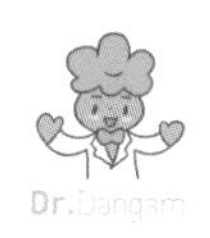

증상/주제별 질환을 찾아서 닥터단감을 읽어보세요

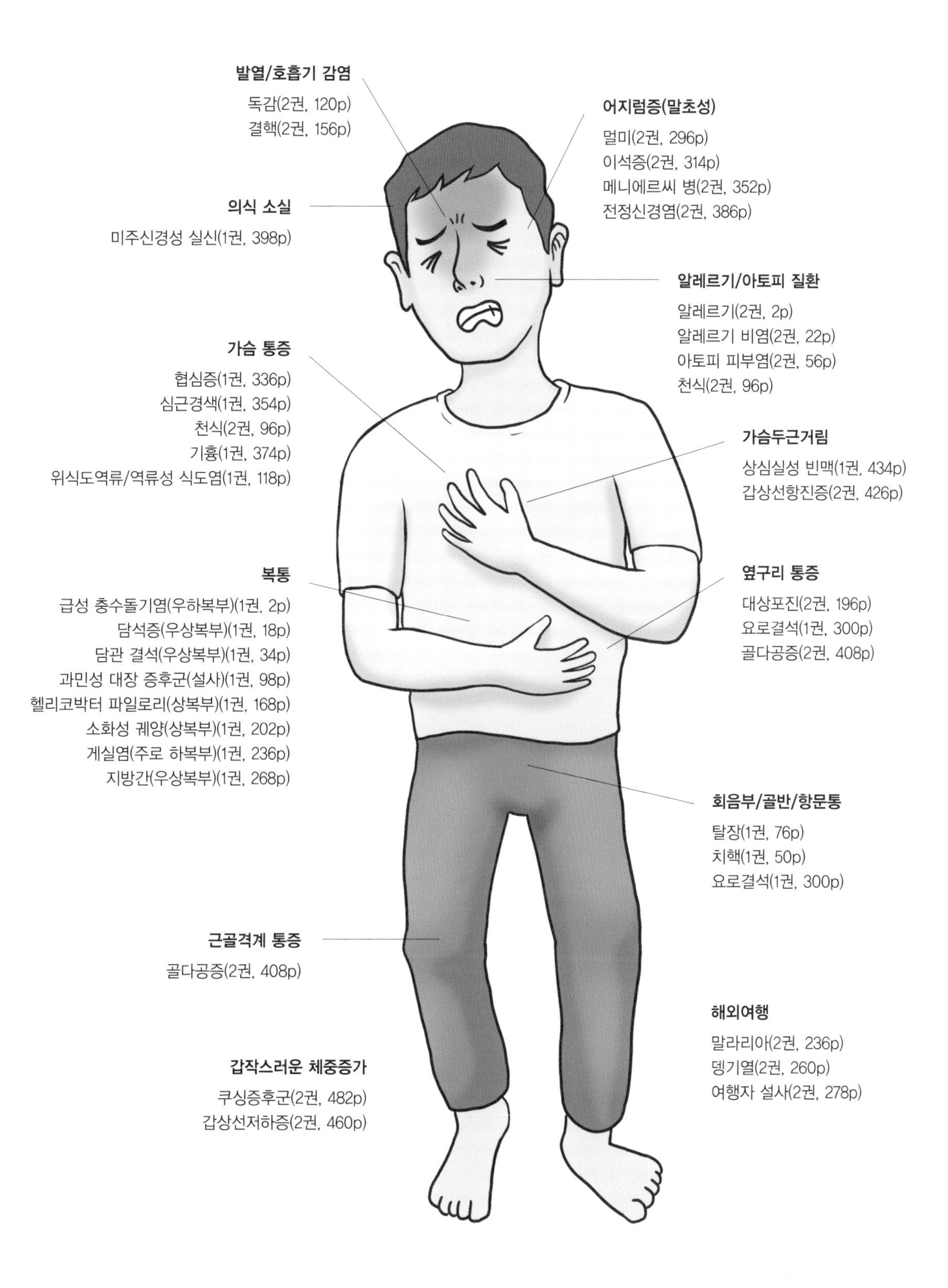

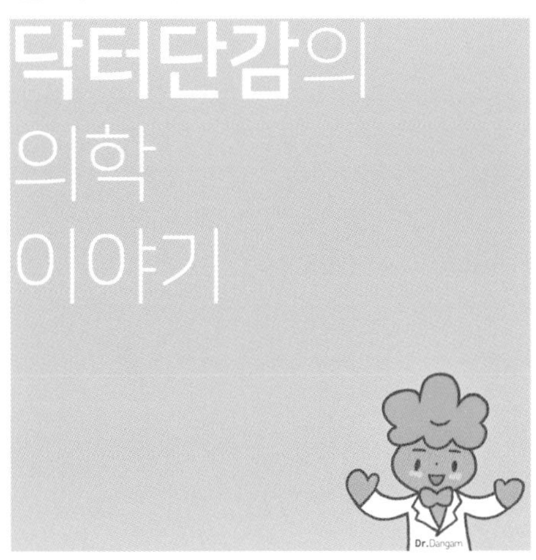

PART 01

알레르기·아토피 질환

01 CHAPTER
알레르기·아토피 질환

알레르기

Allergy

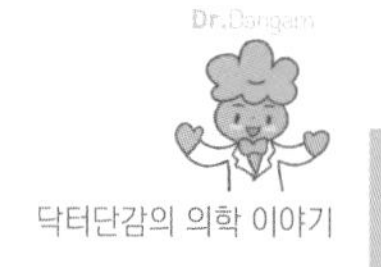

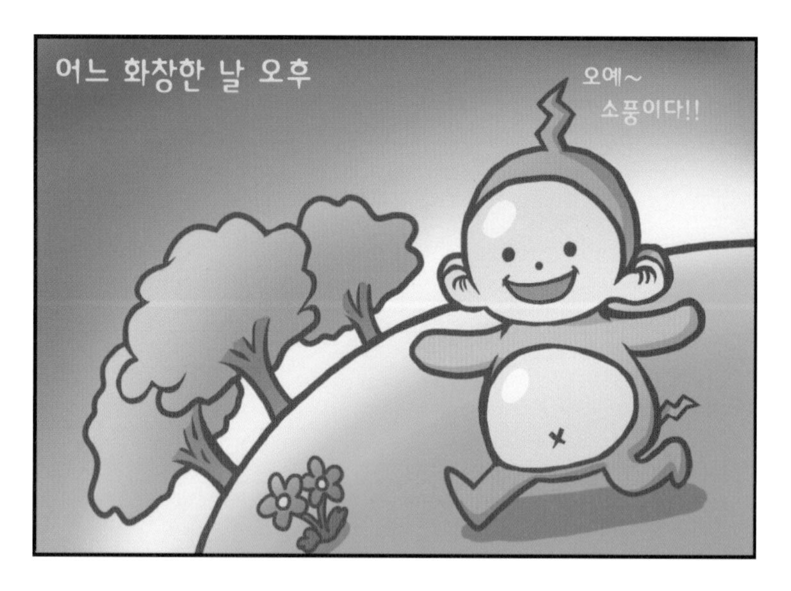

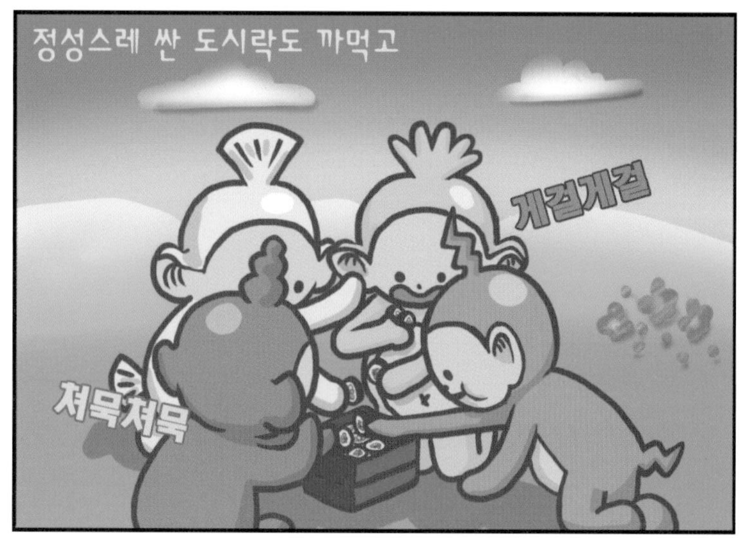

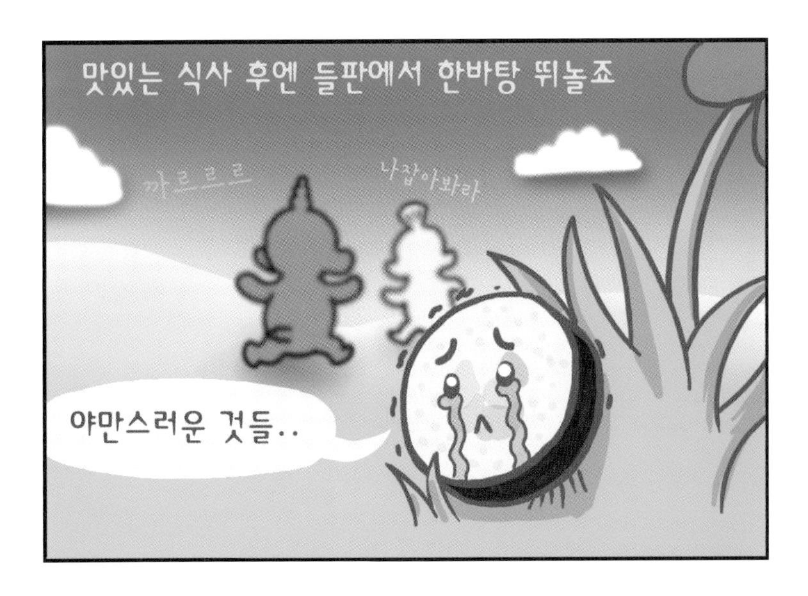
맛있는 식사 후엔 들판에서 한바탕 뛰놀죠
까르르르
나잡아봐라
야만스러운 것들..

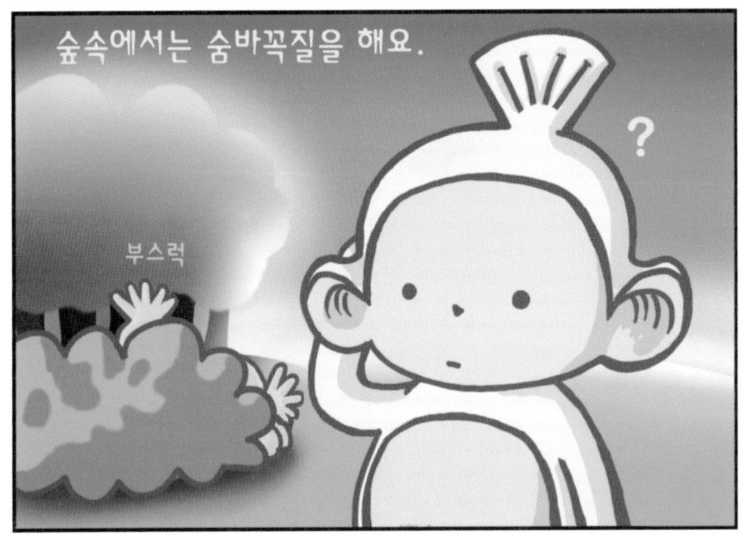
숲속에서는 숨바꼭질을 해요.
?
부스럭

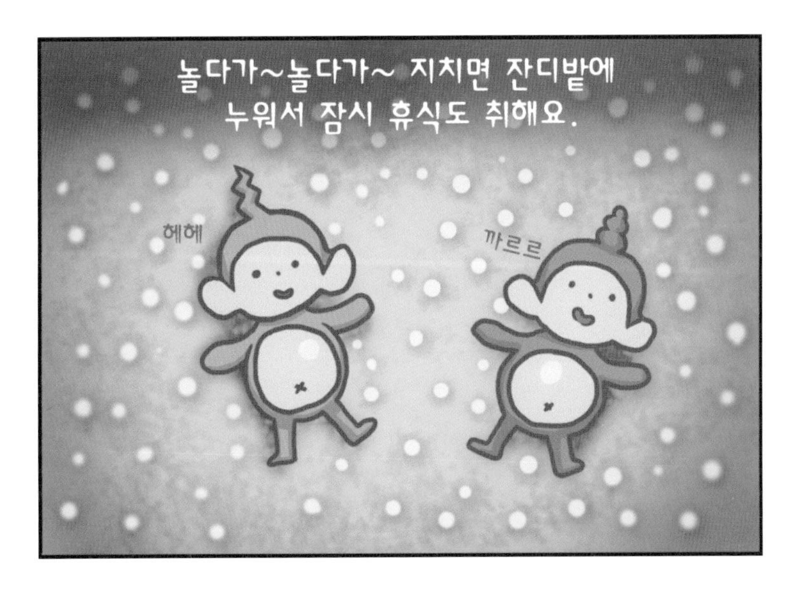
놀다가~놀다가~ 지치면 잔디밭에
누워서 잠시 휴식도 취해요.
헤헤
까르르

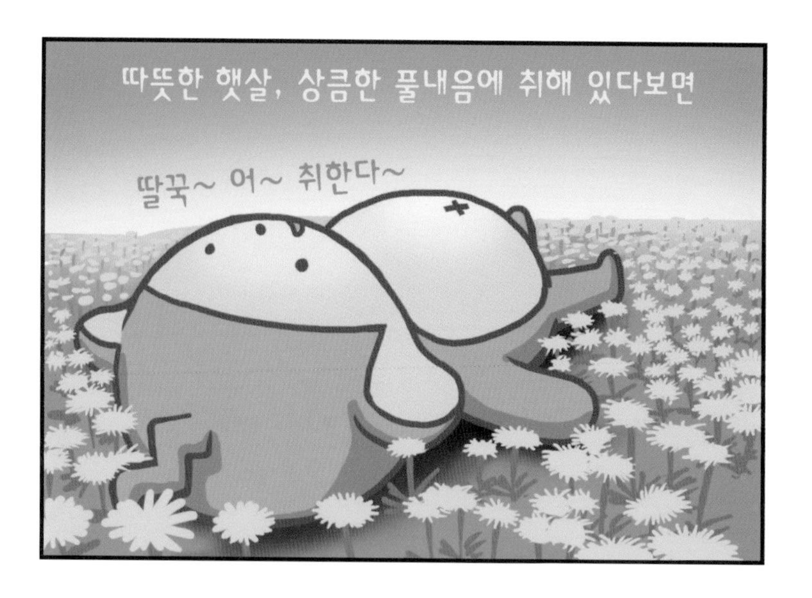
따뜻한 햇살, 상큼한 풀내음에 취해 있다보면
딸꾹~ 어~ 취한다~

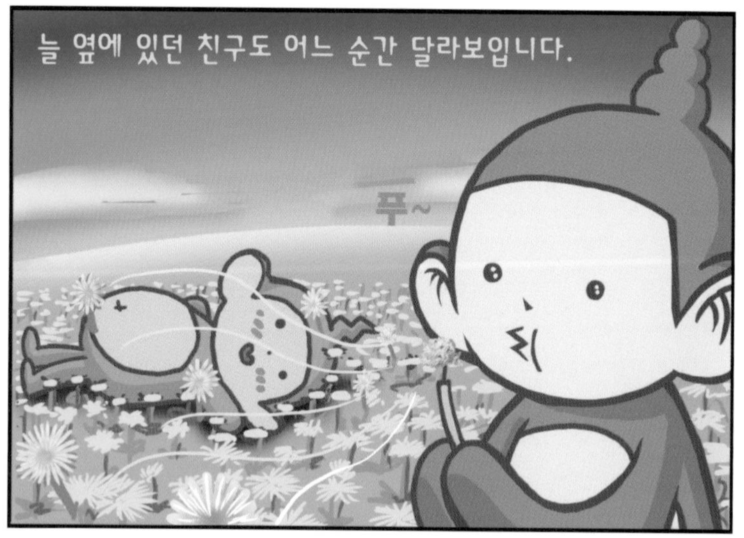
늘 옆에 있던 친구도 어느 순간 달라보입니다.
푸~

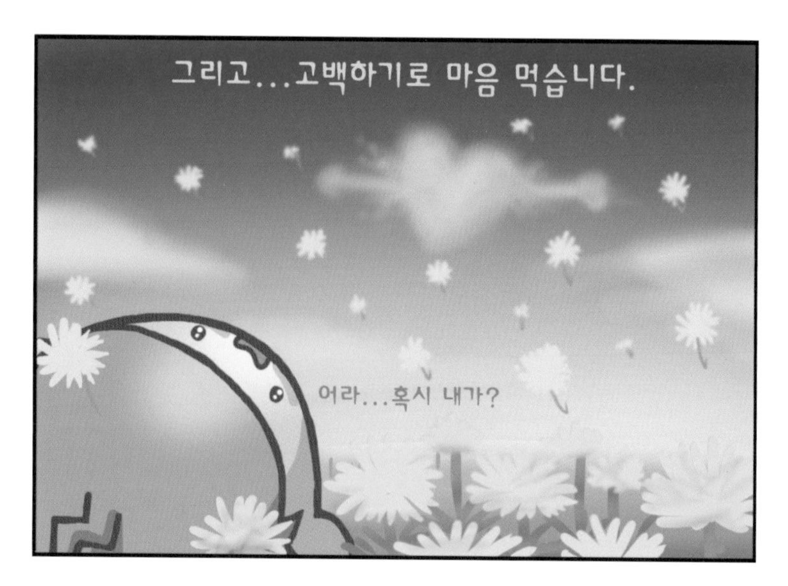
그리고...고백하기로 마음 먹습니다.
어라...혹시 내가?

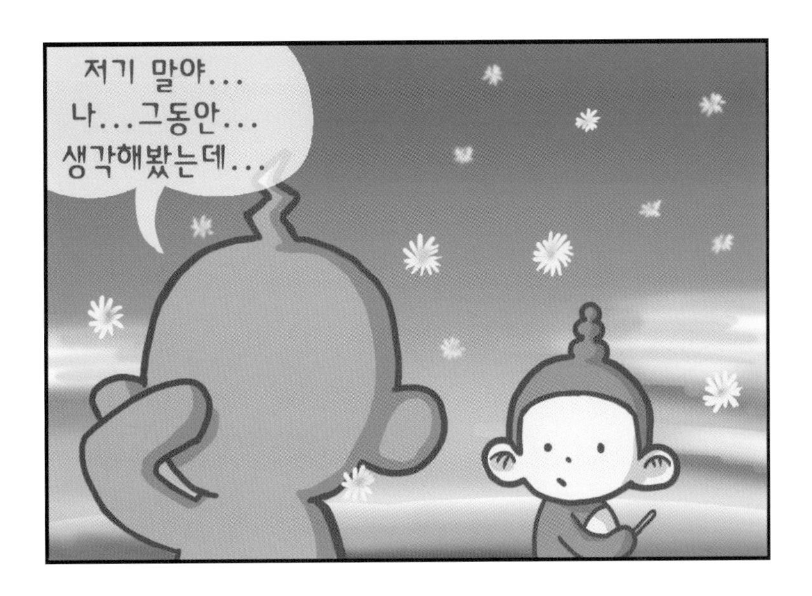

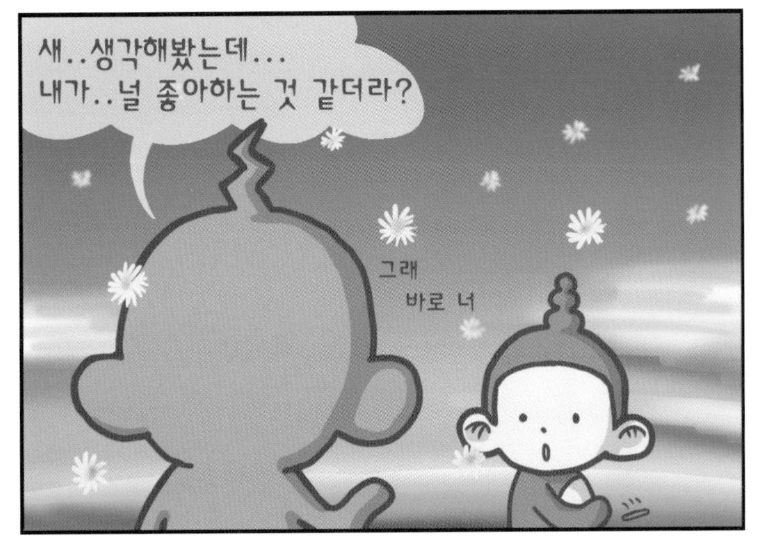

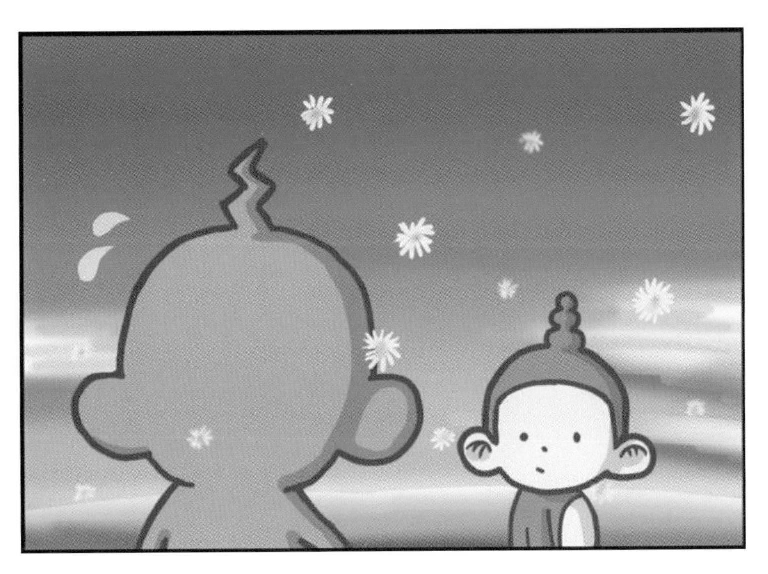

01

알레르기

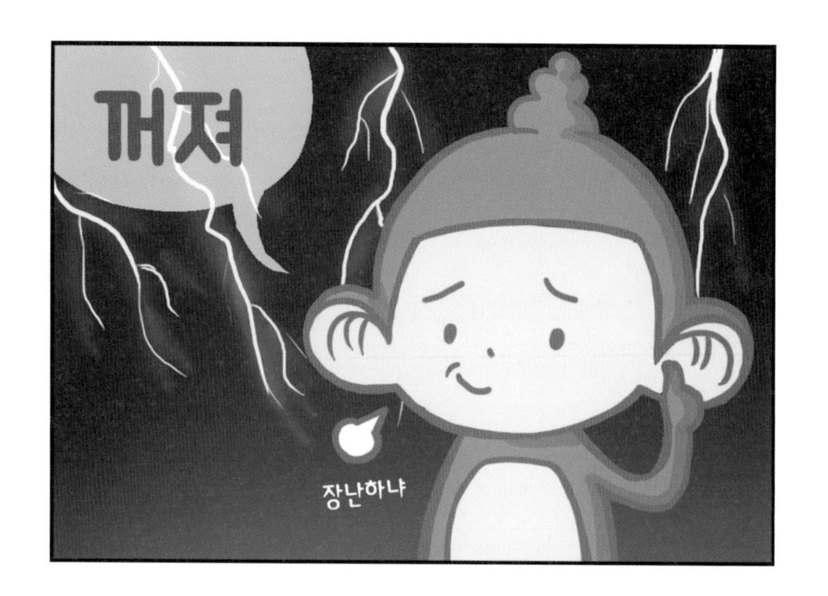
꺼져
장난하냐

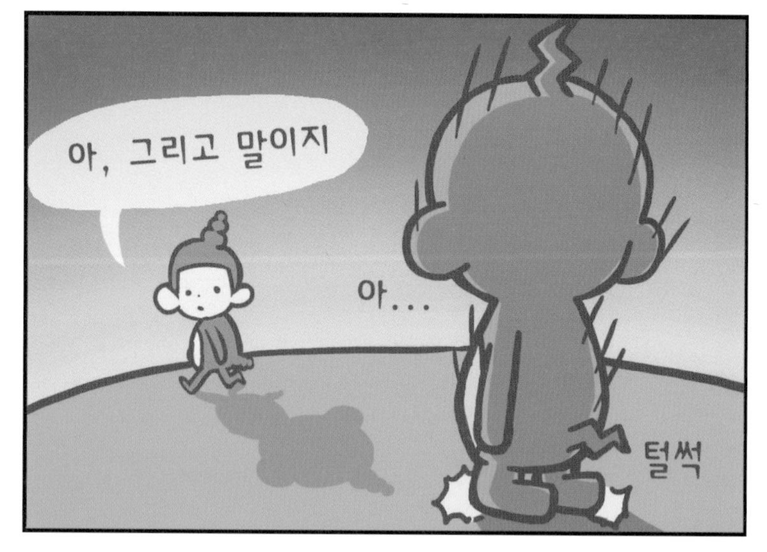
아, 그리고 말이지
아...
털썩

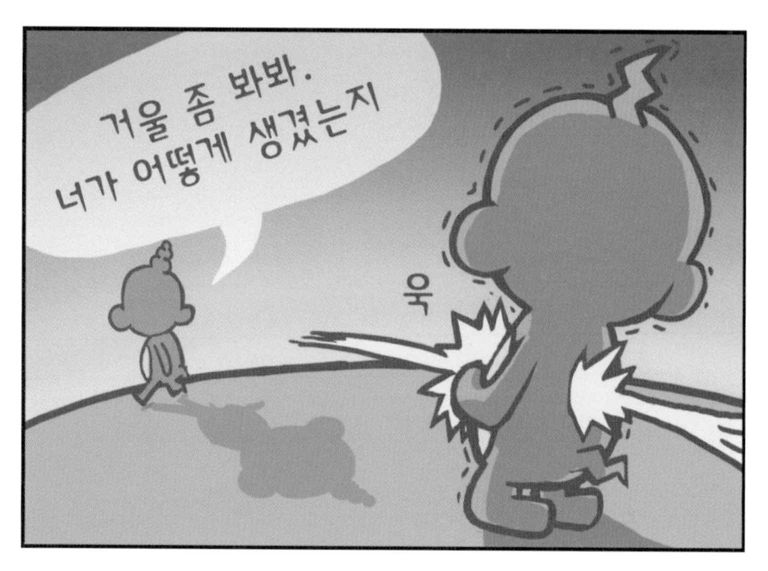
거울 좀 봐봐.
너가 어떻게 생겼는지
윽

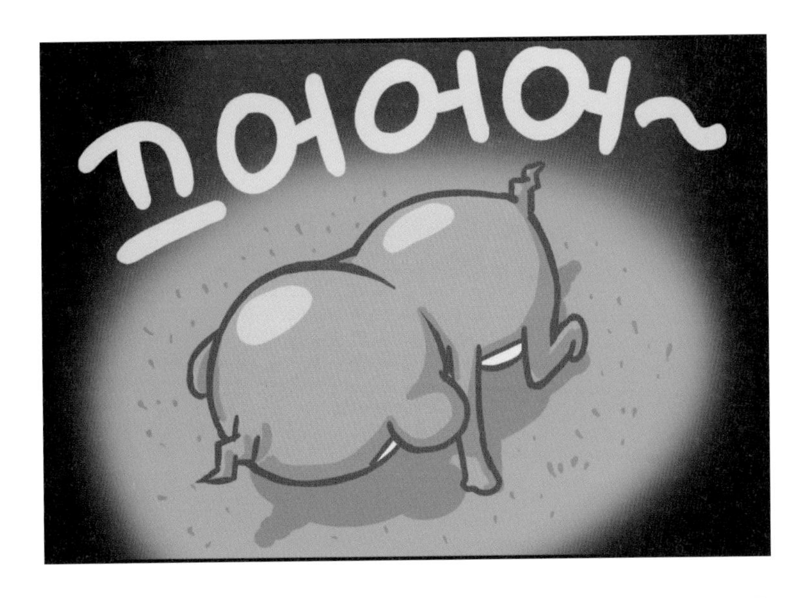
끄어어어~

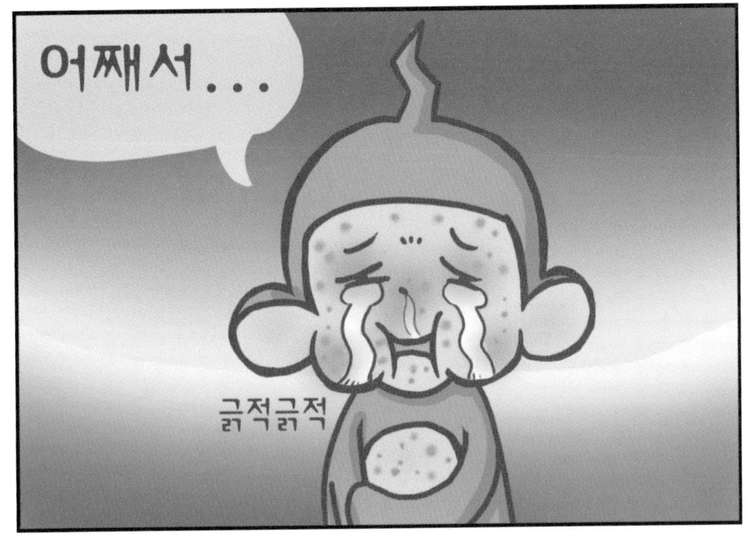
어째서...
긁적긁적

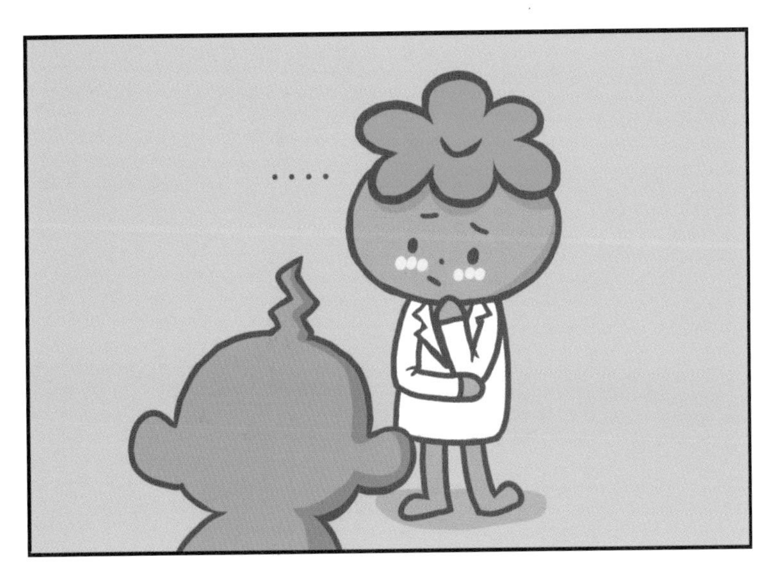
....

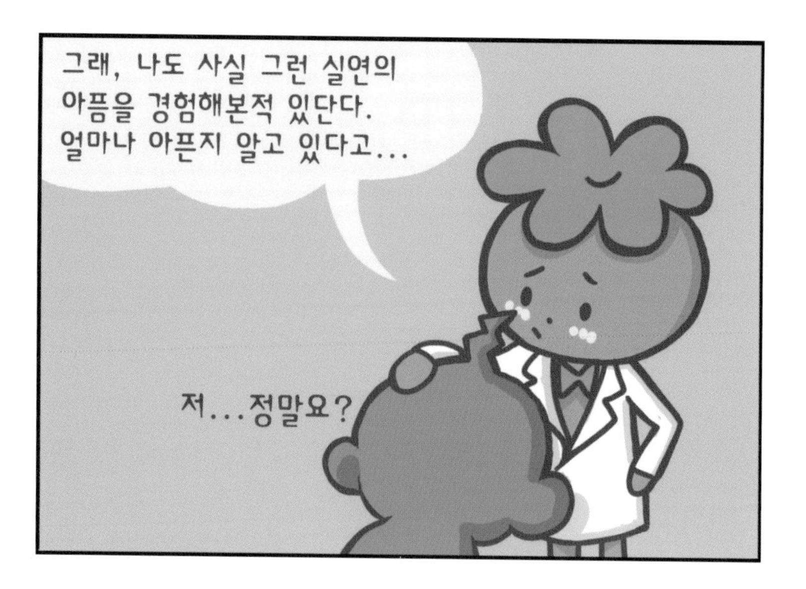
그래, 나도 사실 그런 실연의
아픔을 경험해본적 있단다.
얼마나 아픈지 알고 있다고...
저...정말요?

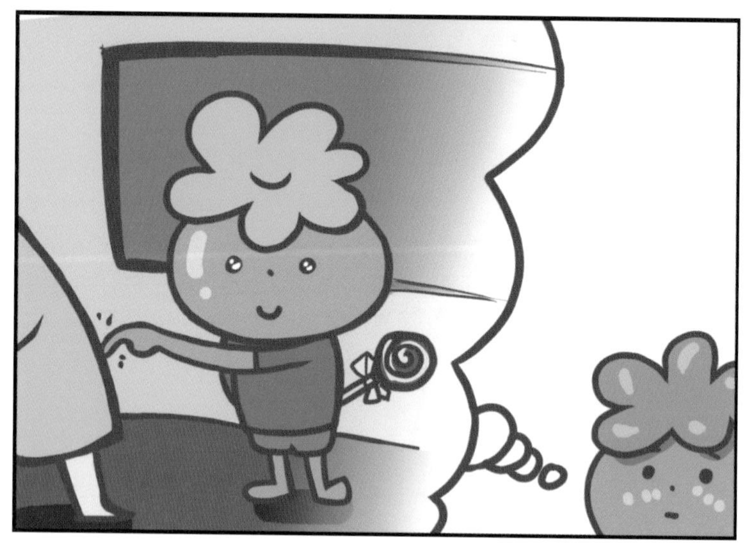

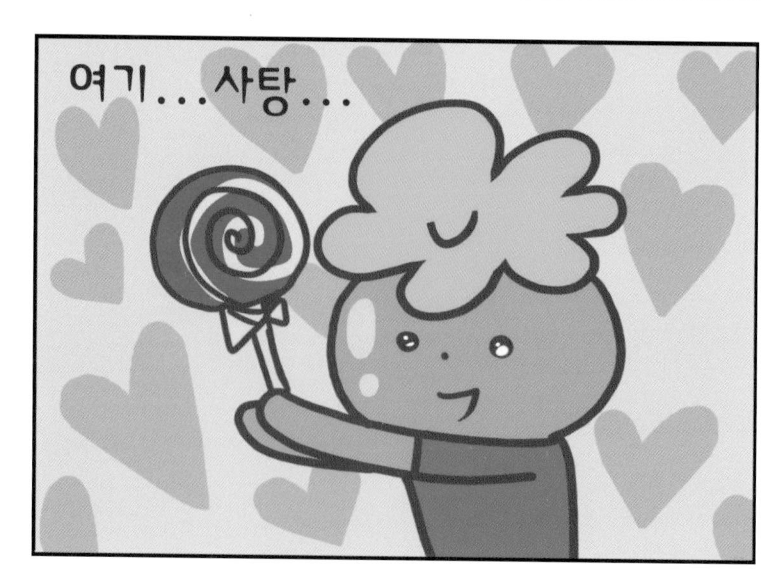
여기...사탕...

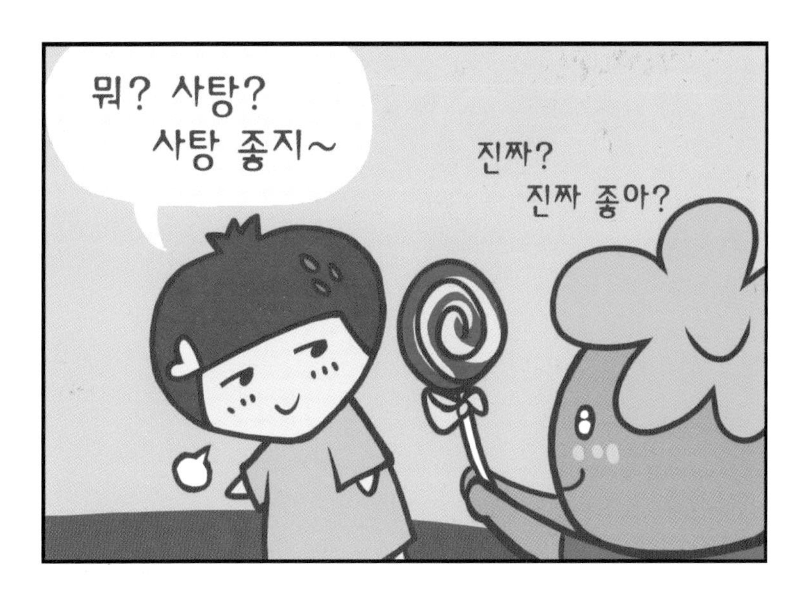
뭐? 사탕?
사탕 좋지~
진짜?
진짜 좋아?

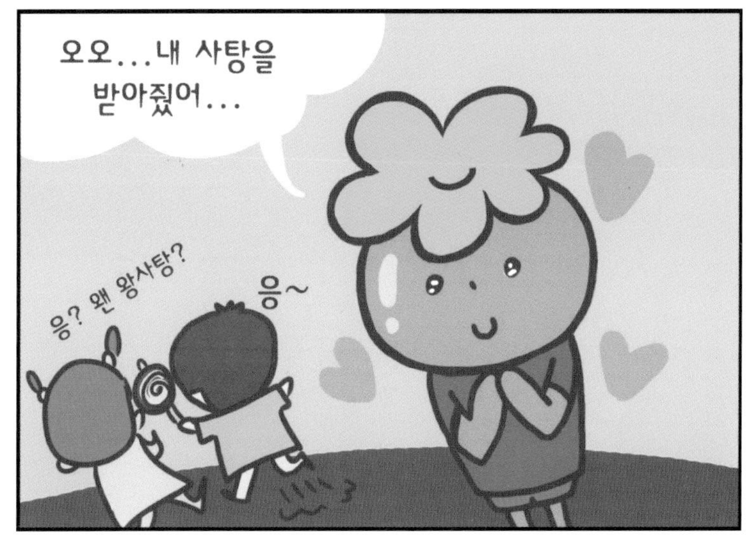
오오...내 사탕을
받아줬어...
응? 왠 왕사탕?
응~

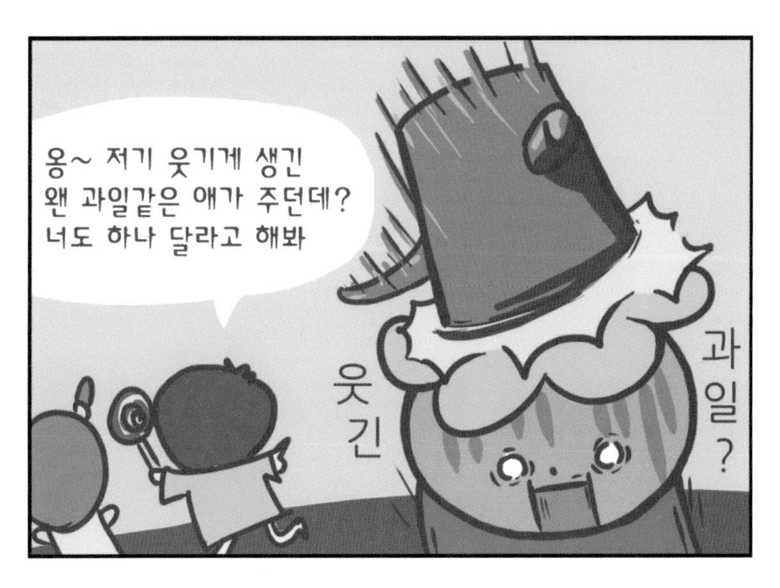
옹~ 저기 웃기게 생긴
왠 과일같은 애가 주던데?
너도 하나 달라고 해봐
웃긴
과일?

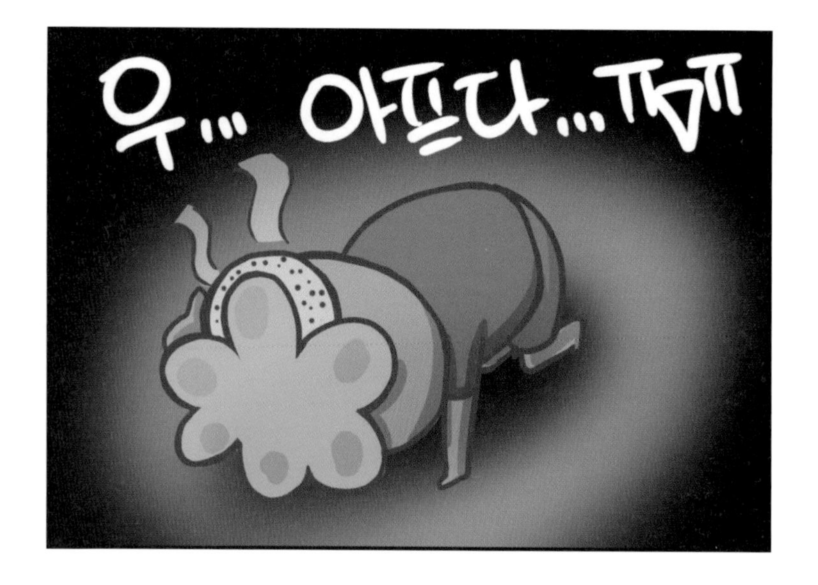
우... 아프다...ㅠㅠ

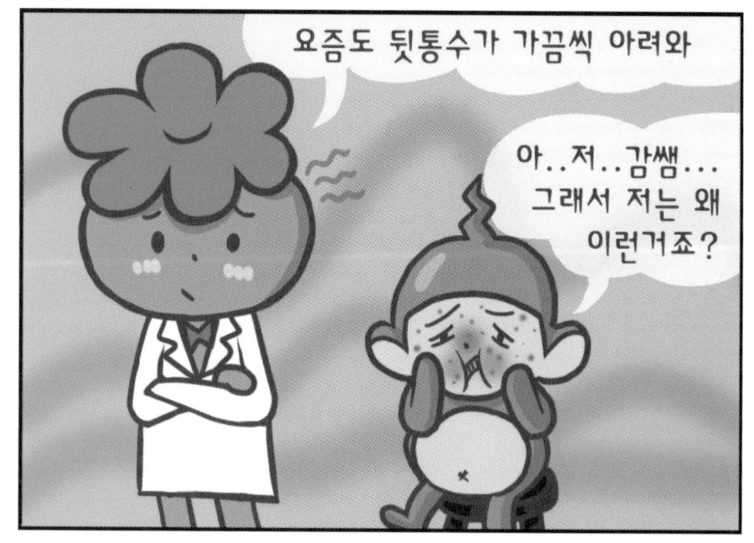
요즘도 뒷통수가 가끔씩 아려와
아..저..감쌤...
그래서 저는 왜
이런거죠?

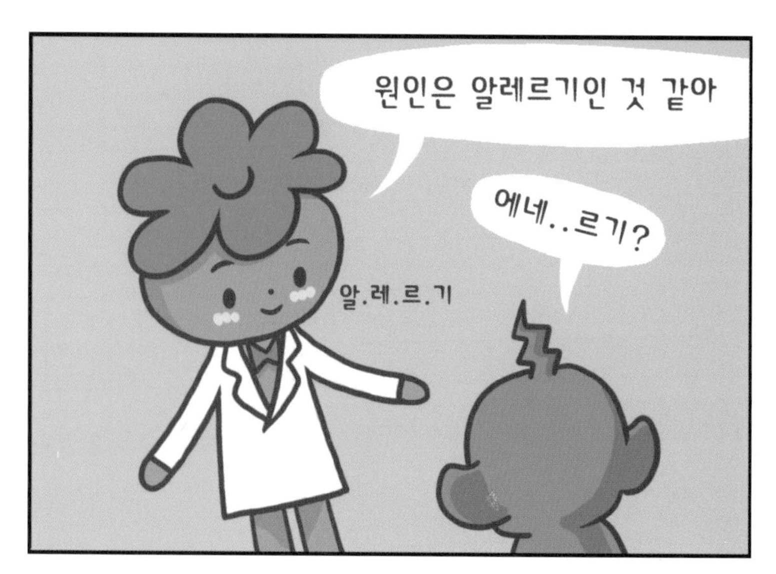
원인은 알레르기인 것 같아
에네..르기?
알.레.르.기

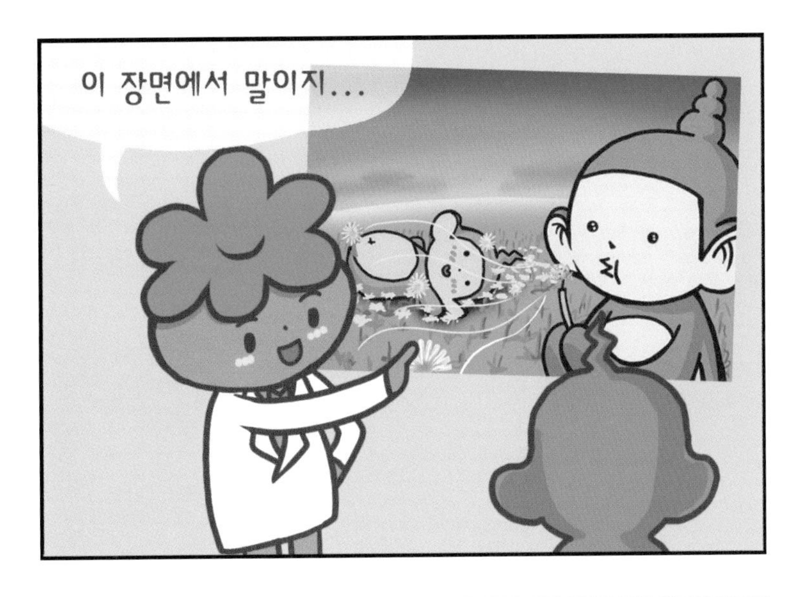
이 장면에서 말이지...

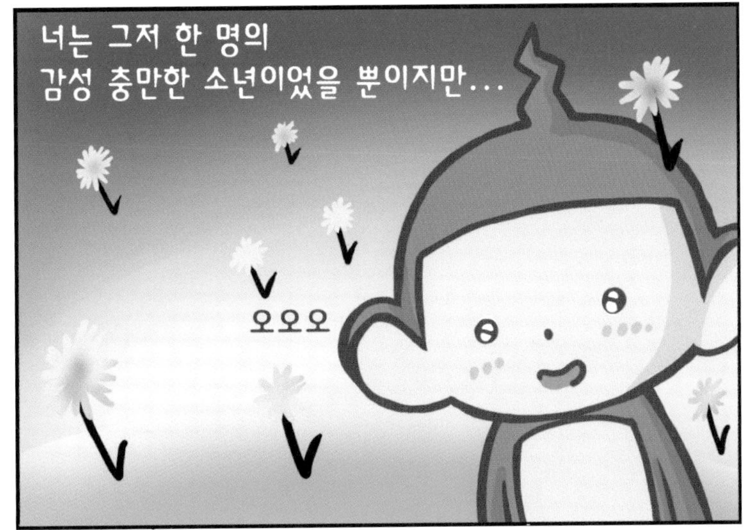
너는 그저 한 명의
감성 충만한 소년이었을 뿐이지만...
오오오

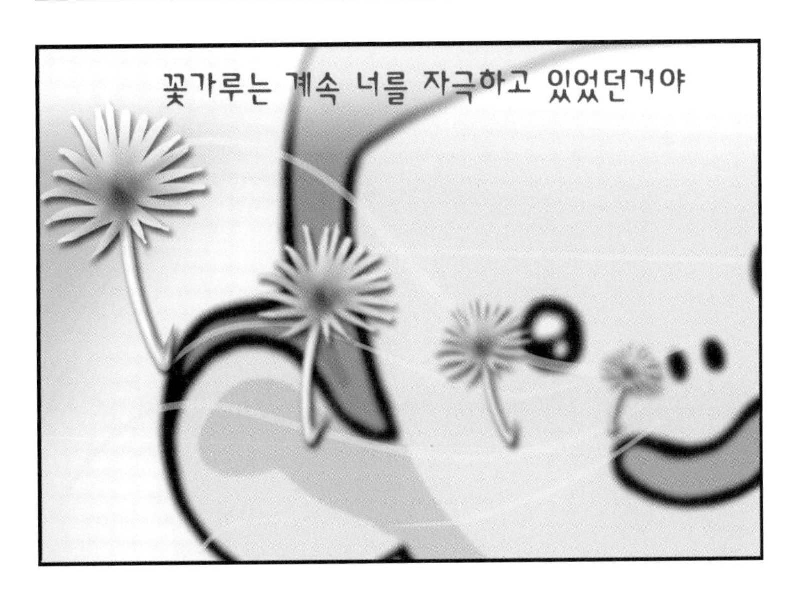
꽃가루는 계속 너를 자극하고 있었던거야

즉, 꽃가루가 항원으로 작용해서 너의 신체에
과민반응을 일으키고 있었다는 말이야.
지지지지지직
오우

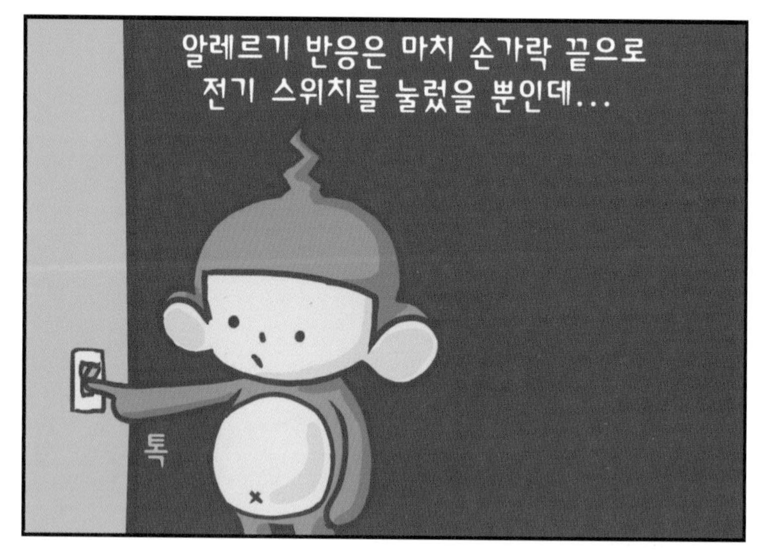
알레르기 반응은 마치 손가락 끝으로
전기 스위치를 눌렀을 뿐인데...
톡

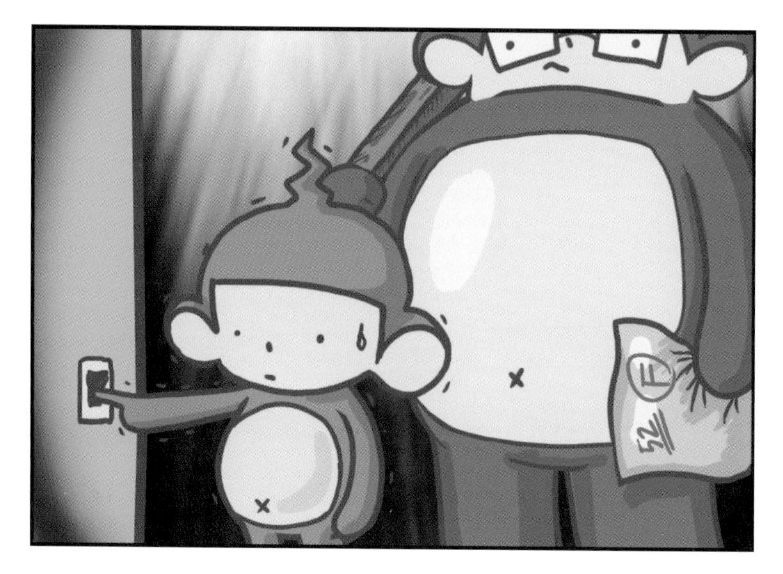

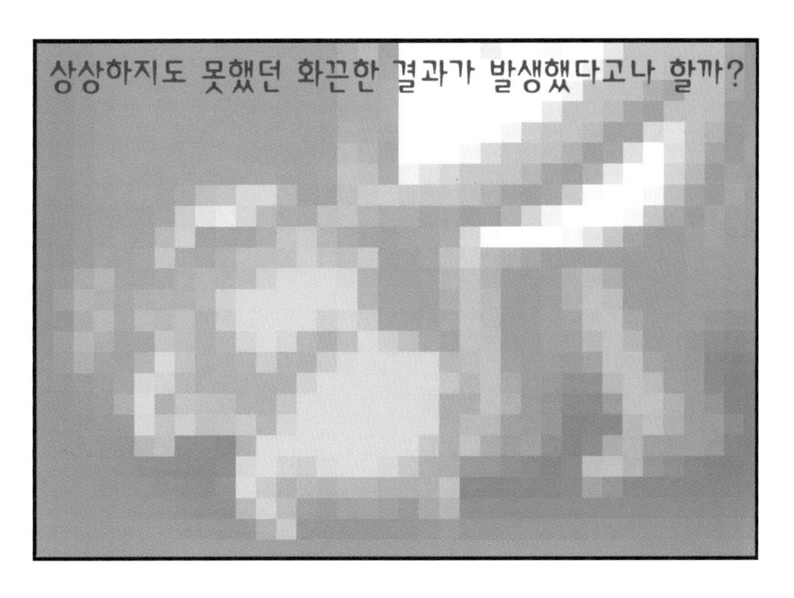
상상하지도 못했던 화끈한 결과가 발생했다고나 할까?

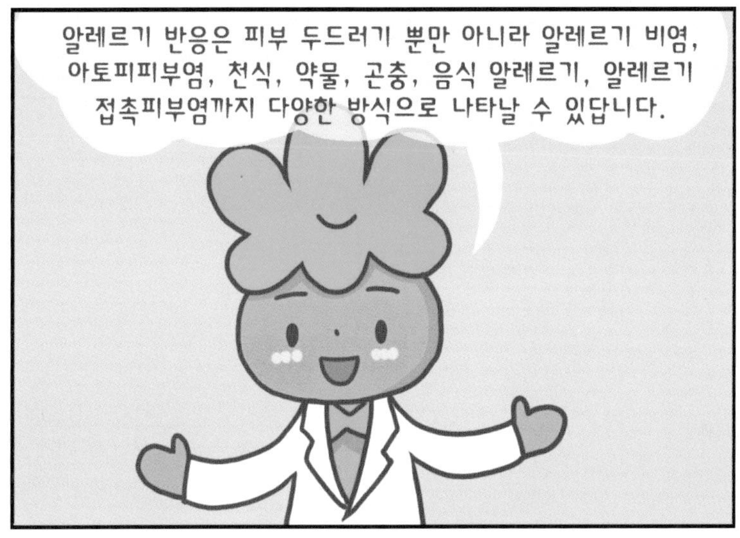
알레르기 반응은 피부 두드러기 뿐만 아니라 알레르기 비염, 아토피피부염, 천식, 약물, 곤충, 음식 알레르기, 알레르기 접촉피부염까지 다양한 방식으로 나타날 수 있답니다.

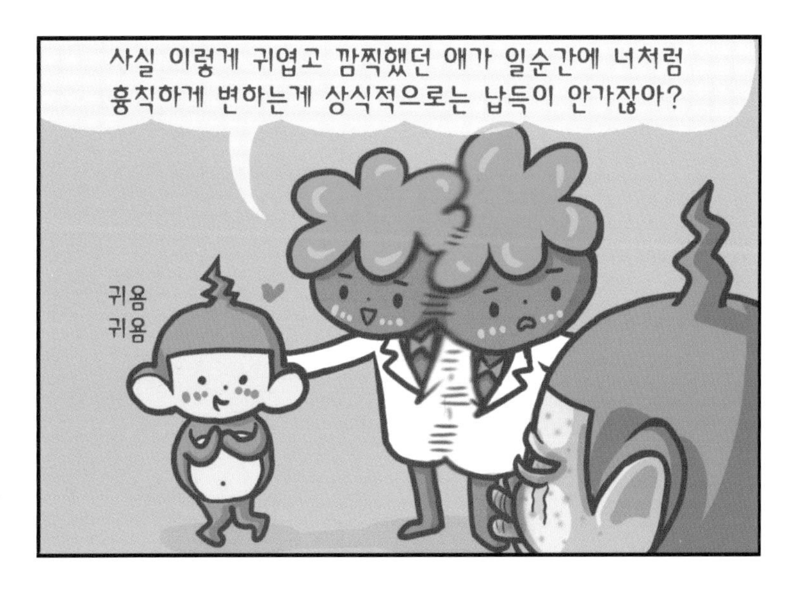
사실 이렇게 귀엽고 깜찍했던 애가 일순간에 너처럼 흉칙하게 변하는게 상식적으로는 납득이 안가잖아?
귀욤 귀욤

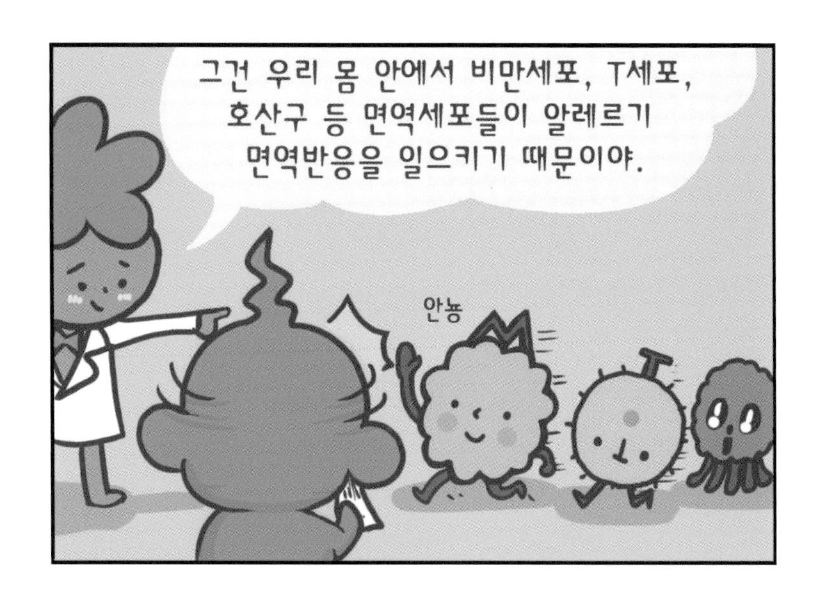
그건 우리 몸 안에서 비만세포, T세포, 호산구 등 면역세포들이 알레르기 면역반응을 일으키기 때문이야.
안뇽

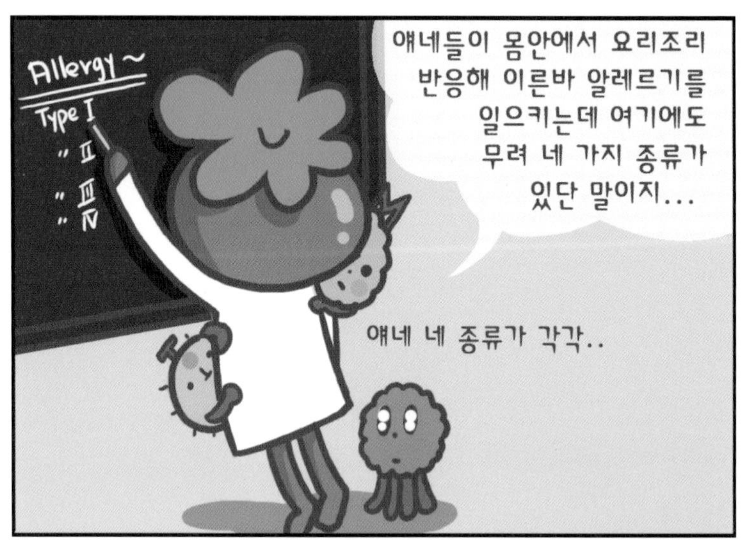
Allergy ~
Type I
" II
" III
" IV
얘네들이 몸안에서 요리조리 반응해 이른바 알레르기를 일으키는데 여기에도 무려 네 가지 종류가 있단 말이지...
얘네 네 종류가 각각..

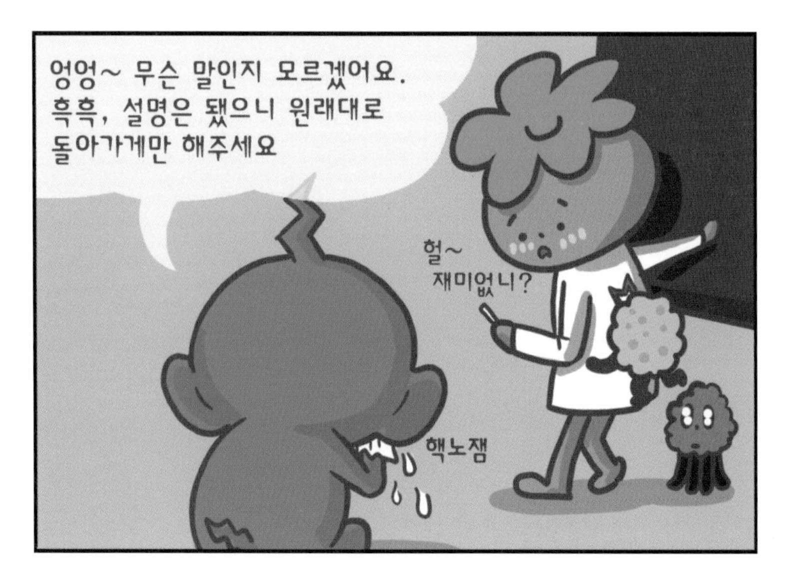
엉엉~ 무슨 말인지 모르겠어요. 흑흑, 설명은 됐으니 원래대로 돌아가게만 해주세요
헐~ 재미없니?
핵노잼

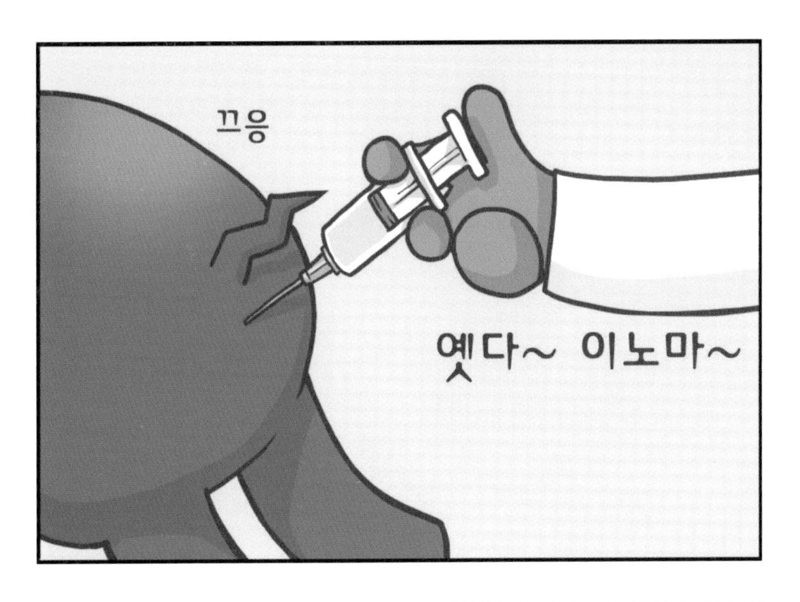
끄응
옛다~ 이노마~

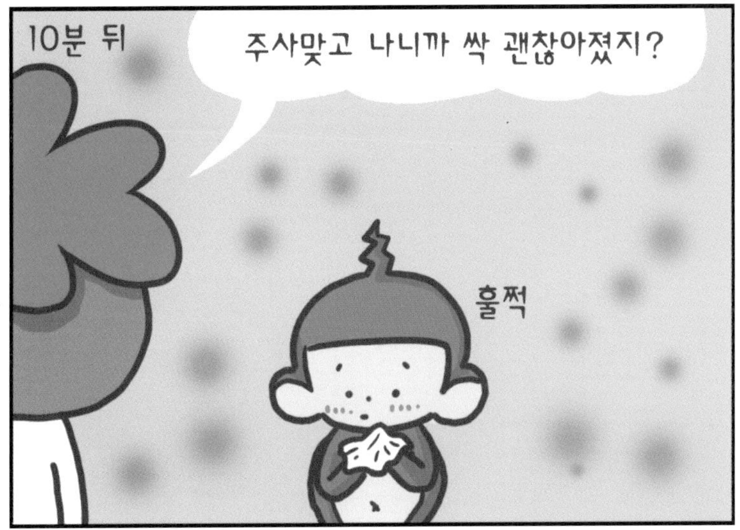
10분 뒤
주사맞고 나니까 싹 괜찮아졌지?
훌쩍

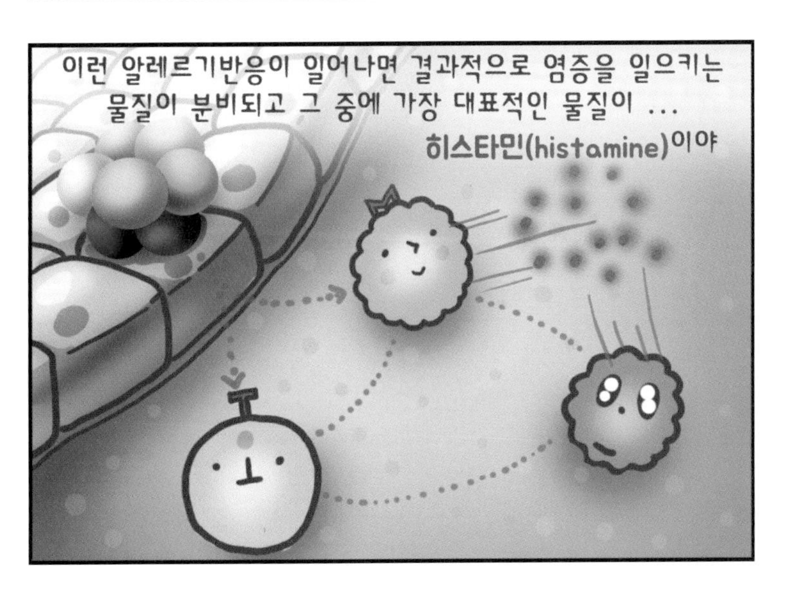
이런 알레르기반응이 일어나면 결과적으로 염증을 일으키는 물질이 분비되고 그 중에 가장 대표적인 물질이 ...
히스타민(histamine)이야

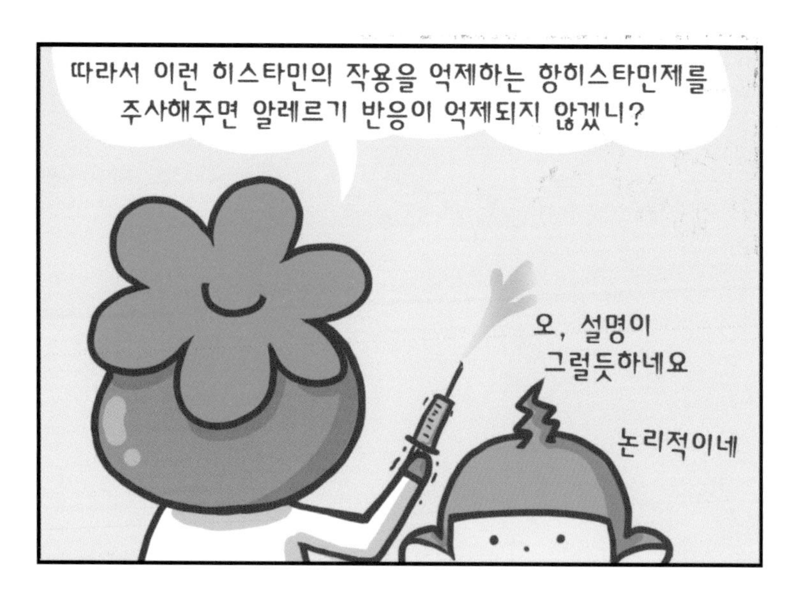
따라서 이런 히스타민의 작용을 억제하는 항히스타민제를
주사해주면 알레르기 반응이 억제되지 않겠니?
오, 설명이
그럴듯하네요
논리적이네

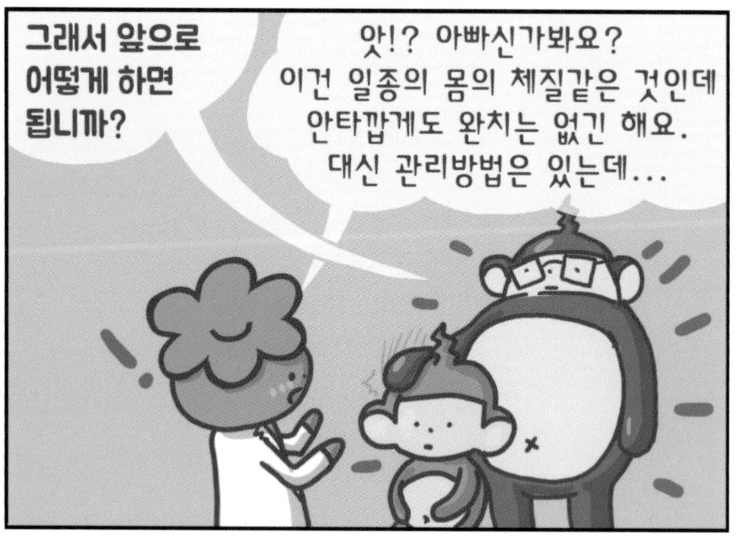
그래서 앞으로
어떻게 하면
됩니까?
앗!? 아빠신가봐요?
이건 일종의 몸의 체질같은 것인데
안타깝게도 완치는 없긴 해요.
대신 관리방법은 있는데...

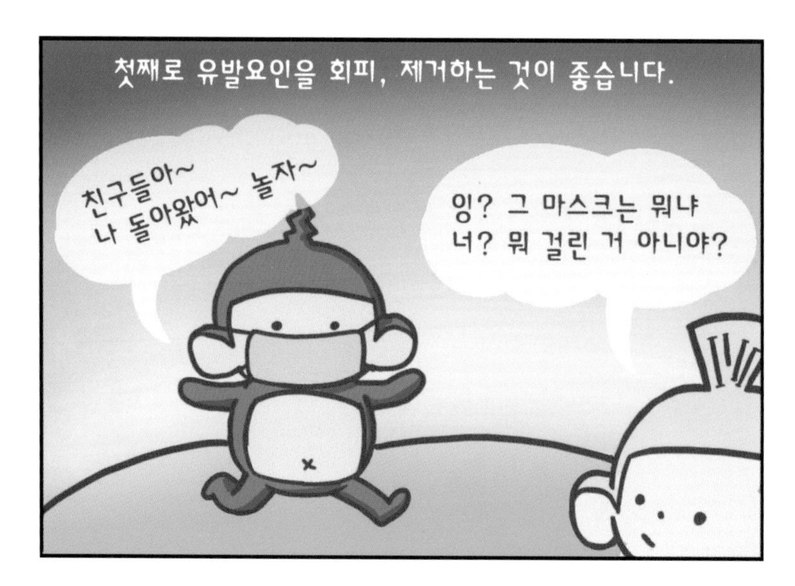
첫째로 유발요인을 회피, 제거하는 것이 좋습니다.
친구들아~
나 돌아왔어~ 놀자~
잉? 그 마스크는 뭐냐
너? 뭐 걸린 거 아니야?

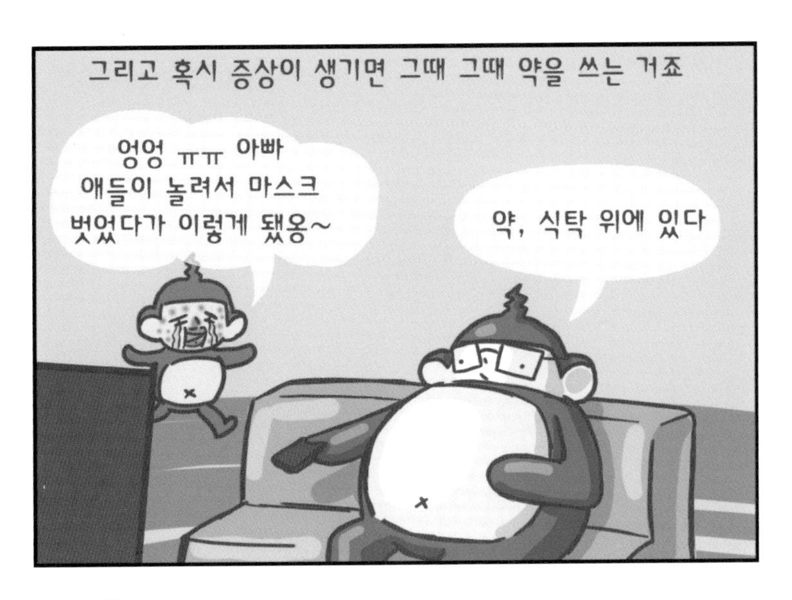
그리고 혹시 증상이 생기면 그때 그때 약을 쓰는 거죠
엉엉 ㅠㅠ 아빠 애들이 놀려서 마스크 벗었다가 이렇게 됐옹~
약, 식탁 위에 있다

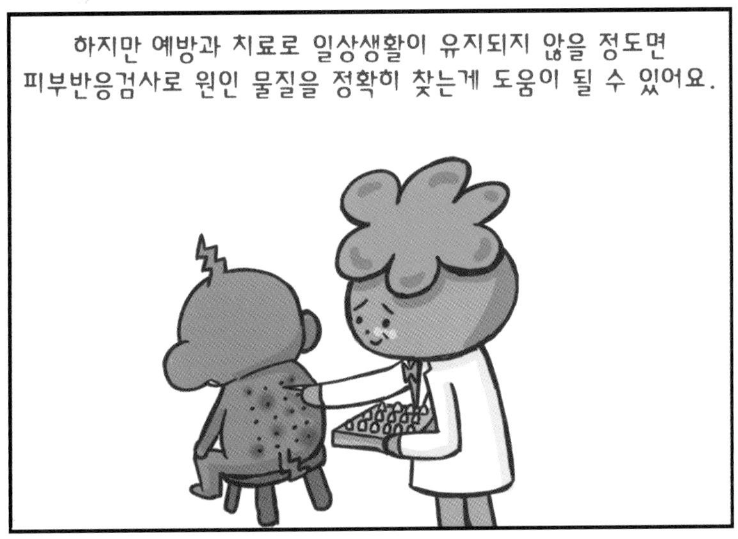
하지만 예방과 치료로 일상생활이 유지되지 않을 정도면
피부반응검사로 원인 물질을 정확히 찾는게 도움이 될 수 있어요.

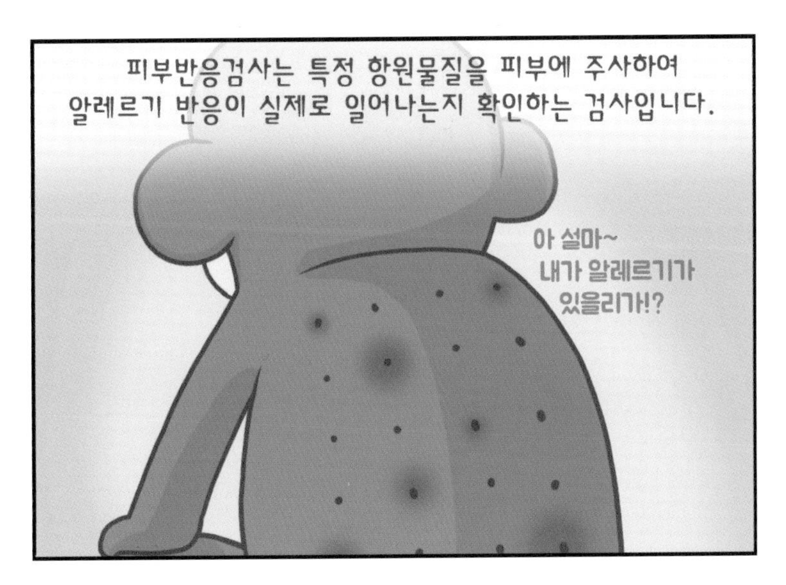
피부반응검사는 특정 항원물질을 피부에 주사하여
알레르기 반응이 실제로 일어나는지 확인하는 검사입니다.
아 설마~ 내가 알레르기가 있을리가!?

그리고 알레르기 비염, 벌침 알레르기, IgE 유발 천식 등에서는
회피요법과 약물치료만으로 조절이 잘 안되는 경우,
희석한 원인항원을 피하주사해 면역반응을 약화시키는
면역요법(hyposensitization)을 해볼 수도 합니다.

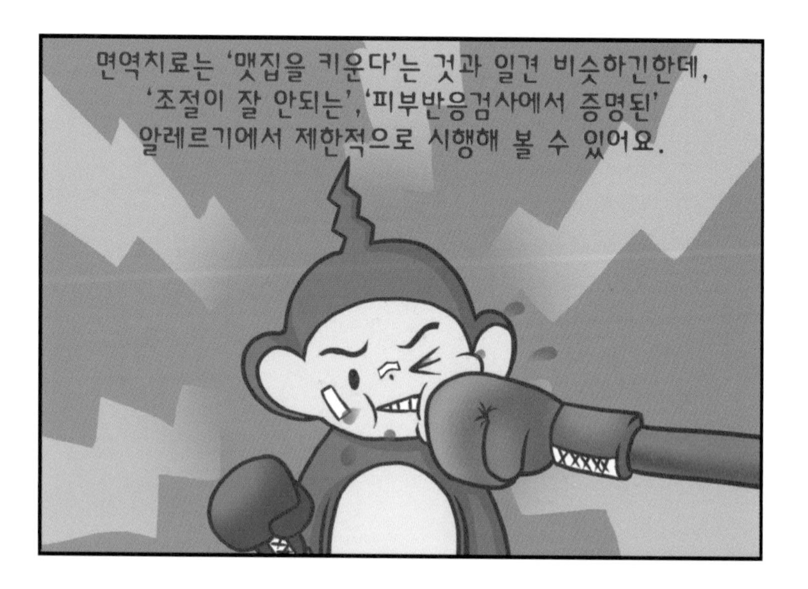

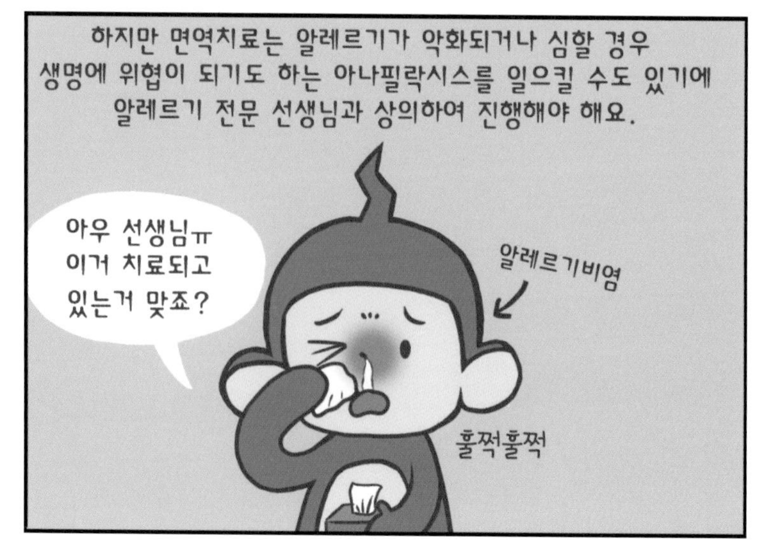

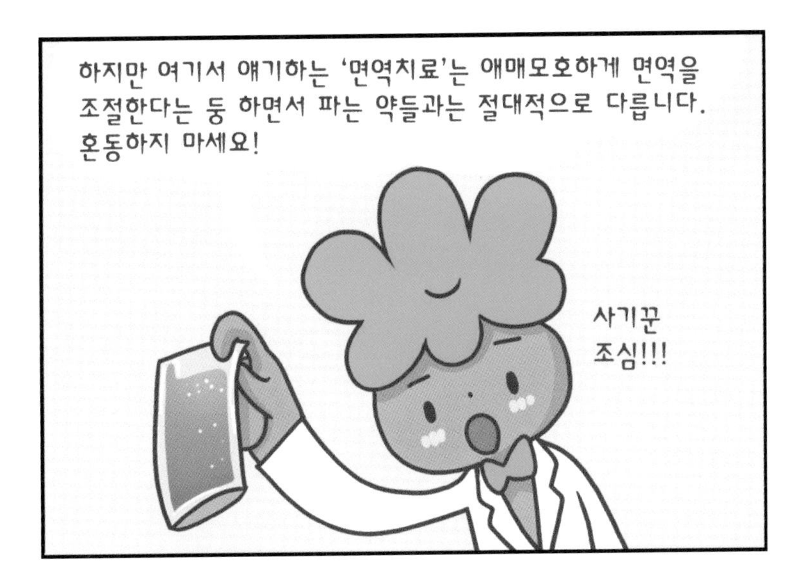
하지만 여기서 얘기하는 '면역치료'는 애매모호하게 면역을
조절한다는 둥 하면서 파는 약들과는 절대적으로 다릅니다.
혼동하지 마세요!
사기꾼
조심!!!

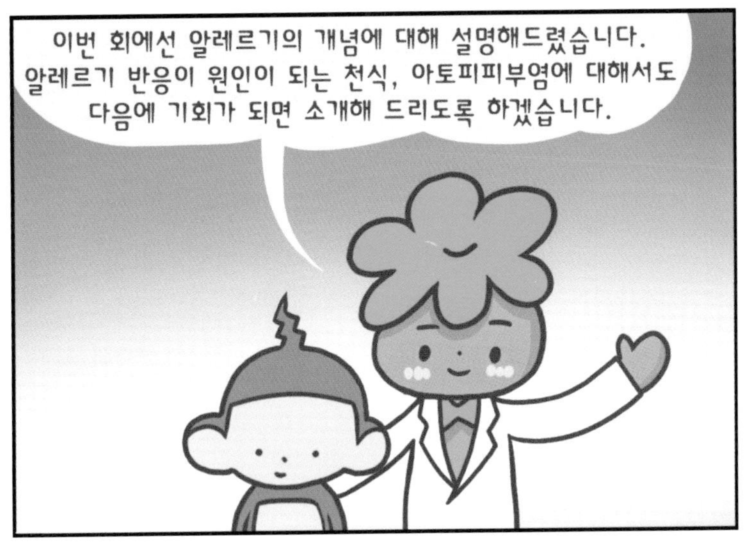
이번 회에선 알레르기의 개념에 대해 설명해드렸습니다.
알레르기 반응이 원인이 되는 천식, 아토피피부염에 대해서도
다음에 기회가 되면 소개해 드리도록 하겠습니다.

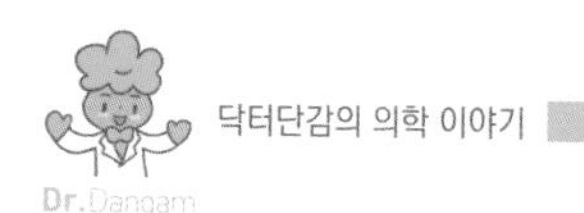

알레르기

알레르기는 우리에게 매우 친숙한 개념입니다. 사람들은 본인이 아니더라도 주변에서 누가 알레르기가 있다, 알레르기에 걸렸다라는 얘기 많이 들어봤을 것입니다. 음식 알레르기, 알레르기 비염뿐만 아니라 천식, 아토피 피부염, 접촉성 피부염, 벌독 알레르기, 약물 알레르기, 피부묘기증 등 다양합니다.

알레르기란 '특정 항원에 의해 과민반응이 발생하는 과정과 그 결과'라고 보면 됩니다. 즉, 꽃의 향기를 맡는 행동은 보통 아무 문제가 없지만, 어떤 이들에게 꽃가루가 몸에서 이상 반응(알레르기 반응)을 일으키면서 피부 두드러기나 비염 또는 알레르기성 결막염 같은 증상을 발생시킨다는 것입니다. 결국 '체질'의 문제 같은 것입니다.

수많은 알레르기 질환들도 결국 알레르기 반응이라는 공통의 원인을 가지고 있습니다. 따라서 치료 방법의 첫째는 알레르기를 일으키는 상황을 피하는 것입니다. 둘째는 알레르기 반응에 관여하는 면역세포들과 히스타민, IgE 등 면역 물질들이 일으키는 면역 반응과 그에 따른 증상 발현을 줄여주는 약을 복용하는 것이고요. 그리고 면역요법은 열심히 연구가 되고 있는 치료법이지만 모든 알레르기에 효과가 있는 것은 아니고 또 부작용의 우려도 있으므로 주의가 필요합니다. 참고로 '면역요법'은 정확하게는 '저감작', '탈감작'이라는 뜻인데, 알레르기 항원에 대한 반응을 무디게 몸을 단련시키는 것에 가깝습니다.

근본적인 치료는? 안타깝게도 없습니다. 이런 만성적인 질병은 환자들에 따라 관리가 어려운 경우도 많고 따라서 다른 치료법을 찾아보려는 사람들도 많은 편인데, 검증되지 않은 치료에 많은 돈과 시간, 그리고 자신의 건강을 맡기는 것보다는 알레르기 전문의와 함께 조절하는 방향으로 가는 것이 맞습니다.

알레르기 편은 이후에 나올 천식, 아토피 피부염, 알레르기 비염 등의 에피소드와 함께 읽으시면 더 이해가 쉬울 것입니다.

단감's NOTE

이번 에피소드에서는 짝퉁 텔레토비들이 등장합니다. 요즘은 텔레토비의 인기가 많이 죽었지만 제가 대학생 시절 때만 하더라도 정말 인기가 많았었죠. 짝퉁 텔레토비를 등장시킨 이유는 꽃가루 알레르기가 발생하는 상황에 맞는 캐릭터를 고민해봤기 때문입니다. 꽃가루 알레르기는 계절성으로 일어날 수 있는데 아무래도 야외활동을 많이 하게 되는 봄이나 가을의 들판의 모습을 배경으로 하고 싶었거든요. 개인적으로 짝퉁 텔레토비 어린이들도 마음에 들었지만 덩치 큰 아빠의 모습이 정말 마음에 들었습니다. 약간 미국 만화 심슨 가족의 아빠 캐릭터인 '호머'의 모습이 담겨 있죠.

02 CHAPTER
알레르기·아토피 질환

알레르기 비염

Allergic rhinitis

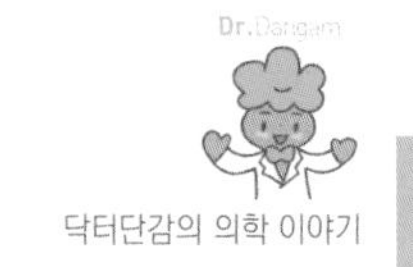

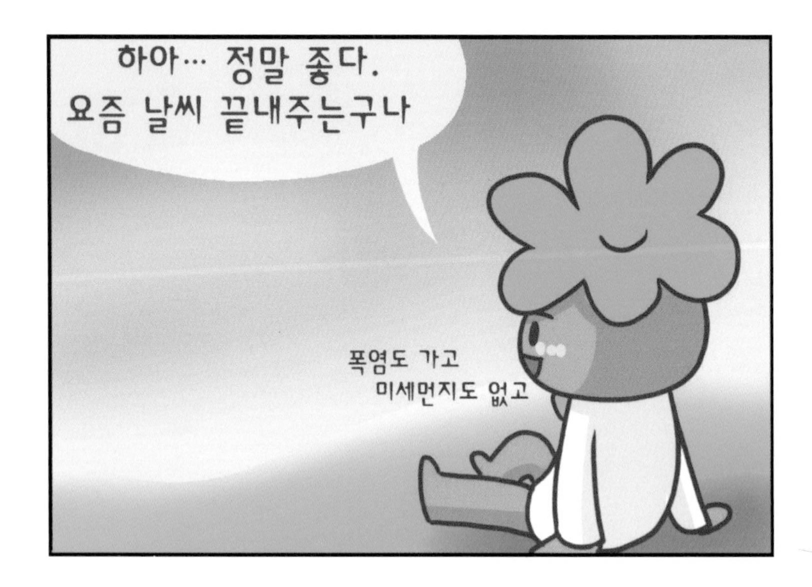

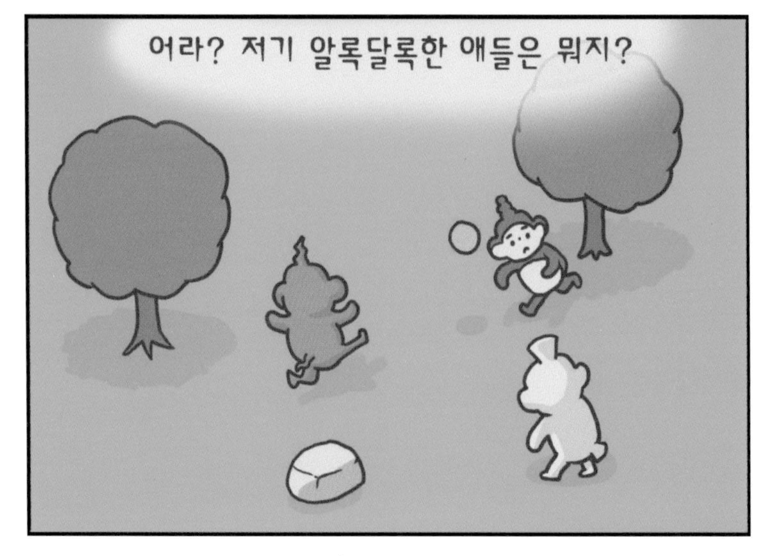

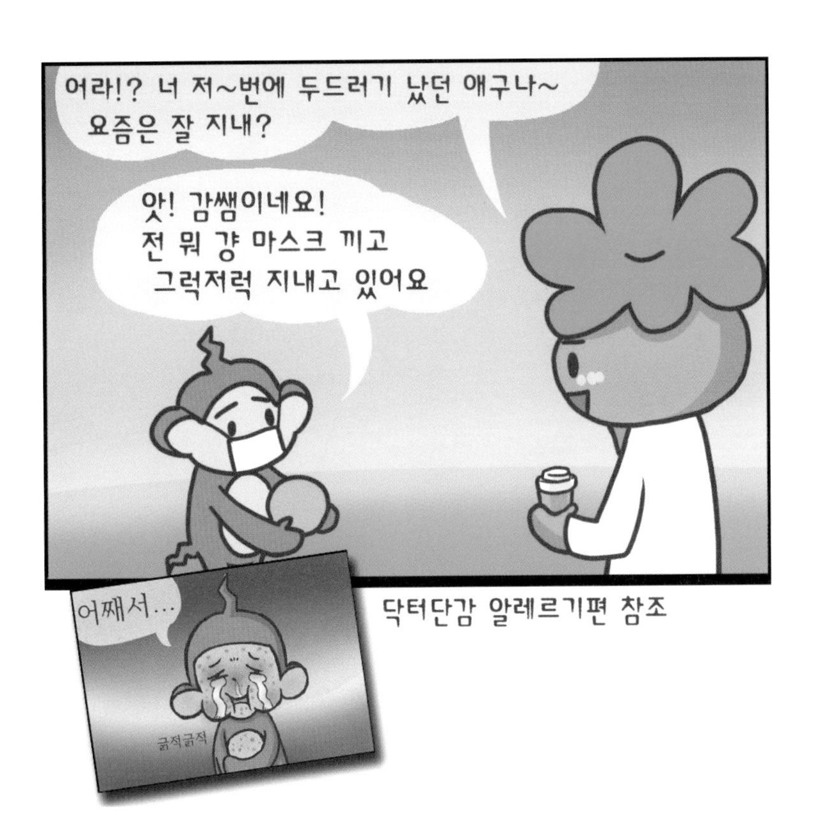
어라!? 너 저~번에 두드러기 났던 애구나~
요즘은 잘 지내?
앗! 감쌤이네요!
전 뭐 걍 마스크 끼고
그럭저럭 지내고 있어요
어째서…
긁적긁적
닥터단감 알레르기편 참조

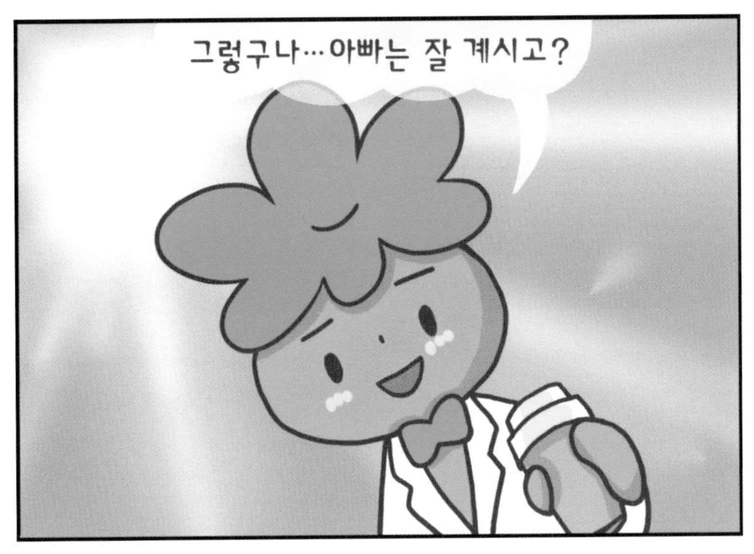
그렇구나…아빠는 잘 계시고?

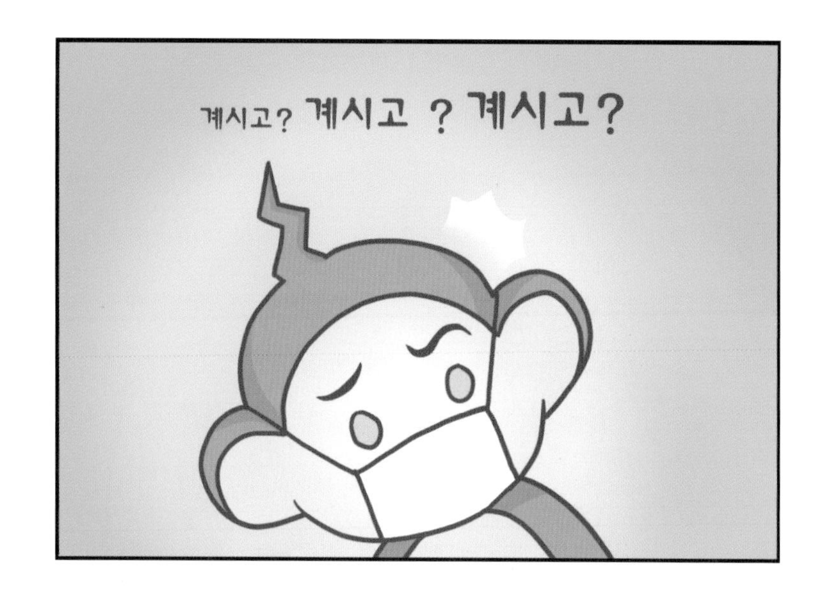
계시고? 계시고 ? 계시고?

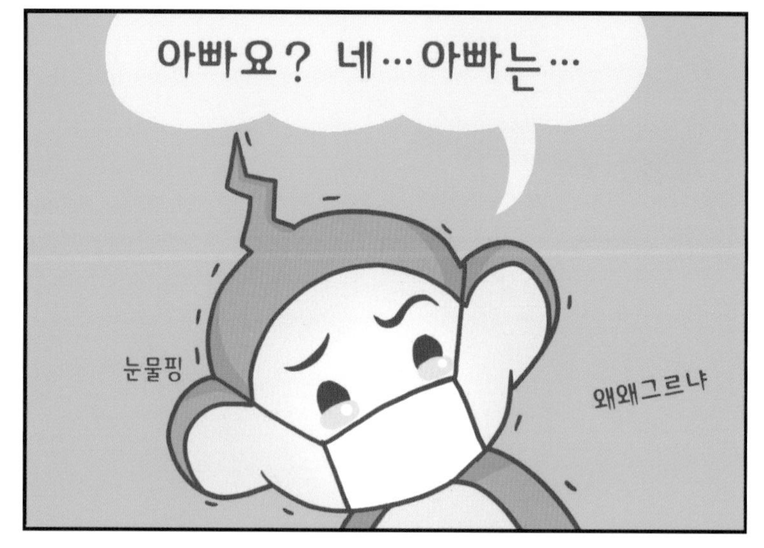
아빠요? 네…아빠는…
눈물핑
왜왜그르냐

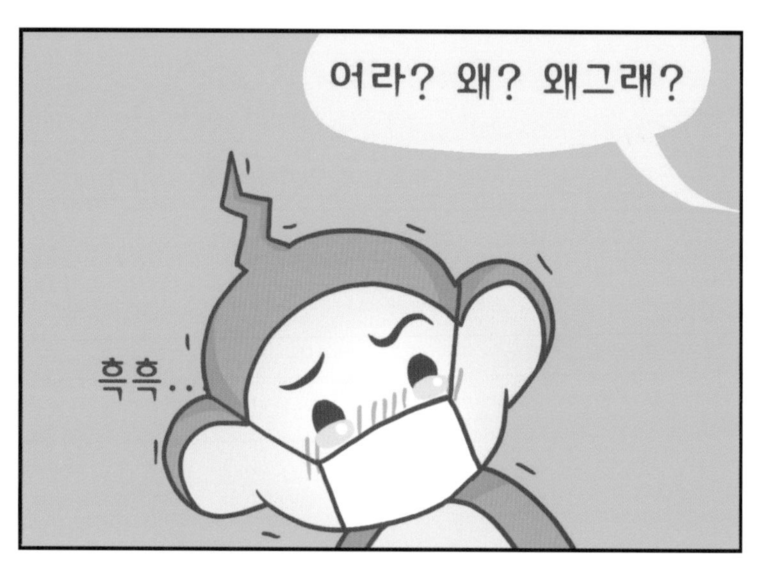
어라? 왜? 왜그래?
흑흑..

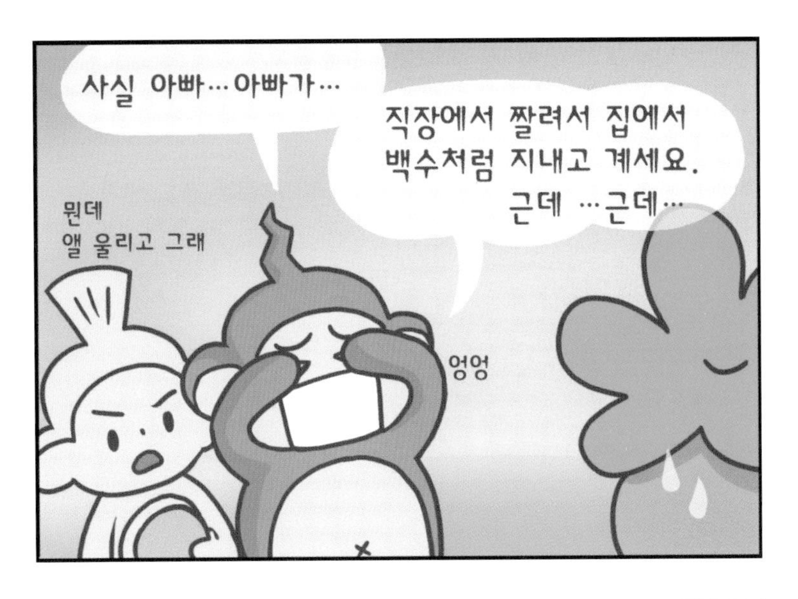
사실 아빠…아빠가…
직장에서 짤려서 집에서
백수처럼 지내고 계세요.
근데 …근데…
뭔데
앨 울리고 그래
엉엉

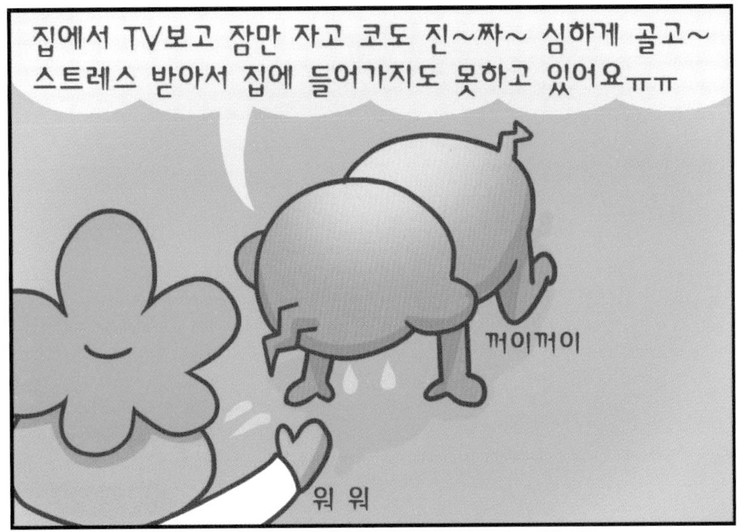
집에서 TV보고 잠만 자고 코도 진~짜~ 심하게 골고~
스트레스 받아서 집에 들어가지도 못하고 있어요ㅠㅠ
꺼이꺼이
워 워

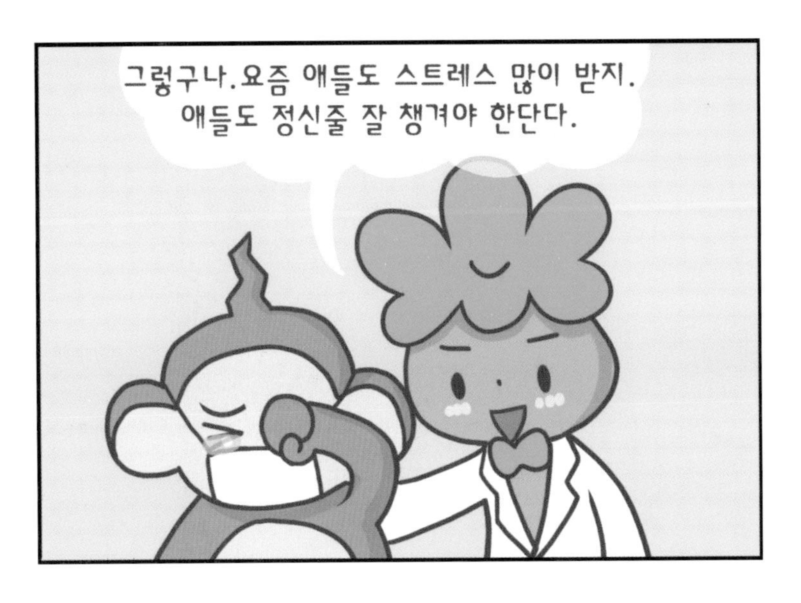
그렇구나.요즘 애들도 스트레스 많이 받지.
애들도 정신줄 잘 챙겨야 한단다.

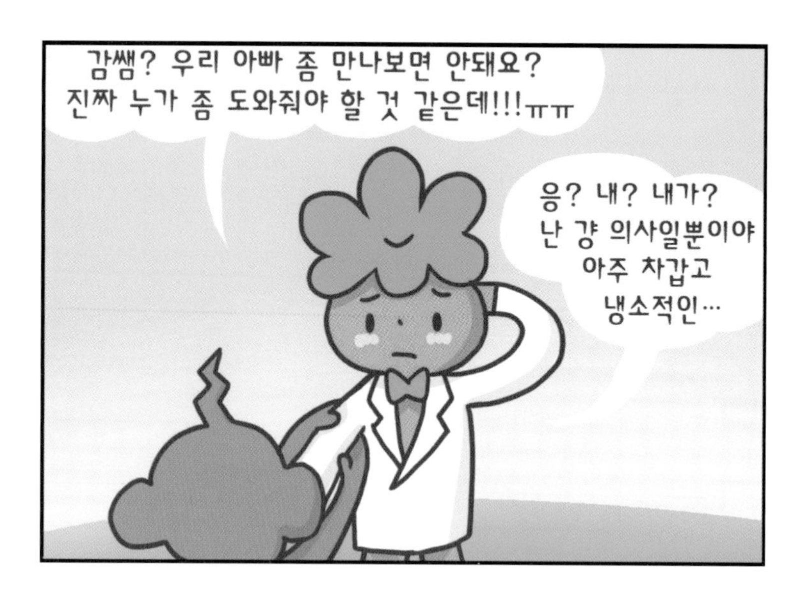
감쌤? 우리 아빠 좀 만나보면 안돼요?
진짜 누가 좀 도와줘야 할 것 같은데!!!ㅠㅠ
응? 내? 내가?
난 걍 의사일뿐이야
아주 차갑고
냉소적인…

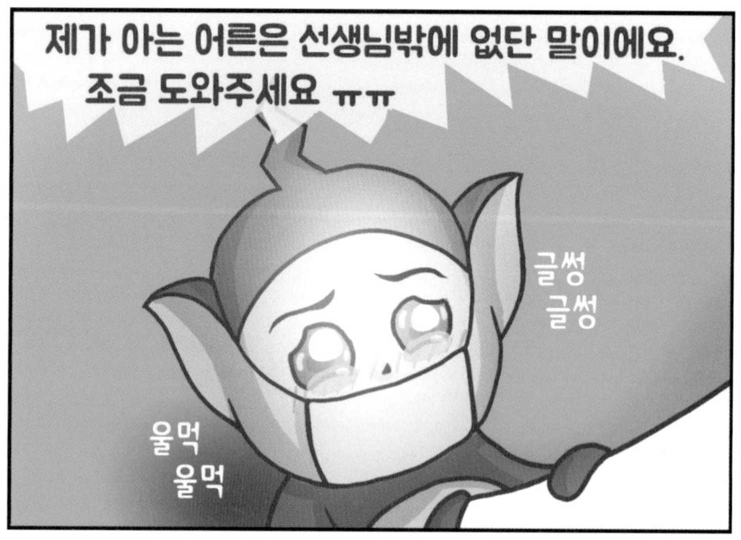
제가 아는 어른은 선생님밖에 없단 말이에요.
조금 도와주세요 ㅠㅠ
글썽
글썽
울먹
울먹

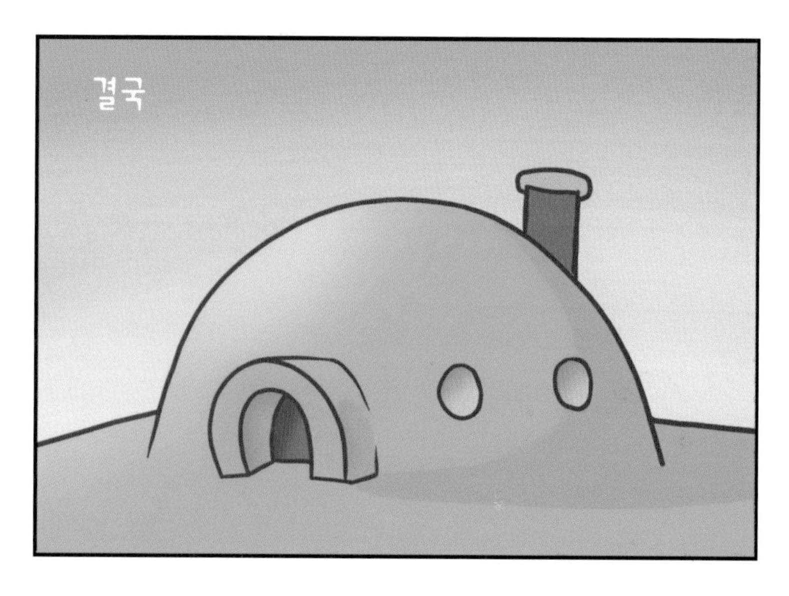
결국

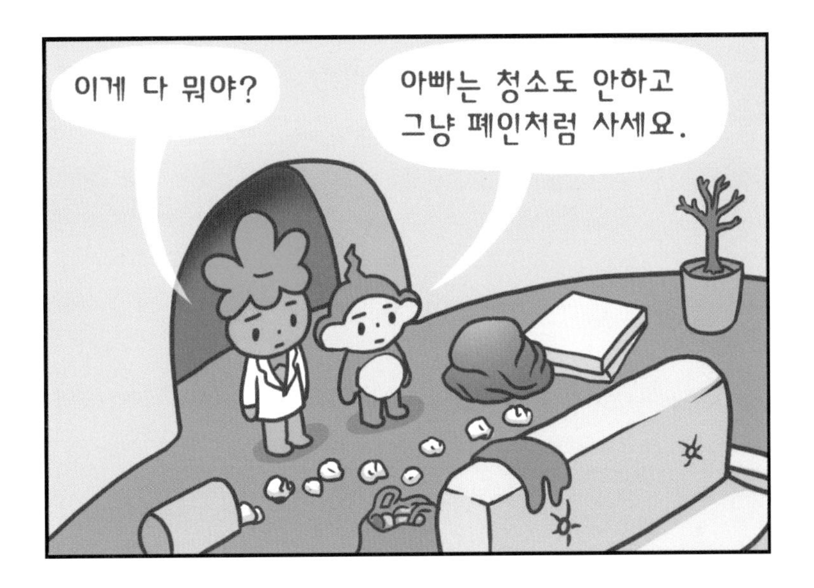
이게 다 뭐야?
아빠는 청소도 안하고 그냥 폐인처럼 사세요.

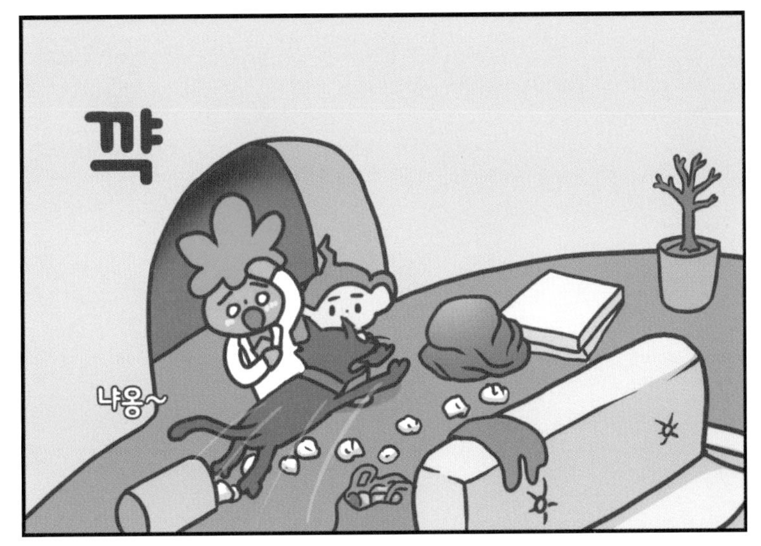
꺄
냐옹~

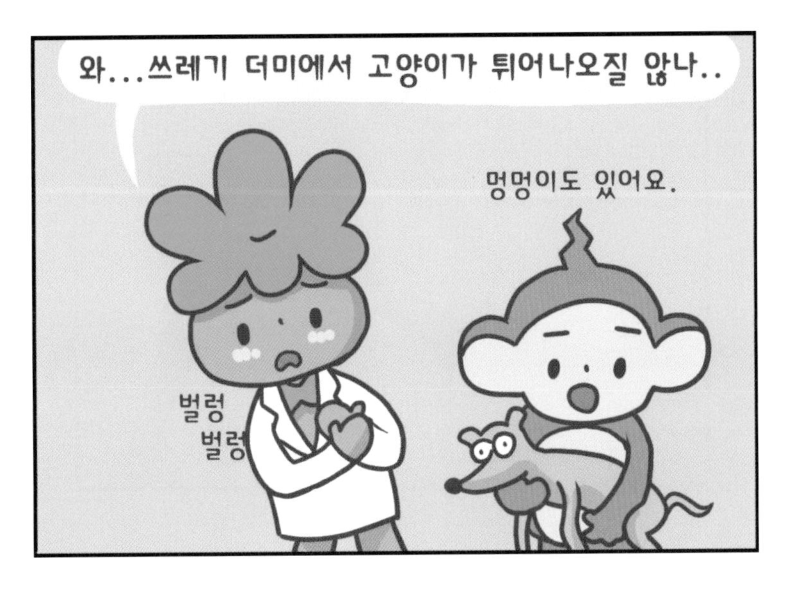
와...쓰레기 더미에서 고양이가 튀어나오질 않나..
멍멍이도 있어요.
벌렁
벌렁

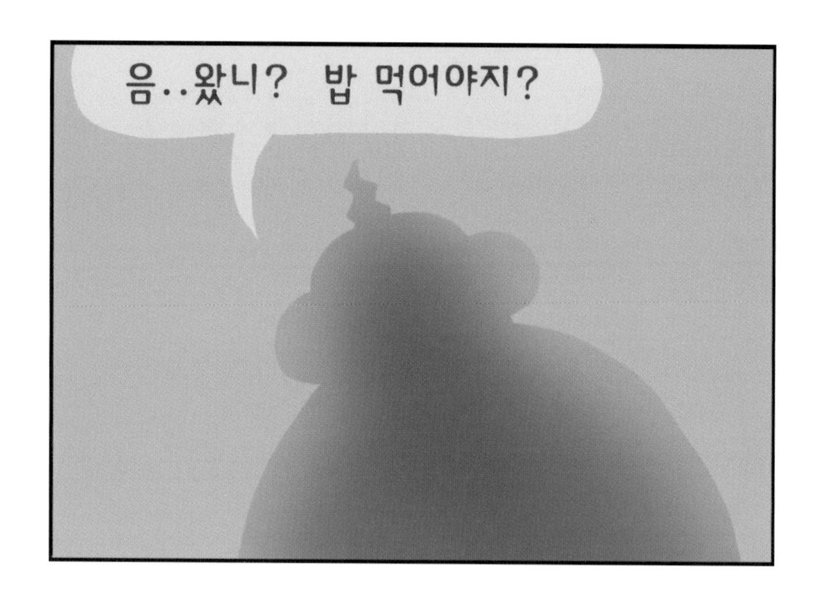

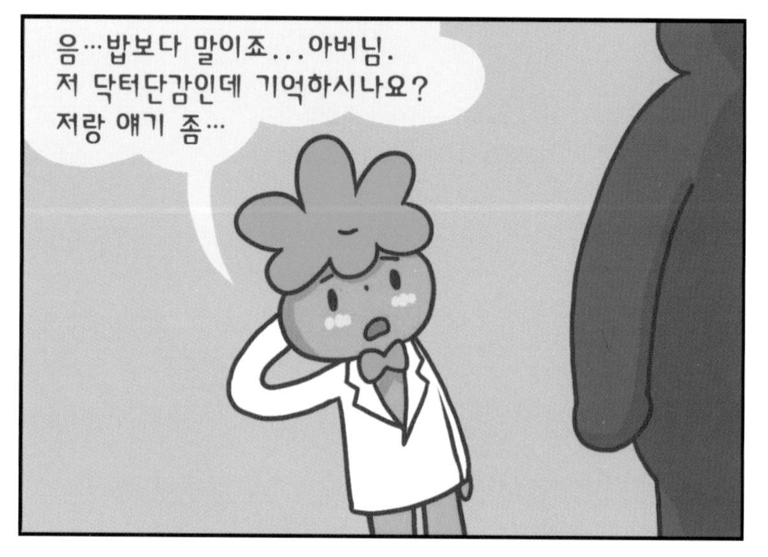

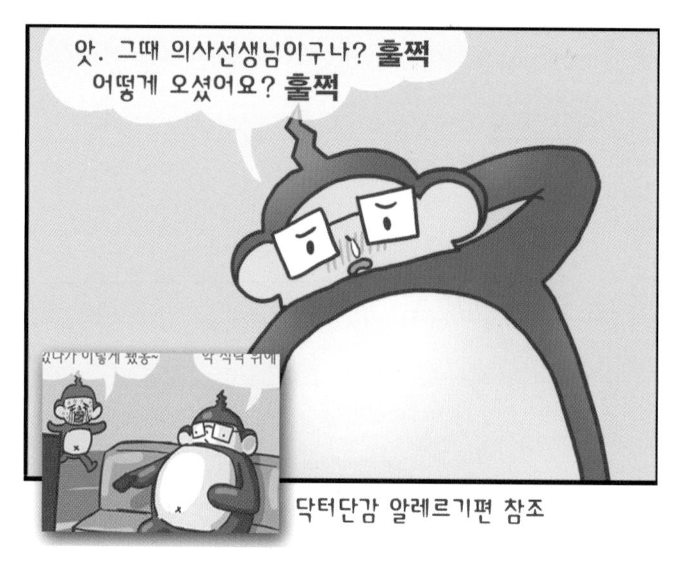

닥터단감 알레르기편 참조

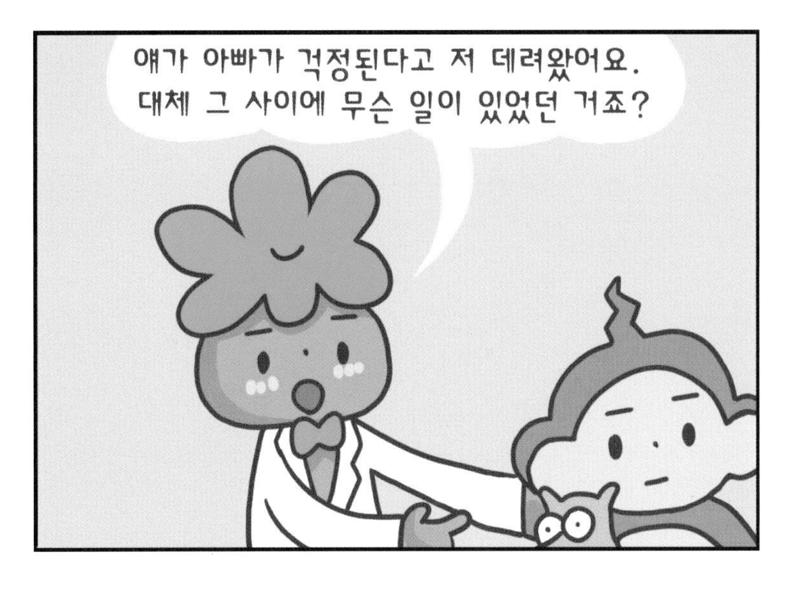
얘가 아빠가 걱정된다고 저 데려왔어요.
대체 그 사이에 무슨 일이 있었던 거죠?

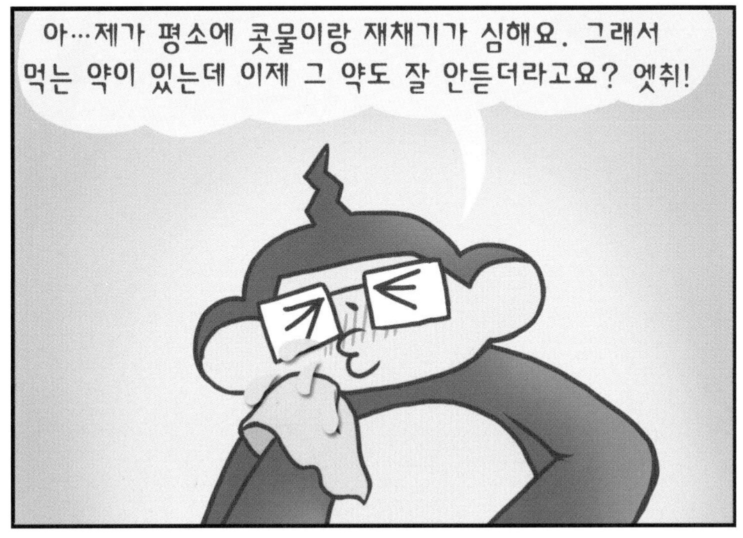
아…제가 평소에 콧물이랑 재채기가 심해요. 그래서
먹는 약이 있는데 이제 그 약도 잘 안듣더라고요? 엣취!

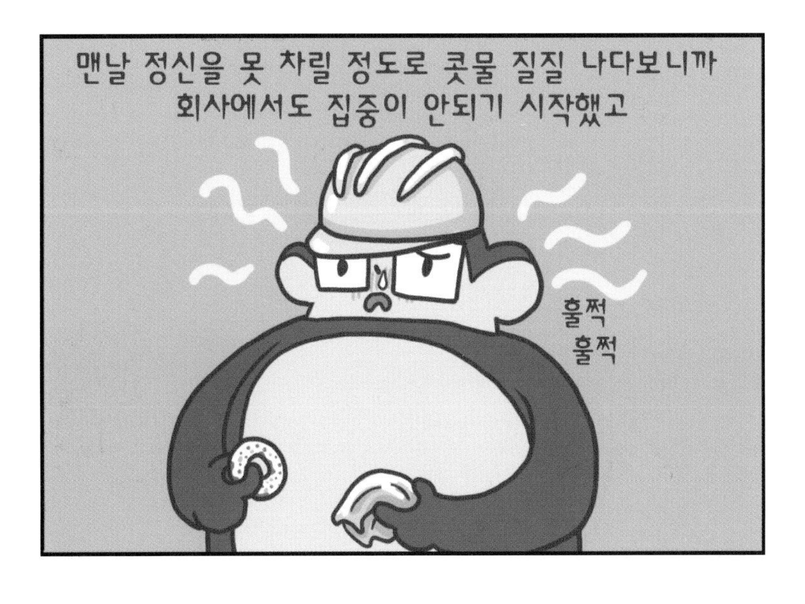
맨날 정신을 못 차릴 정도로 콧물 질질 나다보니까
회사에서도 집중이 안되기 시작했고
훌쩍
훌쩍

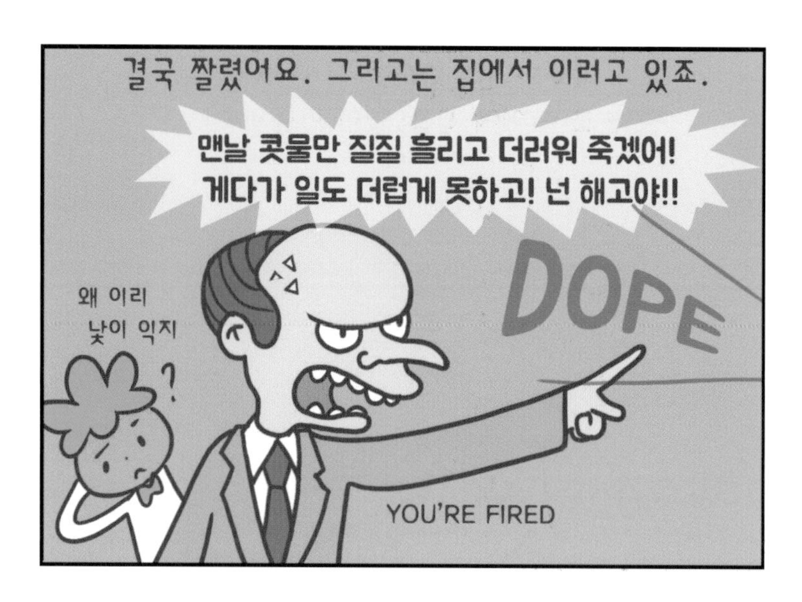
결국 짤렸어요. 그리고는 집에서 이러고 있죠.
맨날 콧물만 질질 흘리고 더러워 죽겠어! 게다가 일도 더럽게 못하고! 넌 해고야!!
DOPE
왜 이리 낯이 익지 ?
YOU'RE FIRED

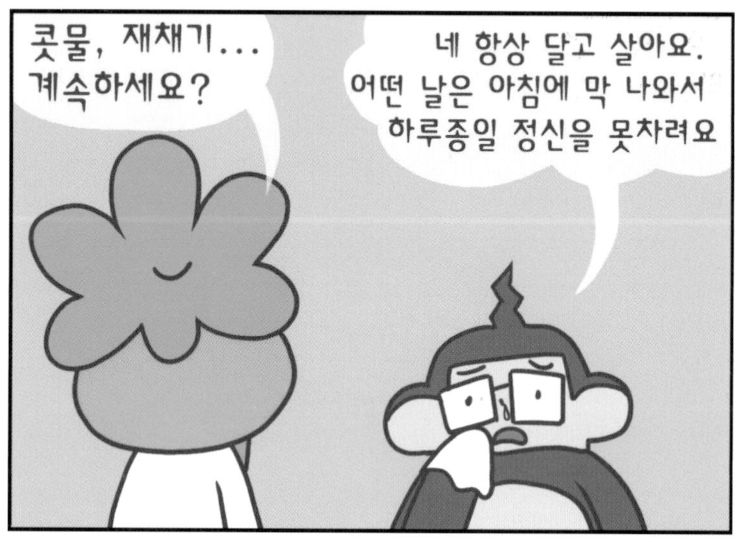
콧물, 재채기... 계속하세요?
네 항상 달고 살아요. 어떤 날은 아침에 막 나와서 하루종일 정신을 못차려요

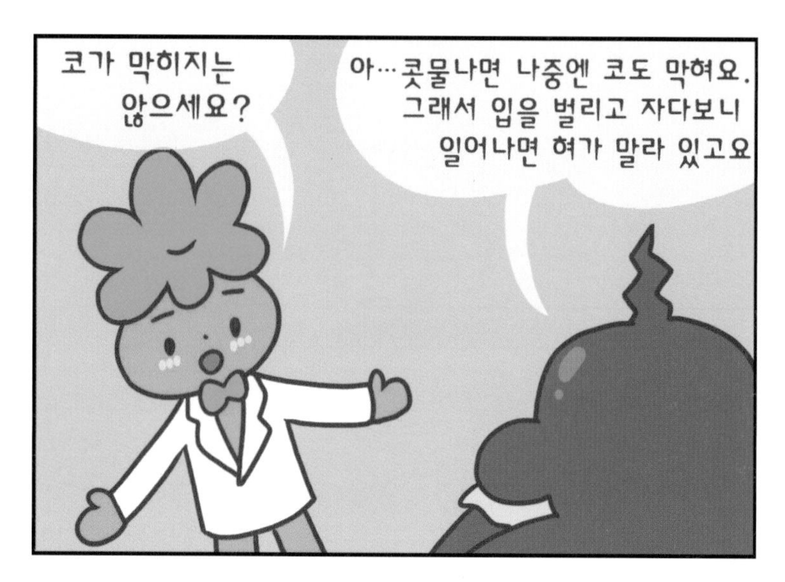
코가 막히지는 않으세요?
아…콧물나면 나중엔 코도 막혀요. 그래서 입을 벌리고 자다보니 일어나면 혀가 말라 있고요

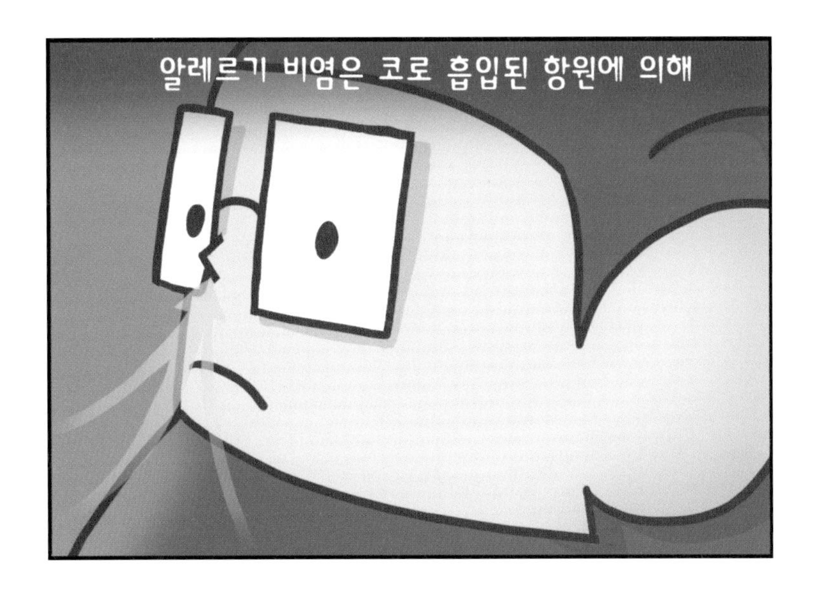
알레르기 비염은 코로 흡입된 항원에 의해

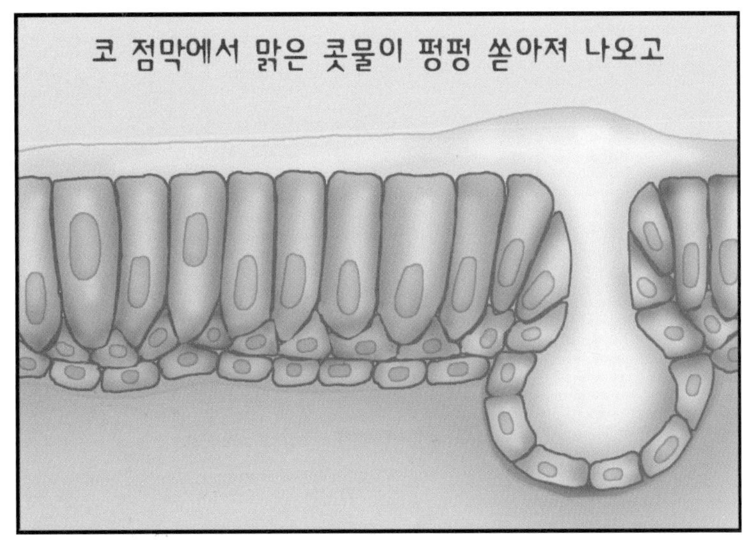
코 점막에서 맑은 콧물이 펑펑 쏟아져 나오고

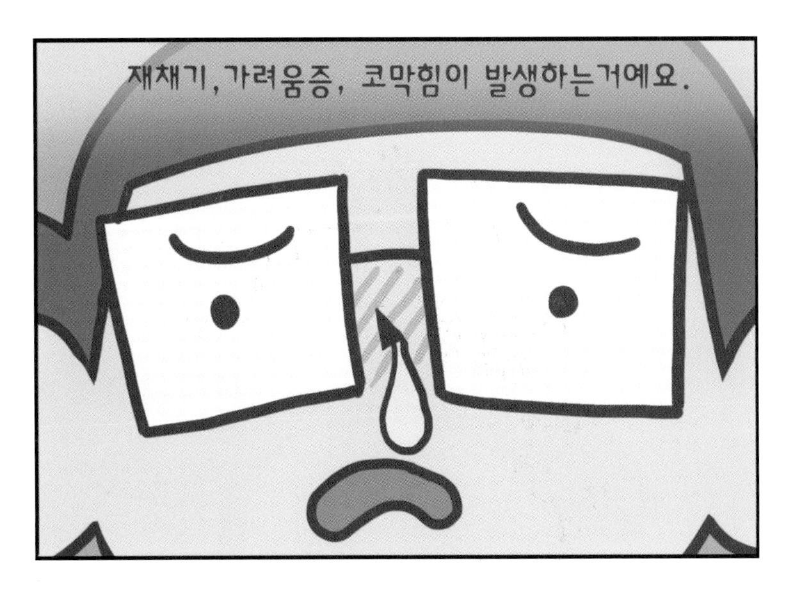
재채기, 가려움증, 코막힘이 발생하는거예요.

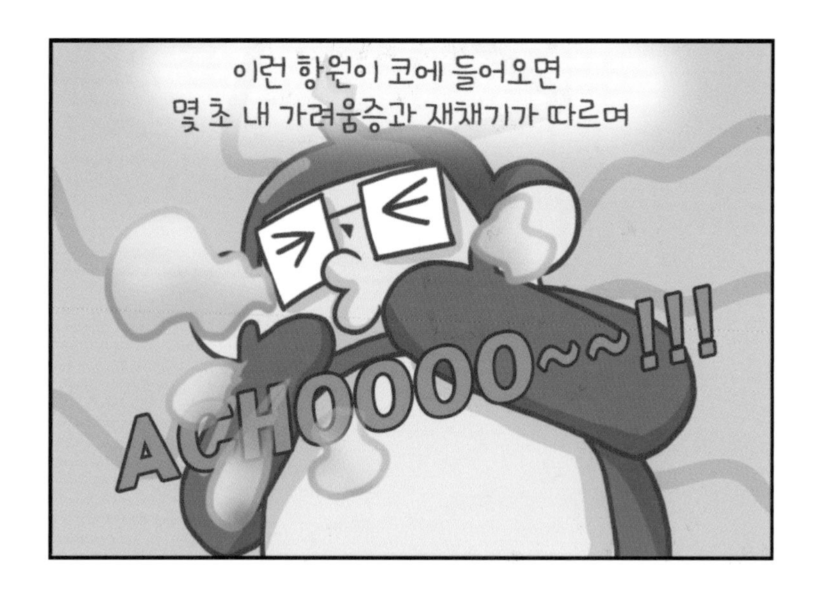
이런 항원이 코에 들어오면
몇 초 내 가려움증과 재채기가 따르며
ACHOOOO~~!!!

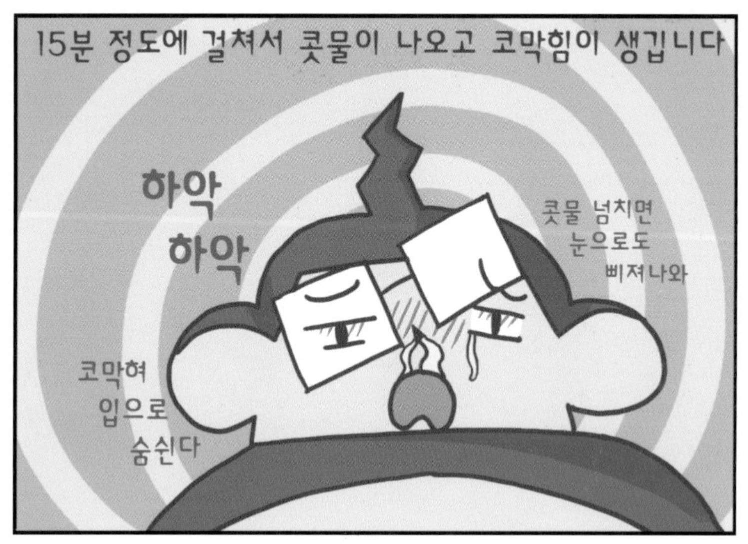
15분 정도에 걸쳐서 콧물이 나오고 코막힘이 생깁니다
하악
하악
콧물 넘치면
눈으로도
삐져나와
코막혀
입으로
숨쉰다

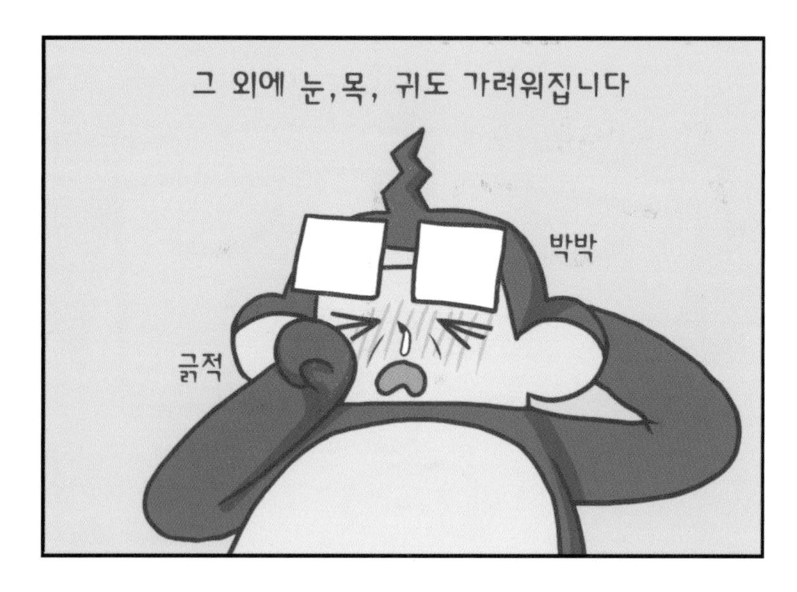
그 외에 눈, 목, 귀도 가려워집니다
박박
긁적

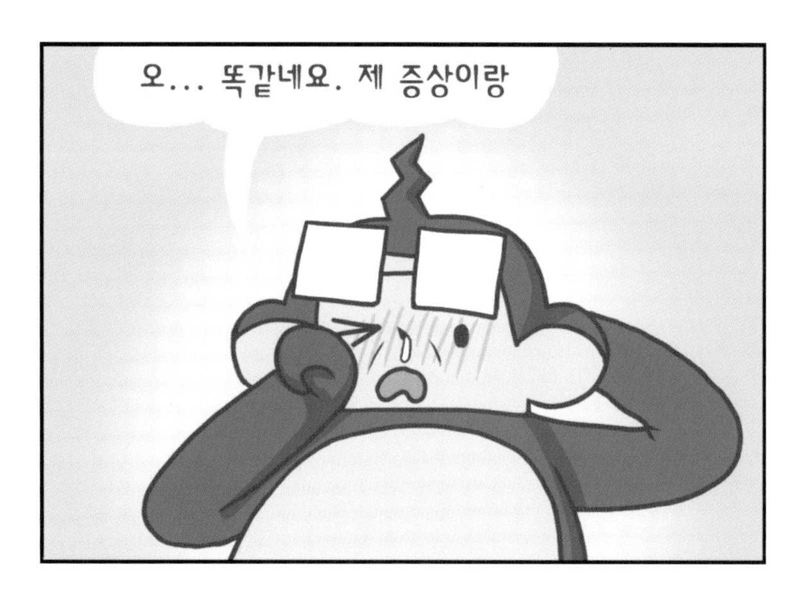
오... 똑같네요. 제 증상이랑

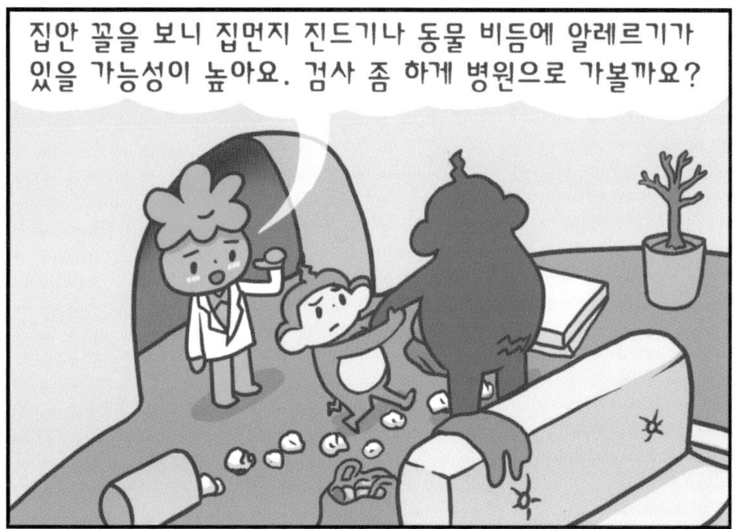
집안 꼴을 보니 집먼지 진드기나 동물 비듬에 알레르기가 있을 가능성이 높아요. 검사 좀 하게 병원으로 가볼까요?

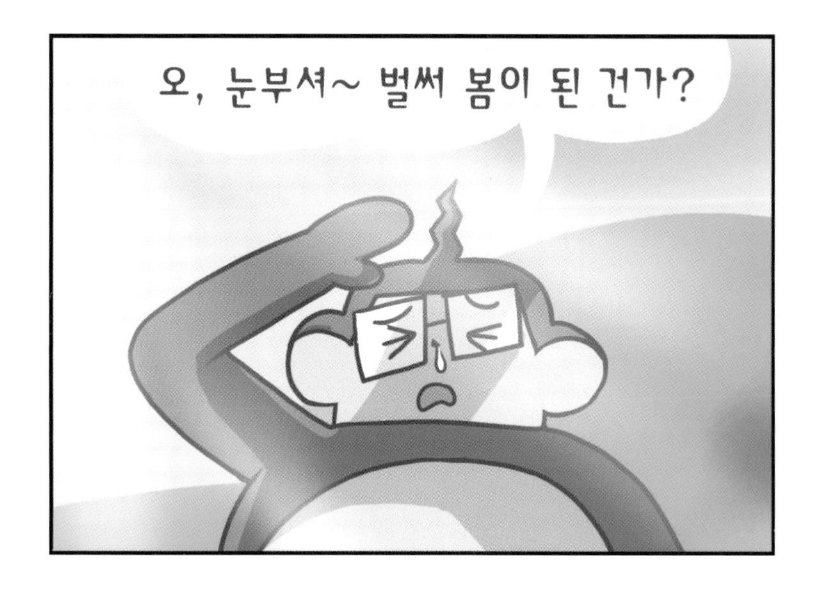
오, 눈부셔~ 벌써 봄이 된 건가?

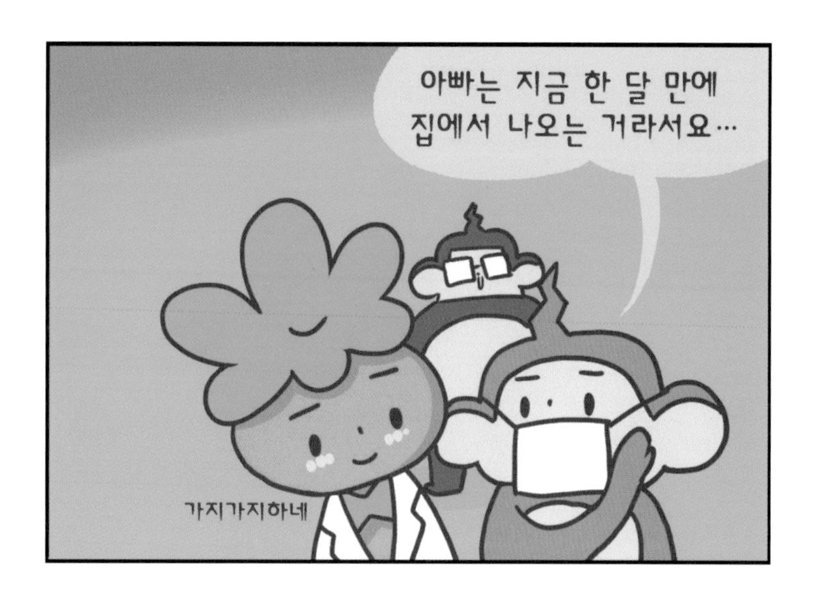
아빠는 지금 한 달 만에
집에서 나오는 거라서요…
가지가지하네

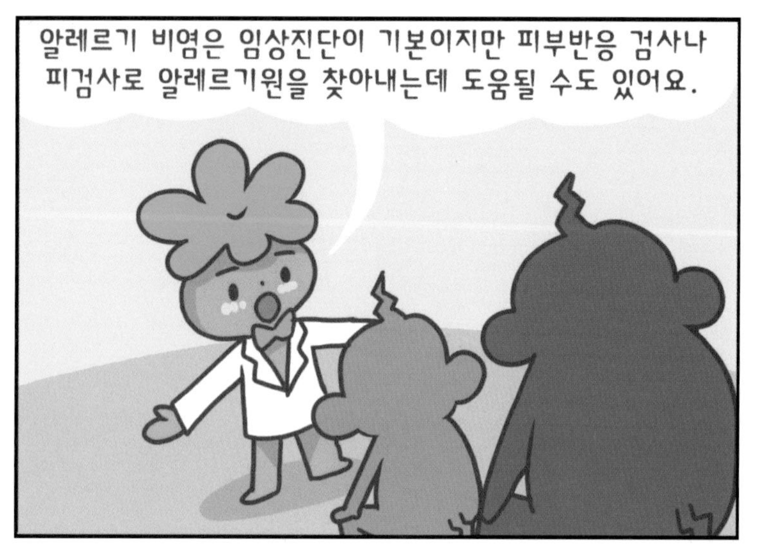
알레르기 비염은 임상진단이 기본이지만 피부반응 검사나
피검사로 알레르기원을 찾아내는데 도움될 수도 있어요.

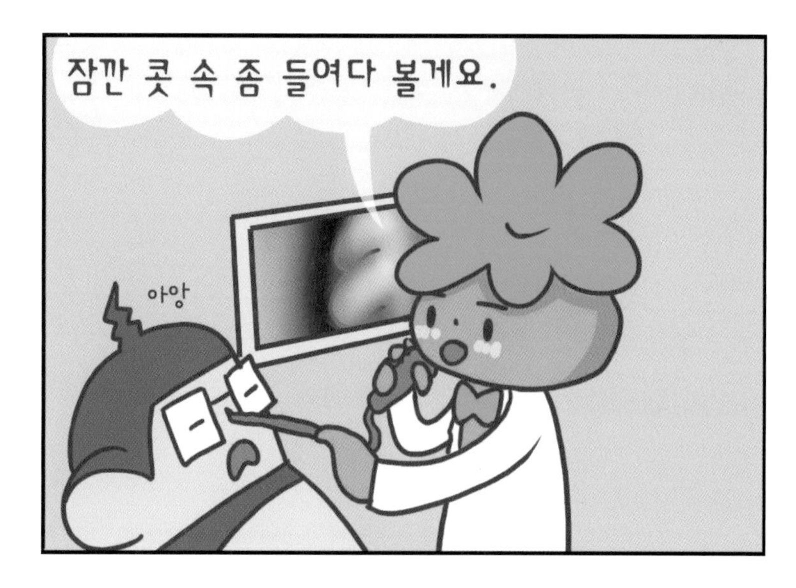
잠깐 콧 속 좀 들여다 볼게요.
아앙

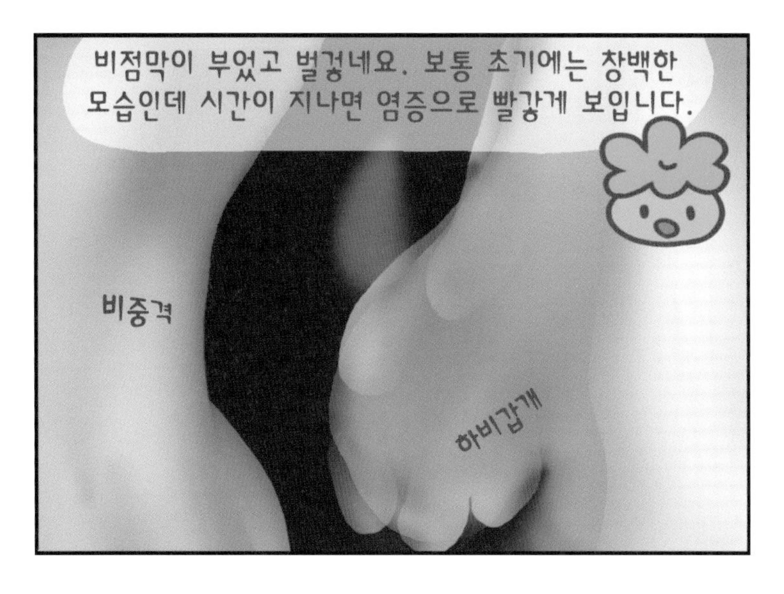
비점막이 부었고 벌겋네요. 보통 초기에는 창백한 모습인데 시간이 지나면 염증으로 빨갛게 보입니다.
비중격
하비갑개

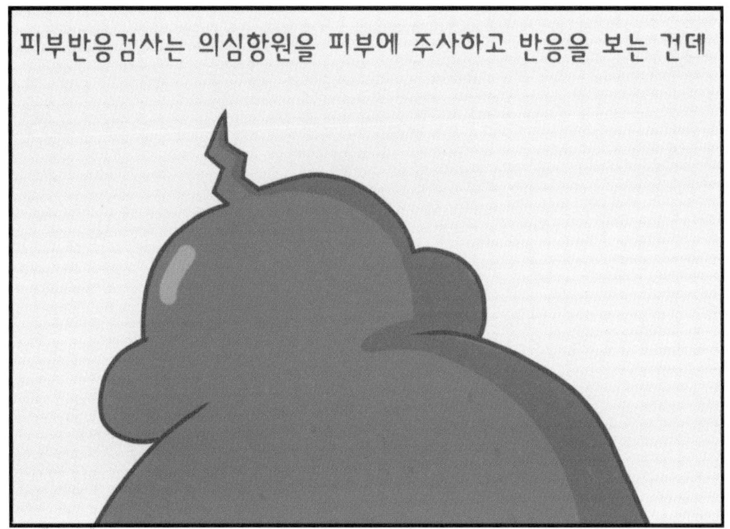
피부반응검사는 의심항원을 피부에 주사하고 반응을 보는 건데

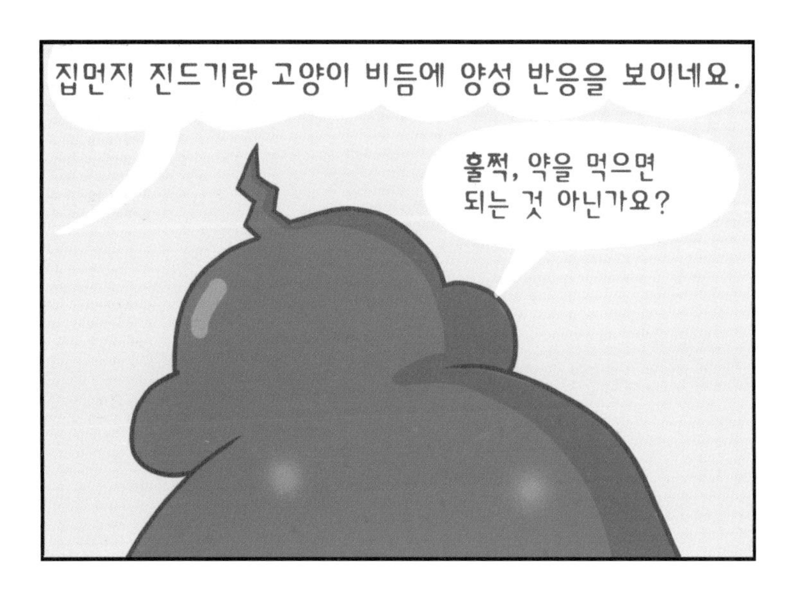
집먼지 진드기랑 고양이 비듬에 양성 반응을 보이네요.
훌쩍, 약을 먹으면 되는 것 아닌가요?

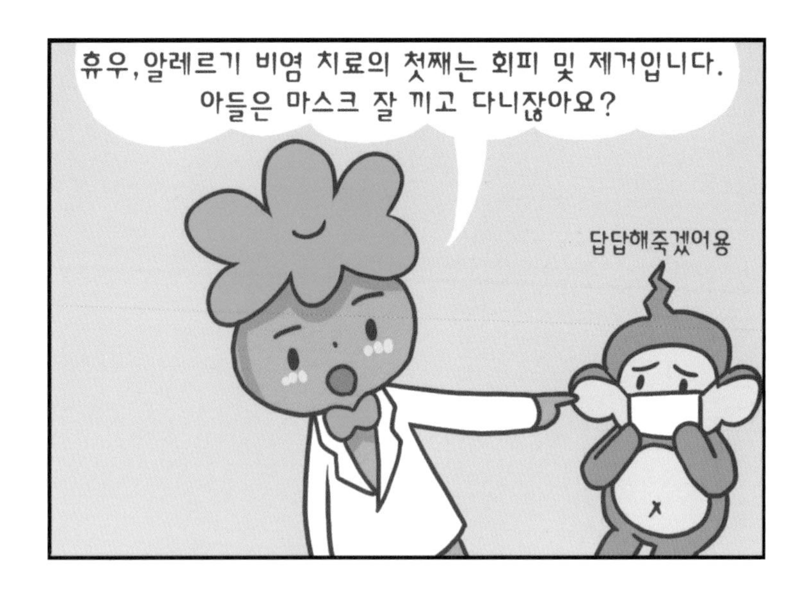
휴우, 알레르기 비염 치료의 첫째는 회피 및 제거입니다.
아들은 마스크 잘 끼고 다니잖아요?
답답해죽겠어용

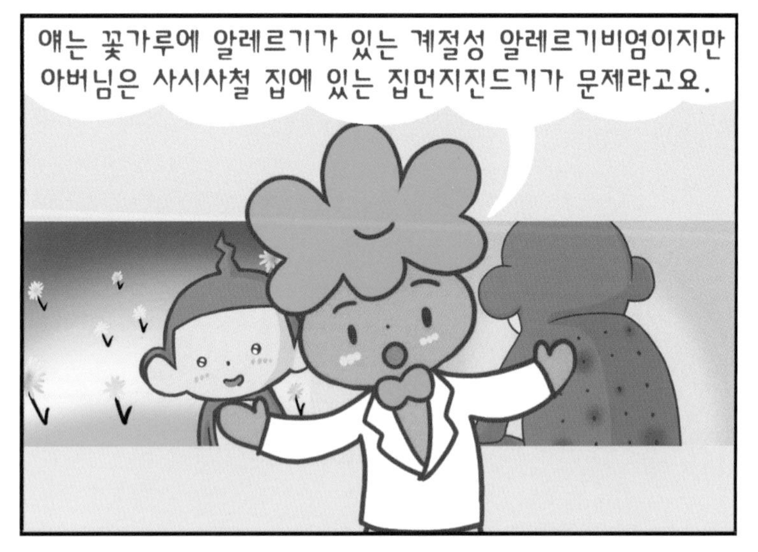
얘는 꽃가루에 알레르기가 있는 계절성 알레르기비염이지만
아버님은 사시사철 집에 있는 집먼지진드기가 문제라고요.

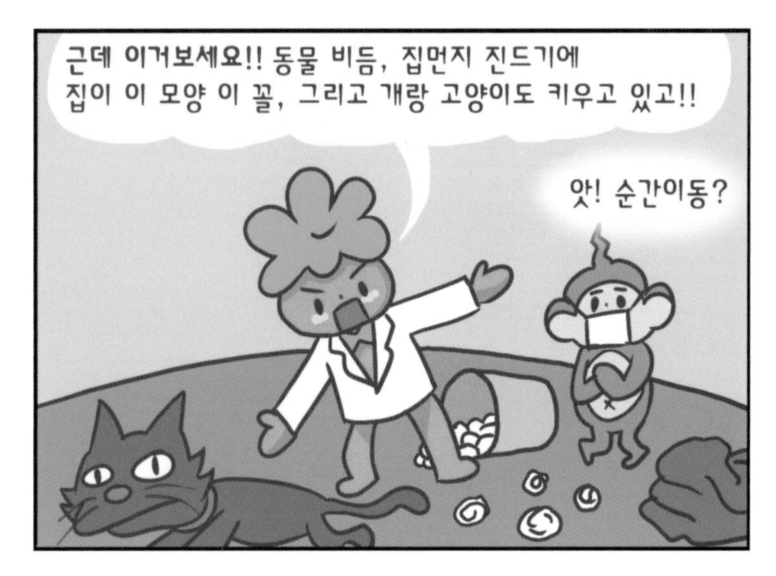
근데 이거보세요!! 동물 비듬, 집먼지 진드기에
집이 이 모양 이 꼴, 그리고 개랑 고양이도 키우고 있고!!
앗! 순간이동?

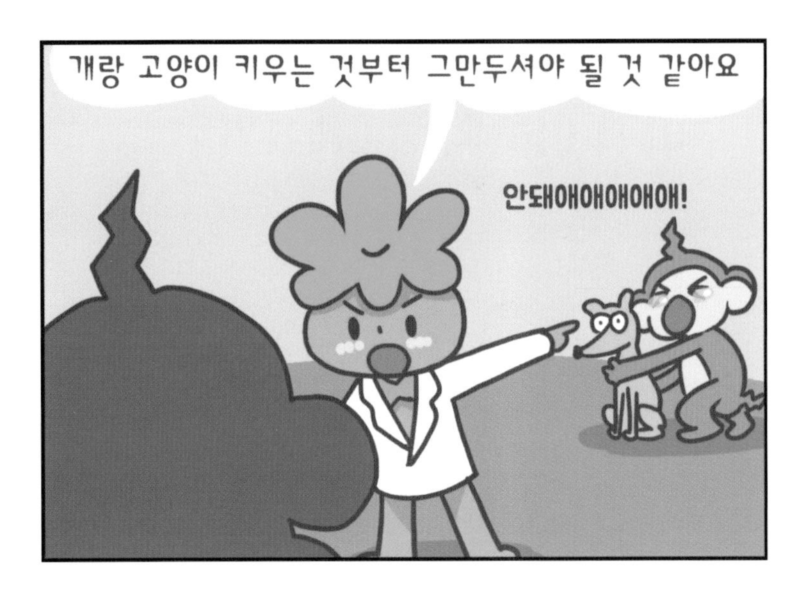
개랑 고양이 키우는 것부터 그만두셔야 될 것 같아요
안돼애애애애애!

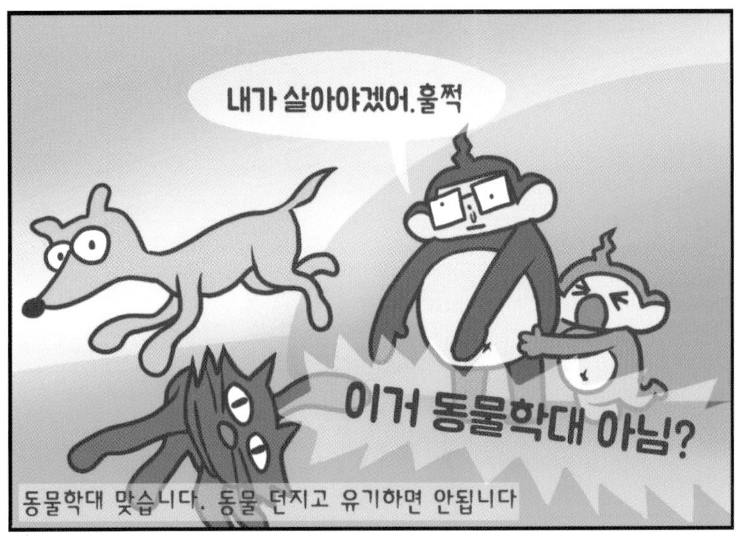
내가 살아야겠어.훌쩍
이거 동물학대 아님?
동물학대 맞습니다. 동물 던지고 유기하면 안됩니다

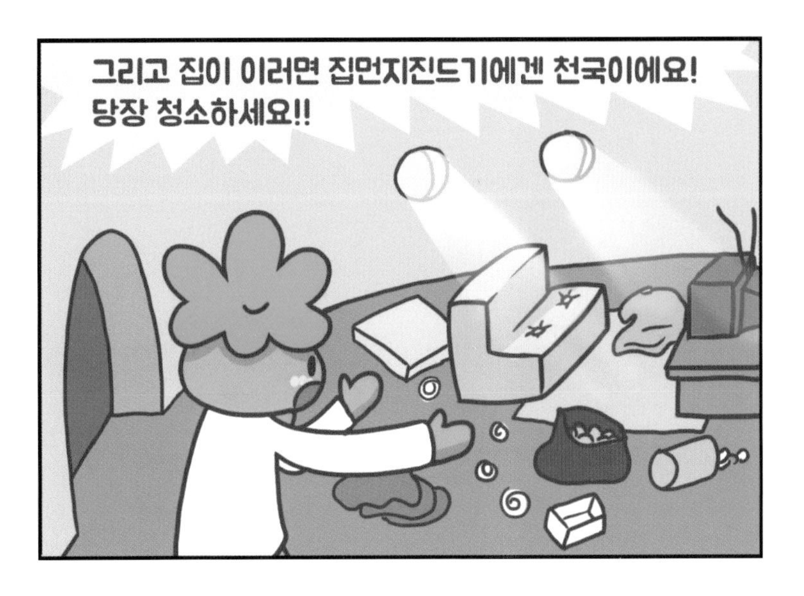
그리고 집이 이러면 집먼지진드기에겐 천국이에요!
당장 청소하세요!!

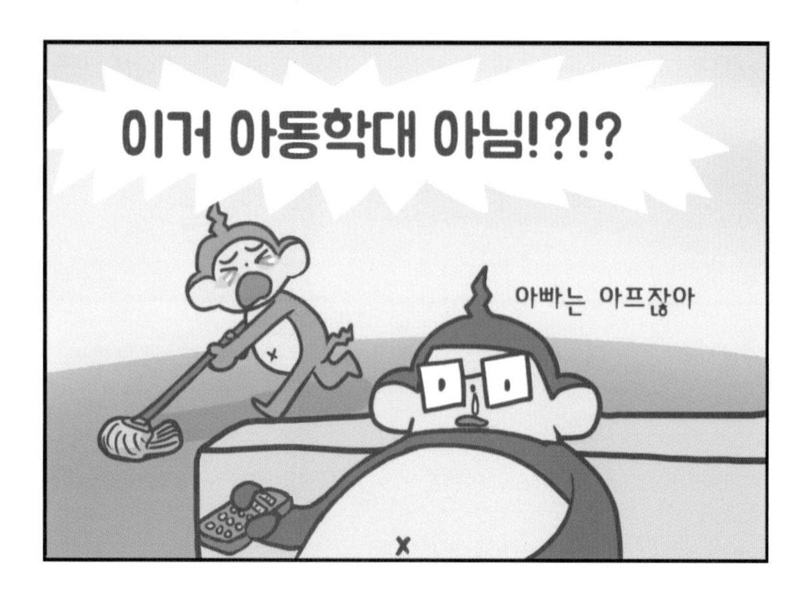
이거 아동학대 아님!?!?
아빠는 아프잖아

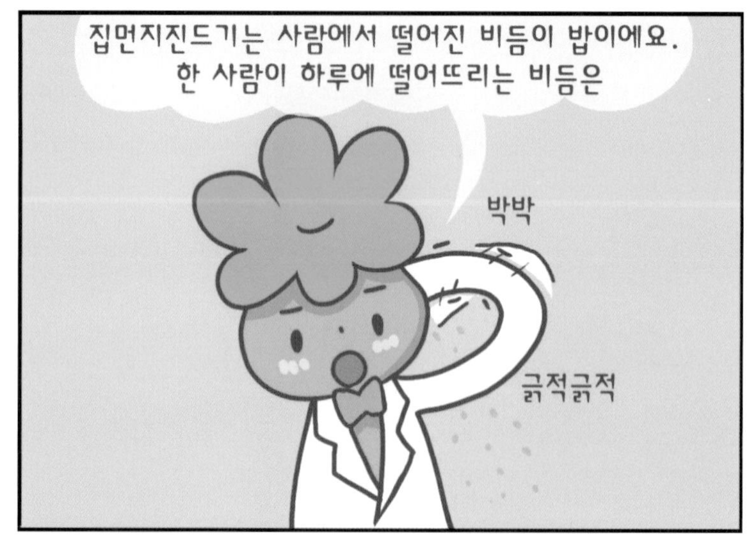
집먼지진드기는 사람에서 떨어진 비듬이 밥이에요.
한 사람이 하루에 떨어뜨리는 비듬은
박박
긁적긁적

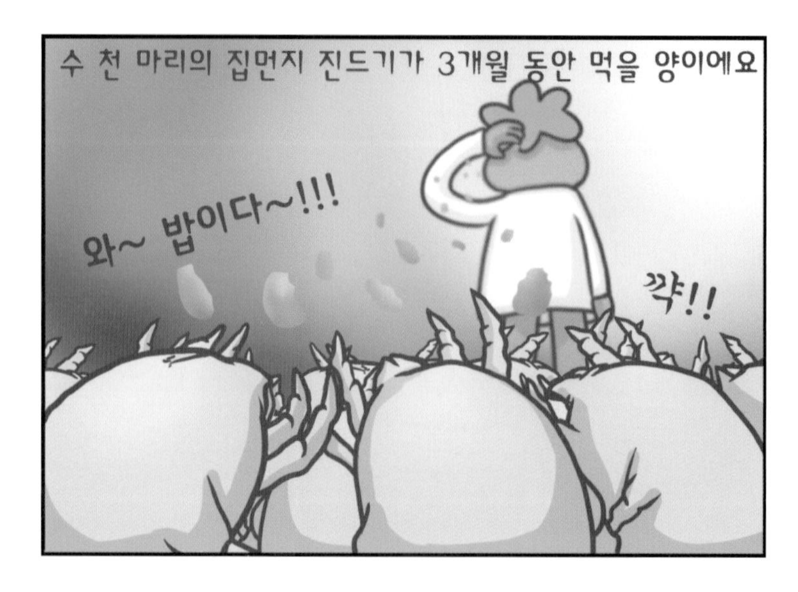
수 천 마리의 집먼지 진드기가 3개월 동안 먹을 양이에요
와~ 밥이다~!!!
꺅!!

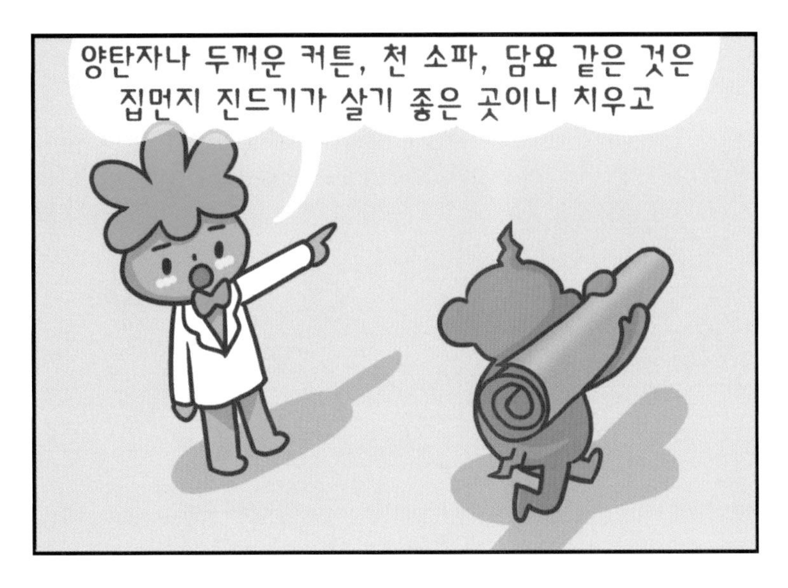
양탄자나 두꺼운 커튼, 천 소파, 담요 같은 것은
집먼지 진드기가 살기 좋은 곳이니 치우고

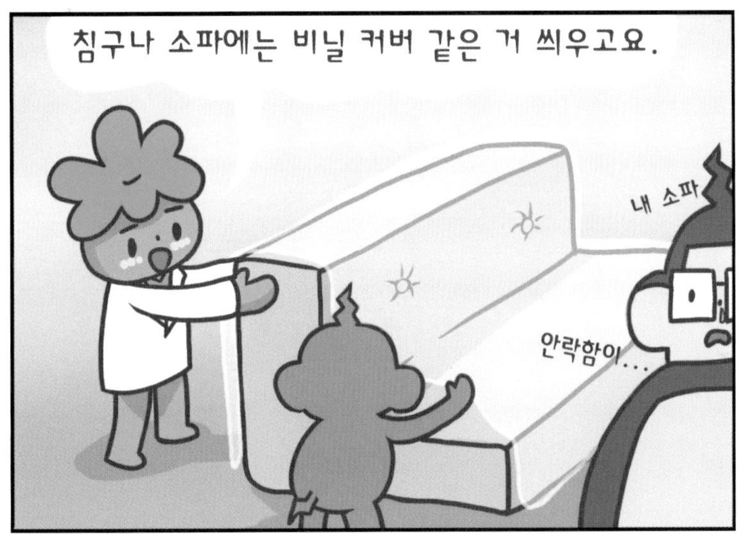
침구나 소파에는 비닐 커버 같은 거 씌우고요.
내 소파
안락함이...

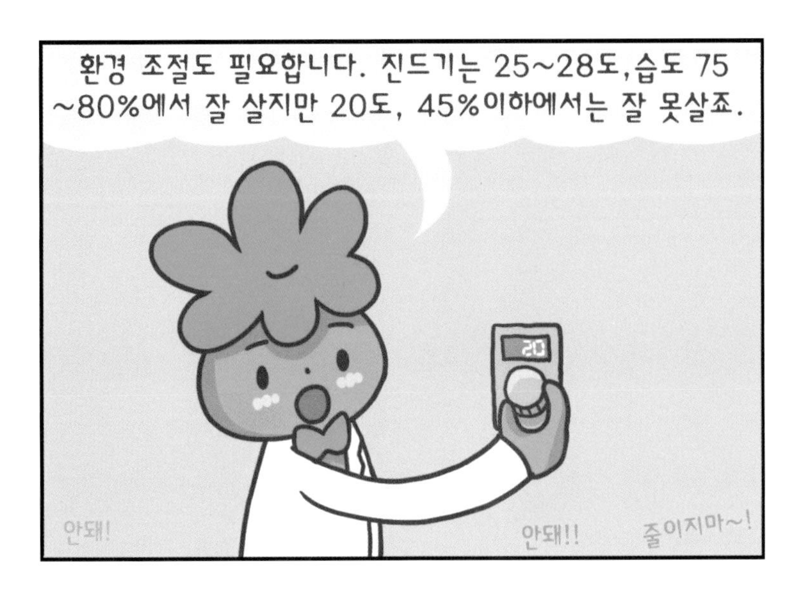
환경 조절도 필요합니다. 진드기는 25~28도,습도 75
~80%에서 잘 살지만 20도, 45%이하에서는 잘 못살죠.
20
안돼!
안돼!!
줄이지마~!

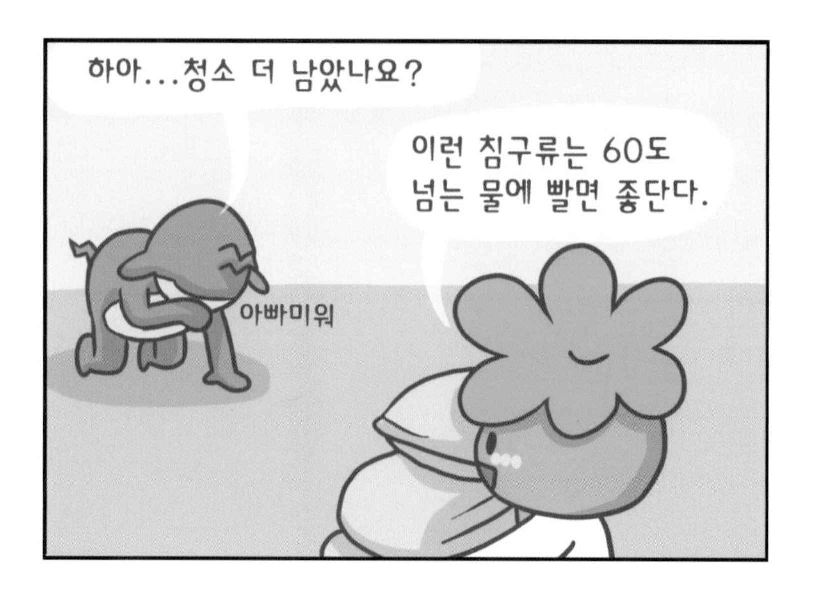
하아...청소 더 남았나요?
이런 침구류는 60도 넘는 물에 빨면 좋단다.
아빠미워

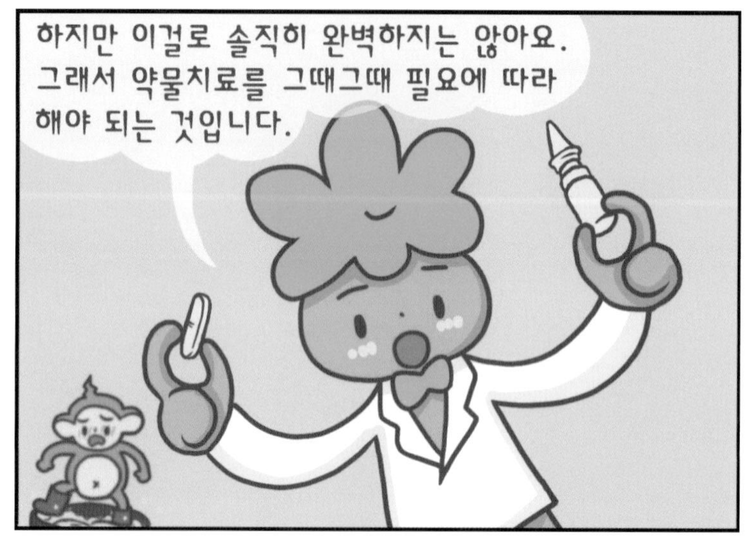
하지만 이걸로 솔직히 완벽하지는 않아요. 그래서 약물치료를 그때그때 필요에 따라 해야 되는 것입니다.

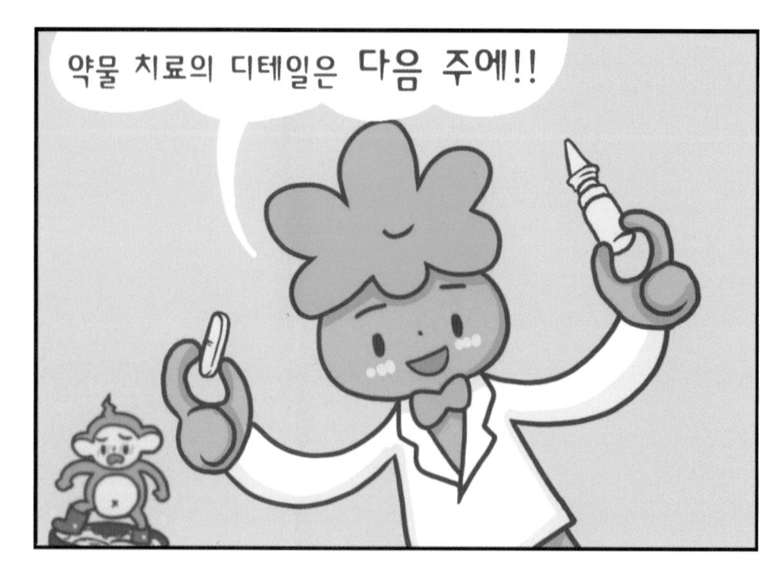
약물 치료의 디테일은 다음 주에!!

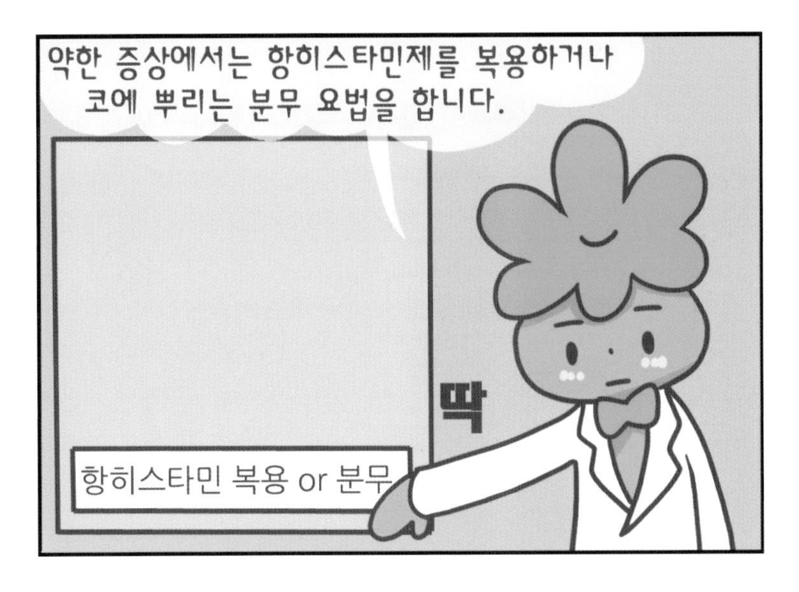
약한 증상에서는 항히스타민제를 복용하거나
코에 뿌리는 분무 요법을 합니다.
딱
항히스타민 복용 or 분무

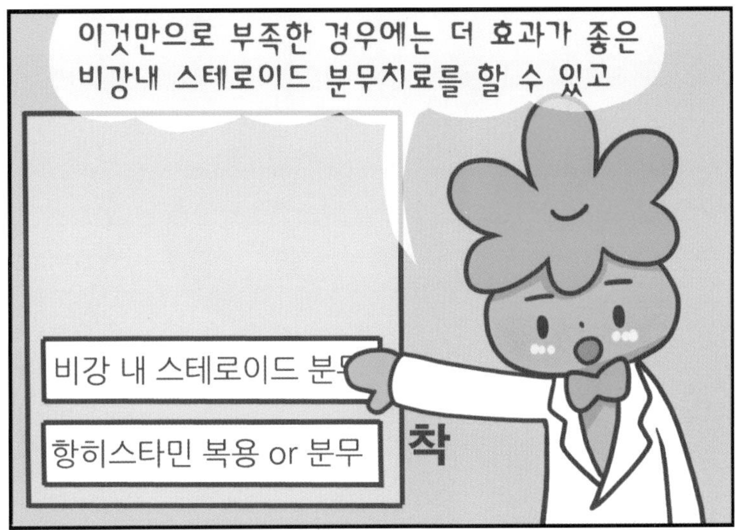
이것만으로 부족한 경우에는 더 효과가 좋은
비강내 스테로이드 분무치료를 할 수 있고
비강 내 스테로이드 분무
착
항히스타민 복용 or 분무

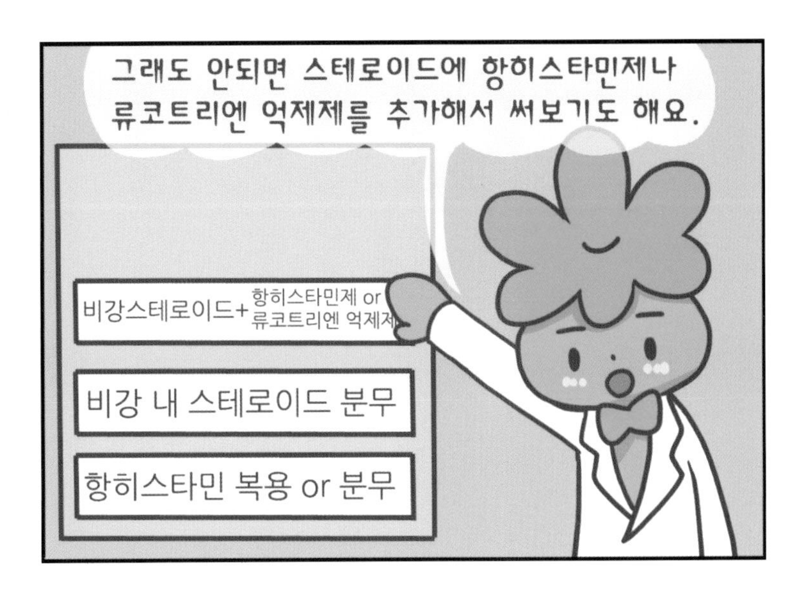
그래도 안되면 스테로이드에 항히스타민제나
류코트리엔 억제제를 추가해서 써보기도 해요.
비강스테로이드+항히스타민제 or
류코트리엔 억제제
비강 내 스테로이드 분무
항히스타민 복용 or 분무

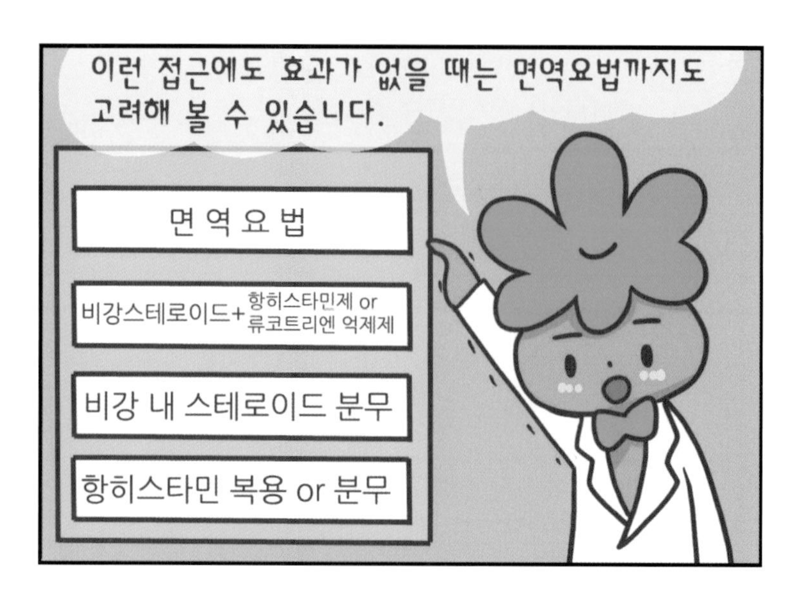
이런 접근에도 효과가 없을 때는 면역요법까지도 고려해 볼 수 있습니다.
면역요법
비강스테로이드+항히스타민제 or 류코트리엔 억제제
비강 내 스테로이드 분무
항히스타민 복용 or 분무

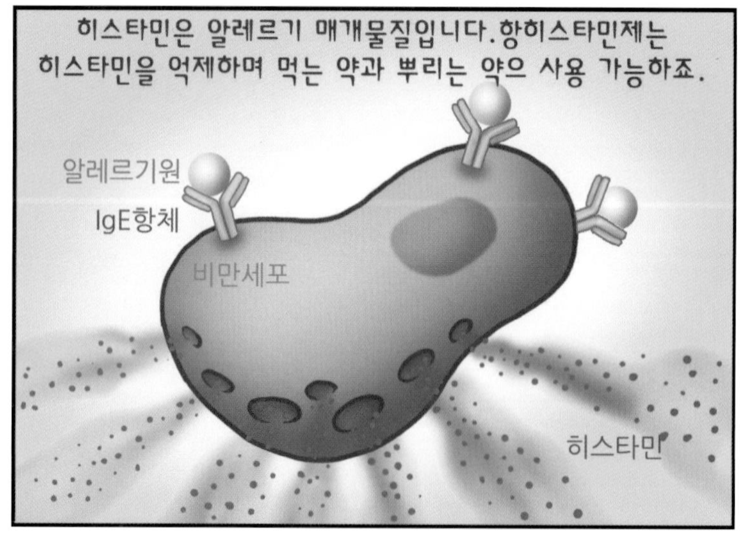
히스타민은 알레르기 매개물질입니다. 항히스타민제는 히스타민을 억제하며 먹는 약과 뿌리는 약으 사용 가능하죠.
알레르기원
IgE항체
비만세포
히스타민

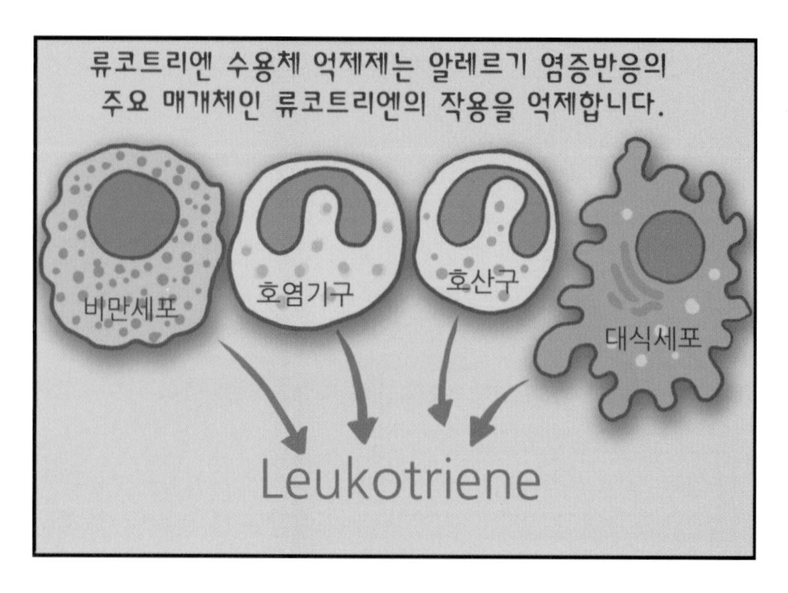
류코트리엔 수용체 억제제는 알레르기 염증반응의 주요 매개체인 류코트리엔의 작용을 억제합니다.
비만세포
호염기구
호산구
대식세포
Leukotriene

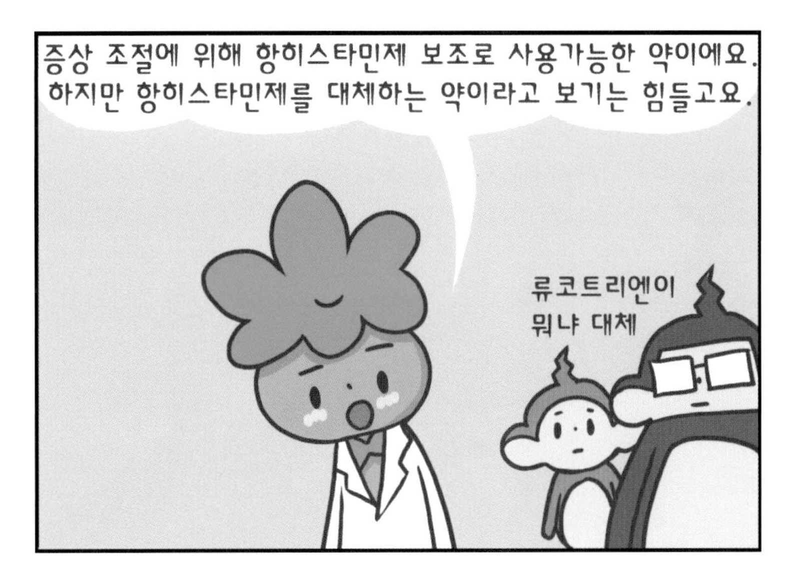
증상 조절에 위해 항히스타민제 보조로 사용가능한 약이에요.
하지만 항히스타민제를 대체하는 약이라고 보기는 힘들고요.
류코트리엔이 뭐냐 대체

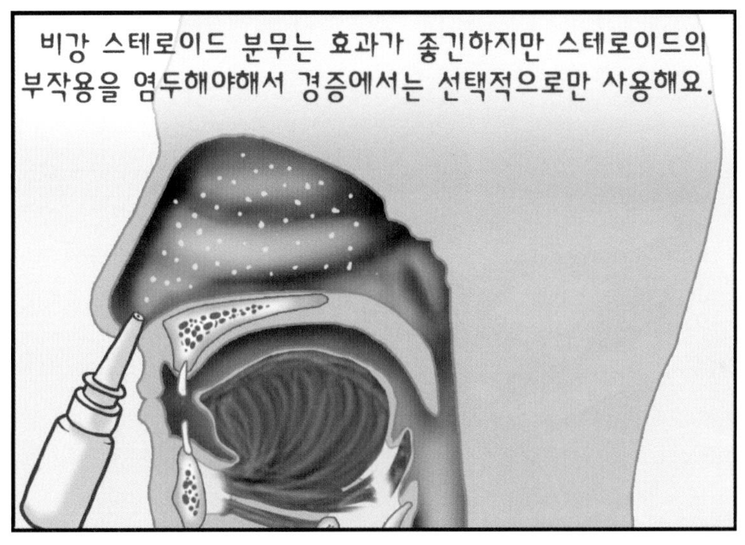
비강 스테로이드 분무는 효과가 좋긴하지만 스테로이드의 부작용을 염두해야해서 경증에서는 선택적으로만 사용해요.

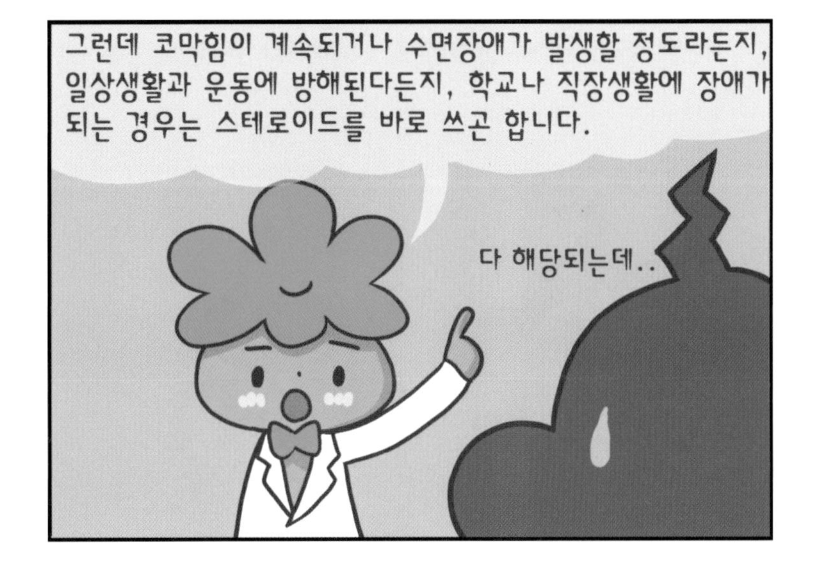
그런데 코막힘이 계속되거나 수면장애가 발생할 정도라든지, 일상생활과 운동에 방해된다든지, 학교나 직장생활에 장애가 되는 경우는 스테로이드를 바로 쓰곤 합니다.
다 해당되는데..

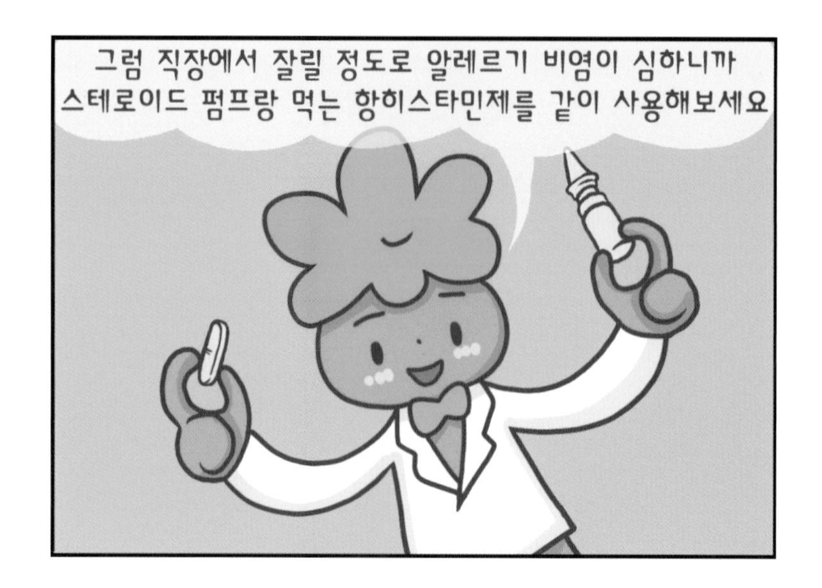
그럼 직장에서 잘릴 정도로 알레르기 비염이 심하니까
스테로이드 펌프랑 먹는 항히스타민제를 같이 사용해보세요

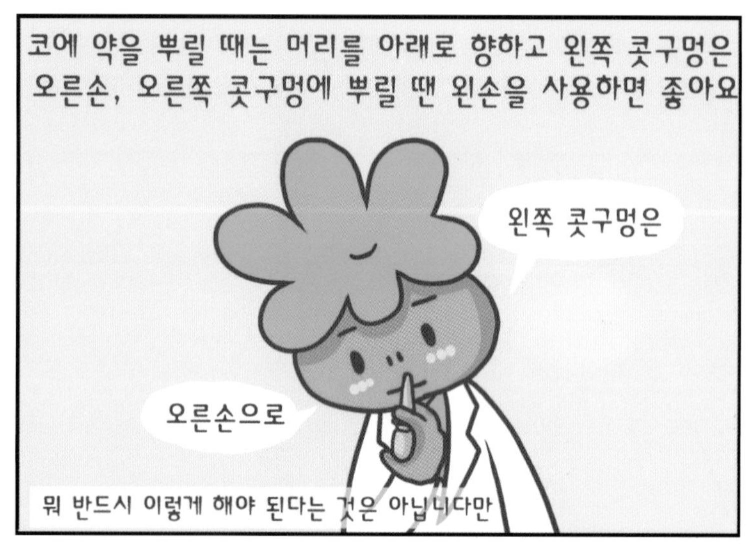
코에 약을 뿌릴 때는 머리를 아래로 향하고 왼쪽 콧구멍은
오른손, 오른쪽 콧구멍에 뿌릴 땐 왼손을 사용하면 좋아요
왼쪽 콧구멍은
오른손으로
뭐 반드시 이렇게 해야 된다는 것은 아닙니다만

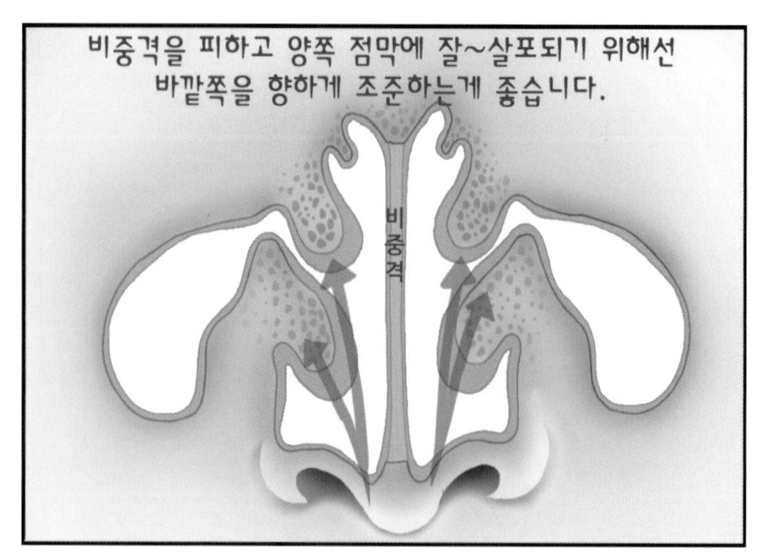
비중격을 피하고 양쪽 점막에 잘~살포되기 위해선
바깥쪽을 향하게 조준하는게 좋습니다.
비중격

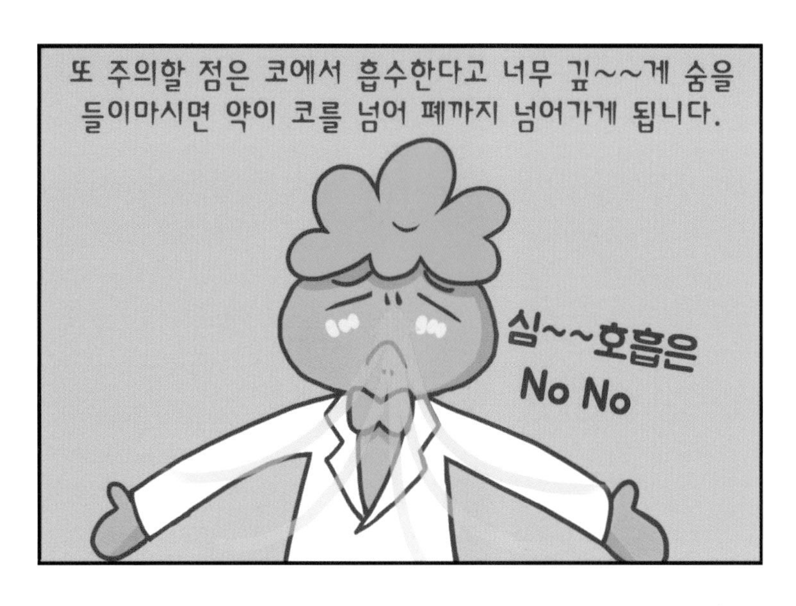
또 주의할 점은 코에서 흡수한다고 너무 깊~~게 숨을 들이마시면 약이 코를 넘어 폐까지 넘어가게 됩니다.
심~~호흡은 No No

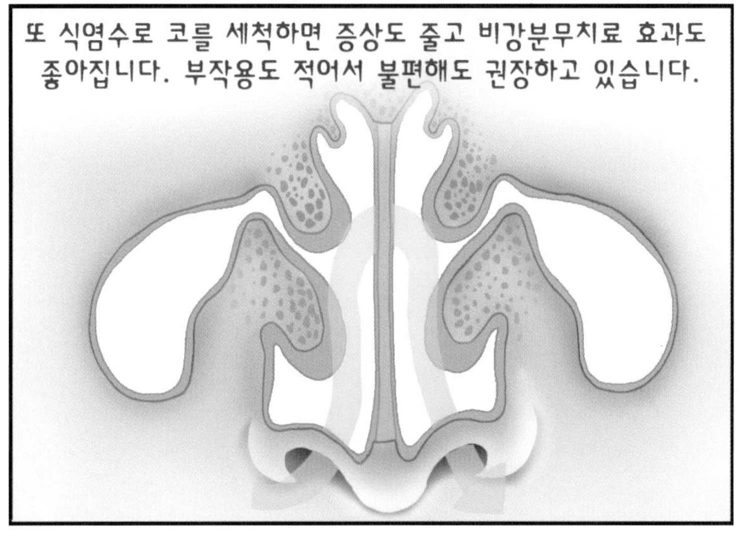
또 식염수로 코를 세척하면 증상도 줄고 비강분무치료 효과도 좋아집니다. 부작용도 적어서 불편해도 권장하고 있습니다.

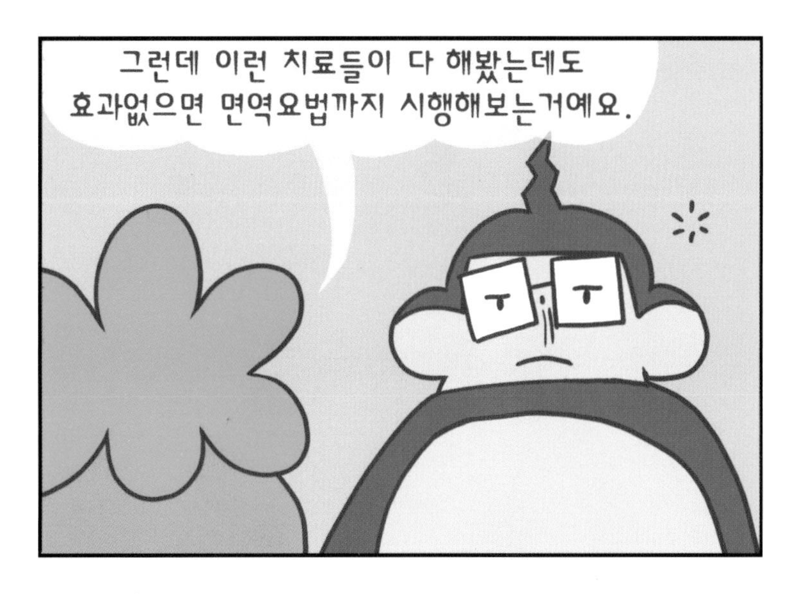
그런데 이런 치료들이 다 해봤는데도 효과없으면 면역요법까지 시행해보는거예요.

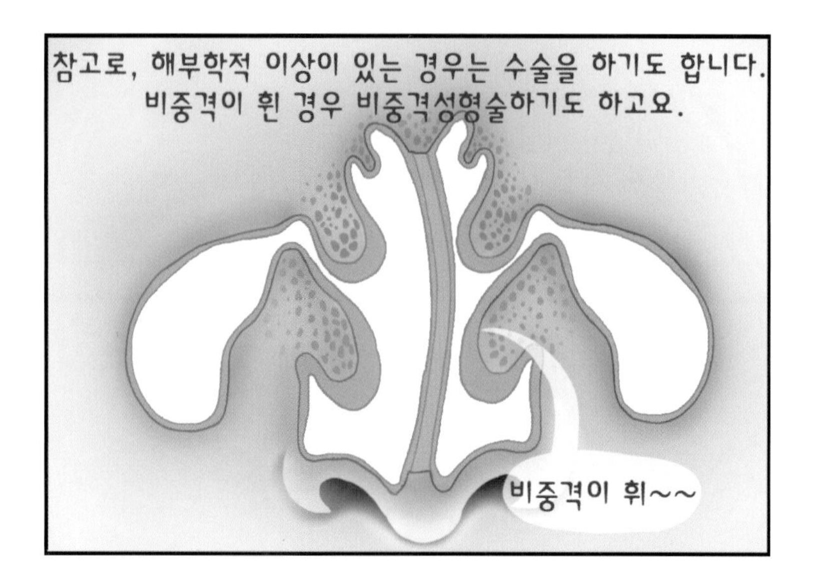
참고로, 해부학적 이상이 있는 경우는 수술을 하기도 합니다.
비중격이 휜 경우 비중격성형술하기도 하고요.
비중격이 휘~~

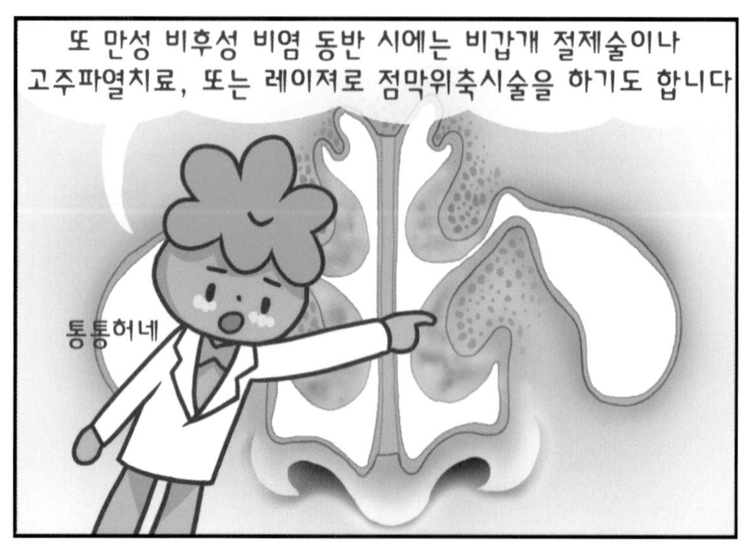
또 만성 비후성 비염 동반 시에는 비갑개 절제술이나
고주파열치료, 또는 레이저로 점막위축시술을 하기도 합니다
통통허네

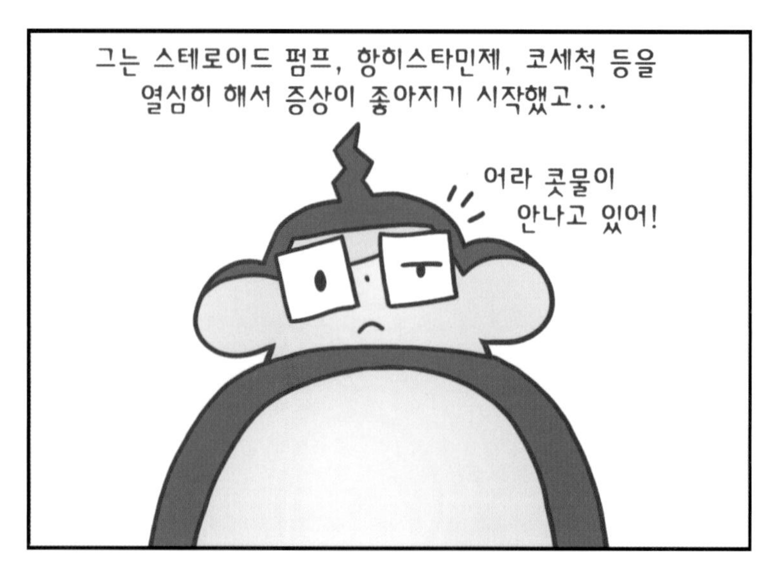
그는 스테로이드 펌프, 항히스타민제, 코세척 등을
열심히 해서 증상이 좋아지기 시작했고...
어라 콧물이
안나고 있어!

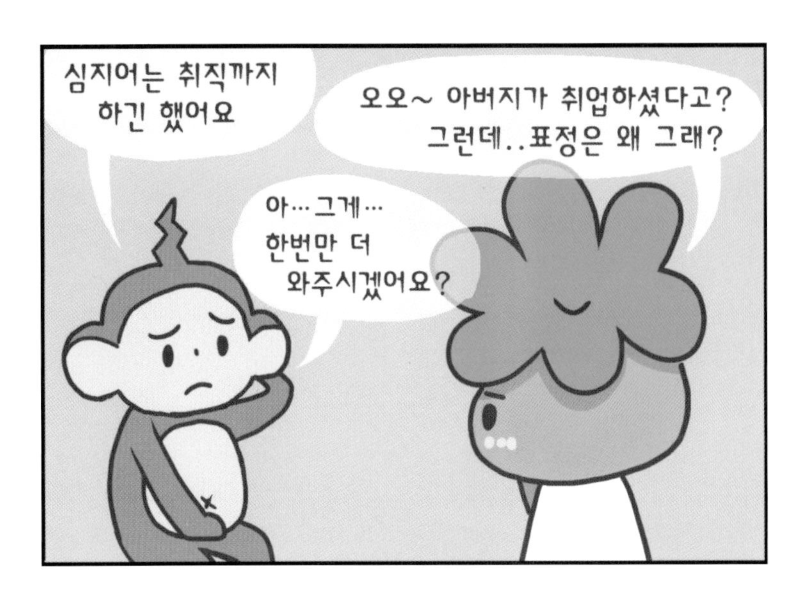
심지어는 취직까지
하긴 했어요
오오~ 아버지가 취업하셨다고?
그런데..표정은 왜 그래?
아…그게…
한번만 더
와주시겠어요?

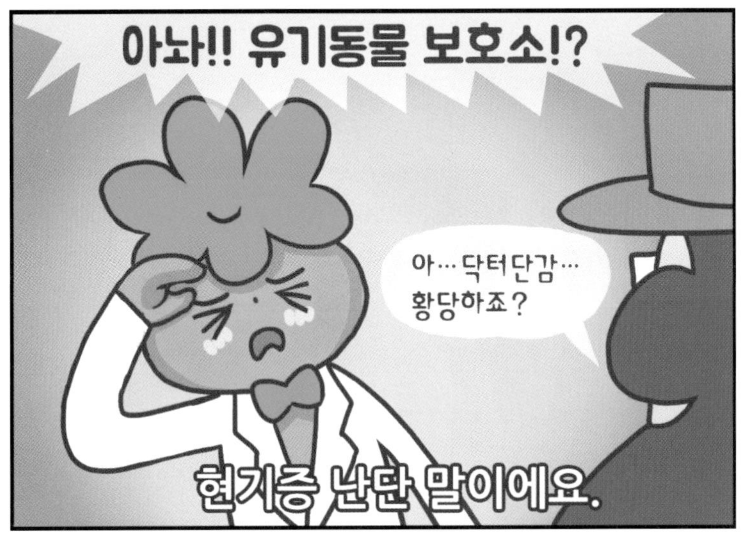
아놔!! 유기동물 보호소!?
아…닥터단감…
황당하죠?
현기증 난단 말이에요.

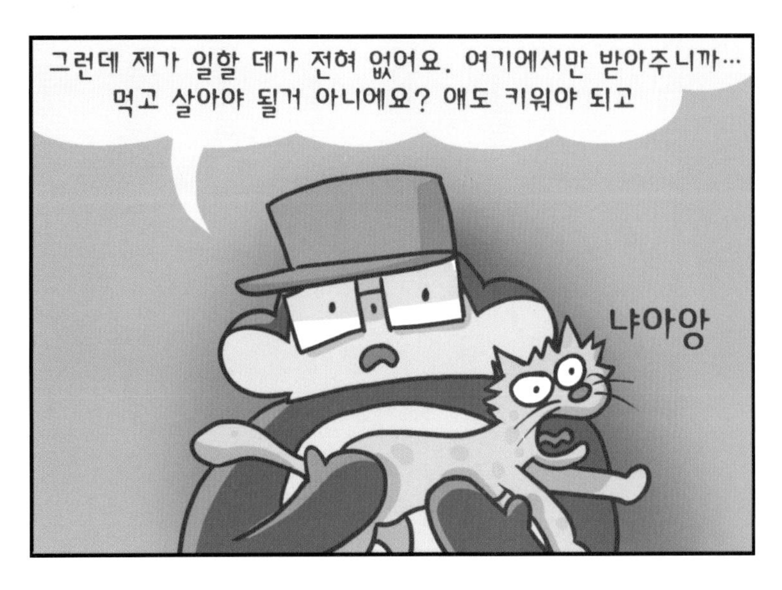
그런데 제가 일할 데가 전혀 없어요. 여기에서만 받아주니까…
먹고 살아야 될거 아니에요? 애도 키워야 되고
냐아앙

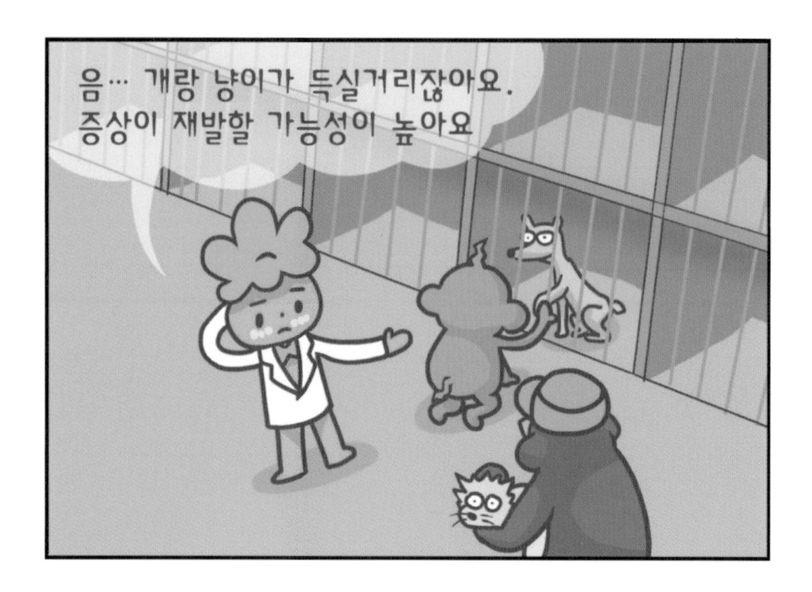
음… 개랑 냥이가 득실거리잖아요.
증상이 재발할 가능성이 높아요

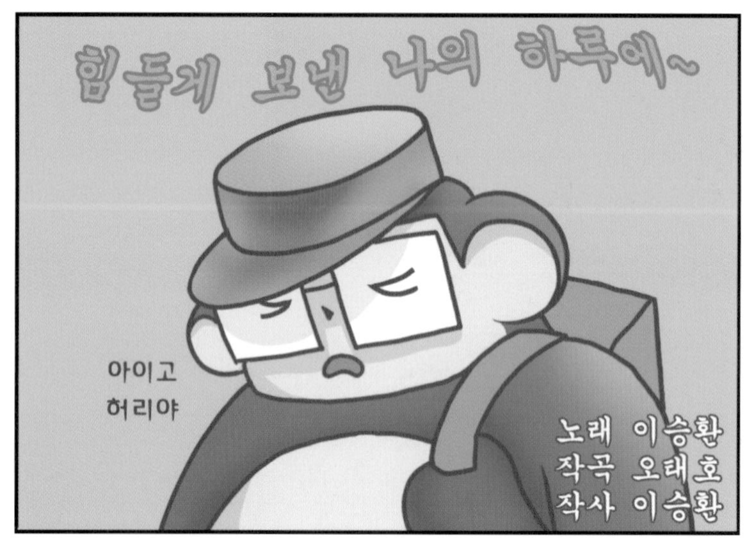
힘들게 보낸 나의 하루에~
아이고
허리야
노래 이승환
작곡 오태호
작사 이승환

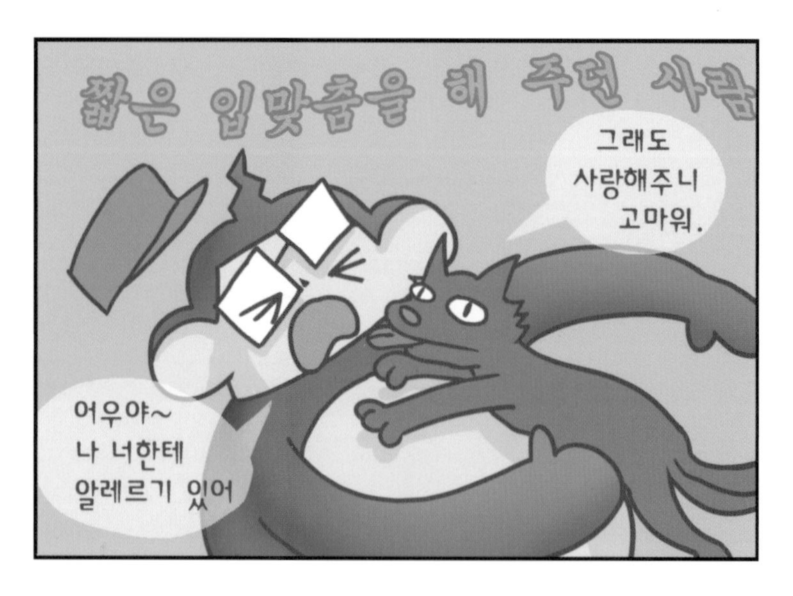
짧은 입맞춤을 해 주던 사람
그래도
사랑해주니
고마워.
어우야~
나 너한테
알레르기 있어

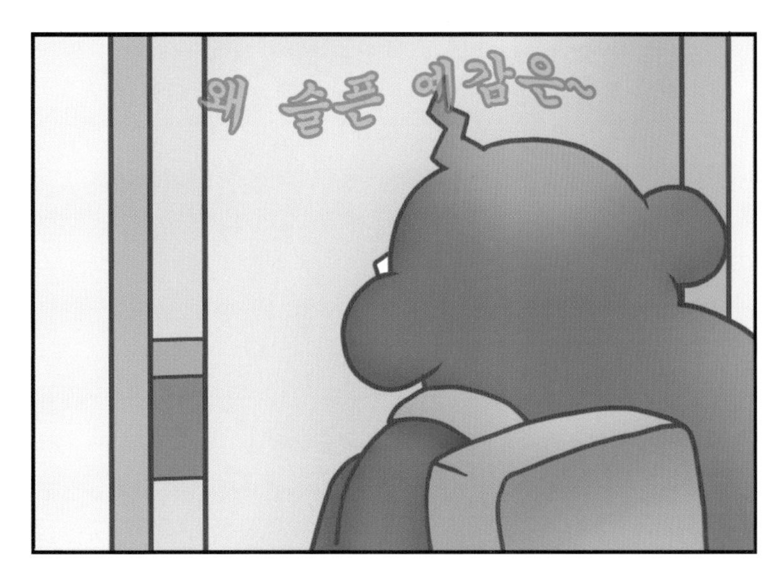
왜 슬픈 예감은~

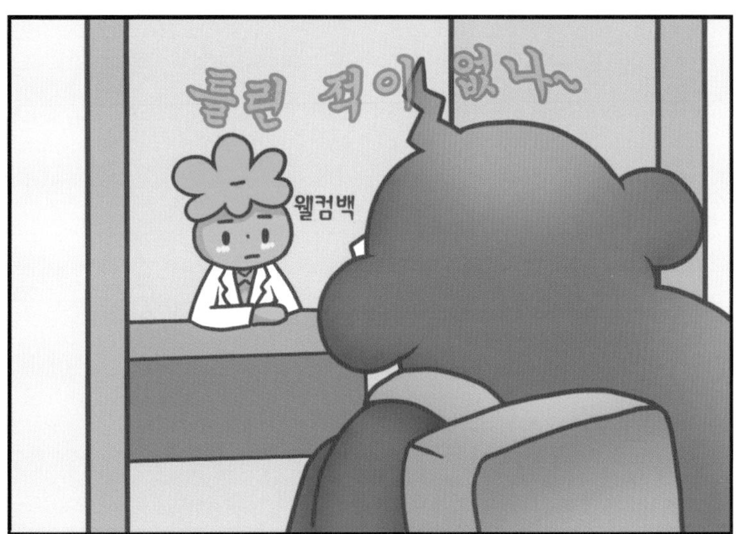
틀린 적이 없나~
웰컴백

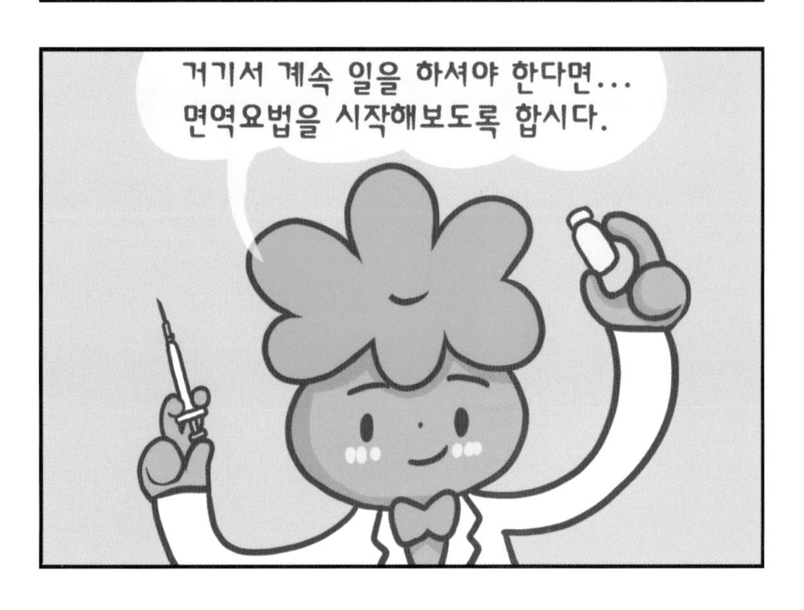
거기서 계속 일을 하셔야 한다면...
면역요법을 시작해보도록 합시다.

면역요법은 항원에 노출되어도 알레르기반응이 나타나지 않게,
말하자면 체질을 개선하는 치료로 활발하게 연구되고 있고
특히 알레르기 비염에서는 그 효과가 입증이 되긴 했습니다.

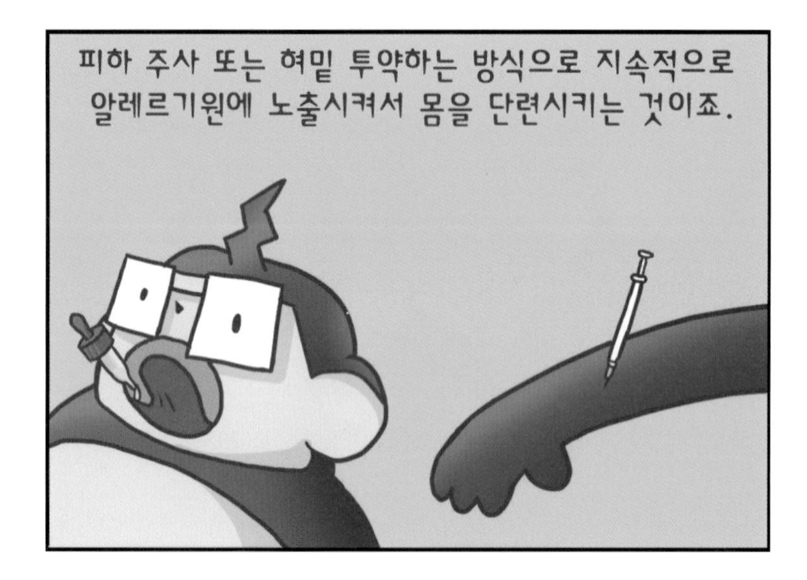

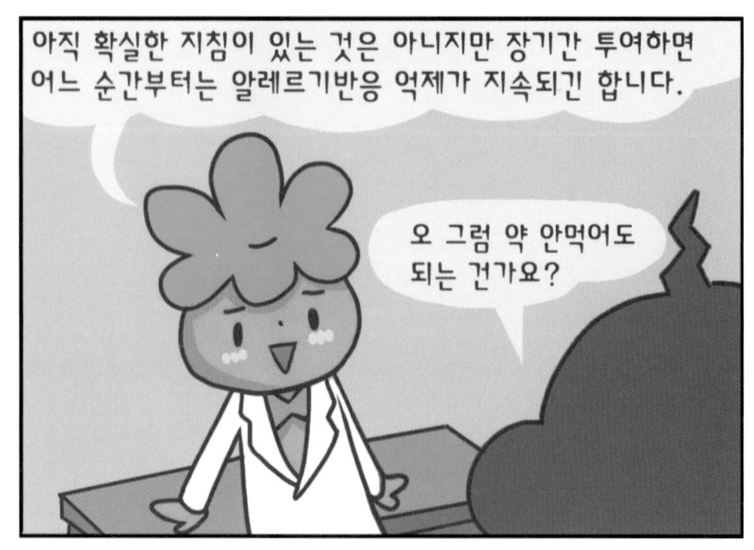

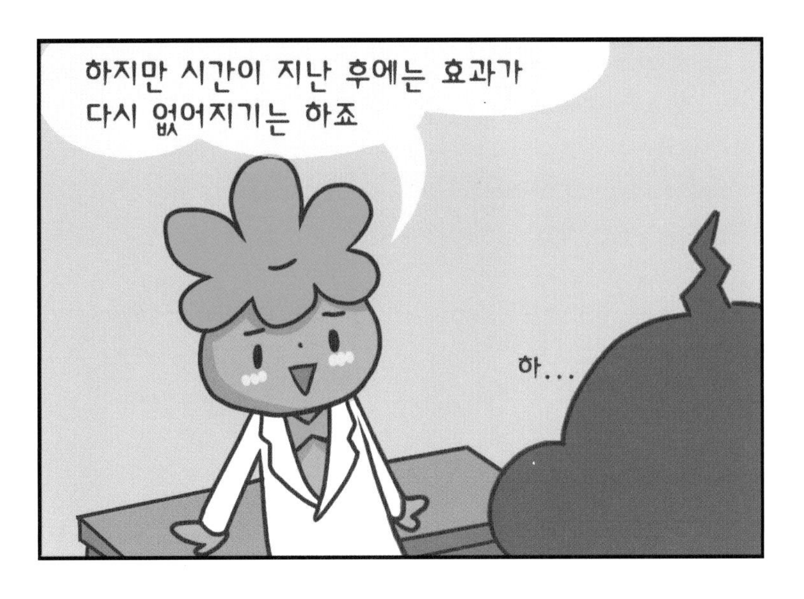
하지만 시간이 지난 후에는 효과가
다시 없어지기는 하죠
하...

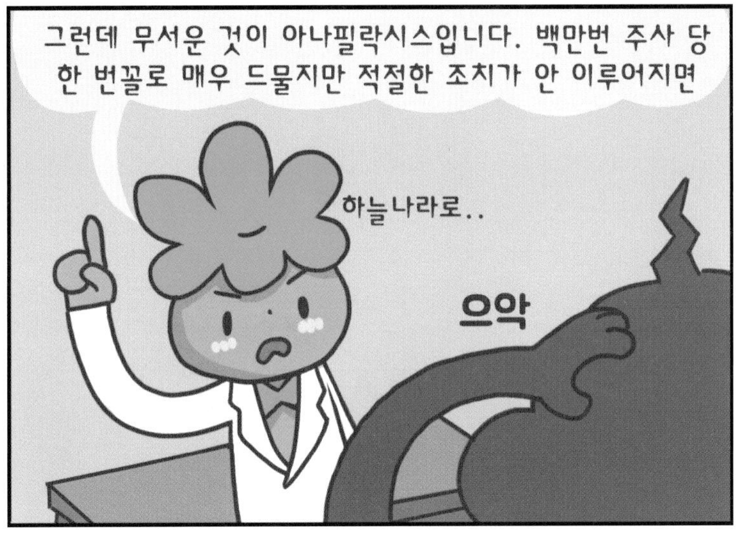
그런데 무서운 것이 아나필락시스입니다. 백만번 주사 당
한 번꼴로 매우 드물지만 적절한 조치가 안 이루어지면
하늘나라로..
으악

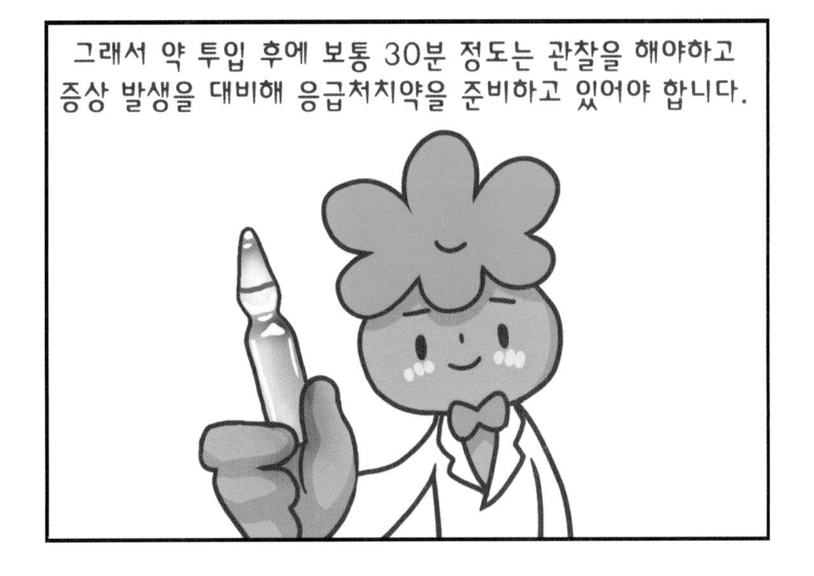
그래서 약 투입 후에 보통 30분 정도는 관찰을 해야하고
증상 발생을 대비해 응급처치약을 준비하고 있어야 합니다.

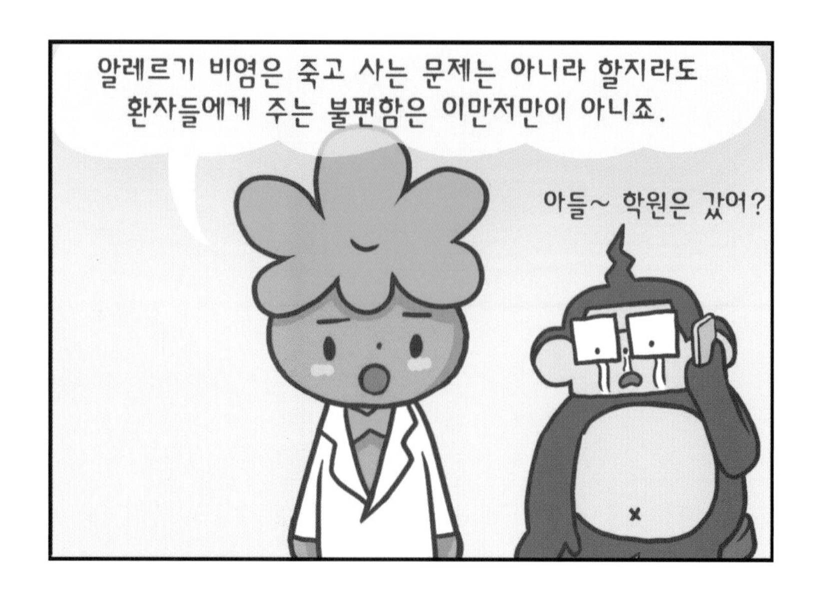
알레르기 비염은 죽고 사는 문제는 아니라 할지라도
환자들에게 주는 불편함은 이만저만이 아니죠.
아들~ 학원은 갔어?

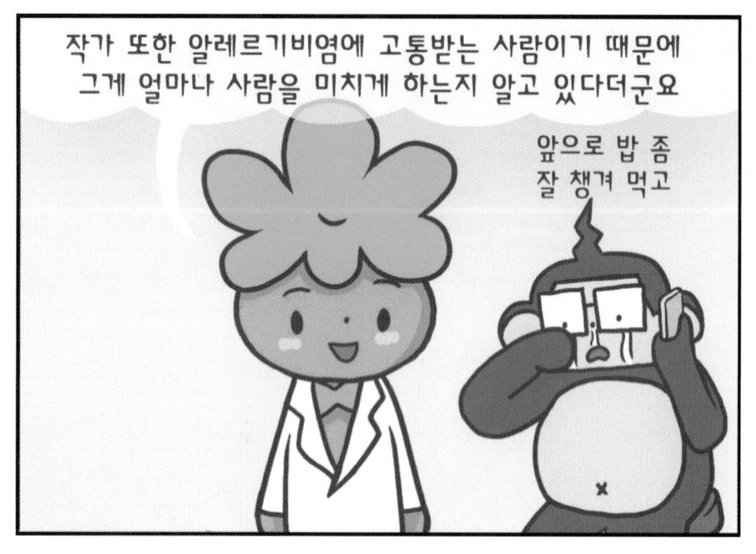
작가 또한 알레르기비염에 고통받는 사람이기 때문에
그게 얼마나 사람을 미치게 하는지 알고 있다더군요
앞으로 밥 좀
잘 챙겨 먹고

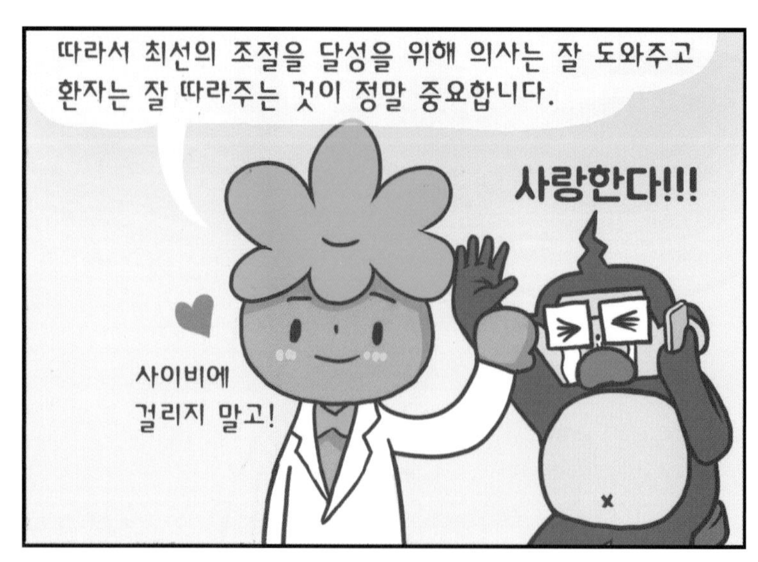
따라서 최선의 조절을 달성을 위해 의사는 잘 도와주고
환자는 잘 따라주는 것이 정말 중요합니다.
사랑한다!!!
사이비에
걸리지 말고!

알레르기 비염

알레르기 비염의 대부분은 일 년 내내 발생하는 통년성 알레르기 비염입니다. 하지만 계절성 중에서는 쑥, 두드러기쑥, 돼지풀 등 잡초 화분에 의해 가을에 발생하는 경우가 제일 흔하답니다. 아무래도 계절성 알레르기비염 환자가 가장 많이 병원을 찾아오는 시기죠.

알레르기 비염은 코를 통해 흡입된 항원(알레르기원)이 코 점막에 알레르기 반응을 일으켜 맑은 콧물이 펑펑 나오게 하고 이어서 재채기, 가려움증, 코막힘을 일으키는 병입니다. 이런 반응은 항원이 코에 들어오고 몇 초 내에 발생하게 되죠. 가려움증은 눈, 목, 귀까지 퍼질 수 있습니다.

이런 증상이 계절에 따라 발생하는지 일 년 내내 지속되는지에 따라 원인 항원을 유추해볼 수 있습니다. 봄에는 소나무, 참나무, 버드나무 등 나무에서 나오는 수목화분이 원인이 될 수 있지만 실제로 흔하지는 않고요. 여름철에는 호밀풀, 귀리, 잔디 등 목초화분이 원인이라면 가을에는 앞에서 얘기한 잡초화분들이 원인이 될 수 있습니다. 하지만 대부분은 집먼지 진드기와 집먼지가 원인이고 개나 고양이의 비듬이나 분비물도 원인이 될 수 있습니다. 어떤 경우는 진드기나 풀 같은 항원이 아니라 찬공기 같은 비알레르기 자극에 의해 비염이 나타날 수 있어서 의사의 적절한 판단이 필요합니다.

환자의 증상과 진찰소견만 가지고 진단하고 치료를 시작할 수도 있지만 피부반응검사나 피검사로 알레르기원을 찾는데 도움을 받을 수 있습니다.

치료의 가장 첫 번째는 회피 및 제거입니다. 집먼지진드기, 집먼지, 동물 분비물이 원인이라면 동물 키우는 것을 재고하고(반려동물인데 너무 쉽게 얘기하죠?) 집을 청결하게 유지할 수 있도록 해야 합니다. 한 사람이 하루에 떨어뜨리는 비듬의 양으로 수 천 마리의 집먼지 진드기가 3개월 동안 먹고 살 수 있기 때문에 청소가 매우 중요합니다. 카펫, 천 소파, 담요 같이 진드기가 살기 쉬운 물건은 치우고 극단적인 경우는 소파나 침대에도 비닐 커버를 씌우는 것도 도움이 됩니다. 그리고 집먼지 진드기는 25~28도, 습도 75~80%에서 잘 살기 때문에, 온도는 20도, 습도는 45% 이하로 줄여주는 것이 도움이 됩니다. 하지만 이런 방법만으로 완벽하게 조절되지는 않습니다. 그런 경우에는 약의 도움을 받을 수밖에 없는데 약한 증상에는 항히스타민제를 복용하거나 코에 뿌리는 분무요법을 시도합니다. 항히스타민제는 알레르기 면역반응의 가장 중요한 매개체인 히스타민을 억제하는 약으로 알레르기의 치료에 가장 중요한 약물입니다. 그 다음 단계에서 쓸 수 있는 약은 스테로이드 분무치료입니다. 스테로이드는 면역염증 반응을 억제하는 효과가 있지만 먹는 약으로 사용했을 때는 과다 사용 시 쿠싱 증후군 등의 부작용이 발생할 수 있기 때문에 코에 뿌리는 약으로 사용합니다. 여기서 한 단계 더 높이면 비강 스테로이드와 항히스타민제 또는 류코트리엔 억제제라는 염증반응을 억제하는 약을 써볼 수 있습니다.

이런 시도에도 불구하고 증상이 조절되지 않는다면 면역요법을 시도할 수 있습니다. 면역요법은 알레르기원을 약하지만 지속적으로 환자에게 노출시킴으로써 알레르기반응이 둔화되게 만드는 방식으로 수 개월에서 수 년의 기간을 두고 하게 됩니다. 알레르기 중 특히 알레르기 비염에서 효과가 좋은 것으로 연구되었는데 알레르기원 노출이 장기간 없어지면 다시 알레르기 반응이 나타날 수 있습니다.

주의할 점은 알레르기 반응을 일으키면서 나타날 수 있는 아나필락시스반응으로 백만 번 주사당 한 번 정도로 드물긴 하지만 생명에 위협이 될 수 있기 때문에 적절한 대비를 하고 시행하는 것이 중요합니다.

알레르기 비염은 환자들의 생활에 지대한 영향을 미치는 질환으로 완치 또한 어려운 병이긴 합니다. 하지만 검증된 치료법으로 적절한 관리를 받으면 증상 조절이 가능하므로 주치의 진료에 잘 따라 주시는 것이 중요합니다.

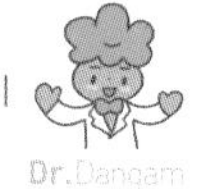

단감's NOTE

알레르기 비염은 저 또한 가지고 있기 때문에 그 고통을 잘 알고 있습니다. 가끔씩 심하게 콧물이 콸콸질질 나오는 경우가 있는데 이럴 때 거의 정신줄을 놓고 괴로움에 치를 떨게 됩니다.

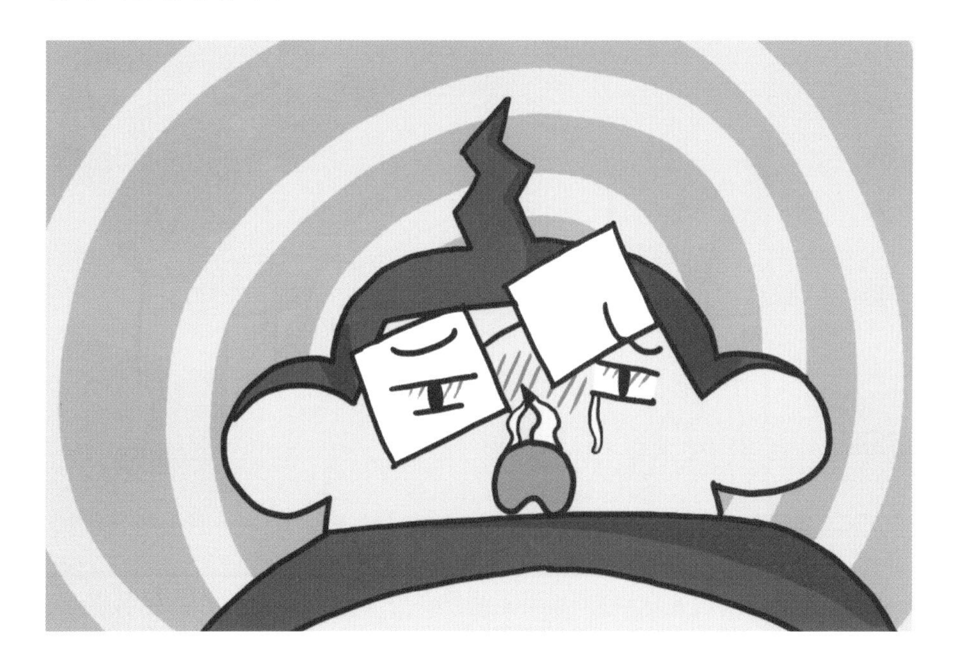

이런 상황이 바로 제 상황이죠. 저는 나름의 상비약과 악화 인자에 대비하고자 하는 마음가짐으로 잘 조절하면서 살고는 있지만 세상일이 항상 뜻대로 되는 것만은 아니라서 이번 에피소드를 통해 자습도 많이 하게 되었답니다.

03 CHAPTER

알레르기·아토피 질환

아토피 피부염

Atopic dermatitis

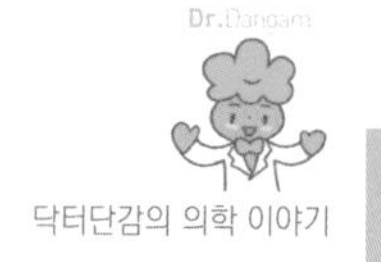

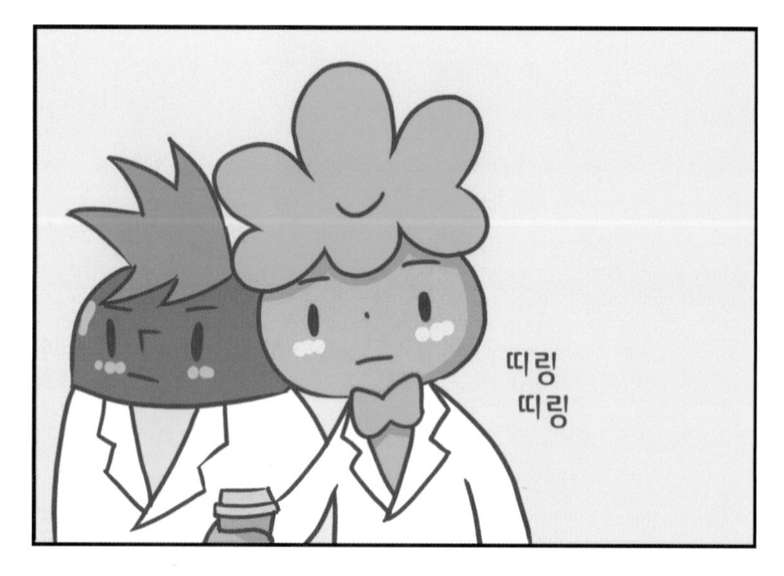

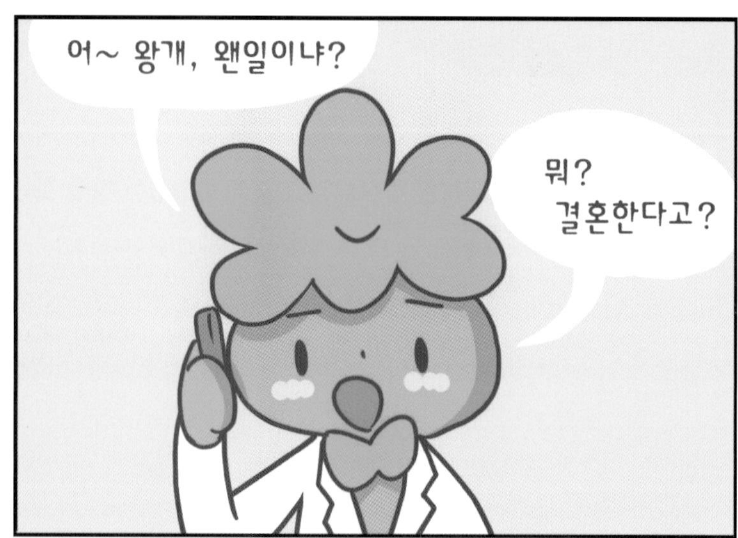

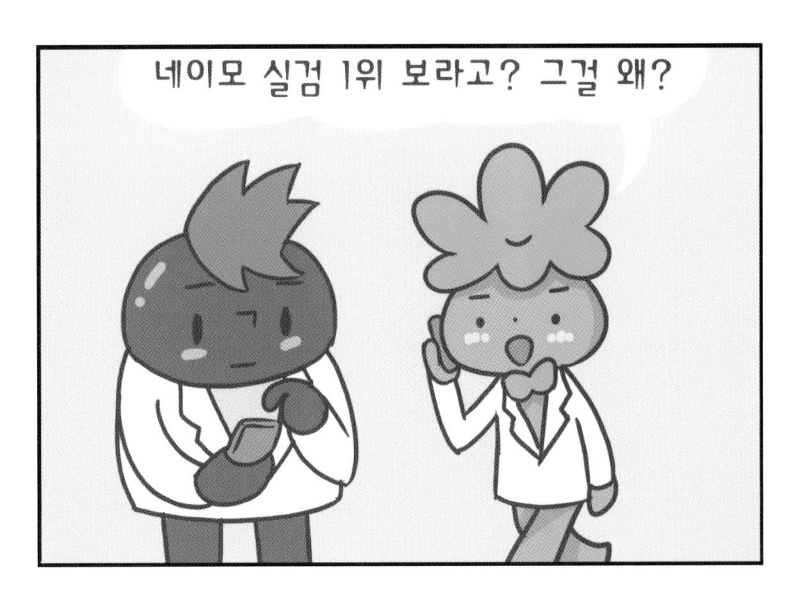
네이모 실검 1위 보라고? 그걸 왜?

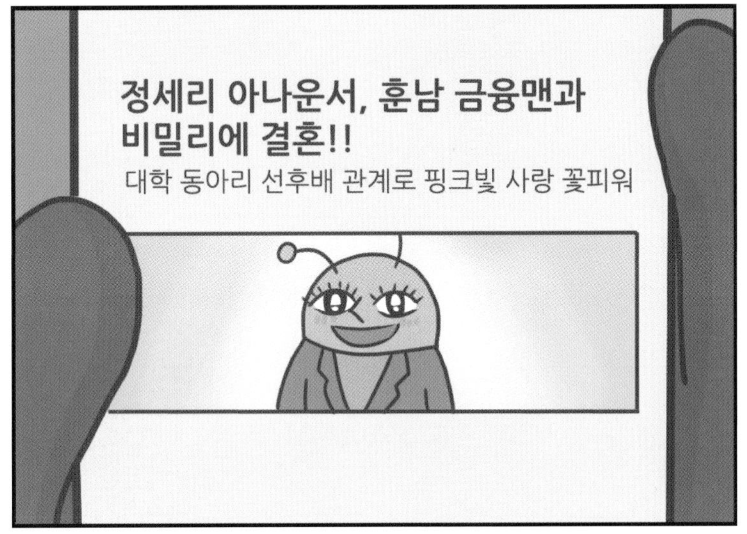
정세리 아나운서, 훈남 금융맨과
비밀리에 결혼!!
대학 동아리 선후배 관계로 핑크빛 사랑 꽃피워

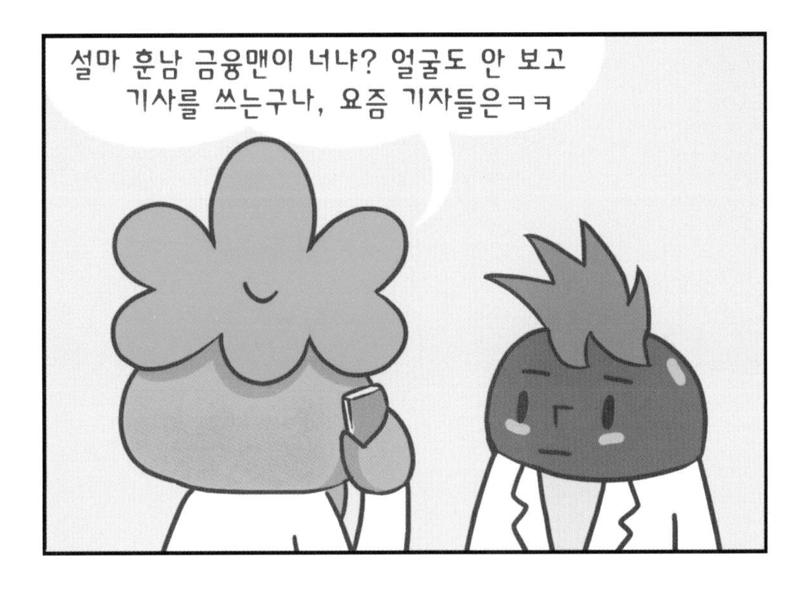
설마 훈남 금융맨이 너냐? 얼굴도 안 보고
기사를 쓰는구나, 요즘 기자들은ㅋㅋ

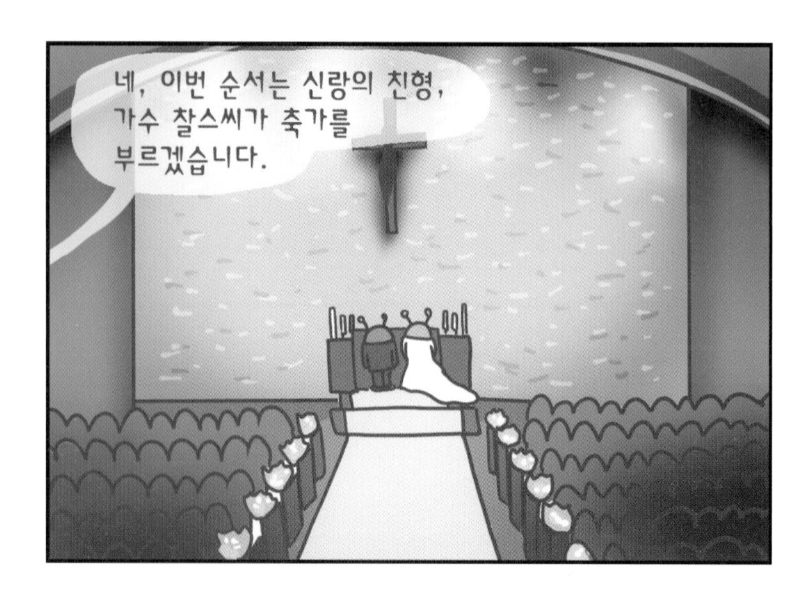
네, 이번 순서는 신랑의 친형,
가수 찰스씨가 축가를
부르겠습니다.

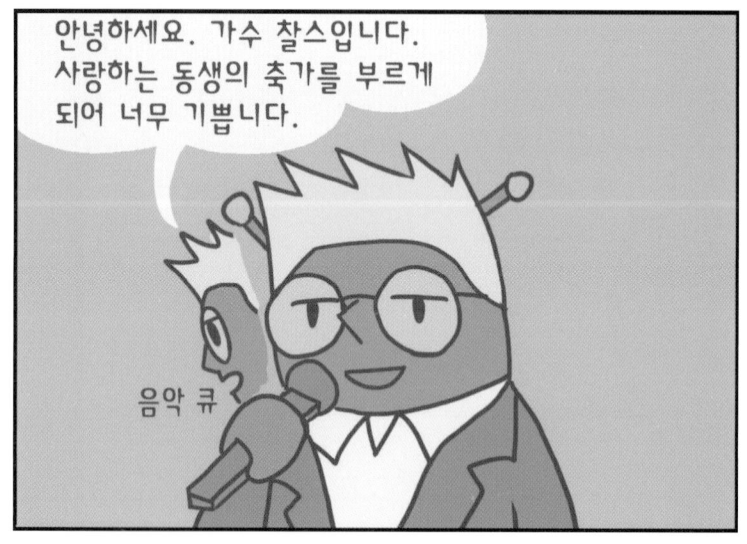
안녕하세요. 가수 찰스입니다.
사랑하는 동생의 축가를 부르게
되어 너무 기쁩니다.
음악 큐

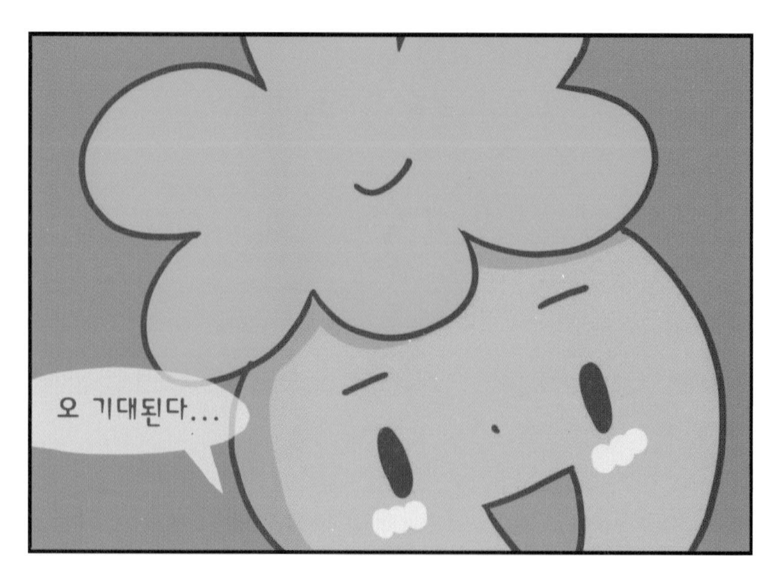
오 기대된다...

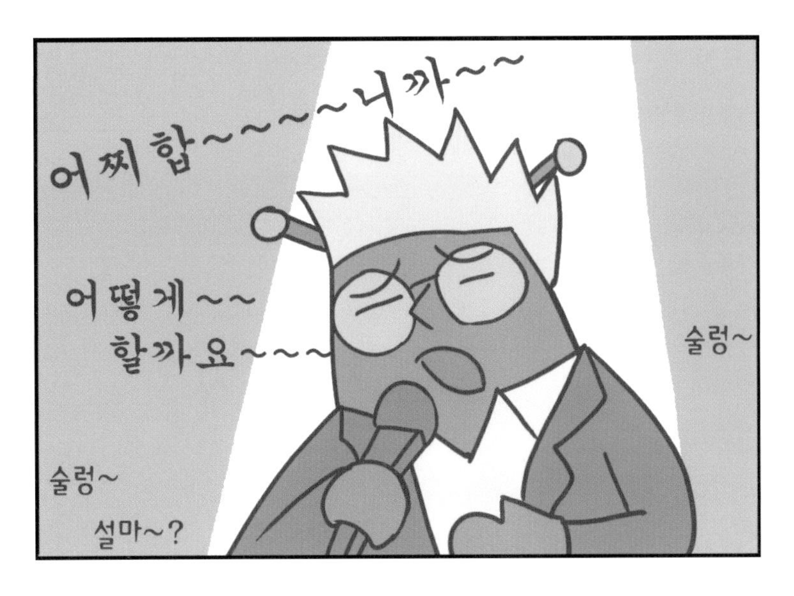
어찌합~~~~니까~~
어떻게~~
할까요~~~
술렁~
술렁~
설마~?

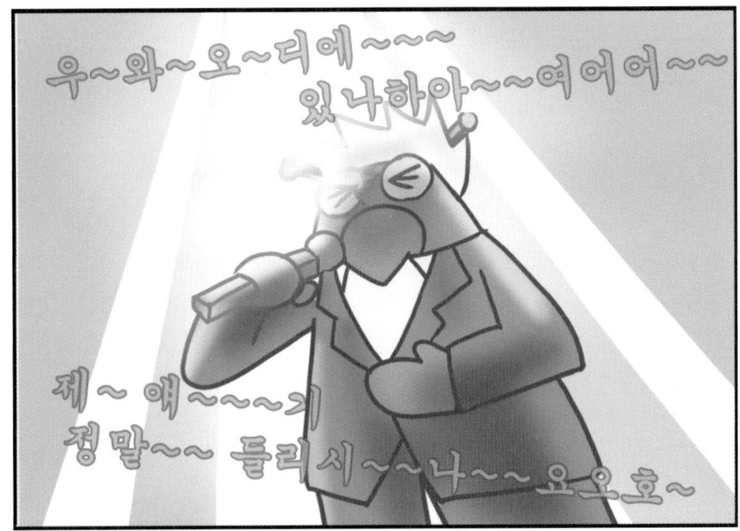
우~와~오~디에~~~
있나하아~~여어어~~
제~ 얘~~~기
정말~~ 들리시~~나~~요오호~

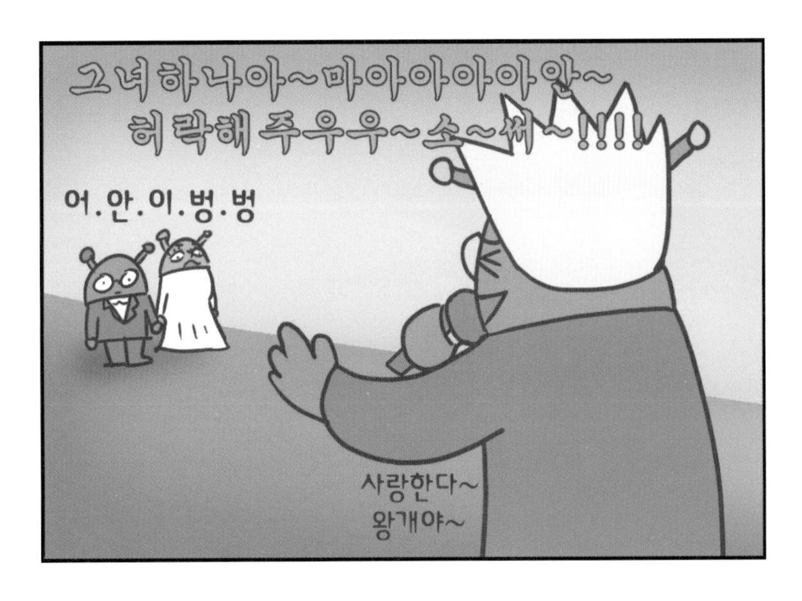
그녀하나아~마아아아아앙~
허락해주우우~소~써~!!!!
어.안.이.벙.벙
사랑한다~
왕개야~

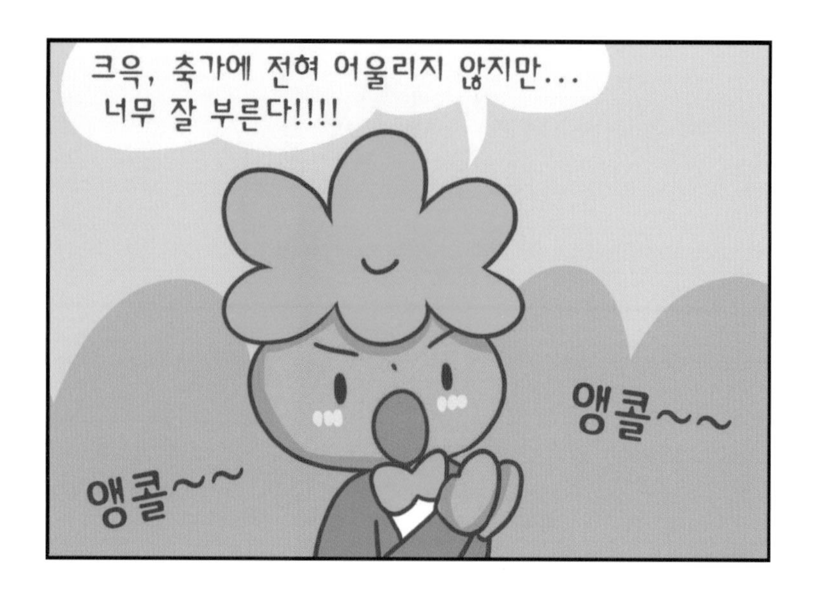
크읏, 축가에 전혀 어울리지 않지만...
너무 잘 부른다!!!!
앵콜~~
앵콜~~

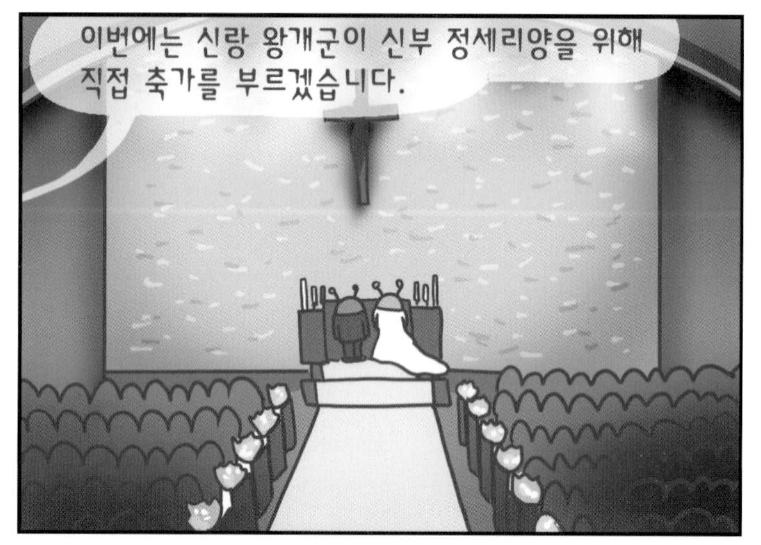
이번에는 신랑 왕개군이 신부 정세리양을 위해
직접 축가를 부르겠습니다.

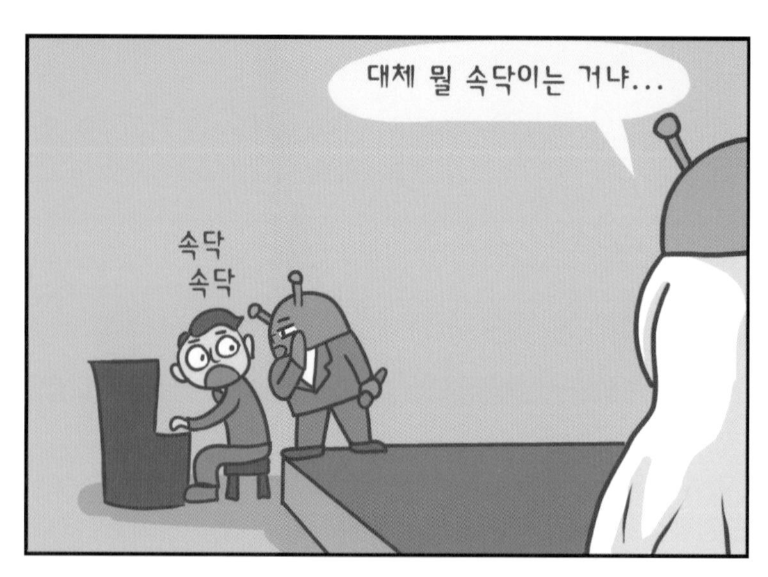
대체 뭘 속닥이는 거냐...
속닥
속닥

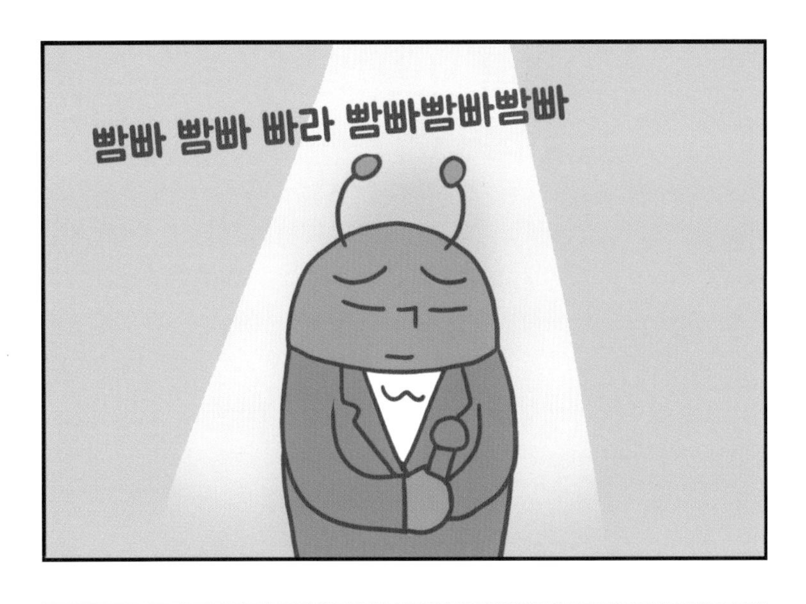
빵빠 빵빠 빠라 빵빠빵빠빵빠

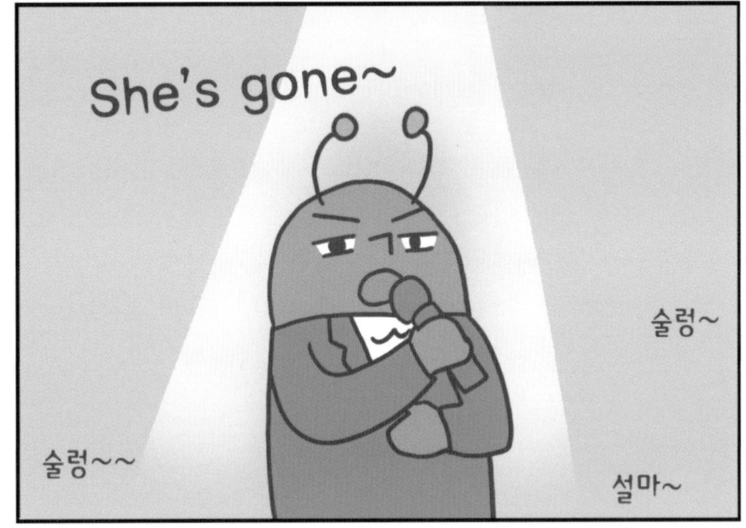
She's gone~
술렁~
술렁~~
설마~

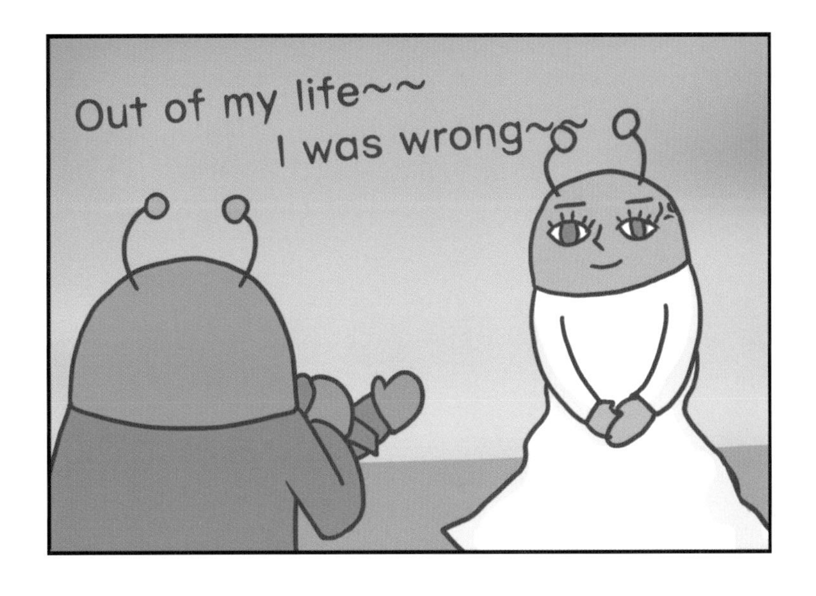
Out of my life~~
I was wrong~~

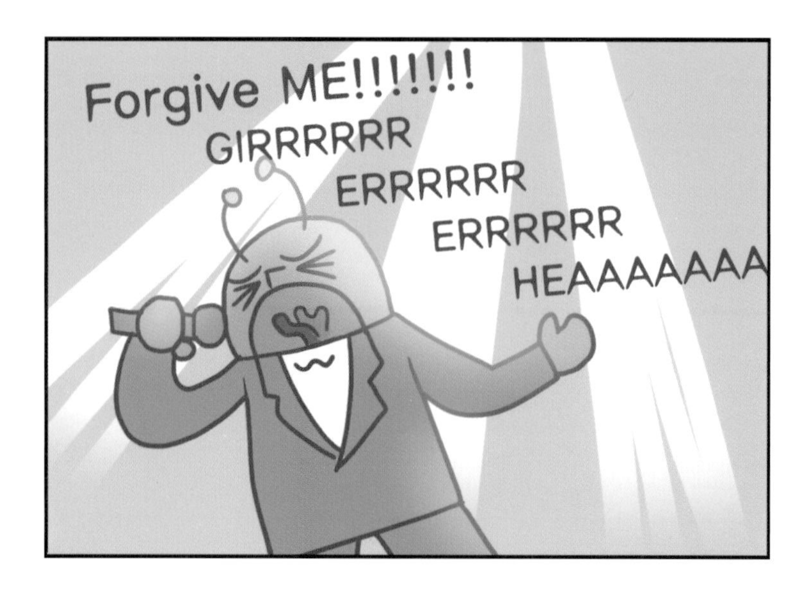
Forgive ME!!!!!!!!
GIRRRRRR
ERRRRRR
ERRRRRR
HEAAAAAAA

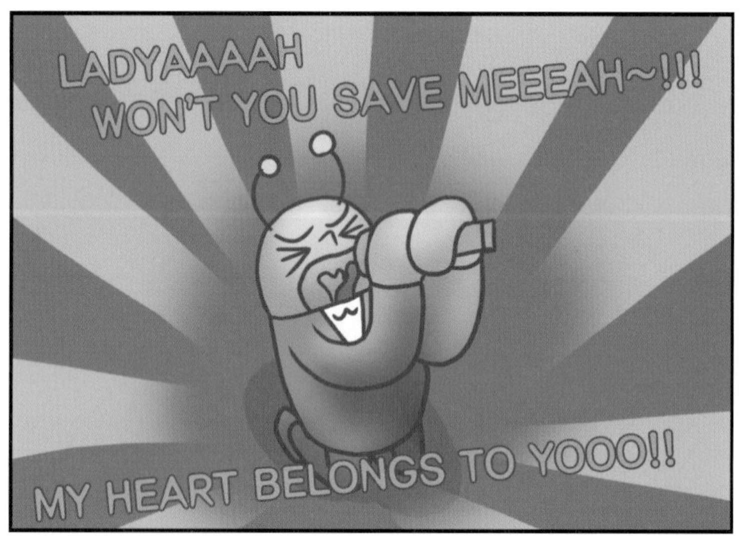
LADYAAAAH
WON'T YOU SAVE MEEEAH~!!!
MY HEART BELONGS TO YOOO!!

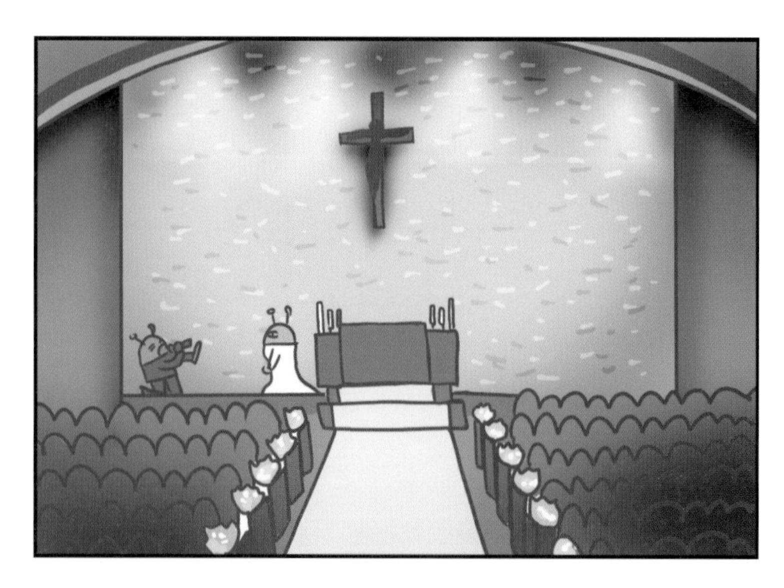

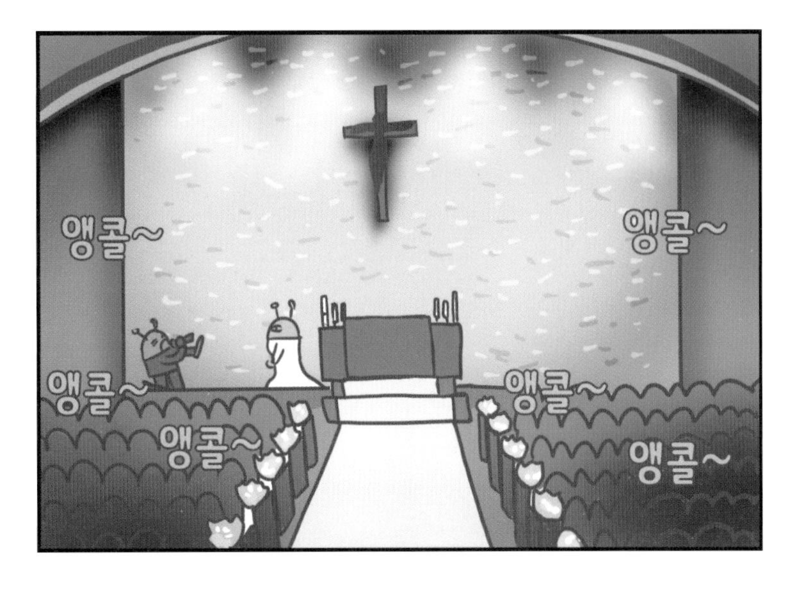
앵콜~
앵콜~
앵콜~
앵콜~
앵콜~
앵콜~

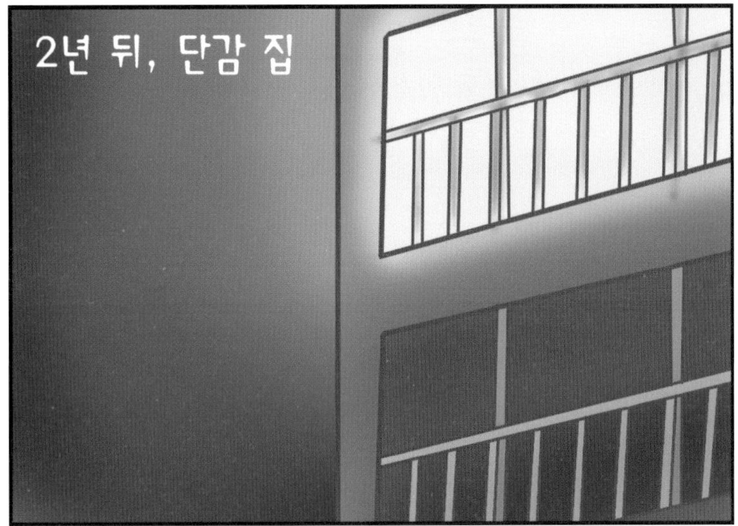
2년 뒤, 단감 집

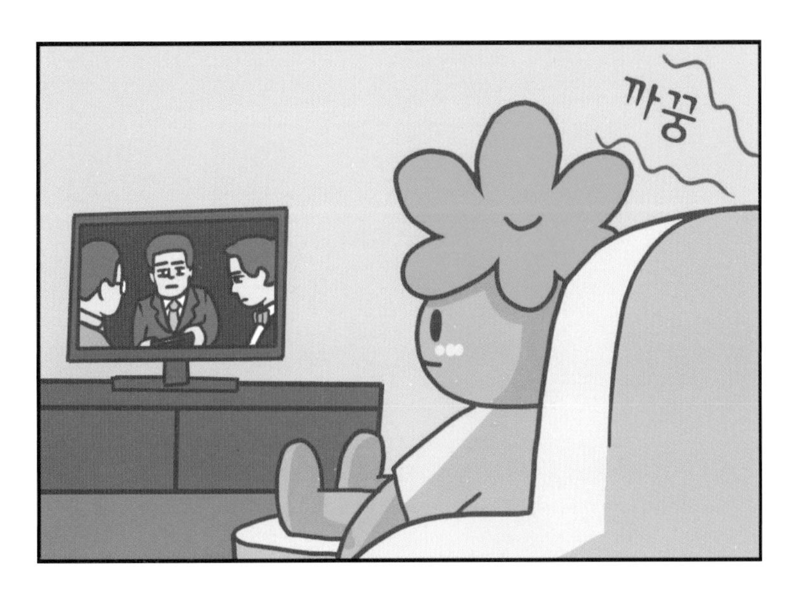
까꿍

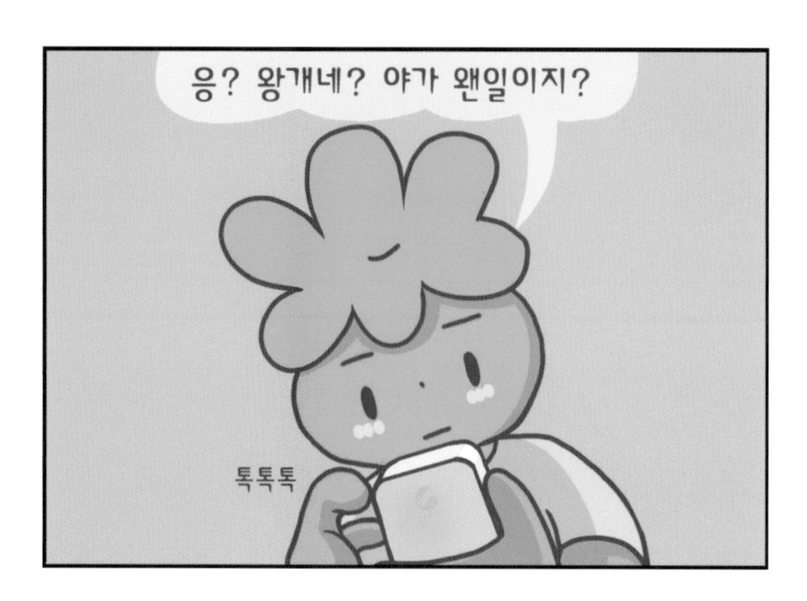
응? 왕개네? 야가 왠일이지?
톡톡톡

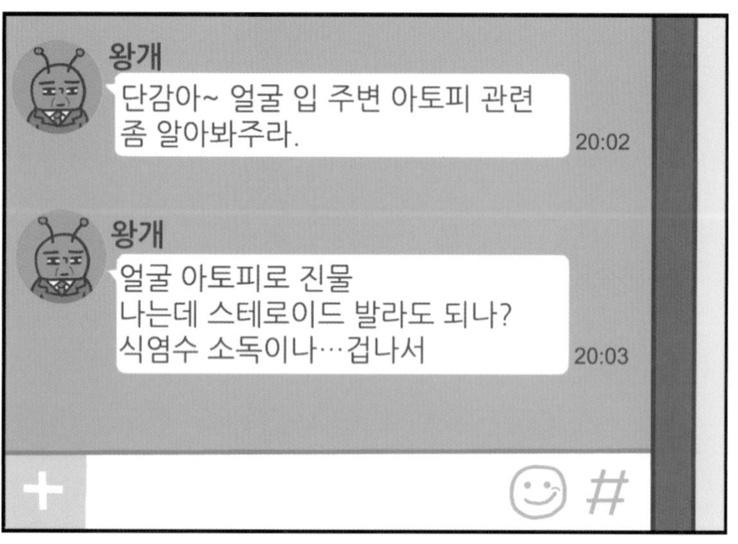
왕개
단감아~ 얼굴 입 주변 아토피 관련
좀 알아봐주라.
20:02
왕개
얼굴 아토피로 진물
나는데 스테로이드 발라도 되나?
식염수 소독이나…겁나서
20:03

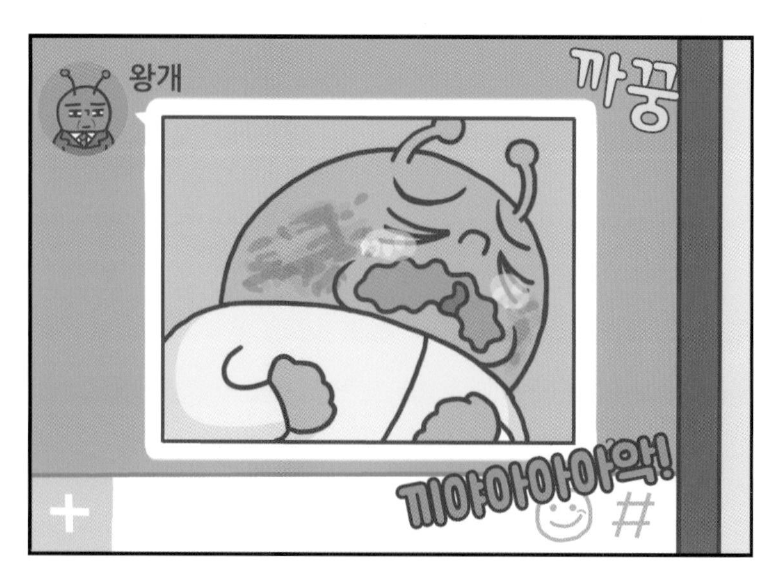
왕개
까꿍
끼야아아아악!

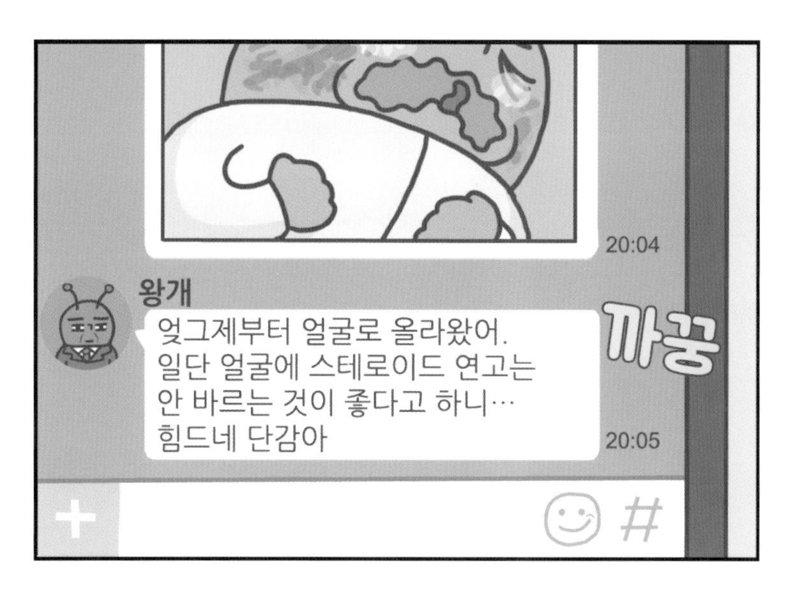
20:04
왕개
엊그제부터 얼굴로 올라왔어.
일단 얼굴에 스테로이드 연고는
안 바르는 것이 좋다고 하니…
힘드네 단감아
20:05
까꿍

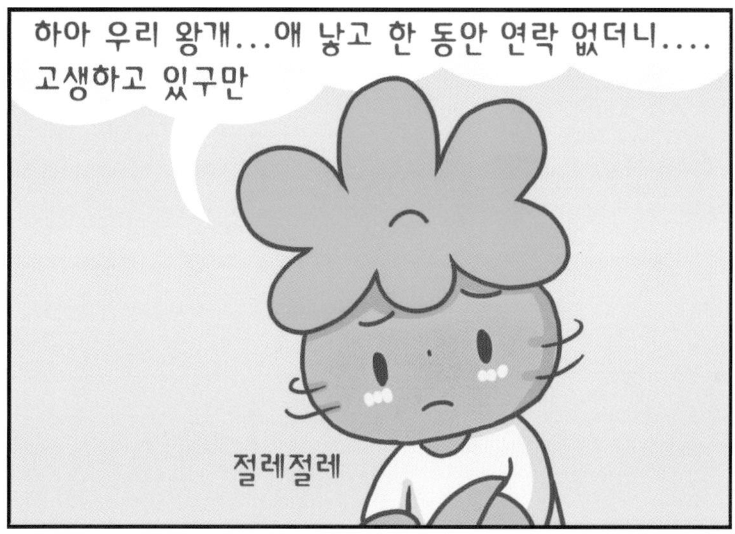
하아 우리 왕개...애 낳고 한 동안 연락 없더니....
고생하고 있구만
절레절레

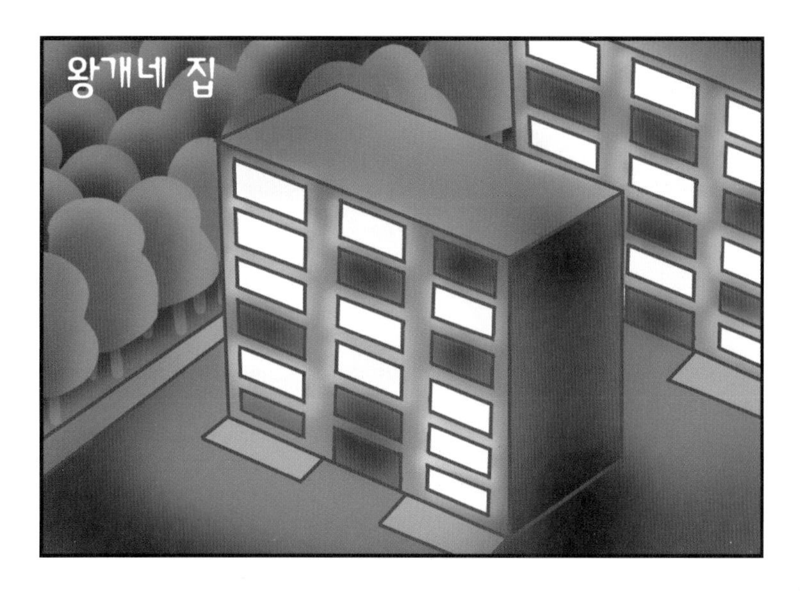
왕개네 집

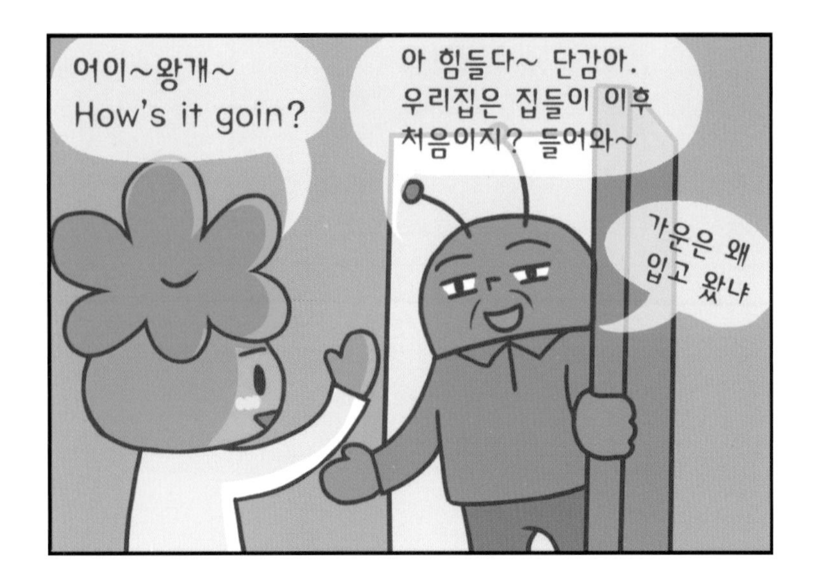
어이~왕개~
How's it goin?
아 힘들다~ 단감아.
우리집은 집들이 이후
처음이지? 들어와~
가운은 왜
입고 왔냐

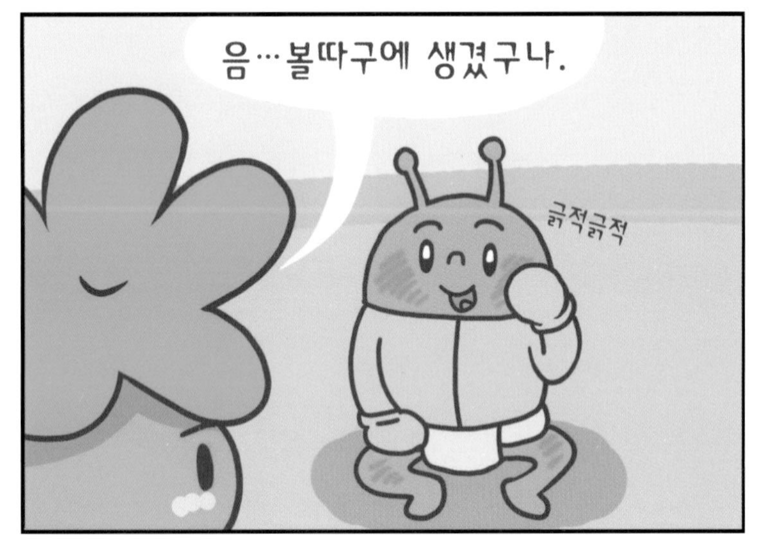
음…볼따구에 생겼구나.
긁적긁적

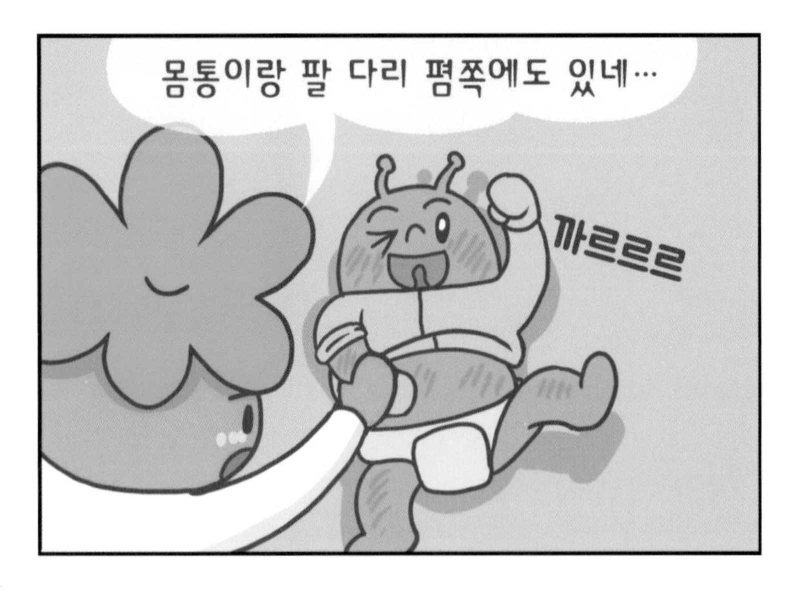
몸통이랑 팔 다리 폄쪽에도 있네…
까르르르

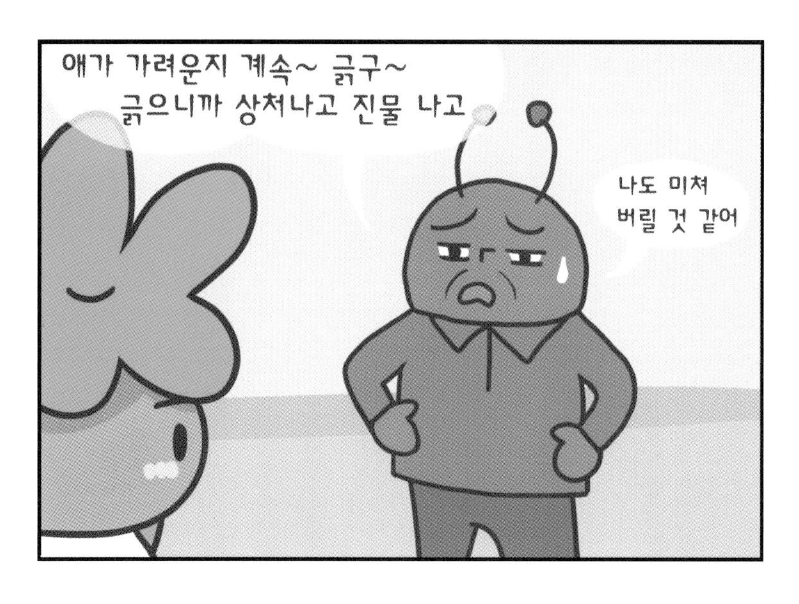
애가 가려운지 계속~ 긁구~
긁으니까 상처나고 진물 나고
나도 미쳐
버릴 것 같어

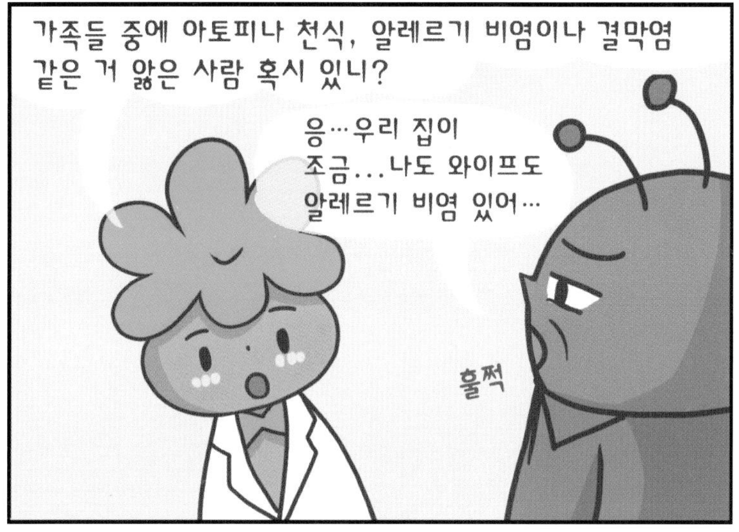
가족들 중에 아토피나 천식, 알레르기 비염이나 결막염
같은 거 앓은 사람 혹시 있니?
응…우리 집이
조금...나도 와이프도
알레르기 비염 있어…
훌쩍

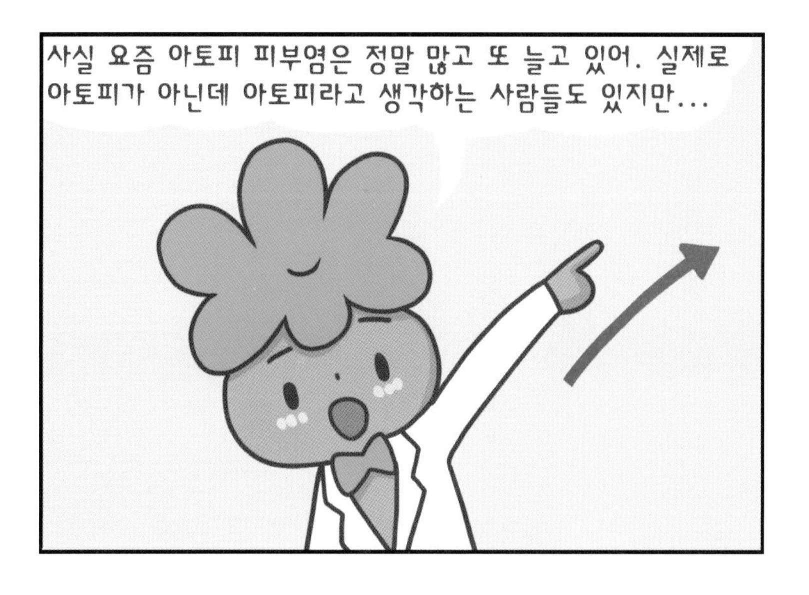
사실 요즘 아토피 피부염은 정말 많고 또 늘고 있어. 실제로
아토피가 아닌데 아토피라고 생각하는 사람들도 있지만...

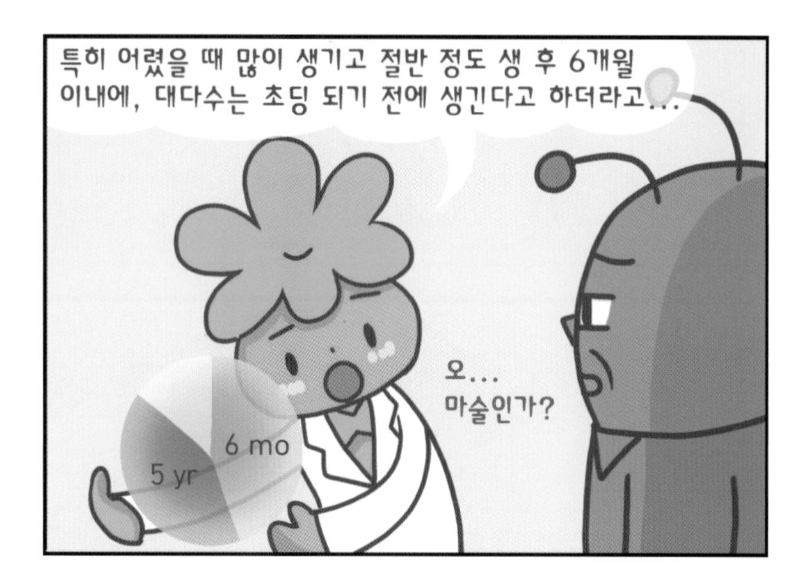
특히 어렸을 때 많이 생기고 절반 정도 생 후 6개월 이내에, 대다수는 초딩 되기 전에 생긴다고 하더라고...
오...
마술인가?
6 mo
5 yr

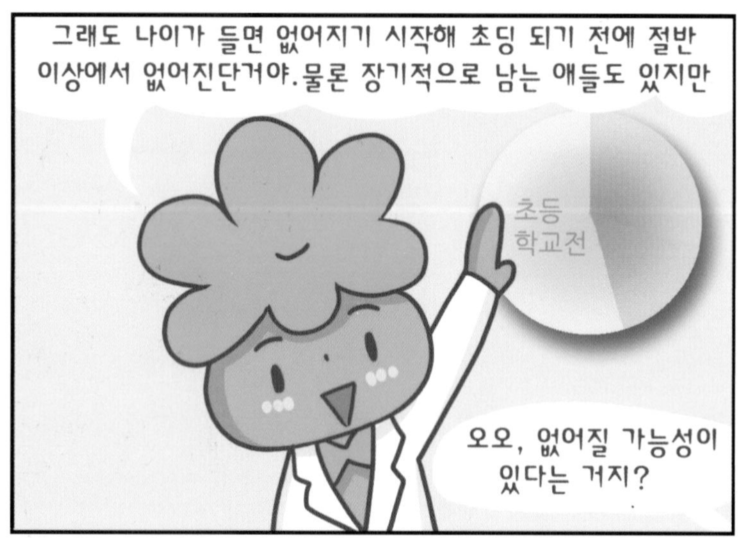
그래도 나이가 들면 없어지기 시작해 초딩 되기 전에 절반 이상에서 없어진단거야. 물론 장기적으로 남는 애들도 있지만
초등
학교전
오오, 없어질 가능성이 있다는 거지?

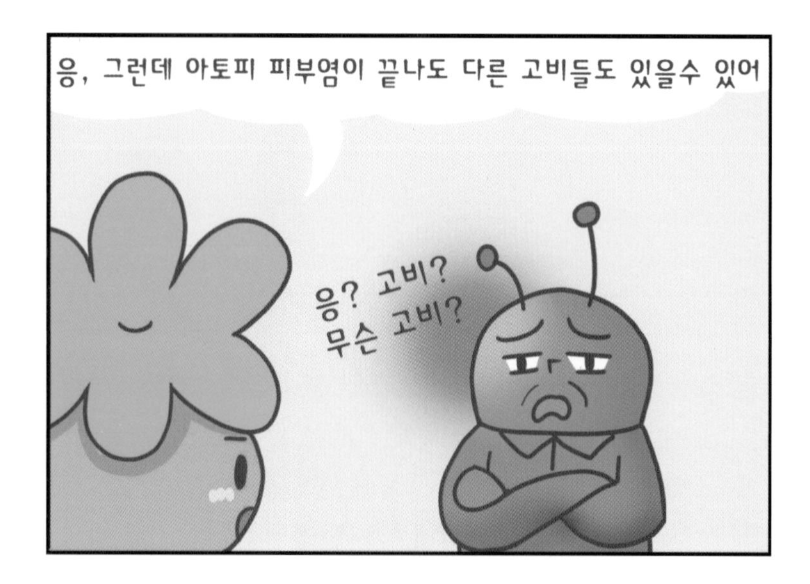
응, 그런데 아토피 피부염이 끝나도 다른 고비들도 있을수 있어
응? 고비?
무슨 고비?

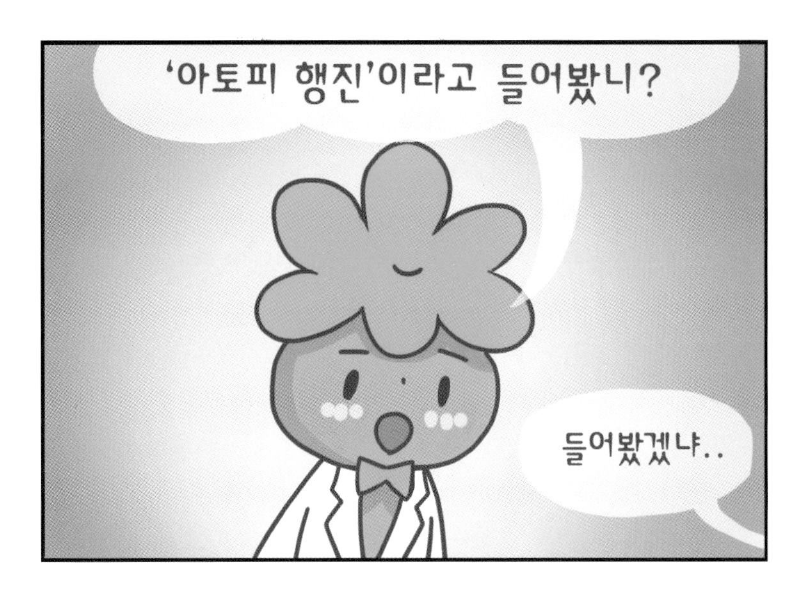
'아토피 행진'이라고 들어봤니?
들어봤겠냐..

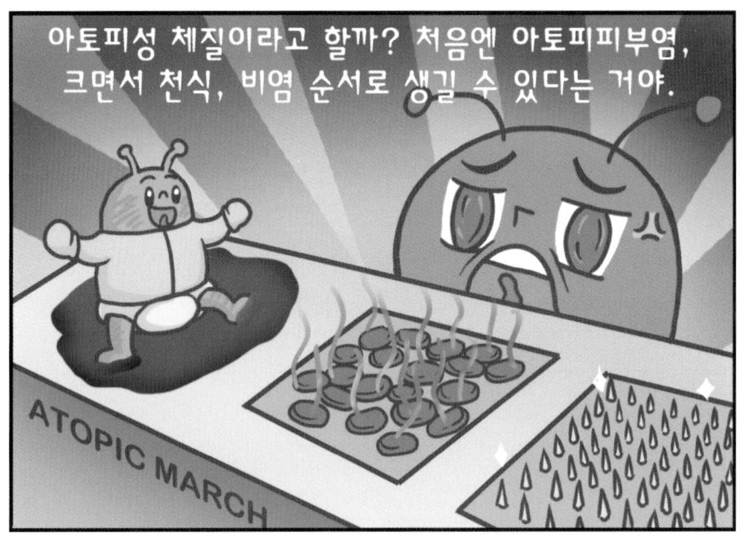
아토피성 체질이라고 할까? 처음엔 아토피피부염,
크면서 천식, 비염 순서로 생길 수 있다는 거야.
ATOPIC MARCH

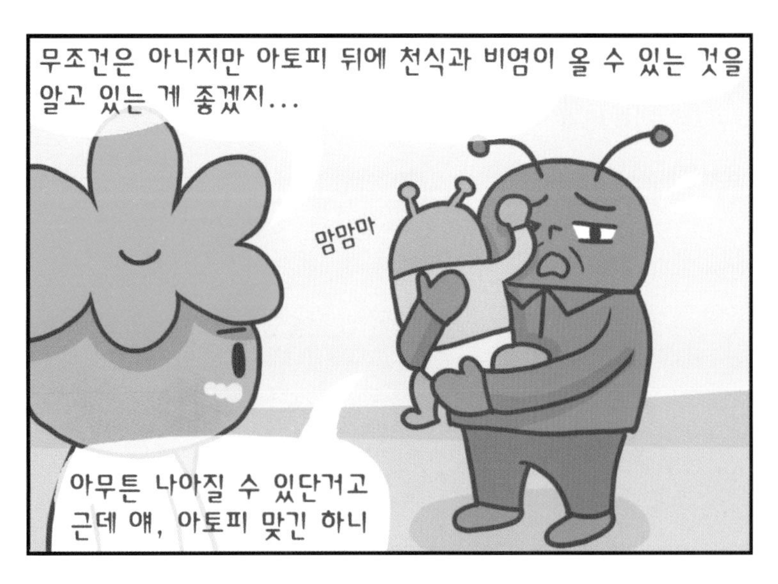
무조건은 아니지만 아토피 뒤에 천식과 비염이 올 수 있는 것을
알고 있는 게 좋겠지...
맘맘마
아무튼 나아질 수 있단거고
근데 얘, 아토피 맞긴 하니

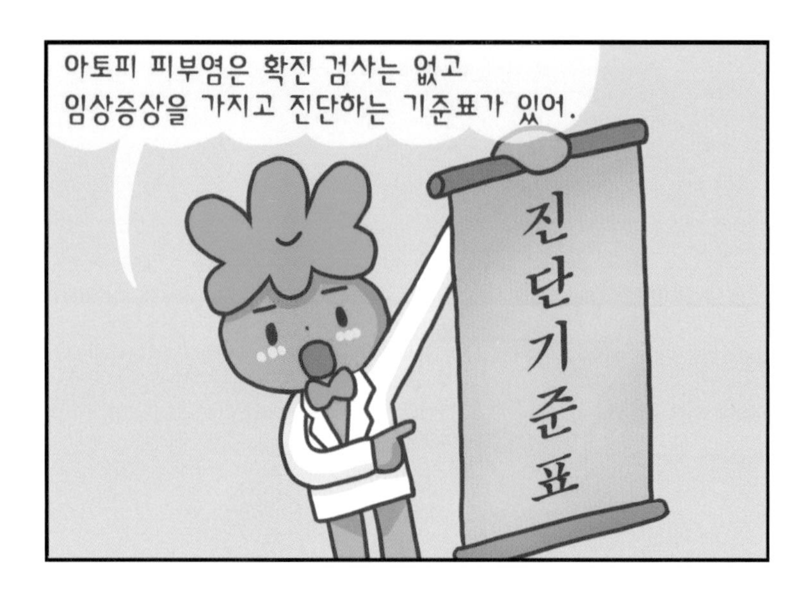

"주소견 2개+ 부소견 4가지 이상"일때 아토피로 보는데

주소견

(1) 가려움증 2세 이하 : 얼굴 몸통, 사지의 폄쪽
(2) 특징적 병변 2세 이상 : 얼굴 목 굽히는 부위
(3) 아토피 질환(AD, 천식, 비염)의 과거력 또는 가족력

부소견

(1) 건조증
(2) 백색 잔비늘증
(3) 눈주위 습진 및 눈주위 어두운 피부
(4) 귀주위 습진병변
(5) 입술염
(6) 손발의 비특이적 피부염
(7) 두피의 인설
(8) 모공주위 피부의 두드러짐
(9) 유두 습진
(10) 땀흘릴때 가려움증
(11) 백색 피부그림증
(12) 즉시형 피부반응 양성
(13) 높은 혈청 IgE
(14) 피부감염 증가

특징적 분포는 만 2세 전의 애기일 때는
얼굴, 몸통 그리고 팔다리의 폄쪽에 생기고

맘맘맘

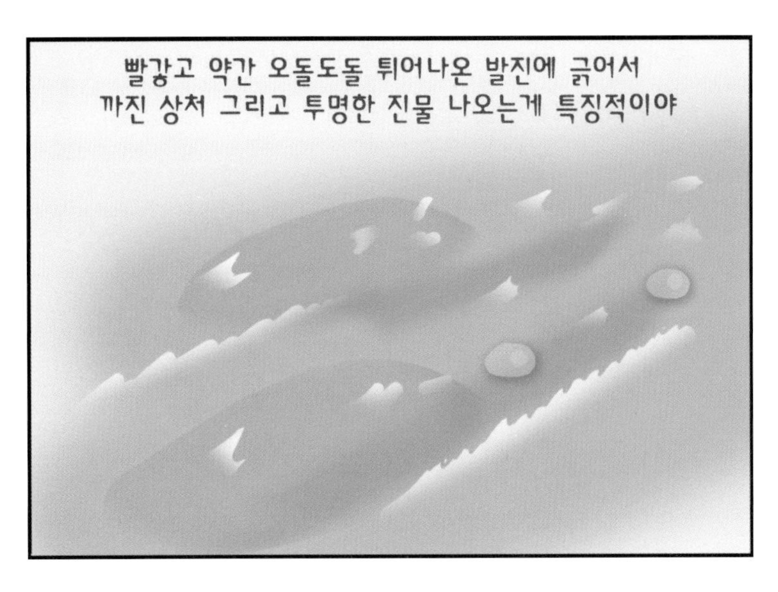
빨갛고 약간 오돌도돌 튀어나온 발진에 긁어서
까진 상처 그리고 투명한 진물 나오는게 특징적이야

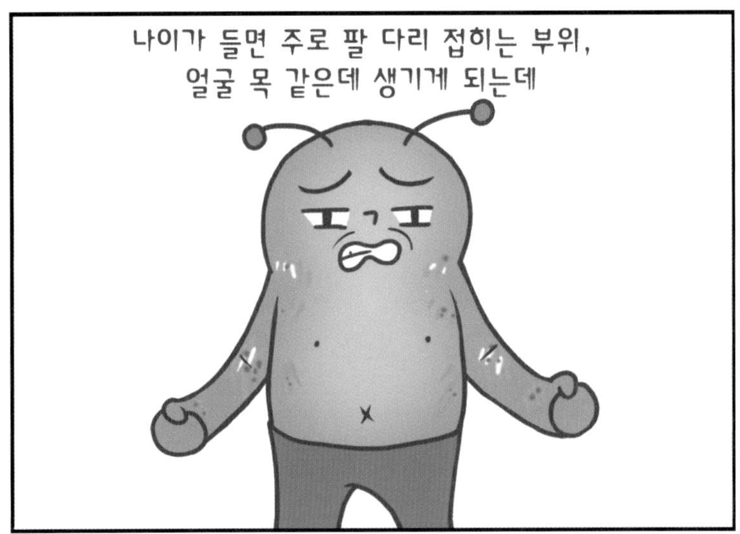
나이가 들면 주로 팔 다리 접히는 부위,
얼굴 목 같은데 생기게 되는데

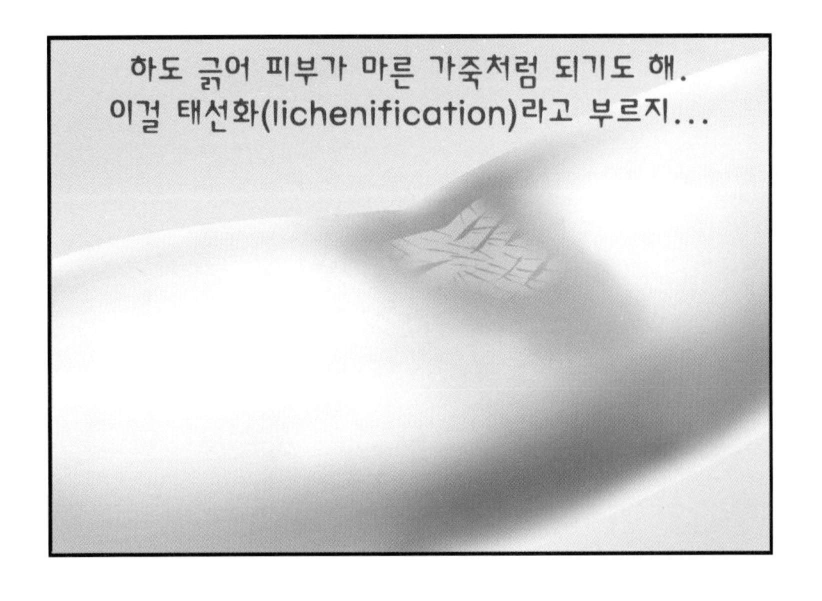
하도 긁어 피부가 마른 가죽처럼 되기도 해.
이걸 태선화(lichenification)라고 부르지...

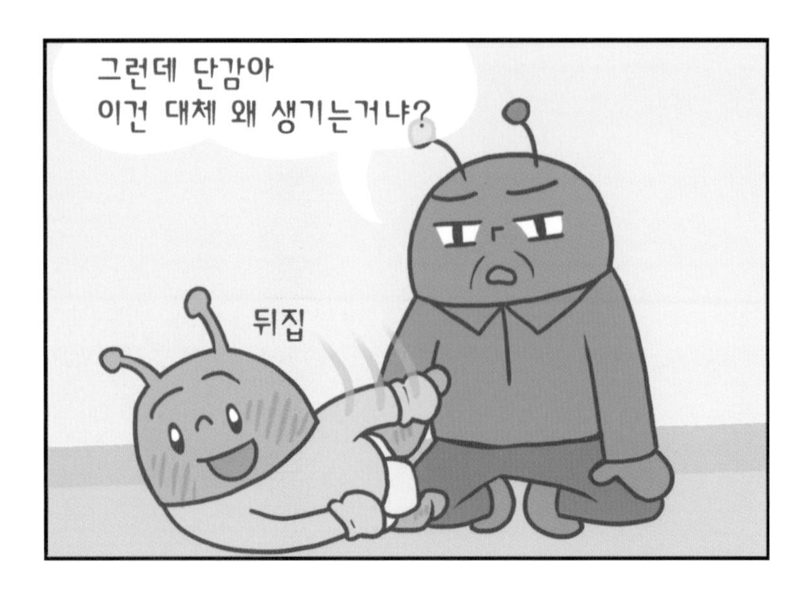
그런데 단감아
이건 대체 왜 생기는거냐?
뒤집

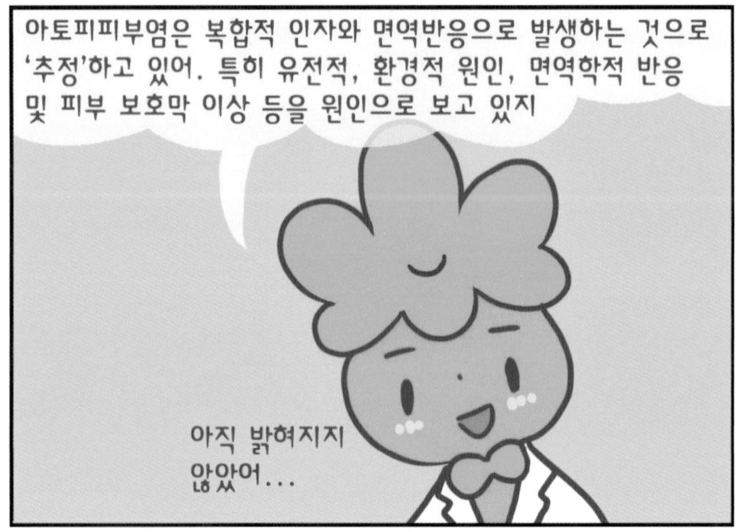
아토피피부염은 복합적 인자와 면역반응으로 발생하는 것으로 '추정'하고 있어. 특히 유전적, 환경적 원인, 면역학적 반응 및 피부 보호막 이상 등을 원인으로 보고 있지
아직 밝혀지지
않았어...

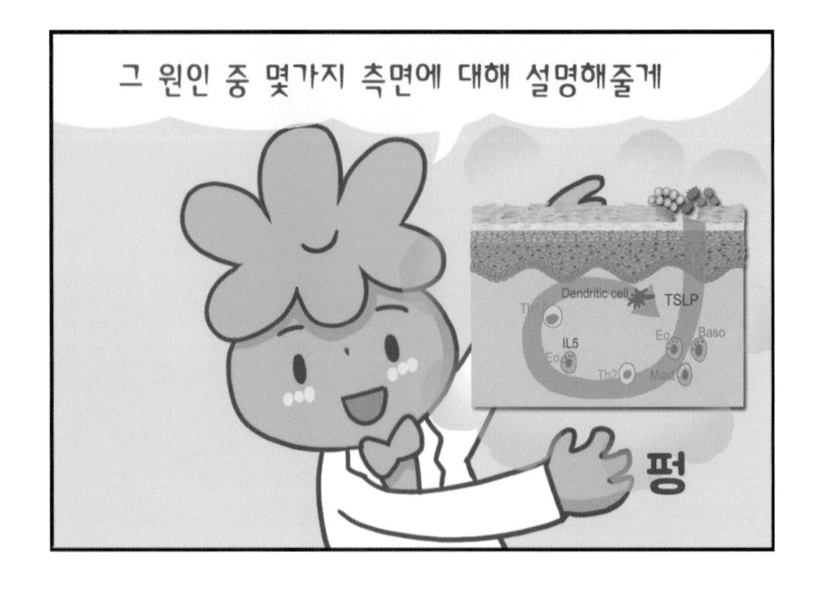
그 원인 중 몇가지 측면에 대해 설명해줄게
Dendritic cell
TSLP
IL5
Eo
Baso
Th2
Mast
펑

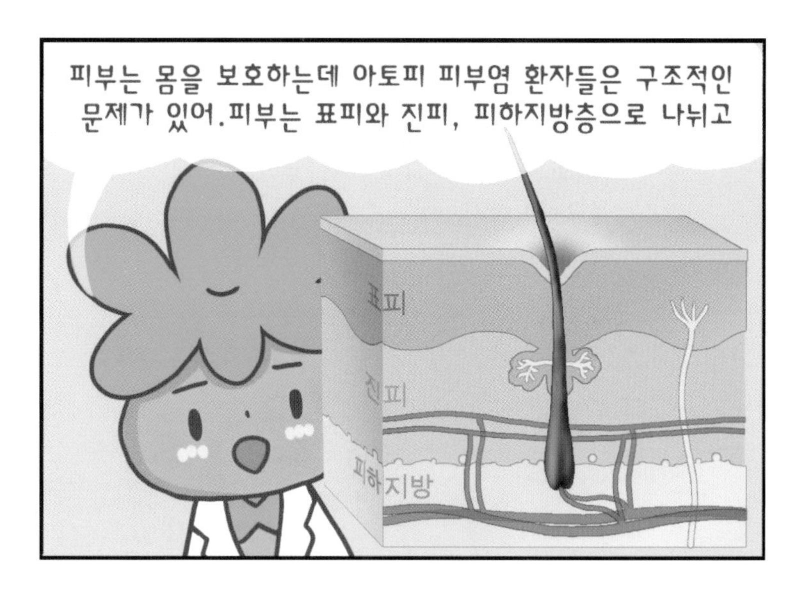
피부는 몸을 보호하는데 아토피 피부염 환자들은 구조적인 문제가 있어. 피부는 표피와 진피, 피하지방층으로 나뉘고
표피
진피
피하지방

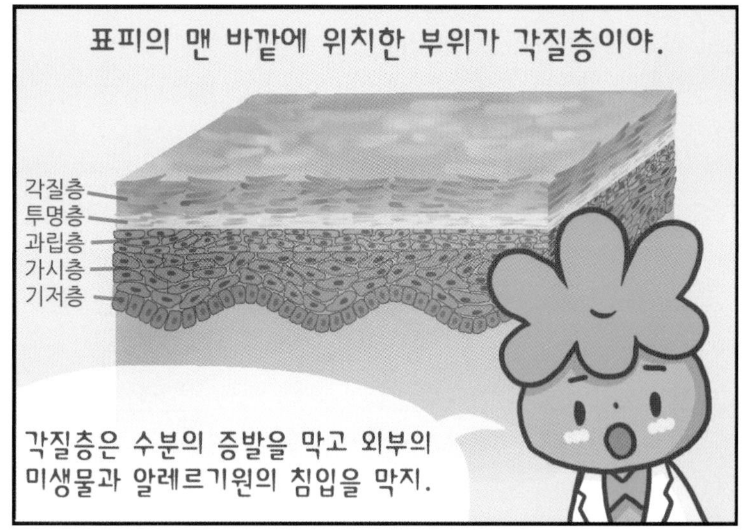
표피의 맨 바깥에 위치한 부위가 각질층이야.
각질층
투명층
과립층
가시층
기저층
각질층은 수분의 증발을 막고 외부의 미생물과 알레르기원의 침입을 막지.

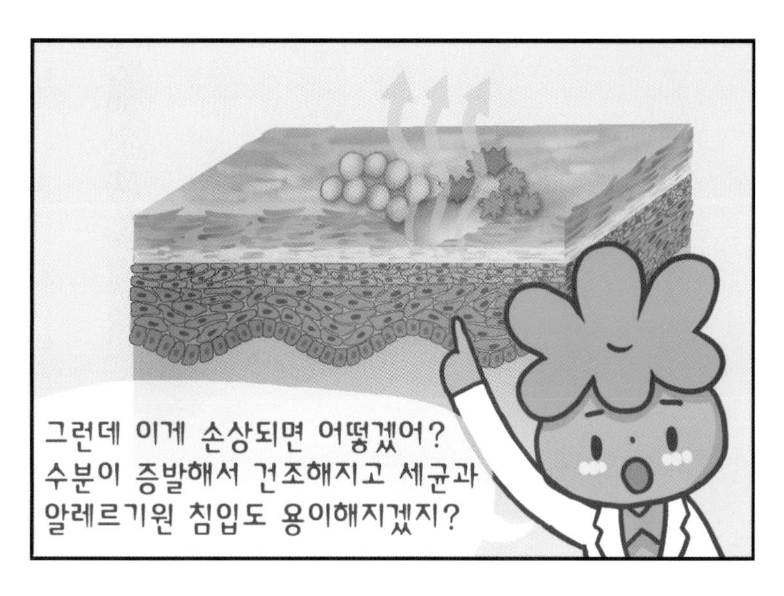
그런데 이게 손상되면 어떻겠어? 수분이 증발해서 건조해지고 세균과 알레르기원 침입도 용이해지겠지?

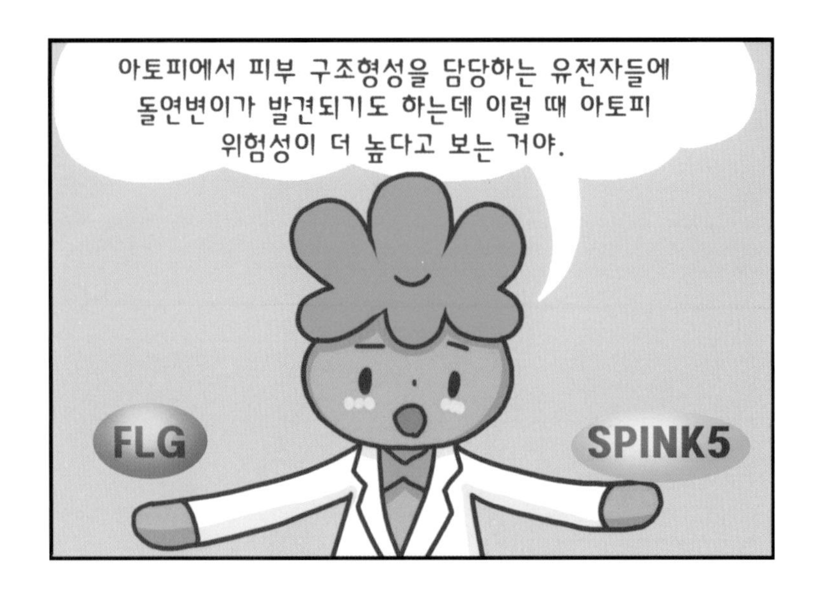
아토피에서 피부 구조형성을 담당하는 유전자들에 돌연변이가 발견되기도 하는데 이럴 때 아토피 위험성이 더 높다고 보는 거야.
FLG
SPINK5

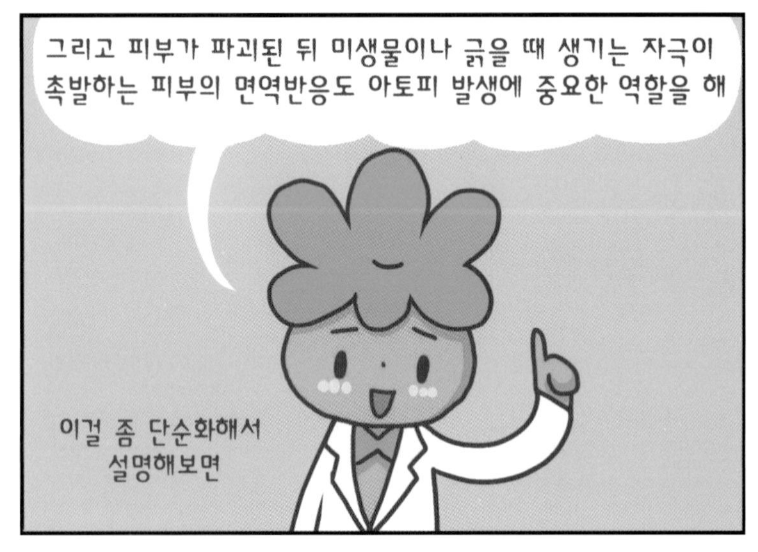
그리고 피부가 파괴된 뒤 미생물이나 긁을 때 생기는 자극이 촉발하는 피부의 면역반응도 아토피 발생에 중요한 역할을 해
이걸 좀 단순화해서 설명해보면

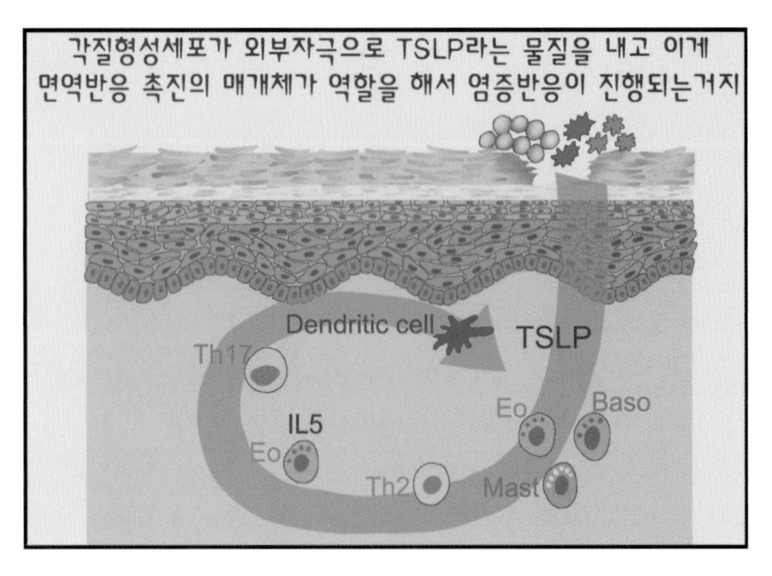
각질형성세포가 외부자극으로 TSLP라는 물질을 내고 이게 면역반응 촉진의 매개체가 역할을 해서 염증반응이 진행되는거지
Dendritic cell
TSLP
Th17
IL5
Eo
Th2
Eo
Baso
Mast

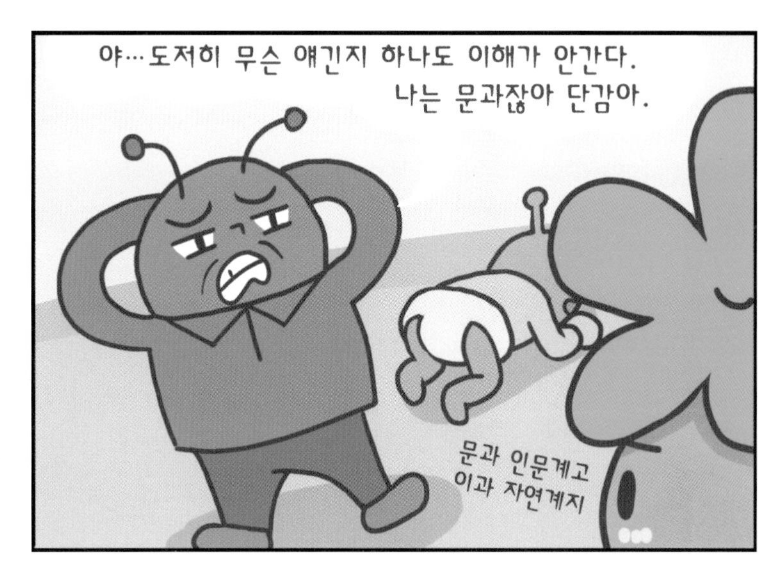
야…도저히 무슨 얘긴지 하나도 이해가 안간다.
나는 문과잖아 단감아.
문과 인문계고
이과 자연계지

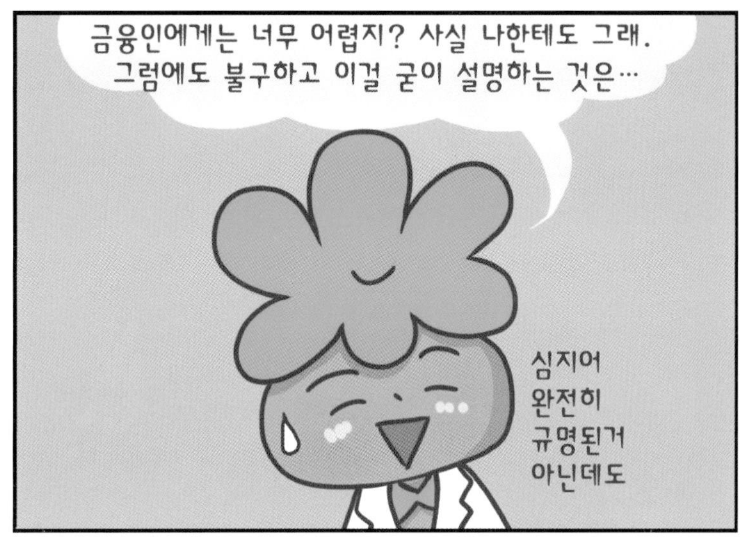
금융인에게는 너무 어렵지? 사실 나한테도 그래.
그럼에도 불구하고 이걸 굳이 설명하는 것은…
심지어
완전히
규명된거
아닌데도

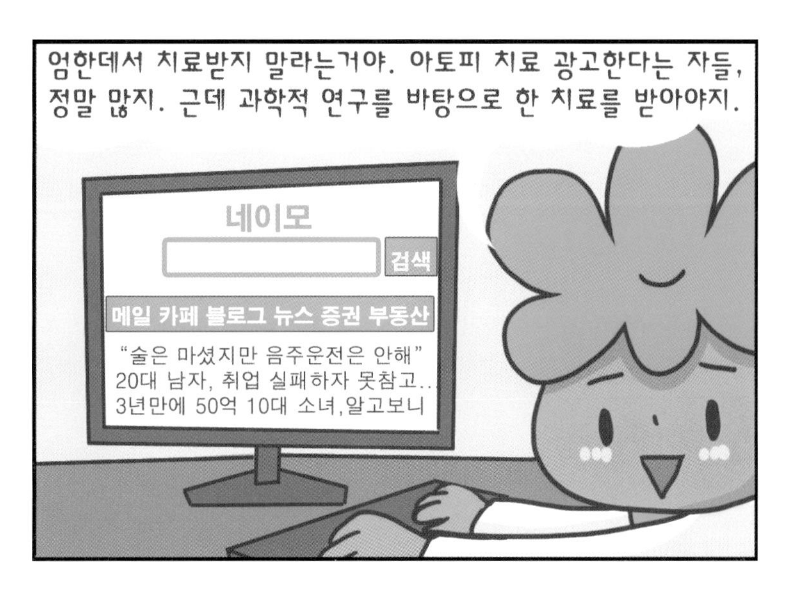
엄한데서 치료받지 말라는거야. 아토피 치료 광고한다는 자들,
정말 많지. 근데 과학적 연구를 바탕으로 한 치료를 받아야지.
네이모
검색
메일 카페 블로그 뉴스 증권 부동산
"술은 마셨지만 음주운전은 안해"
20대 남자, 취업 실패하자 못참고...
3년만에 50억 10대 소녀,알고보니

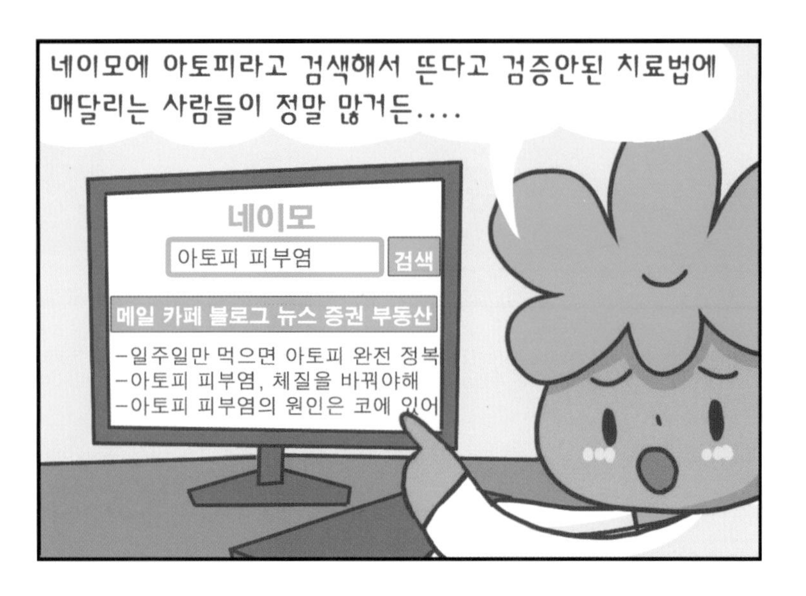
네이모에 아토피라고 검색해서 뜬다고 검증안된 치료법에 매달리는 사람들이 정말 많거든....
네이모
아토피 피부염
검색
메일 카페 블로그 뉴스 증권 부동산
-일주일만 먹으면 아토피 완전 정복
-아토피 피부염, 체질을 바꿔야해
-아토피 피부염의 원인은 코에 있어

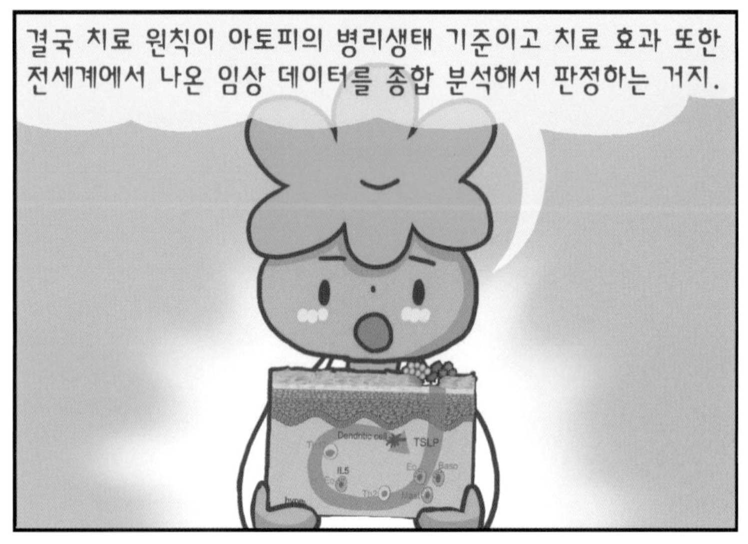
결국 치료 원칙이 아토피의 병리생태 기준이고 치료 효과 또한 전세계에서 나온 임상 데이터를 종합 분석해서 판정하는 거지.
TSLP

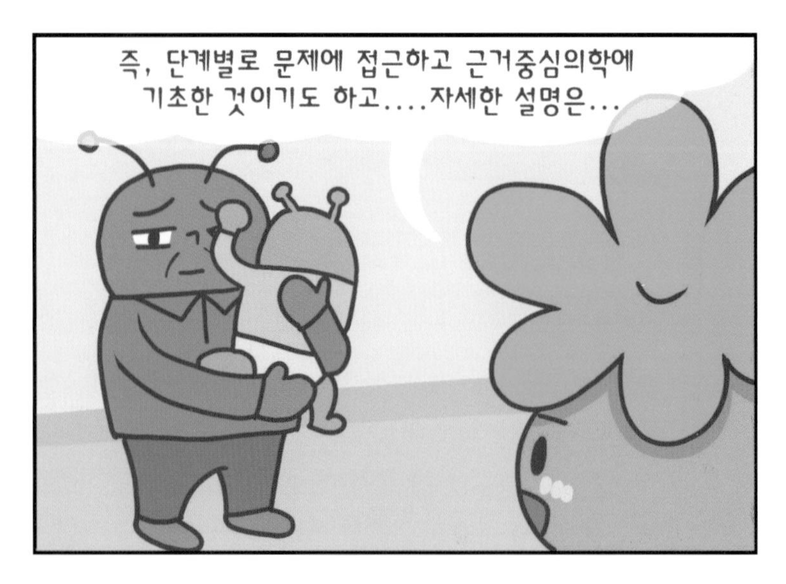
즉, 단계별로 문제에 접근하고 근거중심의학에 기초한 것이기도 하고....자세한 설명은...

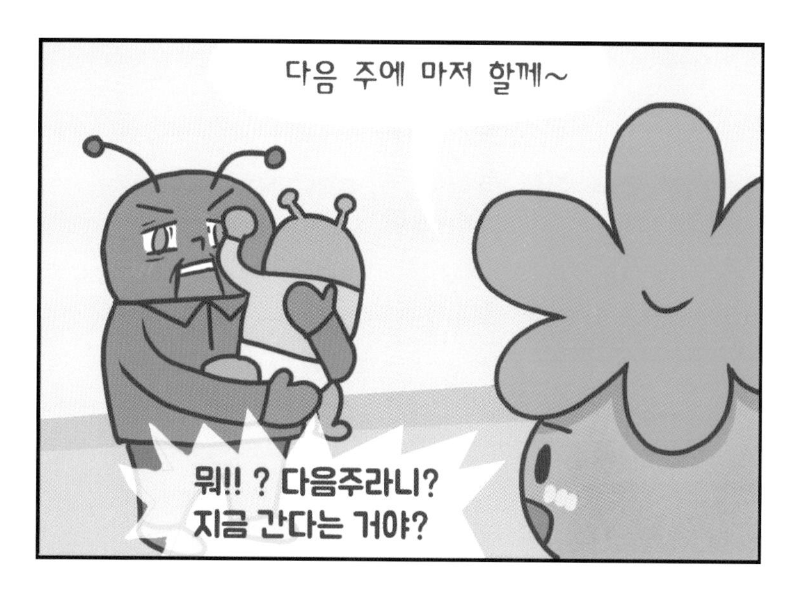
다음 주에 마저 할께~
뭐!! ? 다음주라니?
지금 간다는 거야?

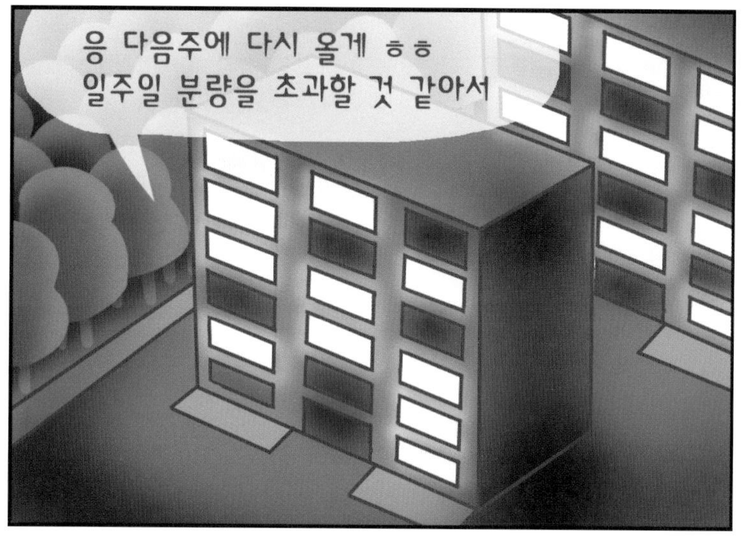
응 다음주에 다시 올게 ㅎㅎ
일주일 분량을 초과할 것 같아서

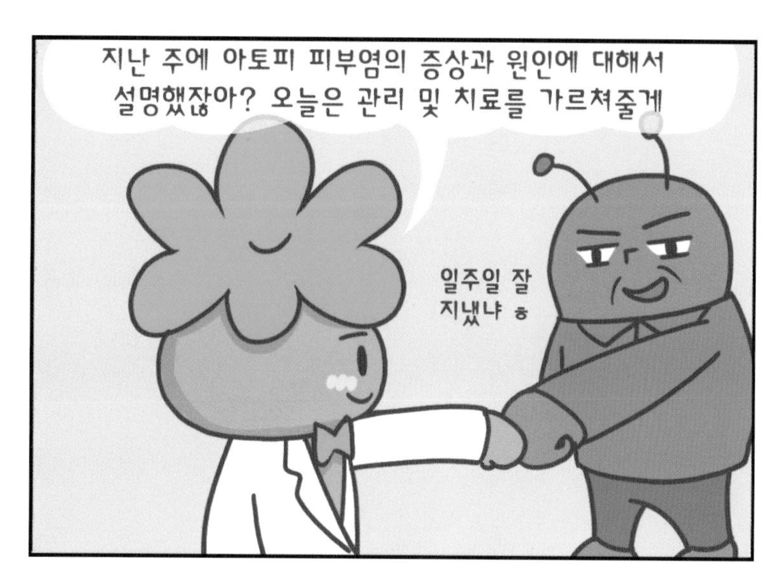
지난 주에 아토피 피부염의 증상과 원인에 대해서
설명했잖아? 오늘은 관리 및 치료를 가르쳐줄게
일주일 잘
지냈냐 ㅎ

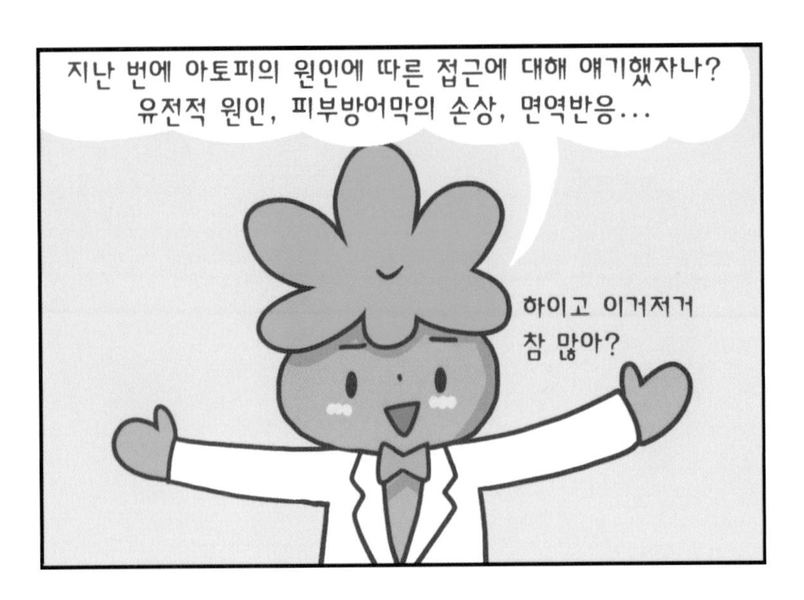
지난 번에 아토피의 원인에 따른 접근에 대해 얘기했자나?
유전적 원인, 피부방어막의 손상, 면역반응...
하이고 이거저거
참 많아?

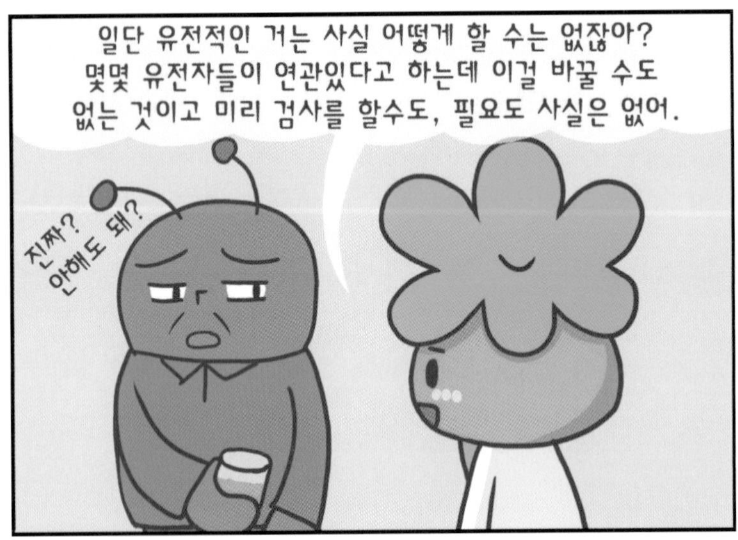
일단 유전적인 거는 사실 어떻게 할 수는 없잖아?
몇몇 유전자들이 연관있다고 하는데 이걸 바꿀 수도
없는 것이고 미리 검사를 할수도, 필요도 사실은 없어.
진짜? 안해도 돼?

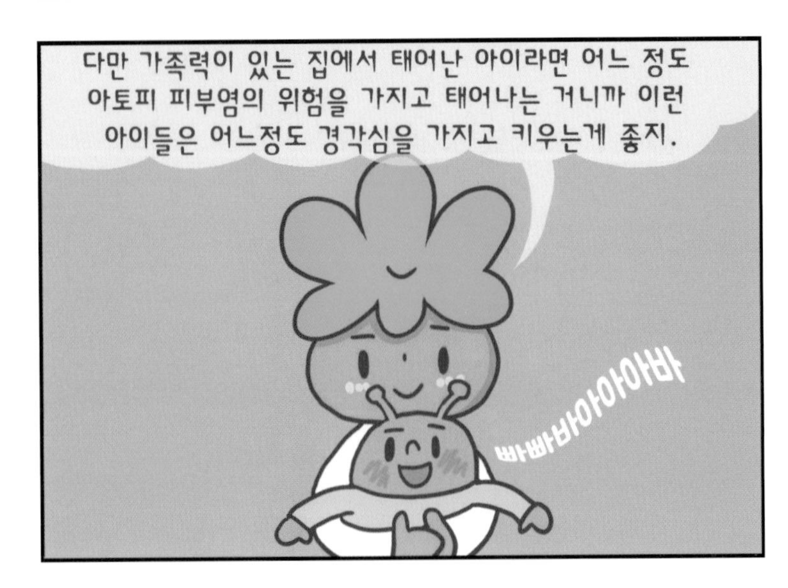
다만 가족력이 있는 집에서 태어난 아이라면 어느 정도
아토피 피부염의 위험을 가지고 태어나는 거니까 이런
아이들은 어느정도 경각심을 가지고 키우는게 좋지.
빠빠바아아아바

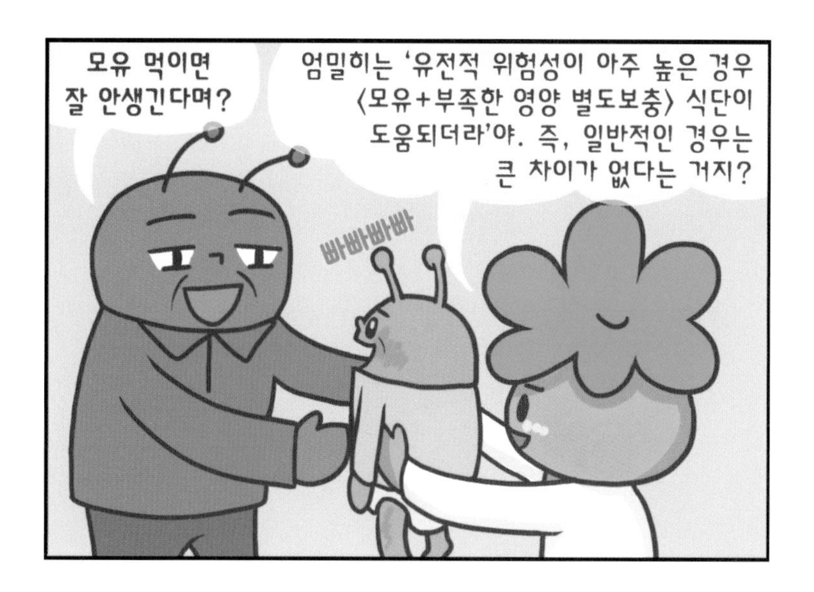
모유 먹이면
잘 안생긴다며?
엄밀히는 '유전적 위험성이 아주 높은 경우
〈모유+부족한 영양 별도보충〉 식단이
도움되더라'야. 즉, 일반적인 경우는
큰 차이가 없다는 거지?
빠빠빠빠

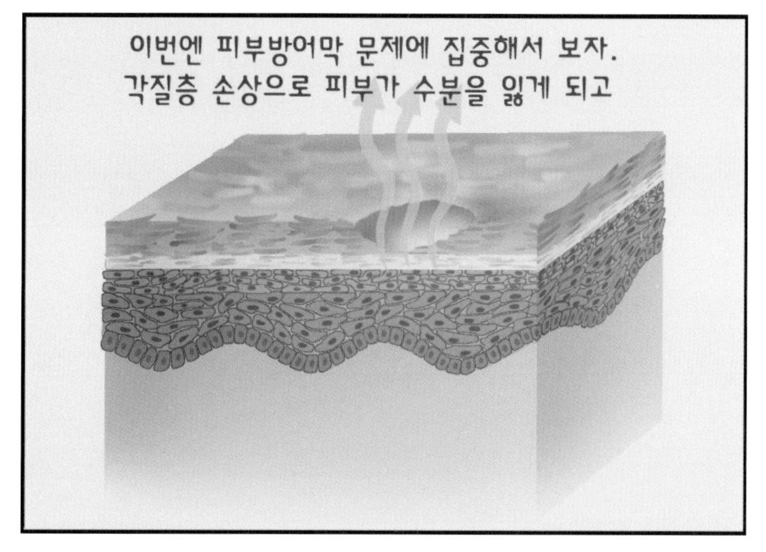
이번엔 피부방어막 문제에 집중해서 보자.
각질층 손상으로 피부가 수분을 잃게 되고

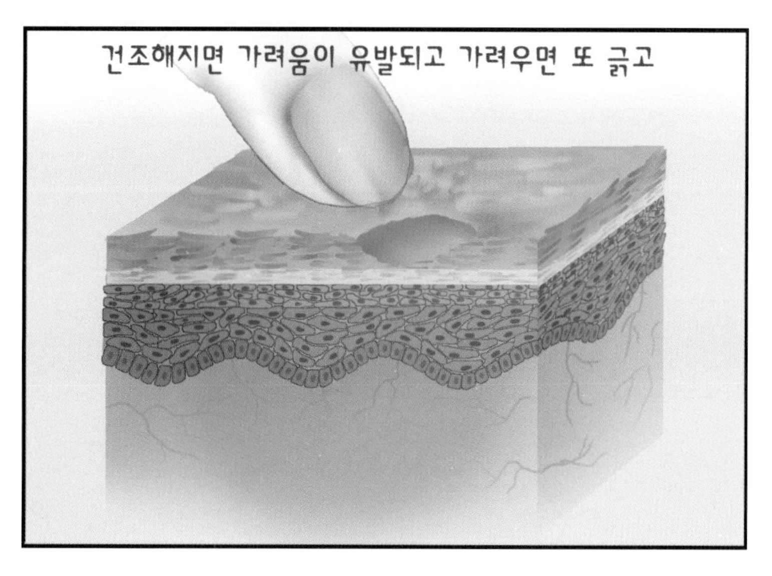
건조해지면 가려움이 유발되고 가려우면 또 긁고

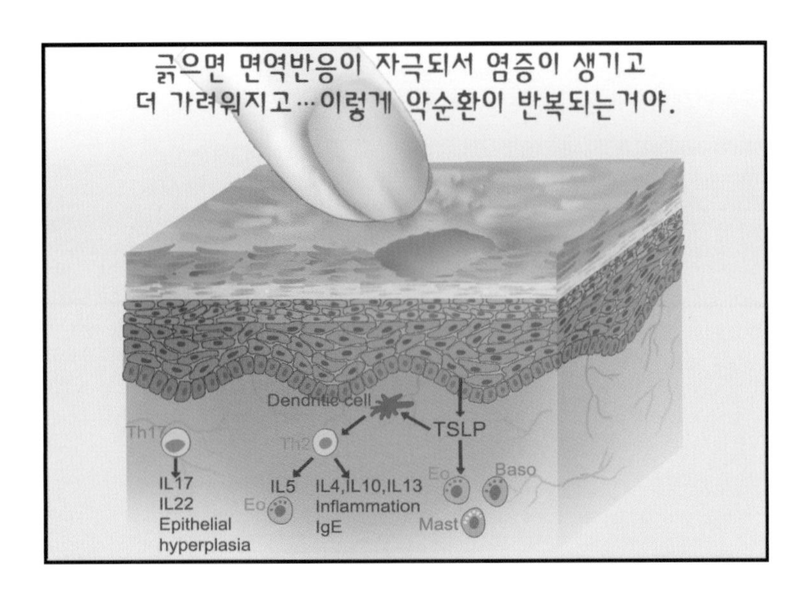
긁으면 면역반응이 자극되서 염증이 생기고
더 가려워지고…이렇게 악순환이 반복되는거야.
Dendritic cell
TSLP
Th17
Th2
IL17
IL22
Epithelial
hyperplasia
IL5
IL4,IL10,IL13
Inflammation
IgE
Eo
Eo
Baso
Mast

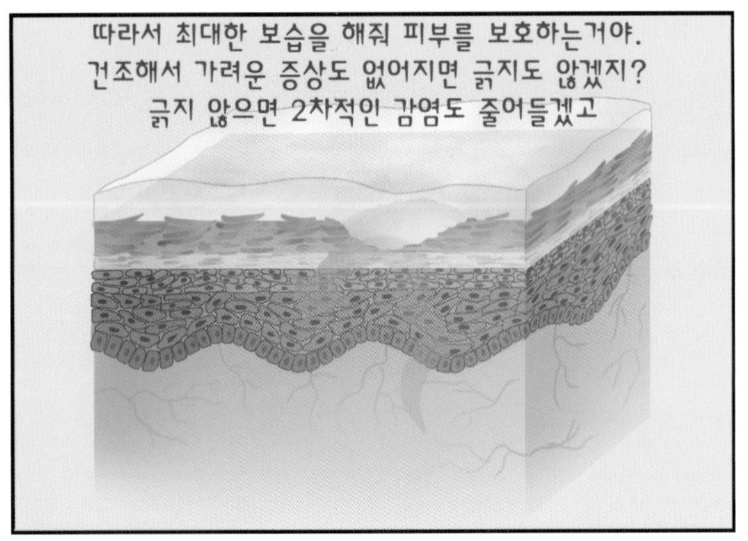
따라서 최대한 보습을 해줘 피부를 보호하는거야.
건조해서 가려운 증상도 없어지면 긁지도 않겠지?
긁지 않으면 2차적인 감염도 줄어들겠고

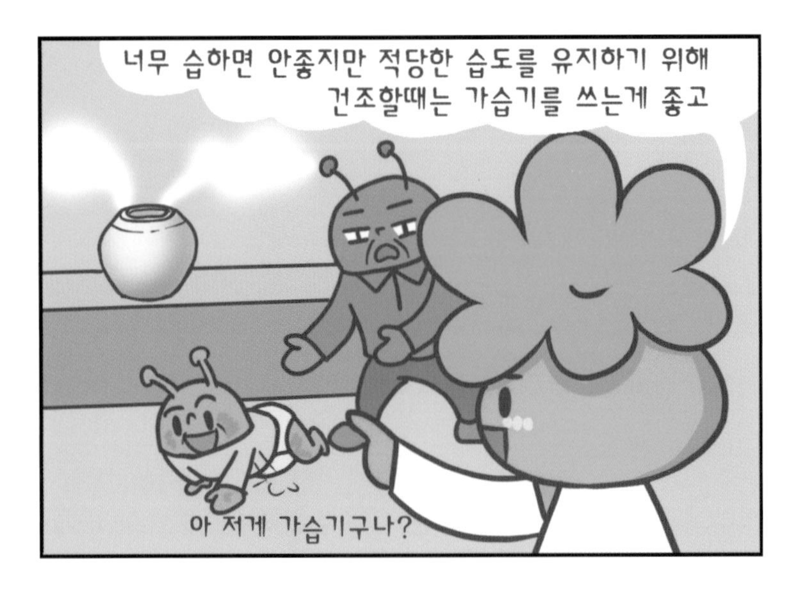
너무 습하면 안좋지만 적당한 습도를 유지하기 위해
건조할때는 가습기를 쓰는게 좋고
아 저게 가습기구나?

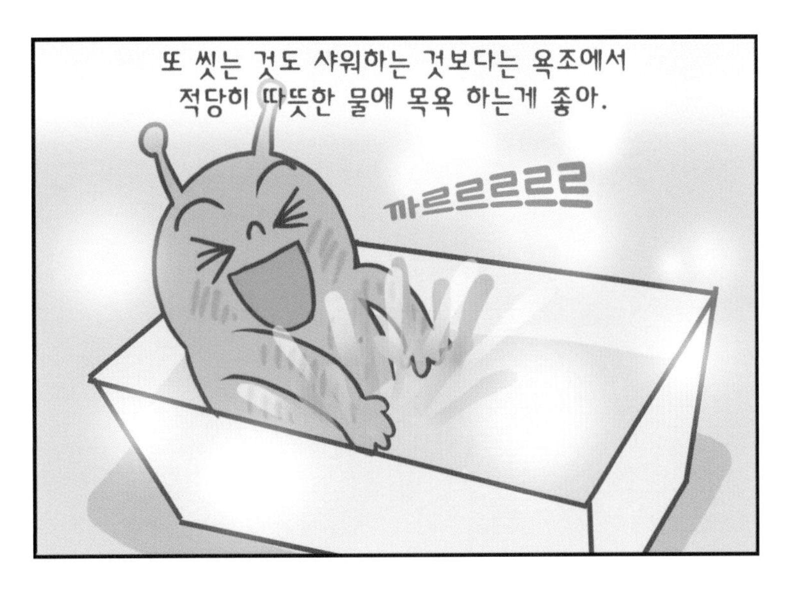
또 씻는 것도 샤워하는 것보다는 욕조에서
적당히 따뜻한 물에 목욕 하는게 좋아.
까르르르르르

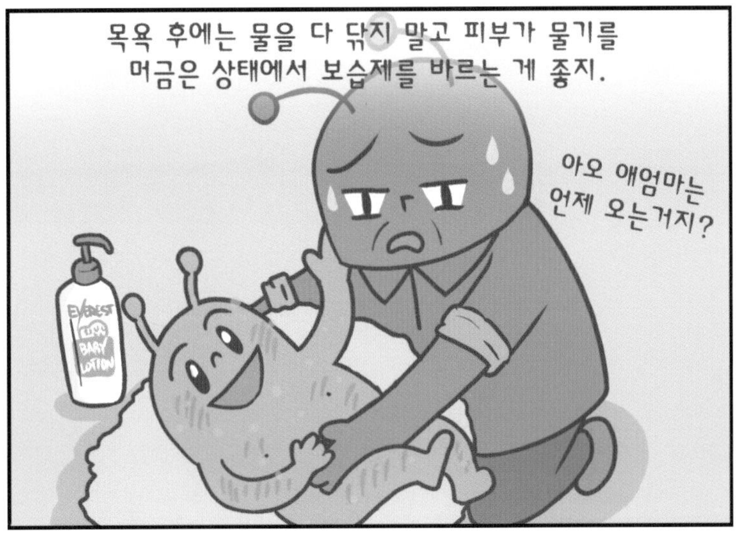
목욕 후에는 물을 다 닦지 말고 피부가 물기를
머금은 상태에서 보습제를 바르는 게 좋지.
아오 애엄마는
언제 오는거지?
EVEREST
BABY
LOTION

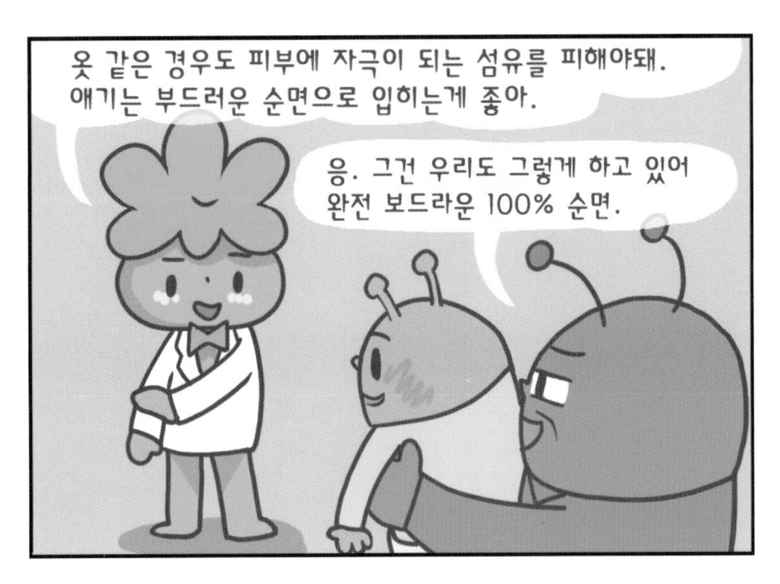
옷 같은 경우도 피부에 자극이 되는 섬유를 피해야돼.
애기는 부드러운 순면으로 입히는게 좋아.
응. 그건 우리도 그렇게 하고 있어
완전 보드라운 100% 순면.

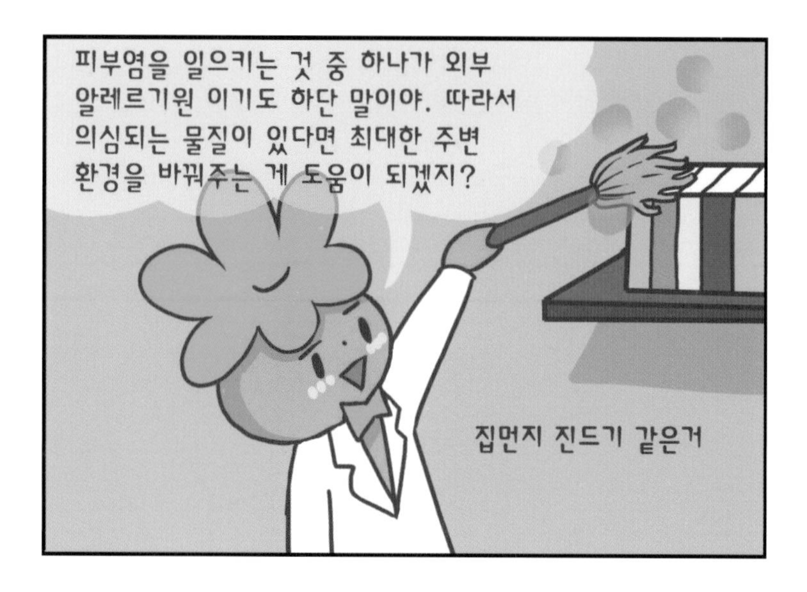
피부염을 일으키는 것 중 하나가 외부
알레르기원 이기도 하단 말이야. 따라서
의심되는 물질이 있다면 최대한 주변
환경을 바꿔주는 게 도움이 되겠지?
집먼지 진드기 같은거

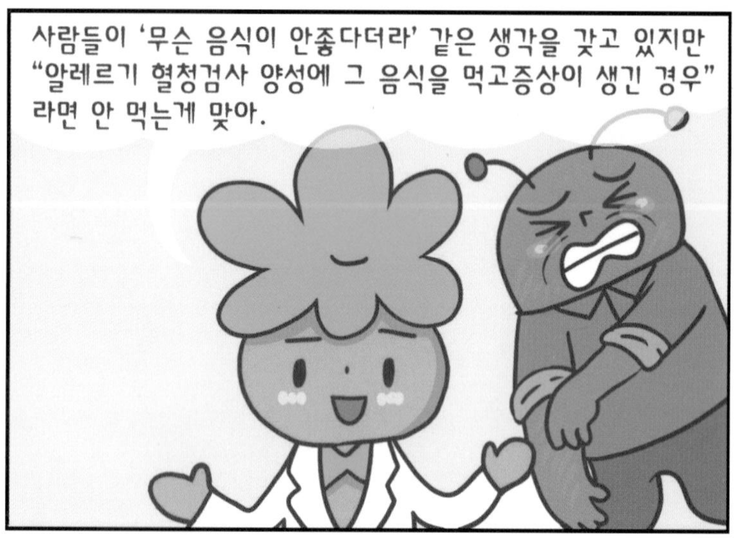
사람들이 '무슨 음식이 안좋다더라' 같은 생각을 갖고 있지만
"알레르기 혈청검사 양성에 그 음식을 먹고증상이 생긴 경우"
라면 안 먹는게 맞아.

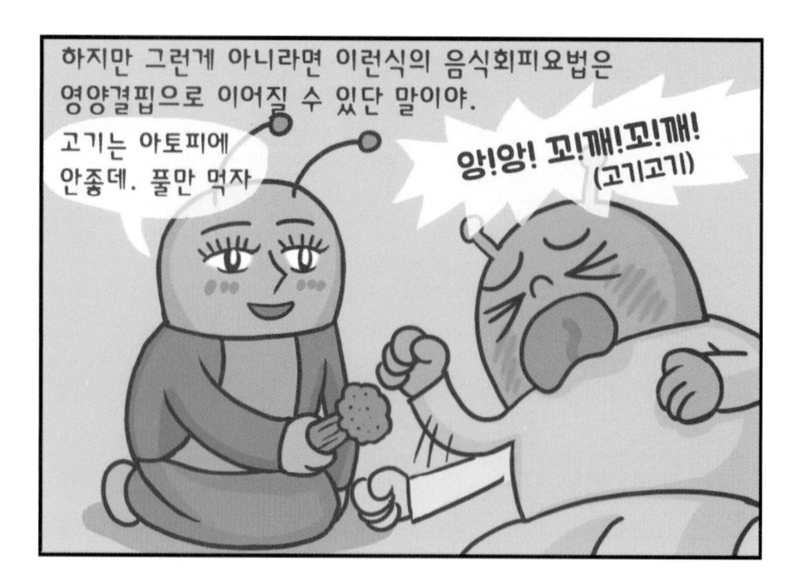
하지만 그런게 아니라면 이런식의 음식회피요법은
영양결핍으로 이어질 수 있단 말이야.
고기는 아토피에
안좋데. 풀만 먹자
앙!앙! 꼬!깨!꼬!깨!
(고기고기)

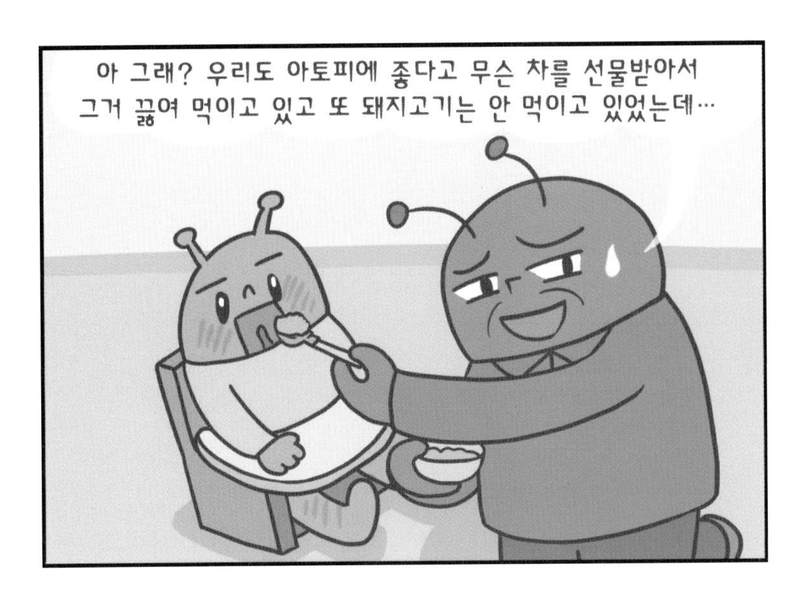
아 그래? 우리도 아토피에 좋다고 무슨 차를 선물받아서
그거 끓여 먹이고 있고 또 돼지고기는 안 먹이고 있었는데…

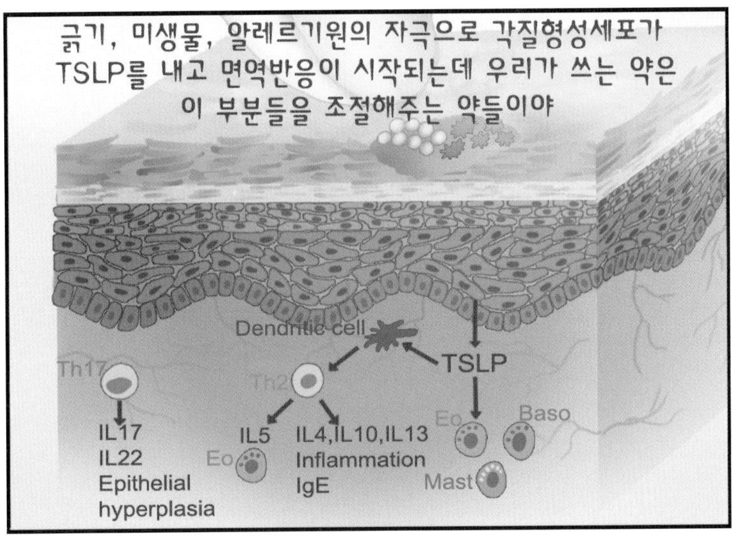
긁기, 미생물, 알레르기원의 자극으로 각질형성세포가
TSLP를 내고 면역반응이 시작되는데 우리가 쓰는 약은
이 부분들을 조절해주는 약들이야
Dendritic cell
TSLP
Th17
Th2
IL17
IL22
Epithelial
hyperplasia
IL5
Eo
IL4,IL10,IL13
Inflammation
IgE
Eo
Baso
Mast

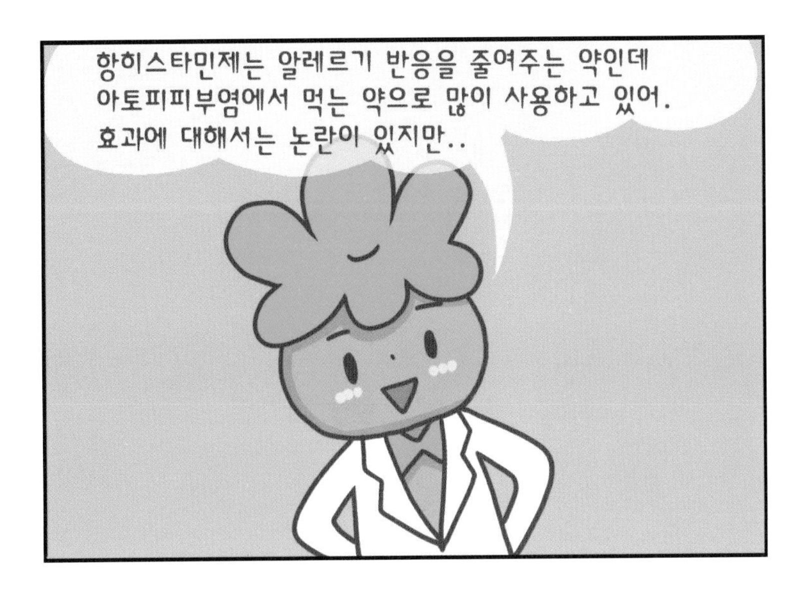
항히스타민제는 알레르기 반응을 줄여주는 약인데
아토피피부염에서 먹는 약으로 많이 사용하고 있어.
효과에 대해서는 논란이 있지만..

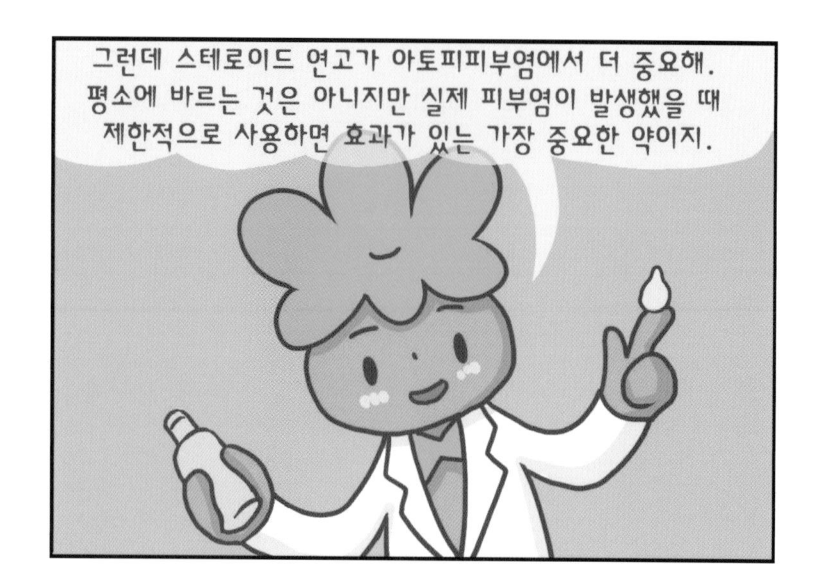
그런데 스테로이드 연고가 아토피피부염에서 더 중요해.
평소에 바르는 것은 아니지만 실제 피부염이 발생했을 때
제한적으로 사용하면 효과가 있는 가장 중요한 약이지.

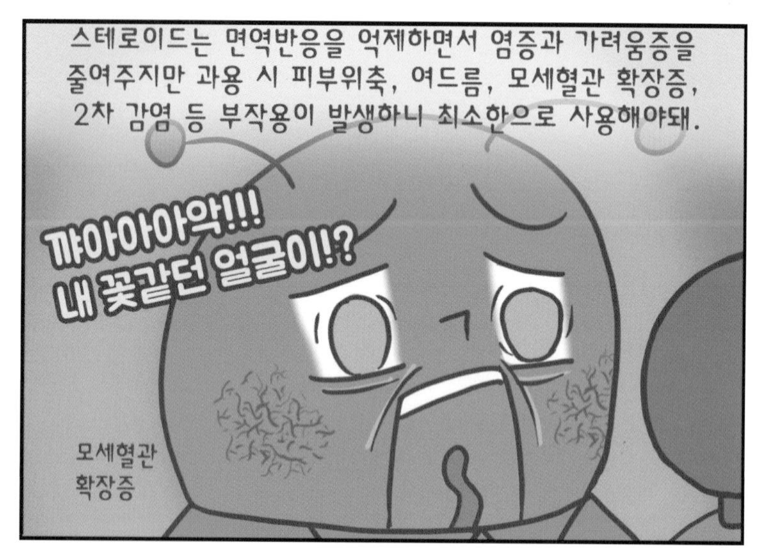
스테로이드는 면역반응을 억제하면서 염증과 가려움증을
줄여주지만 과용 시 피부위축, 여드름, 모세혈관 확장증,
2차 감염 등 부작용이 발생하니 최소한으로 사용해야돼.
꺄아아아악!!!
내 꽃같던 얼굴이!?
모세혈관
확장증

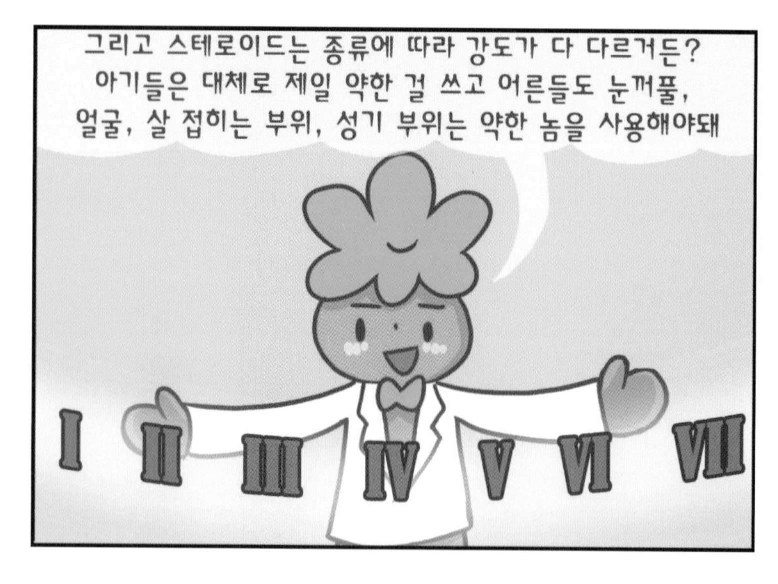
그리고 스테로이드는 종류에 따라 강도가 다 다르거든?
아기들은 대체로 제일 약한 걸 쓰고 어른들도 눈꺼풀,
얼굴, 살 접히는 부위, 성기 부위는 약한 놈을 사용해야돼
I II III IV V VI VII

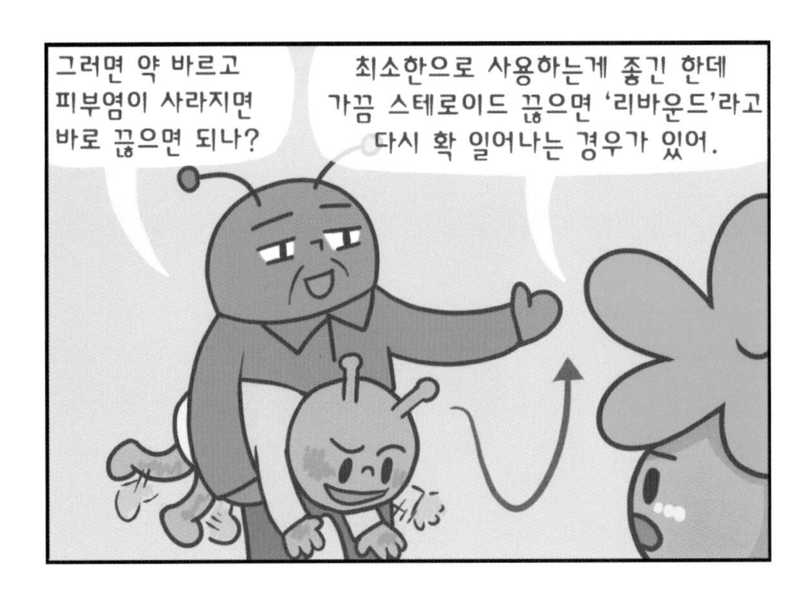
그러면 약 바르고
피부염이 사라지면
바로 끊으면 되나?
최소한으로 사용하는게 좋긴 한데
가끔 스테로이드 끊으면 '리바운드'라고
다시 확 일어나는 경우가 있어.

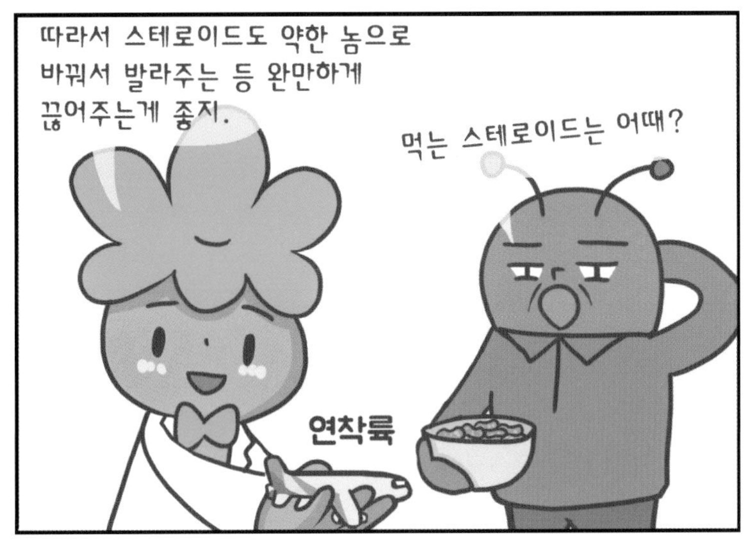
따라서 스테로이드도 약한 놈으로
바꿔서 발라주는 등 완만하게
끊어주는게 좋지.
먹는 스테로이드는 어때?
연착륙

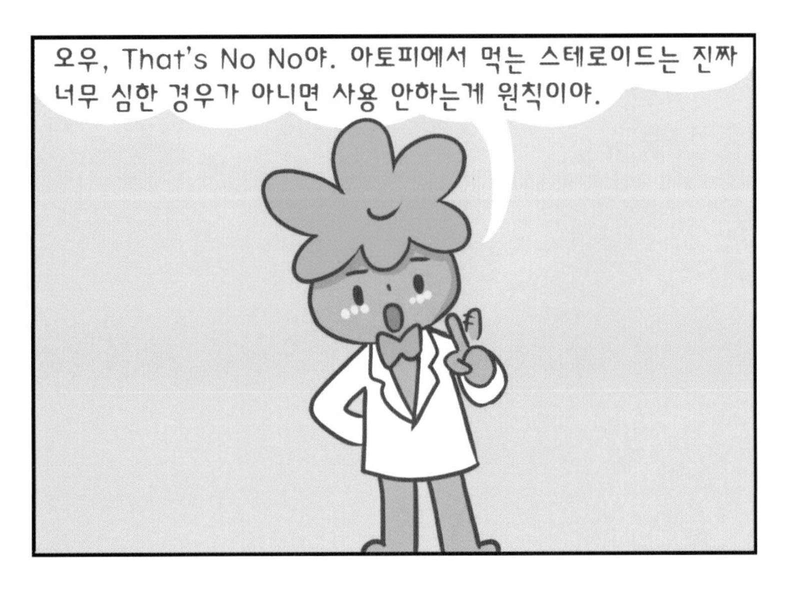
오우, That's No No야. 아토피에서 먹는 스테로이드는 진짜
너무 심한 경우가 아니면 사용 안하는게 원칙이야.

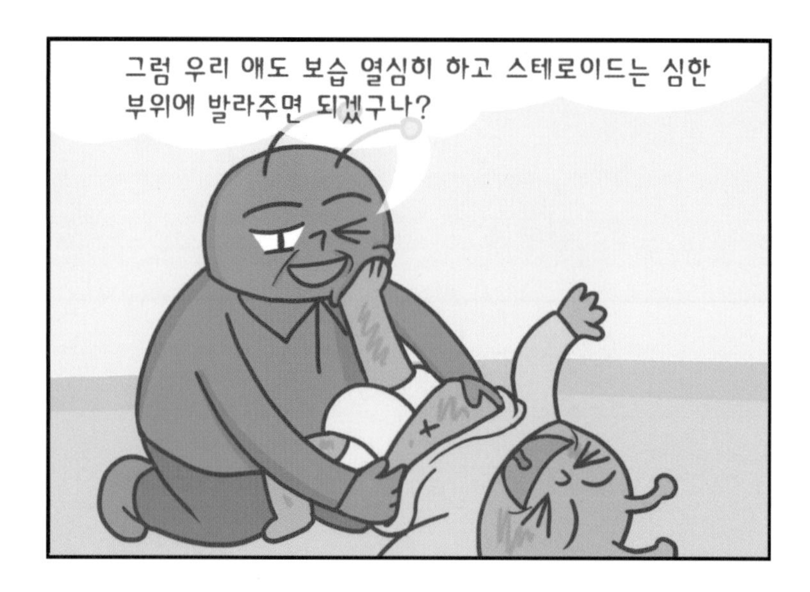
그럼 우리 애도 보습 열심히 하고 스테로이드는 심한 부위에 발라주면 되겠구나?

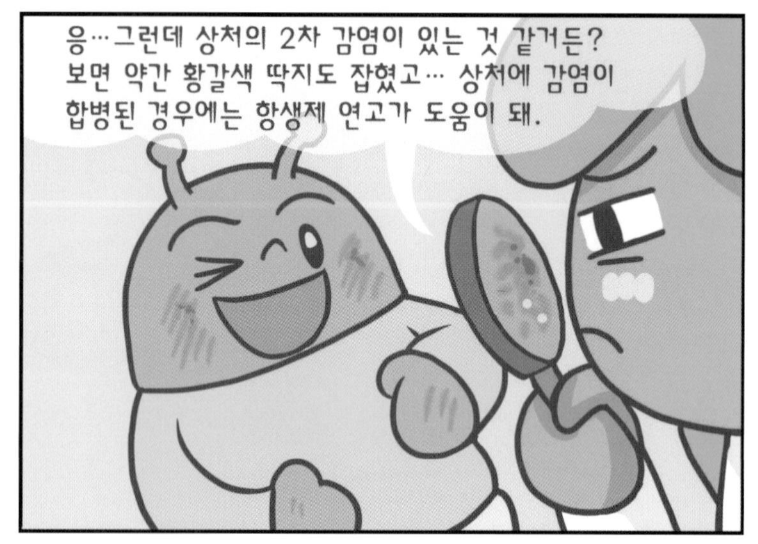
응…그런데 상처의 2차 감염이 있는 것 같거든? 보면 약간 황갈색 딱지도 잡혔고… 상처에 감염이 합병된 경우에는 항생제 연고가 도움이 돼.

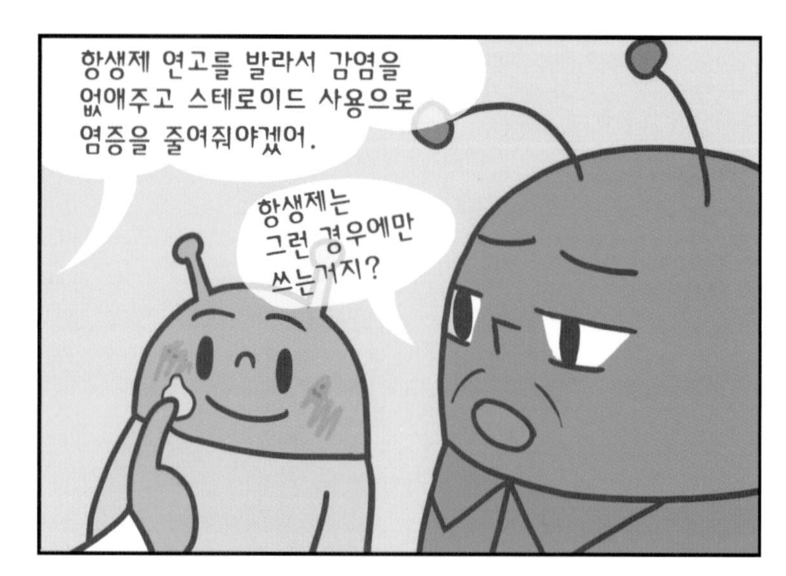
항생제 연고를 발라서 감염을 없애주고 스테로이드 사용으로 염증을 줄여줘야겠어.
항생제는 그런 경우에만 쓰는거지?

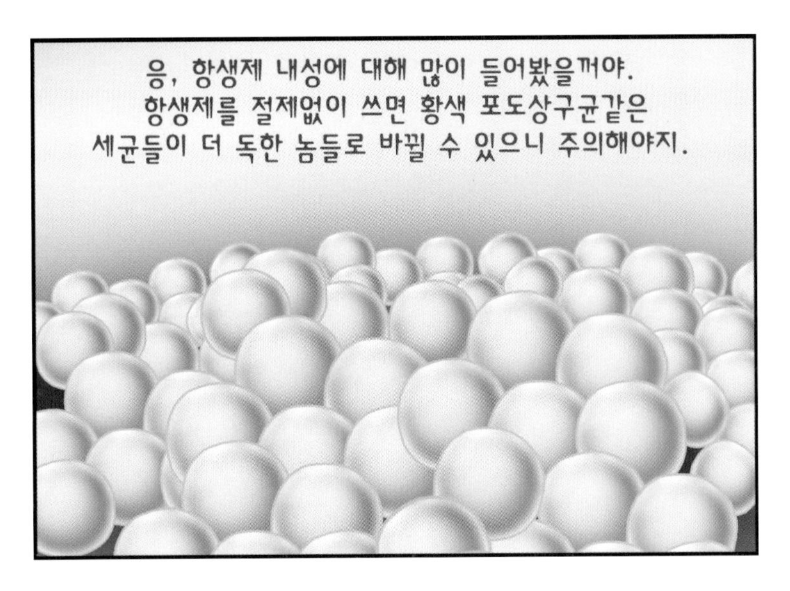
응, 항생제 내성에 대해 많이 들어봤을꺼야.
항생제를 절제없이 쓰면 황색 포도상구균같은
세균들이 더 독한 놈들로 바뀔 수 있으니 주의해야지.

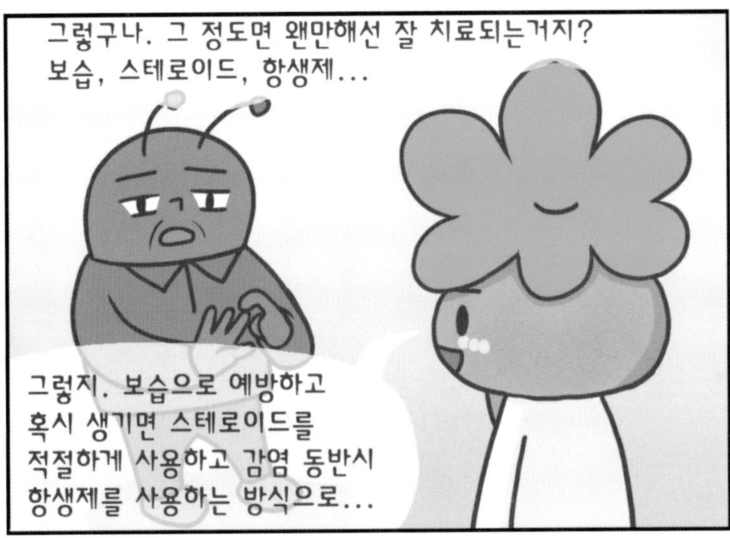
그렇구나. 그 정도면 왠만해선 잘 치료되는거지?
보습, 스테로이드, 항생제...
그렇지. 보습으로 예방하고
혹시 생기면 스테로이드를
적절하게 사용하고 감염 동반시
항생제를 사용하는 방식으로...

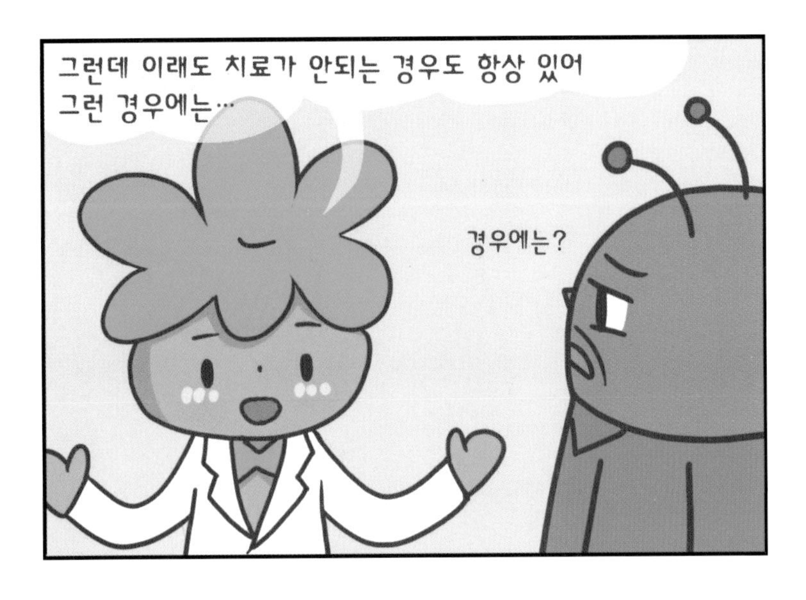
그런데 이래도 치료가 안되는 경우도 항상 있어
그런 경우에는…
경우에는?

연고로 된 칼시뉴린 억제제를 사용할 수 있어. 이건 면역억제제인데 스테로이드의 부작용은 없지만 피부가 화끈거릴 수 있어. 최근엔 스테로이드에 대한 두려움 때문에 사용이 늘고는 있어.

TOPICAL TACROLIMUS

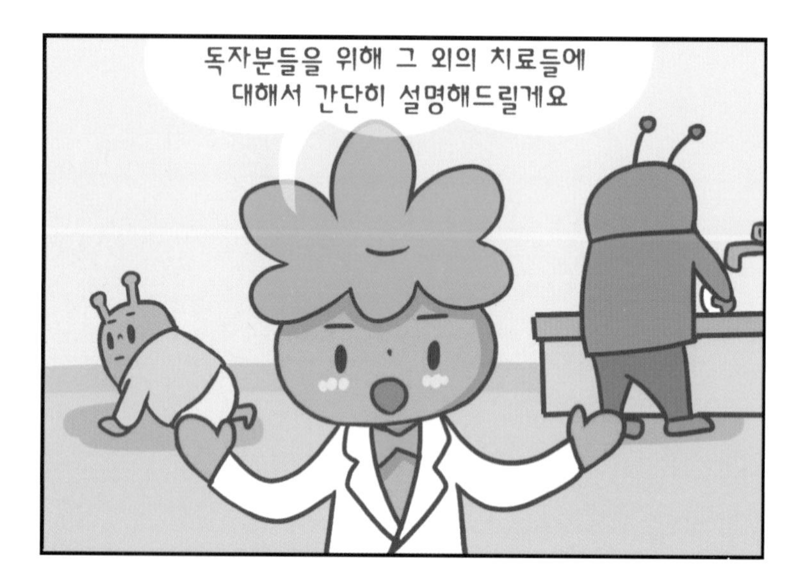

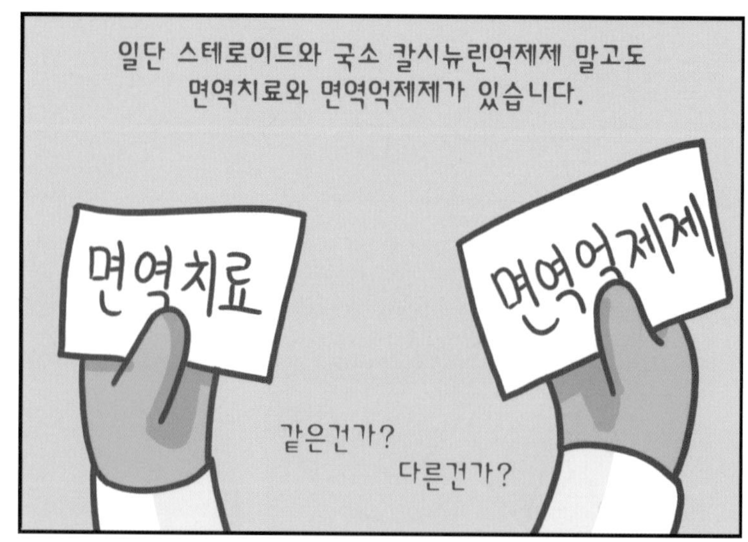

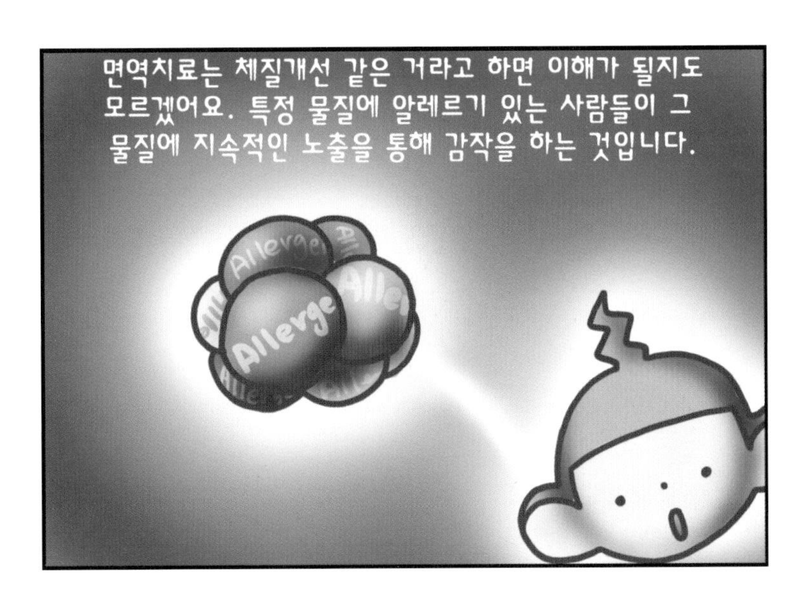
면역치료는 체질개선 같은 거라고 하면 이해가 될지도 모르겠어요. 특정 물질에 알레르기 있는 사람들이 그 물질에 지속적인 노출을 통해 감작을 하는 것입니다.
Allerge

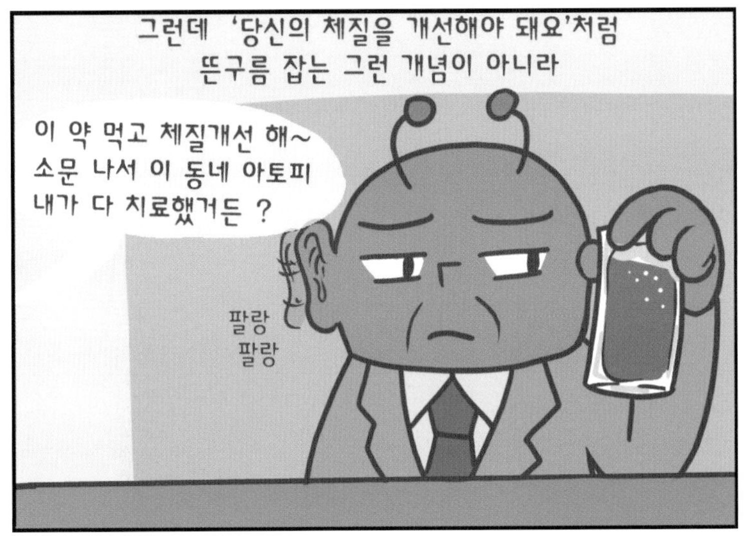
그런데 '당신의 체질을 개선해야 돼요'처럼 뜬구름 잡는 그런 개념이 아니라
이 약 먹고 체질개선 해~ 소문 나서 이 동네 아토피 내가 다 치료했거든 ?
팔랑 팔랑

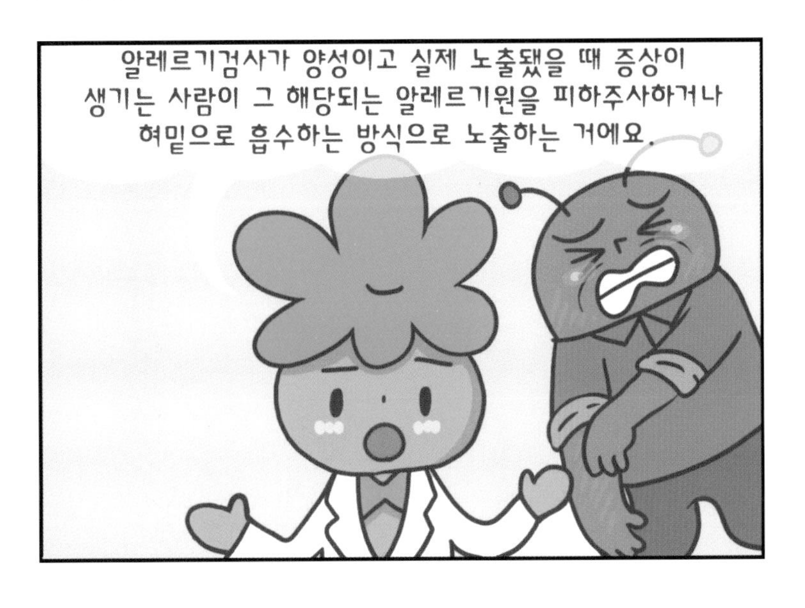
알레르기검사가 양성이고 실제 노출됐을 때 증상이 생기는 사람이 그 해당되는 알레르기원을 피하주사하거나 혀밑으로 흡수하는 방식으로 노출하는 거에요.

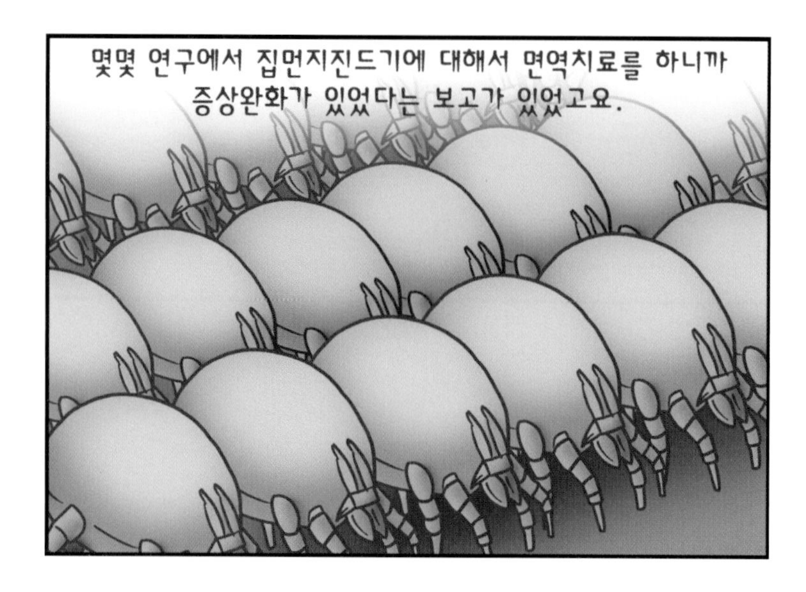
몇몇 연구에서 집먼지진드기에 대해서 면역치료를 하니까
증상완화가 있었다는 보고가 있었고요.

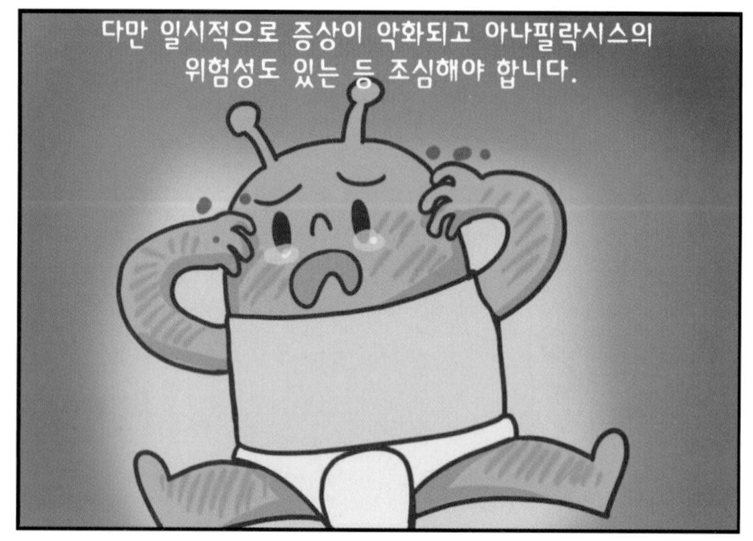
다만 일시적으로 증상이 악화되고 아나필락시스의
위험성도 있는 등 조심해야 합니다.

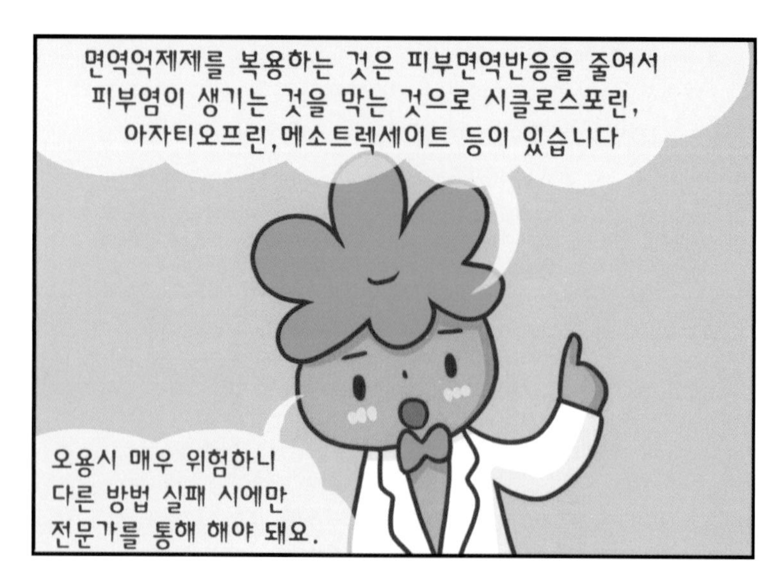
면역억제제를 복용하는 것은 피부면역반응을 줄여서
피부염이 생기는 것을 막는 것으로 시클로스포린,
아자티오프린, 메소트렉세이트 등이 있습니다
오용시 매우 위험하니
다른 방법 실패 시에만
전문가를 통해 해야 돼요.

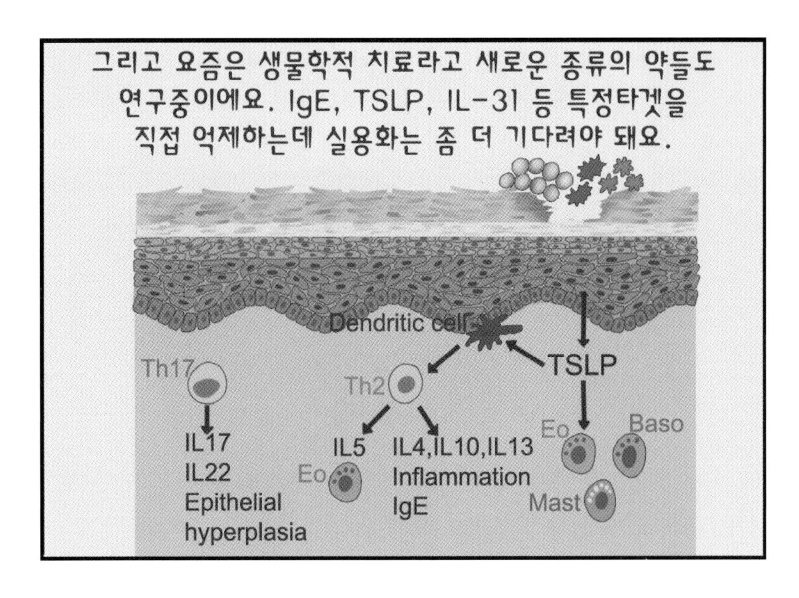
그리고 요즘은 생물학적 치료라고 새로운 종류의 약들도 연구중이에요. IgE, TSLP, IL-31 등 특정타겟을 직접 억제하는데 실용화는 좀 더 기다려야 돼요.
Dendritic cell
TSLP
Th17
Th2
IL17
IL22
Epithelial
hyperplasia
IL5
Eo
IL4,IL10,IL13
Inflammation
IgE
Eo
Baso
Mast

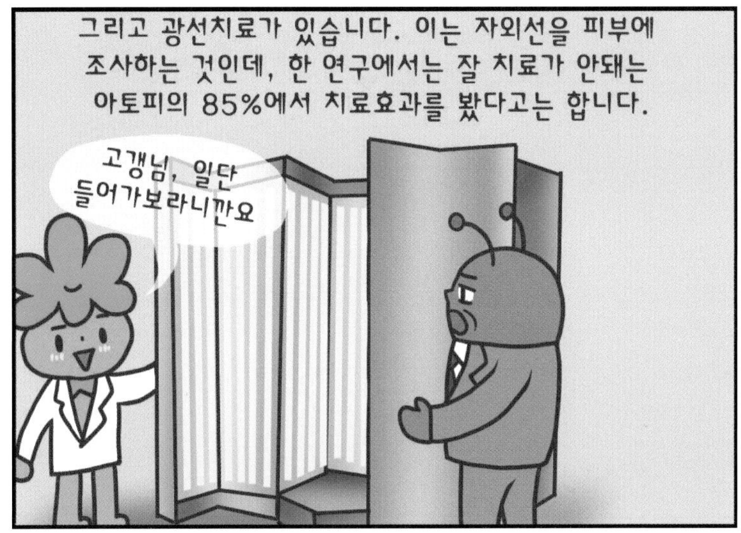
그리고 광선치료가 있습니다. 이는 자외선을 피부에 조사하는 것인데, 한 연구에서는 잘 치료가 안돼는 아토피의 85%에서 치료효과를 봤다고는 합니다.
고갱님, 일단 들어가보라니깐요

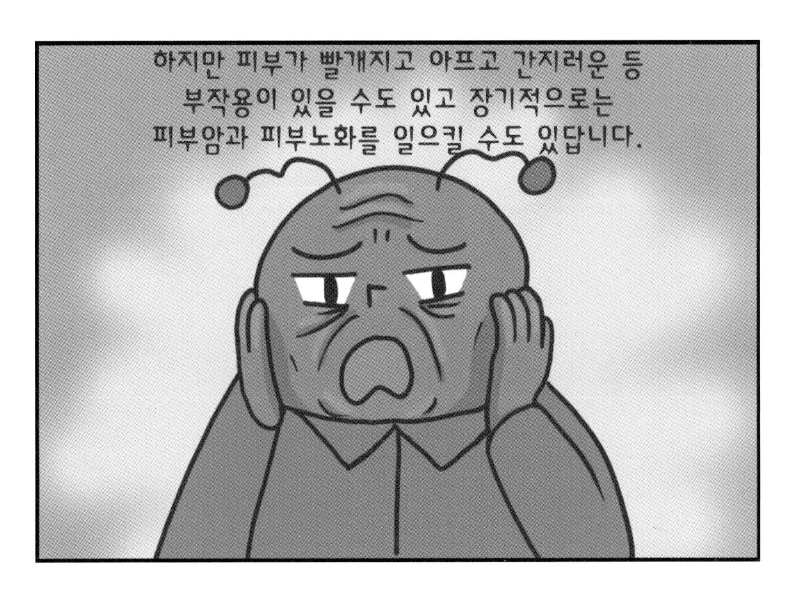
하지만 피부가 빨개지고 아프고 간지러운 등 부작용이 있을 수도 있고 장기적으로는 피부암과 피부노화를 일으킬 수도 있답니다.

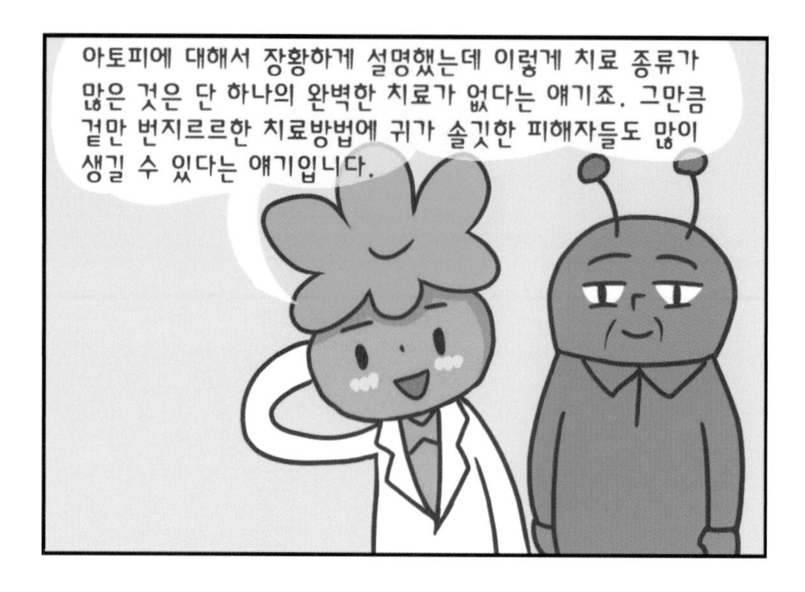
아토피에 대해서 장황하게 설명했는데 이렇게 치료 종류가 많은 것은 단 하나의 완벽한 치료가 없다는 얘기죠. 그만큼 겉만 번지르르한 치료방법에 귀가 솔깃한 피해자들도 많이 생길 수 있다는 얘기입니다.

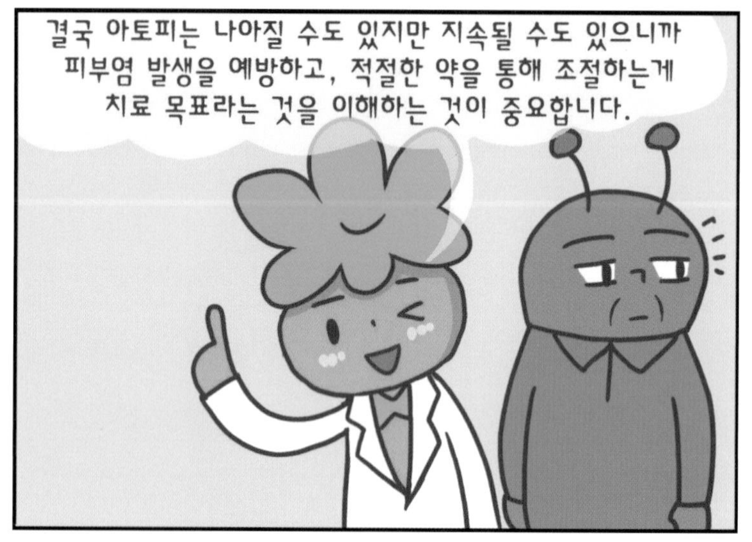
결국 아토피는 나아질 수도 있지만 지속될 수도 있으니까 피부염 발생을 예방하고, 적절한 약을 통해 조절하는게 치료 목표라는 것을 이해하는 것이 중요합니다.

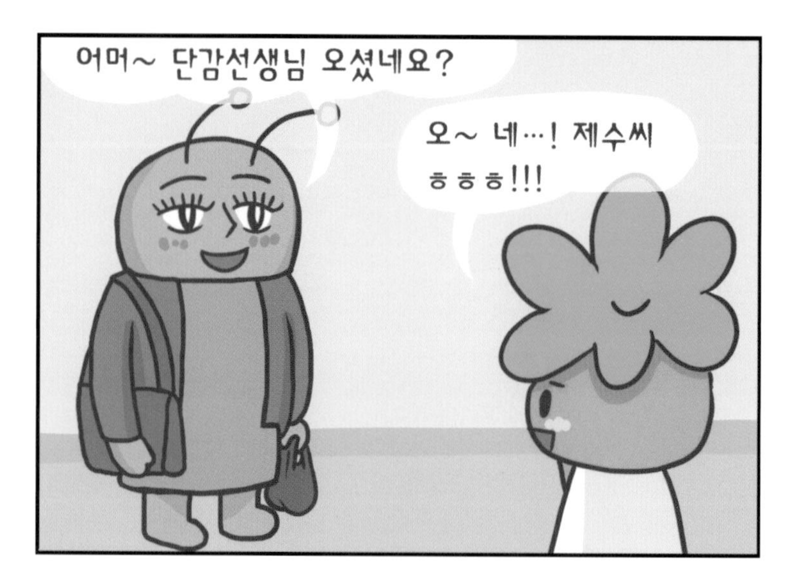
어머~ 단감선생님 오셨네요?
오~ 네…! 제수씨 ㅎㅎㅎ!!!

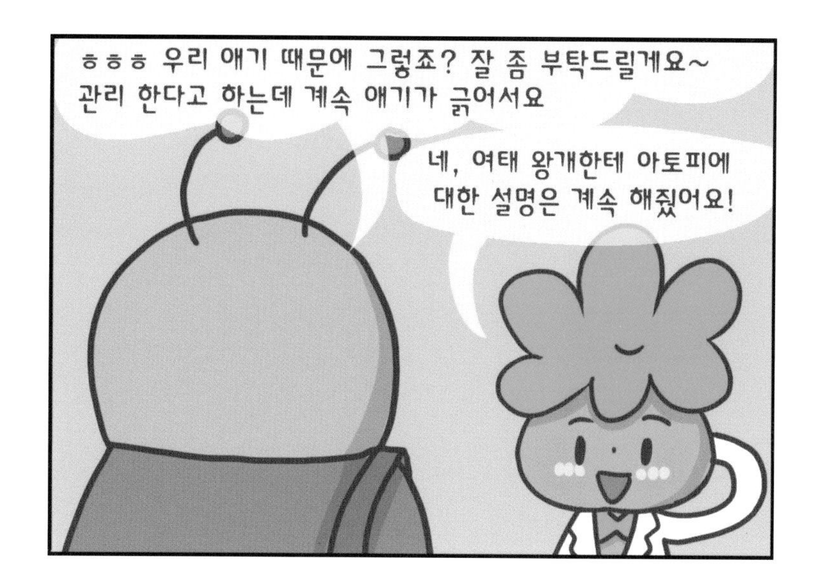
ㅎㅎㅎ 우리 애기 때문에 그렇죠? 잘 좀 부탁드릴게요~
관리 한다고 하는데 계속 애기가 긁어서요
네, 여태 왕개한테 아토피에 대한 설명은 계속 해줬어요!

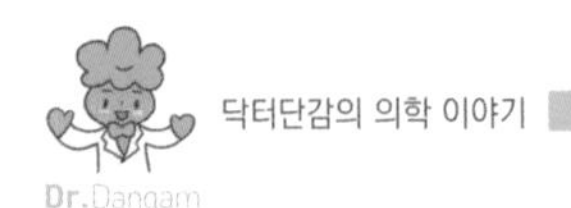

아토피 피부염

아토피 피부염은 점점 늘어나고 있습니다. 아토피 피부염은 알레르기 비염, 천식과 함께 '아토피 행진'으로 불리우지만 가장 먼저, 정말 어린 아기들에서 많이 생기는 편입니다. 이런 환아들의 절반 정도는 초등학교 입학 전에 낫지만 이후에 천식이나 알레르기 비염을 앓게 될 가능성이 일반인들보다 높습니다.

아토피 피부염이 생기는 원인은 명확하게 밝혀지지는 않았습니다. 다양한 임상 양상만큼 복합적인 인자와 다양한 면역학적 반응의 결과로 발생하는 것으로 추정하고 있죠. 특히 유전적인 부분과 환경적인 부분, 환자의 면역학적인 반응 및 피부 보호막의 이상 등이 주요 발병 원인으로 생각됩니다.

그래서 아토피 피부염을 확진하는 검사는 없으며 진단 또한 진단기준표에 있는 항목들, 증상에 맞춰서 진단하도록 되어 있습니다. 특징적으로 만 2세 전에는 얼굴, 몸통, 팔다리의 폄쪽에 생기는데 빨갛고 약간 오돌도돌한 튀어나온 발진에 긁어서 까진 상처에서 투명한 진물이 나옵니다. 그리고 나이가 들면 주로 팔다리가 접히는 부위, 얼굴 목 같은데 생기게 되고요. 이걸 너무 긁다보면 피부가 가죽처럼 변하는 태선화(lichenification)가 진행됩니다.

앞서 얘기했듯이 아토피 피부염의 기전은 아직 정확하게 나온 것이 없습니다. 다만, 전 세계의 많은 연구자들이 과학적인 접근으로 치료 방법을 찾아내려고 노력하고 있는데, 이런 노력에도 불구하고 애매하고 치료가 어려운 환자들도 꽤 있기 때문에 근거 없는 치료에 매달리는 사람들도 많습니다. 밑져야 본전을 넘어서 시간과 돈만 허비하고 부작용으로 고생할 수도 있기 때문에 잘못된 선택을 하는 사람들이 없었으면 하는 바램입니다.

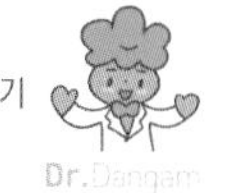

단감's NOTE

아토피 피부염 에피소드는 실제로 아들래미의 아토피 피부염으로 고생하는 친구의 고민을 들어주면서 준비했습니다. 아토피 피부염은 심한 정도가 다양한 만큼 치료에 대한 반응도 조금씩 다르고 무엇보다 확실하게 병의 기전이 밝혀지지는 않았고 치료 방법에도 여러 가지 방법이 있다는데 환자와 환자의 보호자들의 고통이 수반됩니다. 충수돌기염처럼 생기면 수술로 자르고 나면 끝나는 병이 아니라 상당한 기간 동안 점점 나아질 것을 기대하며 조절을 하는 치료라는 것이 모두를 지치게 하는 것이 사실이죠. 한 병원에서 치료를 받다가 다른 병원이 더 낫지 않을까 하면서 고개를 돌리게도 되고 심지어는 과학적 근거가 없는 치료에 현혹되기도 쉽고요. 그래서 이번 에피소드에서는 최대한 과학적 근거에 입각한 내용만 담으려고 노력했습니다.

04 CHAPTER

알레르기·아토피 질환

천식

Asthma

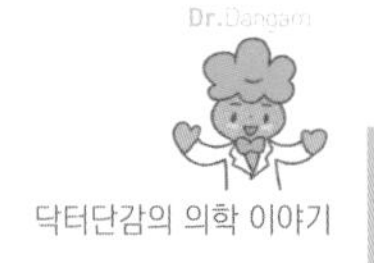

닥터단감의 의학 이야기

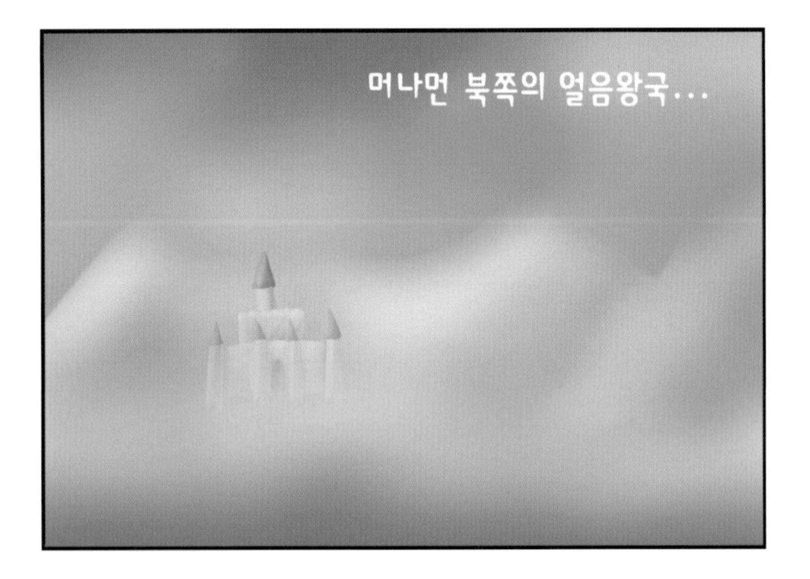

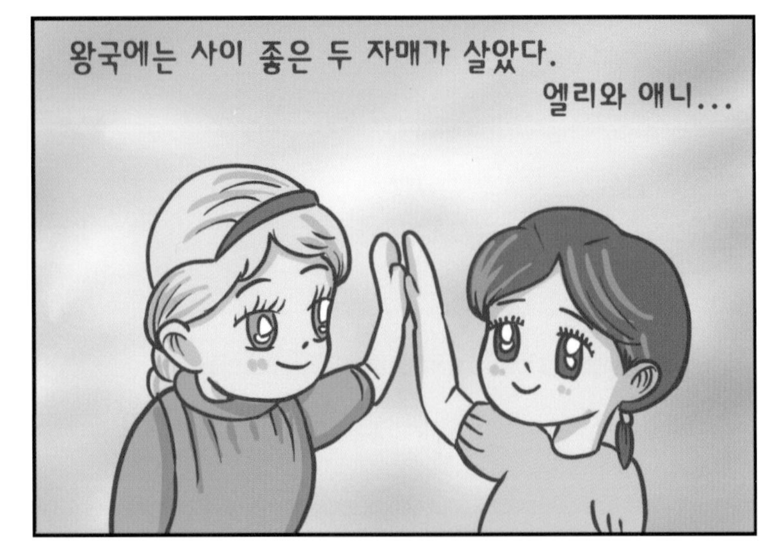

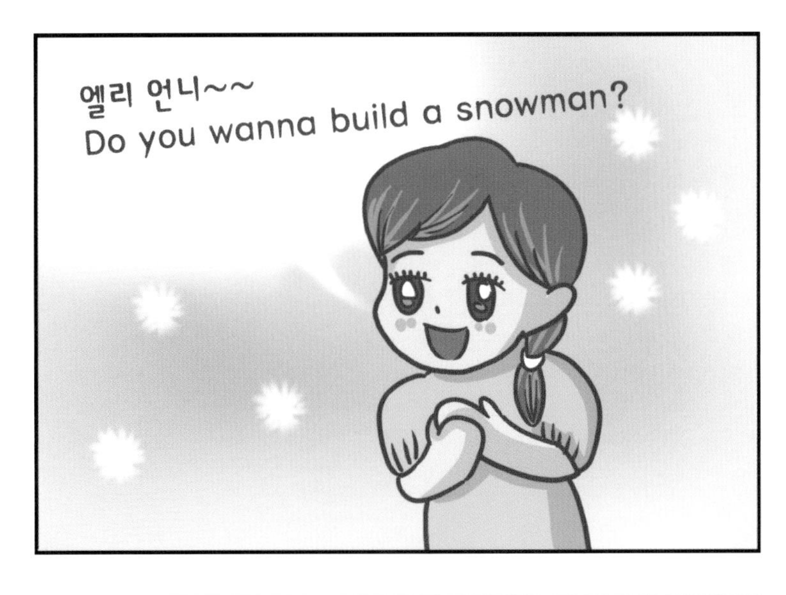
엘리 언니~~
Do you wanna build a snowman?

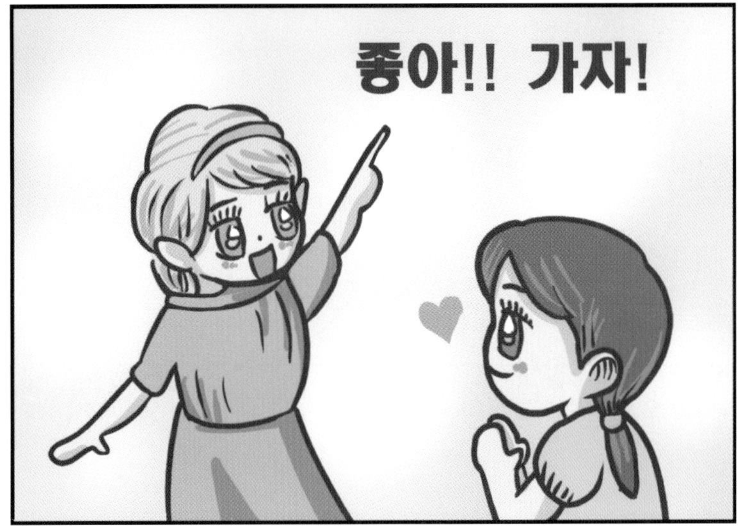
좋아!! 가자!

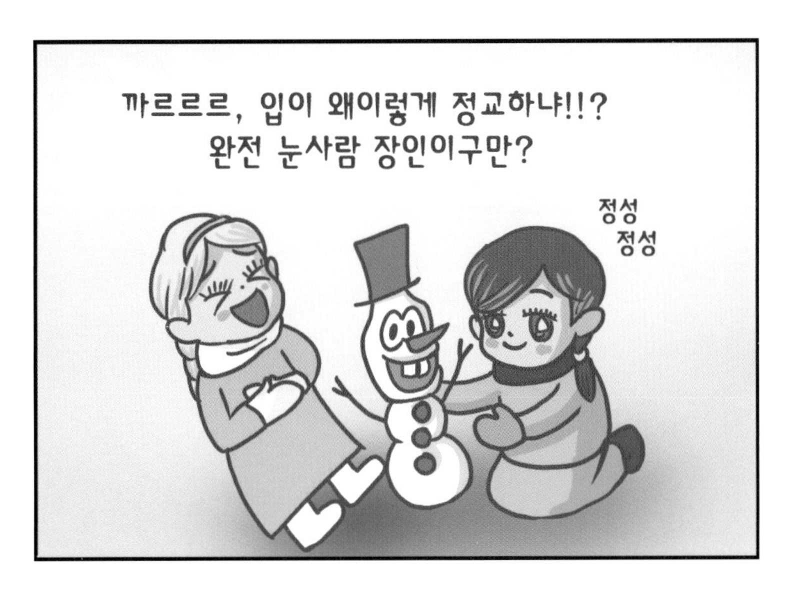
까르르르, 입이 왜이렇게 정교하냐!!?
완전 눈사람 장인이구만?
정성
정성

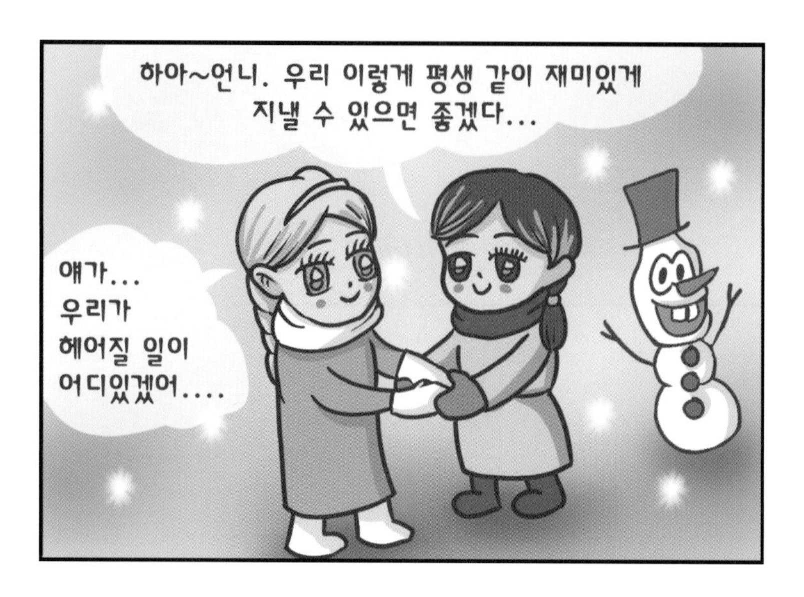
하아~언니. 우리 이렇게 평생 같이 재미있게 지낼 수 있으면 좋겠다...
얘가... 우리가 헤어질 일이 어디있겠어....

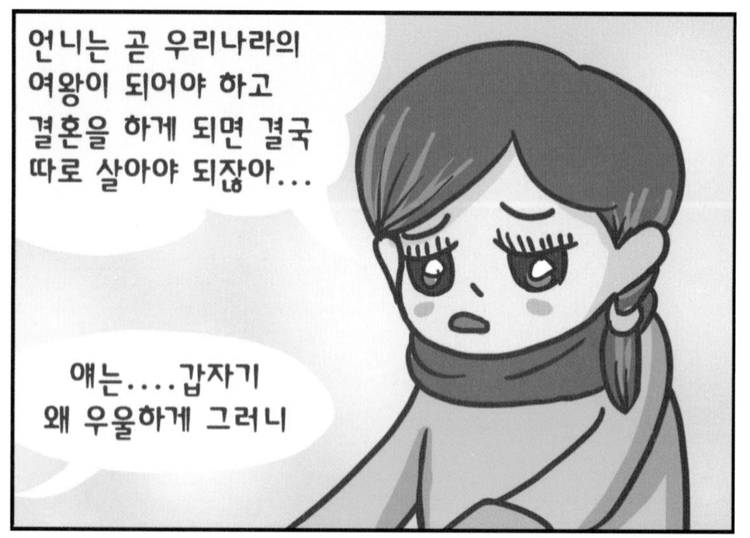
언니는 곧 우리나라의 여왕이 되어야 하고 결혼을 하게 되면 결국 따로 살아야 되잖아...
얘는....갑자기 왜 우울하게 그러니

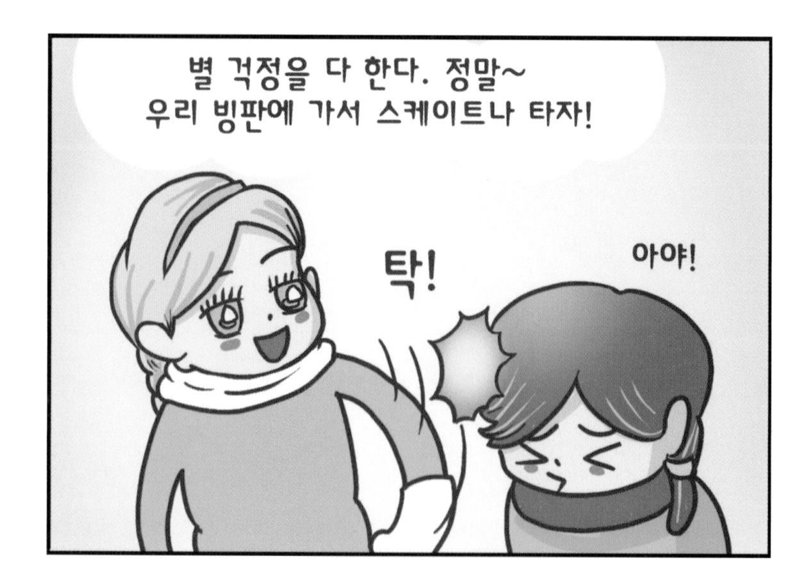
별 걱정을 다 한다. 정말~ 우리 빙판에 가서 스케이트나 타자!
탁!
아야!

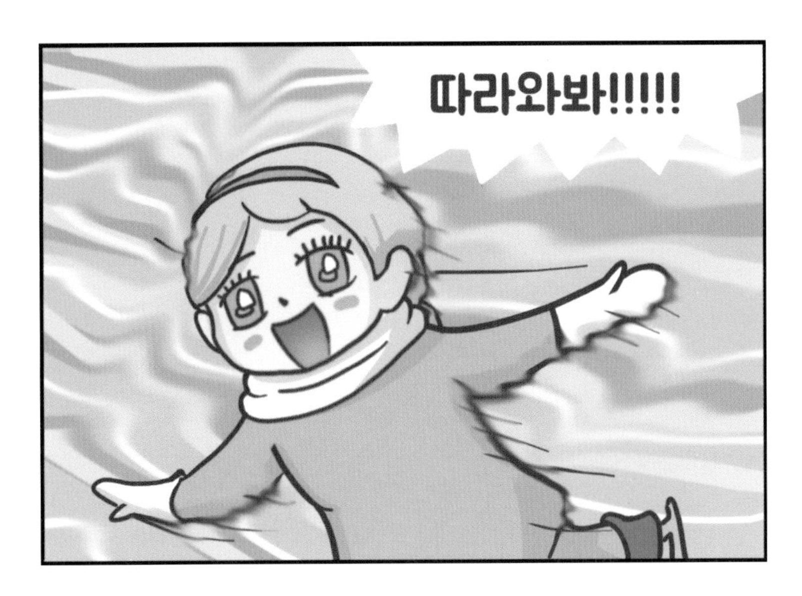
따라와봐!!!!!

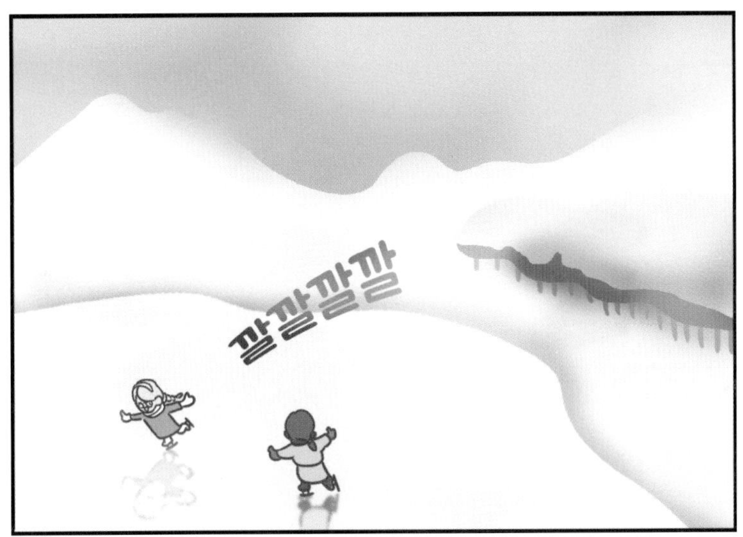
깔깔깔깔

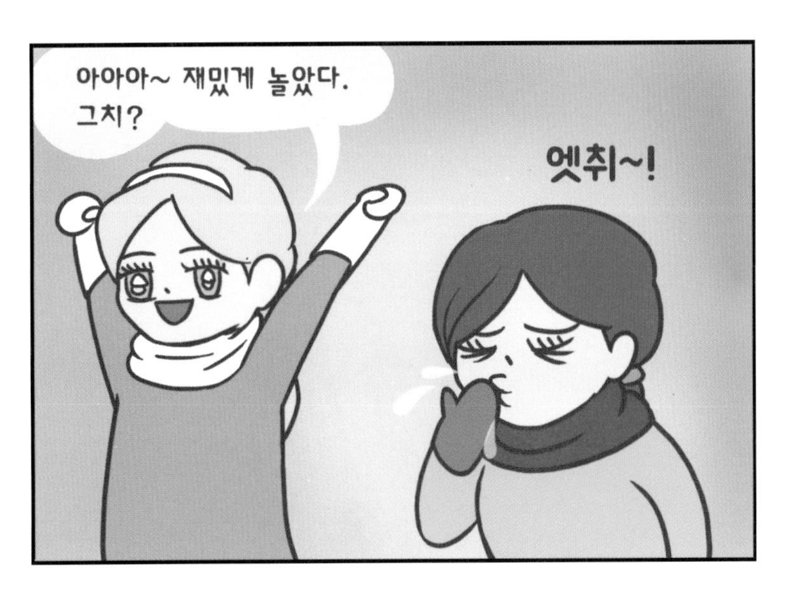
아아아~ 재밌게 놀았다.
그치?
엣취~!

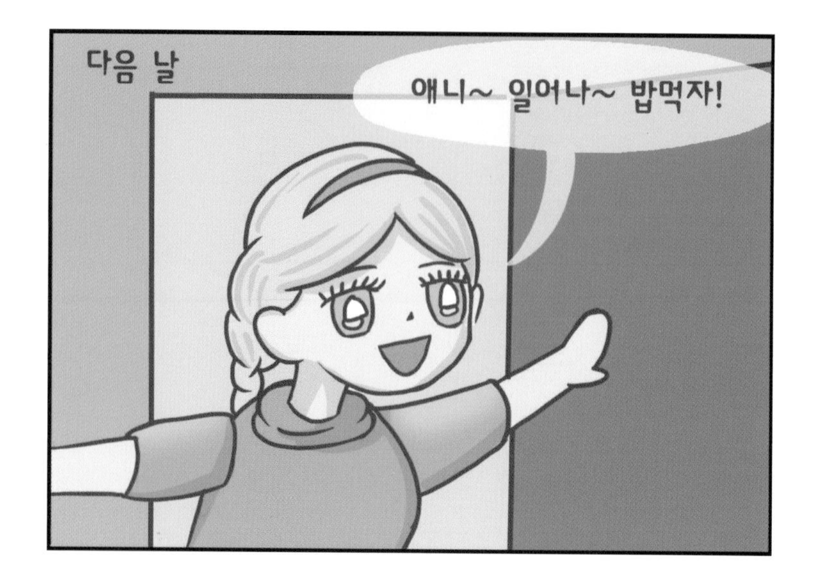
다음 날
애니~ 일어나~ 밥먹자!

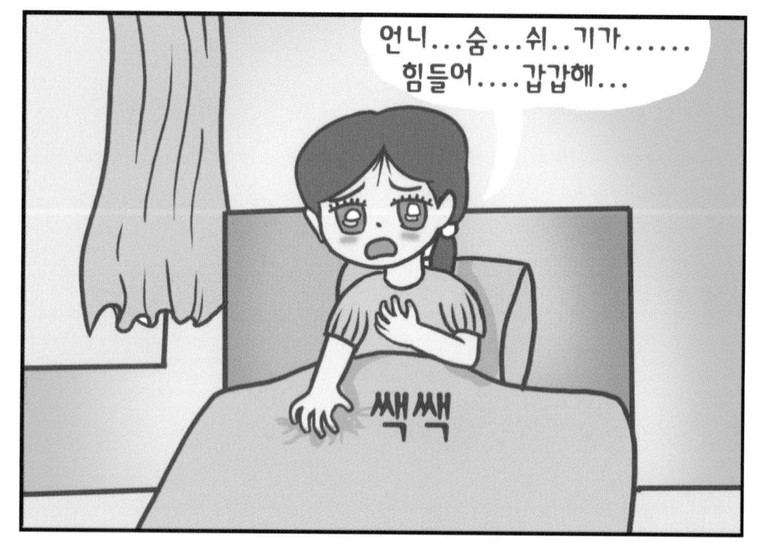
언니...숨...쉬..기가......
힘들어....갑갑해...
쌕쌕

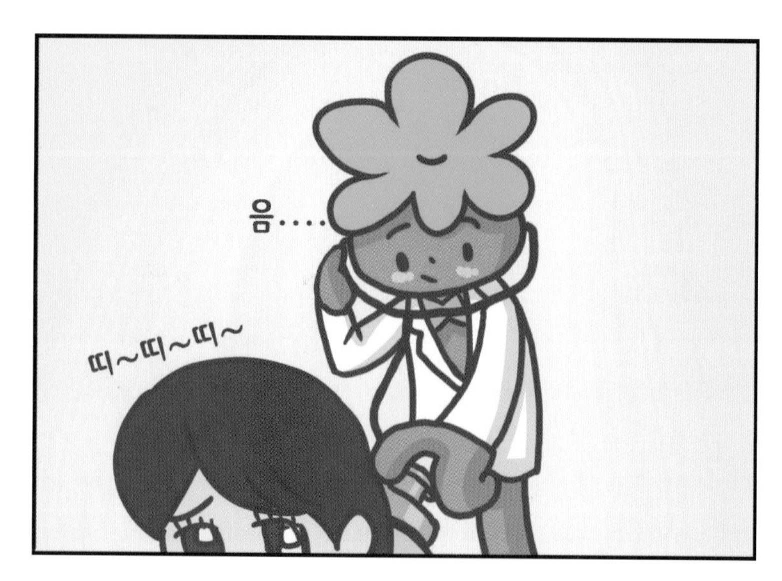
음....
띠~띠~띠~

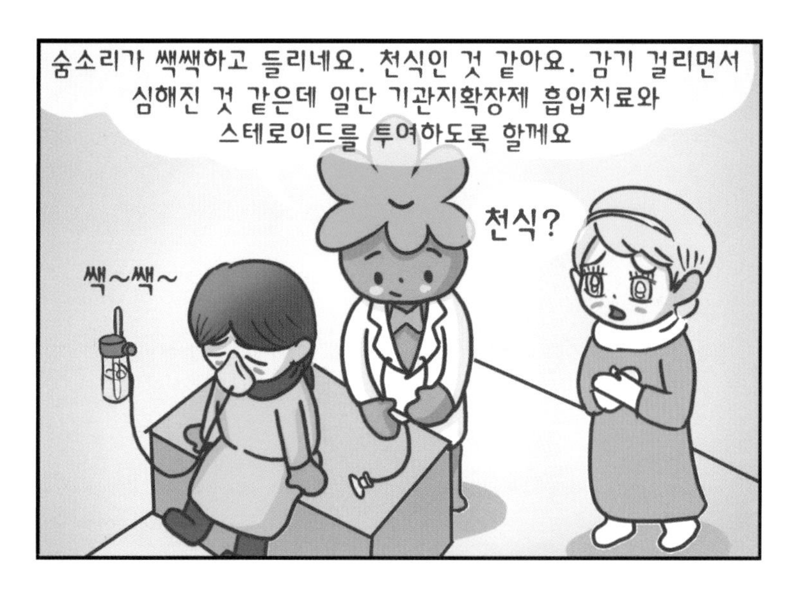
숨소리가 쌕쌕하고 들리네요. 천식인 것 같아요. 감기 걸리면서 심해진 것 같은데 일단 기관지확장제 흡입치료와 스테로이드를 투여하도록 할께요
천식?
쌕~쌕~

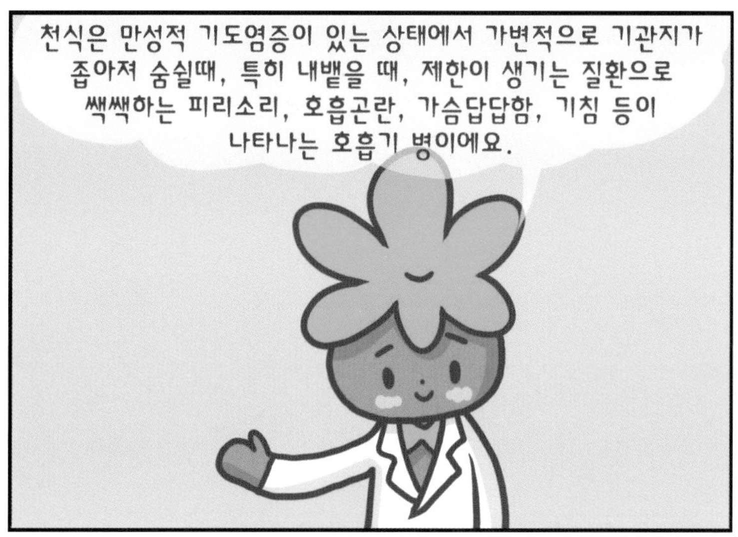
천식은 만성적 기도염증이 있는 상태에서 가변적으로 기관지가 좁아져 숨쉴때, 특히 내뱉을 때, 제한이 생기는 질환으로 쌕쌕하는 피리소리, 호흡곤란, 가슴답답함, 기침 등이 나타나는 호흡기 병이에요.

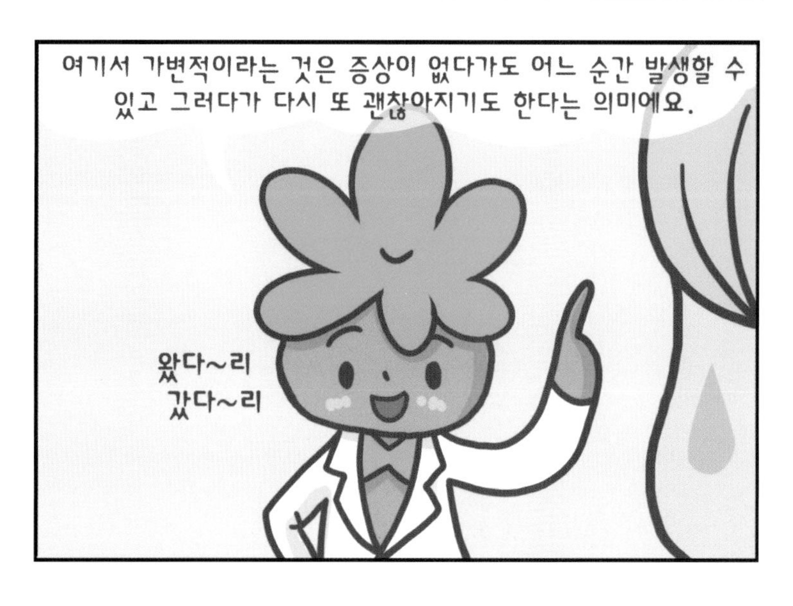
여기서 가변적이라는 것은 증상이 없다가도 어느 순간 발생할 수 있고 그러다가 다시 또 괜찮아지기도 한다는 의미에요.
왔다~리
갔다~리

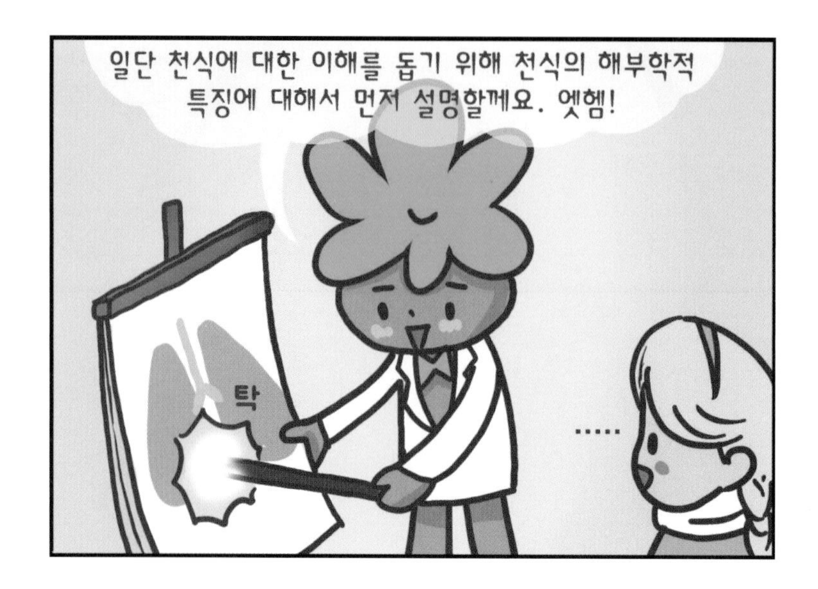
일단 천식에 대한 이해를 돕기 위해 천식의 해부학적 특징에 대해서 먼저 설명할께요. 엣헴!
탁
.....

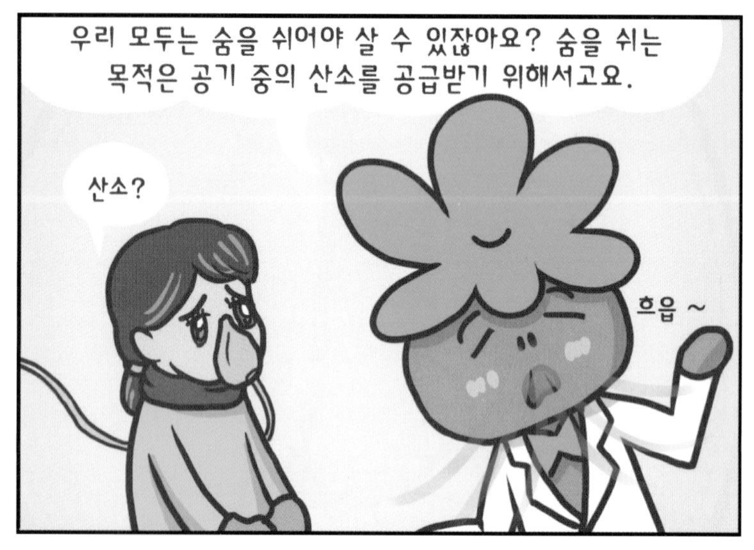
우리 모두는 숨을 쉬어야 살 수 있잖아요? 숨을 쉬는 목적은 공기 중의 산소를 공급받기 위해서고요.
산소?
흐읍 ~

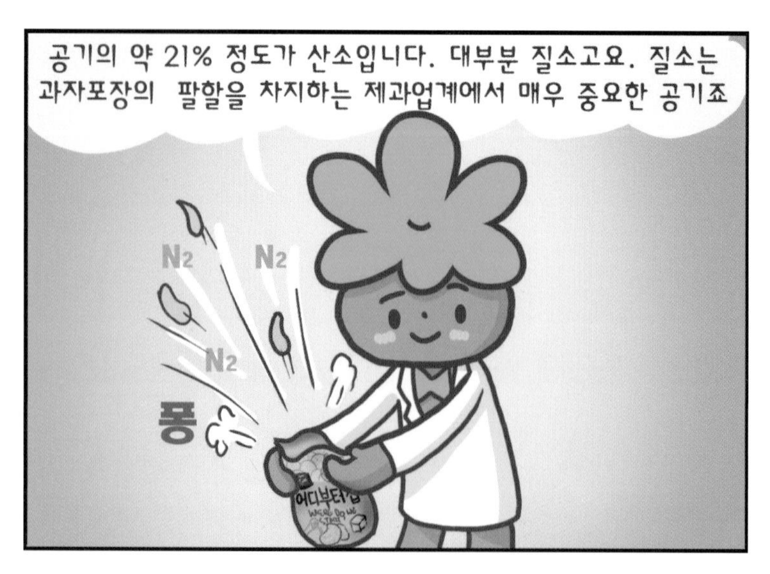
공기의 약 21% 정도가 산소입니다. 대부분 질소고요. 질소는 과자포장의 팔할을 차지하는 제과업계에서 매우 중요한 공기죠
N2
N2
N2
퐁

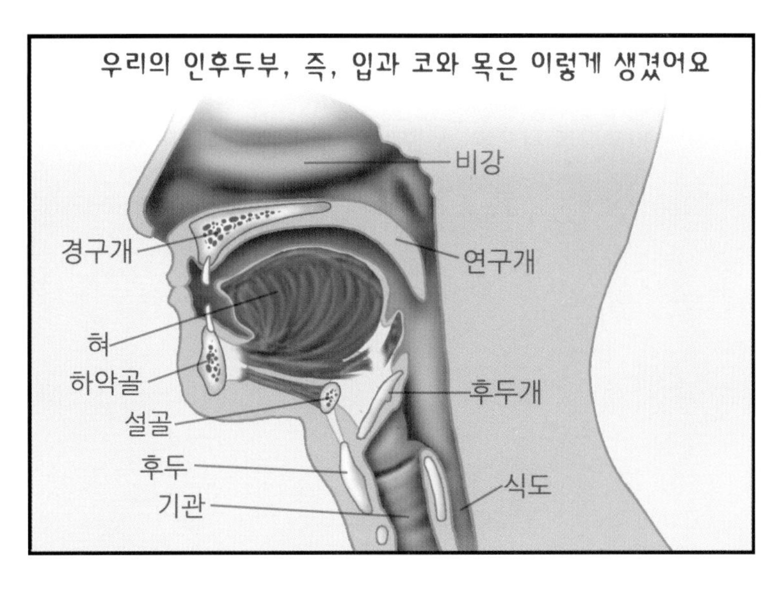
우리의 인후두부, 즉, 입과 코와 목은 이렇게 생겼어요
비강
경구개
연구개
혀
하악골
후두개
설골
후두
식도
기관

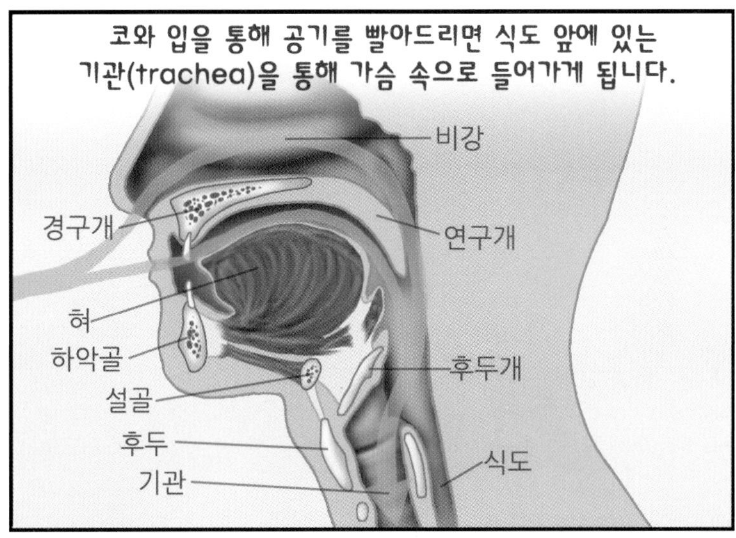
코와 입을 통해 공기를 빨아드리면 식도 앞에 있는
기관(trachea)을 통해 가슴 속으로 들어가게 됩니다.
비강
경구개
연구개
혀
하악골
후두개
설골
후두
식도
기관

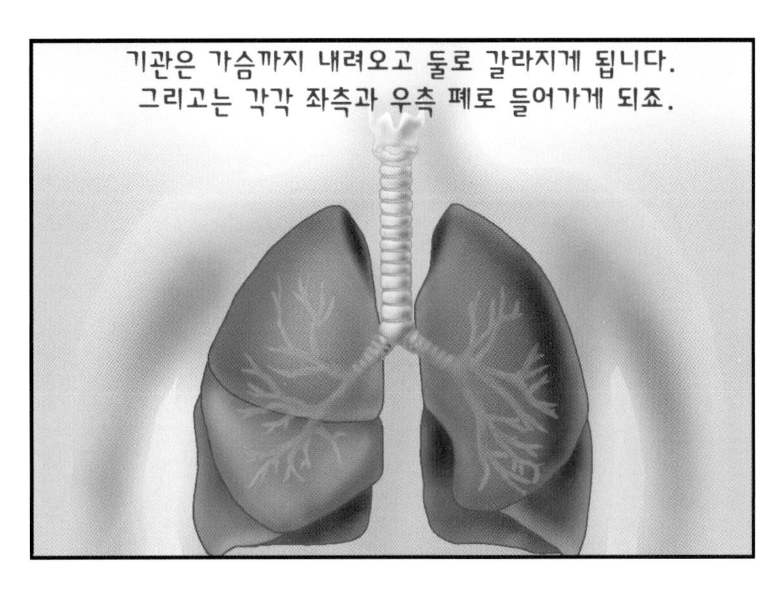
기관은 가슴까지 내려오고 둘로 갈라지게 됩니다.
그리고는 각각 좌측과 우측 폐로 들어가게 되죠.

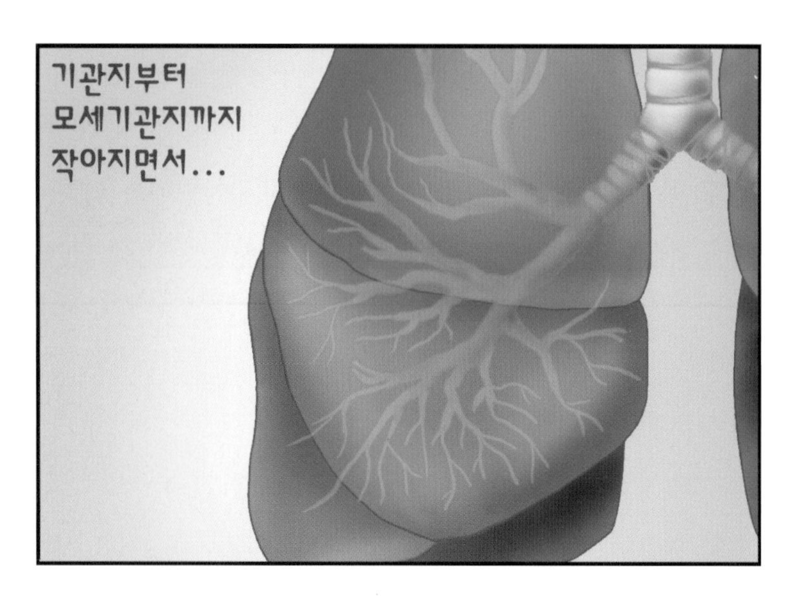
기관지부터
모세기관지까지
작아지면서...

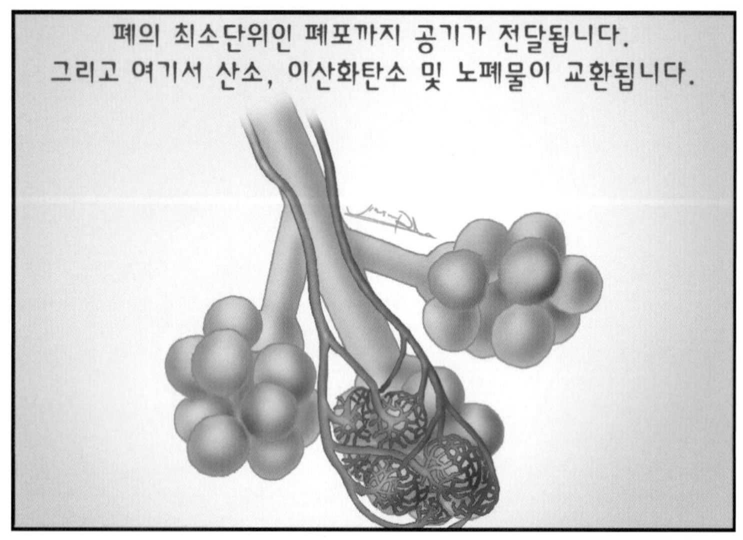
폐의 최소단위인 폐포까지 공기가 전달됩니다.
그리고 여기서 산소, 이산화탄소 및 노폐물이 교환됩니다.

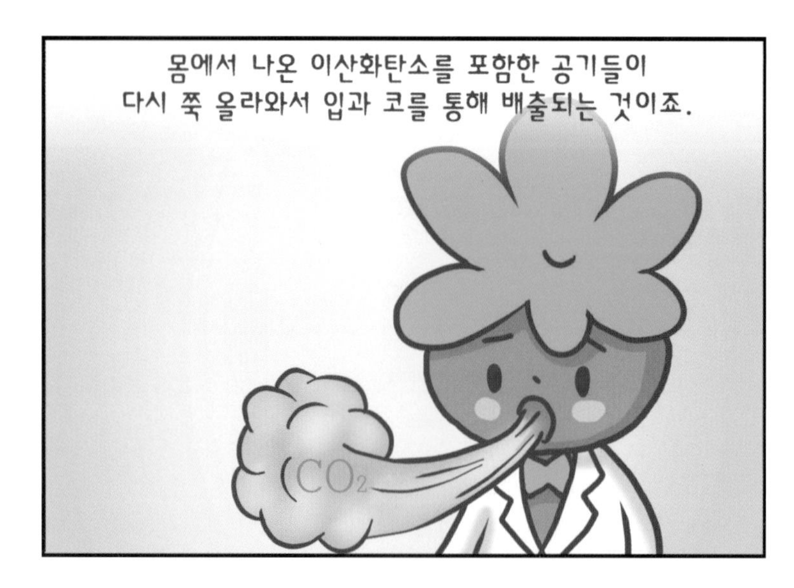
몸에서 나온 이산화탄소를 포함한 공기들이
다시 쭉 올라와서 입과 코를 통해 배출되는 것이죠.
CO2

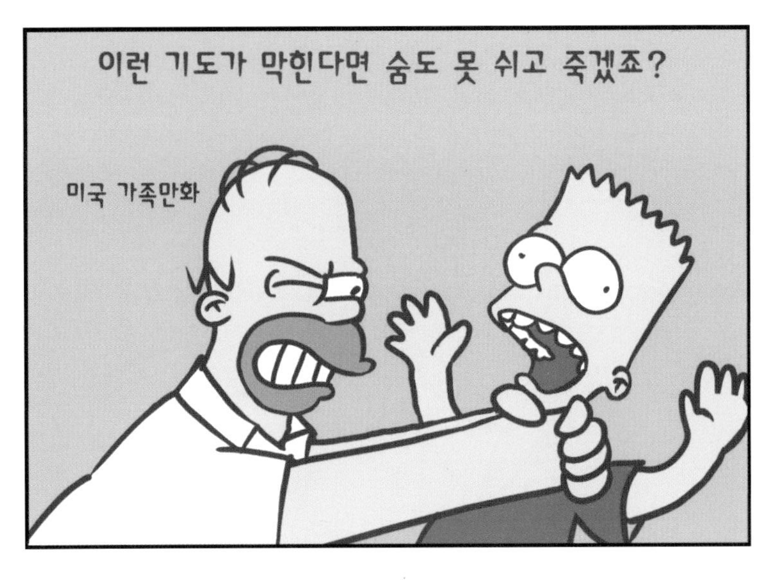
이런 기도가 막힌다면 숨도 못 쉬고 죽겠죠?
미국 가족만화

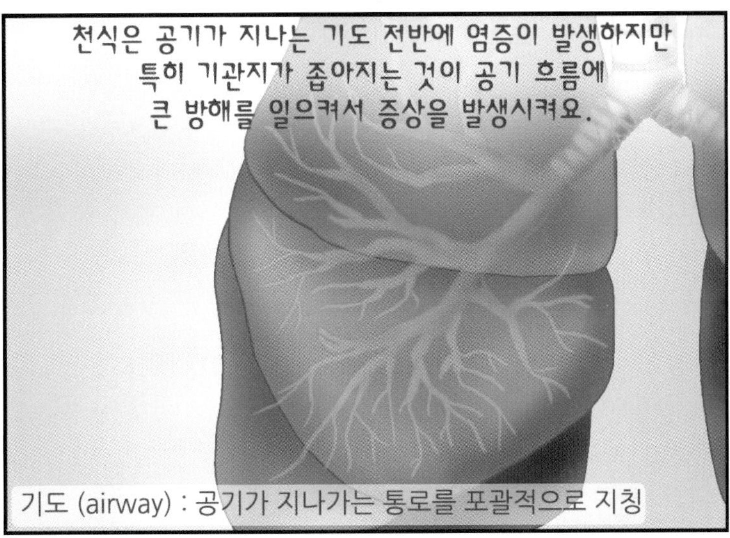
천식은 공기가 지나는 기도 전반에 염증이 발생하지만
특히 기관지가 좁아지는 것이 공기 흐름에
큰 방해를 일으켜서 증상을 발생시켜요.
기도 (airway) : 공기가 지나가는 통로를 포괄적으로 지칭

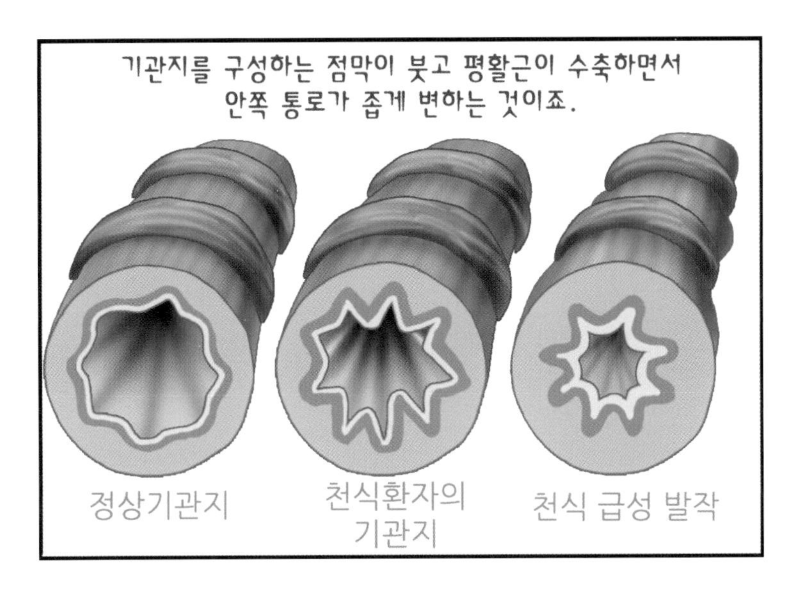
기관지를 구성하는 점막이 붓고 평활근이 수축하면서
안쪽 통로가 좁게 변하는 것이죠.
정상기관지
천식환자의
기관지
천식 급성 발작

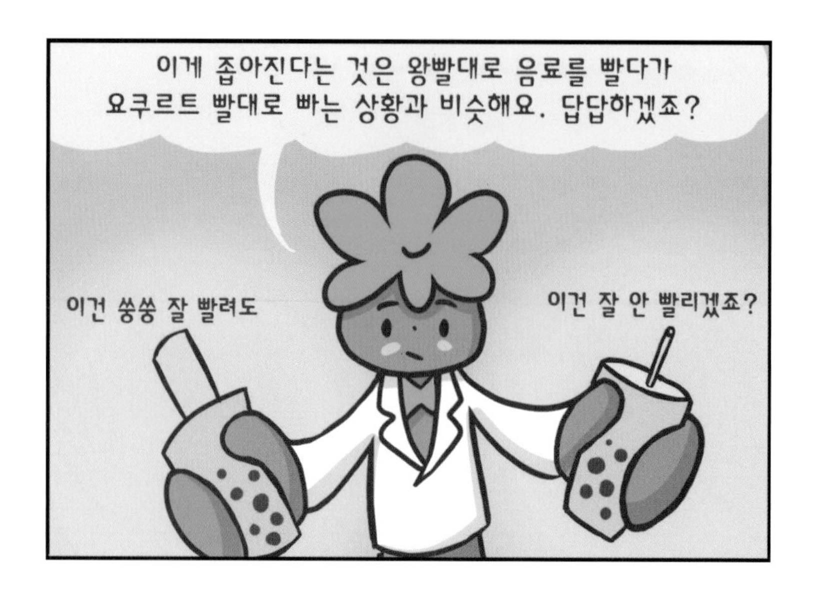
이게 좁아진다는 것은 왕빨대로 음료를 빨다가
요쿠르트 빨대로 빠는 상황과 비슷해요. 답답하겠죠?
이건 쑹쑹 잘 빨려도
이건 잘 안 빨리겠죠?

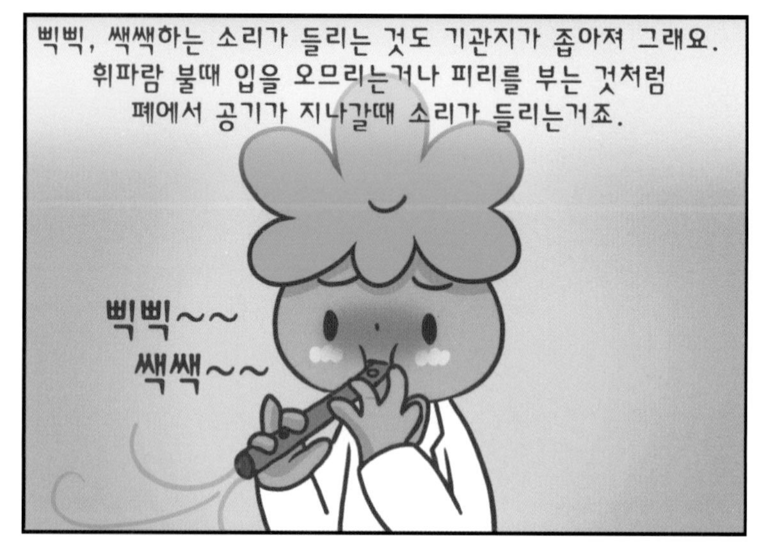
삑삑, 쌕쌕하는 소리가 들리는 것도 기관지가 좁아져 그래요.
휘파람 불때 입을 오므리는거나 피리를 부는 것처럼
폐에서 공기가 지나갈때 소리가 들리는거죠.
삑삑~~
쌕쌕~~

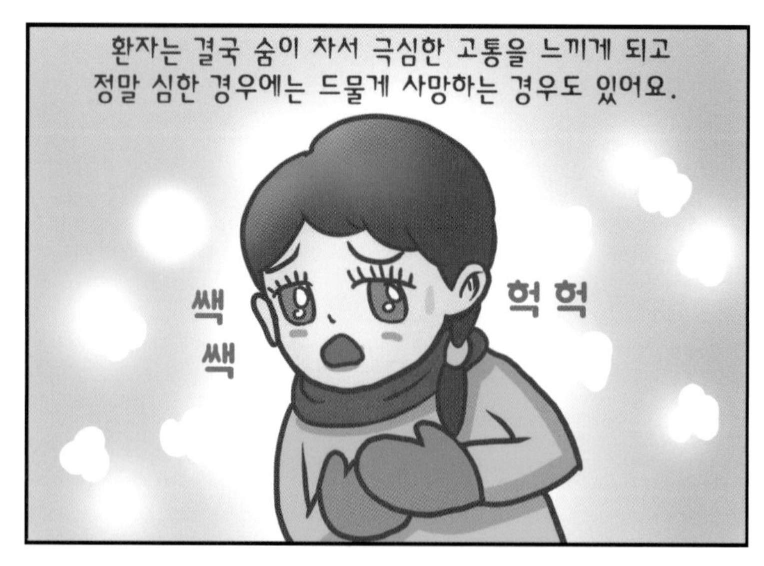
환자는 결국 숨이 차서 극심한 고통을 느끼게 되고
정말 심한 경우에는 드물게 사망하는 경우도 있어요.
쌕
쌕
헉 헉

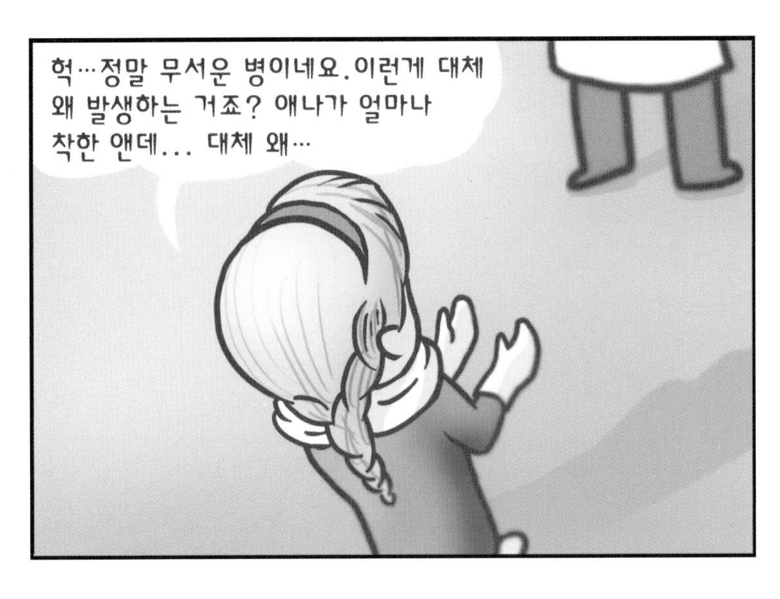
헉…정말 무서운 병이네요. 이런게 대체
왜 발생하는 거죠? 애나가 얼마나
착한 앤데... 대체 왜…

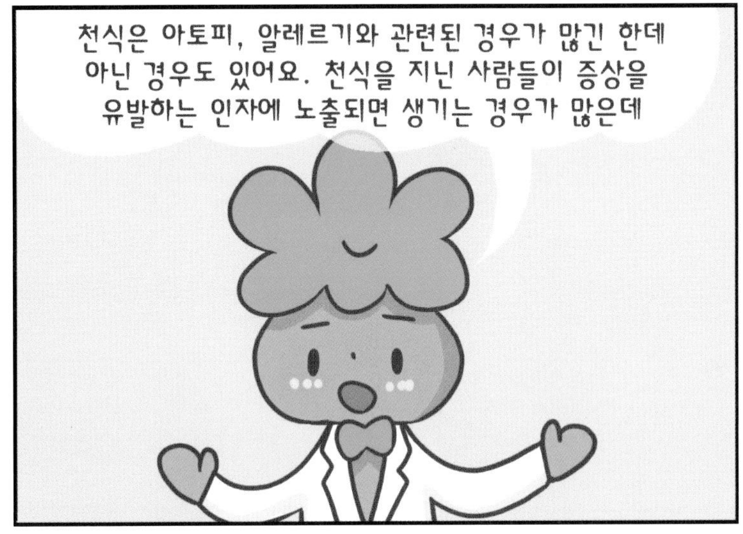
천식은 아토피, 알레르기와 관련된 경우가 많긴 한데
아닌 경우도 있어요. 천식을 지닌 사람들이 증상을
유발하는 인자에 노출되면 생기는 경우가 많은데

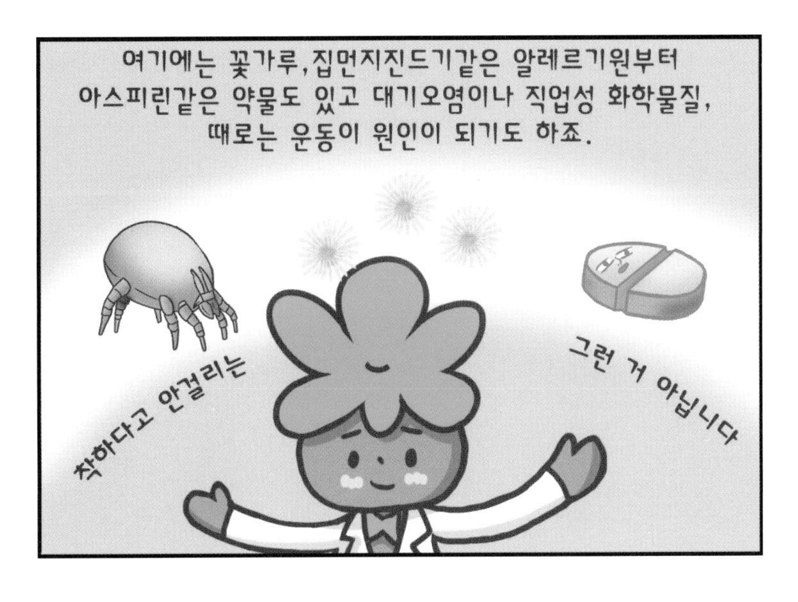
여기에는 꽃가루, 집먼지진드기같은 알레르기원부터
아스피린같은 약물도 있고 대기오염이나 직업성 화학물질,
때로는 운동이 원인이 되기도 하죠.
착하다고 안걸리는
그런 거 아닙니다

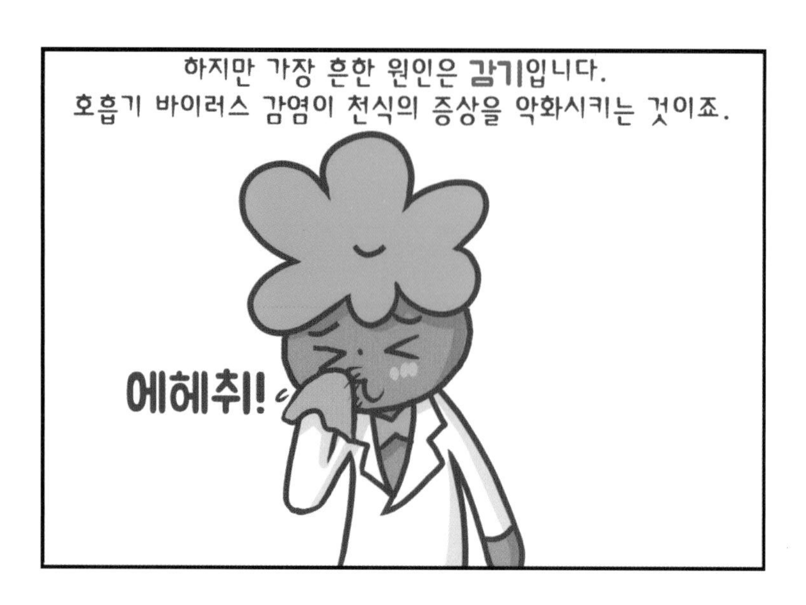
하지만 가장 흔한 원인은 감기입니다.
호흡기 바이러스 감염이 천식의 증상을 악화시키는 것이죠.
에헤취!

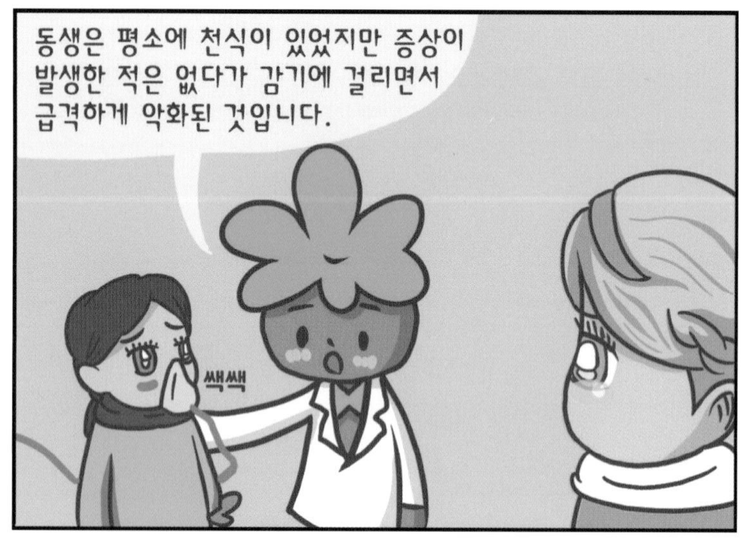
동생은 평소에 천식이 있었지만 증상이 발생한 적은 없다가 감기에 걸리면서 급격하게 악화된 것입니다.
쌕쌕

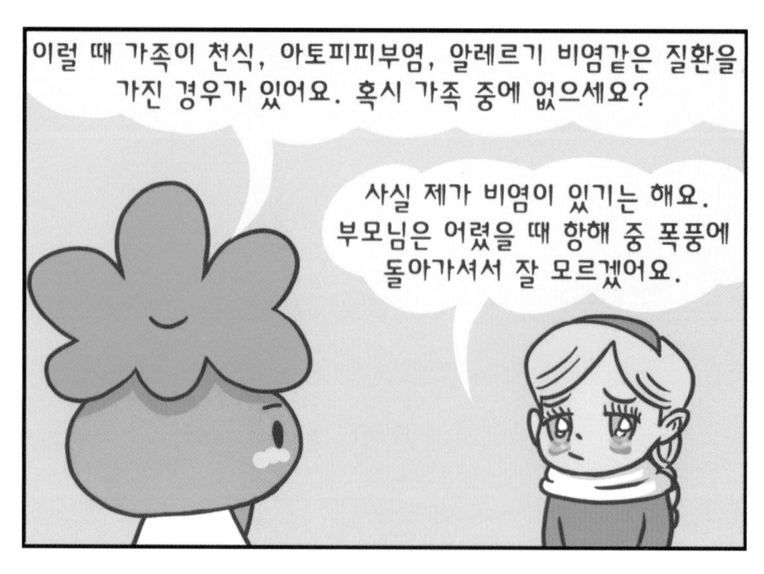
이럴 때 가족이 천식, 아토피피부염, 알레르기 비염같은 질환을 가진 경우가 있어요. 혹시 가족 중에 없으세요?
사실 제가 비염이 있기는 해요. 부모님은 어렸을 때 항해 중 폭풍에 돌아가셔서 잘 모르겠어요.

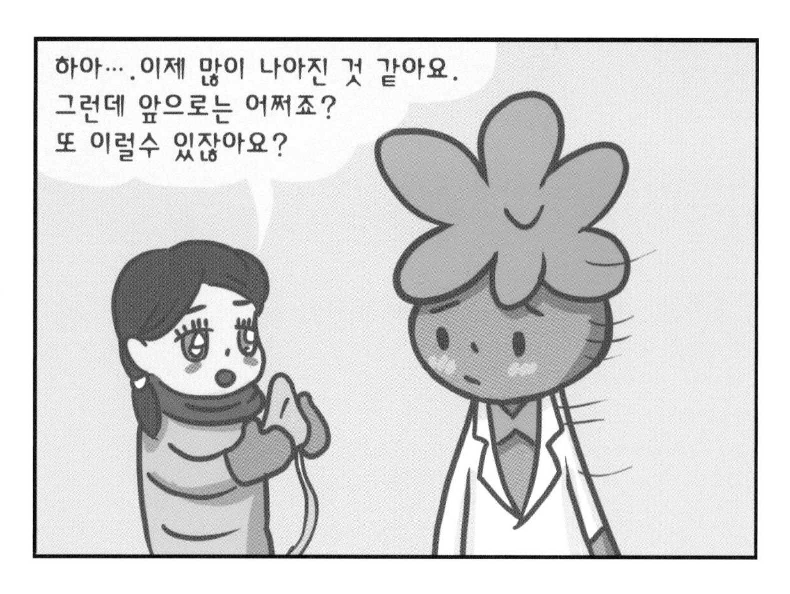
하아….이제 많이 나아진 것 같아요.
그런데 앞으로는 어쩌죠?
또 이럴수 있잖아요?

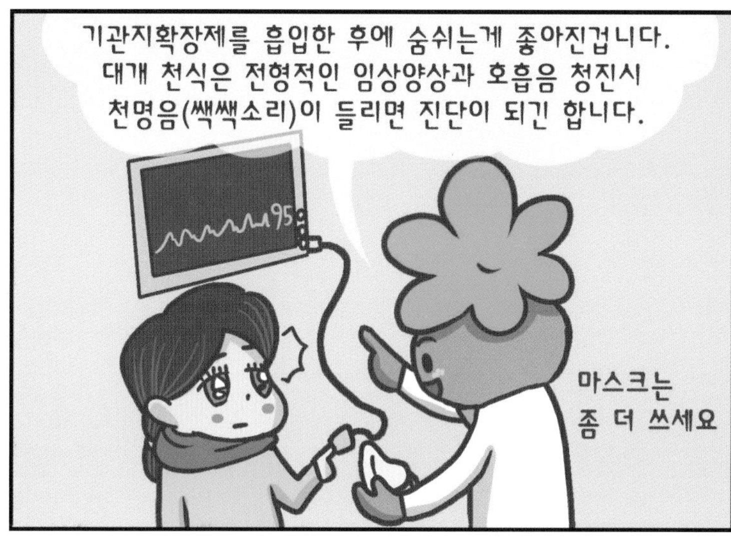
기관지확장제를 흡입한 후에 숨쉬는게 좋아진겁니다.
대개 천식은 전형적인 임상양상과 호흡음 청진시
천명음(쌕쌕소리)이 들리면 진단이 되긴 합니다.
95
마스크는
좀 더 쓰세요

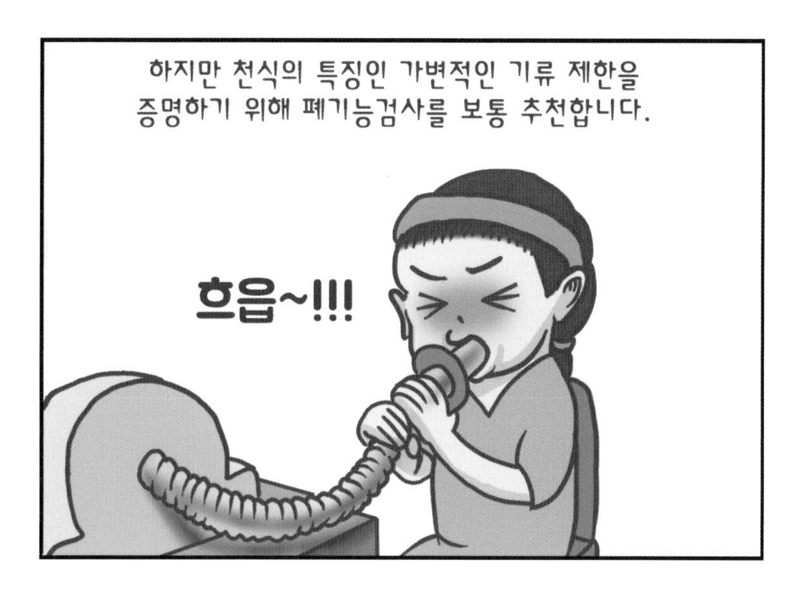
하지만 천식의 특징인 가변적인 기류 제한을
증명하기 위해 폐기능검사를 보통 추천합니다.
흐읍~!!!

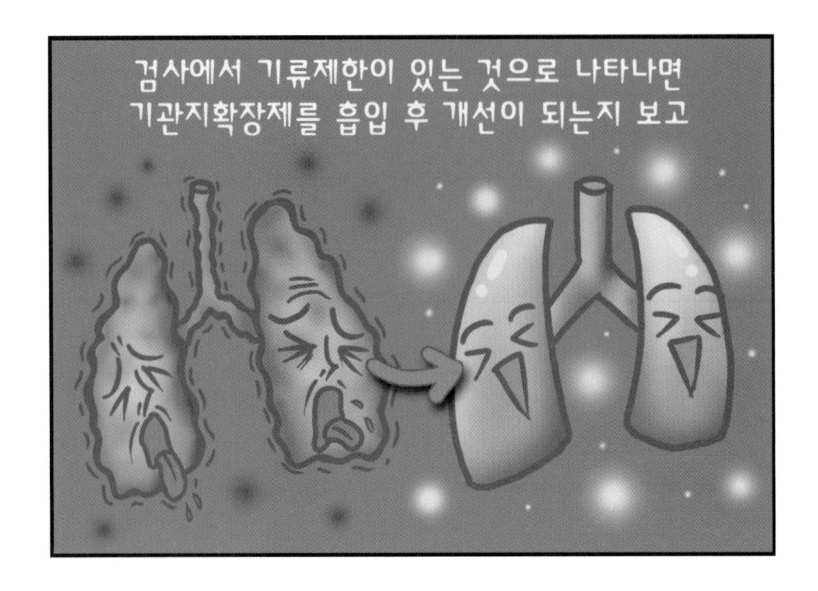
검사에서 기류제한이 있는 것으로 나타나면
기관지확장제를 흡입 후 개선이 되는지 보고

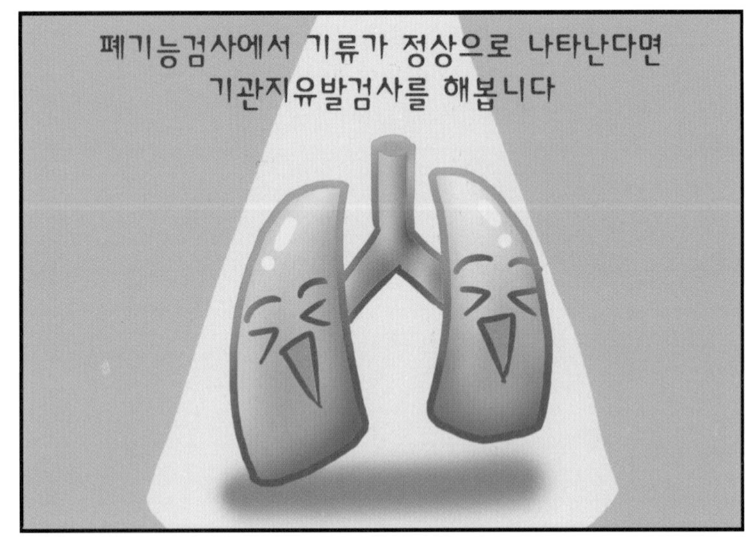
폐기능검사에서 기류가 정상으로 나타난다면
기관지유발검사를 해봅니다

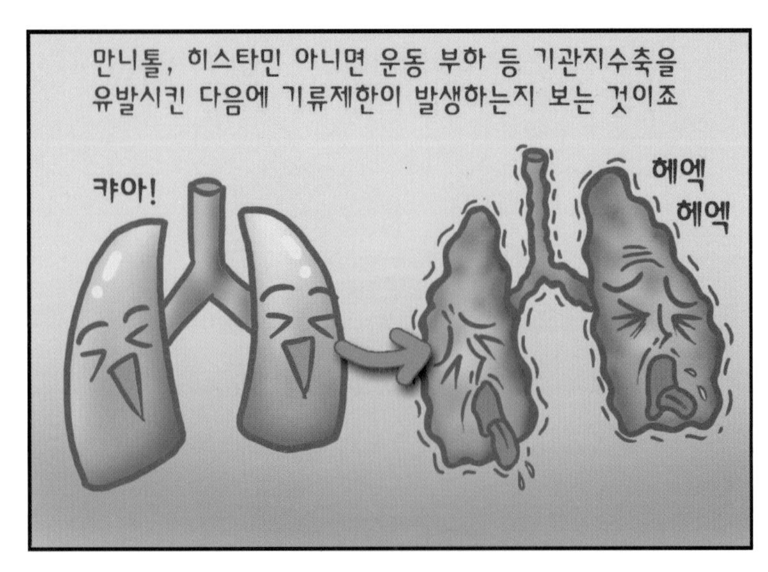
만니톨, 히스타민 아니면 운동 부하 등 기관지수축을
유발시킨 다음에 기류제한이 발생하는지 보는 것이죠
캬아!
헤엑
헤엑

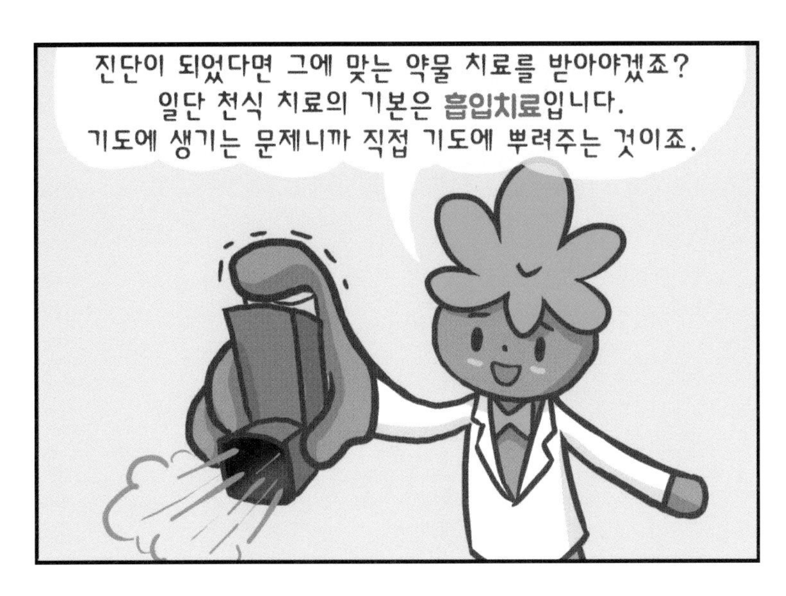
진단이 되었다면 그에 맞는 약물 치료를 받아야겠죠?
일단 천식 치료의 기본은 흡입치료입니다.
기도에 생기는 문제니까 직접 기도에 뿌려주는 것이죠.

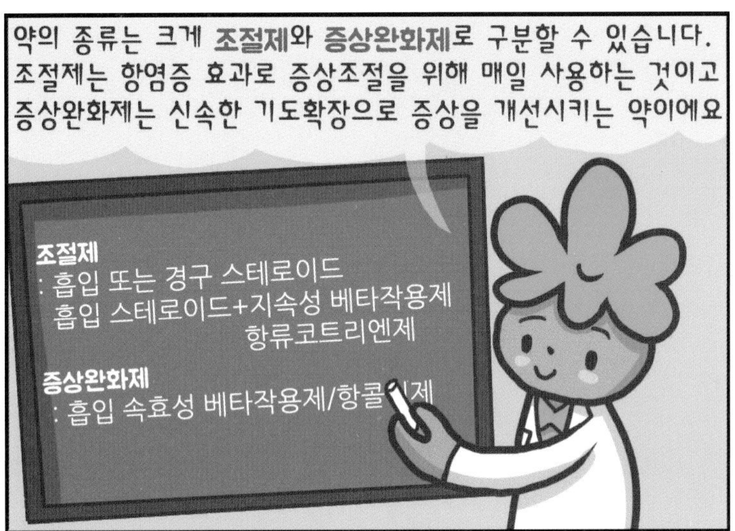
약의 종류는 크게 조절제와 증상완화제로 구분할 수 있습니다.
조절제는 항염증 효과로 증상조절을 위해 매일 사용하는 것이고
증상완화제는 신속한 기도확장으로 증상을 개선시키는 약이에요
조절제
: 흡입 또는 경구 스테로이드
흡입 스테로이드+지속성 베타작용제
항류코트리엔제
증상완화제
: 흡입 속효성 베타작용제/항콜 제

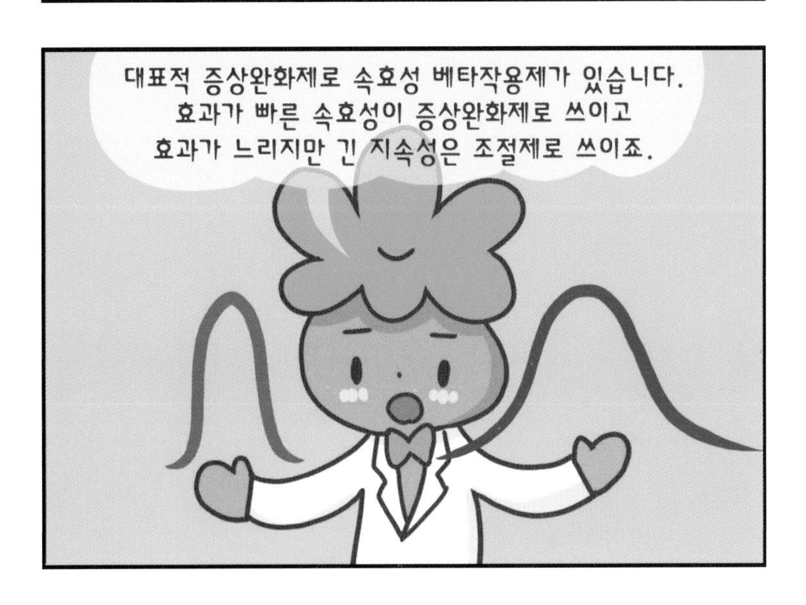
대표적 증상완화제로 속효성 베타작용제가 있습니다.
효과가 빠른 속효성이 증상완화제로 쓰이고
효과가 느리지만 긴 지속성은 조절제로 쓰이죠.

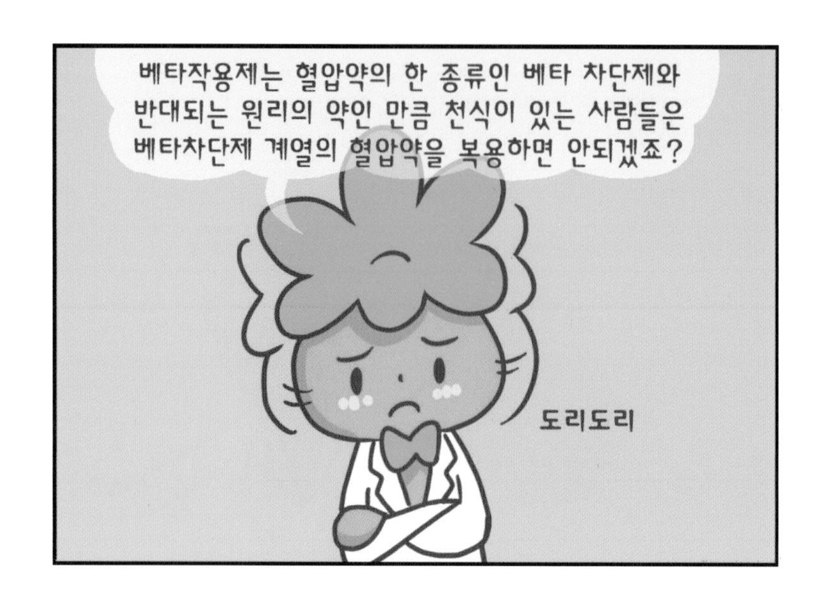
베타작용제는 혈압약의 한 종류인 베타 차단제와
반대되는 원리의 약인 만큼 천식이 있는 사람들은
베타차단제 계열의 혈압약을 복용하면 안되겠죠?
도리도리

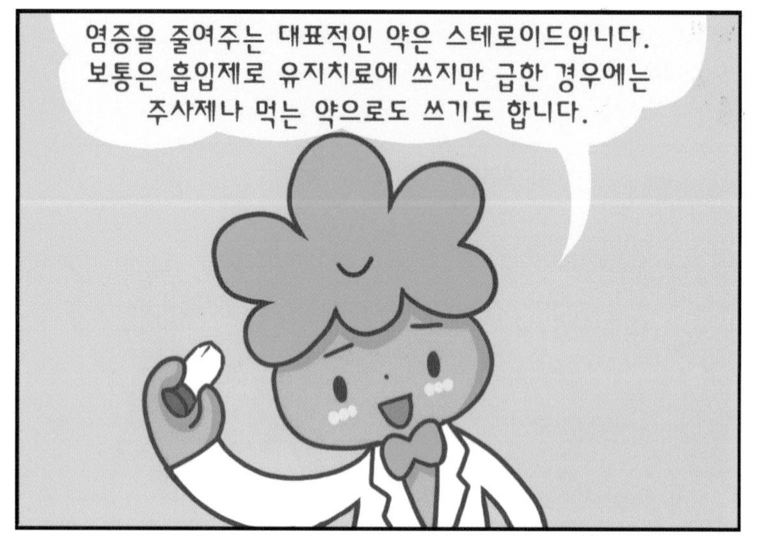
염증을 줄여주는 대표적인 약은 스테로이드입니다.
보통은 흡입제로 유지치료에 쓰지만 급한 경우에는
주사제나 먹는 약으로도 쓰기도 합니다.

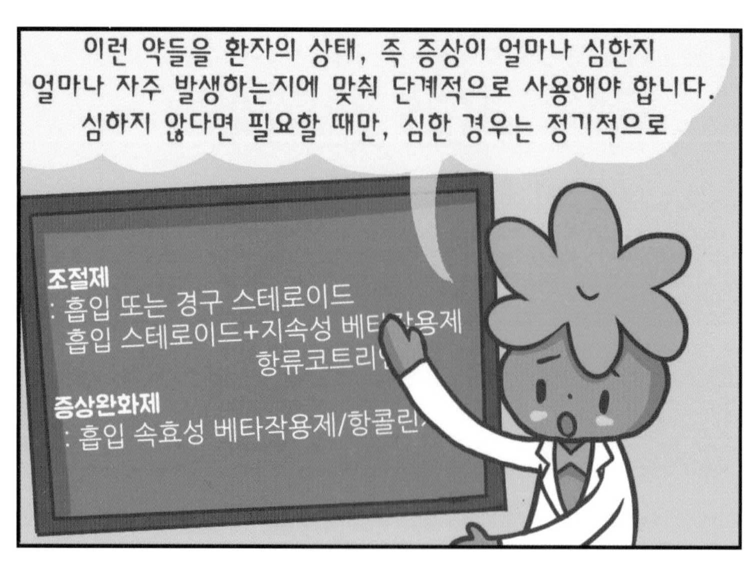
이런 약들을 환자의 상태, 즉 증상이 얼마나 심한지
얼마나 자주 발생하는지에 맞춰 단계적으로 사용해야 합니다.
심하지 않다면 필요할 때만, 심한 경우는 정기적으로
조절제
: 흡입 또는 경구 스테로이드
흡입 스테로이드+지속성 베타
항류코트리
증상완화제
: 흡입 속효성 베타작용제/항콜린

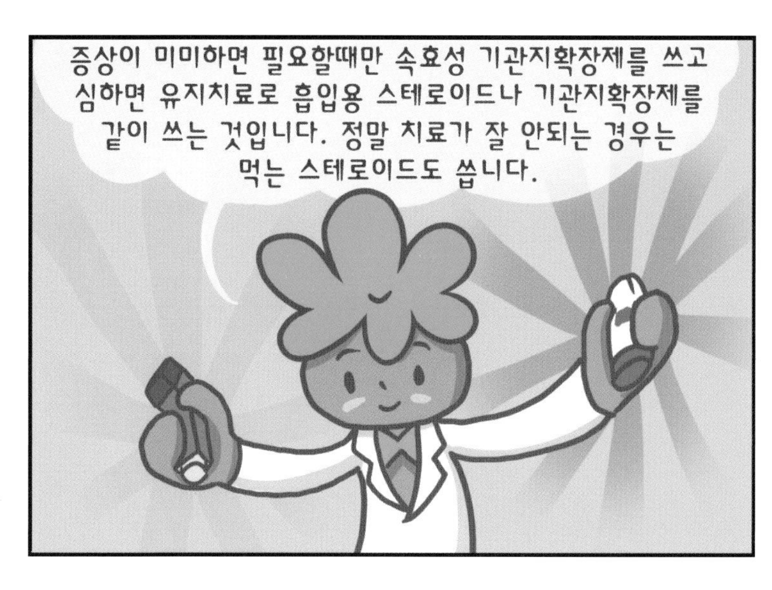
증상이 미미하면 필요할때만 속효성 기관지확장제를 쓰고 심하면 유지치료로 흡입용 스테로이드나 기관지확장제를 같이 쓰는 것입니다. 정말 치료가 잘 안되는 경우는 먹는 스테로이드도 씁니다.

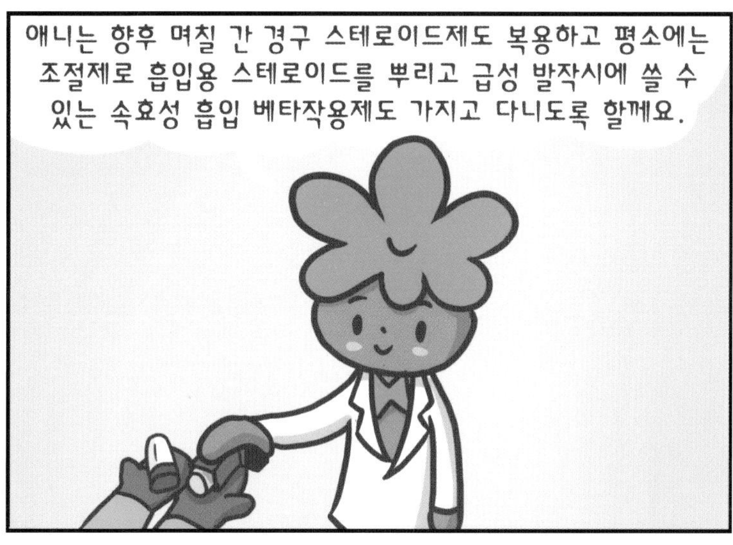
애니는 향후 며칠 간 경구 스테로이드제도 복용하고 평소에는 조절제로 흡입용 스테로이드를 뿌리고 급성 발작시에 쓸 수 있는 속효성 흡입 베타작용제도 가지고 다니도록 할께요.

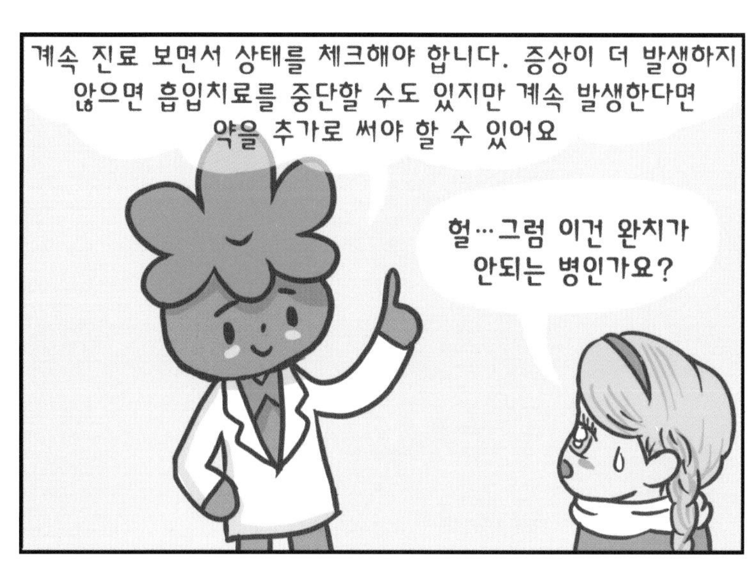
계속 진료 보면서 상태를 체크해야 합니다. 증상이 더 발생하지 않으면 흡입치료를 중단할 수도 있지만 계속 발생한다면 약을 추가로 써야 할 수 있어요
헐…그럼 이건 완치가 안되는 병인가요?

소아의 천식은 저절로 좋아지거나 나이가 들며 줄어드는 경우도 많이 있습니다. 하지만 성인 천식에서는 드물죠. 적절한 치료와 조절을 통해 정상적인 생활을 할수 있도록 관리하는 개념입니다.

그렇군요. 선생님 정말 감사합니다!! 그런데 이제 밖에서 못 노나요?

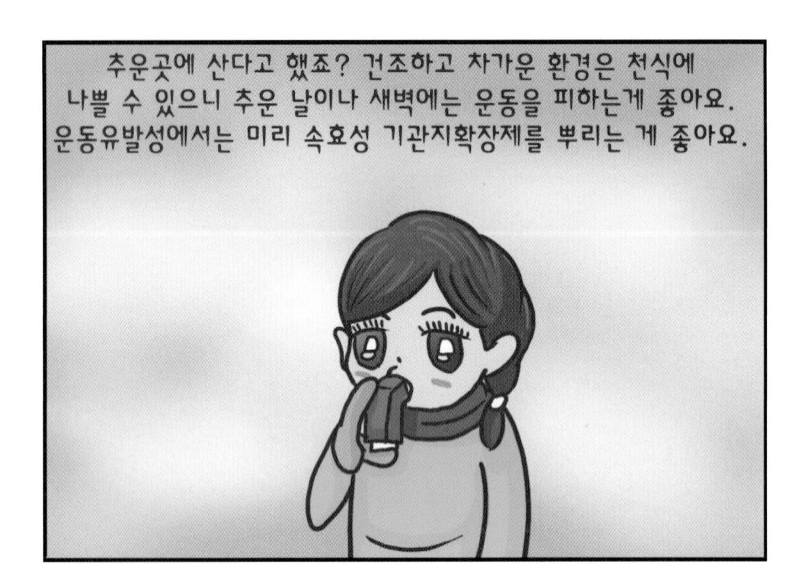

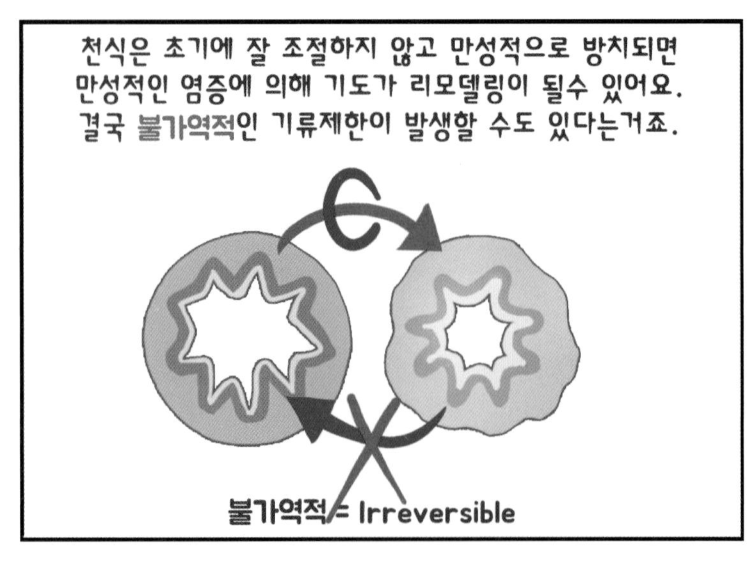

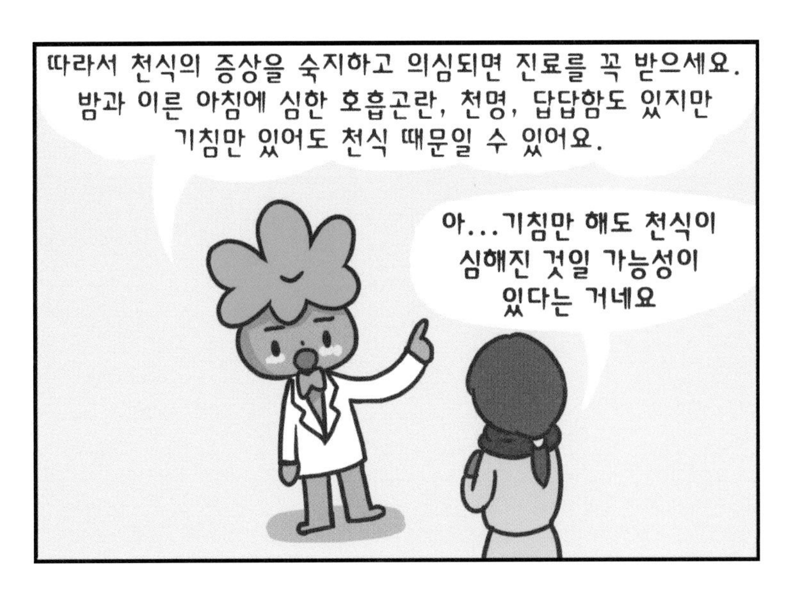
따라서 천식의 증상을 숙지하고 의심되면 진료를 꼭 받으세요.
밤과 이른 아침에 심한 호흡곤란, 천명, 답답함도 있지만
기침만 있어도 천식 때문일 수 있어요.
아...기침만 해도 천식이
심해진 것일 가능성이
있다는 거네요

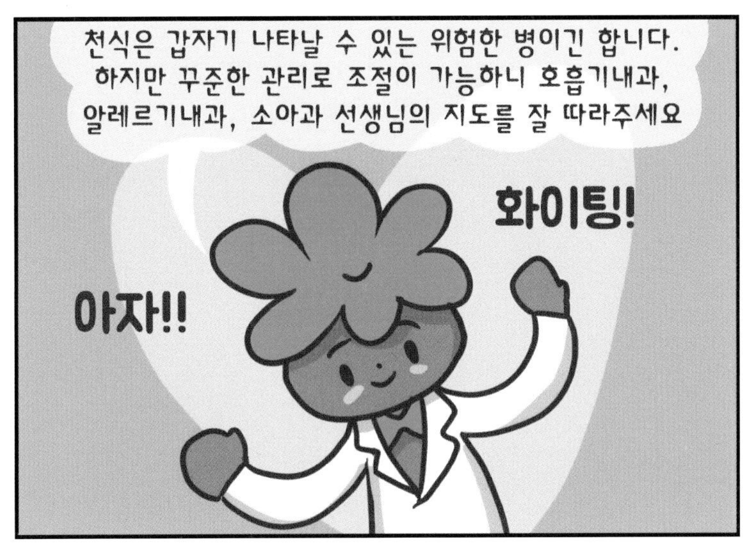
천식은 갑자기 나타날 수 있는 위험한 병이긴 합니다.
하지만 꾸준한 관리로 조절이 가능하니 호흡기내과,
알레르기내과, 소아과 선생님의 지도를 잘 따라주세요
화이팅!!
아자!!

천식

천식은 꽤 많은 사람들이 직접 또는 간접적으로 경험하거나 듣게 되는 꽤 흔한 호흡기 질환입니다. 소아에서도 많이 발생하는 천식은 아토피 피부염, 알레르기 비염과 함께 아토피 질환의 중요한 질병으로 다루어집니다. 그만큼 천식은 아토피질환, 알레르기의 관점에서 이해할 수 있지만 안타깝게도 알레르기와 무관한 천식도 있습니다. 주로 성인에서 발생하는 천식이 그렇죠.

천식의 정의는 가역적인 기도폐쇄, 각종 자극에 의한 기도의 과민반응, 기도의 만성적인 염증으로 정리할 수 있습니다. 즉, 만성적인 기도의 염증이 있는 상태에서 어떤 자극에 의해 기도의 과민반응이 발생하고 그 결과로 가역적인 기도폐쇄가 발생하는 것입니다.

천식의 특징인 쌕쌕거리는 소리는 기관지가 좁아지면서 발생하는 소리로 천식에 특징적입니다.

다행히도, 특히 소아에서 발생하는 천식은 시간이 지나면서 없어지거나 잘 조절되는 경우도 많지만 성인에서 발생하는 천식은 없어지지 않는 경우가 많습니다.

문제는 천식의 이런 만성염증이 방치될 경우에 기도의 remodeling에 의해 기관지가 비가역적으로 좁아져 버릴 수도 있다는 것입니다. 그만큼 천식은 미리 잘 치료하고 조절을 하는 것이 중요합니다.

천식같이 장기간 관리해야 하는 병의 경우 다른 치료법을 찾고자 하는 환자들이 많긴 한데 위에서 지적한 만큼 적절한 관리를 받아야 장기간 동안 정상적인 생활을 영위할 수 있다는 것을 명심하고 알레르기내과, 호흡기 내과, 소아과 전문의의 도움을 꼭 받길 바랍니다.

단감's NOTE

이번 에피소드에서는 겨울왕국의 엘사와 안나의 이미지를 차용해서 이야기를 풀어봤습니다. 건조하고 차가운 환경에서 천식이 악화되기 때문에 그런 곳에 살고 있는 두 자매와 그들의 우정이 소재가 된 것인데요, 역시나 제가 해야 할 얘기만 할 수 있는 정도로 스토리를 구성해봤습니다.

이번 에피소드를 보다 보면 폐 캐릭터가 나옵니다. 장기를 캐릭터로 만들어봤다 얼굴만 그려주면 되는 것인지 조금 무성의해보이기도 한데, 사실, 최근에 '수미와 쉬리'라는 폐 캐릭터도 만들었습니다.

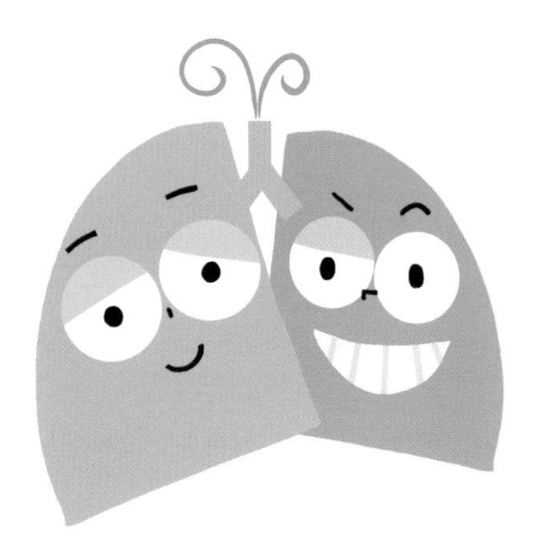

이 친구들은 다른 장기들에 비해서 조금 손이 많이 가는데 아무래도 폐가 한 쌍이다 보니까 협소한 공간에 그리다 보니 그런 것 같습니다. 삼성서울병원 이식센터에서 쓰는 약물복용 알리미 앱에 폐 이식을 받은 환자들 모드에 들어가 있는 캐릭터이긴 한데 그렇게 사랑받고 있는 것 같지는 않습니다.

만화로 배우는

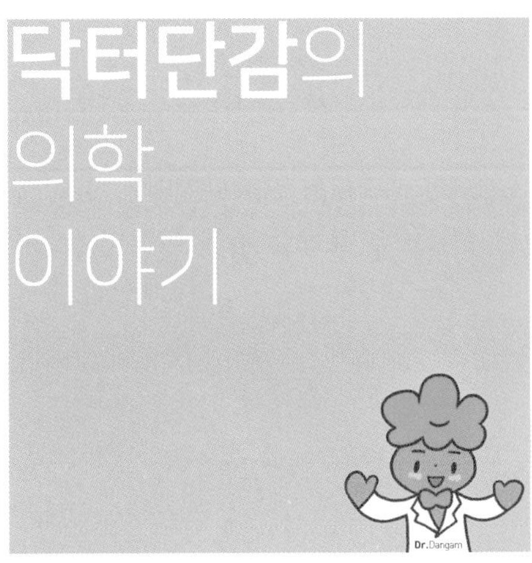

PART 02

감염 질환

05 CHAPTER

감염 질환

독감

Influenza

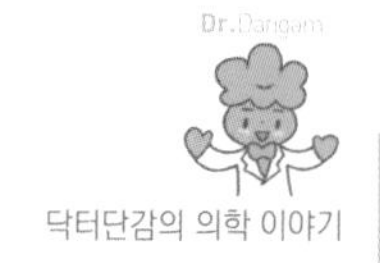

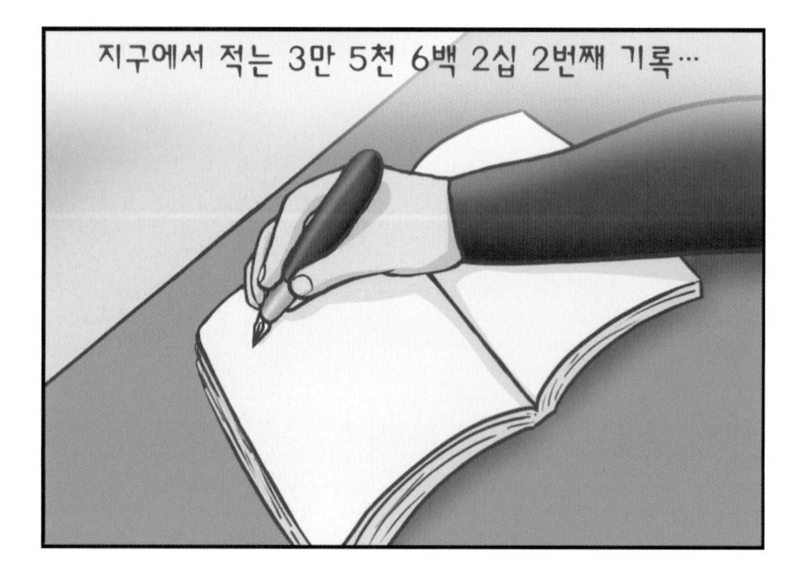

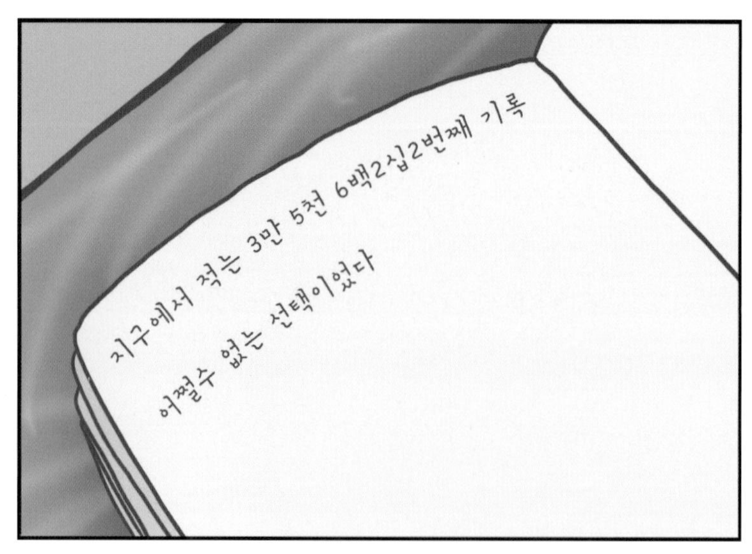

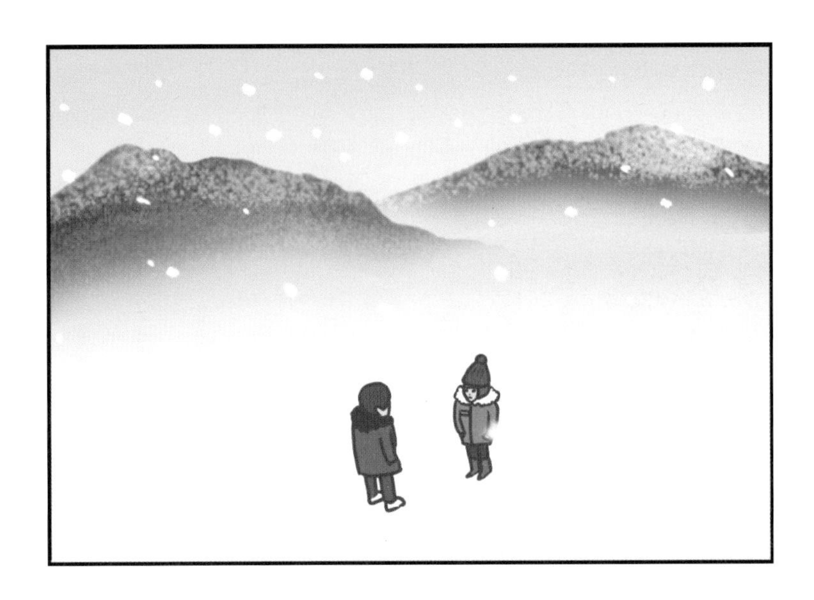

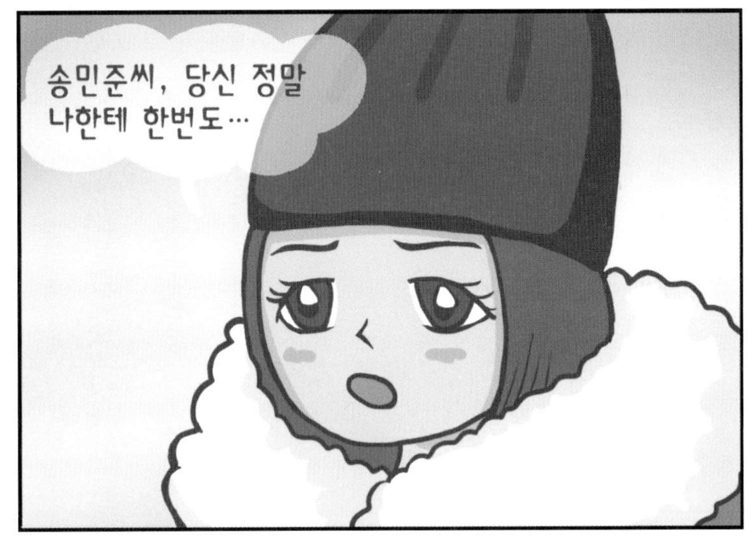
송민준씨, 당신 정말
나한테 한번도…

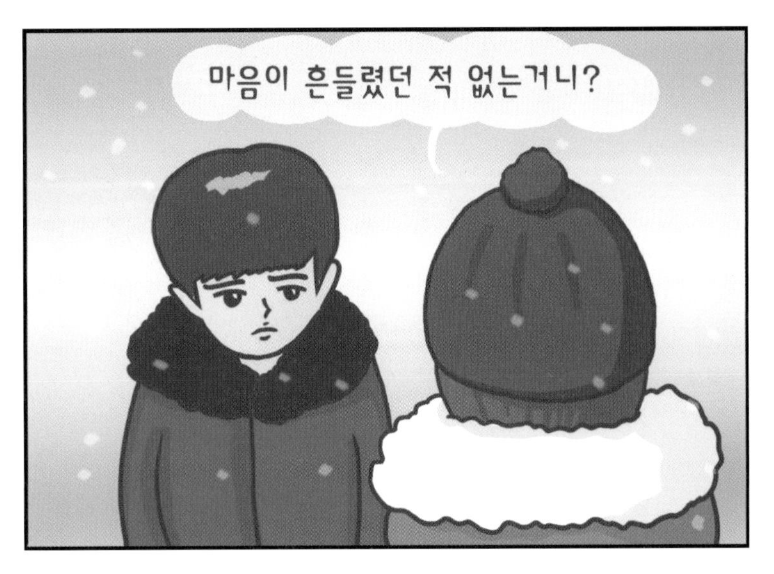
마음이 흔들렸던 적 없는거니?

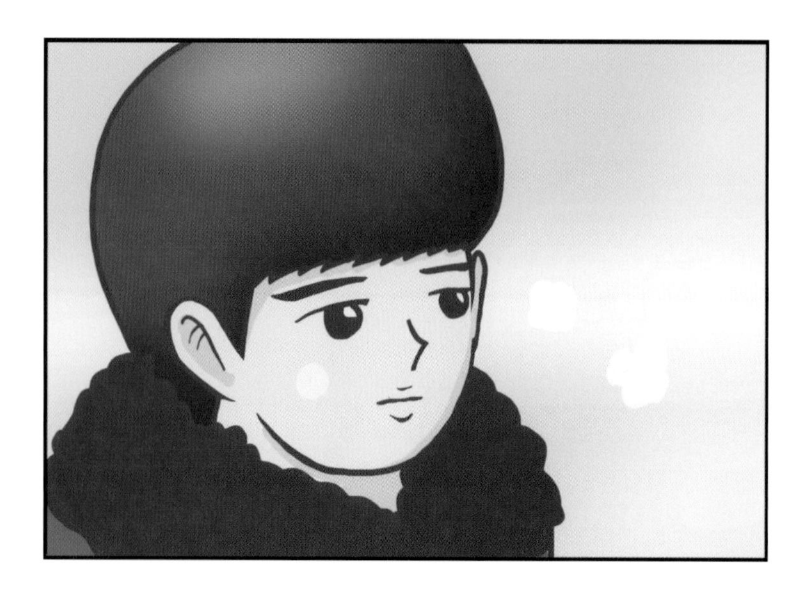

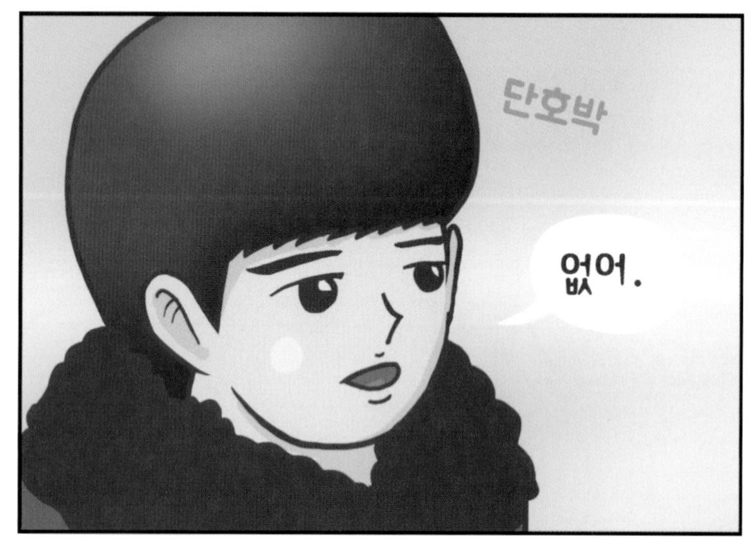
단호박
없어.

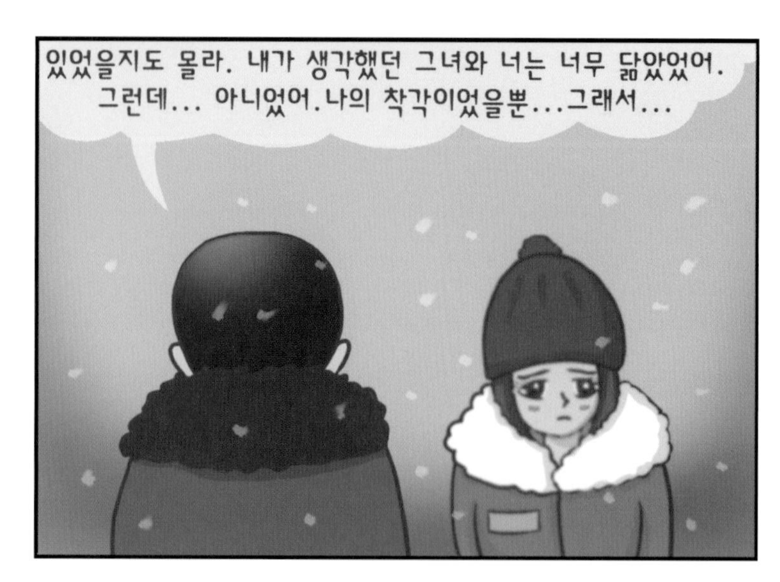
있었을지도 몰라. 내가 생각했던 그녀와 너는 너무 닮았었어.
그런데... 아니었어. 나의 착각이었을뿐...그래서...

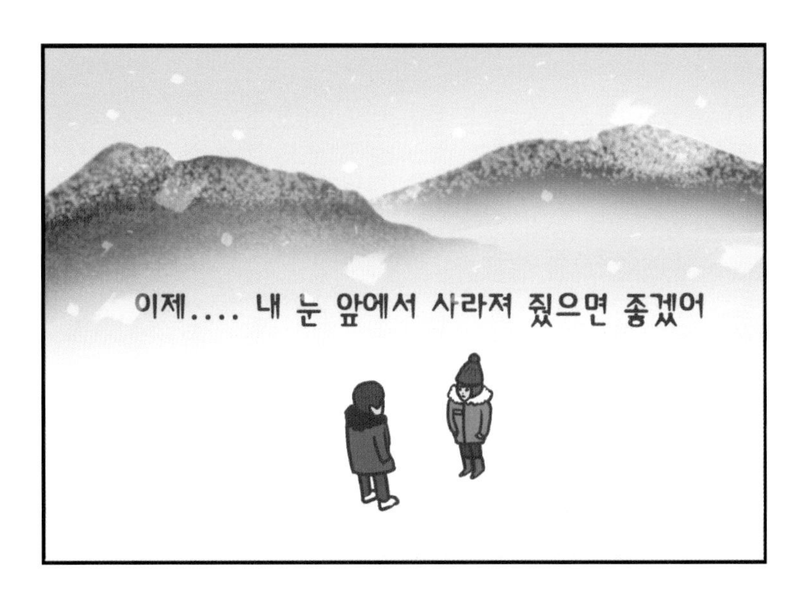
이제.... 내 눈 앞에서 사라져 줬으면 좋겠어

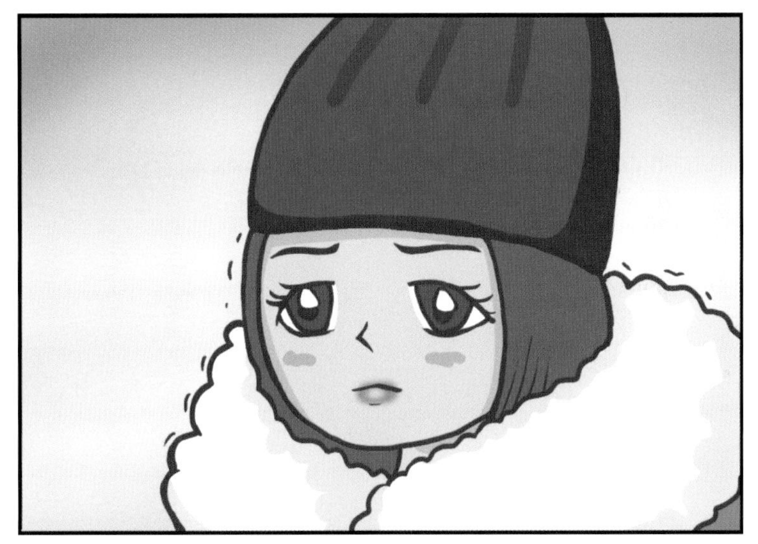

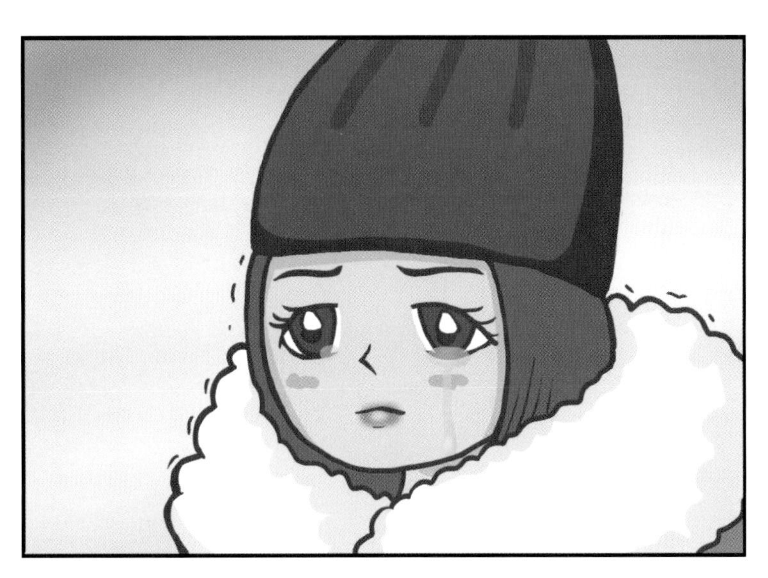

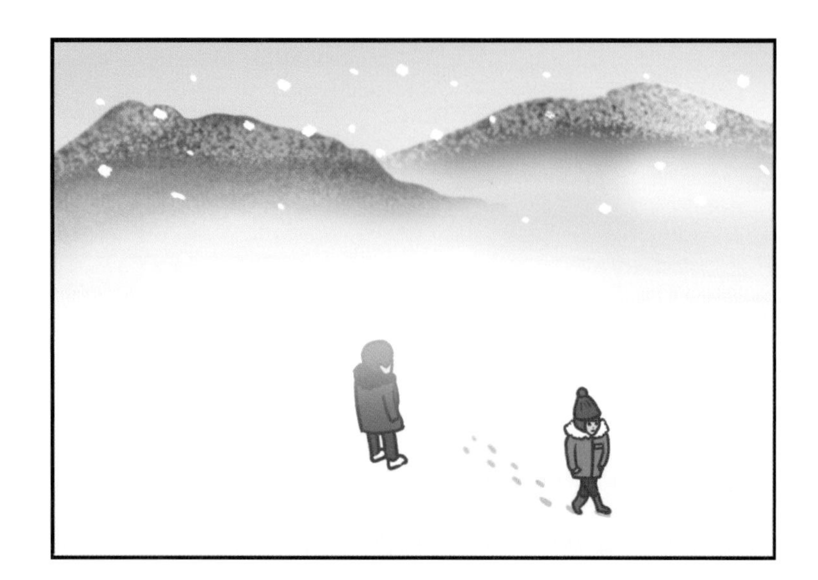

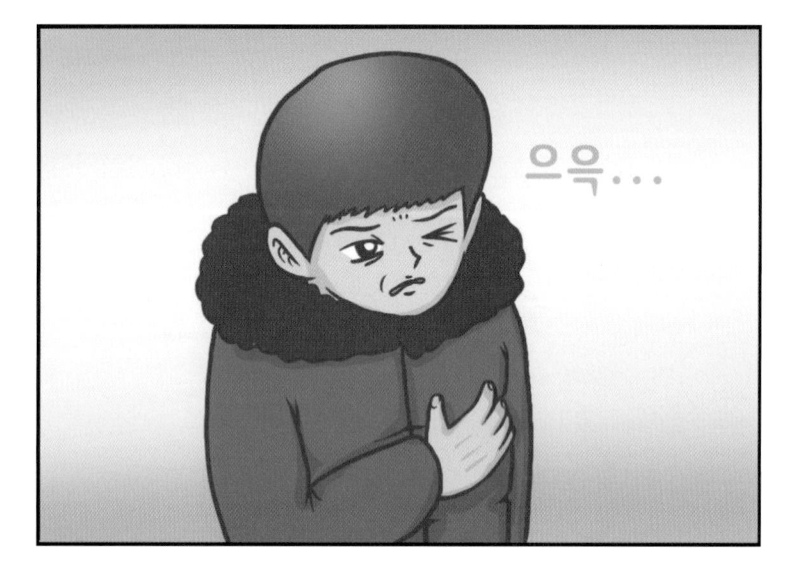
으윽...

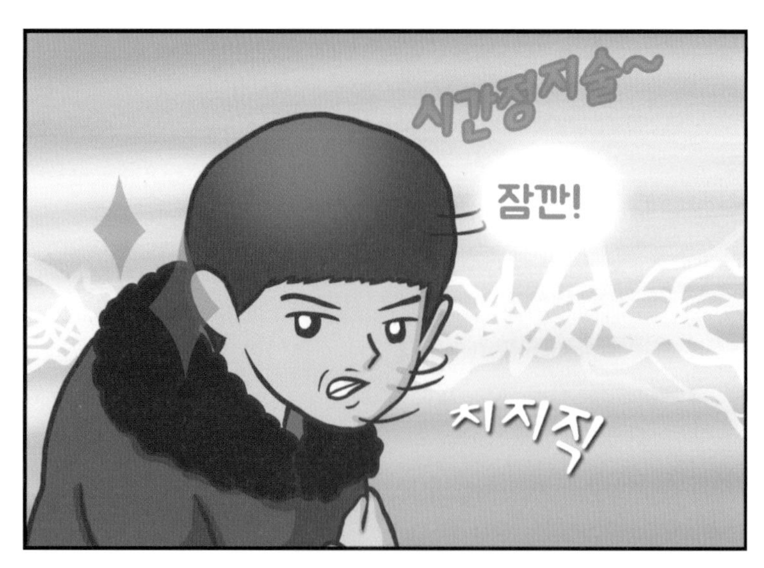
시간정지술~
잠깐!
치지직

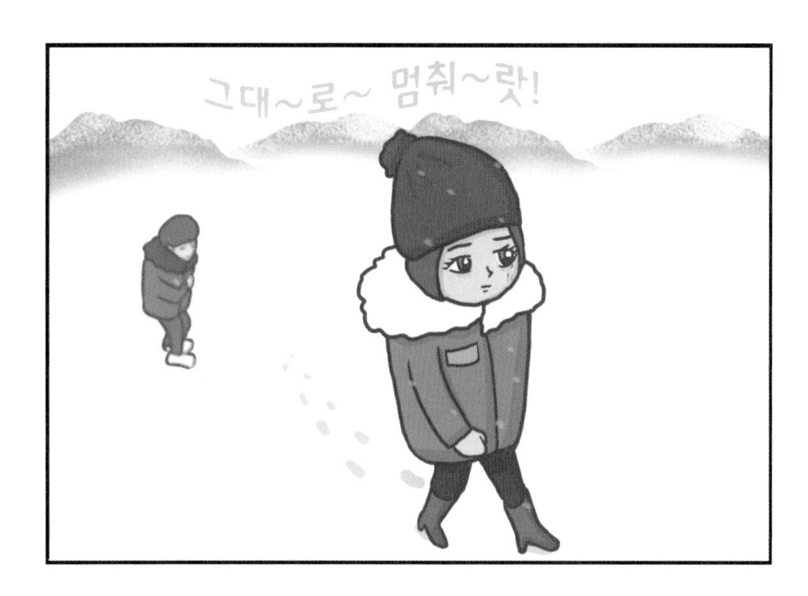
그대~로~ 멈춰~랏!

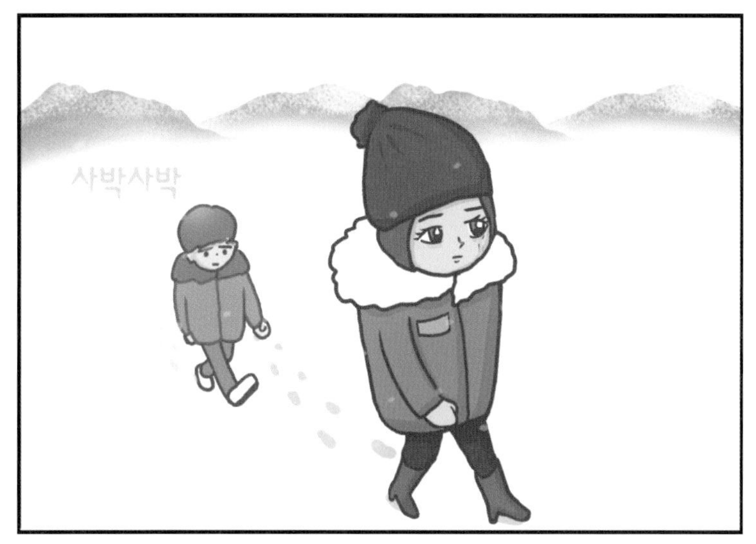
사박사박

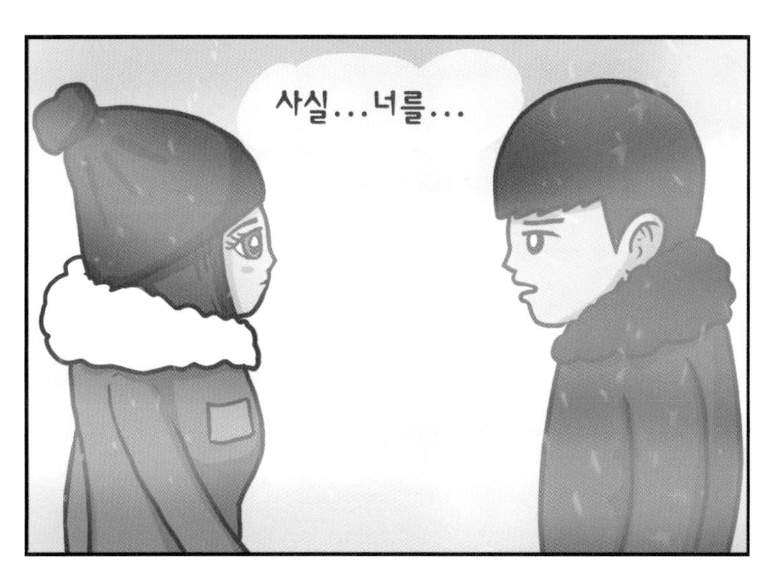
사실... 너를...

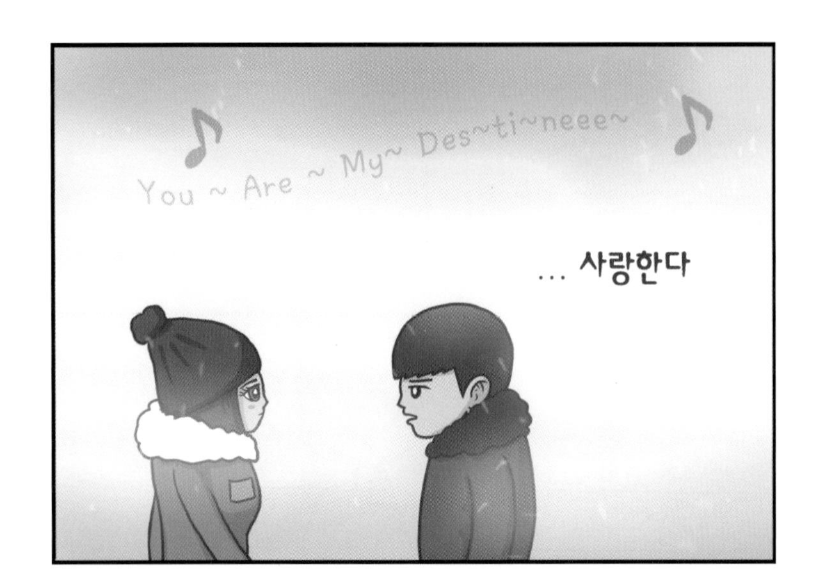
You ~ Are ~ My~ Des~ti~neee~
… 사랑한다

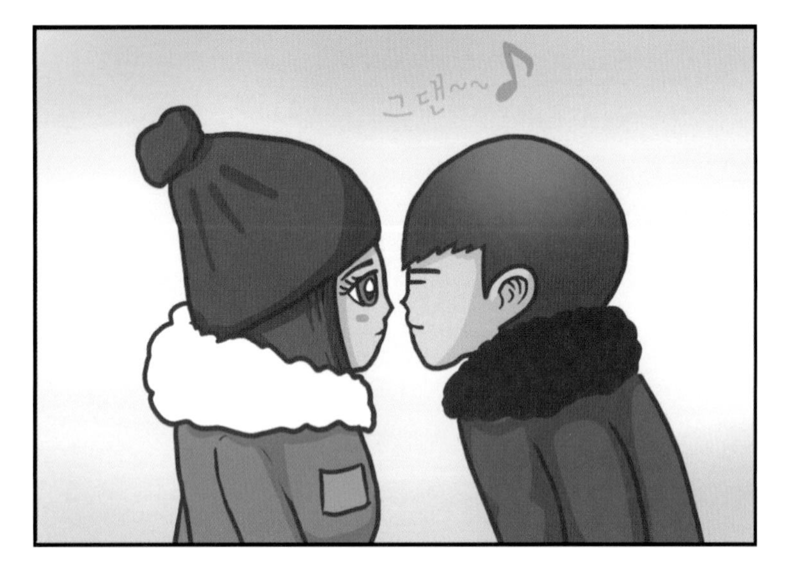
그댄~~

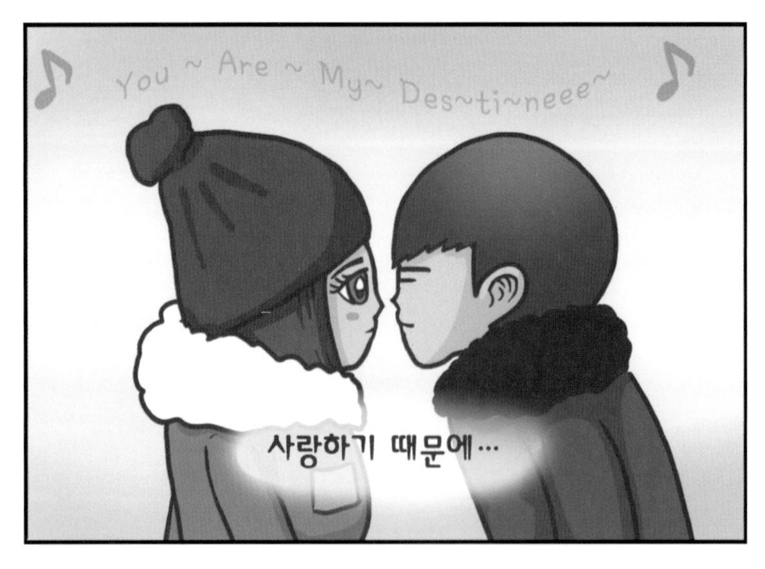
You ~ Are ~ My~ Des~ti~neee~
사랑하기 때문에…

05

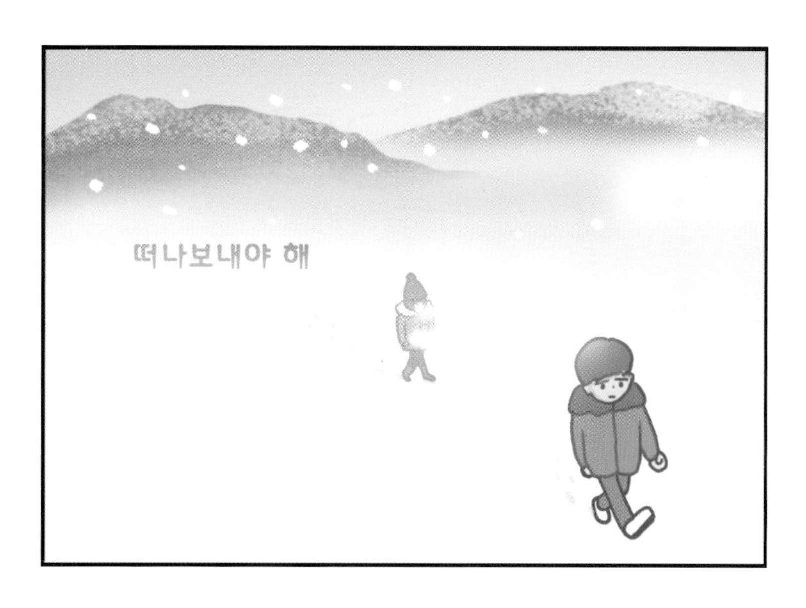
떠나보내야 해

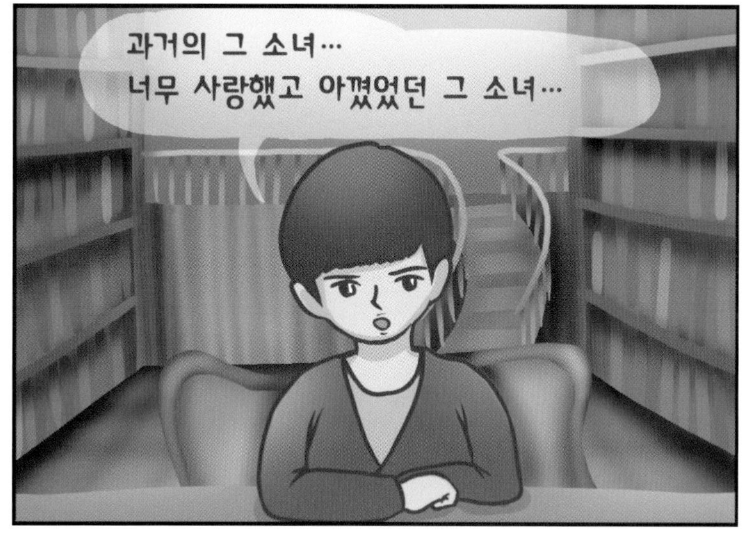
과거의 그 소녀…
너무 사랑했고 아꼈었던 그 소녀…

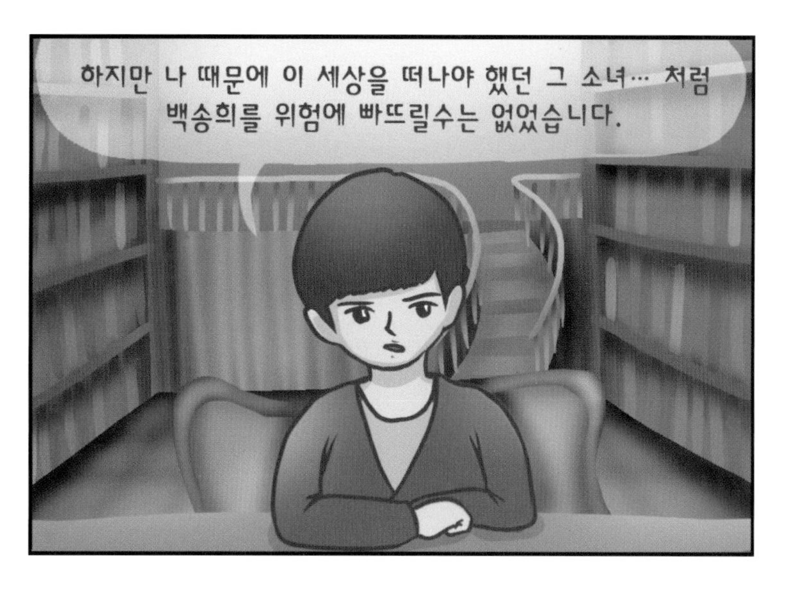
하지만 나 때문에 이 세상을 떠나야 했던 그 소녀… 처럼
백송희를 위험에 빠뜨릴수는 없었습니다.

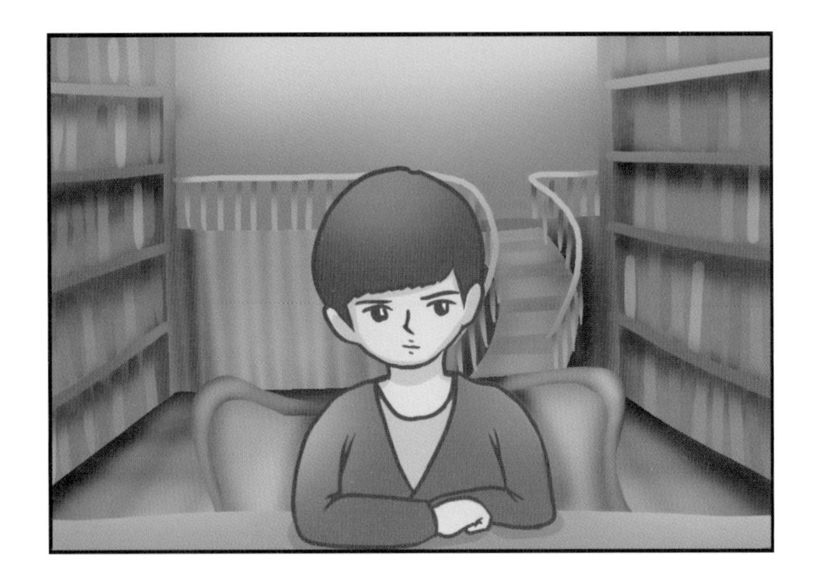

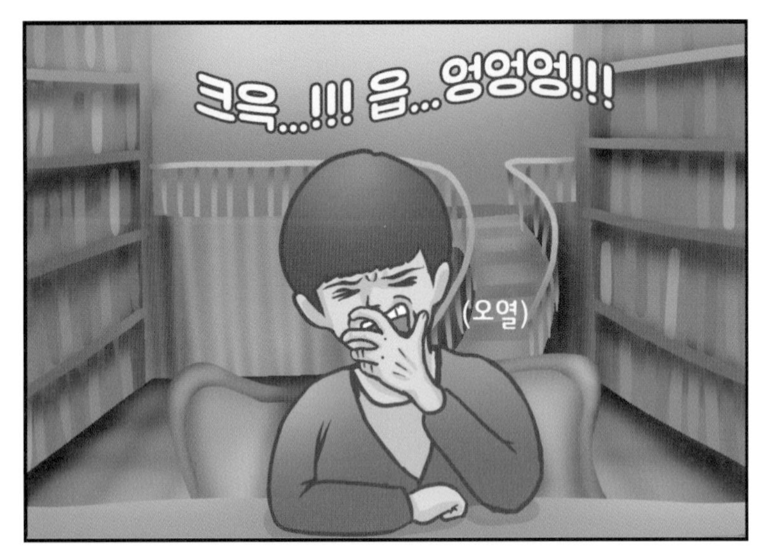

헉....헉...헉..

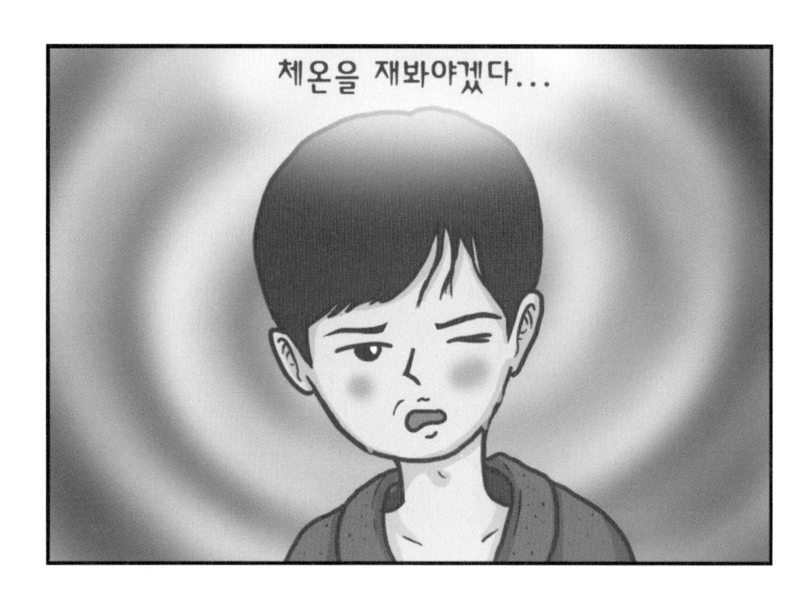
체온을 재봐야겠다...

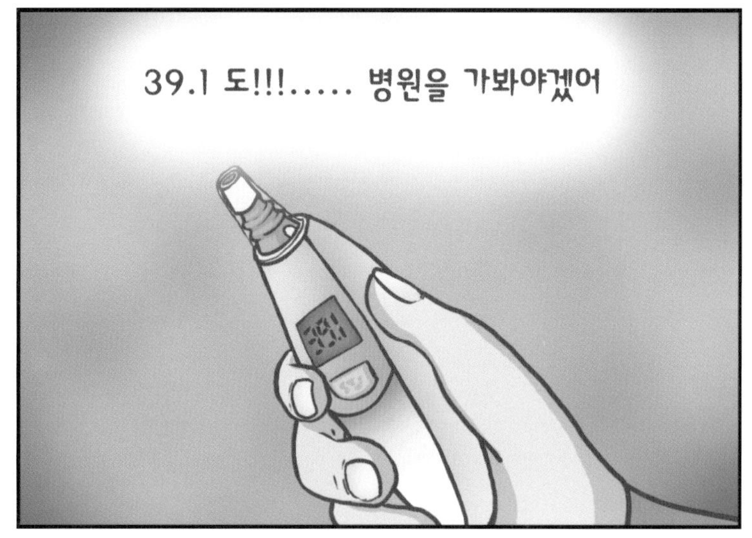
39.1 도!!!..... 병원을 가봐야겠어

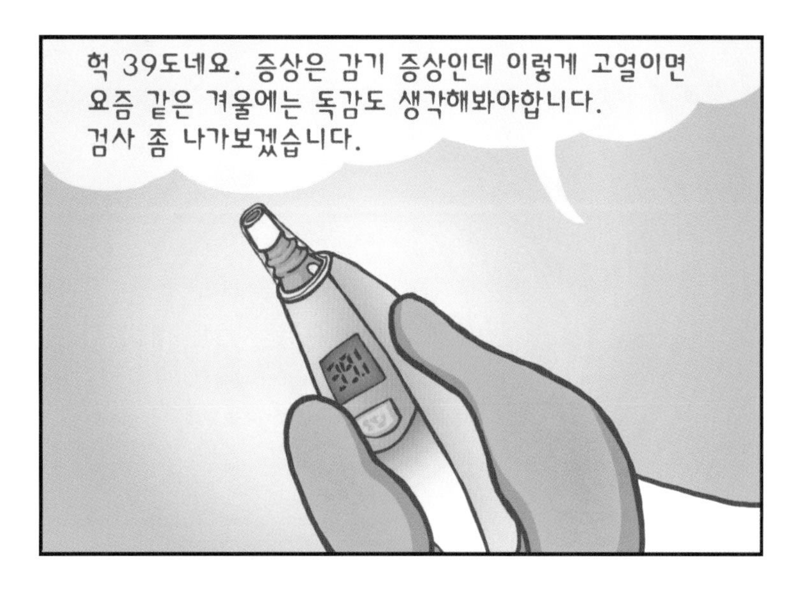
헉 39도네요. 증상은 감기 증상인데 이렇게 고열이면
요즘 같은 겨울에는 독감도 생각해봐야합니다.
검사 좀 나가보겠습니다.

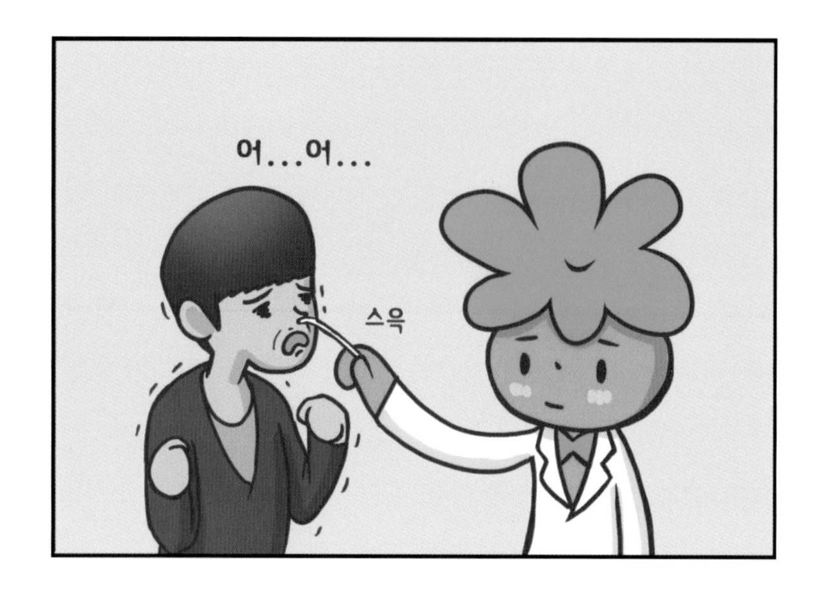
어...어...
스윽

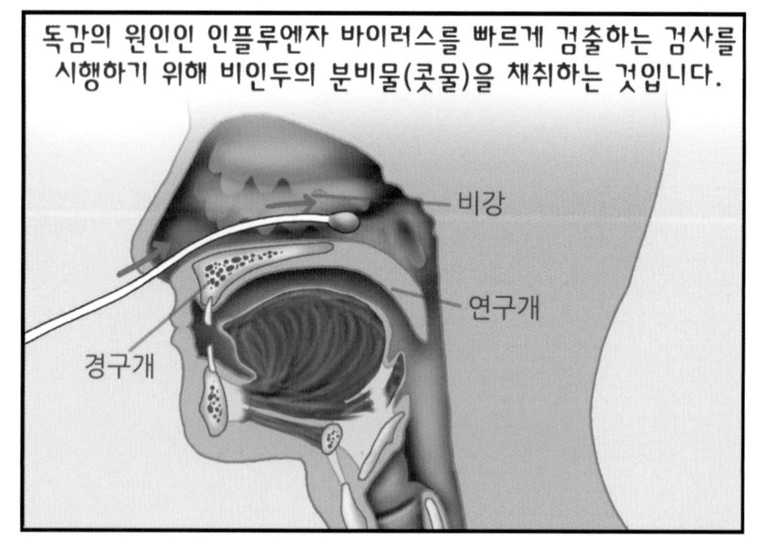
독감의 원인인 인플루엔자 바이러스를 빠르게 검출하는 검사를 시행하기 위해 비인두의 분비물(콧물)을 채취하는 것입니다.
비강
연구개
경구개

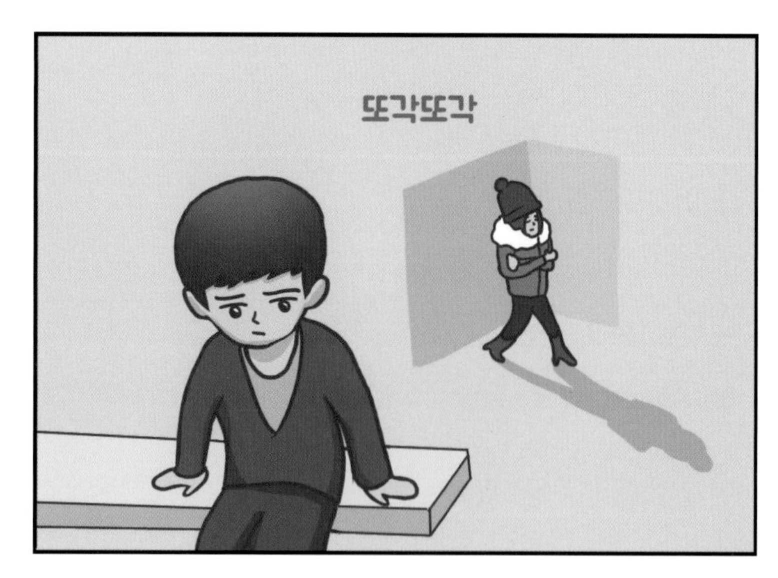
또각또각

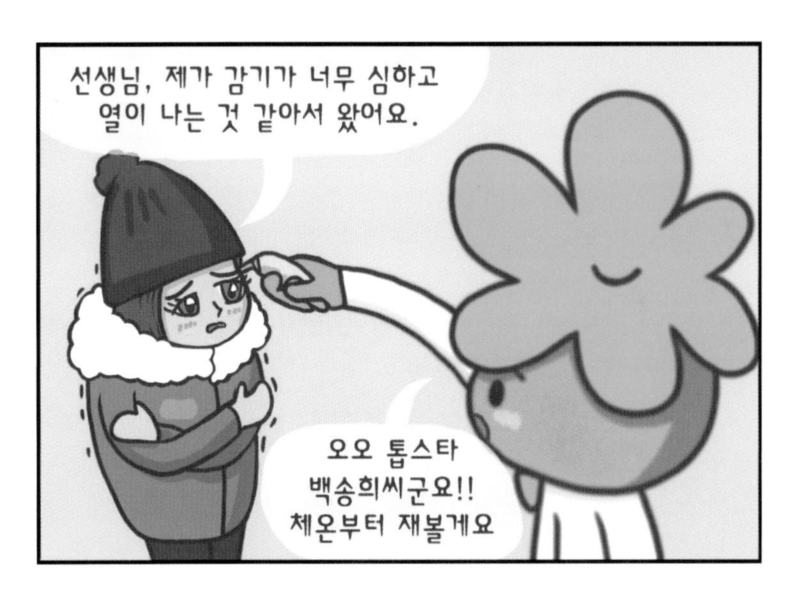
선생님, 제가 감기가 너무 심하고
열이 나는 것 같아서 왔어요.
오오 톱스타
백송희씨군요!!
체온부터 재볼게요

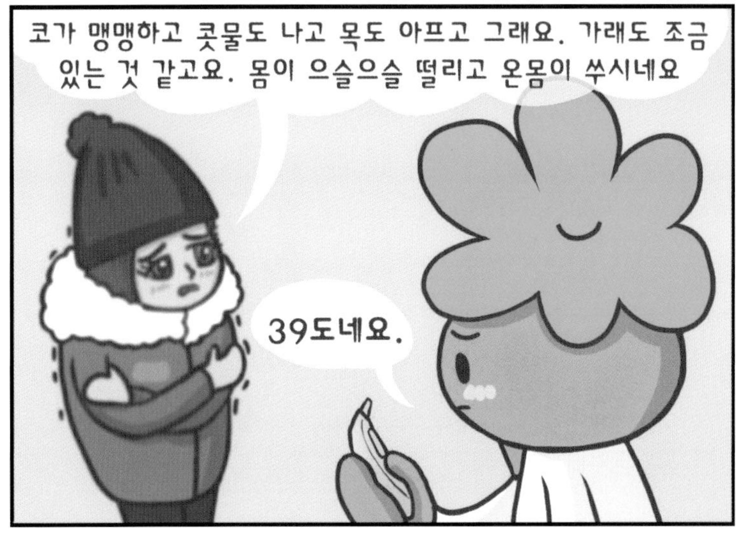
코가 맹맹하고 콧물도 나고 목도 아프고 그래요. 가래도 조금
있는 것 같고요. 몸이 으슬으슬 떨리고 온몸이 쑤시네요
39도네요.

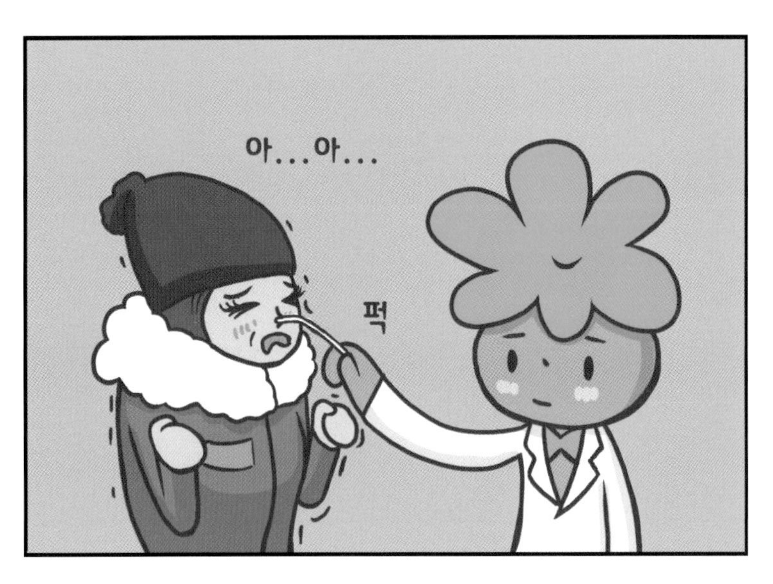
아...아...
퍽

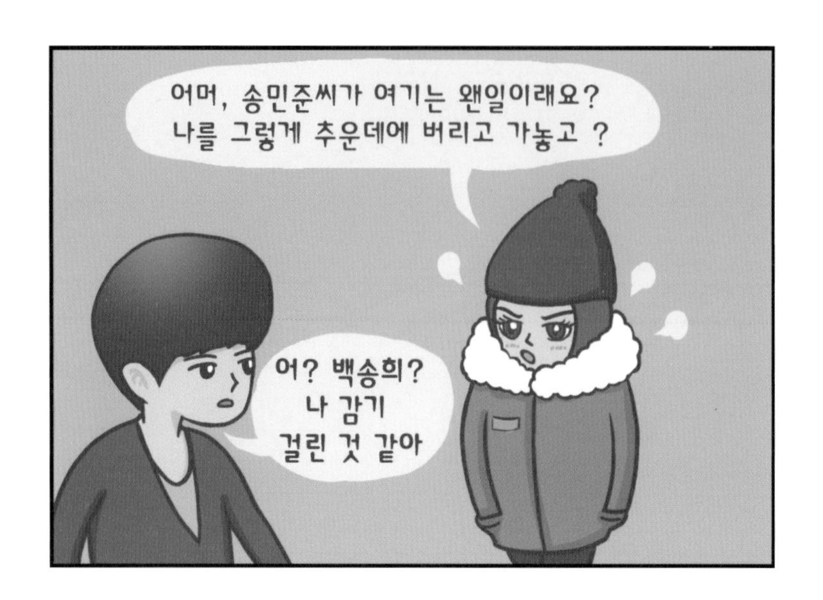
어머, 송민준씨가 여기는 왠일이래요?
나를 그렇게 추운데에 버리고 가놓고 ?
어? 백송희?
나 감기
걸린 것 같아

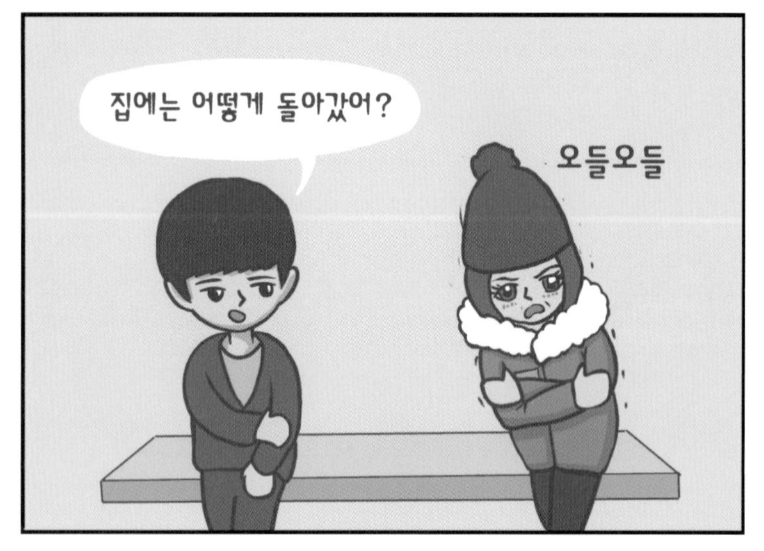
집에는 어떻게 돌아갔어?
오들오들

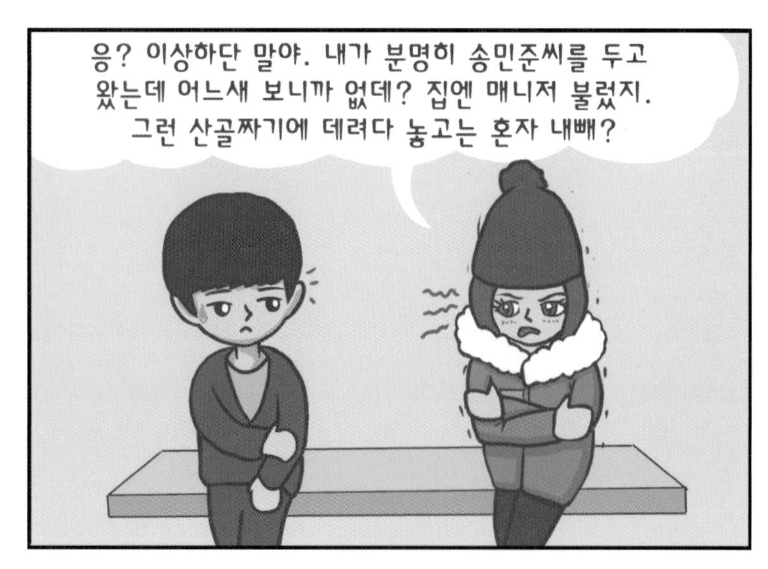
응? 이상하단 말야. 내가 분명히 송민준씨를 두고
왔는데 어느새 보니까 없데? 집엔 매니저 불렀지.
그런 산골짜기에 데려다 놓고는 혼자 내빼?

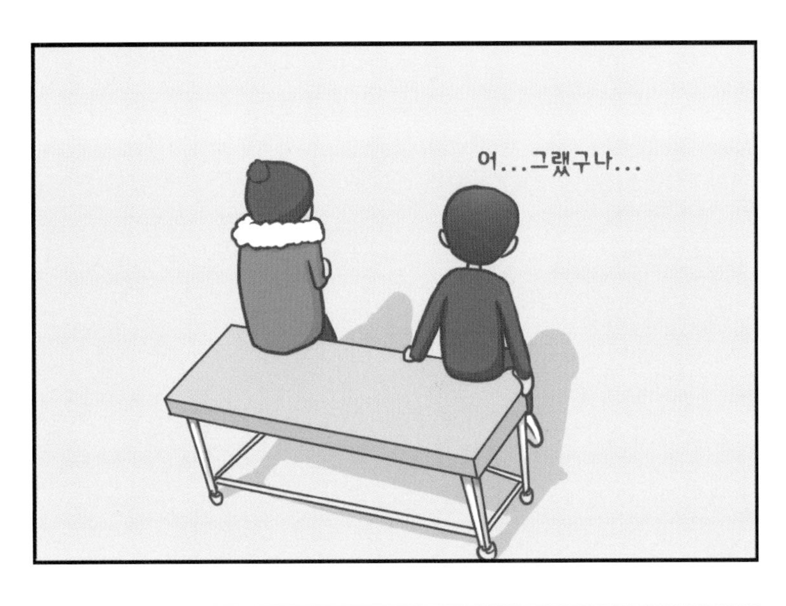
어...그랬구나...

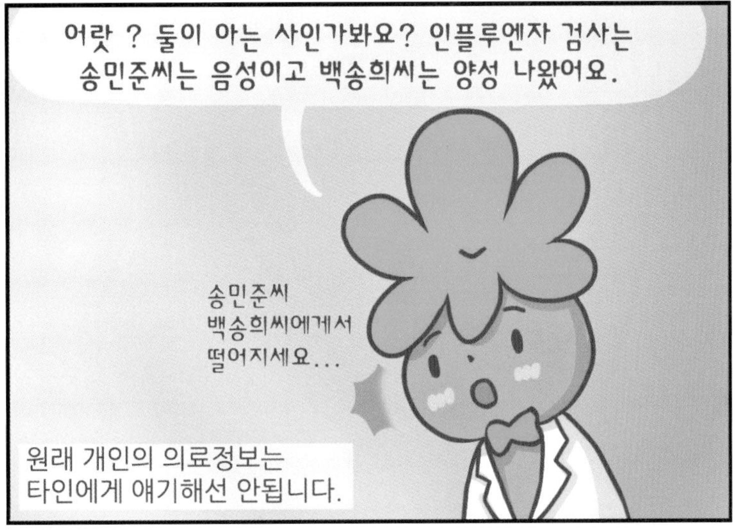
어랏 ? 둘이 아는 사인가봐요? 인플루엔자 검사는 송민준씨는 음성이고 백송희씨는 양성 나왔어요.
송민준씨 백송희씨에게서 떨어지세요...
원래 개인의 의료정보는 타인에게 얘기해선 안됩니다.

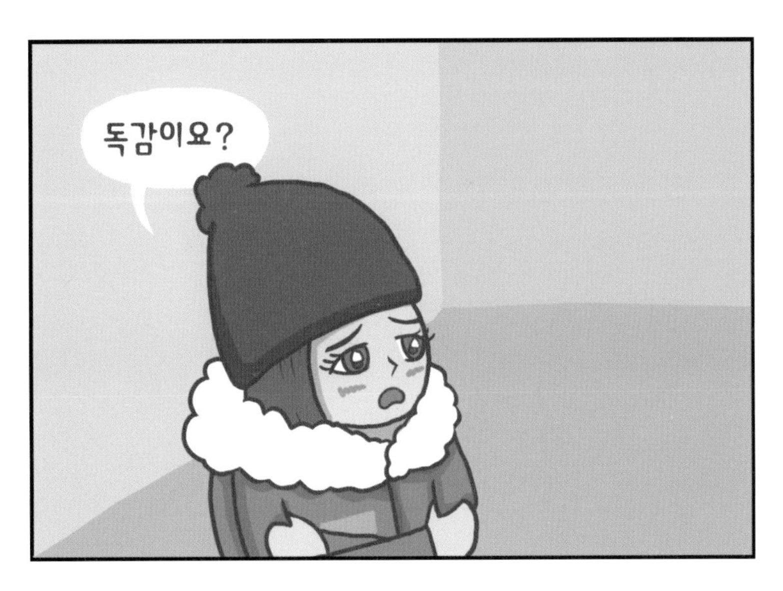
독감이요?

네, 보통 감기는 각종 약한 바이러스에 의해 발생하는 상기도염을 얘기하지만 독감은 인플루엔자 바이러스에 의해 발생해서 감기보다 심하게 앓는 경우가 많아요.

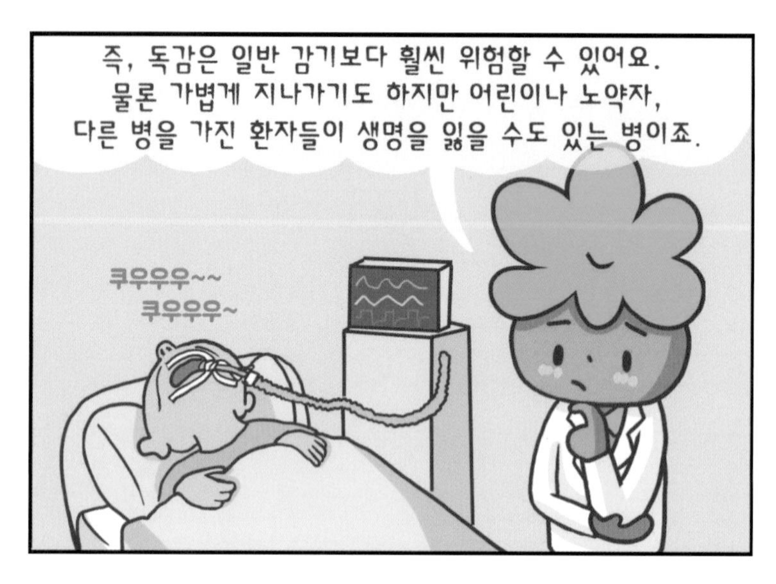

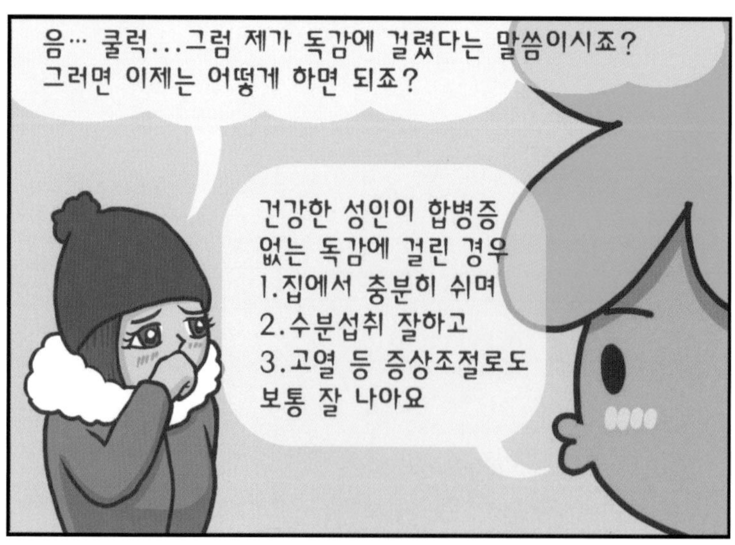

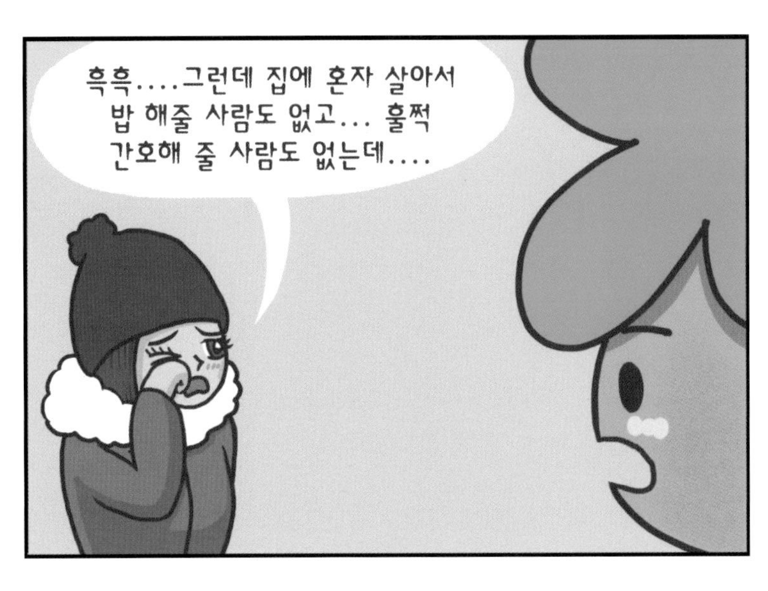
흑흑....그런데 집에 혼자 살아서
밥 해줄 사람도 없고... 훌쩍
간호해 줄 사람도 없는데....

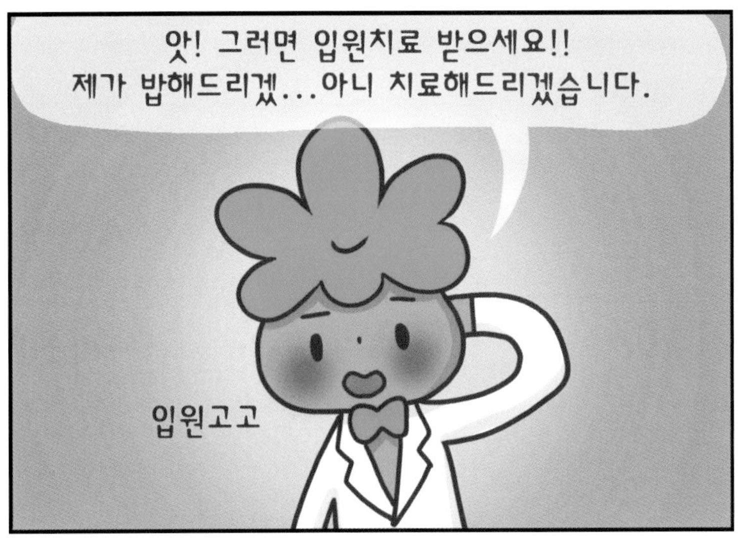
앗! 그러면 입원치료 받으세요!!
제가 밥해드리겠...아니 치료해드리겠습니다.
입원고고

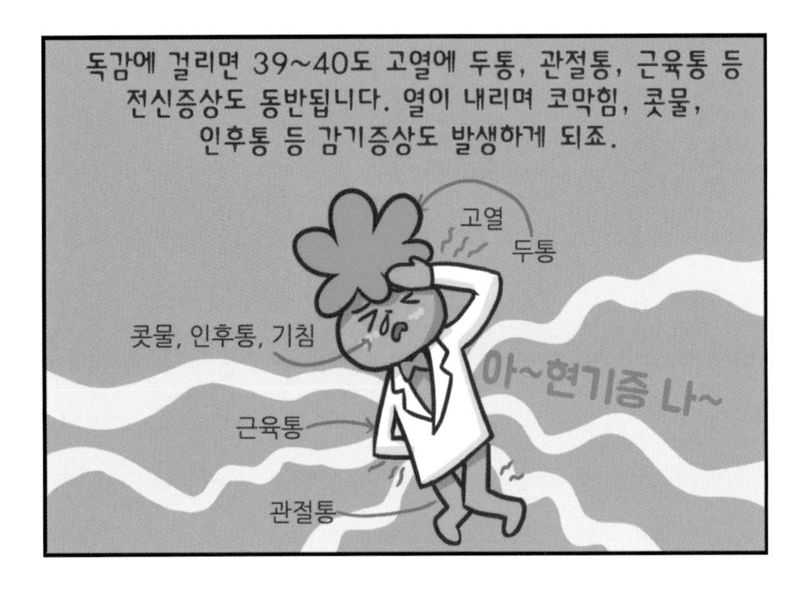
독감에 걸리면 39~40도 고열에 두통, 관절통, 근육통 등
전신증상도 동반됩니다. 열이 내리며 코막힘, 콧물,
인후통 등 감기증상도 발생하게 되죠.
고열
두통
콧물, 인후통, 기침
아~현기증 나~
근육통
관절통

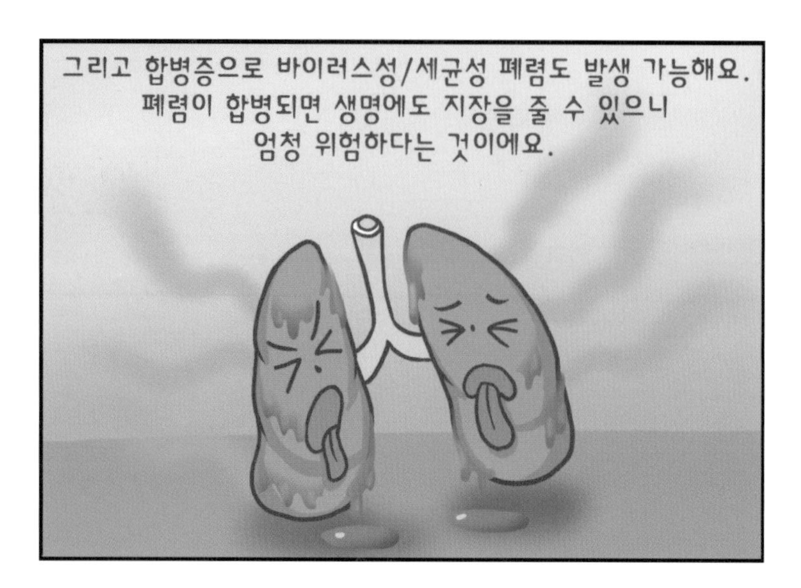
그리고 합병증으로 바이러스성/세균성 폐렴도 발생 가능해요.
폐렴이 합병되면 생명에도 지장을 줄 수 있으니
엄청 위험하다는 것이에요.

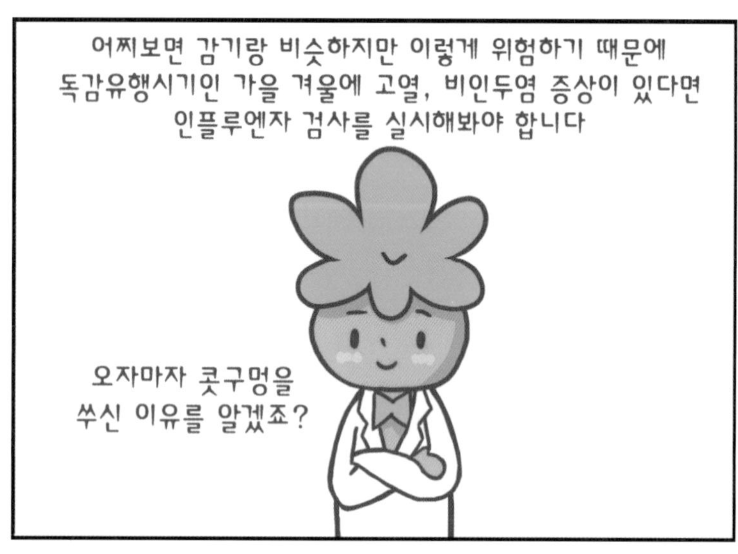
어찌보면 감기랑 비슷하지만 이렇게 위험하기 때문에
독감유행시기인 가을 겨울에 고열, 비인두염 증상이 있다면
인플루엔자 검사를 실시해봐야 합니다
오자마자 콧구멍을
쑤신 이유를 알겠죠?

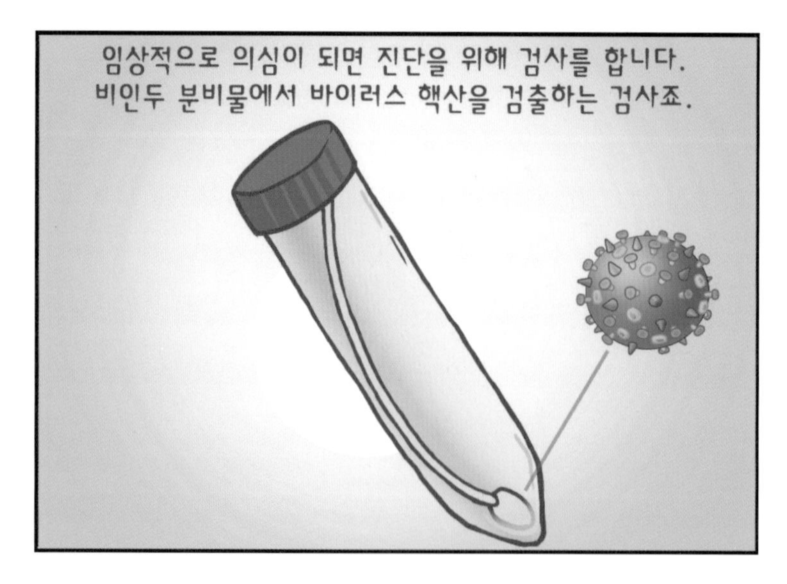
임상적으로 의심이 되면 진단을 위해 검사를 합니다.
비인두 분비물에서 바이러스 핵산을 검출하는 검사죠.

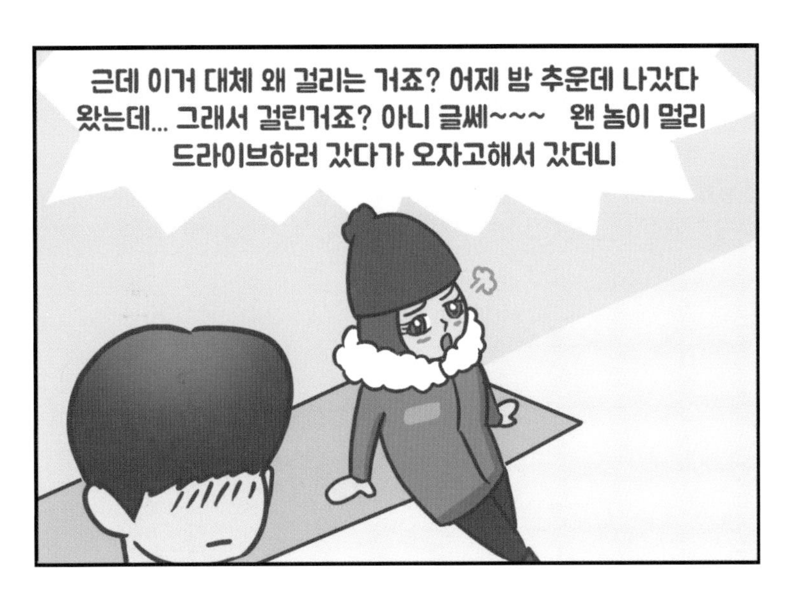
근데 이거 대체 왜 걸리는 거죠? 어제 밤 추운데 나갔다 왔는데... 그래서 걸린거죠? 아니 글쎄~~~ 왠 놈이 멀리 드라이브하러 갔다가 오자고해서 갔더니

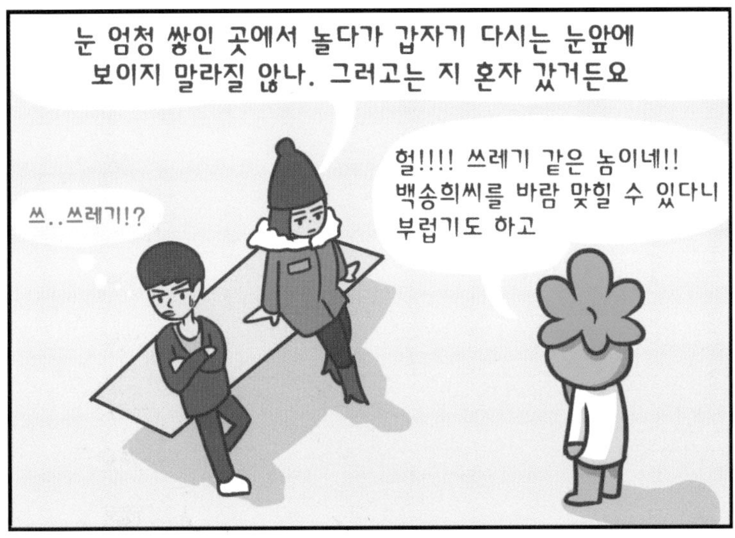
눈 엄청 쌓인 곳에서 놀다가 갑자기 다시는 눈앞에 보이지 말라질 않나. 그러고는 지 혼자 갔거든요
쓰..쓰레기!?
헐!!!! 쓰레기 같은 놈이네!! 백송희씨를 바람 맞힐 수 있다니 부럽기도 하고

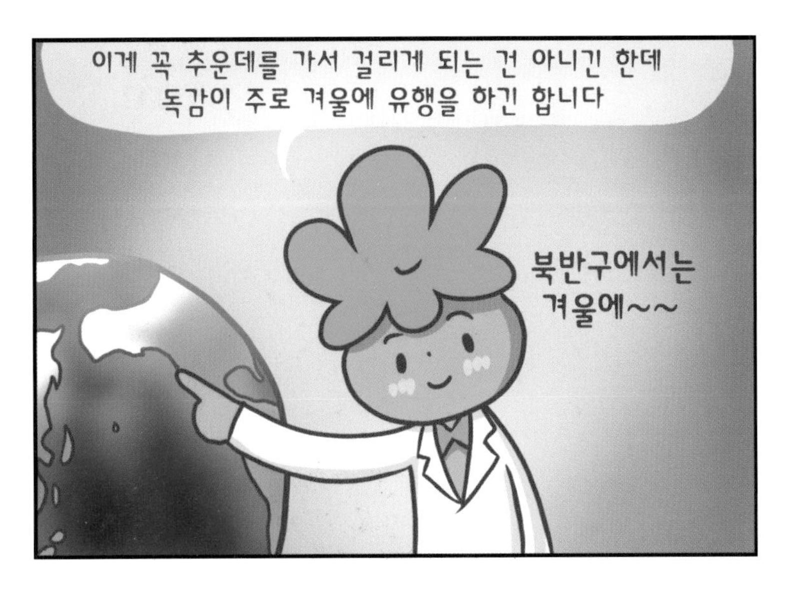
이게 꼭 추운데를 가서 걸리게 되는 건 아니긴 한데 독감이 주로 겨울에 유행을 하긴 합니다
북반구에서는 겨울에~~

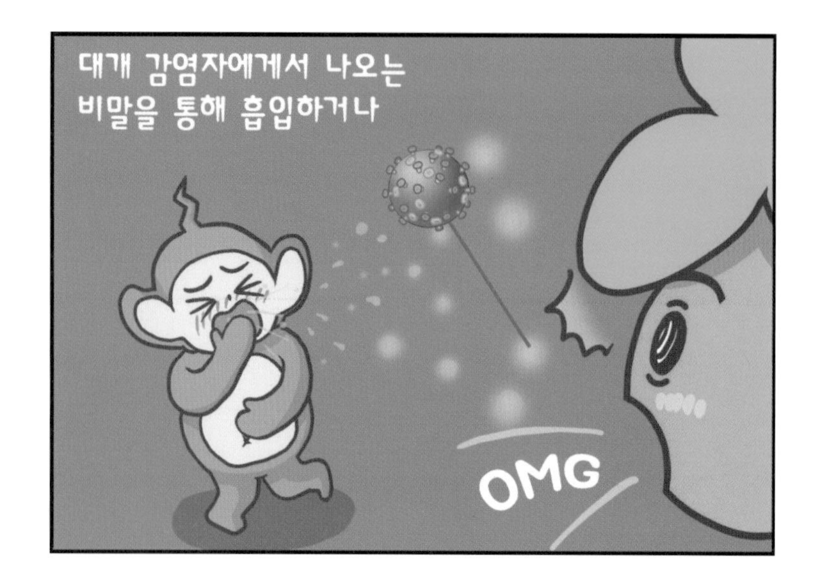
대개 감염자에게서 나오는
비말을 통해 흡입하거나
OMG

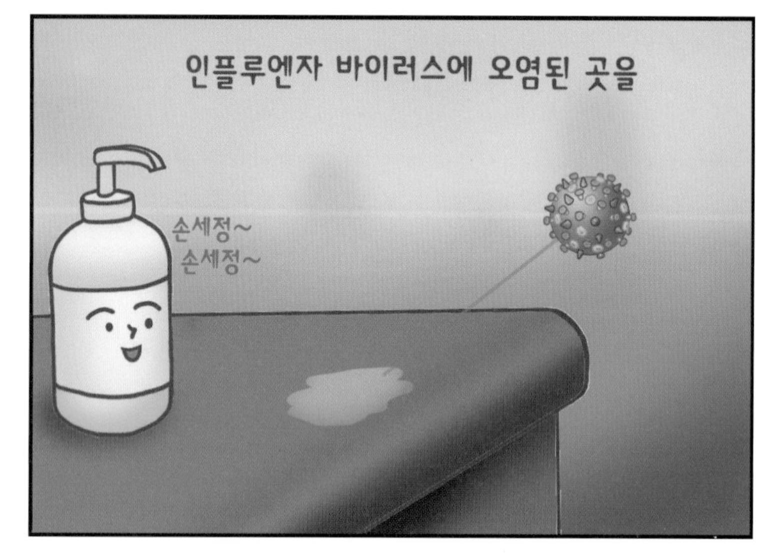
인플루엔자 바이러스에 오염된 곳을
손세정~
손세정~

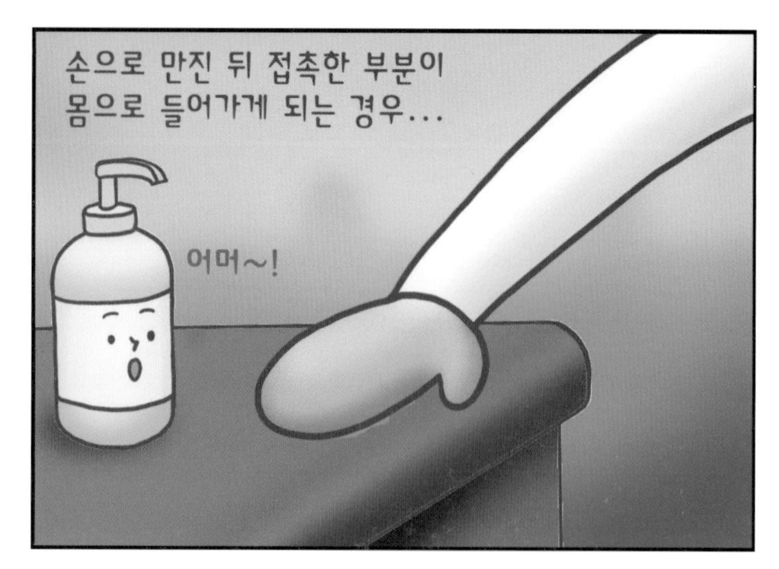
손으로 만진 뒤 접촉한 부분이
몸으로 들어가게 되는 경우...
어머~!

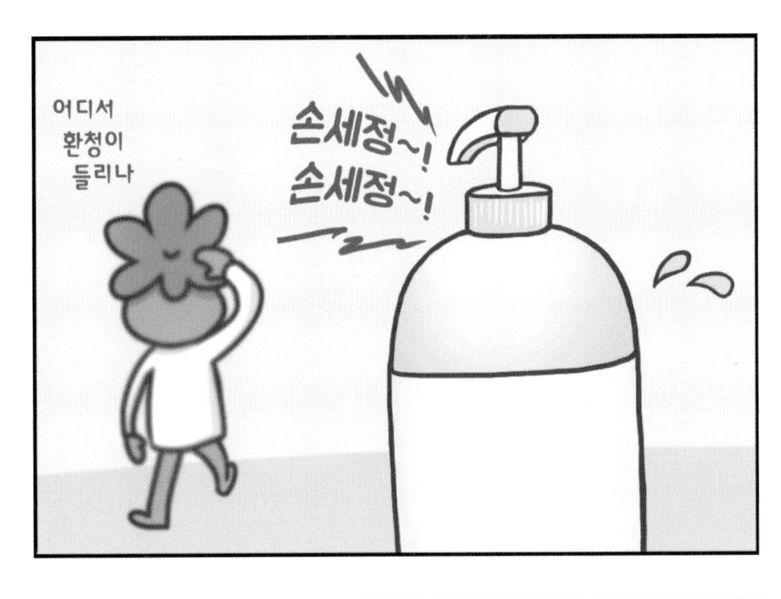
어디서
환청이
들리나
손세정~!
손세정~!

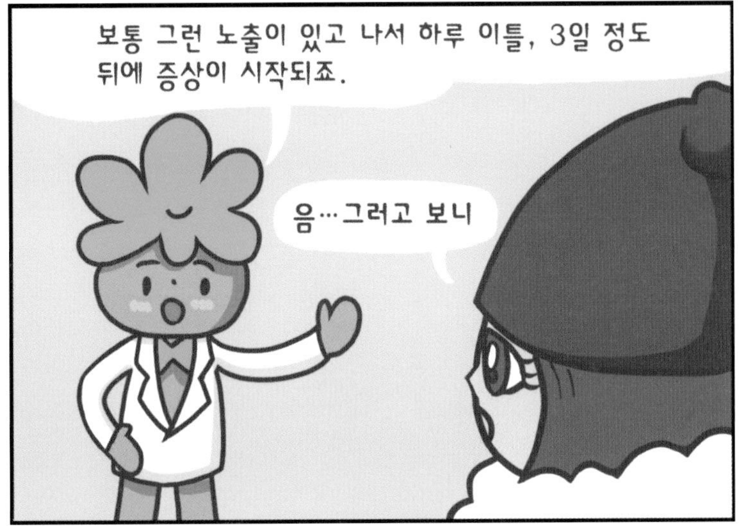
보통 그런 노출이 있고 나서 하루 이틀, 3일 정도 뒤에 증상이 시작되죠.
음…그러고 보니

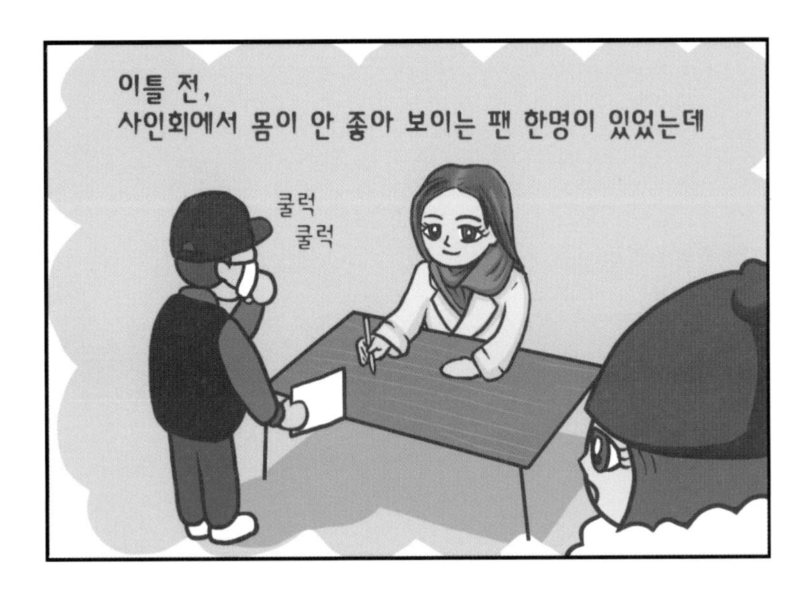
이틀 전,
사인회에서 몸이 안 좋아 보이는 팬 한명이 있었는데
쿨럭
쿨럭

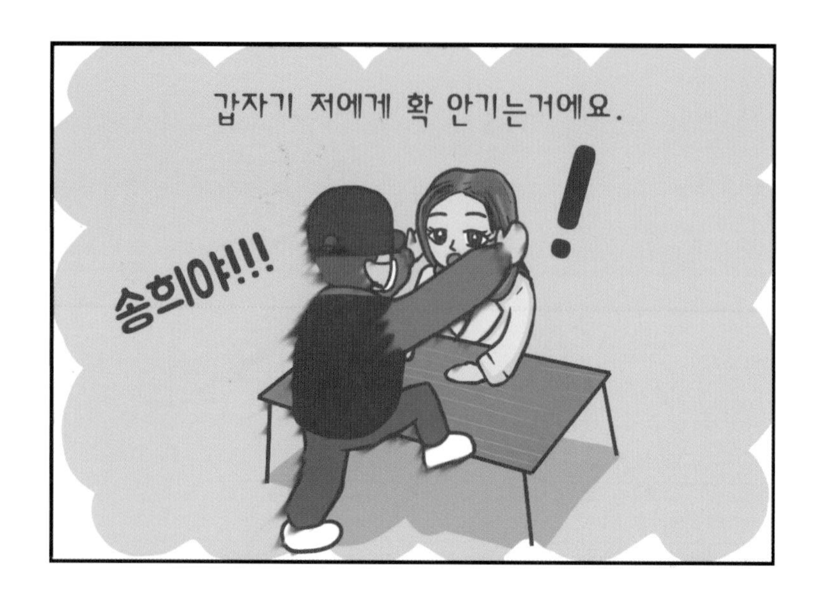
갑자기 저에게 확 안기는거에요.
송희야!!!
!

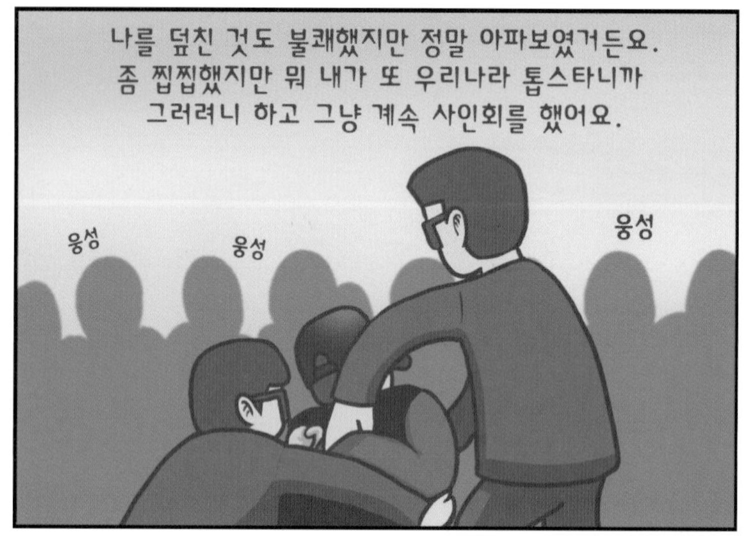
나를 덮친 것도 불쾌했지만 정말 아파보였거든요.
좀 찝찝했지만 뭐 내가 또 우리나라 톱스타니까
그러려니 하고 그냥 계속 사인회를 했어요.
웅성
웅성
웅성

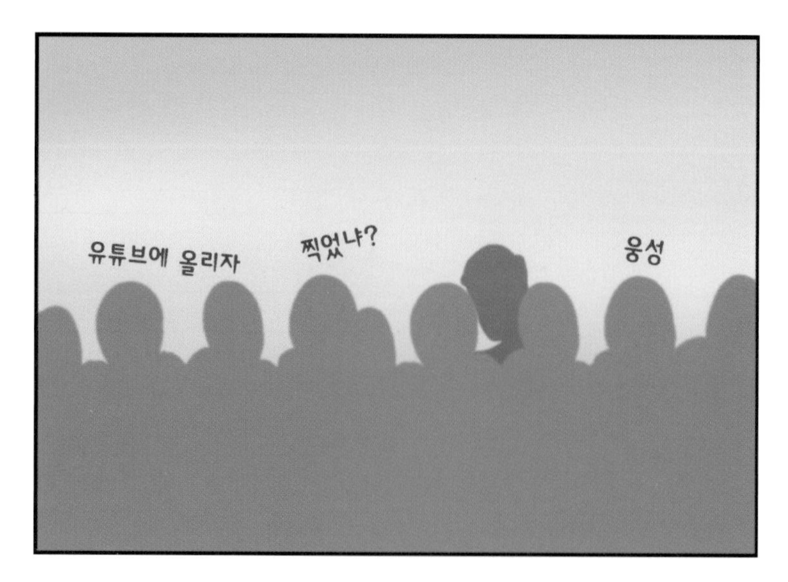
유튜브에 올리자
찍었냐?
웅성

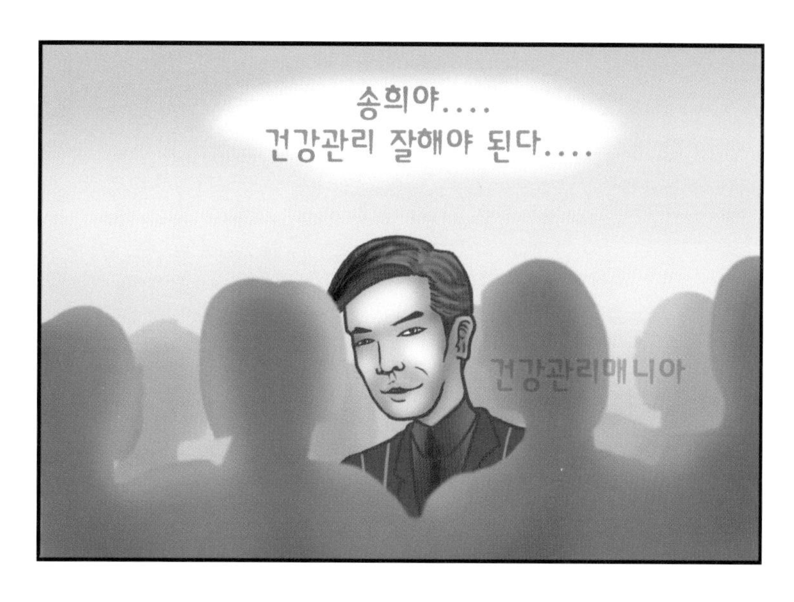
송희야....
건강관리 잘해야 된다....
건강관리매니아

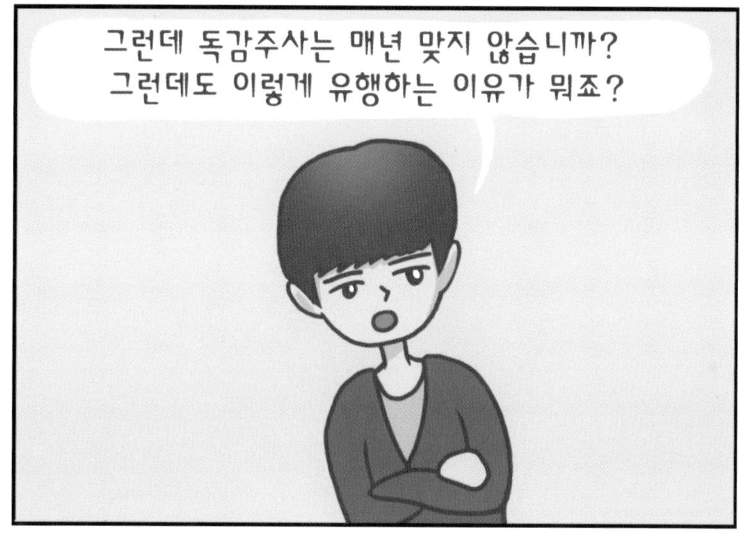
그런데 독감주사는 매년 맞지 않습니까?
그런데도 이렇게 유행하는 이유가 뭐죠?

그 질문에 답하려면 바이러스에 대해 알아야 합니다

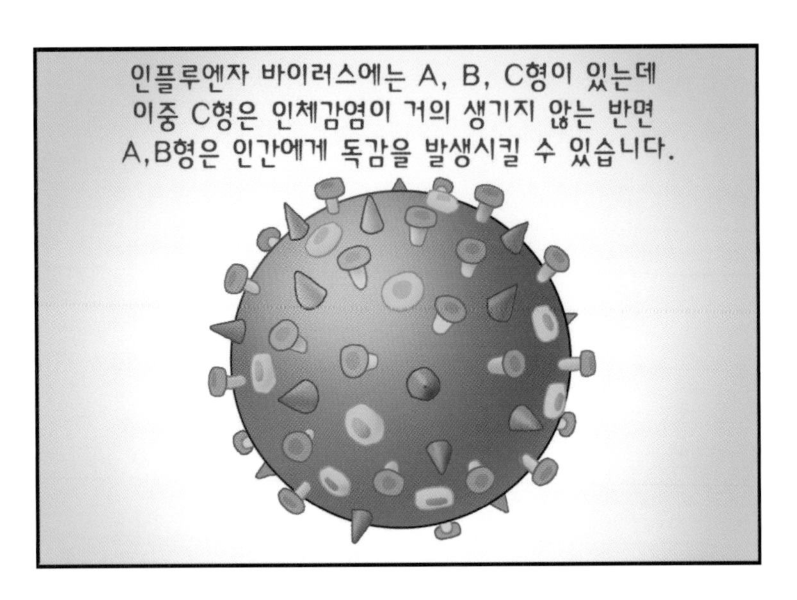
인플루엔자 바이러스에는 A, B, C형이 있는데
이중 C형은 인체감염이 거의 생기지 않는 반면
A,B형은 인간에게 독감을 발생시킬 수 있습니다.

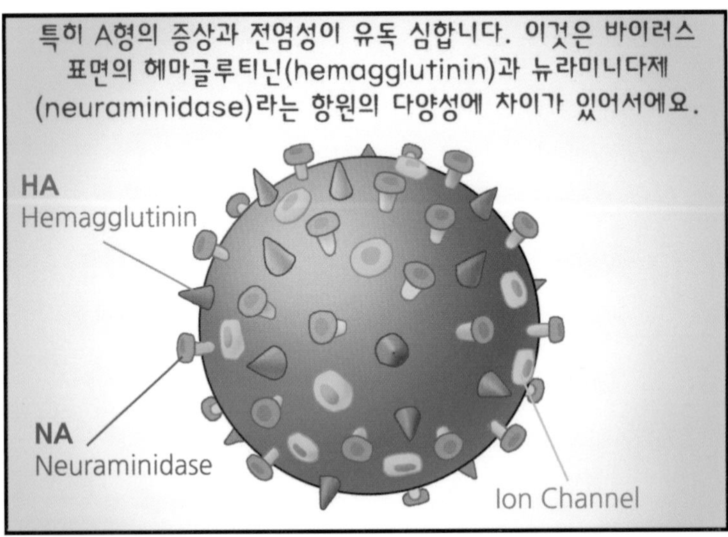
특히 A형의 증상과 전염성이 유독 심합니다. 이것은 바이러스
표면의 헤마글루티닌(hemagglutinin)과 뉴라미니다제
(neuraminidase)라는 항원의 다양성에 차이가 있어서에요.
HA
Hemagglutinin
NA
Neuraminidase
Ion Channel

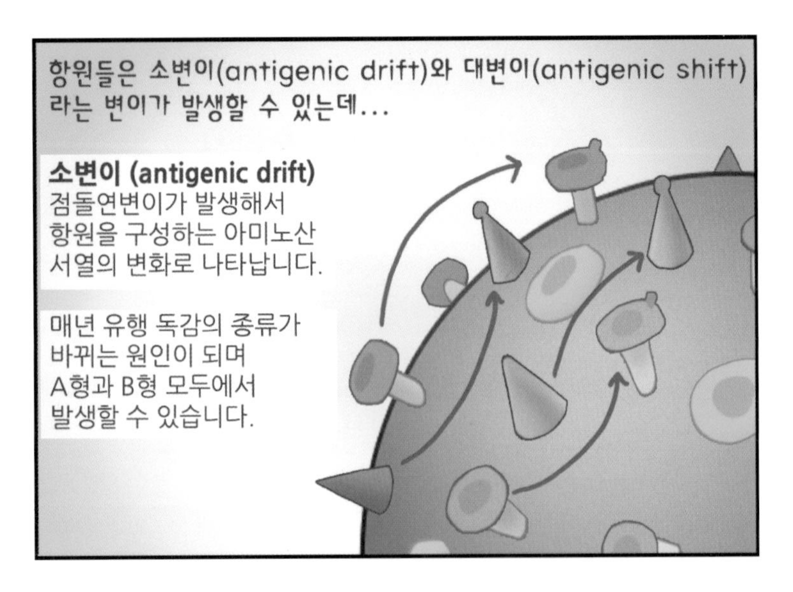
항원들은 소변이(antigenic drift)와 대변이(antigenic shift)
라는 변이가 발생할 수 있는데...
소변이 (antigenic drift)
점돌연변이가 발생해서
항원을 구성하는 아미노산
서열의 변화로 나타납니다.
매년 유행 독감의 종류가
바뀌는 원인이 되며
A형과 B형 모두에서
발생할 수 있습니다.

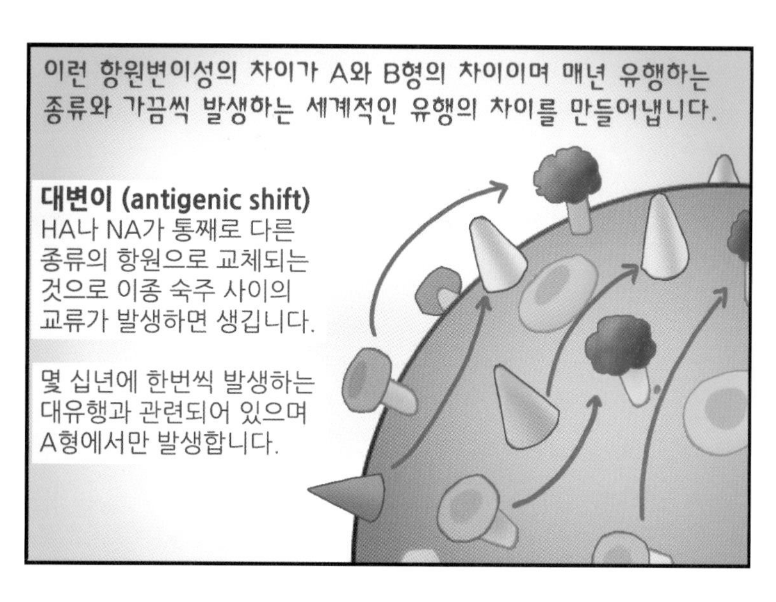
이런 항원변이성의 차이가 A와 B형의 차이이며 매년 유행하는 종류와 가끔씩 발생하는 세계적인 유행의 차이를 만들어냅니다.
대변이 (antigenic shift)
HA나 NA가 통째로 다른 종류의 항원으로 교체되는 것으로 이종 숙주 사이의 교류가 발생하면 생깁니다.
몇 십년에 한번씩 발생하는 대유행과 관련되어 있으며 A형에서만 발생합니다.

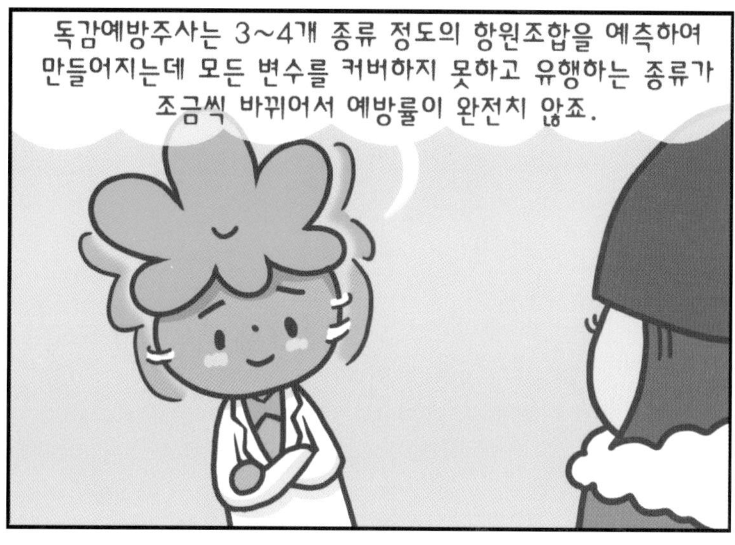
독감예방주사는 3~4개 종류 정도의 항원조합을 예측하여 만들어지는데 모든 변수를 커버하지 못하고 유행하는 종류가 조금씩 바뀌어서 예방률이 완전치 않죠.

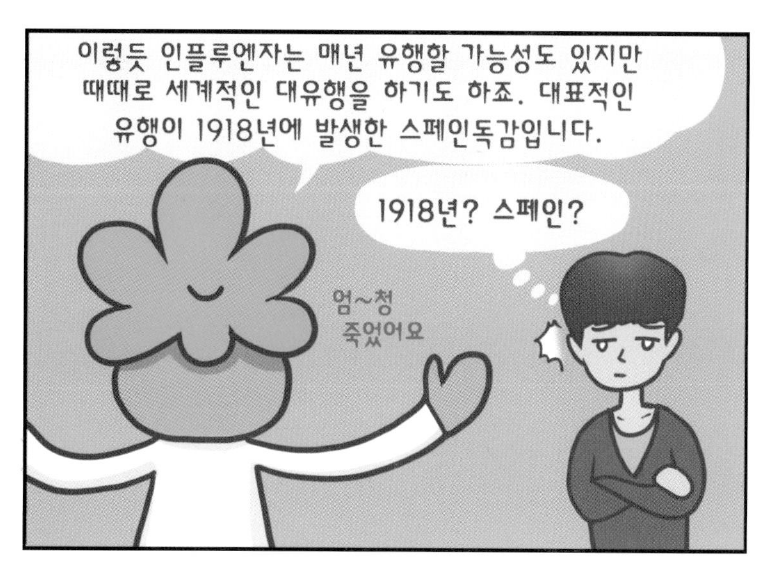
이렇듯 인플루엔자는 매년 유행할 가능성도 있지만 때때로 세계적인 대유행을 하기도 하죠. 대표적인 유행이 1918년에 발생한 스페인독감입니다.
1918년? 스페인?
엄~청 죽었어요

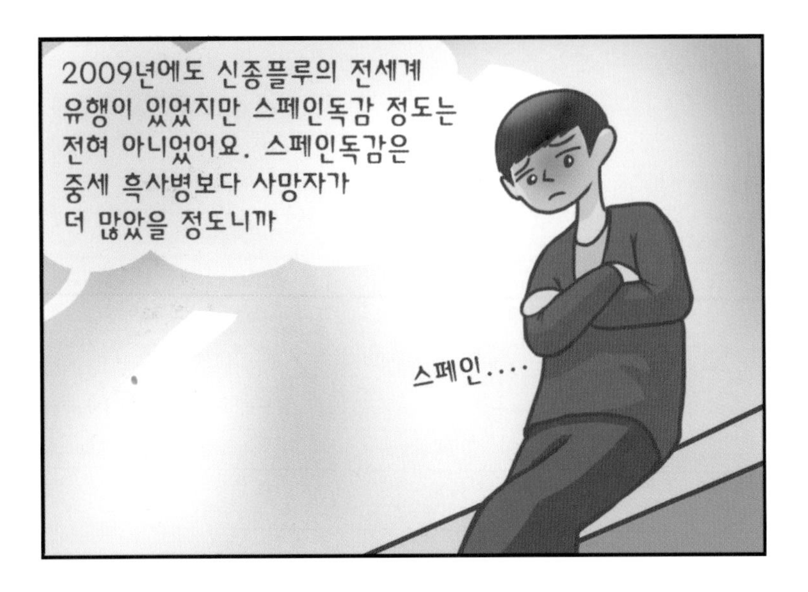
2009년에도 신종플루의 전세계 유행이 있었지만 스페인독감 정도는 전혀 아니었어요. 스페인독감은 중세 흑사병보다 사망자가 더 많았을 정도니까
스페인....

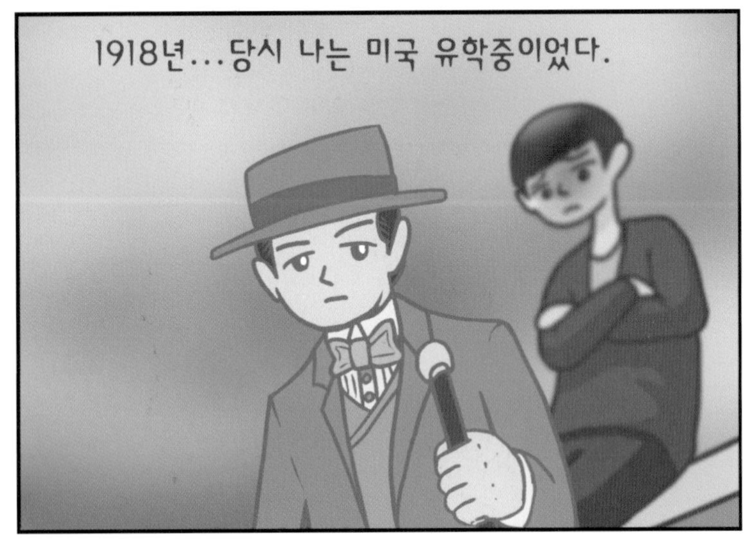
1918년...당시 나는 미국 유학중이었다.

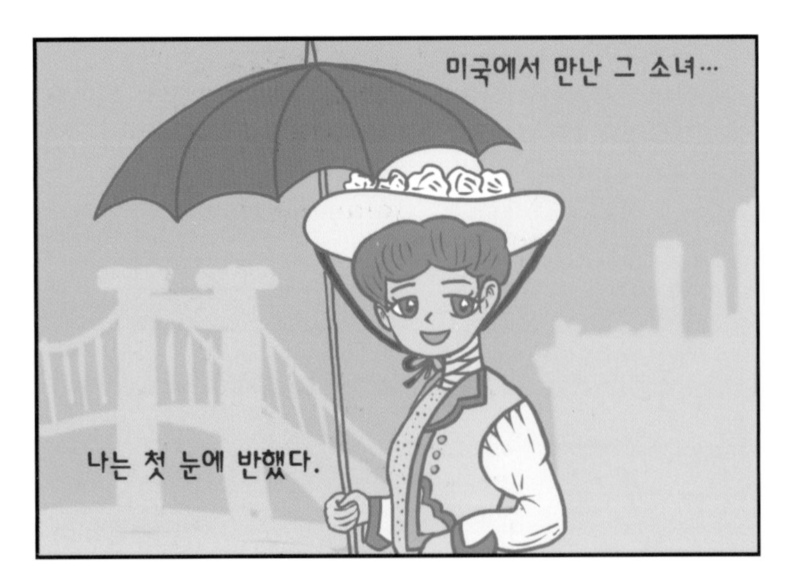
미국에서 만난 그 소녀…
나는 첫 눈에 반했다.

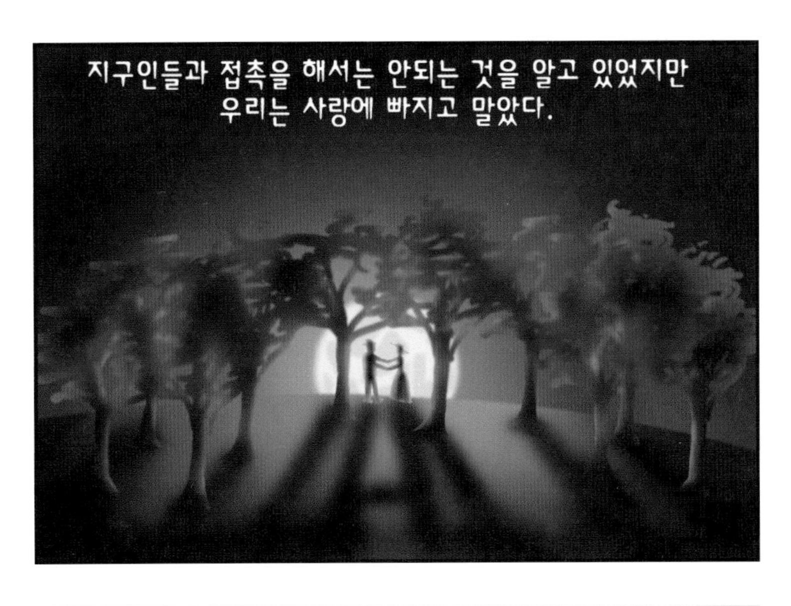
지구인들과 접촉을 해서는 안되는 것을 알고 있었지만
우리는 사랑에 빠지고 말았다.

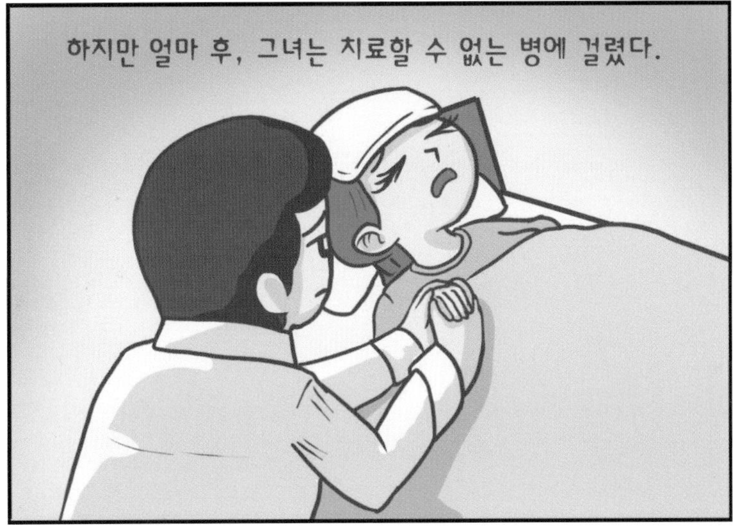
하지만 얼마 후, 그녀는 치료할 수 없는 병에 걸렸다.

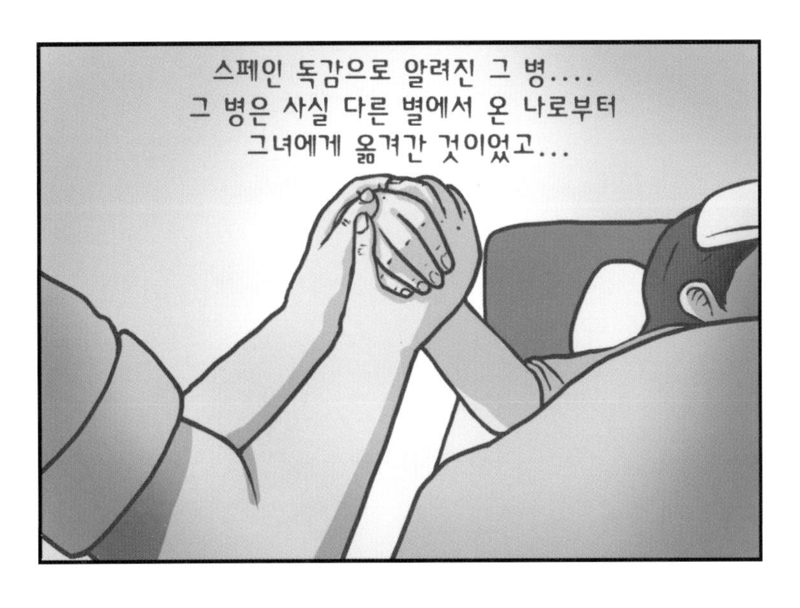
스페인 독감으로 알려진 그 병....
그 병은 사실 다른 별에서 온 나로부터
그녀에게 옮겨간 것이었고...

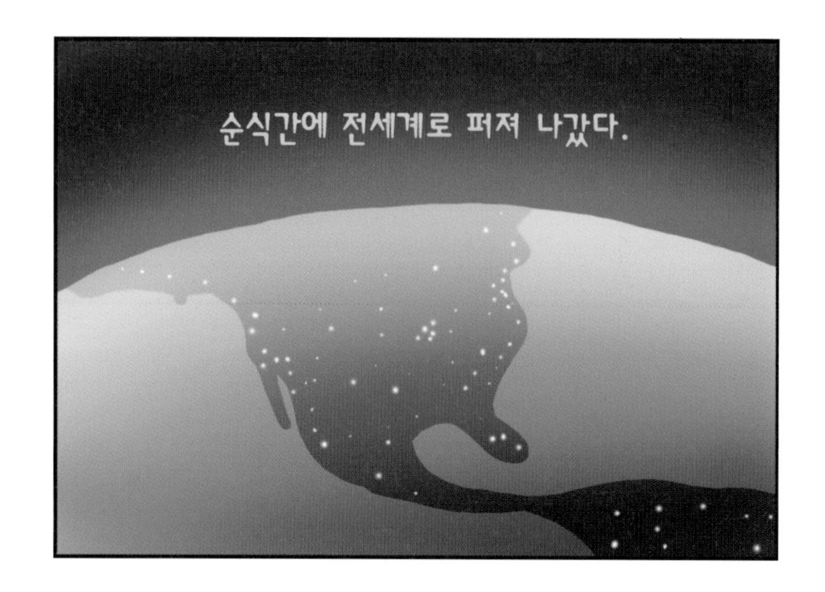
순식간에 전세계로 퍼져 나갔다.

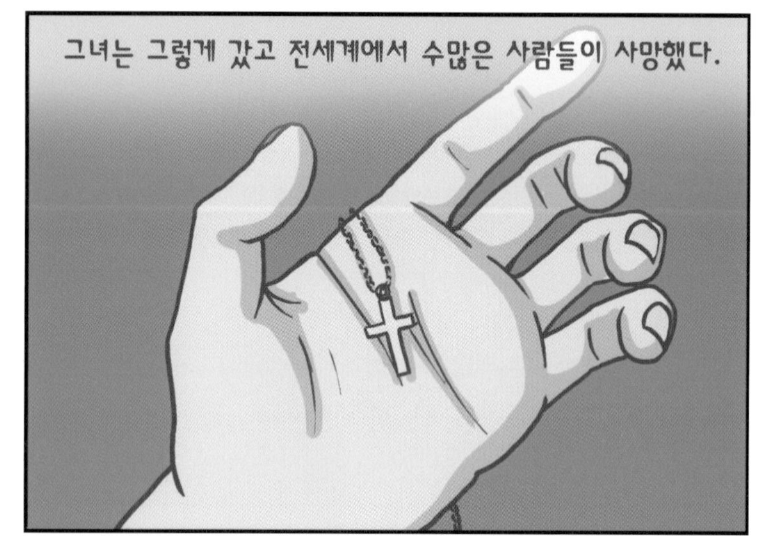
그녀는 그렇게 갔고 전세계에서 수많은 사람들이 사망했다.

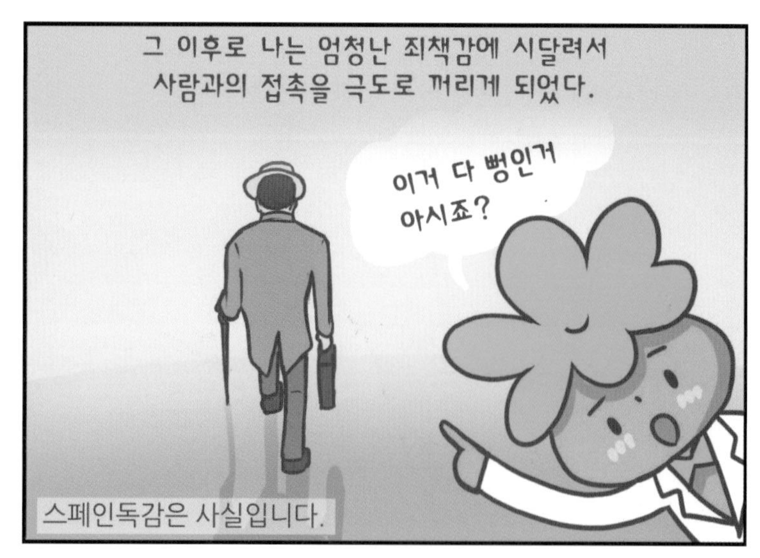
그 이후로 나는 엄청난 죄책감에 시달려서
사람과의 접촉을 극도로 꺼리게 되었다.
이거 다 뻥인거
아시죠?
스페인독감은 사실입니다.

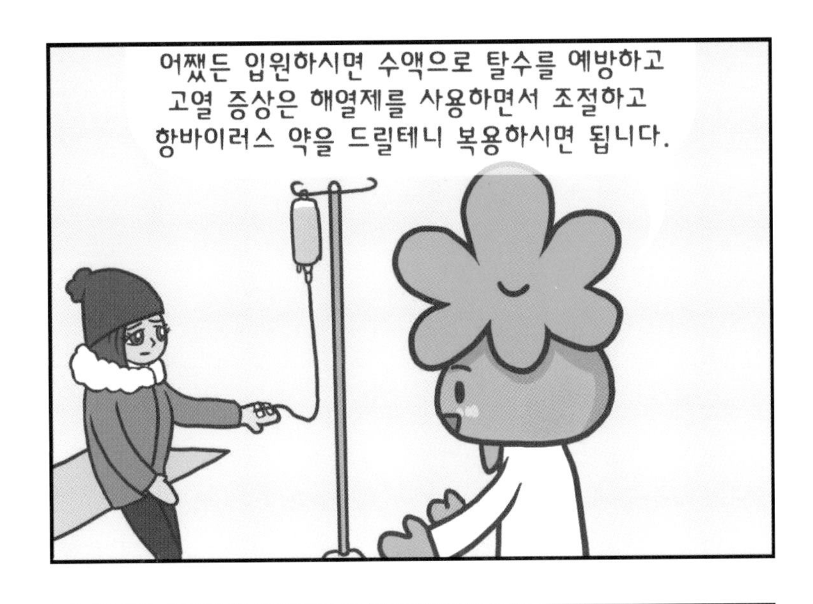
어쨌든 입원하시면 수액으로 탈수를 예방하고
고열 증상은 해열제를 사용하면서 조절하고
항바이러스 약을 드릴테니 복용하시면 됩니다.

며칠이 지나고...

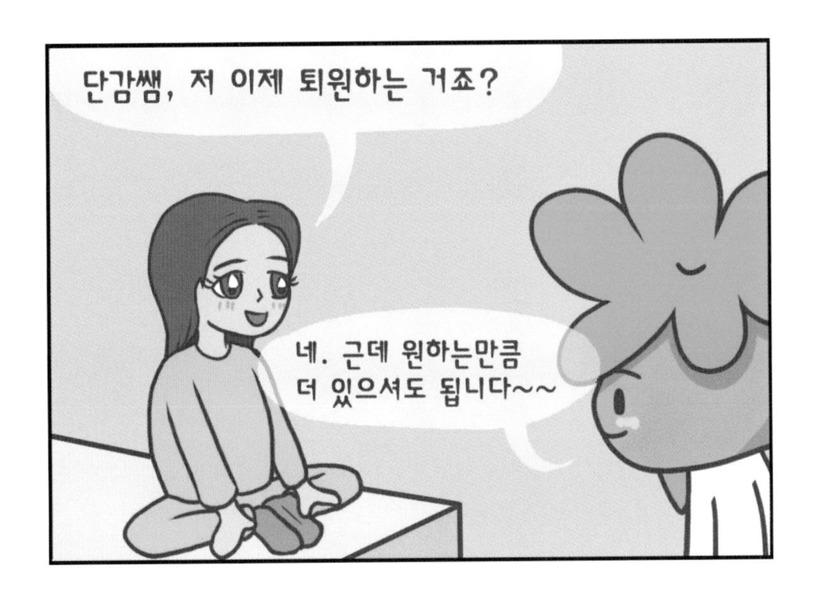
단감쌤, 저 이제 퇴원하는 거죠?
네. 근데 원하는만큼
더 있으셔도 됩니다~~

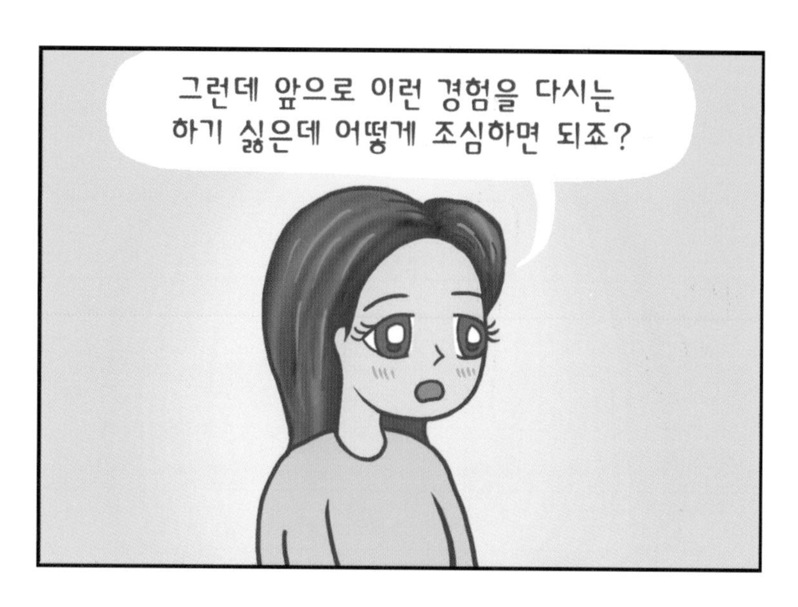
그런데 앞으로 이런 경험을 다시는
하기 싫은데 어떻게 조심하면 되죠?

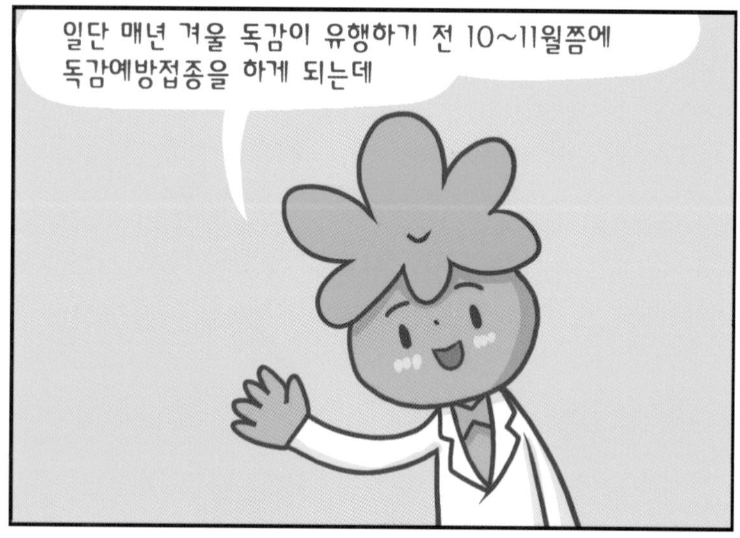
일단 매년 겨울 독감이 유행하기 전 10~11월쯤에
독감예방접종을 하게 되는데

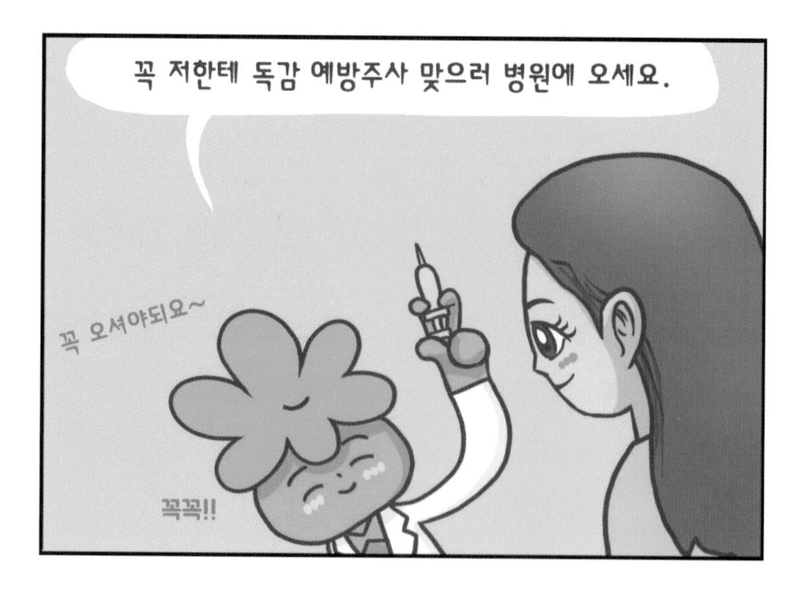
꼭 저한테 독감 예방주사 맞으러 병원에 오세요.
꼭 오셔야되요~
꼭꼭!!

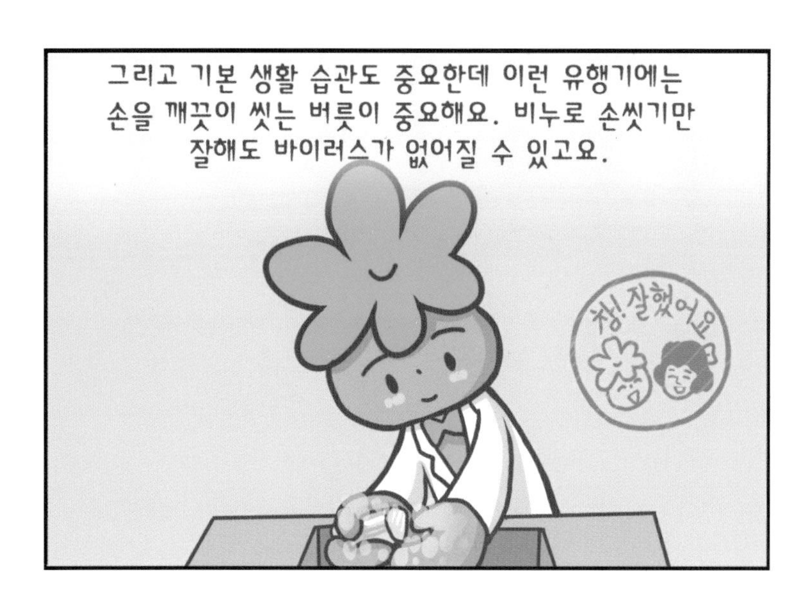
그리고 기본 생활 습관도 중요한데 이런 유행기에는
손을 깨끗이 씻는 버릇이 중요해요. 비누로 손씻기만
잘해도 바이러스가 없어질 수 있고요.
참! 잘했어요

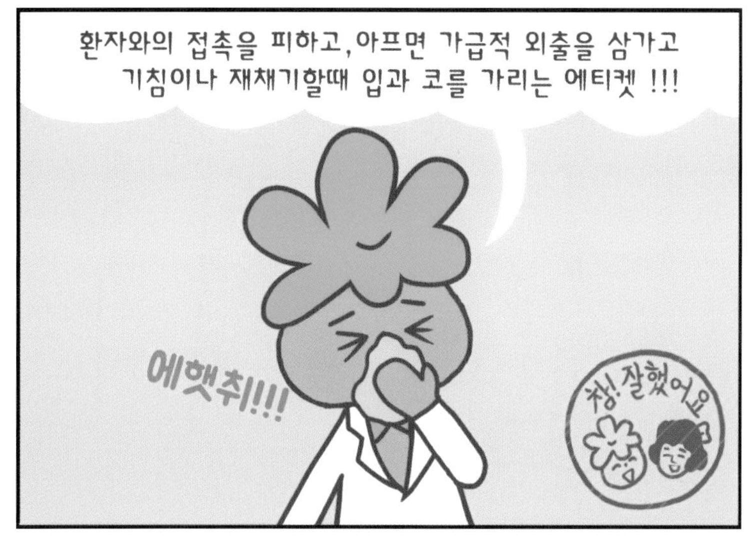
환자와의 접촉을 피하고, 아프면 가급적 외출을 삼가고
기침이나 재채기할때 입과 코를 가리는 에티켓 !!!
에햇취!!!!
참! 잘했어요

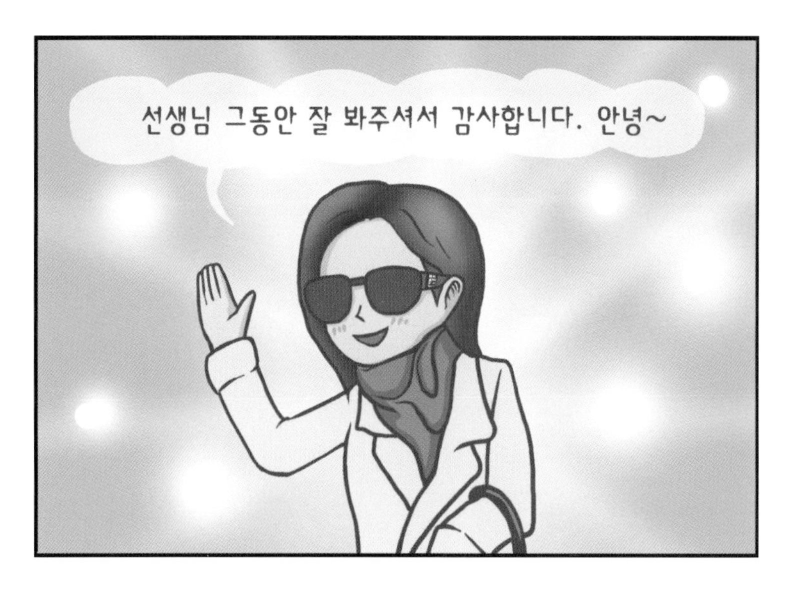
선생님 그동안 잘 봐주셔서 감사합니다. 안녕~

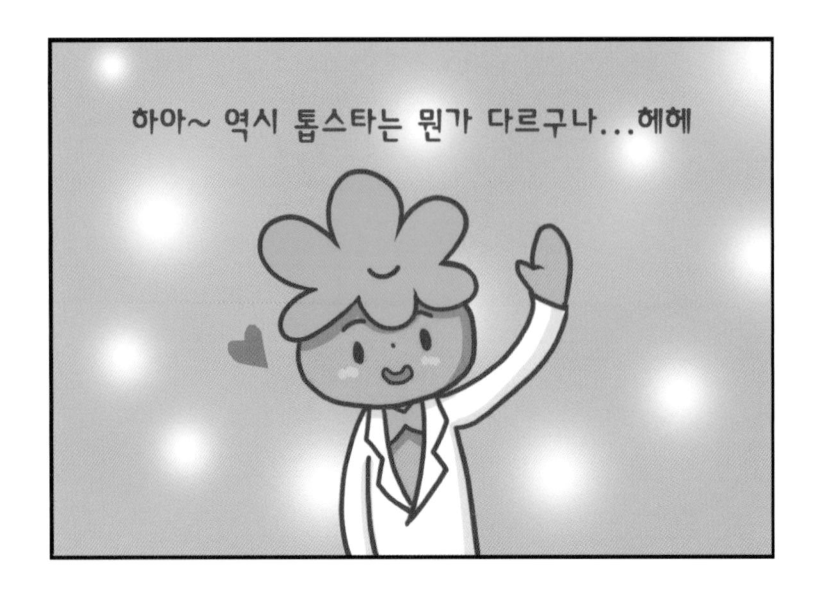
하아~ 역시 톱스타는 뭔가 다르구나...헤헤

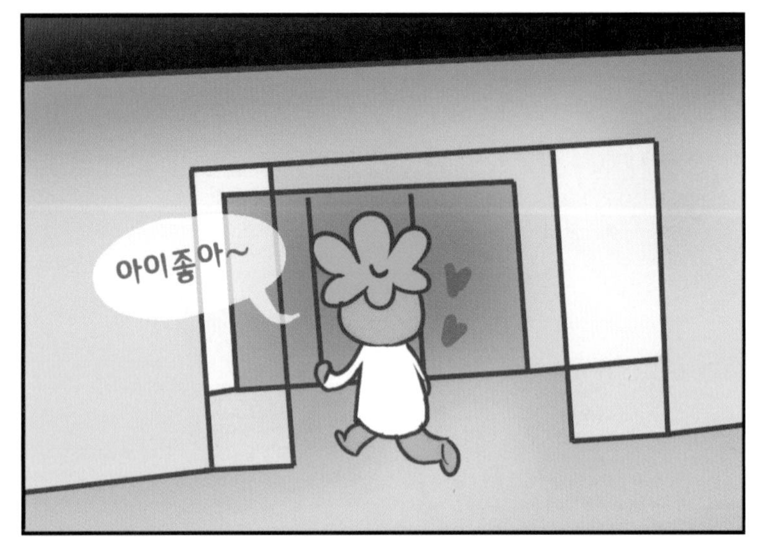
아이좋아~

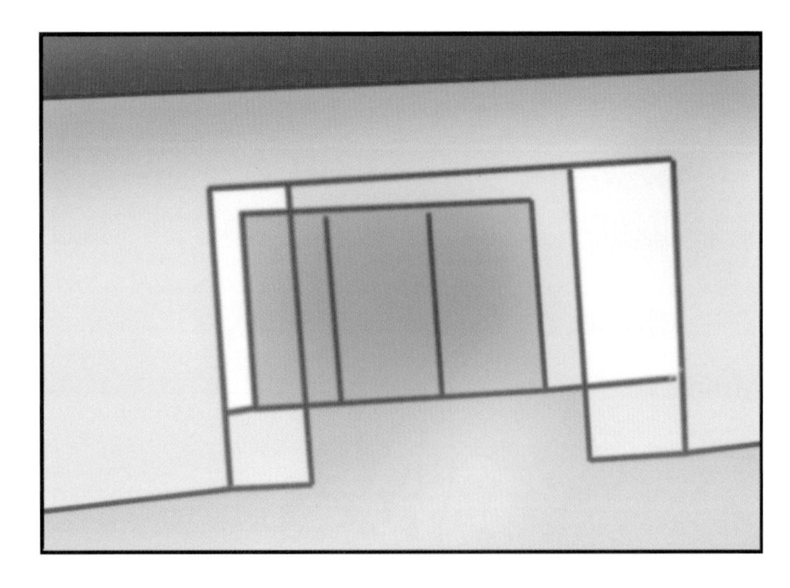

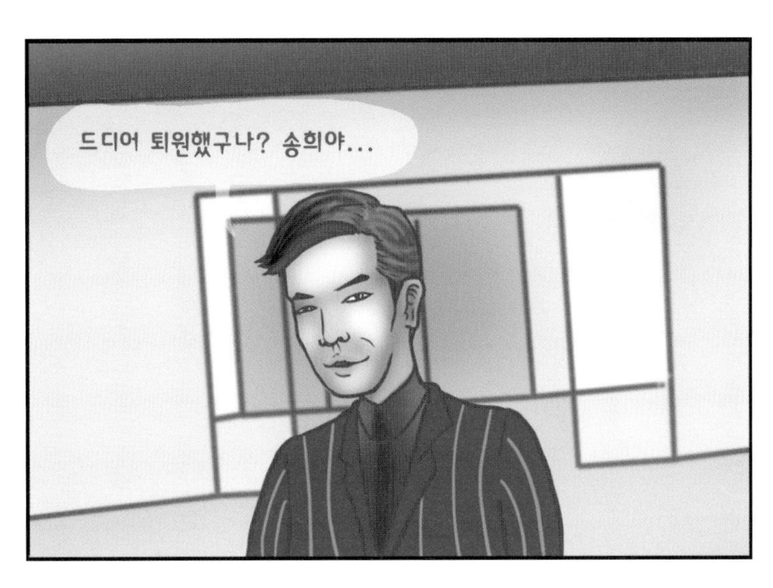
드디어 퇴원했구나? 송희야...

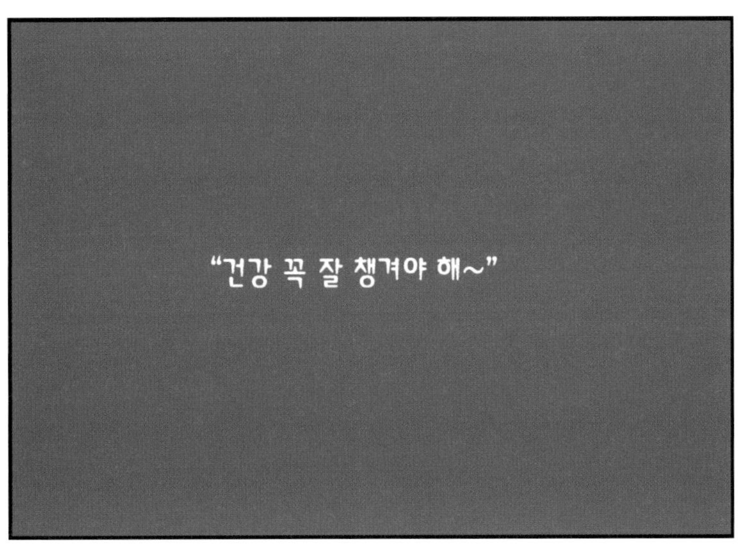
"건강 꼭 잘 챙겨야 해~"

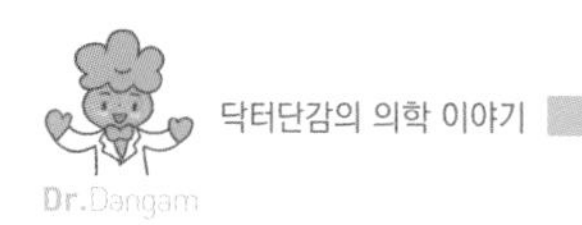

독감

닥터단감 "겨울에는 독감 조심하세요"

매년 겨울철이 되면 찾아오는 독감. 물론 매년, 유행의 정도는 다르지만 특히 고위험군(어린이, 노약자, 다른 만성질환을 가진 환자)에게는 치명적인 합병증을 초래할 수 있기 때문에 예방접종을 미리 받도록 하고 있습니다.

독감은 증상만 놓고 보면 '독한 감기'에 가까울 수 있지만 우리가 흔히 감기라고 얘기하는 바이러스성 상기도염은 약한 바이러스들에 의해서 걸리는 반면 독감, influenza는 인플루엔자 바이러스에 의해서 걸린다는 차이가 있습니다. 결국 독감은 건강한 사람들에게는 약하게 왔다가 없어지는 경우도 많지만 고위험군에서는 바이러스성 폐렴, 세균성 폐렴이 합병되면서 사망까지 이를 수도 있는 주의해야 할 질환입니다.

독감은 특히 우리나라 같은 북반구에서는 겨울철에 유행한다는 특징이 있는데, 매년마다 유행하는 독감이 조금씩 다릅니다. 이는 독감 바이러스의 헤마글루티닌과 뉴라미니다제라는 항원이 조금씩 바뀌기 때문이죠. 소변이(antigenic drift)에 의해 매년 유행 독감이 바뀌고 대변이(antigenic shift)에 의해서 수십 년에 한번씩 전세계적 유행을 하기도 합니다.

대표적인 사례가 2009년에 유행했던 신종플루와 1918년에 전세계를 공포에 몰아넣은 스페인독감이 있었습니다. 스페인독감은 수 천만 명의 생명을 앗아가며 중세시대 흑사병과 제 2차 세계대전에 따른 전쟁사망자보다 많은 사망자를 냈습니다.

독감예방백신은 매년 맞게 됩니다. 일반적으로 예방백신은 어렸을 때 다 맞는 것으로 알고 있지만 독감은 매년 유행하는 종류가 바뀌기 때문에 예측에 기반하여 매년 백신이 새로 제작되는 것입니다. 하지만 '예측에 기반한다는 점', '예측이 맞

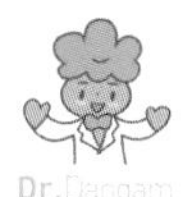

았다고 해도 백신의 예방효과가 100%는 안 된다는 점', 그리고 '예방백신을 빼먹는 사람이 있다는 점' 때문에 독감 환자는 계속 발생하게 되는 것이죠. 하지만 독감 예방을 백신뿐만 아니라 평소 개인의 위생 청결을 잘 지키는 것으로 예방 가능합니다. 전파 경로가 환자에게서 나온 비말을 직간접적인 경로로 감염이 되는 것이기 때문에 감염 가능성을 줄이는 것입니다.

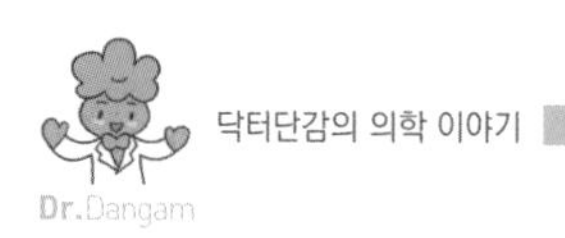

단감's NOTE

이번 에피소드에서는 처음으로 아예 대놓고 인기 드라마였던 '별을 품은 그대'를 패러디하면서 나름의 스토리를 짜봤습니다. 이전 에피소드들과 차이점은 조금 더 스토리에 신경 썼다는 정도이고 단감이 등장하기 전까지 앞에 나오는 컷 숫자가 꽤 많다는 점입니다. 이 정도는 굉~장히 신경을 많이 쓴 것이라고 보시면 되겠습니다.

그림을 잘 그리지 못해서 김수현, 전지현이랑 하나도 닮지 않았다고 생각하시겠지만 그냥 캐릭터만 차용한 것이라 꼭 닮을 필요는 없다고 봅니다. 하지만 '건강염려증' 캐릭터인 신성록은 워낙 개성있는 마스크를 지닌데다가 그 느낌을 살리고 싶었는데 많이 부족함을 깨닫게 해준 에피소드이기도 합니다.

06 CHAPTER
감염 질환

결핵(1)

Tuberculosis (1)

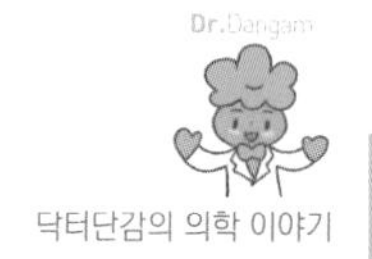

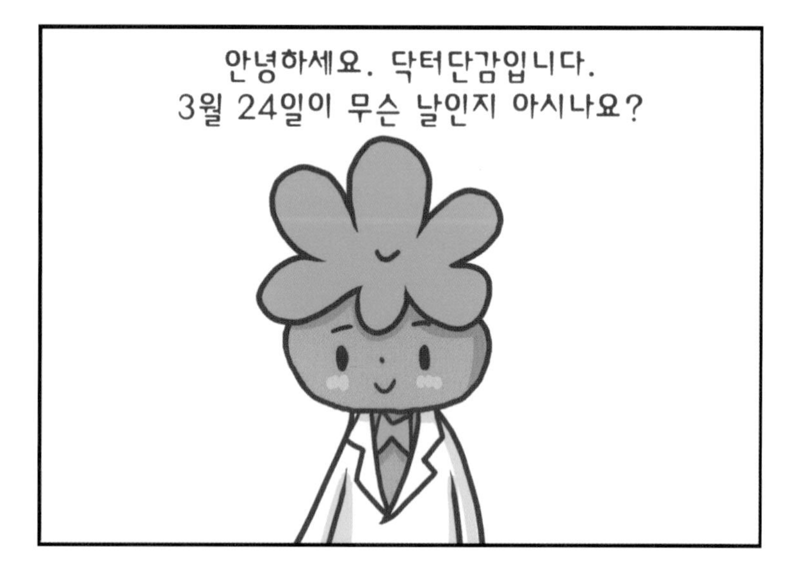

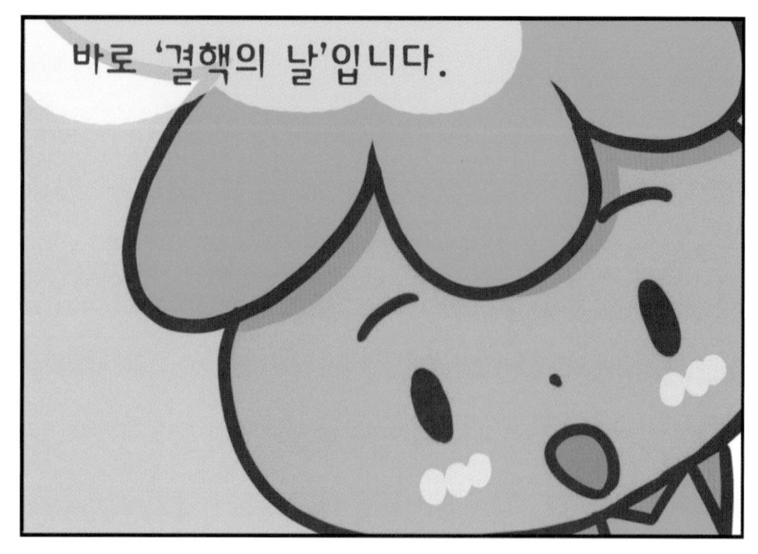

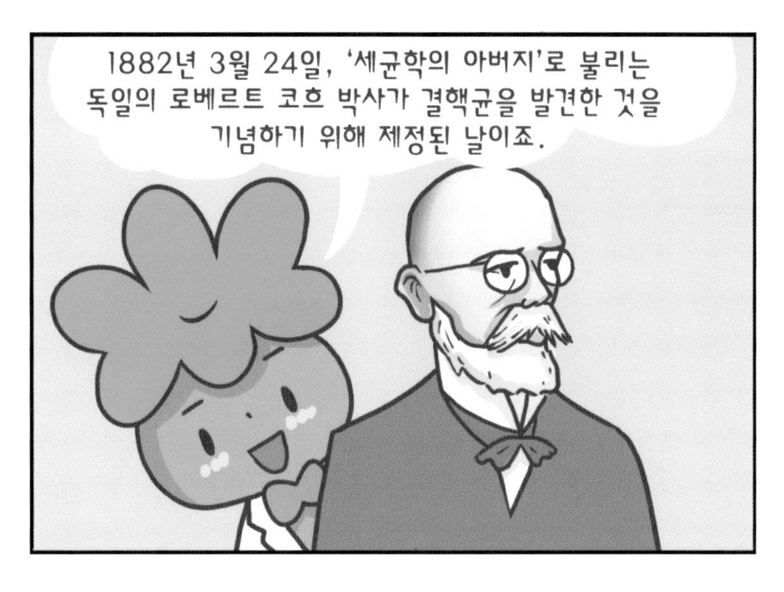
1882년 3월 24일, '세균학의 아버지'로 불리는
독일의 로베르트 코흐 박사가 결핵균을 발견한 것을
기념하기 위해 제정된 날이죠.

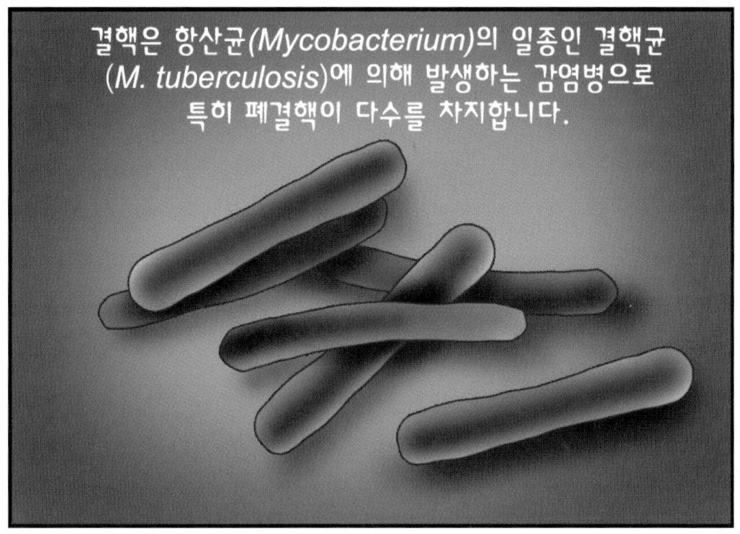
결핵은 항산균(*Mycobacterium*)의 일종인 결핵균
(*M. tuberculosis*)에 의해 발생하는 감염병으로
특히 폐결핵이 다수를 차지합니다.

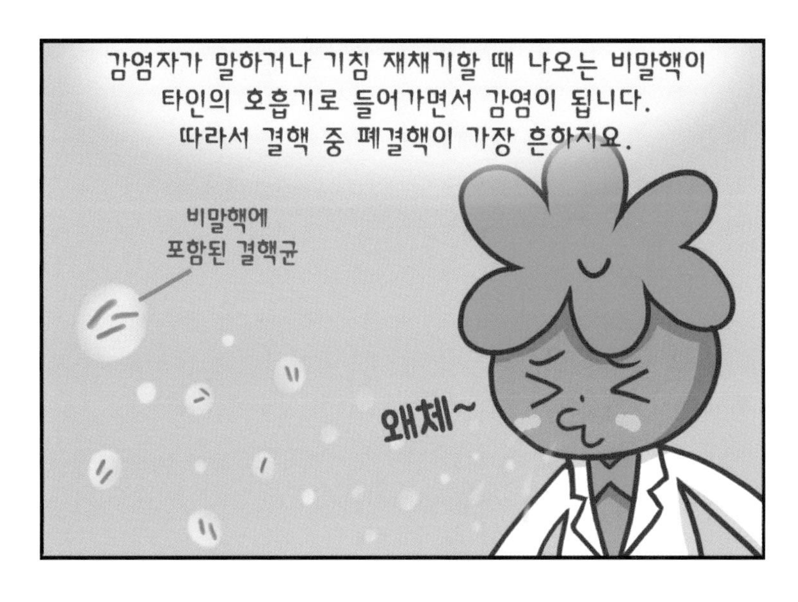
감염자가 말하거나 기침 재채기할 때 나오는 비말핵이
타인의 호흡기로 들어가면서 감염이 됩니다.
따라서 결핵 중 폐결핵이 가장 흔하지요.
비말핵에
포함된 결핵균
왜체~

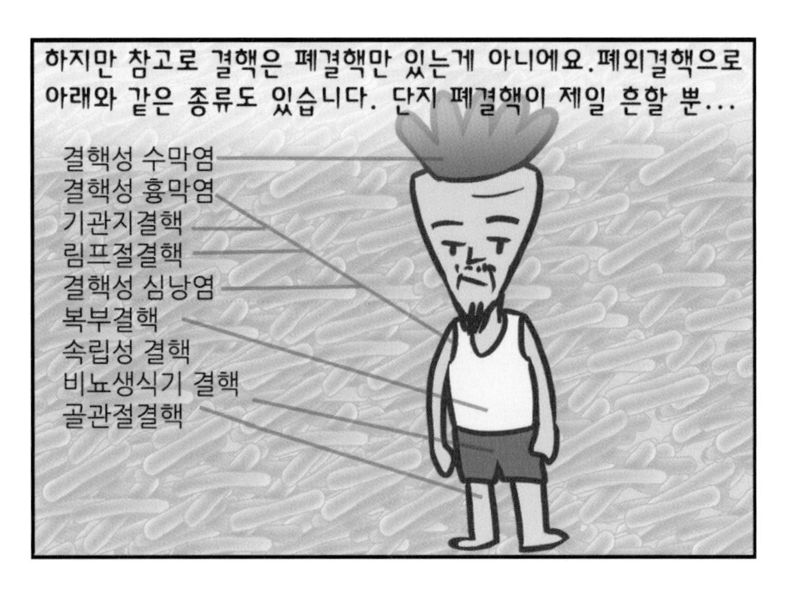
하지만 참고로 결핵은 폐결핵만 있는게 아니에요. 폐외결핵으로 아래와 같은 종류도 있습니다. 단지 폐결핵이 제일 흔할 뿐…
결핵성 수막염
결핵성 흉막염
기관지결핵
림프절결핵
결핵성 심낭염
복부결핵
속립성 결핵
비뇨생식기 결핵
골관절결핵

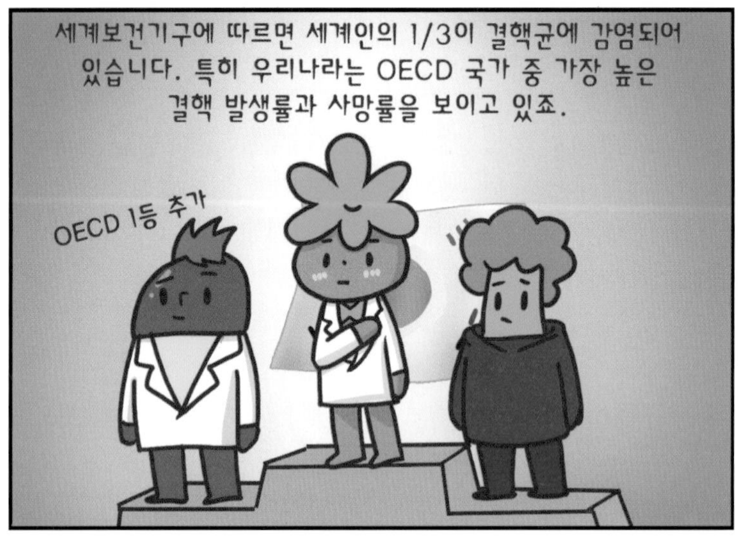
세계보건기구에 따르면 세계인의 1/3이 결핵균에 감염되어 있습니다. 특히 우리나라는 OECD 국가 중 가장 높은 결핵 발생률과 사망률을 보이고 있죠.
OECD 1등 추가

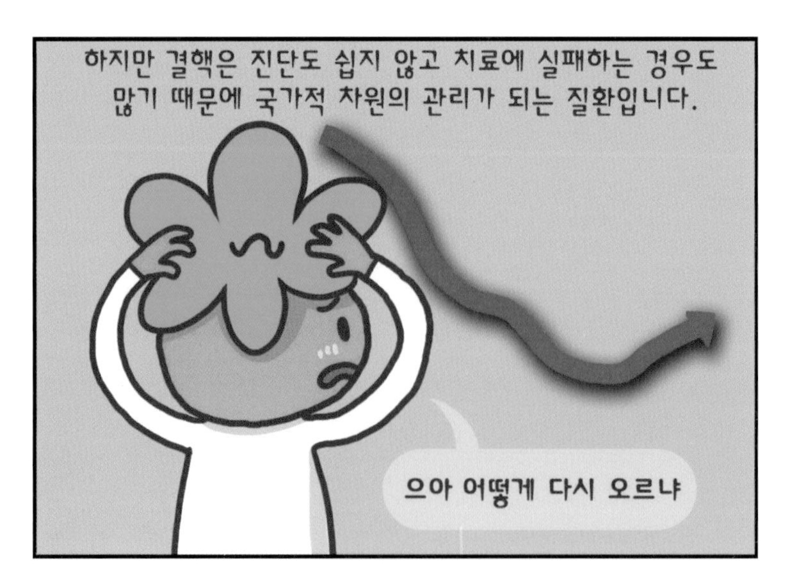
하지만 결핵은 진단도 쉽지 않고 치료에 실패하는 경우도 많기 때문에 국가적 차원의 관리가 되는 질환입니다.
으아 어떻게 다시 오르냐

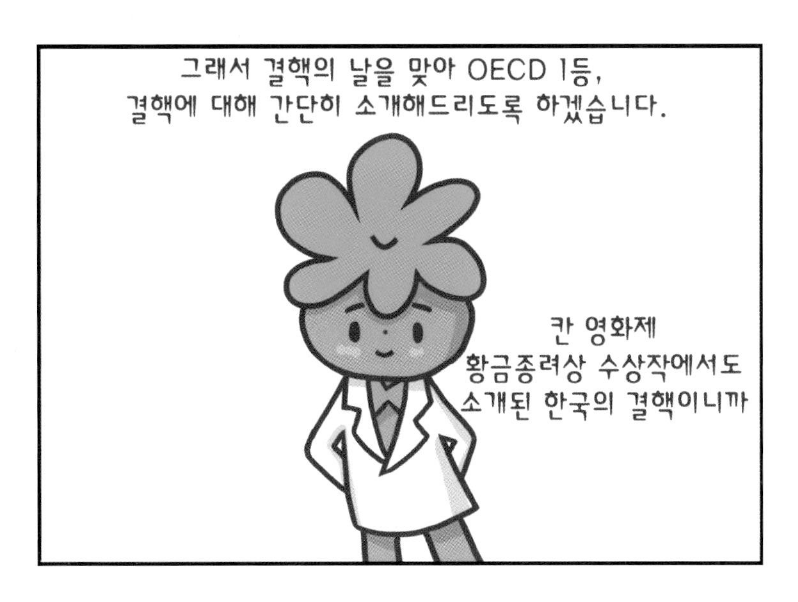
그래서 결핵의 날을 맞아 OECD 1등,
결핵에 대해 간단히 소개해드리도록 하겠습니다.
칸 영화제
황금종려상 수상작에서도
소개된 한국의 결핵이니까

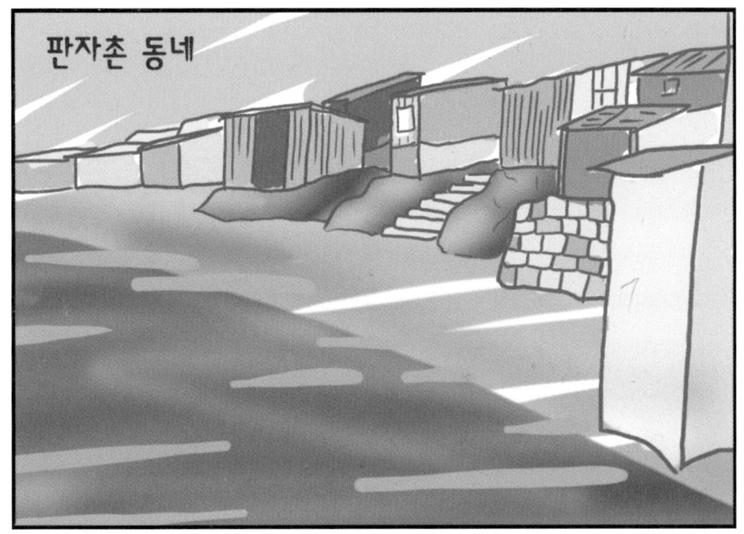
판자촌 동네

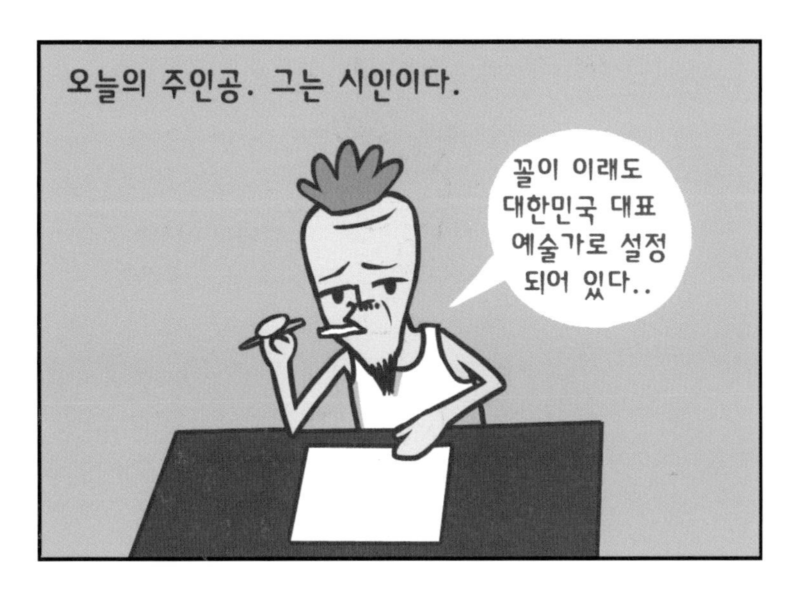
오늘의 주인공. 그는 시인이다.
꼴이 이래도
대한민국 대표
예술가로 설정
되어 있다..

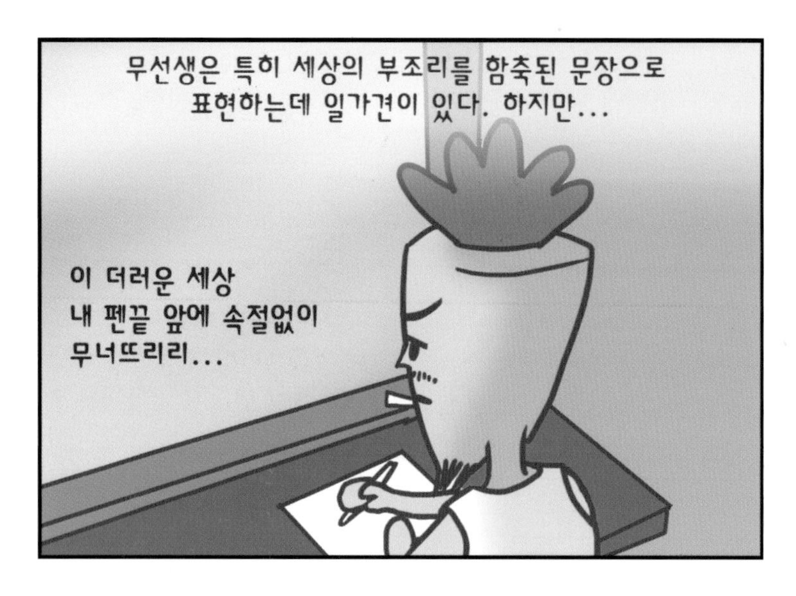
무선생은 특히 세상의 부조리를 함축된 문장으로
표현하는데 일가견이 있다. 하지만...
이 더러운 세상
내 펜끝 앞에 속절없이
무너뜨리리...

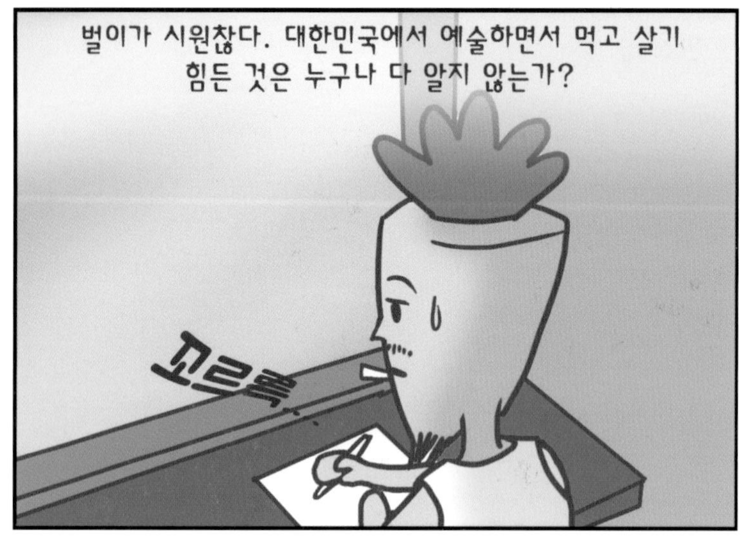
벌이가 시원찮다. 대한민국에서 예술하면서 먹고 살기
힘든 것은 누구나 다 알지 않는가?
꼬르륵...

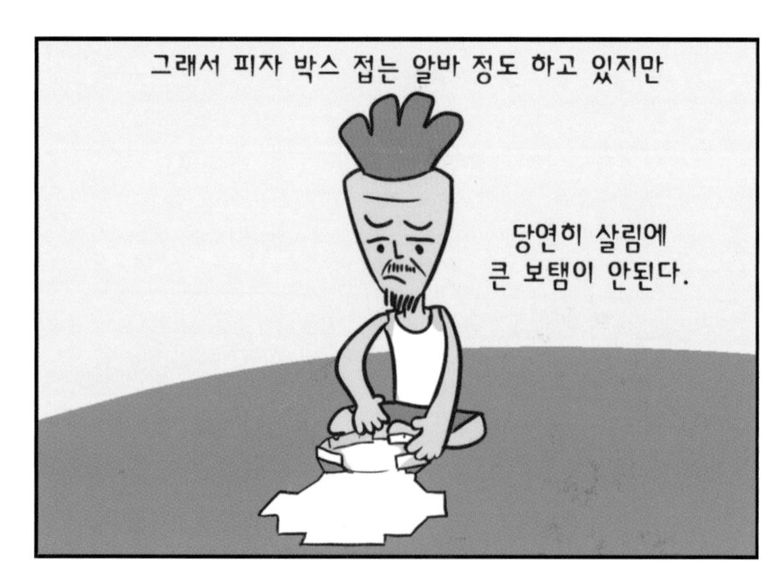
그래서 피자 박스 접는 알바 정도 하고 있지만
당연히 살림에
큰 보탬이 안된다.

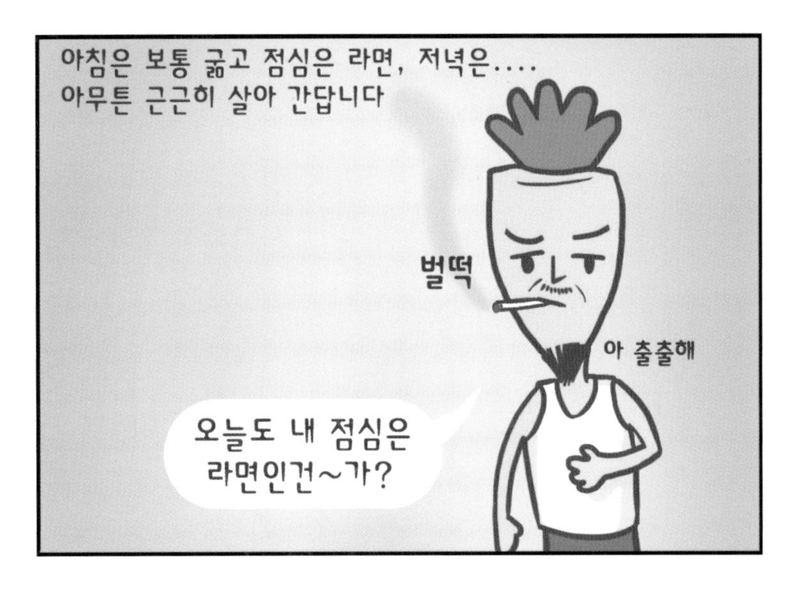
아침은 보통 굶고 점심은 라면, 저녁은....
아무튼 근근히 살아 간답니다
벌떡
아 출출해
오늘도 내 점심은 라면인건~가?

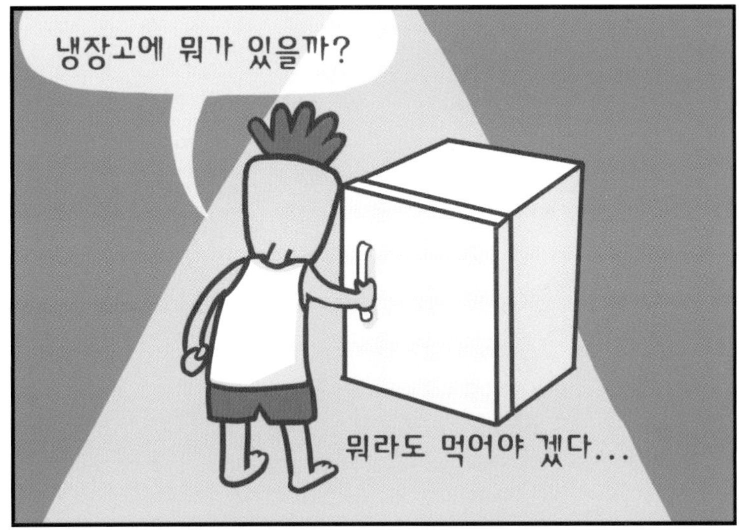
냉장고에 뭐가 있을까?
뭐라도 먹어야 겠다...

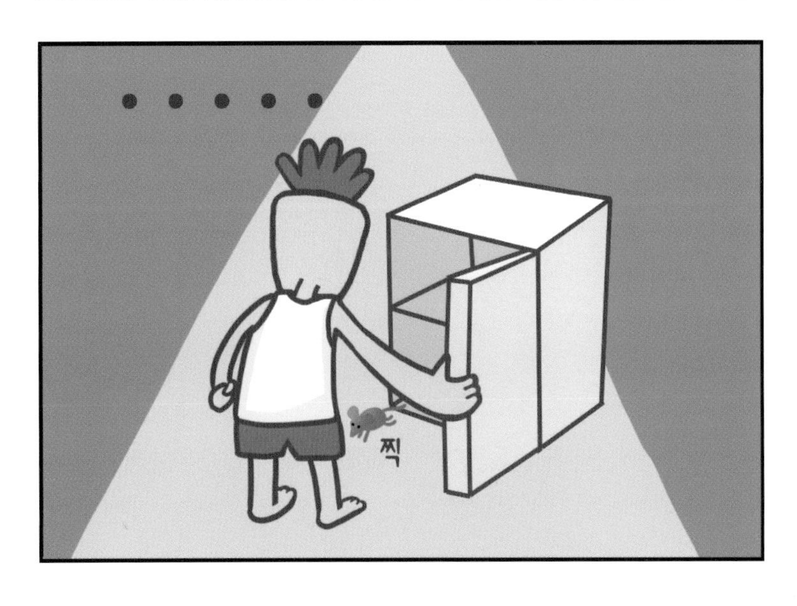
찍

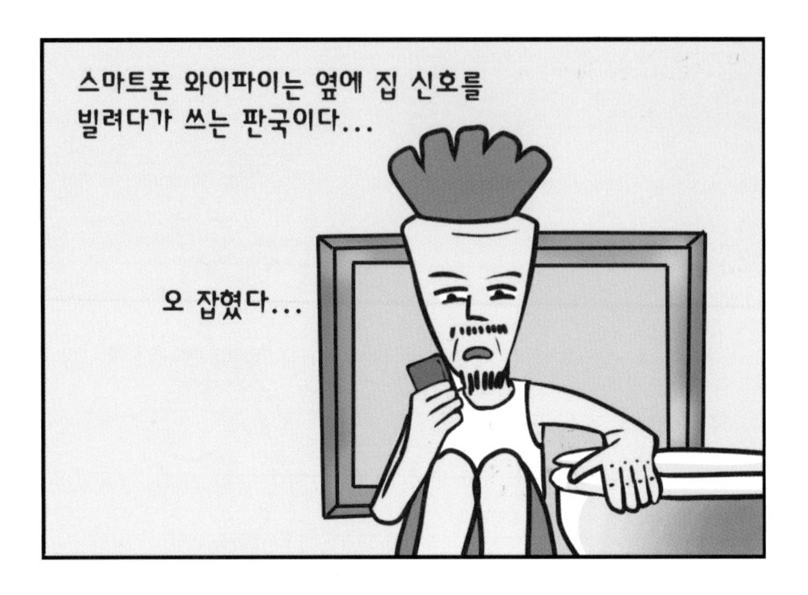
스마트폰 와이파이는 옆에 집 신호를
빌려다가 쓰는 판국이다...
오 잡혔다...

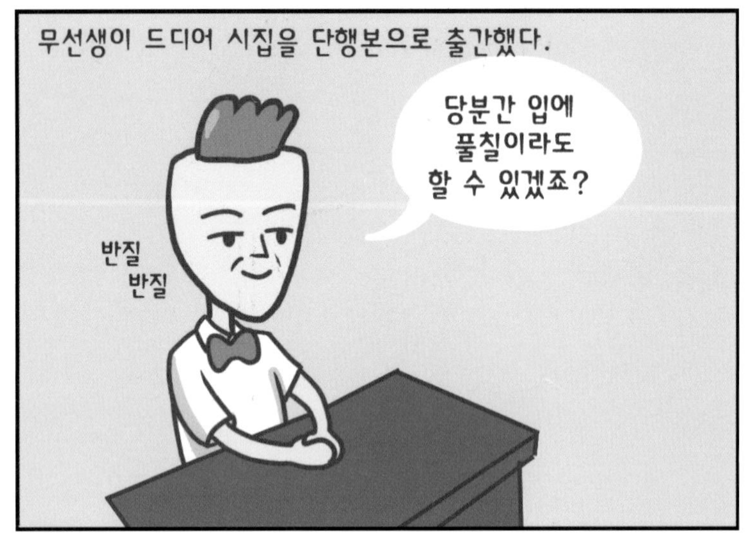
무선생이 드디어 시집을 단행본으로 출간했다.
당분간 입에
풀칠이라도
할 수 있겠죠?
반질
반질

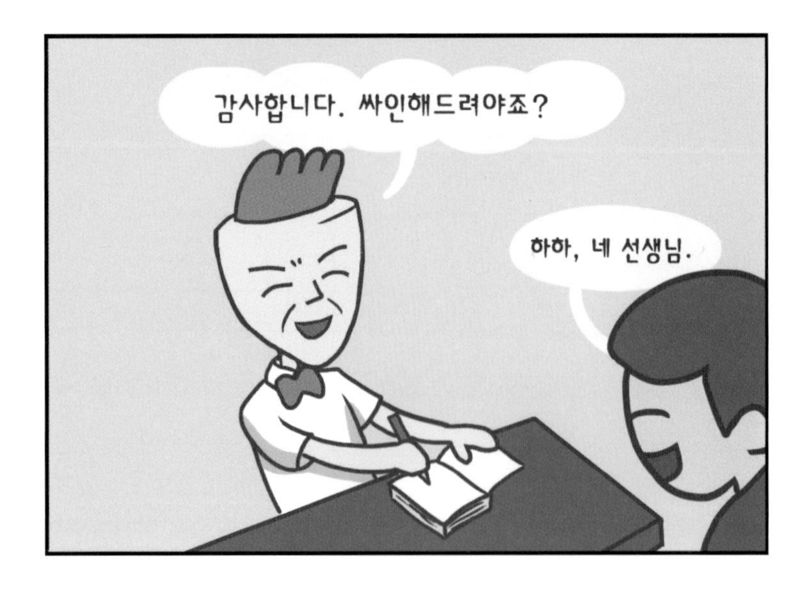
감사합니다. 싸인해드려야죠?
하하, 네 선생님.

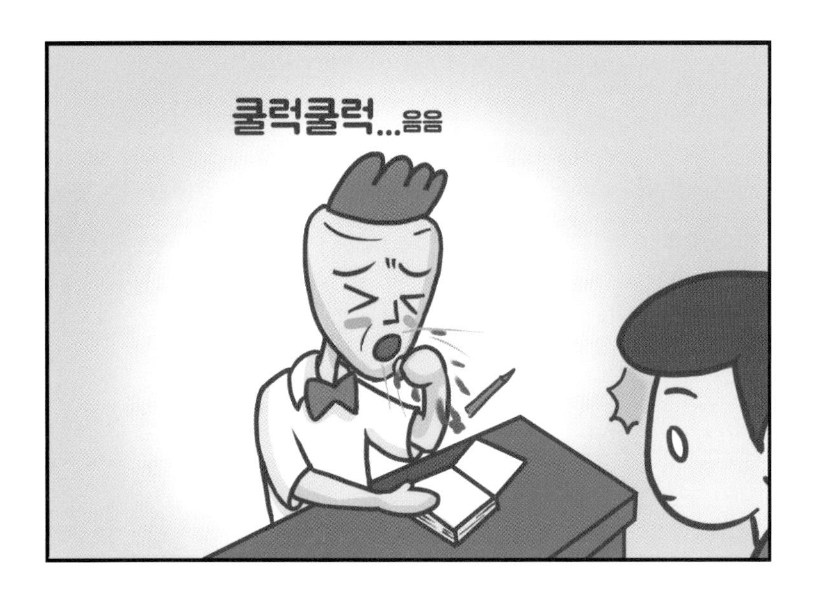
쿨럭쿨럭...음음

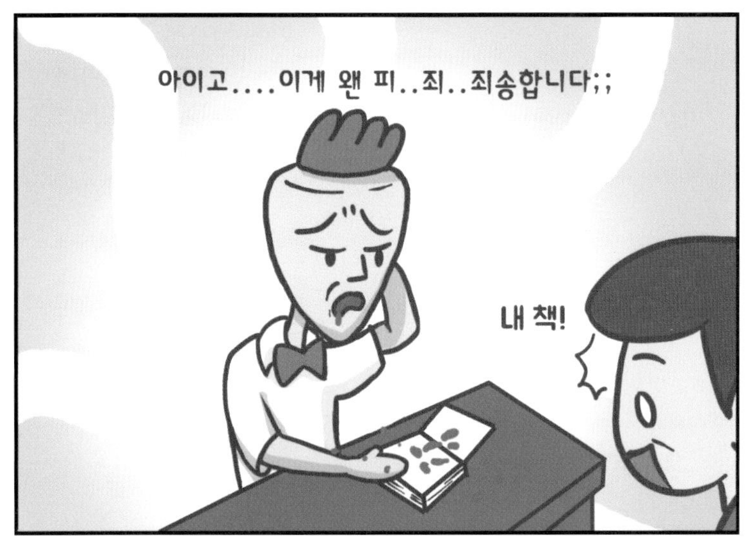
아이고....이게 왠 피..죄..죄송합니다;;
내 책!

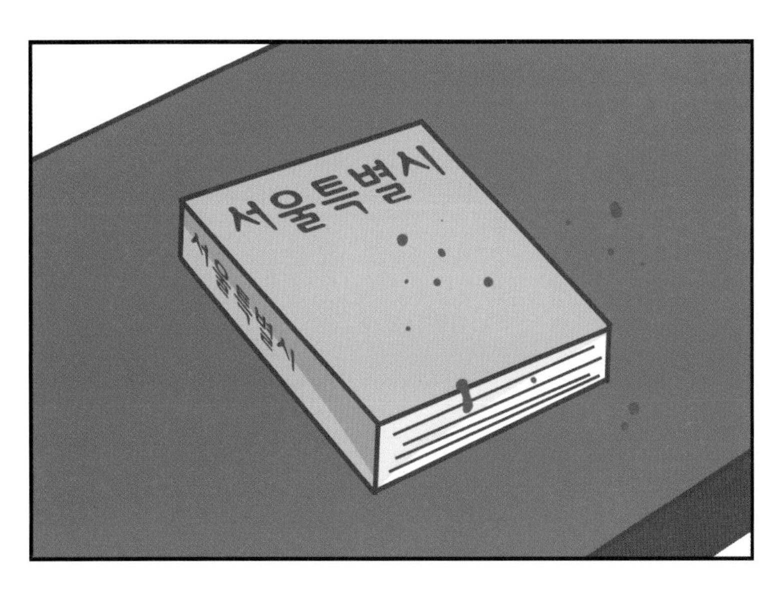
서울특별시
서울특별시

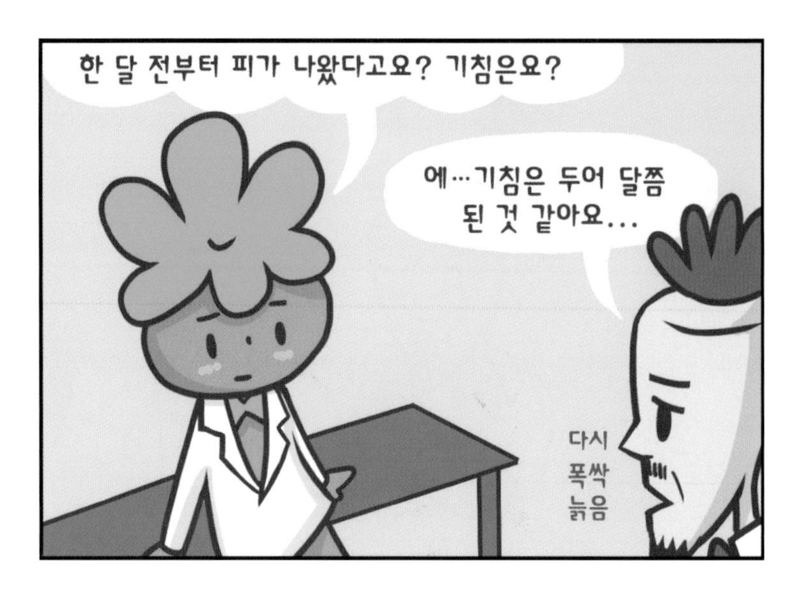
한 달 전부터 피가 나왔다고요? 기침은요?
에…기침은 두어 달쯤 된 것 같아요...
다시 폭싹 늙음

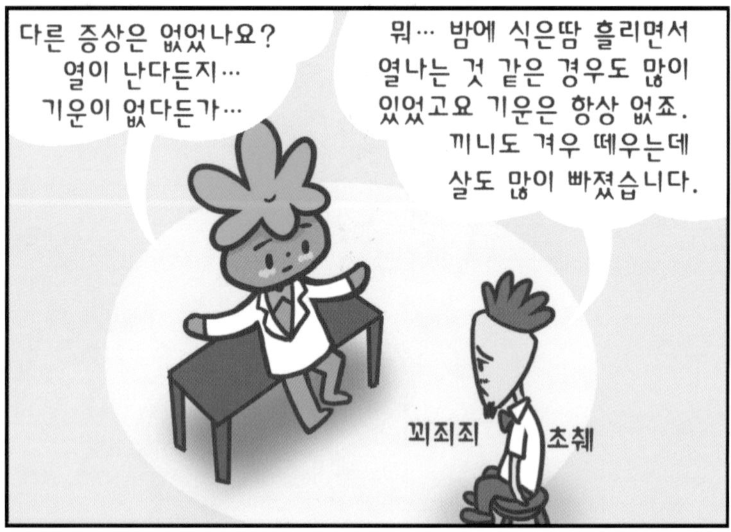
다른 증상은 없었나요? 열이 난다든지… 기운이 없다든가…
뭐… 밤에 식은땀 흘리면서 열나는 것 같은 경우도 많이 있었고요 기운은 항상 없죠. 끼니도 겨우 떼우는데 살도 많이 빠졌습니다.
꾀죄죄
초췌

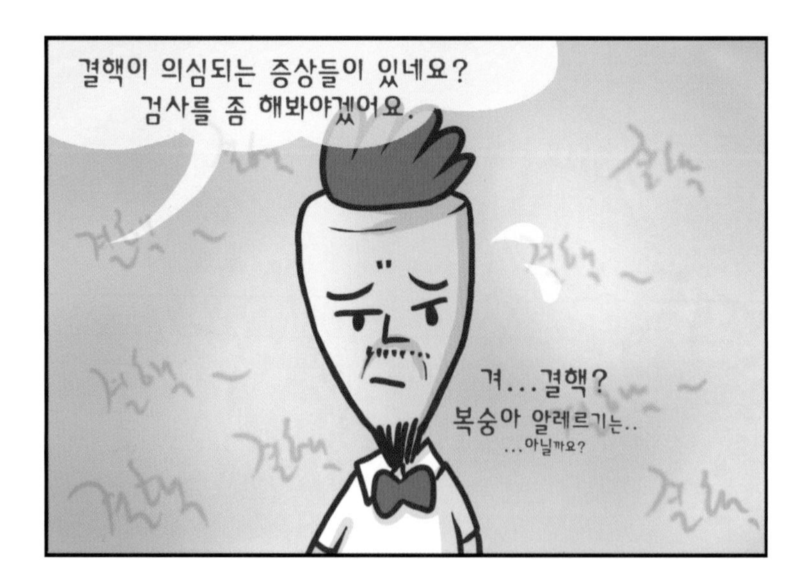
결핵이 의심되는 증상들이 있네요? 검사를 좀 해봐야겠어요.
겨...결핵?
복숭아 알레르기는..
...아닐까요?

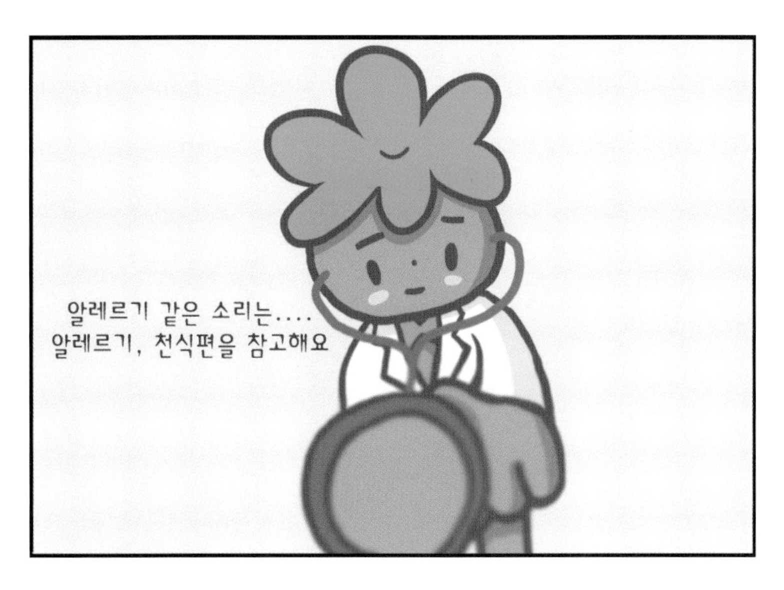
알레르기 같은 소리는....
알레르기, 천식편을 참고해요

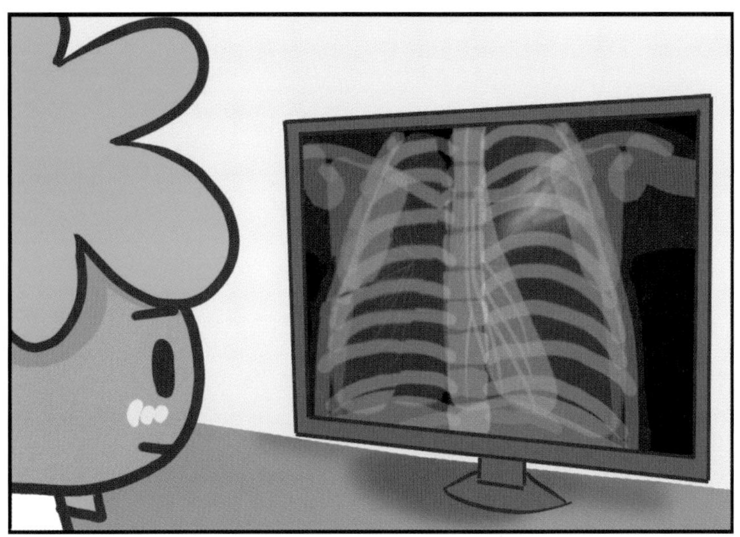

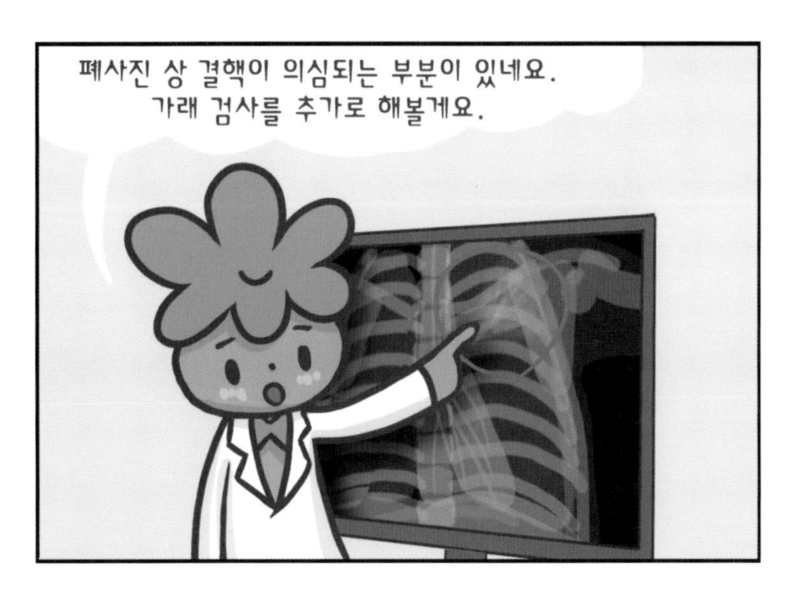
폐사진 상 결핵이 의심되는 부분이 있네요.
가래 검사를 추가로 해볼게요.

만약 뚜렷한 원인 없이 2~3주 이상 기침 등 호흡기 증상이 있으면 결핵을 의심하고 이에 대한 검사를 시행해야 하고 과거력, 결핵환자 접촉 여부도 조사해야 합니다.

집에 복숭아는 커녕 사과도 없구만..

콜록 콜록

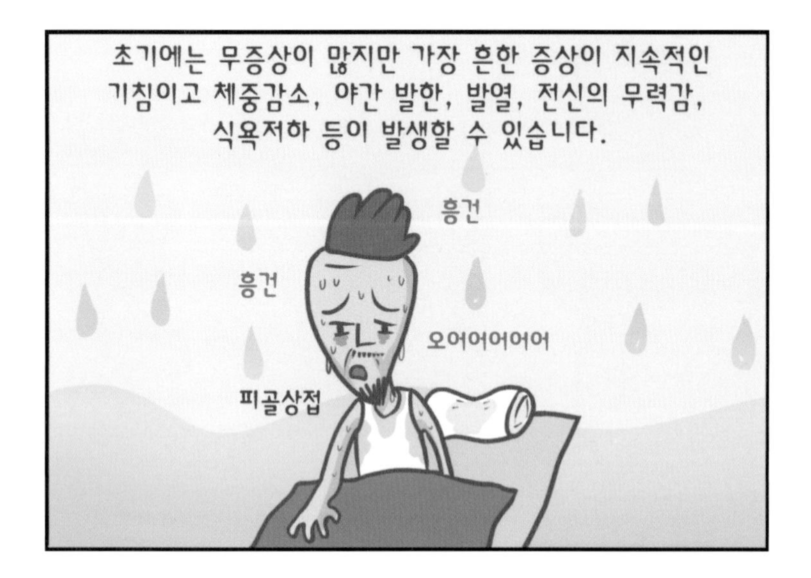

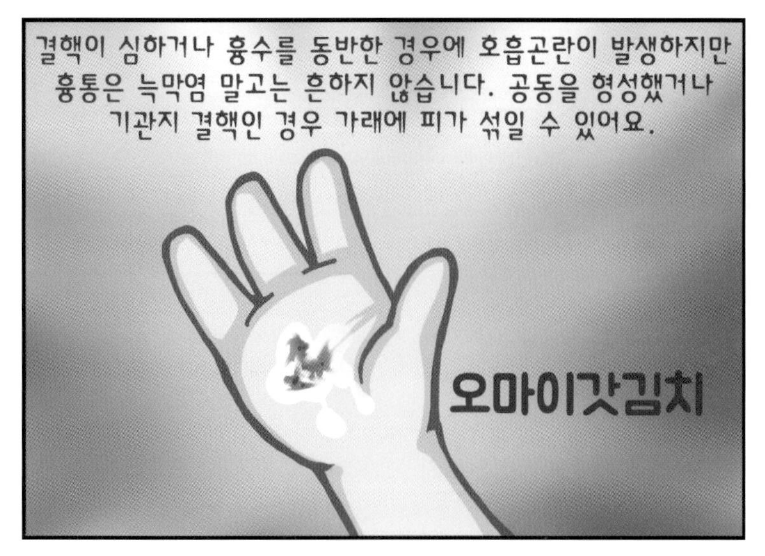

참고로 엑스레이만으로 확진하지는 못해요. 그래서 의심스러운 방사선 소견이 있다면 기본검사와 가래검사도 해봐야 합니다. 대신 사진을 비교하는게 임상적으로 유용하긴 합니다.

과거와

현재를

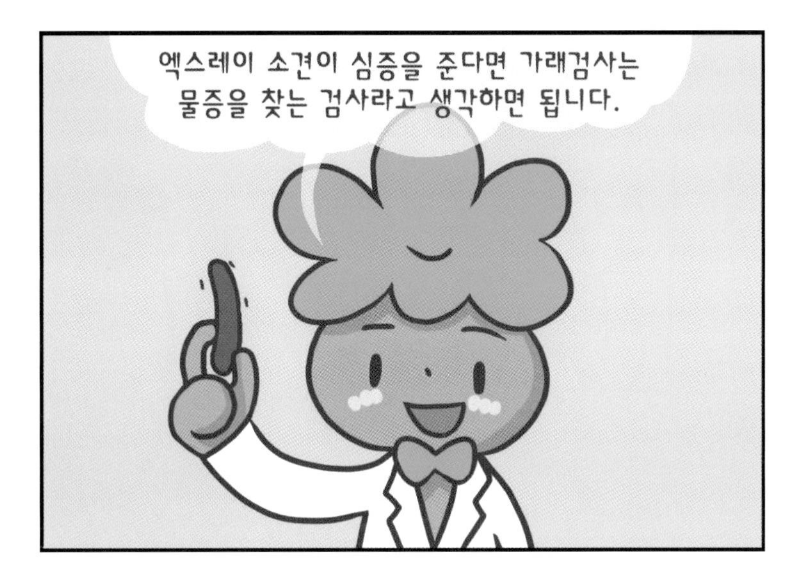

활동성 결핵 환자들이 배출하는 비말을 통해 결핵이 전염될 수 있습니다. 따라서 통풍이 잘되는 곳에 채검실을 따로 마련해서 검체를 받습니다.

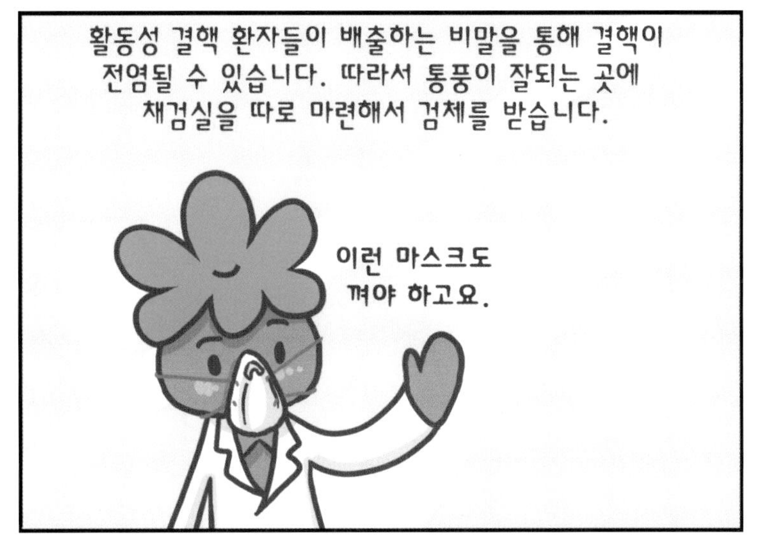

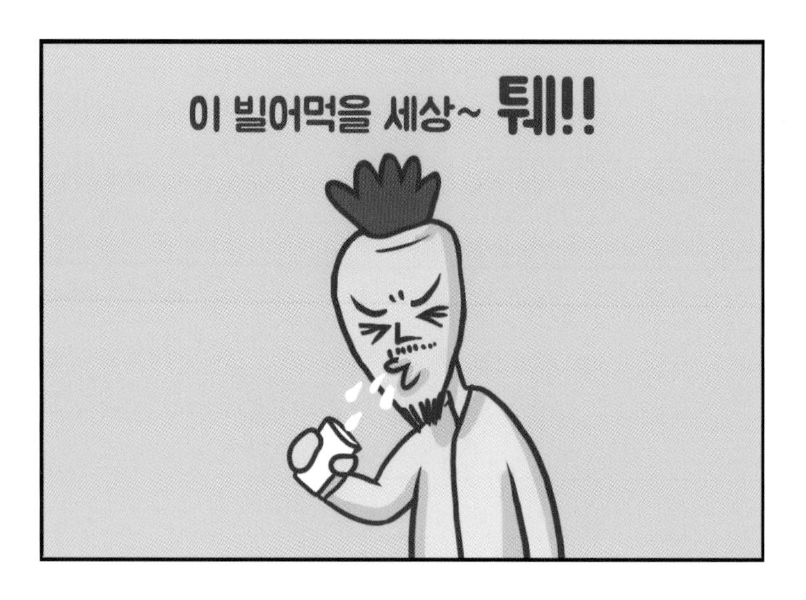
이 빌어먹을 세상~ 퉤!!

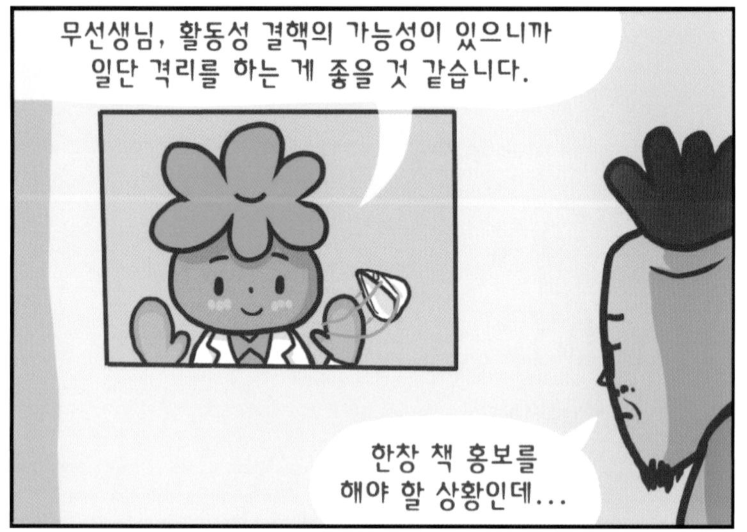
무선생님, 활동성 결핵의 가능성이 있으니까
일단 격리를 하는 게 좋을 것 같습니다.
한창 책 홍보를
해야 할 상황인데...

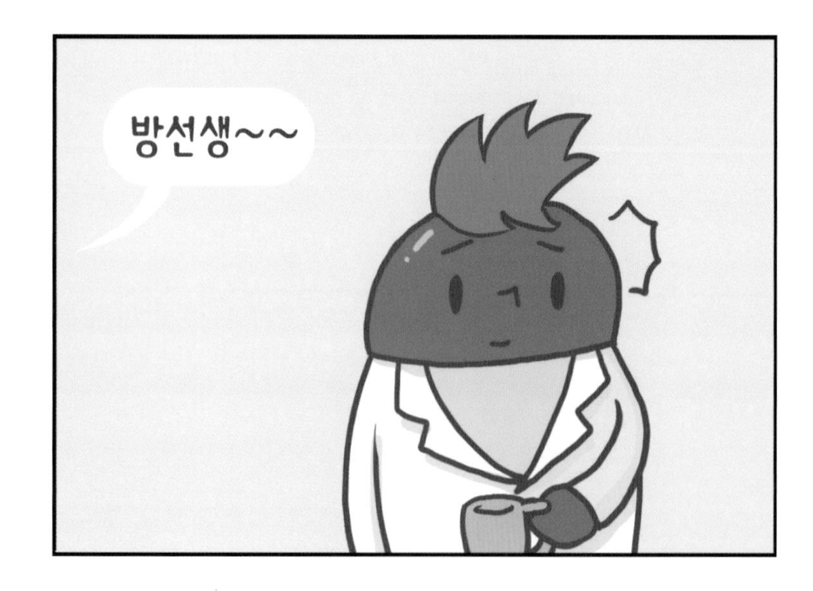
방선생~~

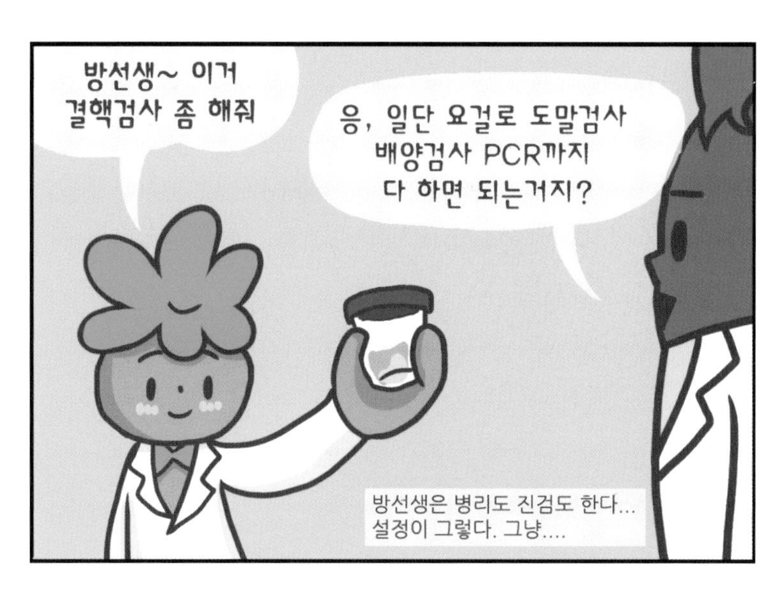
방선생~ 이거
결핵검사 좀 해줘
응, 일단 요걸로 도말검사
배양검사 PCR까지
다 하면 되는거지?
방선생은 병리도 진검도 한다...
설정이 그렇다. 그냥....

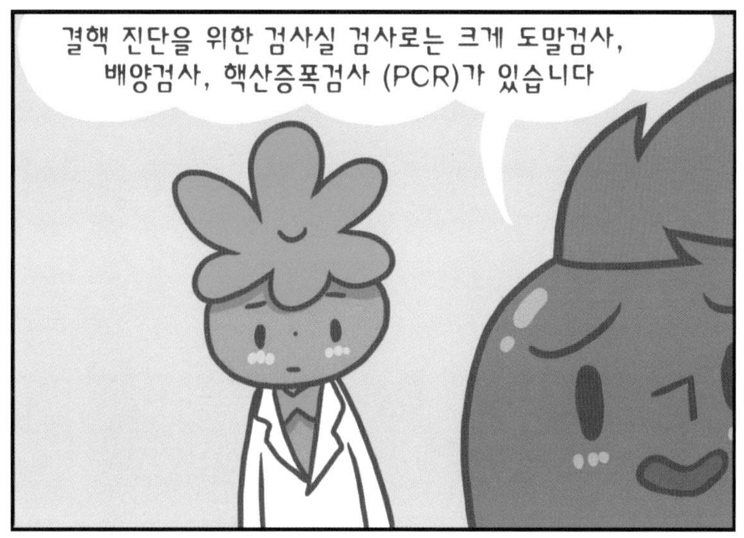
결핵 진단을 위한 검사실 검사로는 크게 도말검사,
배양검사, 핵산증폭검사 (PCR)가 있습니다

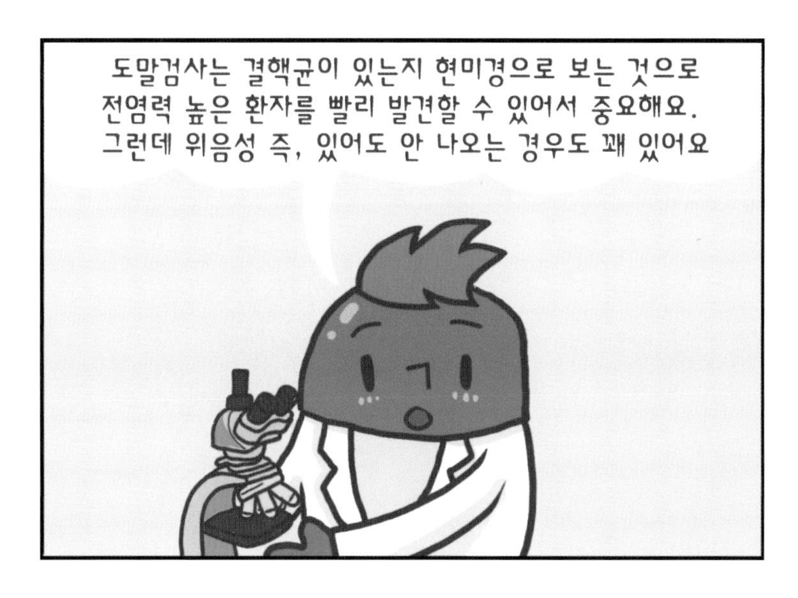
도말검사는 결핵균이 있는지 현미경으로 보는 것으로
전염력 높은 환자를 빨리 발견할 수 있어서 중요해요.
그런데 위음성 즉, 있어도 안 나오는 경우도 꽤 있어요

그래서 폐결핵이 의심되면 객담을 최소 2회, 가능한 3회는
채취하여 항산균 도말 및 배양검사를 시행토록 권고하고 있죠.

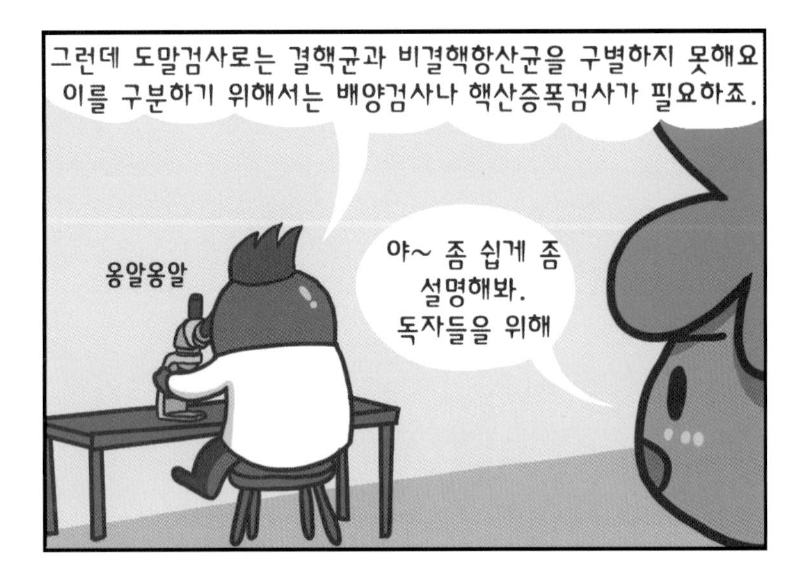

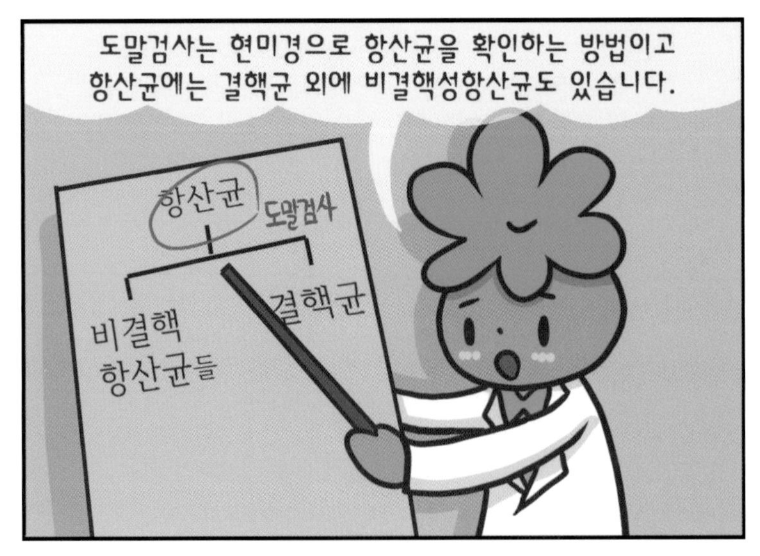

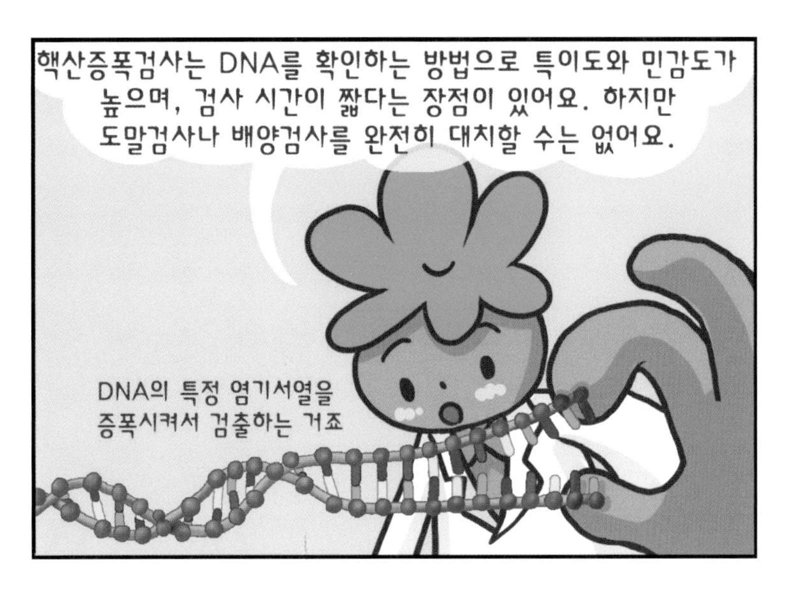
핵산증폭검사는 DNA를 확인하는 방법으로 특이도와 민감도가 높으며, 검사 시간이 짧다는 장점이 있어요. 하지만 도말검사나 배양검사를 완전히 대치할 수는 없어요.
DNA의 특정 염기서열을 증폭시켜서 검출하는 거죠

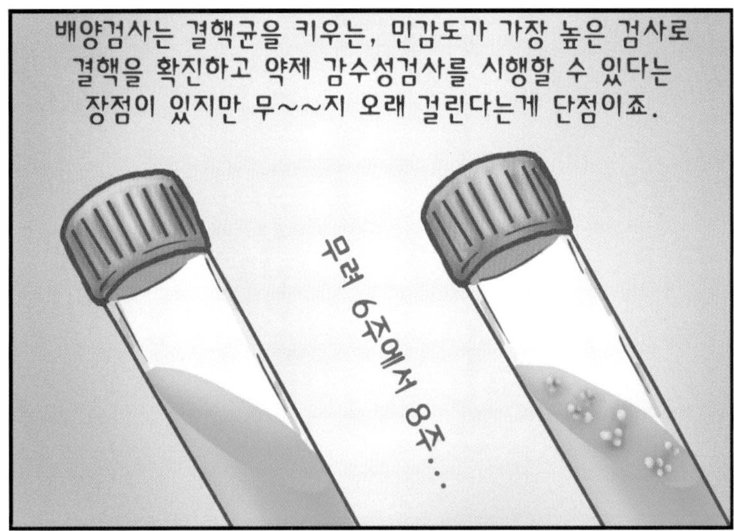
배양검사는 결핵균을 키우는, 민감도가 가장 높은 검사로 결핵을 확진하고 약제 감수성검사를 시행할 수 있다는 장점이 있지만 무~~지 오래 걸린다는게 단점이죠.
무려 6주에서 8주...

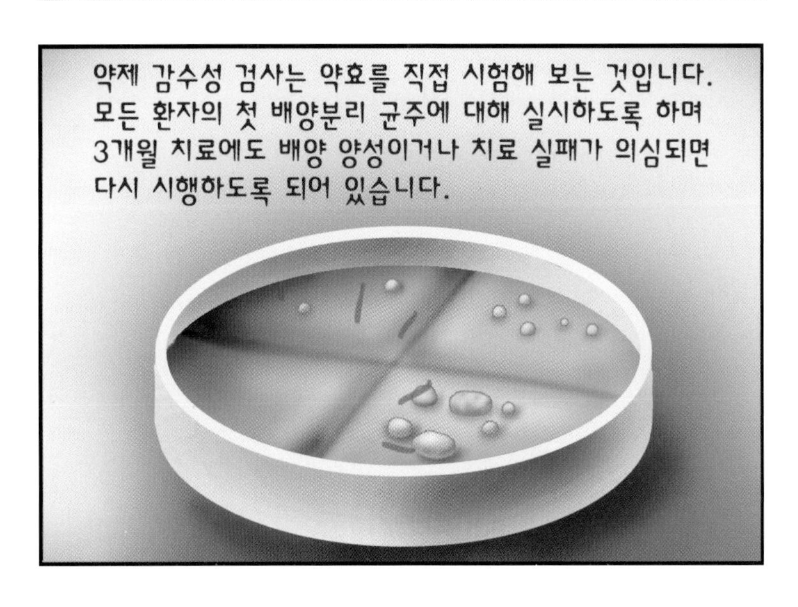
약제 감수성 검사는 약효를 직접 시험해 보는 것입니다. 모든 환자의 첫 배양분리 균주에 대해 실시하도록 하며 3개월 치료에도 배양 양성이거나 치료 실패가 의심되면 다시 시행하도록 되어 있습니다.

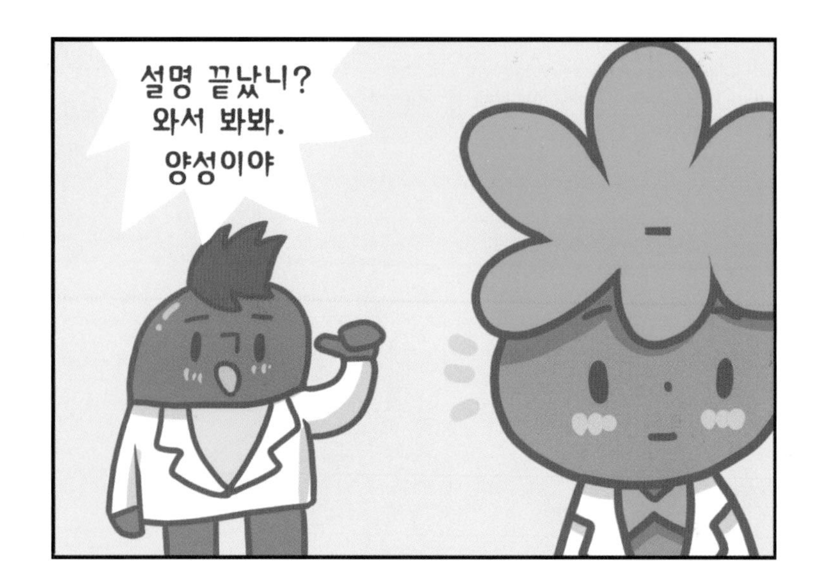
설명 끝났니?
와서 봐봐.
양성이야

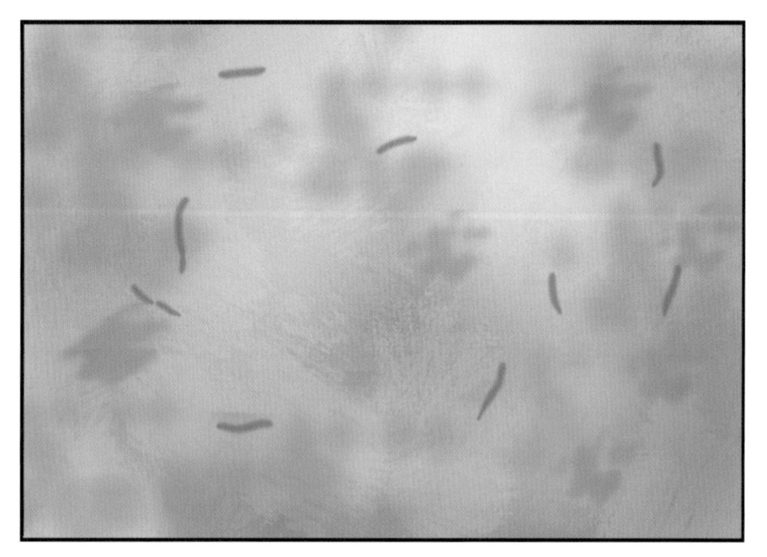

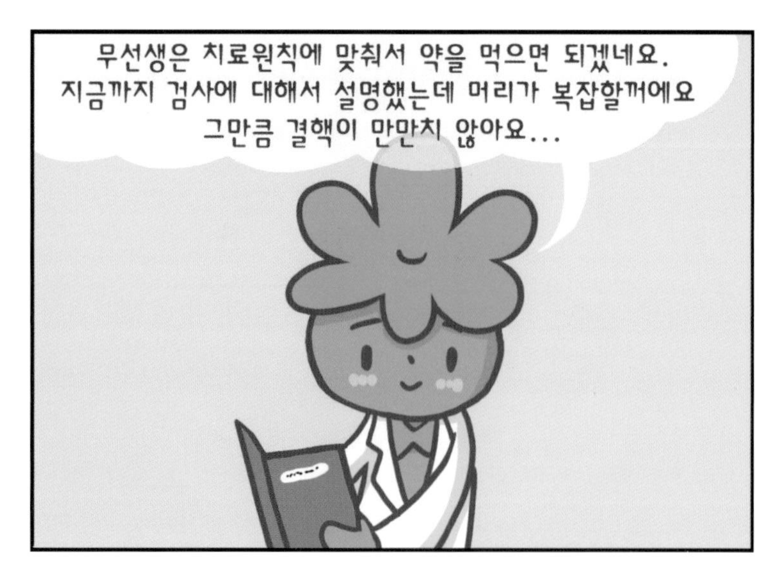
무선생은 치료원칙에 맞춰서 약을 먹으면 되겠네요.
지금까지 검사에 대해서 설명했는데 머리가 복잡할꺼에요
그만큼 결핵이 만만치 않아요...

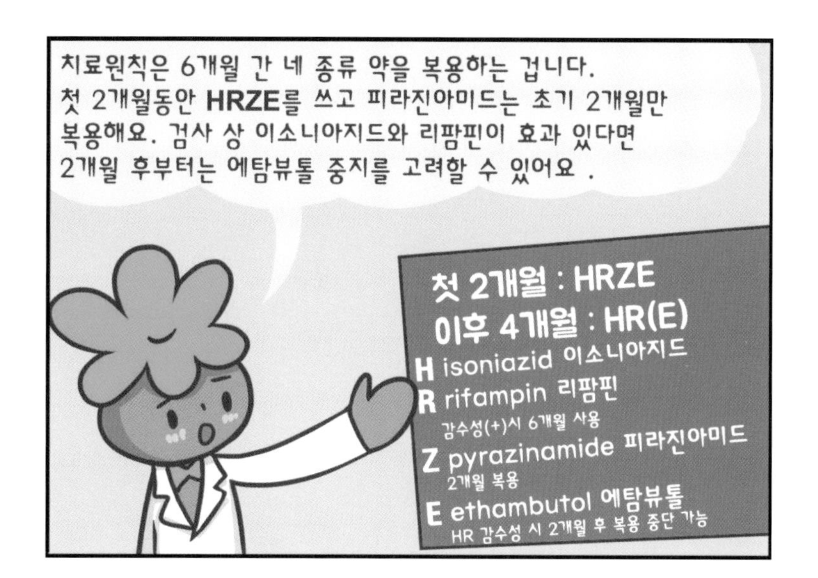
치료원칙은 6개월 간 네 종류 약을 복용하는 겁니다.
첫 2개월동안 HRZE를 쓰고 피라진아미드는 초기 2개월만
복용해요. 검사 상 이소니아지드와 리팜핀이 효과 있다면
2개월 후부터는 에탐뷰톨 중지를 고려할 수 있어요 .
첫 2개월 : HRZE
이후 4개월 : HR(E)
H isoniazid 이소니아지드
R rifampin 리팜핀
감수성(+)시 6개월 사용
Z pyrazinamide 피라진아미드
2개월 복용
E ethambutol 에탐뷰톨
HR 감수성 시 2개월 후 복용 중단 가능

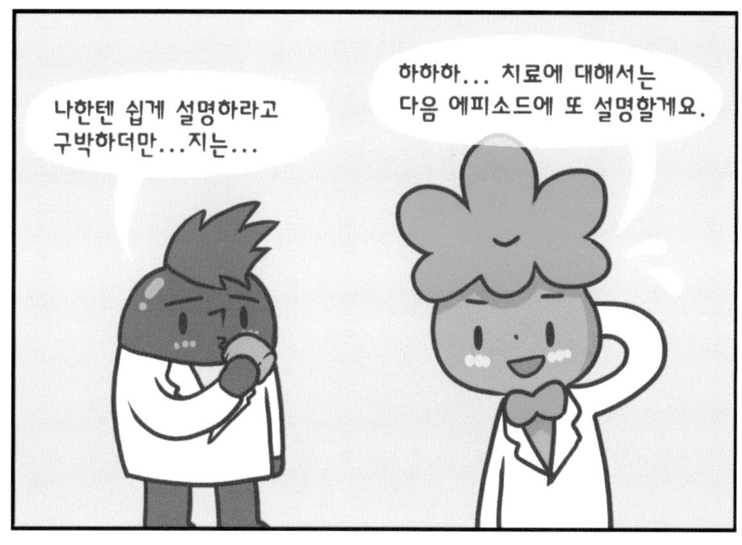
나한텐 쉽게 설명하라고
구박하더만... 지는...
하하하... 치료에 대해서는
다음 에피소드에 또 설명할게요.

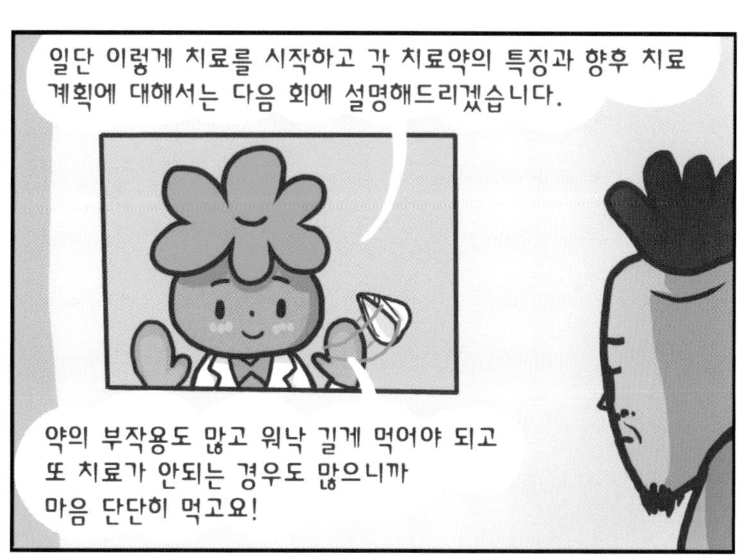
일단 이렇게 치료를 시작하고 각 치료약의 특징과 향후 치료
계획에 대해서는 다음 회에 설명해드리겠습니다.
약의 부작용도 많고 워낙 길게 먹어야 되고
또 치료가 안되는 경우도 많으니까
마음 단단히 먹고요!

07 CHAPTER 감염 질환

결핵(2)

Tuberculosis (2)

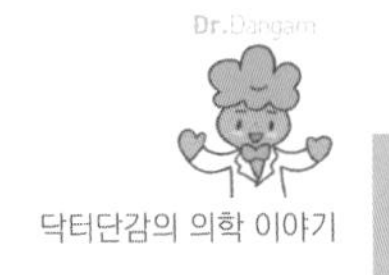

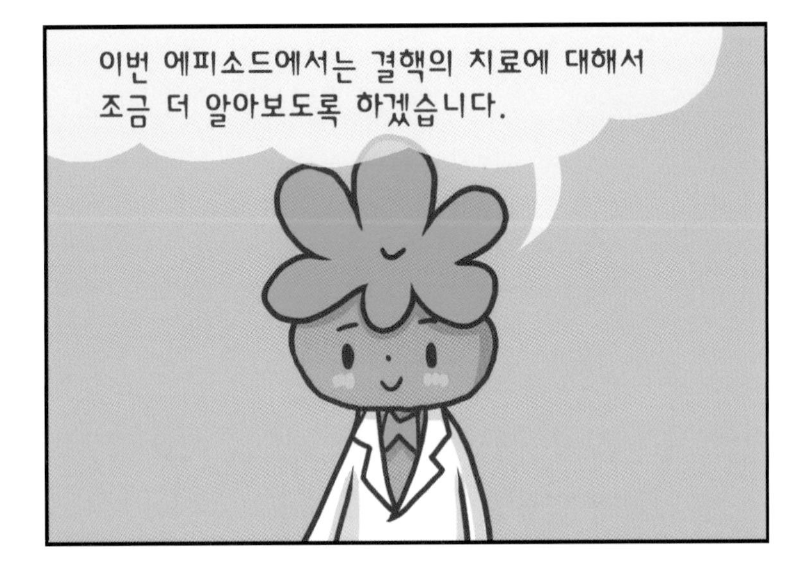

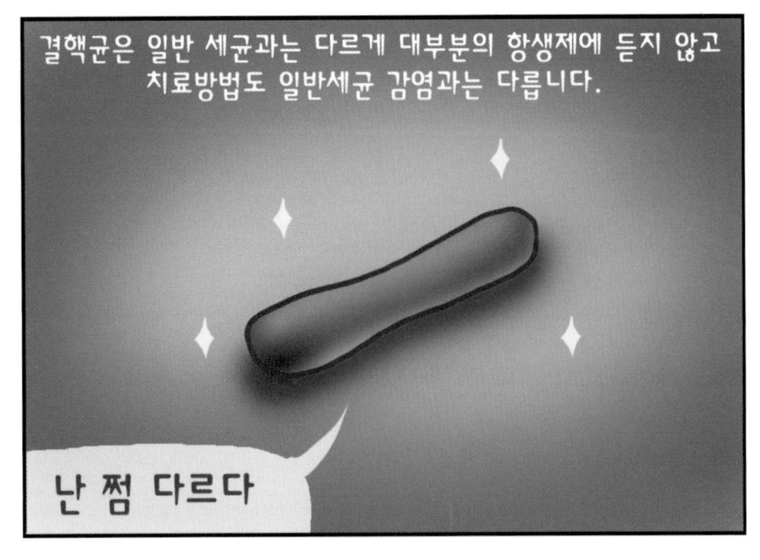

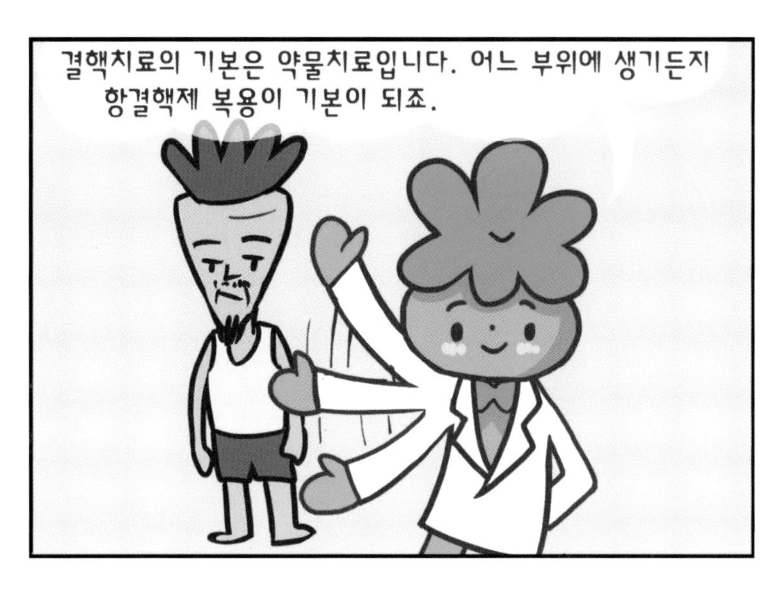
결핵치료의 기본은 약물치료입니다. 어느 부위에 생기든지
항결핵제 복용이 기본이 되죠.

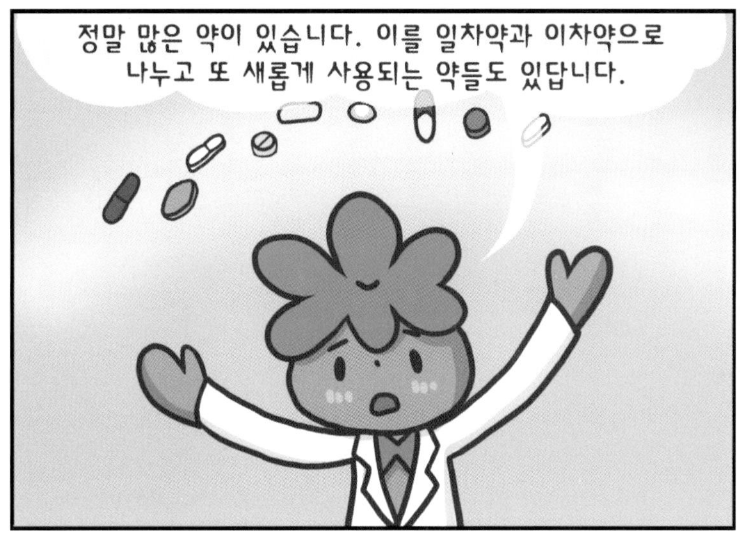
정말 많은 약이 있습니다. 이를 일차약과 이차약으로
나누고 또 새롭게 사용되는 약들도 있답니다.

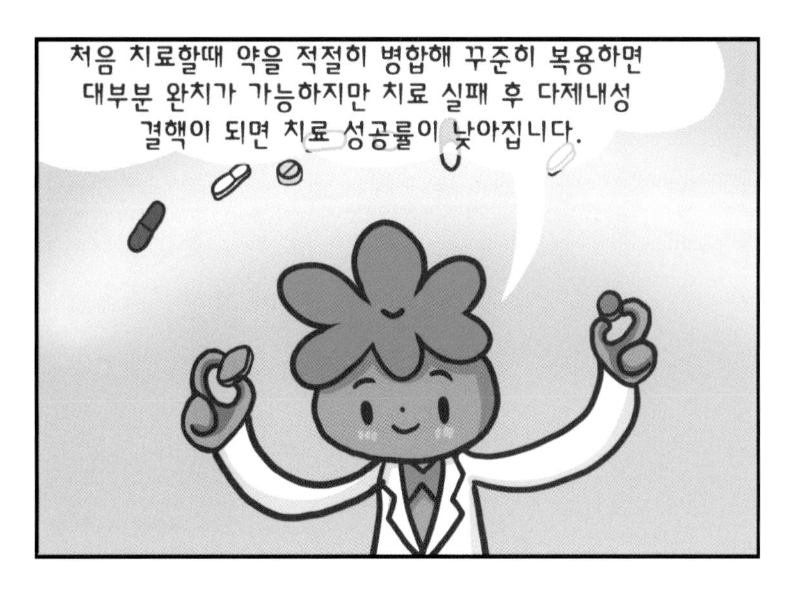
처음 치료할때 약을 적절히 병합해 꾸준히 복용하면
대부분 완치가 가능하지만 치료 실패 후 다제내성
결핵이 되면 치료 성공률이 낮아집니다.

07

결핵 (2)

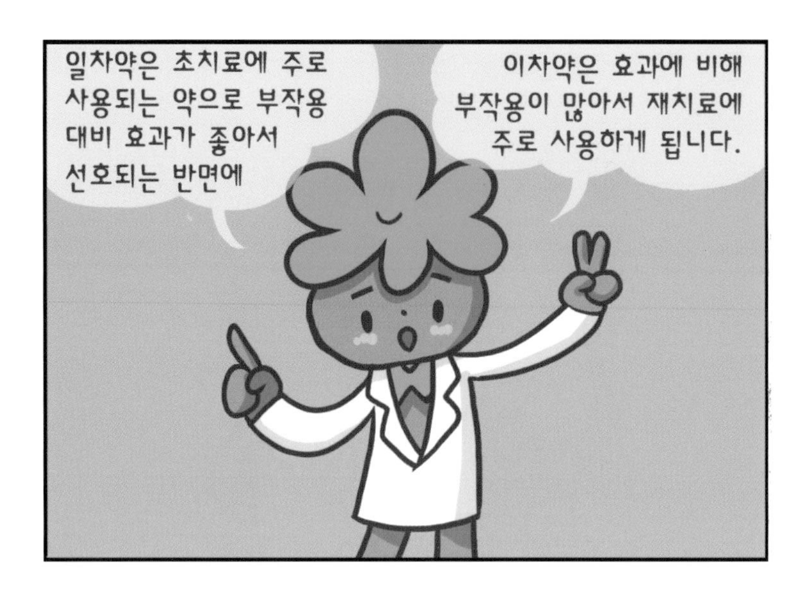
일차약은 초치료에 주로 사용되는 약으로 부작용 대비 효과가 좋아서 선호되는 반면에
이차약은 효과에 비해 부작용이 많아서 재치료에 주로 사용하게 됩니다.

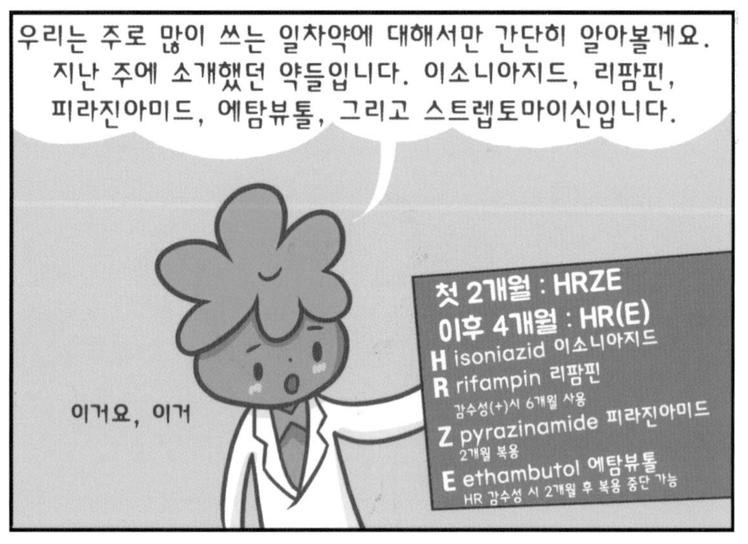
우리는 주로 많이 쓰는 일차약에 대해서만 간단히 알아볼게요. 지난 주에 소개했던 약들입니다. 이소니아지드, 리팜핀, 피라진아미드, 에탐뷰톨, 그리고 스트렙토마이신입니다.
첫 2개월 : HRZE
이후 4개월 : HR(E)
H isoniazid 이소니아지드
R rifampin 리팜핀
감수성(+)시 6개월 사용
Z pyrazinamide 피라진아미드
2개월 복용
E ethambutol 에탐뷰톨
HR 감수성 시 2개월 후 복용 중단 가능
이거요, 이거

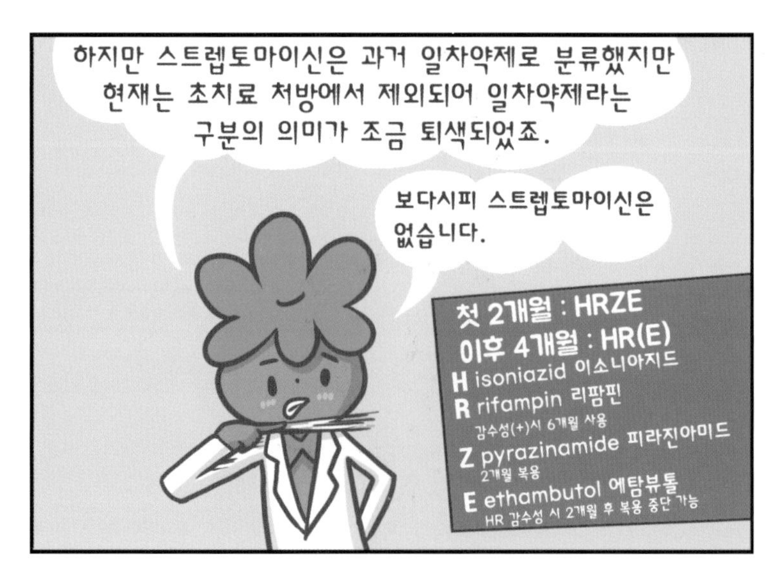
하지만 스트렙토마이신은 과거 일차약제로 분류했지만 현재는 초치료 처방에서 제외되어 일차약제라는 구분의 의미가 조금 퇴색되었죠.
보다시피 스트렙토마이신은 없습니다.
첫 2개월 : HRZE
이후 4개월 : HR(E)
H isoniazid 이소니아지드
R rifampin 리팜핀
감수성(+)시 6개월 사용
Z pyrazinamide 피라진아미드
2개월 복용
E ethambutol 에탐뷰톨
HR 감수성 시 2개월 후 복용 중단 가능

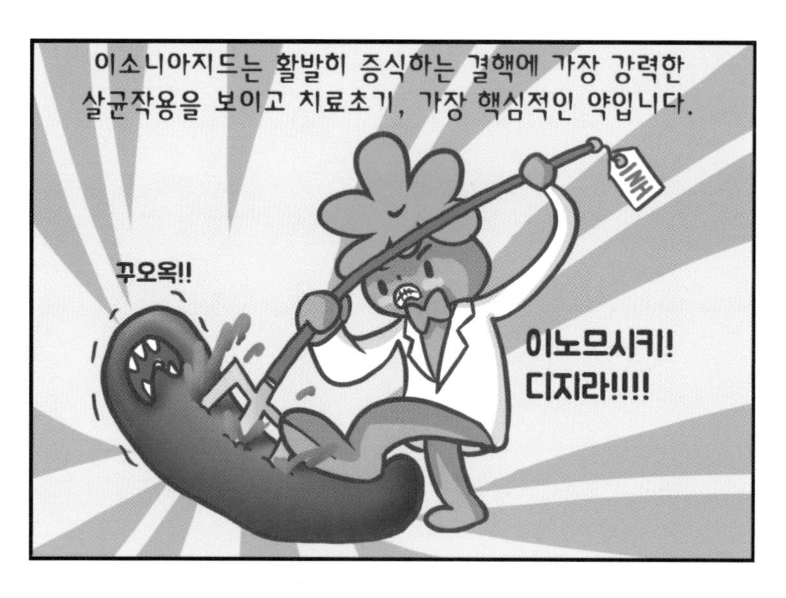
이소니아지드는 활발히 증식하는 결핵에 가장 강력한
살균작용을 보이고 치료초기, 가장 핵심적인 약입니다.
꾸오옥!!
이노므시키!
디지라!!!!

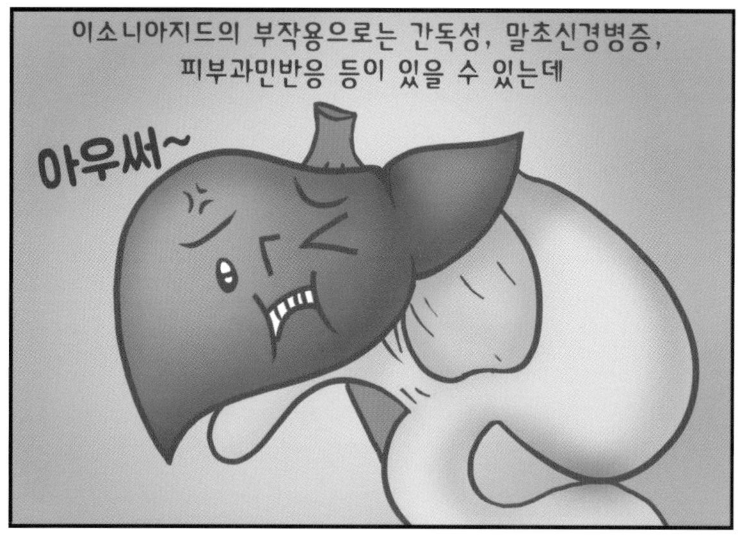
이소니아지드의 부작용으로는 간독성, 말초신경병증,
피부과민반응 등이 있을 수 있는데
아우써~

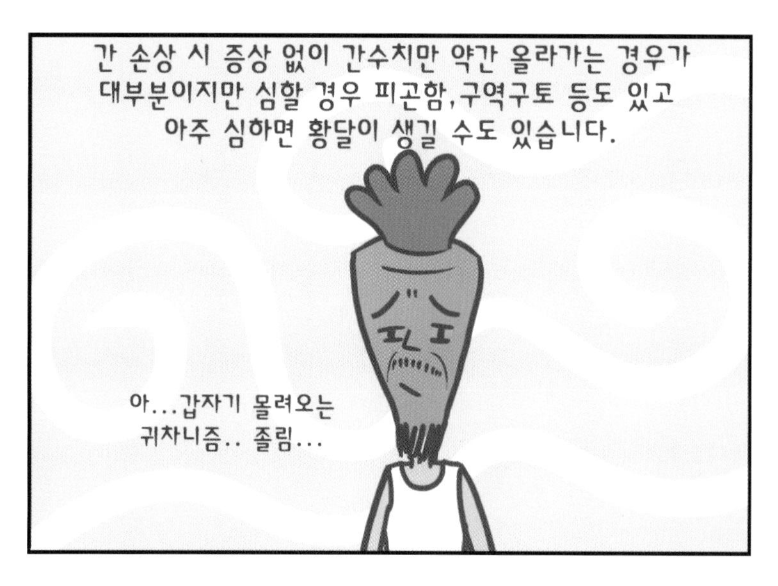
간 손상 시 증상 없이 간수치만 약간 올라가는 경우가
대부분이지만 심할 경우 피곤함,구역구토 등도 있고
아주 심하면 황달이 생길 수도 있습니다.
아...갑자기 몰려오는
귀차니즘.. 졸림...

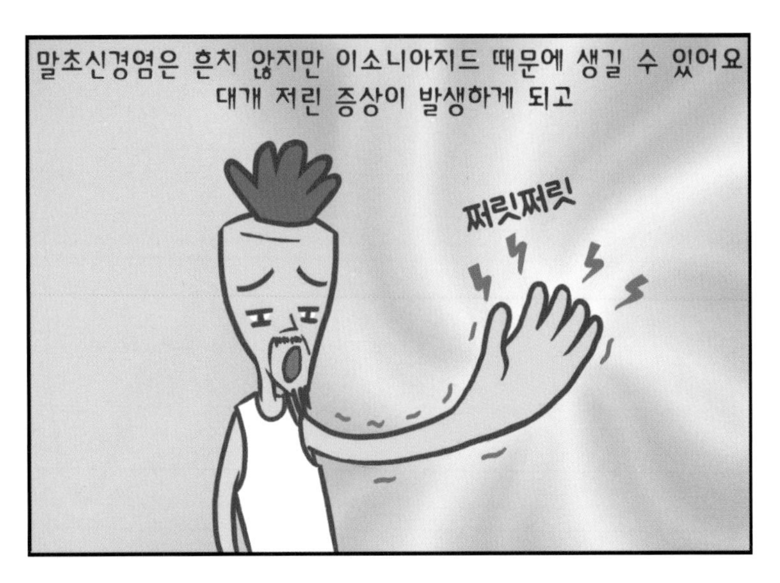
말초신경염은 흔치 않지만 이소니아지드 때문에 생길 수 있어요
대개 저린 증상이 발생하게 되고
찌릿찌릿

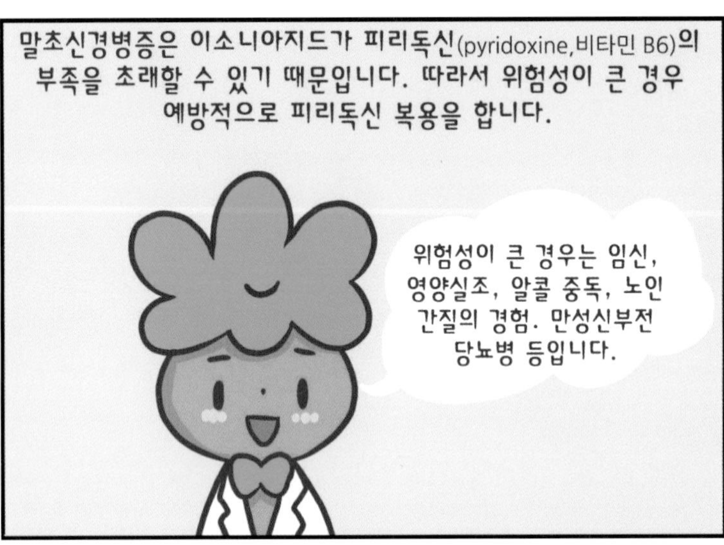
말초신경병증은 이소니아지드가 피리독신(pyridoxine,비타민 B6)의 부족을 초래할 수 있기 때문입니다. 따라서 위험성이 큰 경우 예방적으로 피리독신 복용을 합니다.
위험성이 큰 경우는 임신, 영양실조, 알콜 중독, 노인 간질의 경험. 만성신부전 당뇨병 등입니다.

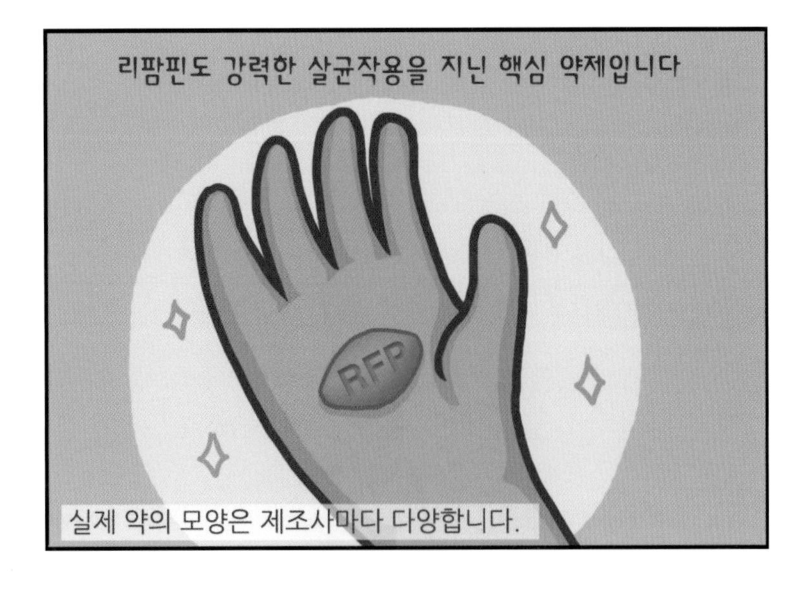
리팜핀도 강력한 살균작용을 지닌 핵심 약제입니다
RFP
실제 약의 모양은 제조사마다 다양합니다.

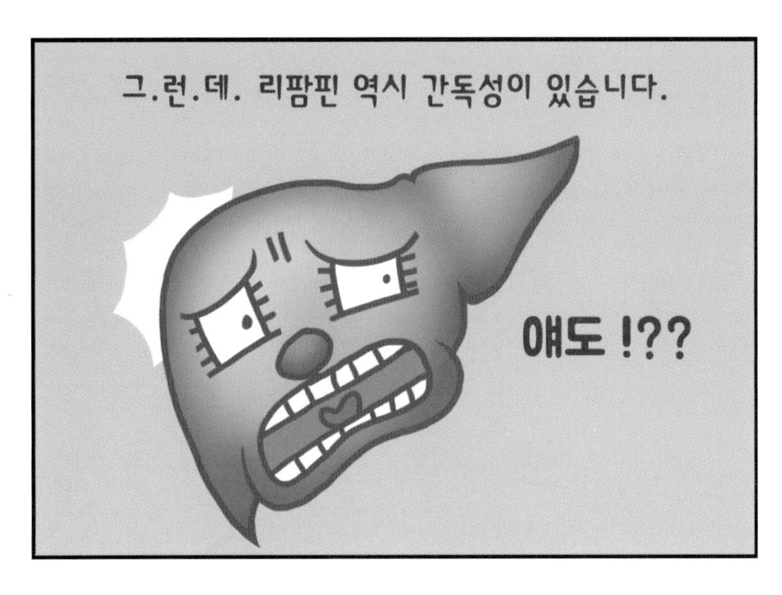
그.런.데. 리팜핀 역시 간독성이 있습니다.
얘도 !??

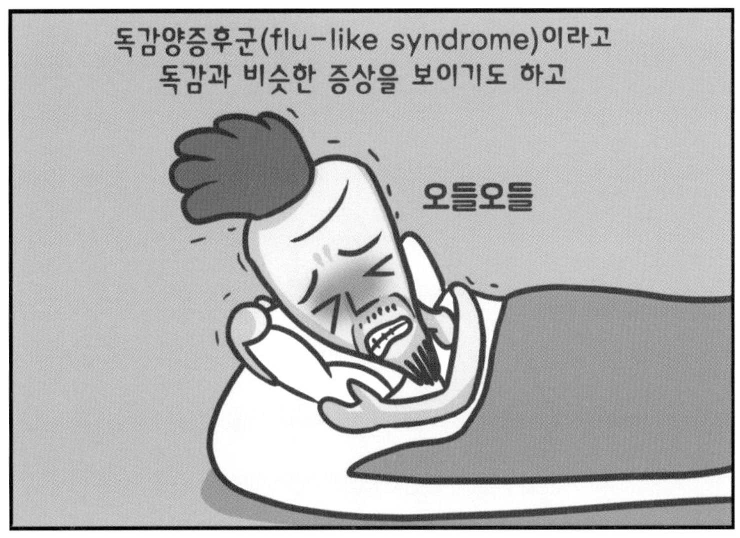
독감양증후군(flu-like syndrome)이라고
독감과 비슷한 증상을 보이기도 하고
오들오들

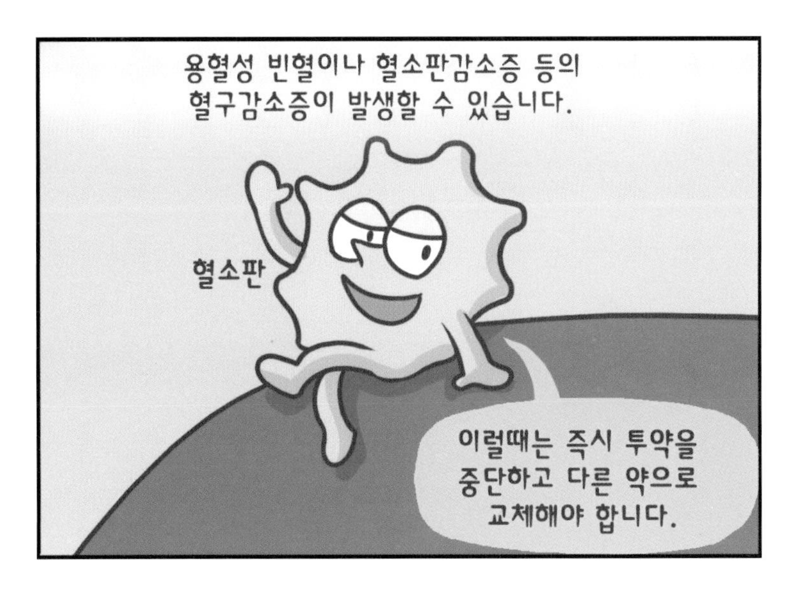
용혈성 빈혈이나 혈소판감소증 등의
혈구감소증이 발생할 수 있습니다.
혈소판
이럴때는 즉시 투약을
중단하고 다른 약으로
교체해야 합니다.

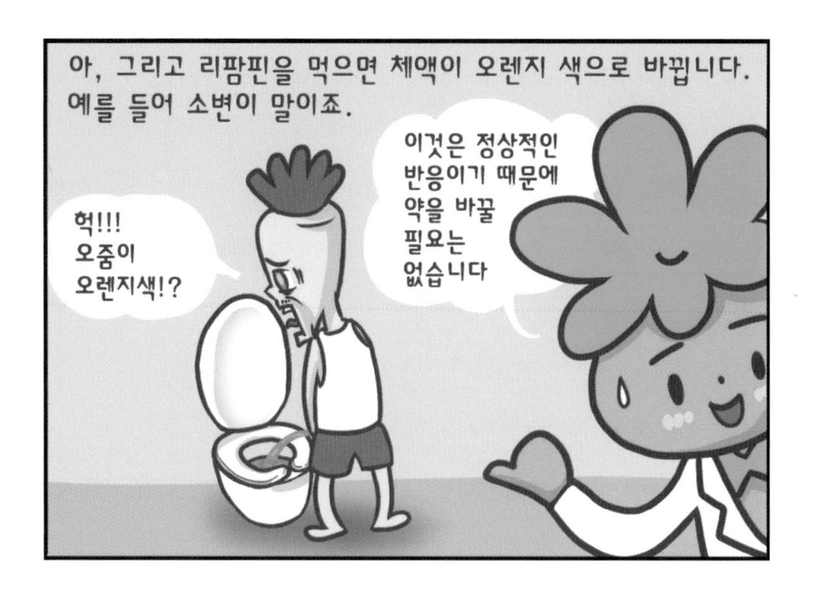
아, 그리고 리팜핀을 먹으면 체액이 오렌지 색으로 바뀝니다.
예를 들어 소변이 말이죠.
헉!!!
오줌이
오렌지색!?
이것은 정상적인
반응이기 때문에
약을 바꿀
필요는
없습니다

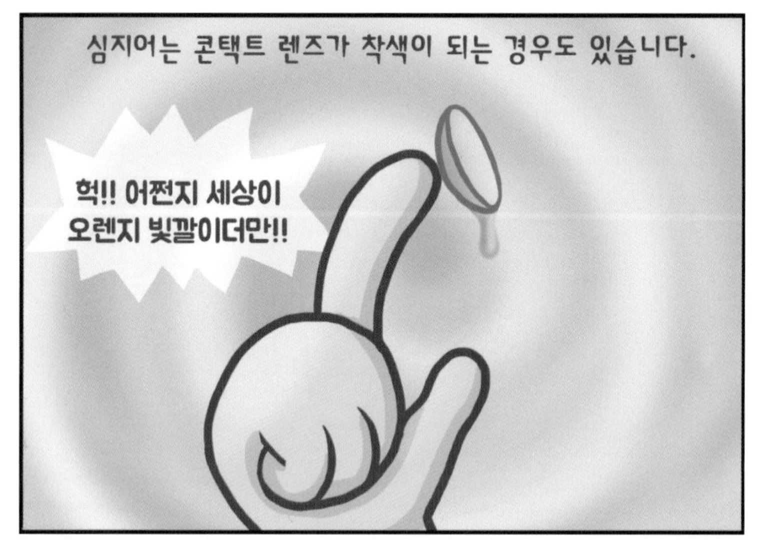
심지어는 콘택트 렌즈가 착색이 되는 경우도 있습니다.
헉!! 어쩐지 세상이
오렌지 빛깔이더만!!

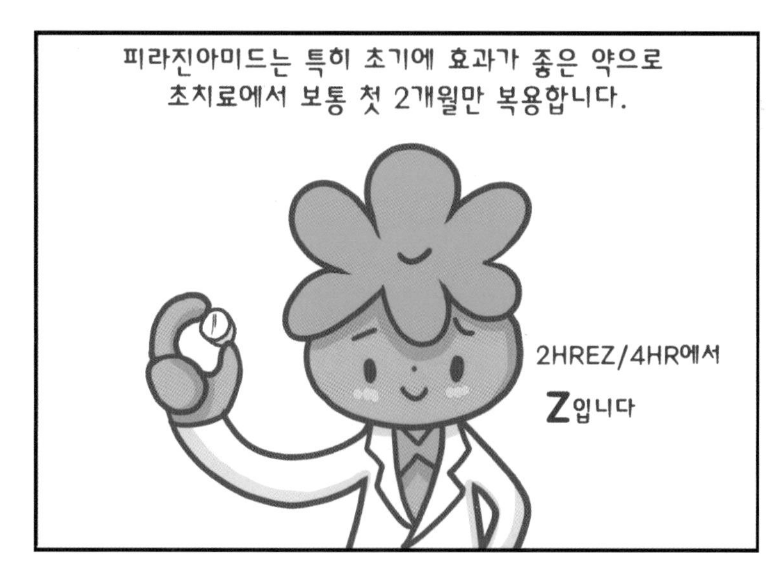
피라진아미드는 특히 초기에 효과가 좋은 약으로
초치료에서 보통 첫 2개월만 복용합니다.
2HREZ/4HR에서
Z입니다

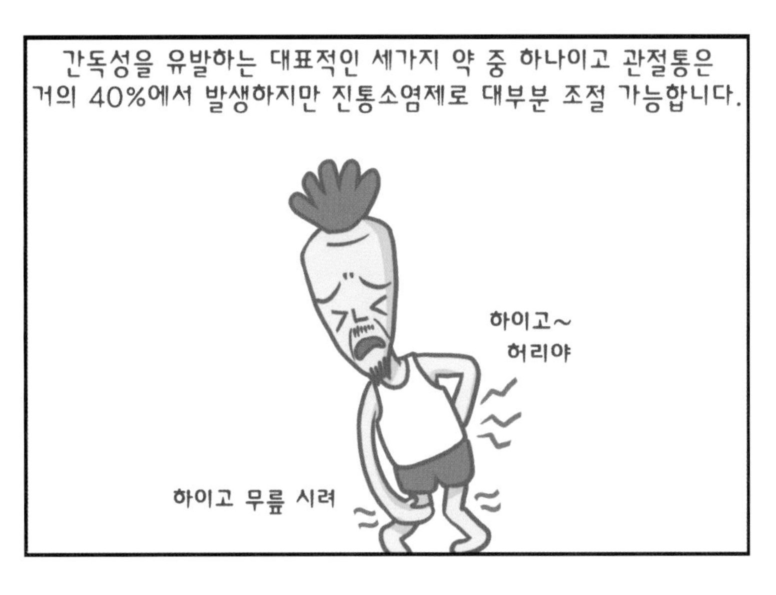
간독성을 유발하는 대표적인 세가지 약 중 하나이고 관절통은
거의 40%에서 발생하지만 진통소염제로 대부분 조절 가능합니다.
하이고~
허리야
하이고 무릎 시려

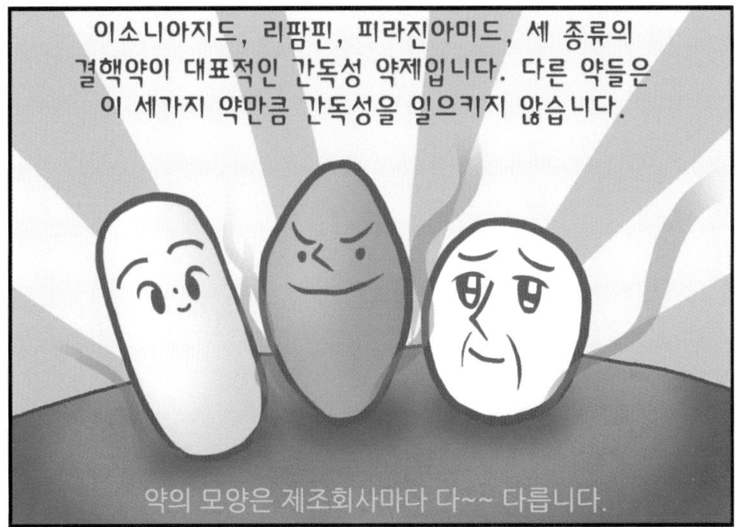
이소니아지드, 리팜핀, 피라진아미드, 세 종류의
결핵약이 대표적인 간독성 약제입니다. 다른 약들은
이 세가지 약만큼 간독성을 일으키지 않습니다.
약의 모양은 제조회사마다 다~~ 다릅니다.

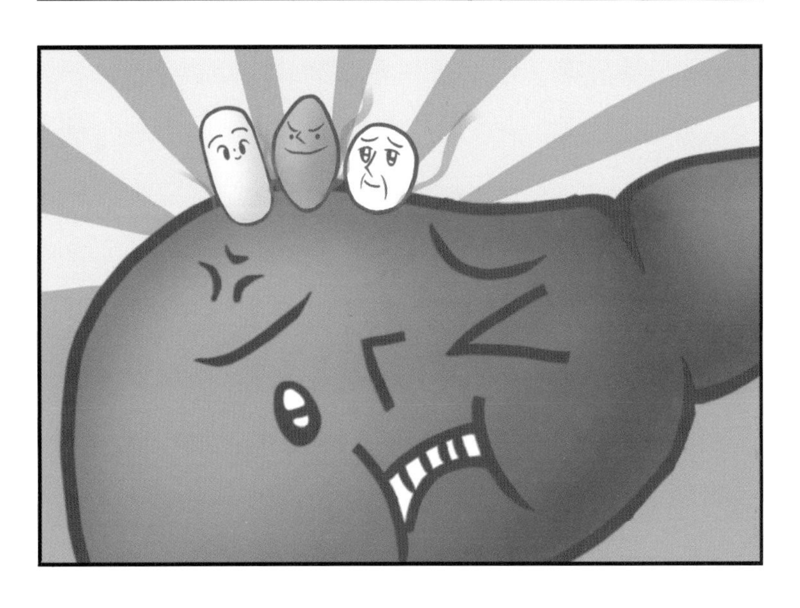

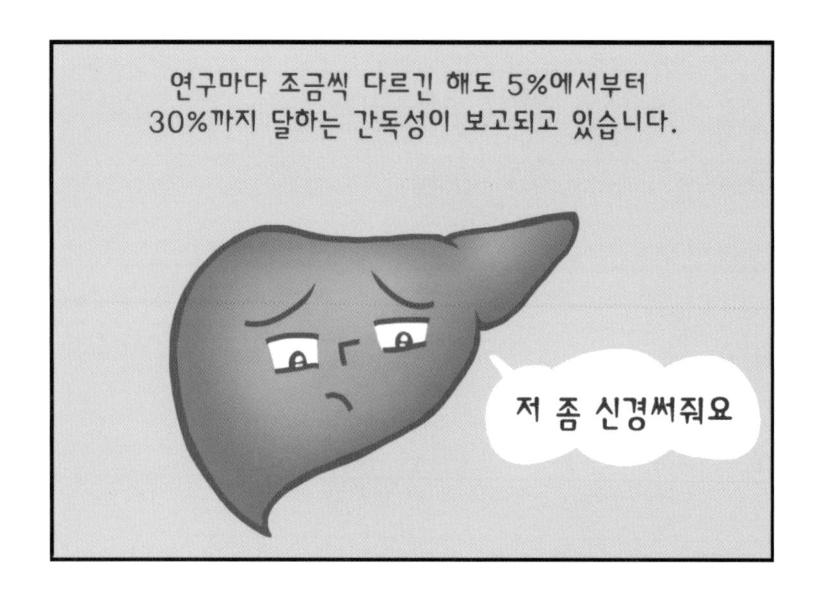
연구마다 조금씩 다르긴 해도 5%에서부터
30%까지 달하는 간독성이 보고되고 있습니다.
저 좀 신경써줘요

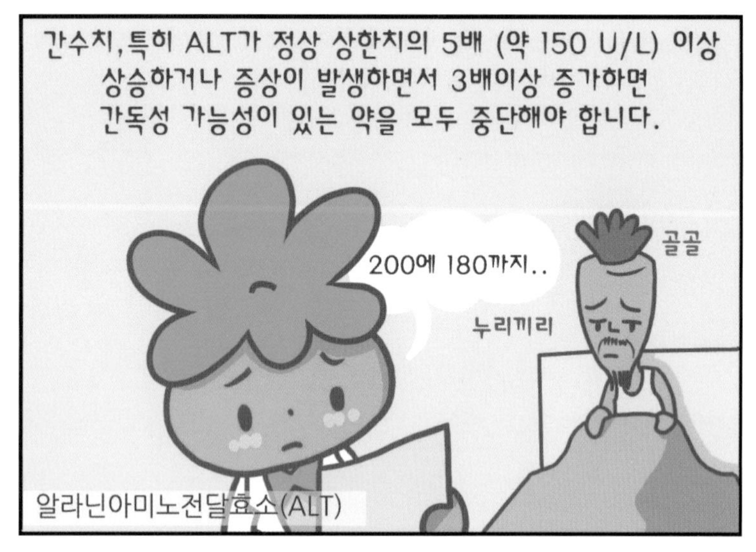
간수치,특히 ALT가 정상 상한치의 5배 (약 150 U/L) 이상
상승하거나 증상이 발생하면서 3배이상 증가하면
간독성 가능성이 있는 약을 모두 중단해야 합니다.
200에 180까지..
골골
누리끼리
알라닌아미노전달효소(ALT)

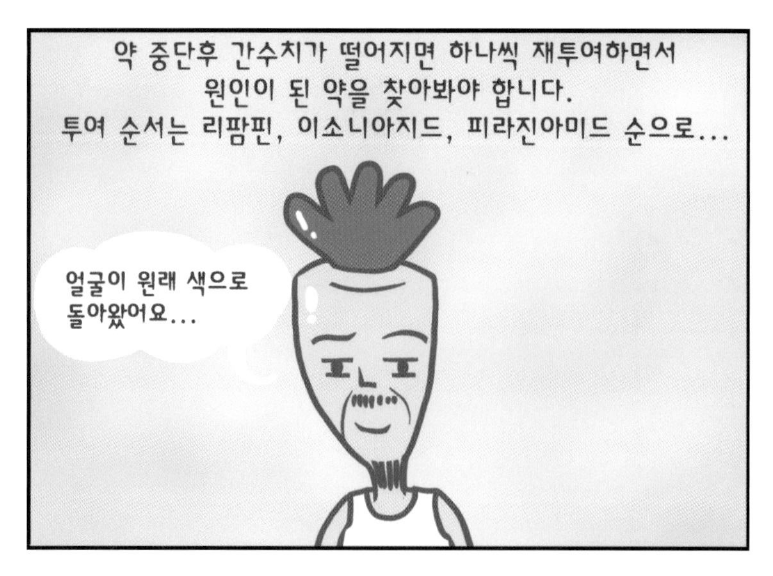
약 중단후 간수치가 떨어지면 하나씩 재투여하면서
원인이 된 약을 찾아봐야 합니다.
투여 순서는 리팜핀, 이소니아지드, 피라진아미드 순으로...
얼굴이 원래 색으로
돌아왔어요...

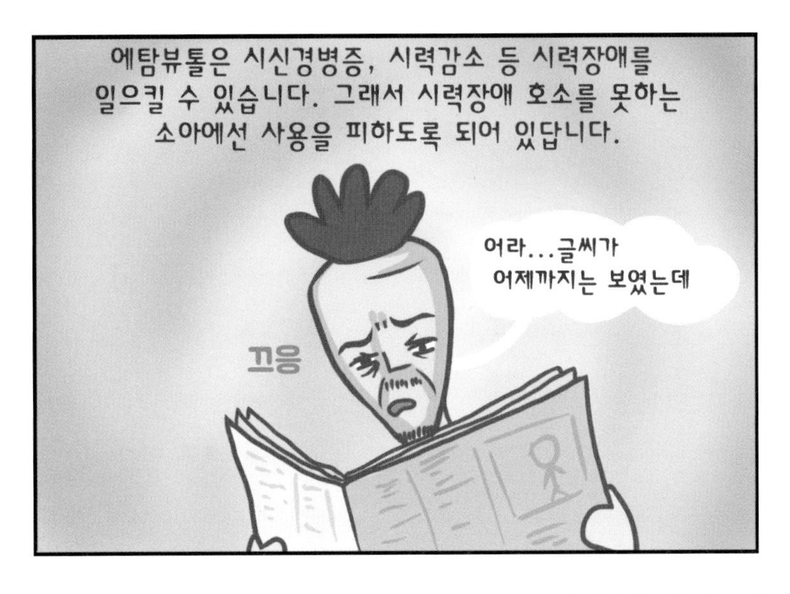
에탐뷰톨은 시신경병증, 시력감소 등 시력장애를
일으킬 수 있습니다. 그래서 시력장애 호소를 못하는
소아에선 사용을 피하도록 되어 있답니다.
어라...글씨가
어제까지는 보였는데
끄응

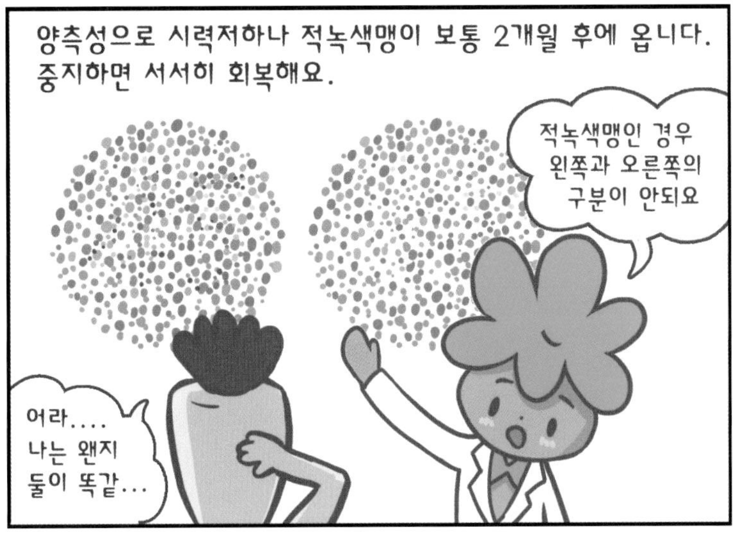
양측성으로 시력저하나 적녹색맹이 보통 2개월 후에 옵니다.
중지하면 서서히 회복해요.
적녹색맹인 경우
왼쪽과 오른쪽의
구분이 안되요
어라....
나는 왠지
둘이 똑같...

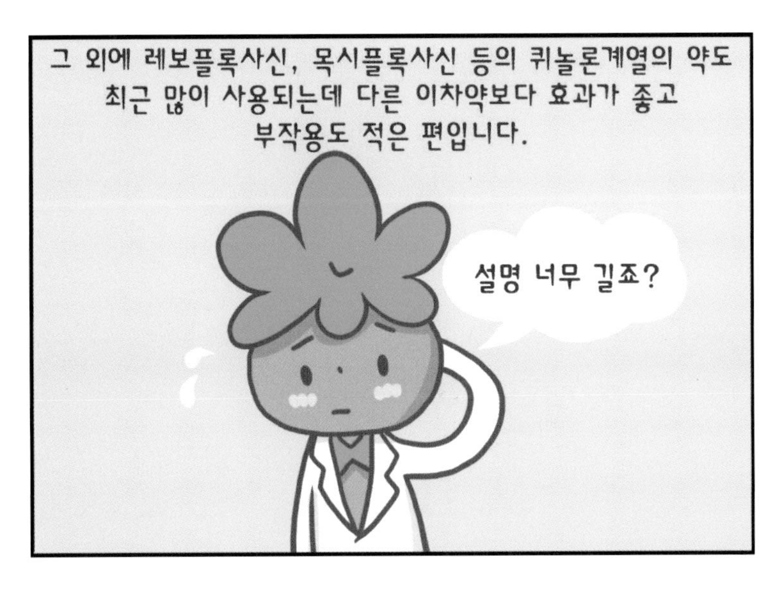
그 외에 레보플록사신, 목시플록사신 등의 퀴놀론계열의 약도
최근 많이 사용되는데 다른 이차약보다 효과가 좋고
부작용도 적은 편입니다.
설명 너무 길죠?

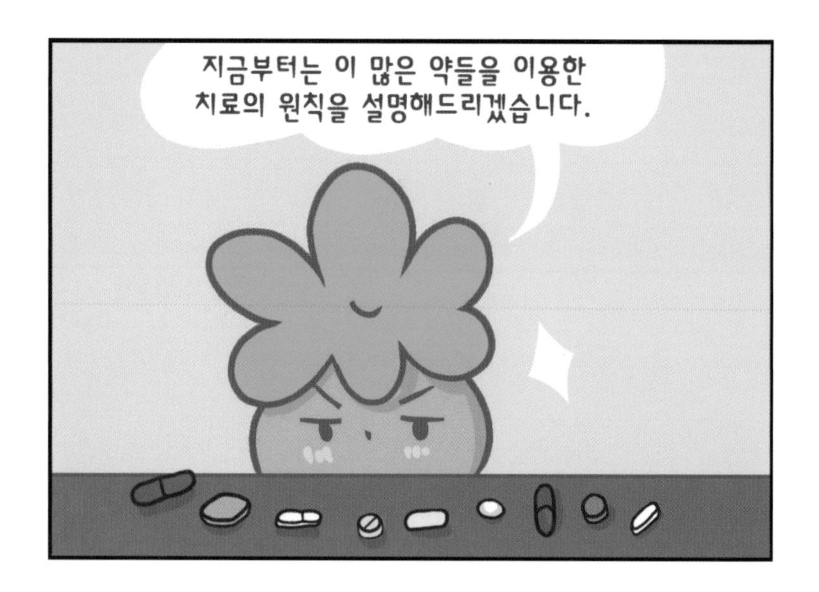
지금부터는 이 많은 약들을 이용한
치료의 원칙을 설명해드리겠습니다.

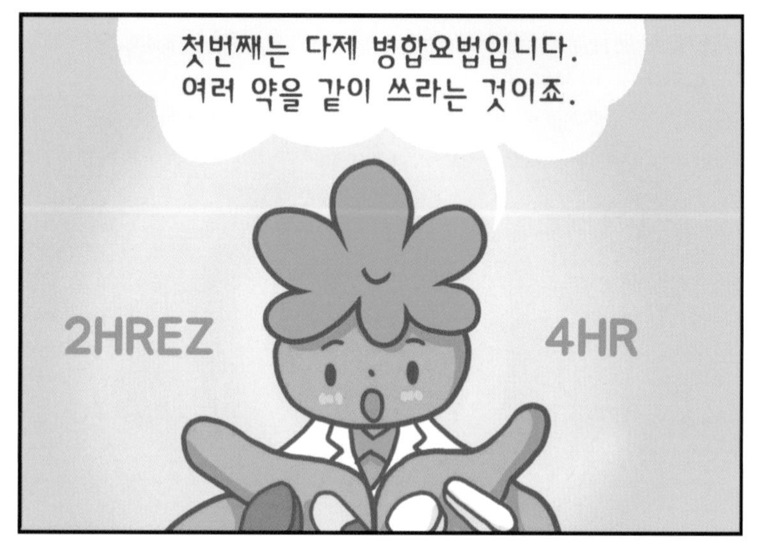
첫번째는 다제 병합요법입니다.
여러 약을 같이 쓰라는 것이죠.
2HREZ
4HR

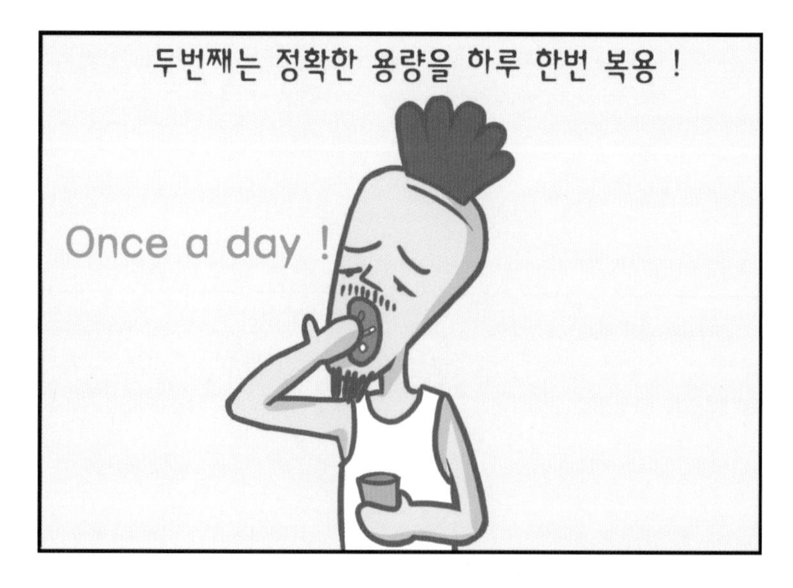
두번째는 정확한 용량을 하루 한번 복용 !
Once a day !

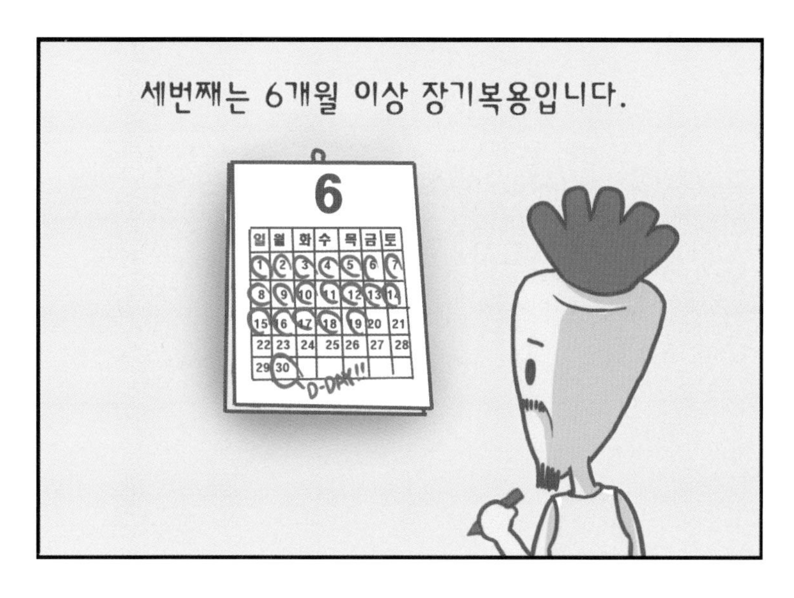
세번째는 6개월 이상 장기복용입니다.
D-DAY!!

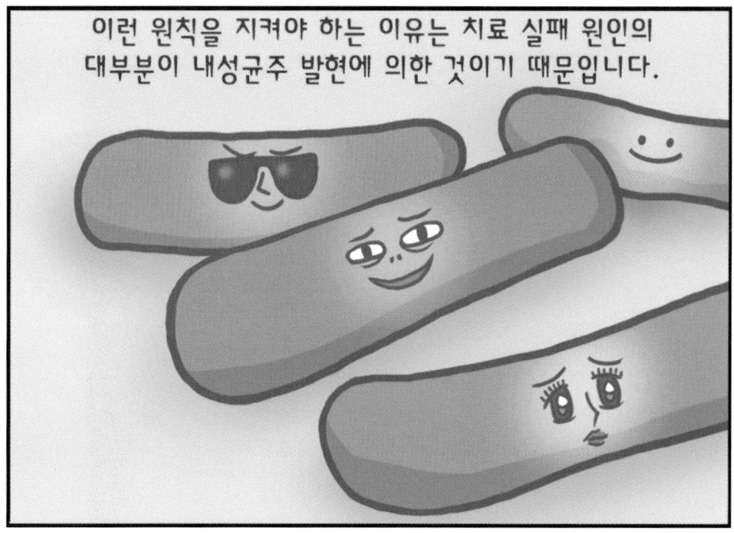
이런 원칙을 지켜야 하는 이유는 치료 실패 원인의
대부분이 내성균주 발현에 의한 것이기 때문입니다.

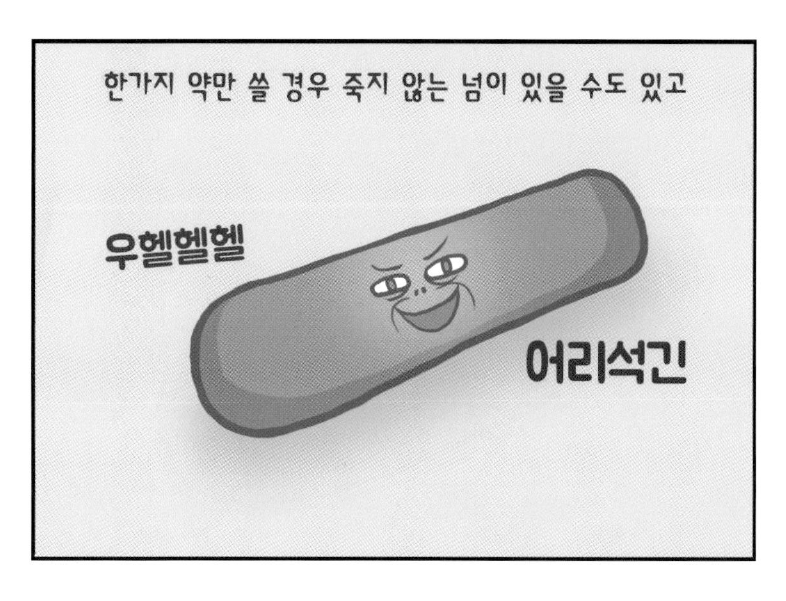
한가지 약만 쓸 경우 죽지 않는 넘이 있을 수도 있고
우헬헬헬
어리석긴

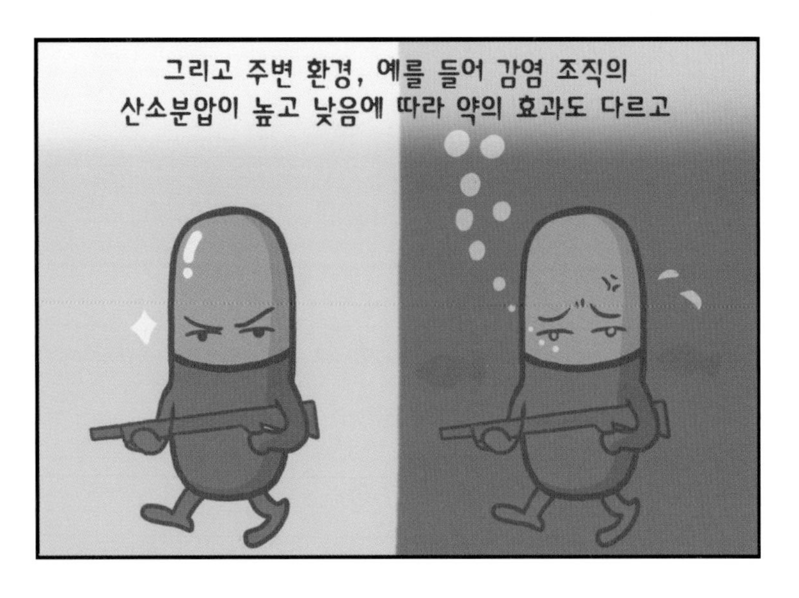
그리고 주변 환경, 예를 들어 감염 조직의
산소분압이 높고 낮음에 따라 약의 효과도 다르고

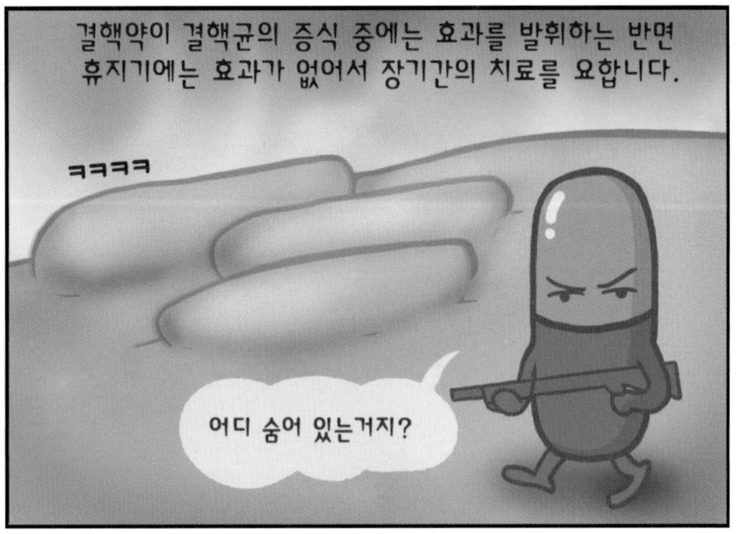
결핵약이 결핵균의 증식 중에는 효과를 발휘하는 반면
휴지기에는 효과가 없어서 장기간의 치료를 요합니다.
ㅋㅋㅋㅋ
어디 숨어 있는거지?

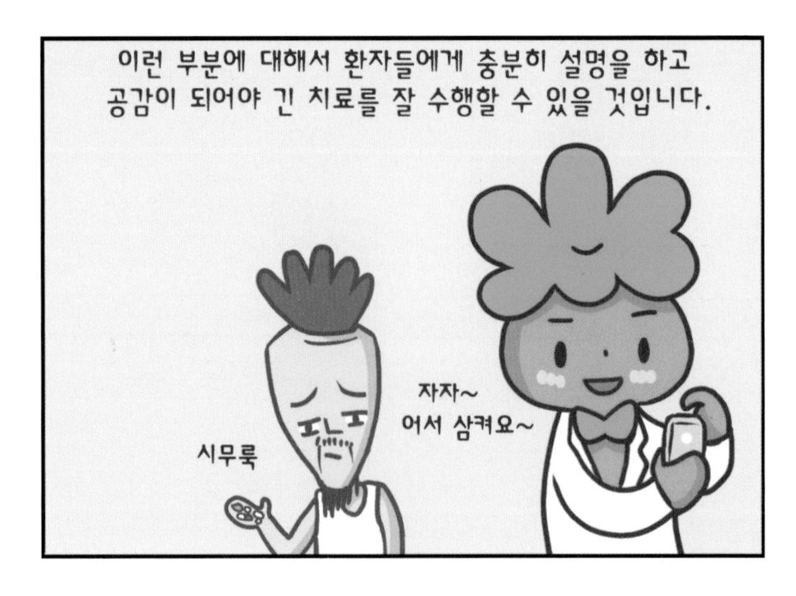
이런 부분에 대해서 환자들에게 충분히 설명을 하고
공감이 되어야 긴 치료를 잘 수행할 수 있을 것입니다.
자자~
어서 삼켜요~
시무룩

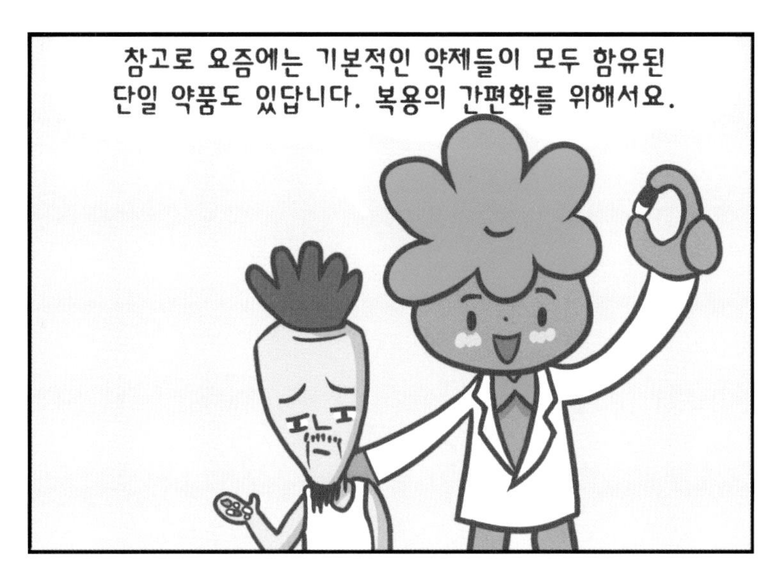
참고로 요즘에는 기본적인 약제들이 모두 함유된
단일 약품도 있답니다. 복용의 간편화를 위해서요.

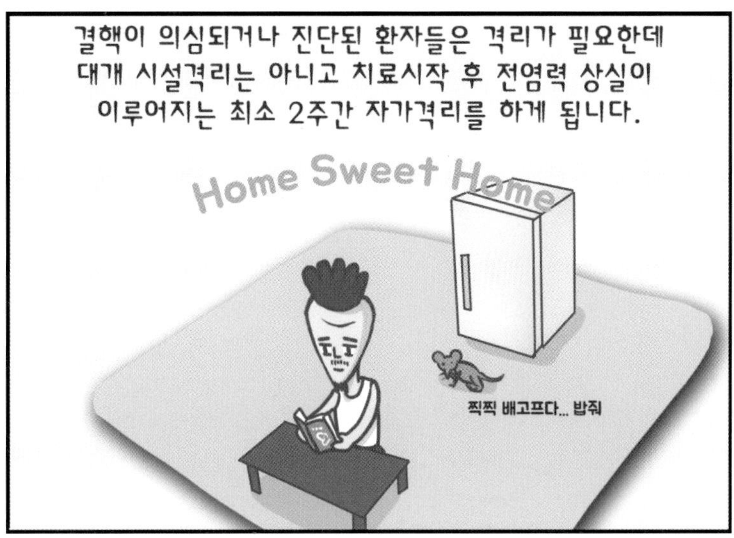
결핵이 의심되거나 진단된 환자들은 격리가 필요한데
대개 시설격리는 아니고 치료시작 후 전염력 상실이
이루어지는 최소 2주간 자가격리를 하게 됩니다.
Home Sweet Home
찍찍 배고프다... 밥줘

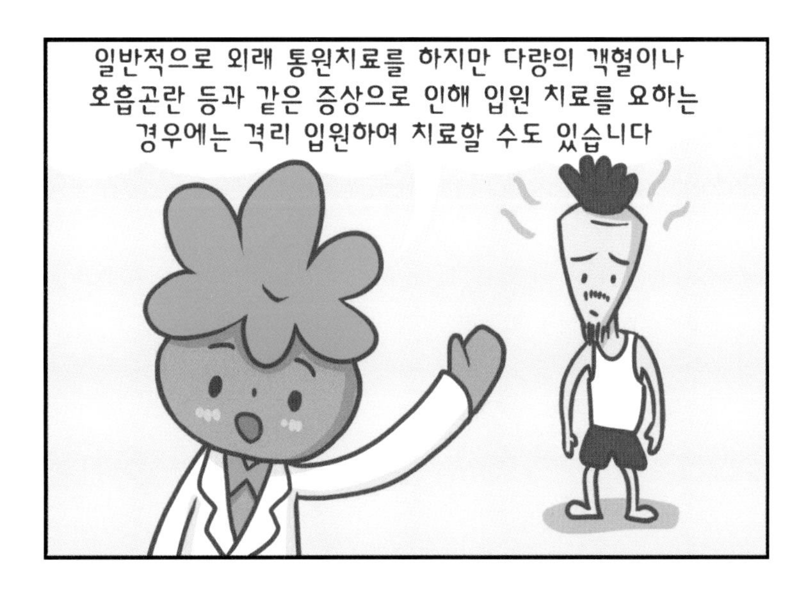
일반적으로 외래 통원치료를 하지만 다량의 객혈이나
호흡곤란 등과 같은 증상으로 인해 입원 치료를 요하는
경우에는 격리 입원하여 치료할 수도 있습니다

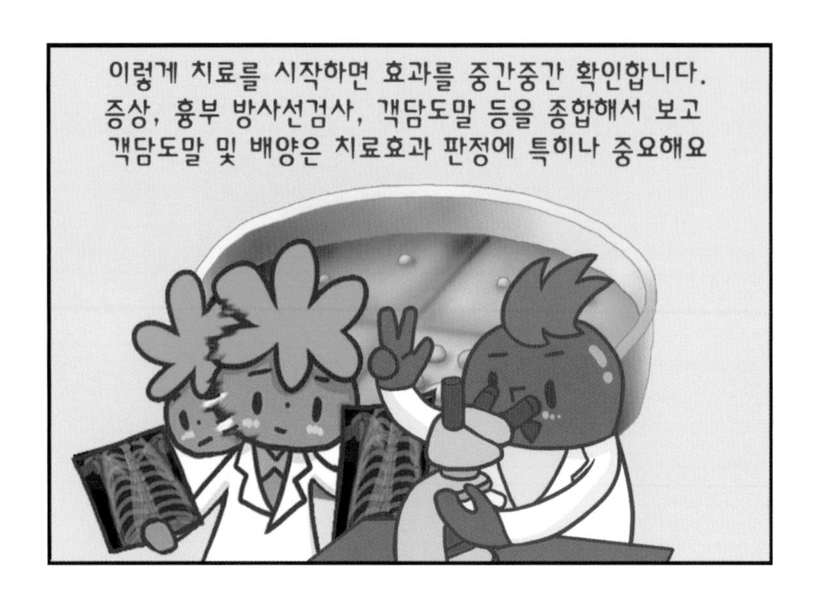
이렇게 치료를 시작하면 효과를 중간중간 확인합니다.
증상, 흉부 방사선검사, 객담도말 등을 종합해서 보고
객담도말 및 배양은 치료효과 판정에 특히나 중요해요

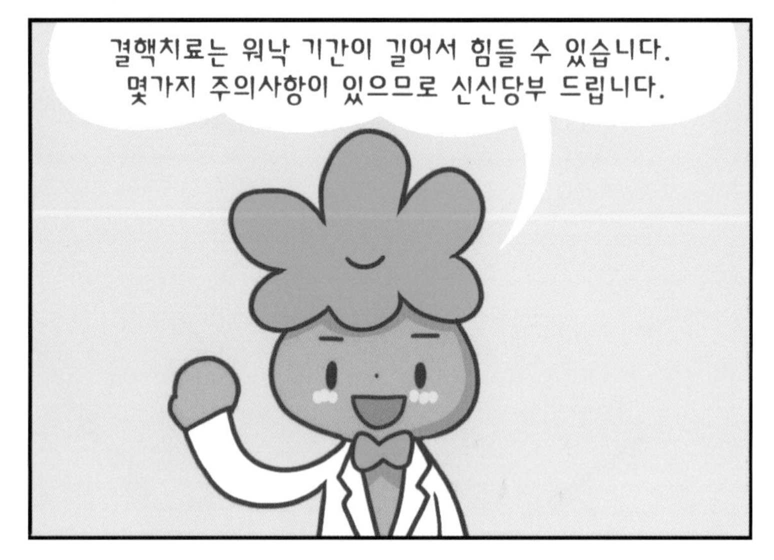
결핵치료는 워낙 기간이 길어서 힘들 수 있습니다.
몇가지 주의사항이 있으므로 신신당부 드립니다.

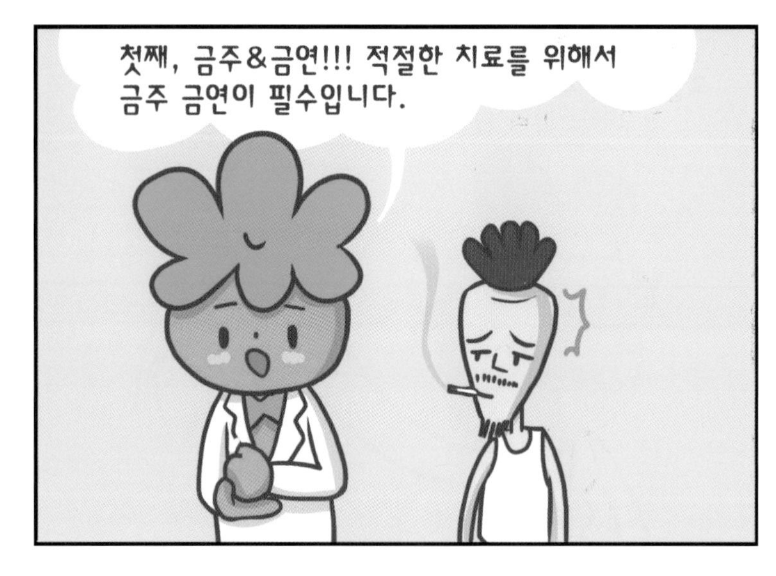
첫째, 금주&금연!!! 적절한 치료를 위해서
금주 금연이 필수입니다.

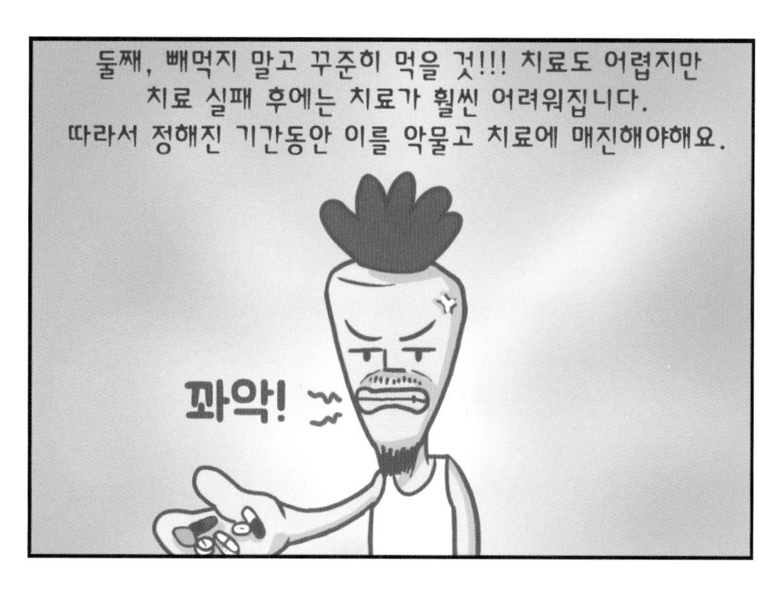
둘째, 빼먹지 말고 꾸준히 먹을 것!!! 치료도 어렵지만
치료 실패 후에는 치료가 훨씬 어려워집니다.
따라서 정해진 기간동안 이를 악물고 치료에 매진해야해요.
꽈악!

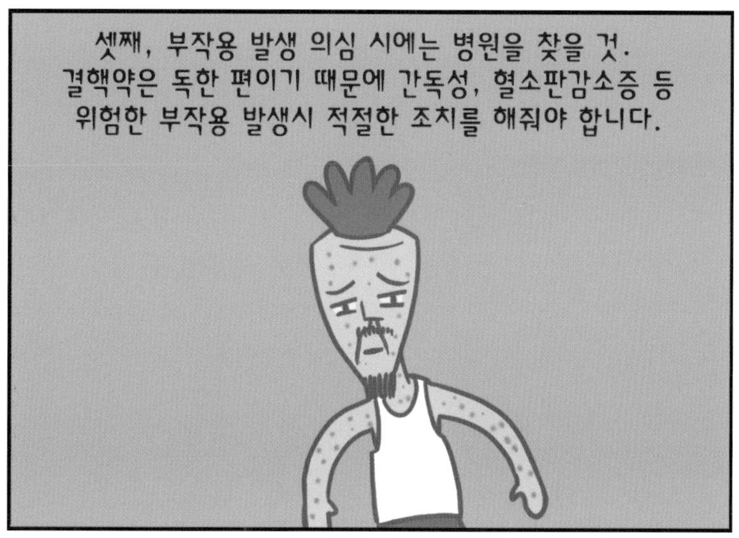
셋째, 부작용 발생 의심 시에는 병원을 찾을 것.
결핵약은 독한 편이기 때문에 간독성, 혈소판감소증 등
위험한 부작용 발생시 적절한 조치를 해줘야 합니다.

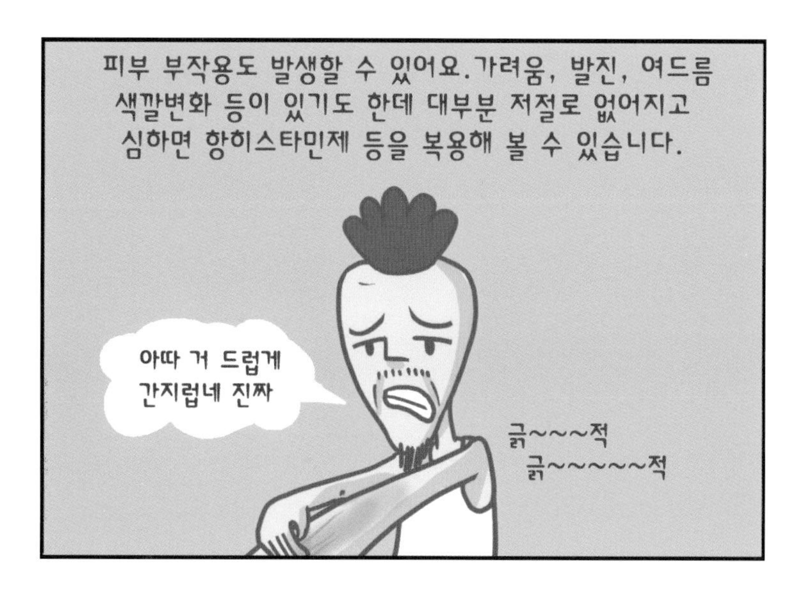
피부 부작용도 발생할 수 있어요. 가려움, 발진, 여드름
색깔변화 등이 있기도 한데 대부분 저절로 없어지고
심하면 항히스타민제 등을 복용해 볼 수 있습니다.
아따 거 드럽게 간지럽네 진짜
긁~~~적
긁~~~~~적

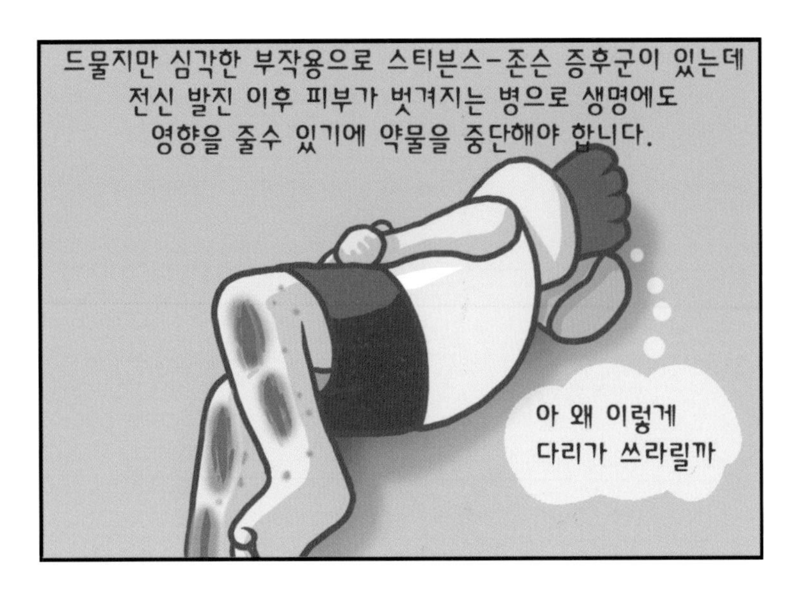
드물지만 심각한 부작용으로 스티븐스-존슨 증후군이 있는데
전신 발진 이후 피부가 벗겨지는 병으로 생명에도
영향을 줄수 있기에 약물을 중단해야 합니다.
아 왜 이렇게
다리가 쓰라릴까

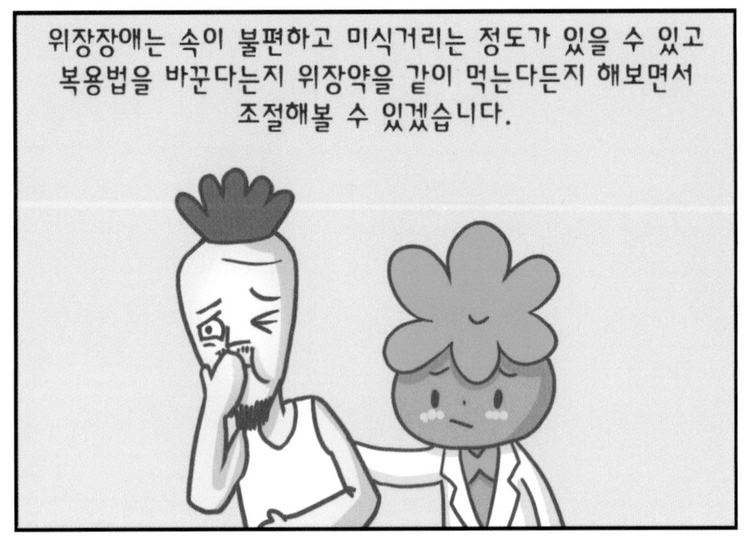
위장장애는 속이 불편하고 미식거리는 정도가 있을 수 있고
복용법을 바꾼다는지 위장약을 같이 먹는다든지 해보면서
조절해볼 수 있겠습니다.

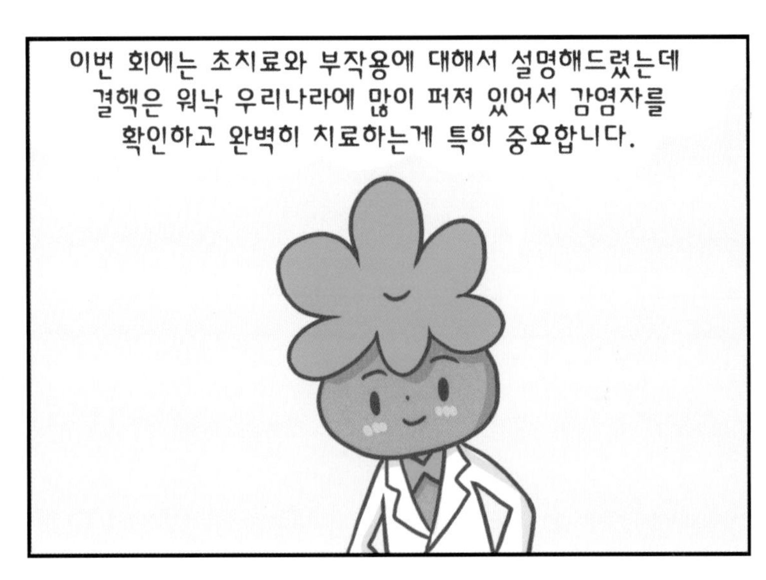
이번 회에는 초치료와 부작용에 대해서 설명해드렸는데
결핵은 워낙 우리나라에 많이 퍼져 있어서 감염자를
확인하고 완벽히 치료하는게 특히 중요합니다.

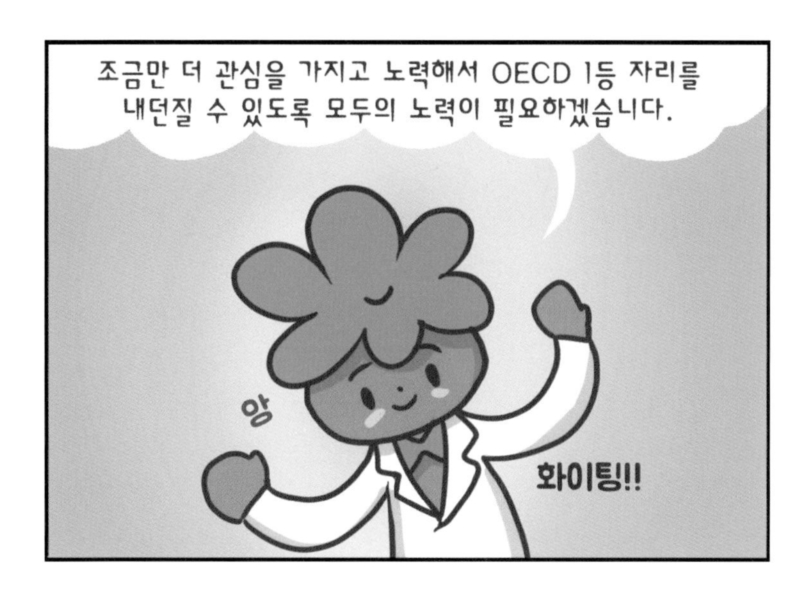
조금만 더 관심을 가지고 노력해서 OECD 1등 자리를
내던질 수 있도록 모두의 노력이 필요하겠습니다.
앙
화이팅!!!

결핵

우리나라는 OECD 회원국이기 때문에 항상 OECD 국가들과의 비교가 되곤 합니다. 그런데 안 좋은 쪽으로 1등이 많습니다. 여기서 일일이 거론하지는 않겠습니다. 보건의료 쪽에서도 한국이 OECD 1등하고 있는 게 있습니다. '의사 수 증가율'도 있고요… 부끄럽게도 '결핵'도 OECD 회원국 중 1위입니다.

이 에피소드가 정신의학신문에 공개가 되던 시점인 3월 24일은 세계 결핵의 날입니다. 세포학의 아버지라고 불리우는 코흐가 결핵을 발견한 날을 기념하기 위해서 제정된 날입니다.

결핵은 항산균(Mycobacterium)의 일종인 결핵균(M. tuberculosis)에 의해서 발생하는 감염병인데 보통 감염자가 숨쉬고 기침, 재채기 등을 할 때 나오는 비말핵에 균이 포함되어서 나오게 되고 이게 다른 사람의 호흡기로 들어가게 되면서 감염이 될 수 있습니다. 보통 걸리는 사람들이 처한 환경은 좁은 공간에 다닥다닥 붙어서 공중위생이 떨어지는 상황에서 개인의 면역력이 저하가 되어 있는 경우에 생기는 모양새입니다.

증상은 특별한 원인 없이 기침이 지속될 때 의심을 해봐야 하고, 특히 밤에 미열이 나면서 식은땀이 흐르고 식욕 저하, 체중감소 등이 있을 수 있습니다. 호흡곤란은 결핵성 늑막염 정도가 아니라면 흔하지는 않고 객혈(가래에 피가 섞이는…)은 폐에 공동(덩어리, 뭉치?라고 이해하시면 될 듯)을 형성하거나 기관지에 결핵이 생긴 경우에 발생할 수 있습니다.

일단 기침이라는 증상은 감기만 걸려도 생길 수 있는 것이기 때문에 결핵을 의심하는 것이 일단 중요하고 흉부방사선사진을 통해 의심되는 병변이 있는지 확인하고 만약 그런 부위가 있다면 가래검사를 포함한 기본 검사를 시행하면 되겠습니다. 가래검사(객담검사)는 도말검사(현미경으로 관찰), 배양검사(키워보기), 핵산증폭검사(PCR: DNA검출) 등을 시행할 수 있고 모두 하나같이 다 중요한 검사들입니다.
만화의 마지막에서 설명하고 있지만 결핵약 복용의 원칙은 첫째, 다제병합요법. 둘째, 정확한 용량의 복용. 셋째, 6개월 이상 장기복용입니다. 여러 종류의 약을 반년 이상 매일 꾸준히 먹는 일이 쉽지 않습니다. 특히, 결핵약은 여러가지 부작용을 일으킬 수도 있기 때문에 더더욱 그렇기도 하죠. 하지만 결핵 유병률이 높은 국가인 만큼 이에 대한 조절을 위해서는 이런 원칙들이 철저히 지켜져야 합니다.
당시에도 '세계 결핵의 날'을 계기로 결핵과 관련된 보도와 발표들이 많이 있었고 닥터 단감 만화가 아니더라도 결핵에 대한 관심을 촉구하는 그런 움직임이 많이 있었는데 OECD 1등의 자리를 양보하는 위치까지 가기 위해서는 일단 사회 곳곳에 있는 잠복결핵 환자들을 찾아서 추가적인 전염의 가능성을 줄이기 위한 노력이 중요합니다. 보건복지부에서는 고교 1학년과 만 40세에 대해서 결핵검진을 의무화하겠다고 나섰습니다. 이런 움직임들이 좋은 성과를 거둘 수 있기를 바랄 뿐입니다.
하지만 치료 대상 환자들에 대해서 의료진과 환자, 그리고 그들의 가족들이 합심해서 긴 치료의 터널을 성공적으로 통과할 수 있도록 특별한 노력도 필요합니다. 환자와 보호자는 치료에 적극적으로 임해야 하고 의료진은 환자들이 겪는 치료의 어려움들을 잘 보살펴줘서 성공할 수 있도록 해줘야 합니다.

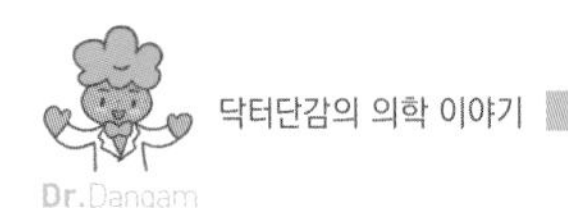

단감's NOTE

이 에피소드를 편집하던 시점에 2019년 칸 영화제 황금종려상을 받은 '기생충'을 마침 봤습니다. 빈부격차를 다룬 영화인데다가 영화의 설정에 결핵이 나오죠. 그래서 처음 버전에서 약간의 수정을 넣었습니다. 가령 와이파이를 쓰기 위해서 노력하는 모습 등은 제가 처음에 만화를 그릴 때는 상상조차 못했던 장면인데 영화 기생충을 보고 나니 꼭 그런 장면을 넣어보고 싶었습니다. 만화를 그리는 입장에서 스토리를 만들고 장면들을 구성할 때 본인이 모르는 내용을 그리는 것이 쉽지만은 않기 때문에 아무래도 다양한 소스로부터 참고를 해야 하는 경우가 많습니다.

08 CHAPTER

감염 질환

대상포진

Herpes zoster

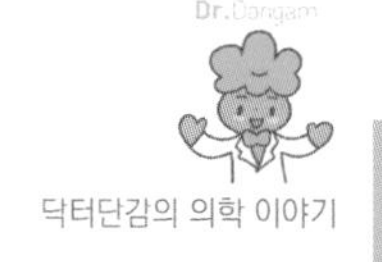

닥터단감의 의학 이야기

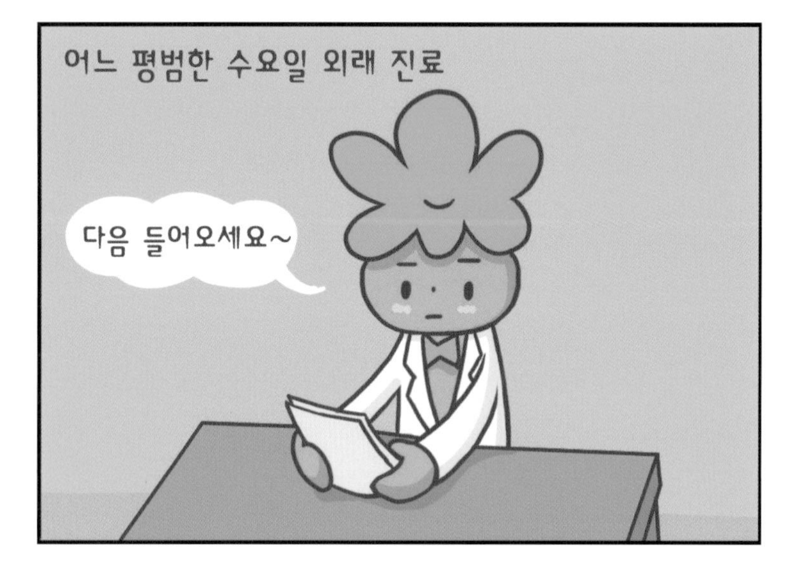

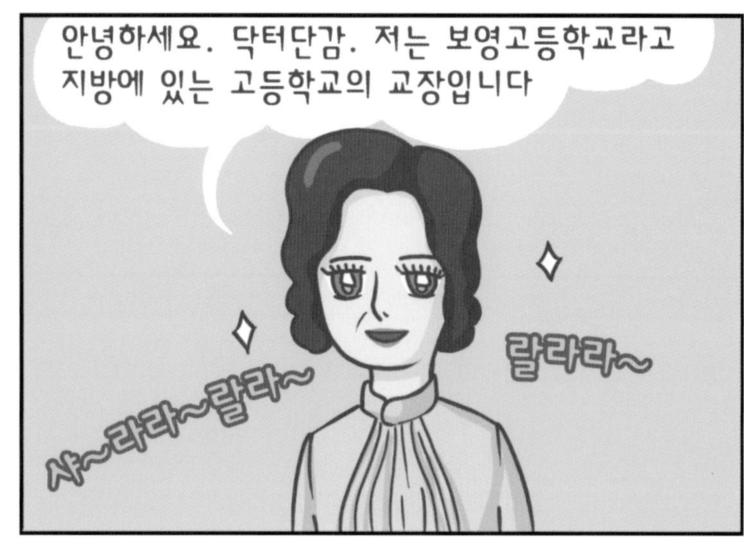

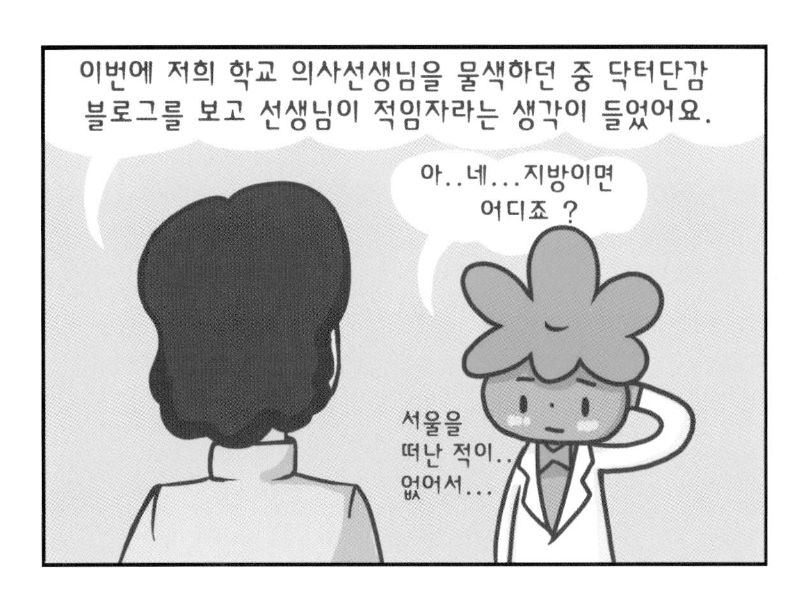
이번에 저희 학교 의사선생님을 물색하던 중 닥터단감 블로그를 보고 선생님이 적임자라는 생각이 들었어요.
아..네...지방이면 어디죠 ?
서울을 떠난 적이.. 없어서...

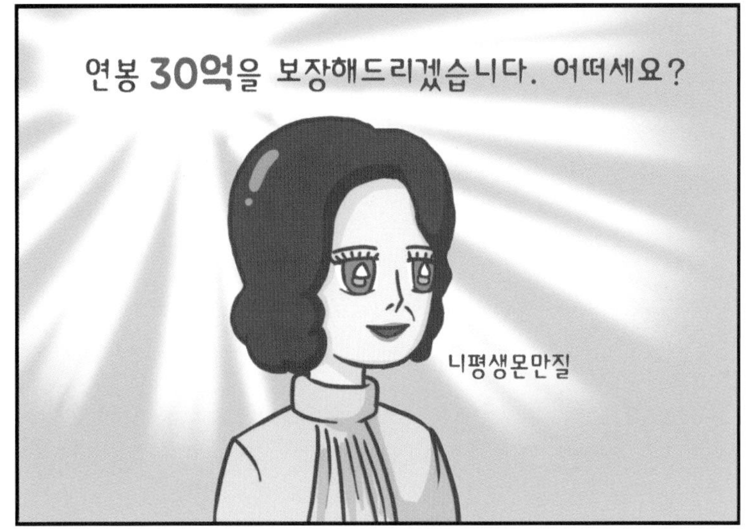
연봉 30억을 보장해드리겠습니다. 어떠세요?
니평생몬만질

....

지금 바로 짐 챙길까요?

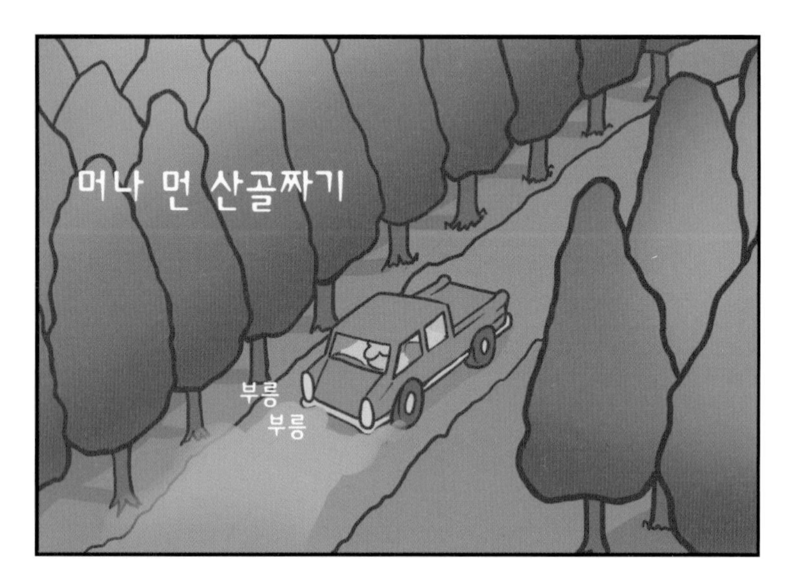
머나 먼 산골짜기
부릉
부릉

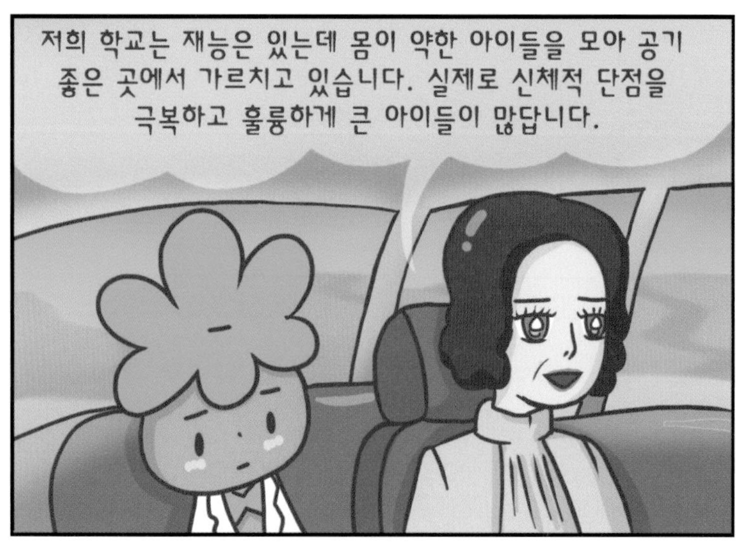
저희 학교는 재능은 있는데 몸이 약한 아이들을 모아 공기 좋은 곳에서 가르치고 있습니다. 실제로 신체적 단점을 극복하고 훌륭하게 큰 아이들이 많답니다.

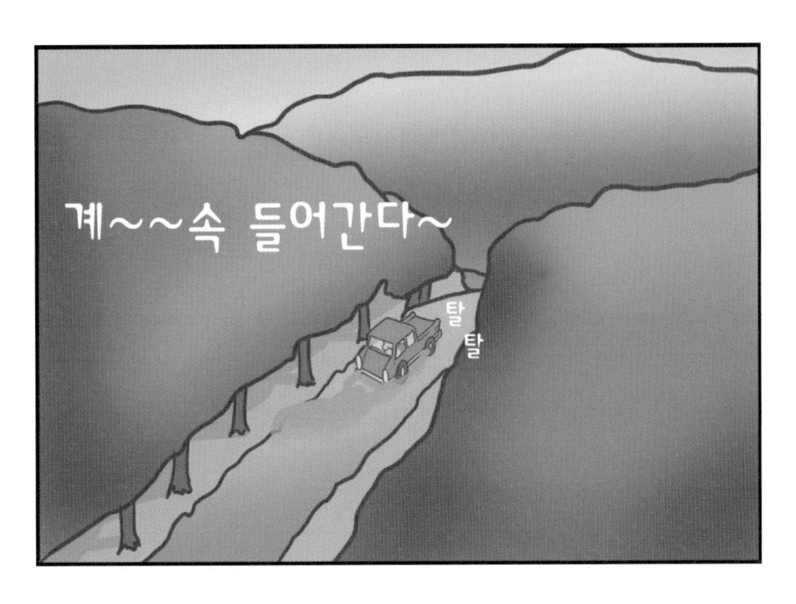
계~~속 들어간다~
탈
탈

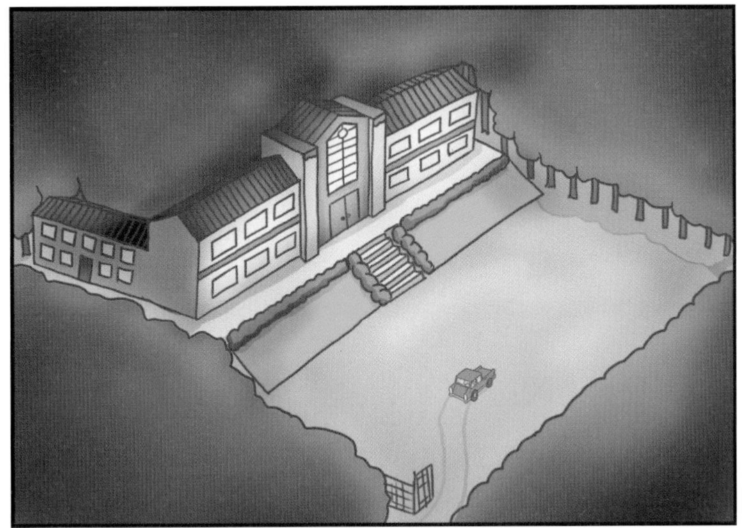

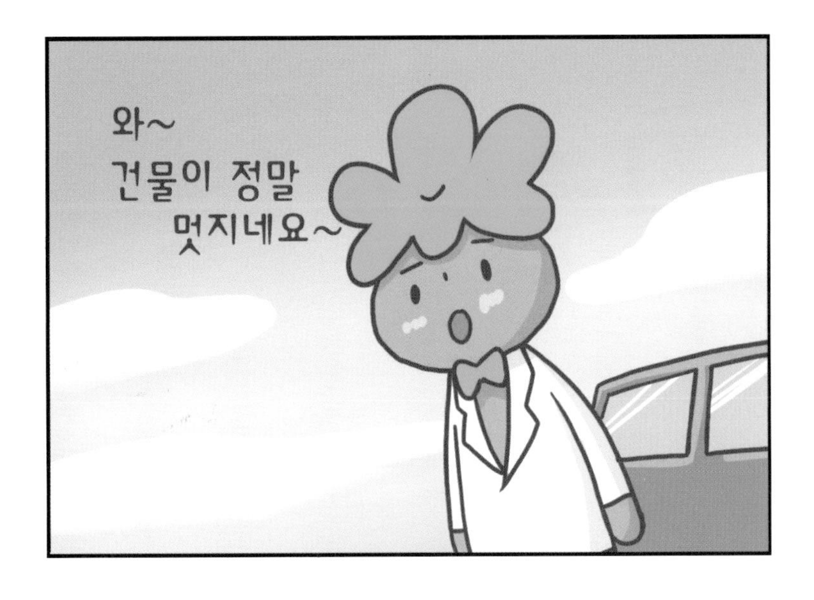
와~
건물이 정말
멋지네요~

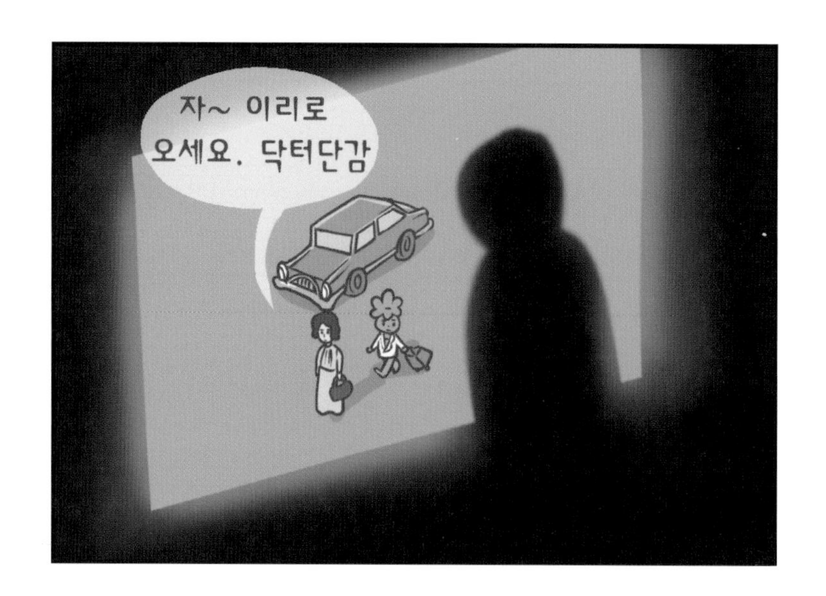
자~ 이리로 오세요. 닥터단감

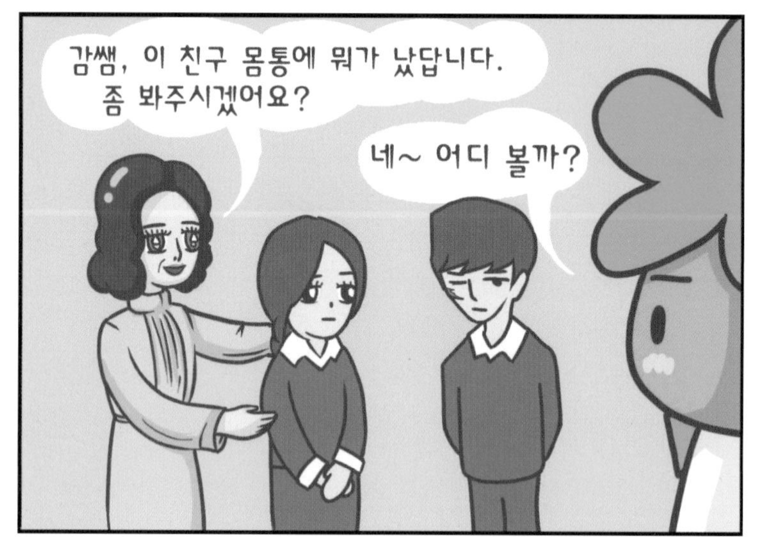
감쌤, 이 친구 몸통에 뭐가 났답니다. 좀 봐주시겠어요?
네~ 어디 볼까?

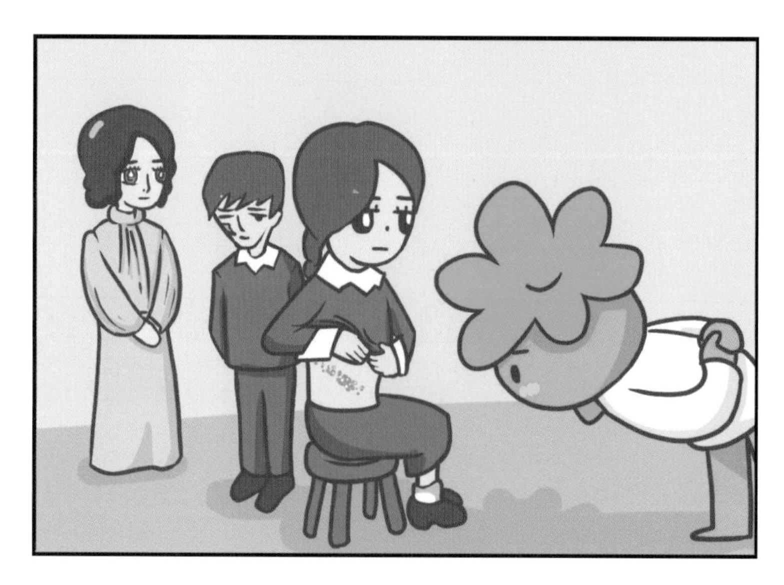

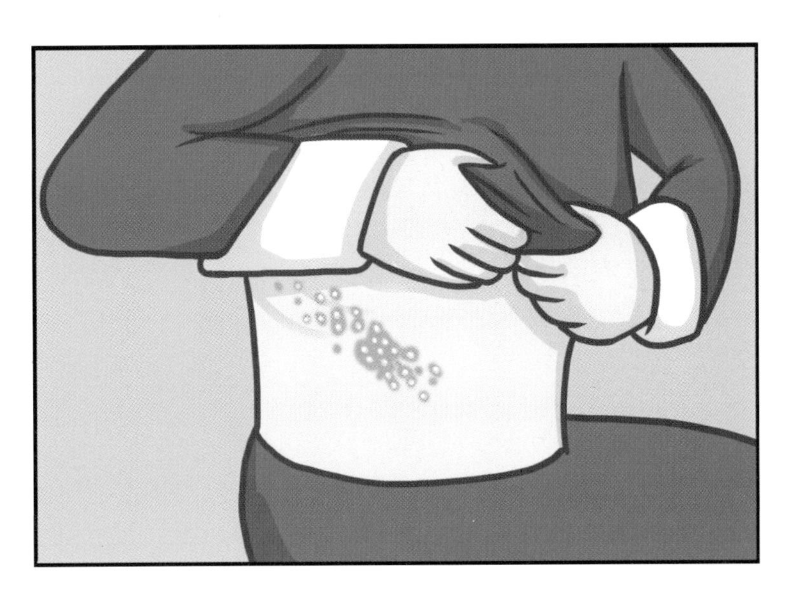

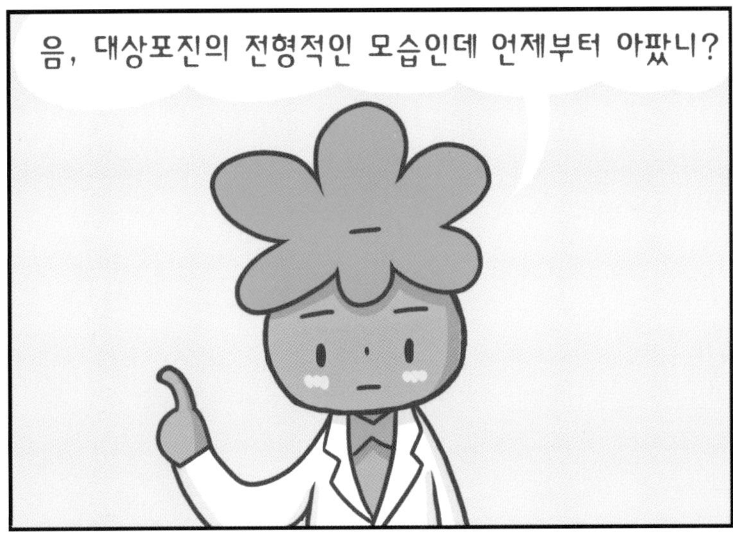
음, 대상포진의 전형적인 모습인데 언제부터 아팠니?

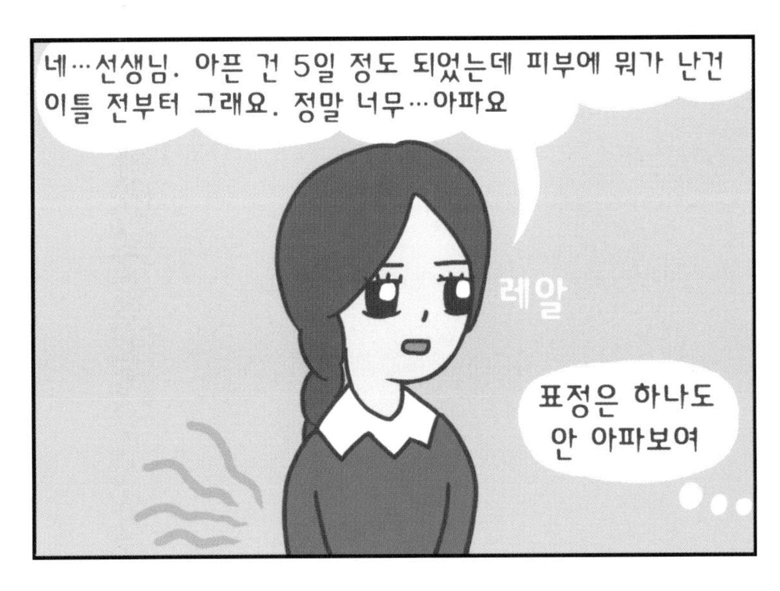
네…선생님. 아픈 건 5일 정도 되었는데 피부에 뭐가 난건 이틀 전부터 그래요. 정말 너무…아파요
레알
표정은 하나도 안 아파보여

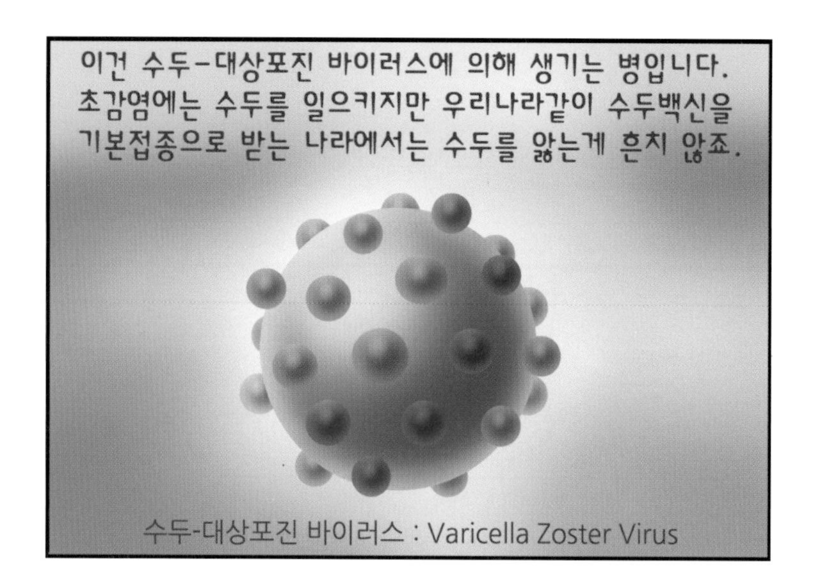
이건 수두-대상포진 바이러스에 의해 생기는 병입니다.
초감염에는 수두를 일으키지만 우리나라같이 수두백신을
기본접종으로 받는 나라에서는 수두를 앓는게 흔치 않죠.
수두-대상포진 바이러스 : Varicella Zoster Virus

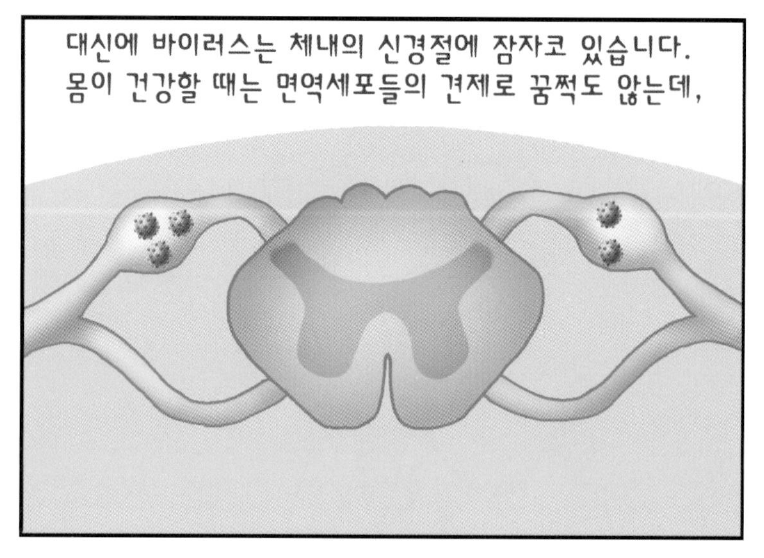
대신에 바이러스는 체내의 신경절에 잠자코 있습니다.
몸이 건강할 때는 면역세포들의 견제로 꿈쩍도 않는데,

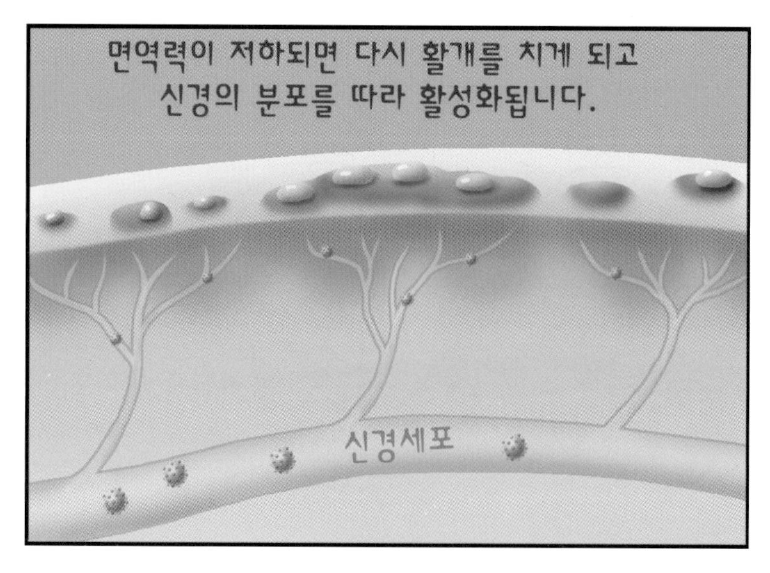
면역력이 저하되면 다시 활개를 치게 되고
신경의 분포를 따라 활성화됩니다.
신경세포

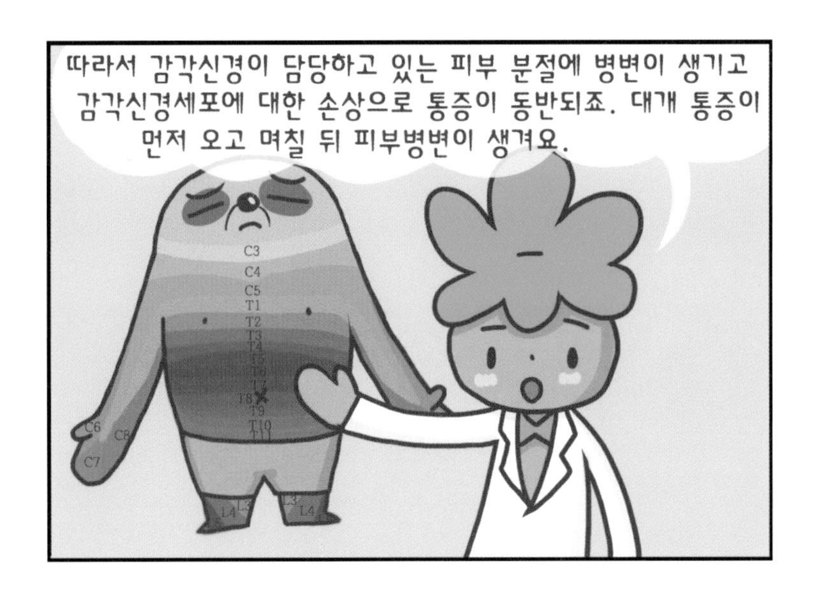
따라서 감각신경이 담당하고 있는 피부 분절에 병변이 생기고
감각신경세포에 대한 손상으로 통증이 동반되죠. 대개 통증이
먼저 오고 며칠 뒤 피부병변이 생겨요.
C3
C4
C5
T1
T2
T3
T8
T9
T10
C6
C8
C7
L4
L3
L4

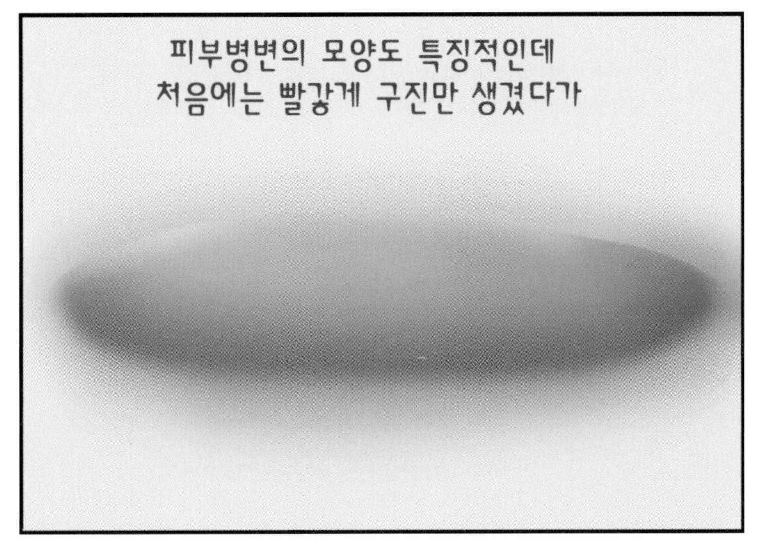
피부병변의 모양도 특징적인데
처음에는 빨갛게 구진만 생겼다가

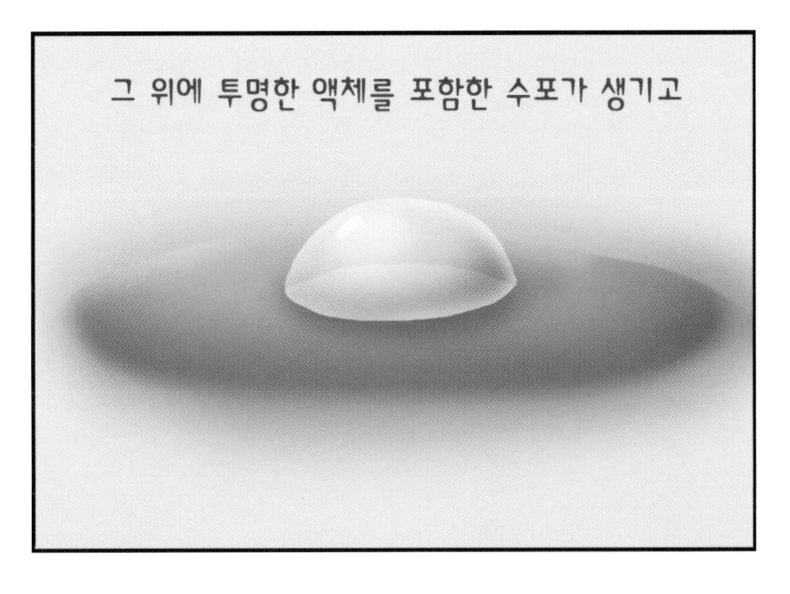
그 위에 투명한 액체를 포함한 수포가 생기고

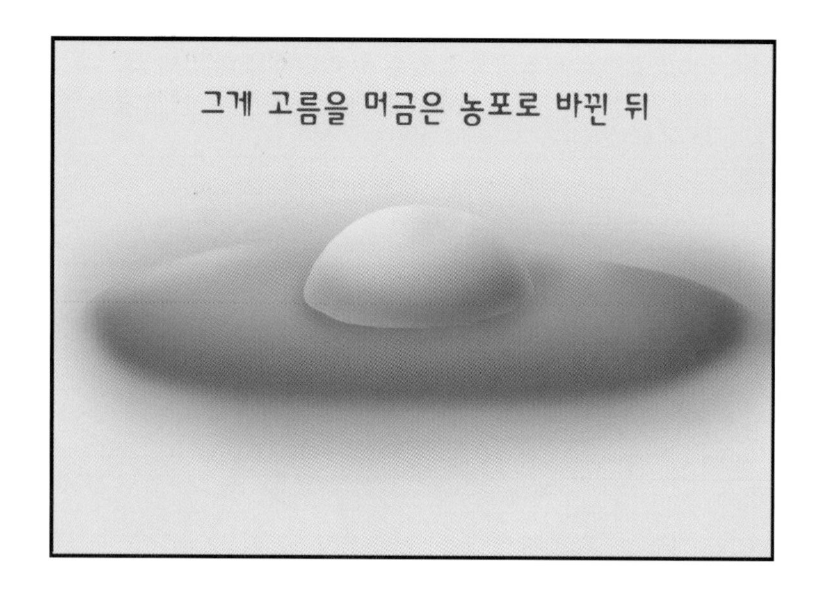
그게 고름을 머금은 농포로 바뀐 뒤

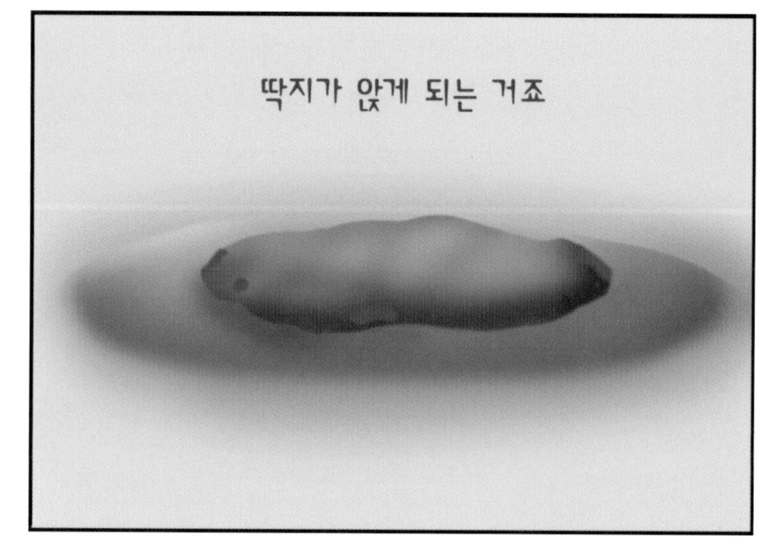
딱지가 앉게 되는 거죠

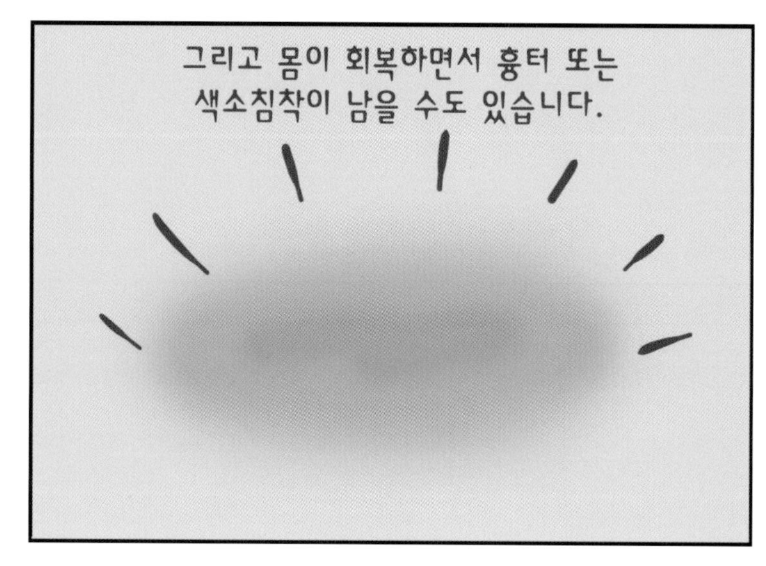
그리고 몸이 회복하면서 흉터 또는
색소침착이 남을 수도 있습니다.

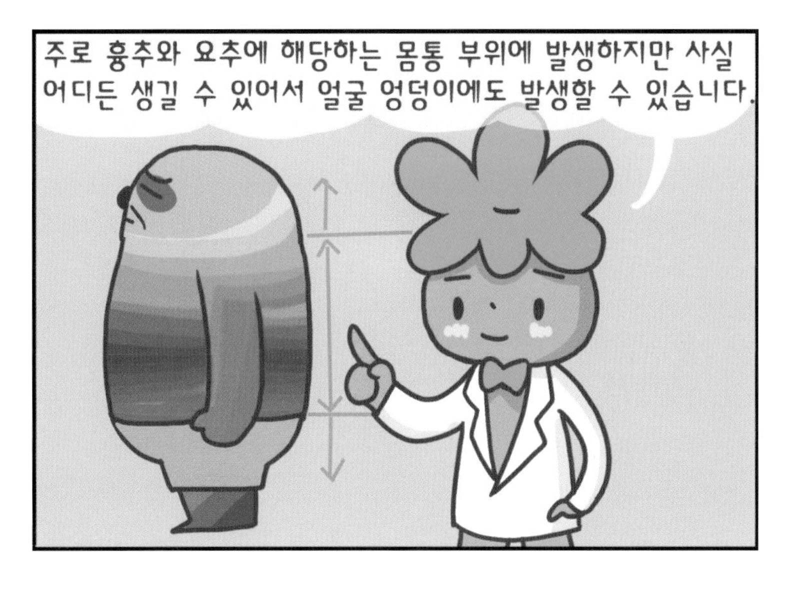
주로 흉추와 요추에 해당하는 몸통 부위에 발생하지만 사실 어디든 생길 수 있어서 얼굴 엉덩이에도 발생할 수 있습니다.

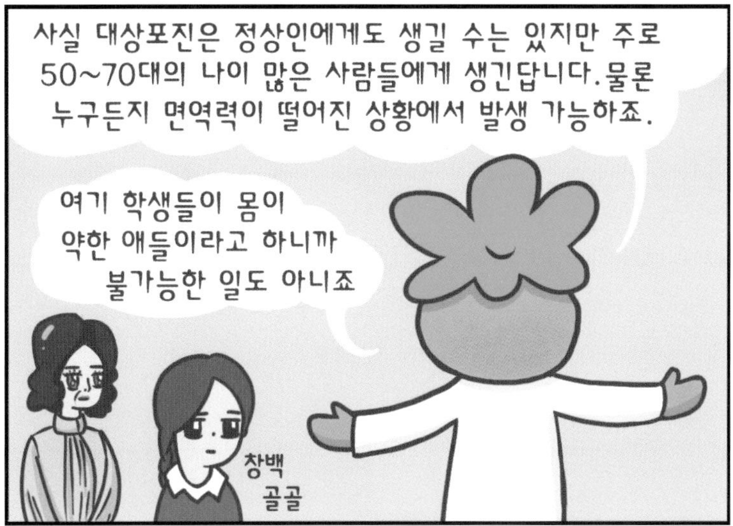
사실 대상포진은 정상인에게도 생길 수는 있지만 주로 50~70대의 나이 많은 사람들에게 생긴답니다. 물론 누구든지 면역력이 떨어진 상황에서 발생 가능하죠.
여기 학생들이 몸이 약한 애들이라고 하니까 불가능한 일도 아니죠
창백
골골

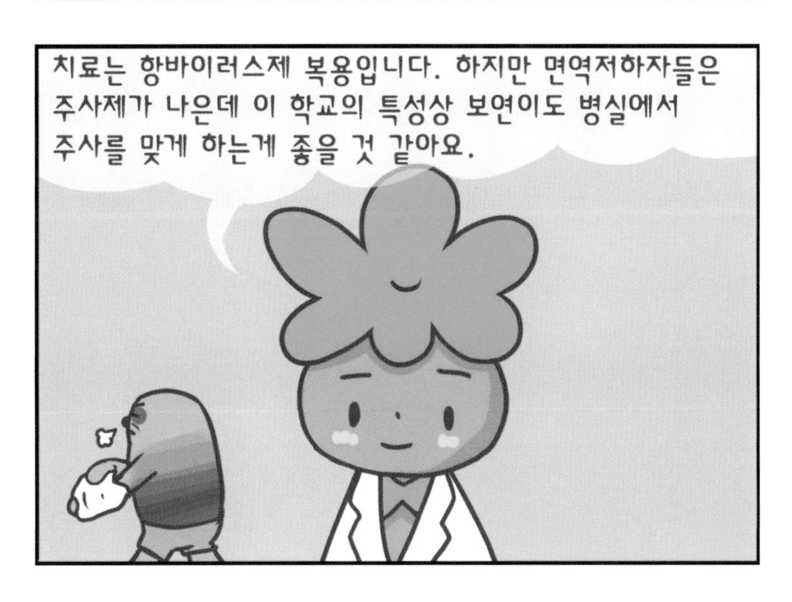
치료는 항바이러스제 복용입니다. 하지만 면역저하자들은 주사제가 나은데 이 학교의 특성상 보연이도 병실에서 주사를 맞게 하는게 좋을 것 같아요.

08

대상포진

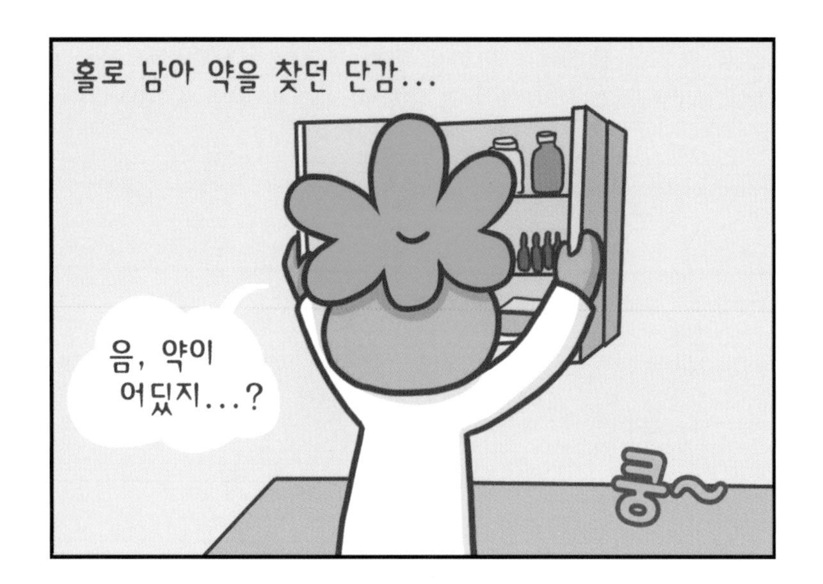
홀로 남아 약을 찾던 단감...
음, 약이
어딨지...?
쿵~

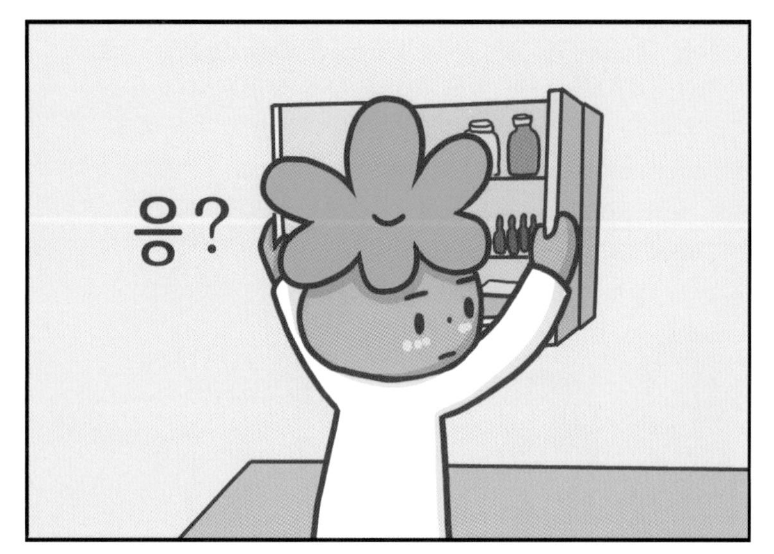
응?

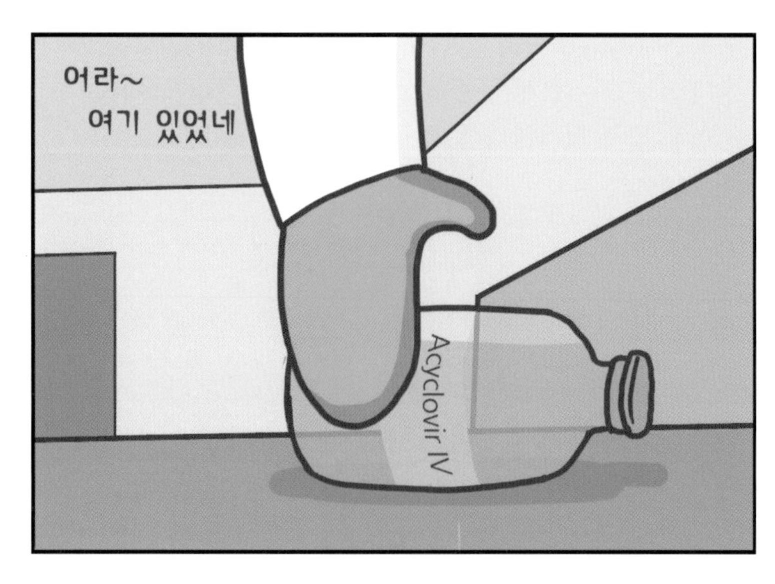
어라~
여기 있었네
Acyclovir IV

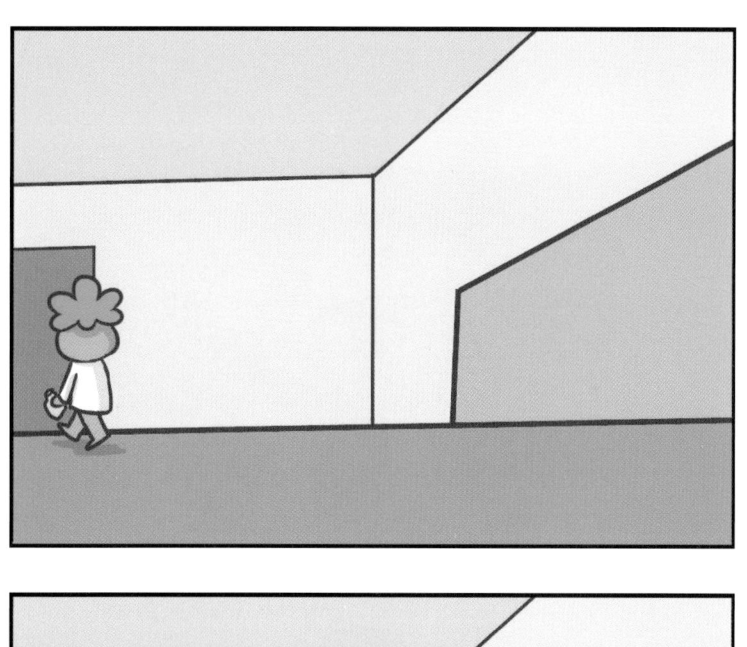

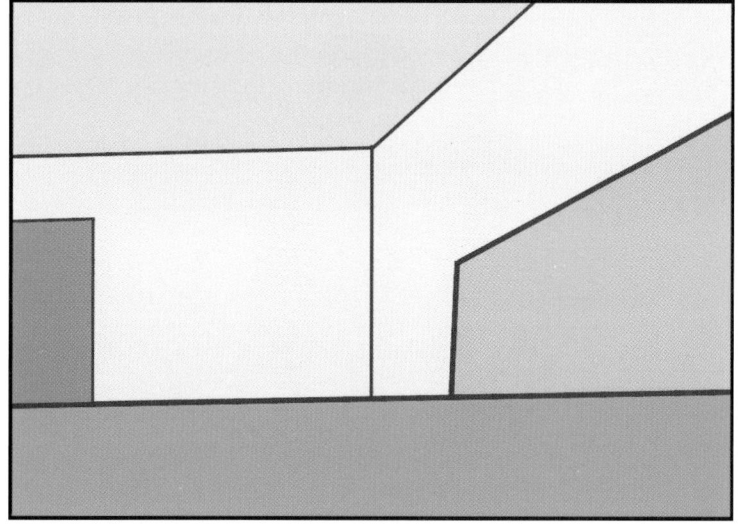

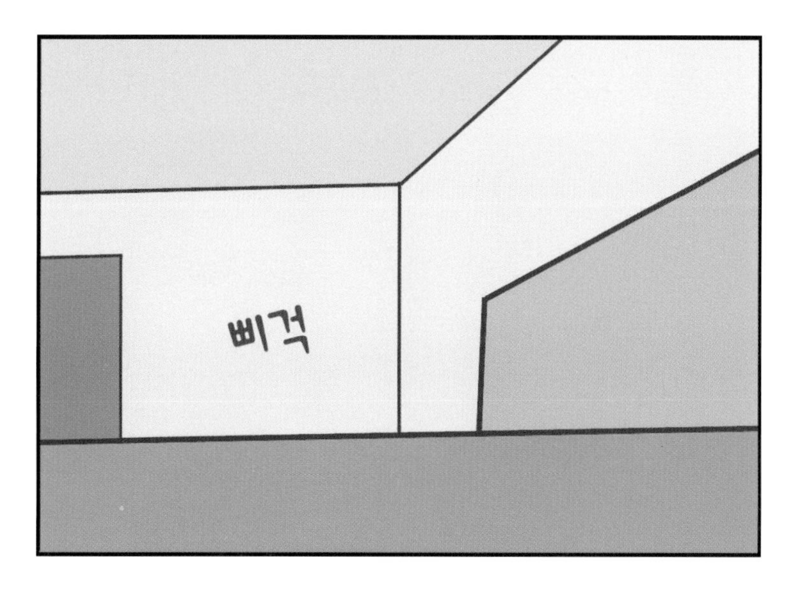
삐걱

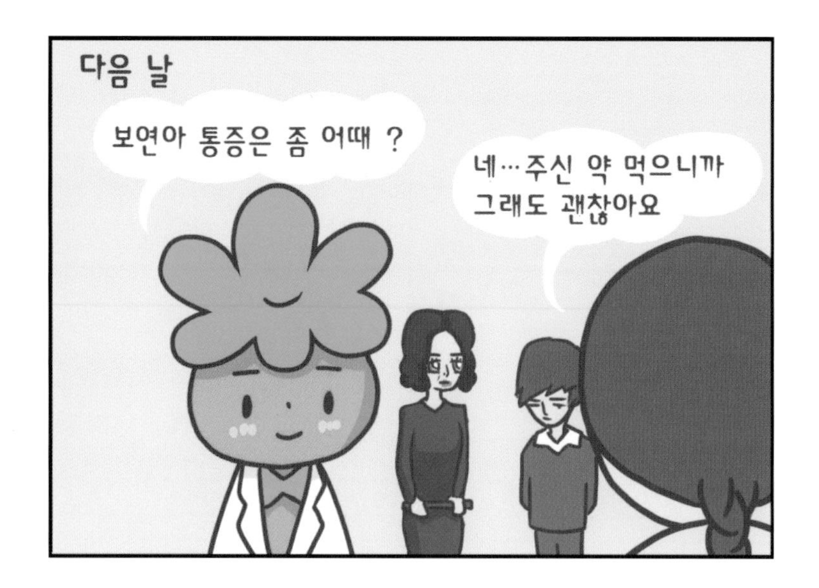

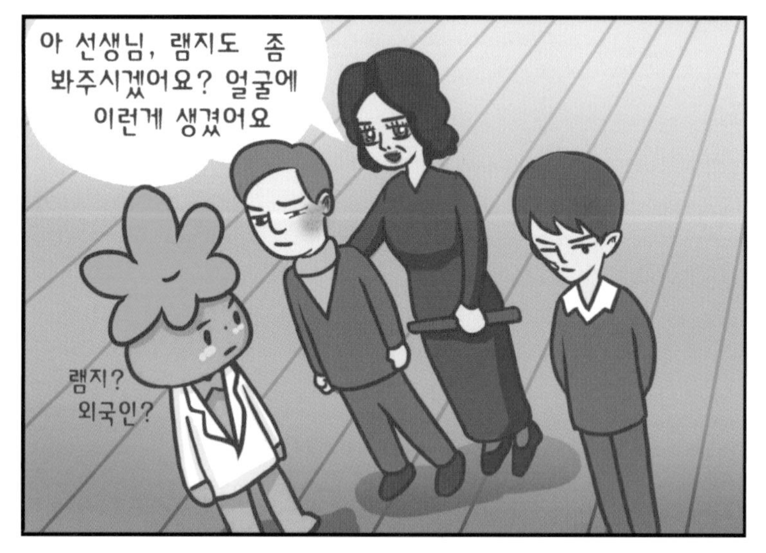

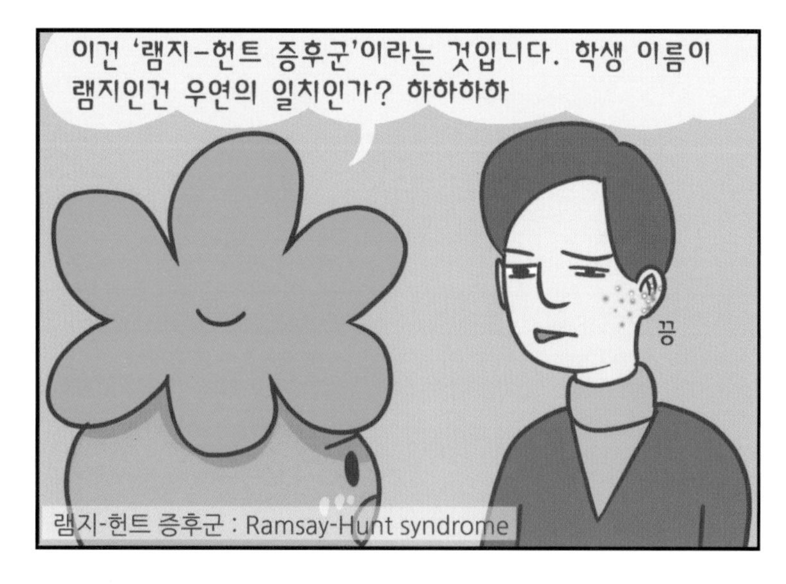

램지-헌트 증후군 : Ramsay-Hunt syndrome

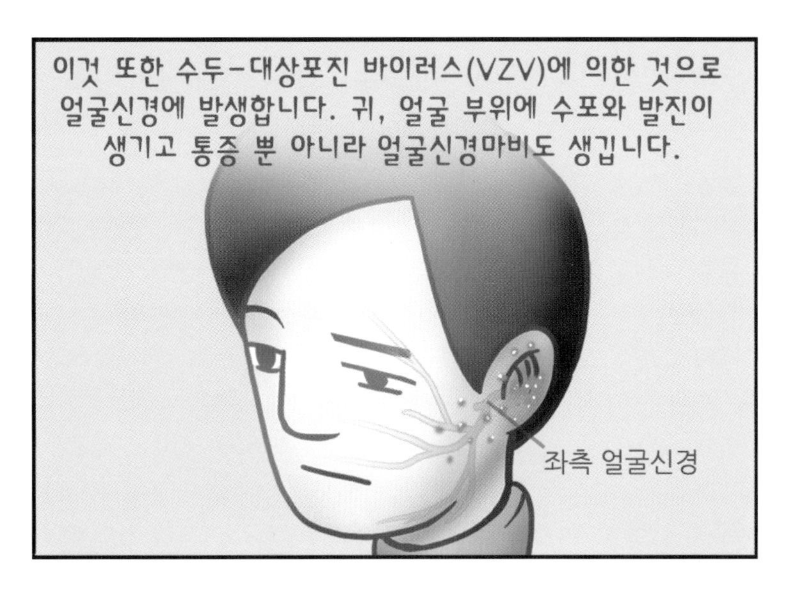
이것 또한 수두-대상포진 바이러스(VZV)에 의한 것으로 얼굴신경에 발생합니다. 귀, 얼굴 부위에 수포와 발진이 생기고 통증 뿐 아니라 얼굴신경마비도 생깁니다.
좌측 얼굴신경

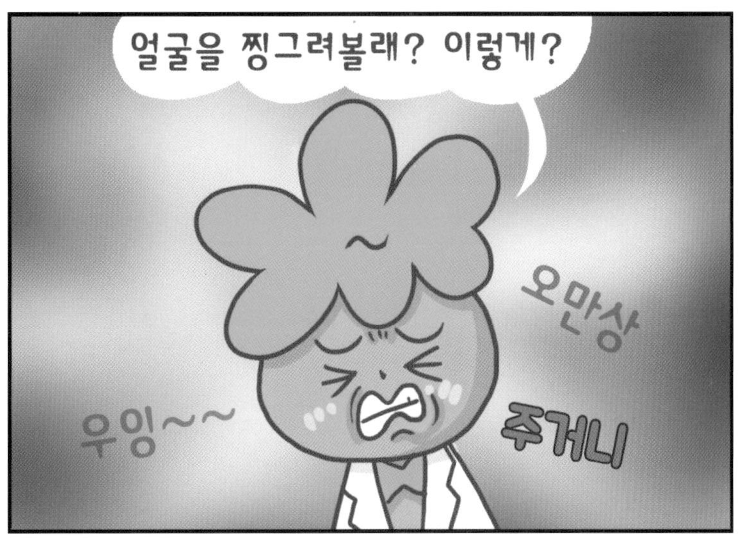
얼굴을 찡그려볼래? 이렇게?
오만상
우잉~~
주거니

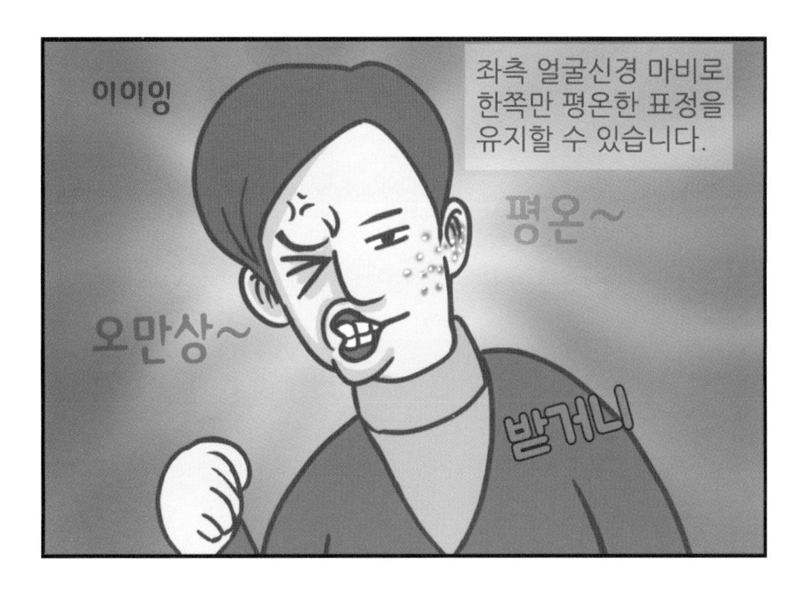
이이잉
좌측 얼굴신경 마비로 한쪽만 평온한 표정을 유지할 수 있습니다.
평온~
오만상~
받거니

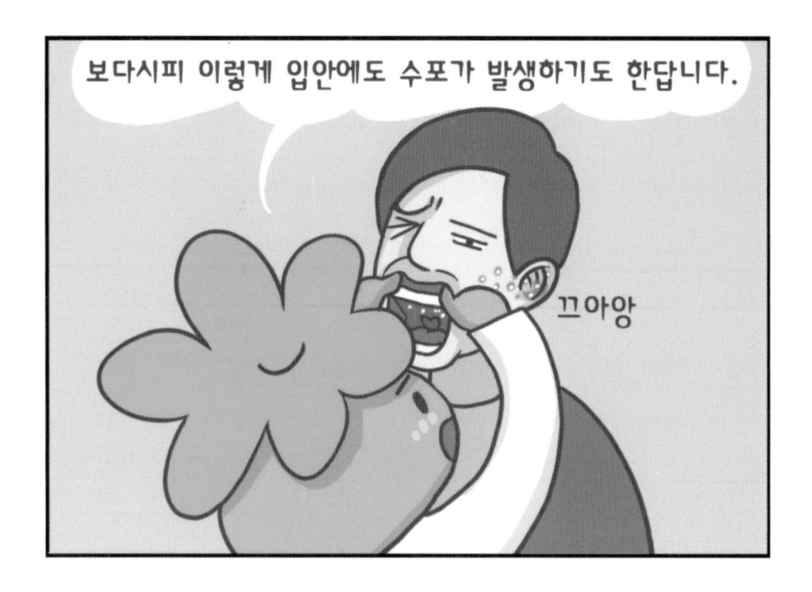
보다시피 이렇게 입안에도 수포가 발생하기도 한답니다.
끄아앙

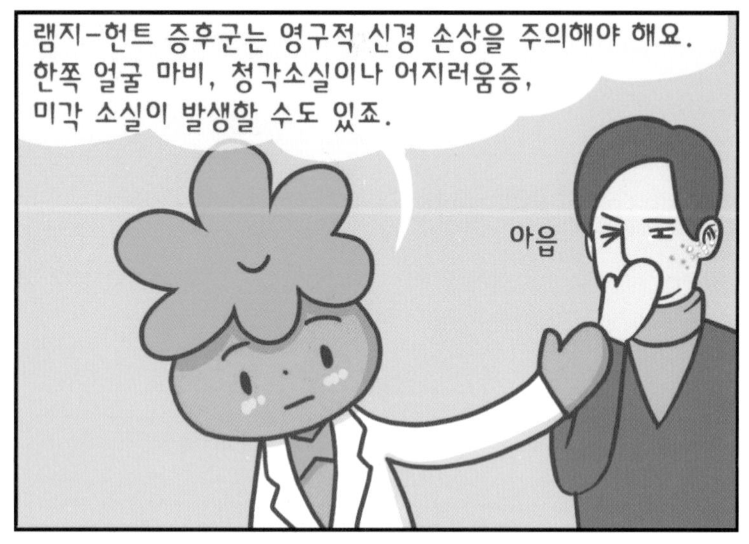
램지-헌트 증후군는 영구적 신경 손상을 주의해야 해요.
한쪽 얼굴 마비, 청각소실이나 어지러움증,
미각 소실이 발생할 수도 있죠.
아읍

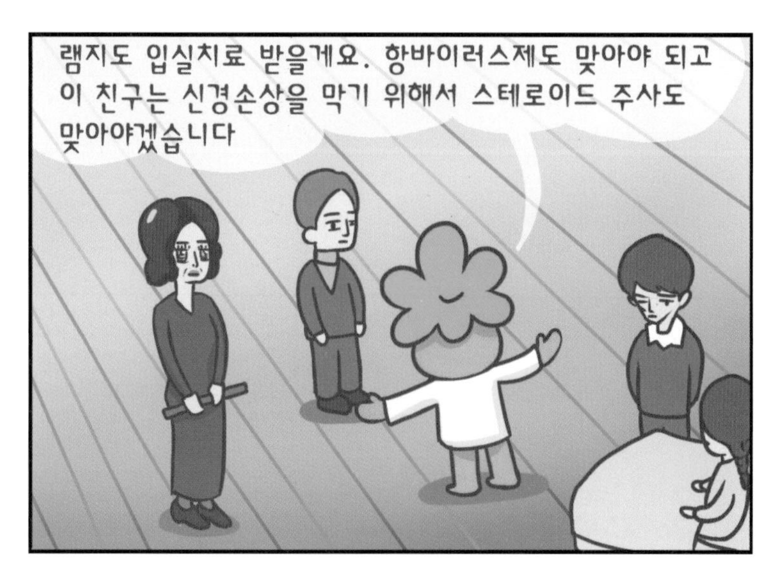
램지도 입실치료 받을게요. 항바이러스제도 맞아야 되고
이 친구는 신경손상을 막기 위해서 스테로이드 주사도
맞아야겠습니다

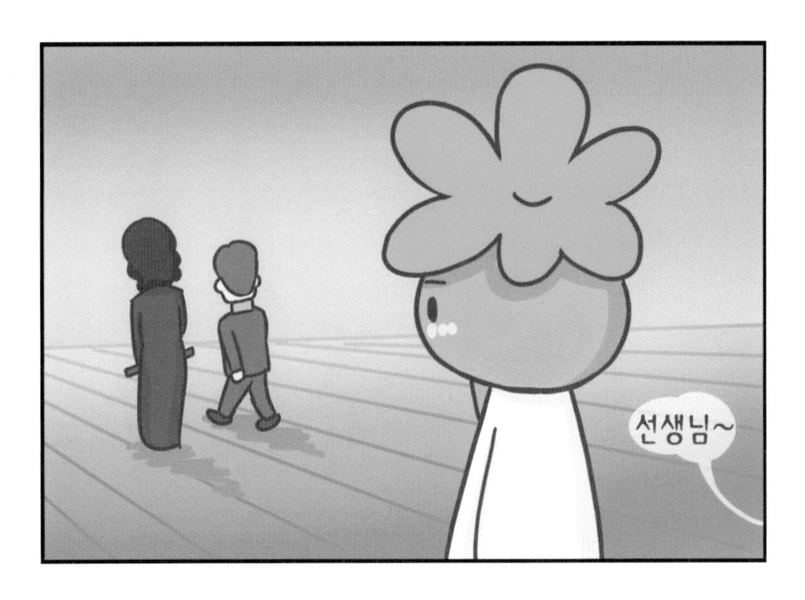
선생님~

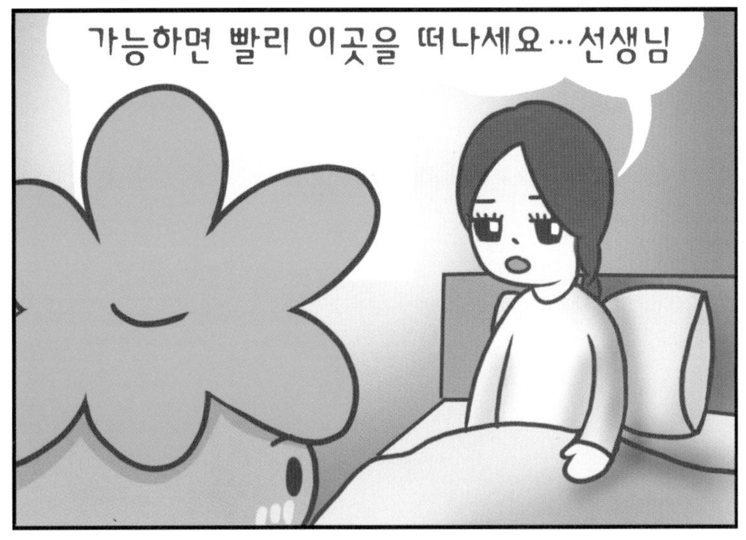
가능하면 빨리 이곳을 떠나세요…선생님

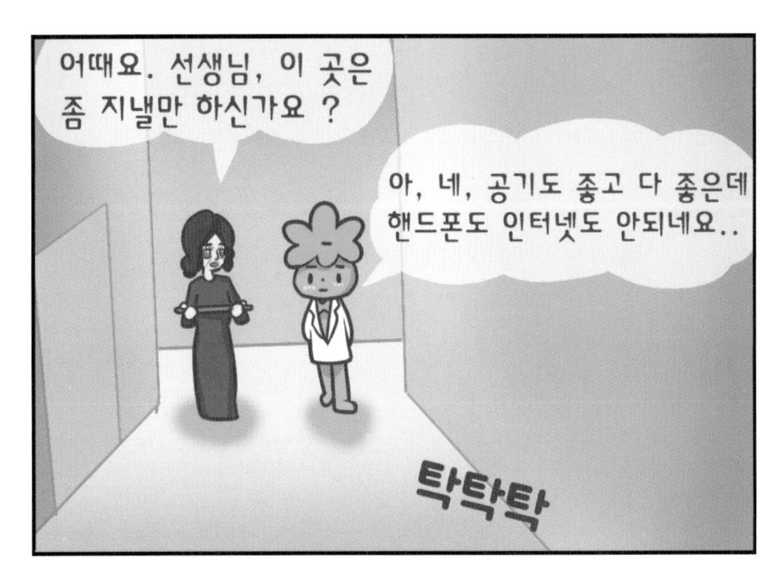
어때요. 선생님, 이 곳은 좀 지낼만 하신가요 ?
아, 네, 공기도 좋고 다 좋은데 핸드폰도 인터넷도 안되네요..
탁탁탁

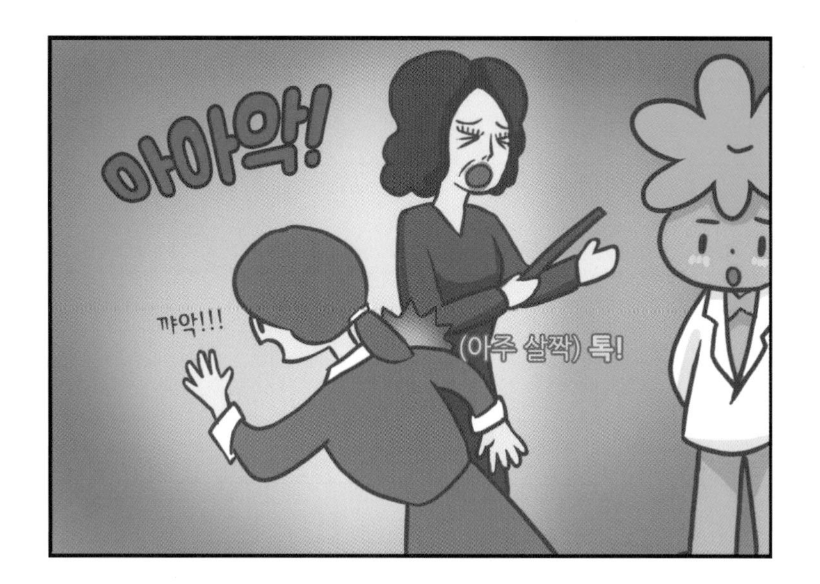
아아악!
꺄악!!!
(아주 살짝) 톡!

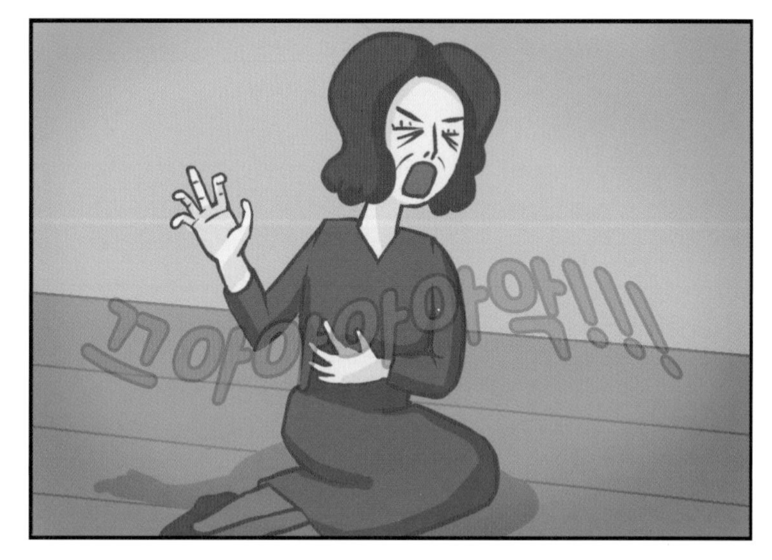
끄아아아아악!!!

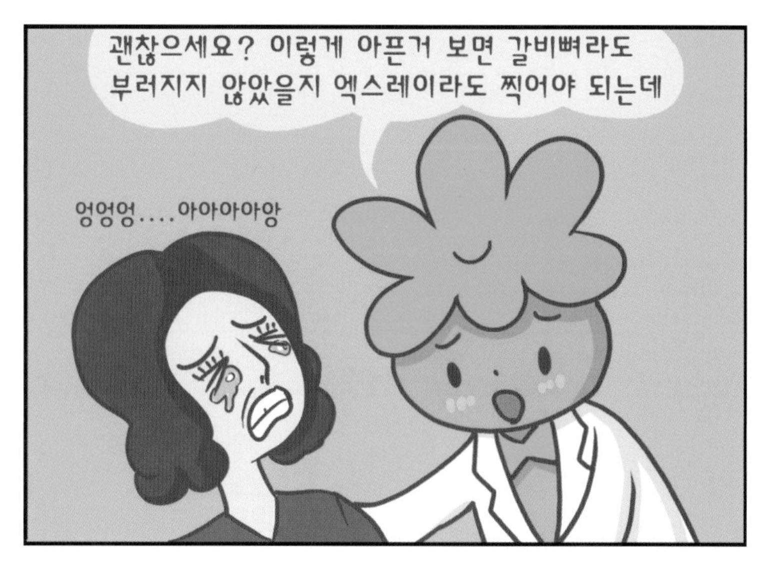
괜찮으세요? 이렇게 아픈거 보면 갈비뼈라도 부러지지 않았을지 엑스레이라도 찍어야 되는데
엉엉엉.... 아아아아앙

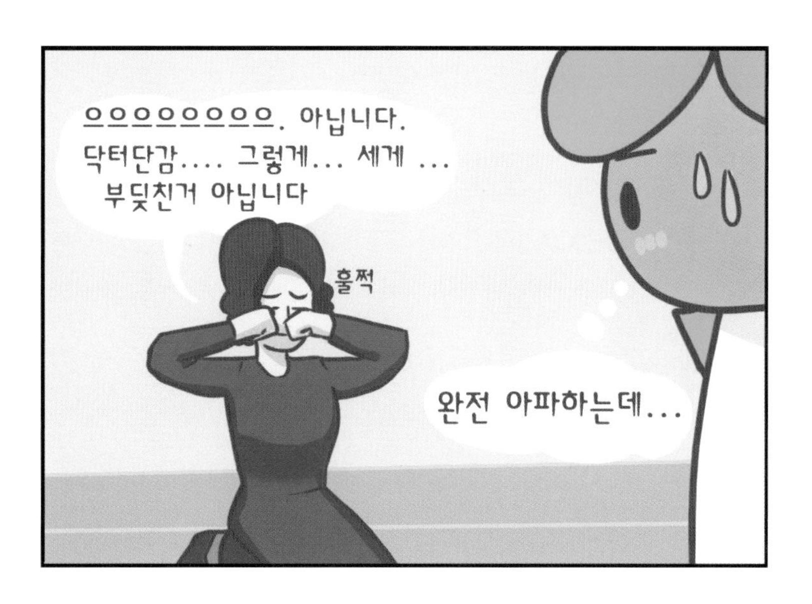
으으으으으으으으으. 아닙니다.
닥터단감.... 그렇게... 세게 ...
부딪친거 아닙니다
훌쩍
완전 아파하는데...

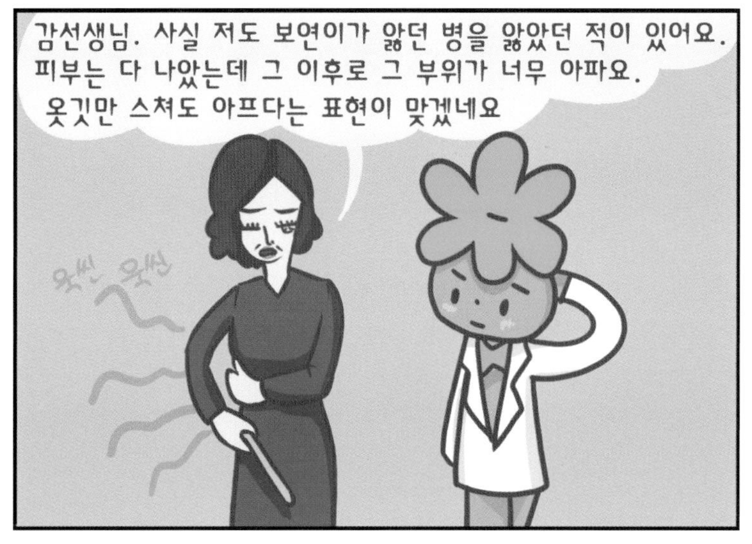
감선생님. 사실 저도 보연이가 앓던 병을 앓았던 적이 있어요.
피부는 다 나았는데 그 이후로 그 부위가 너무 아파요.
옷깃만 스쳐도 아프다는 표현이 맞겠네요
욱신 욱신

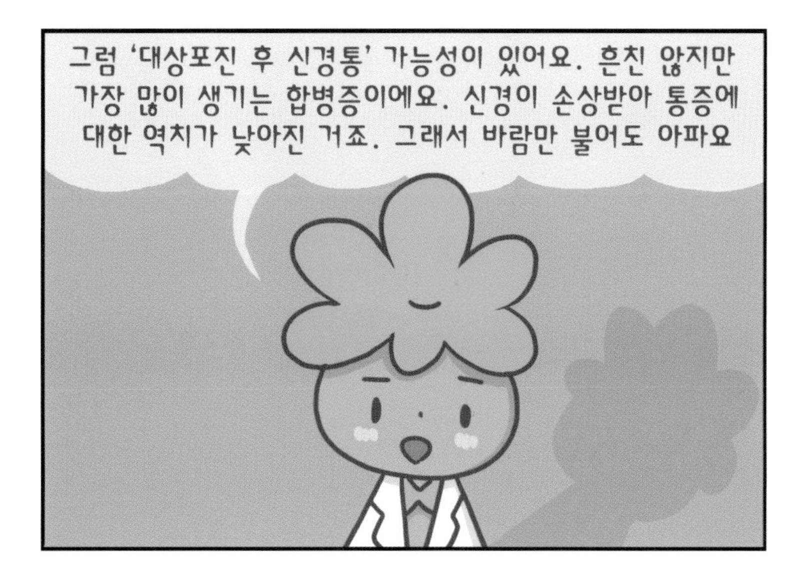
그럼 '대상포진 후 신경통' 가능성이 있어요. 흔치 않지만 가장 많이 생기는 합병증이에요. 신경이 손상받아 통증에 대한 역치가 낮아진 거죠. 그래서 바람만 불어도 아파요

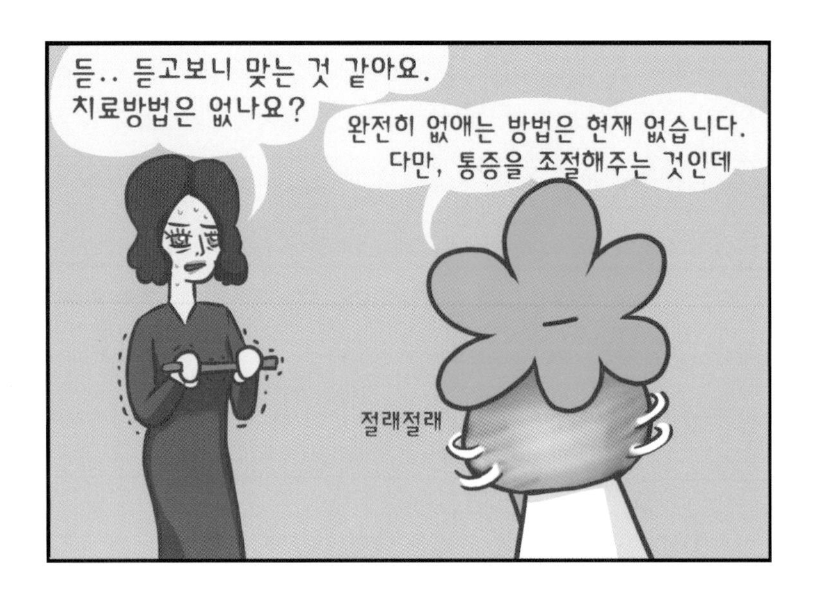
듣.. 듣고보니 맞는 것 같아요.
치료방법은 없나요?
완전히 없애는 방법은 현재 없습니다.
다만, 통증을 조절해주는 것인데
절래절래

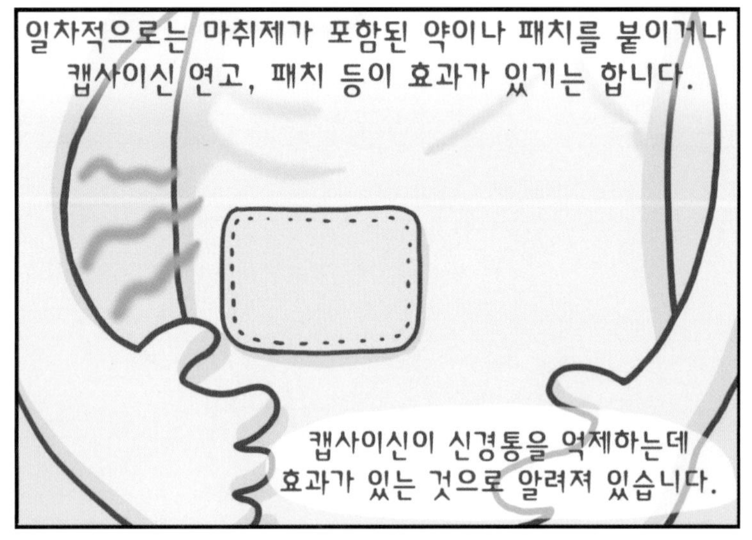
일차적으로는 마취제가 포함된 약이나 패치를 붙이거나
캡사이신 연고, 패치 등이 효과가 있기는 합니다.
캡사이신이 신경통을 억제하는데
효과가 있는 것으로 알려져 있습니다.

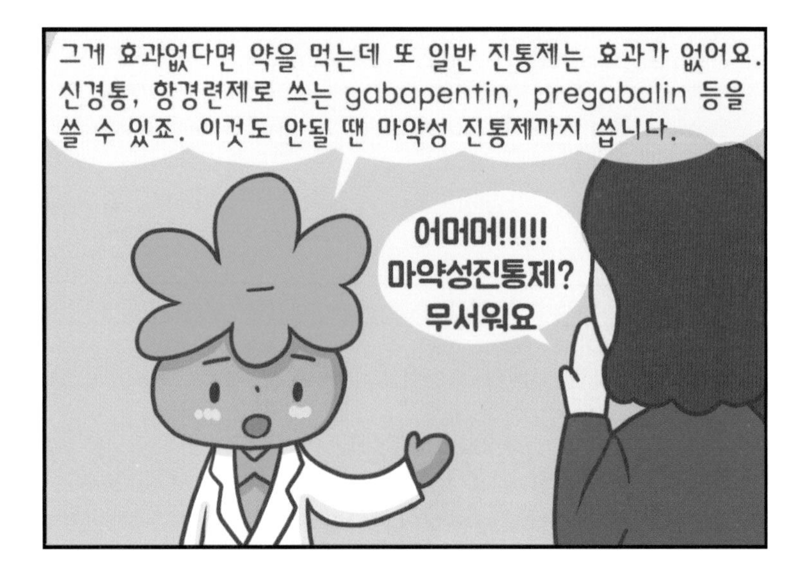
그게 효과없다면 약을 먹는데 또 일반 진통제는 효과가 없어요.
신경통, 항경련제로 쓰는 gabapentin, pregabalin 등을
쓸 수 있죠. 이것도 안될 땐 마약성 진통제까지 씁니다.
어머머!!!!!
마약성진통제?
무서워요

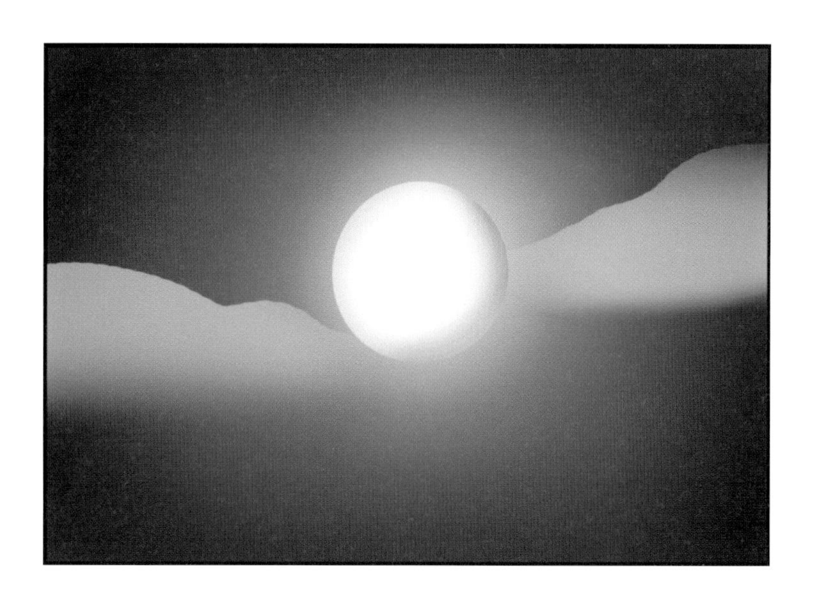

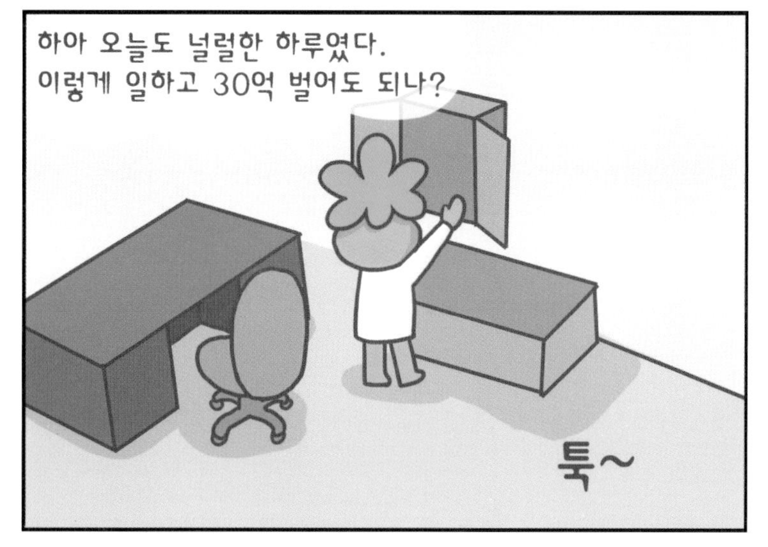
하아 오늘도 널럴한 하루였다.
이렇게 일하고 30억 벌어도 되나?
툭~

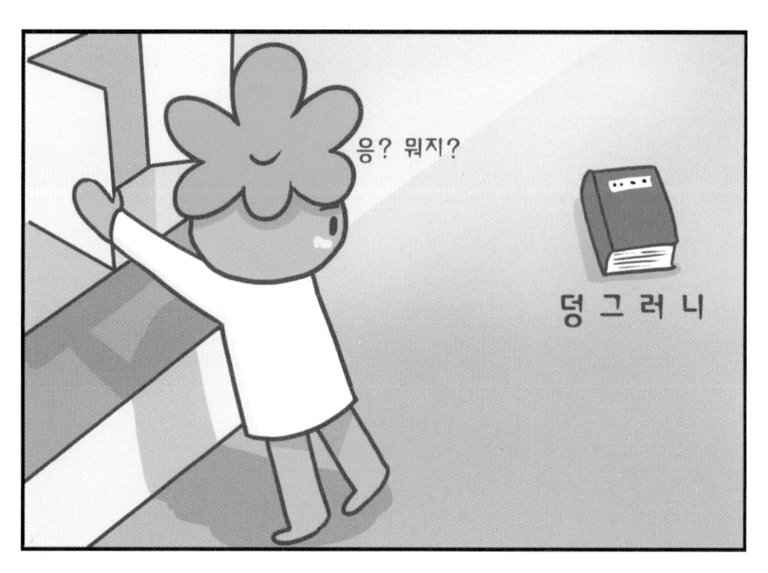
응? 뭐지?
덩그러니

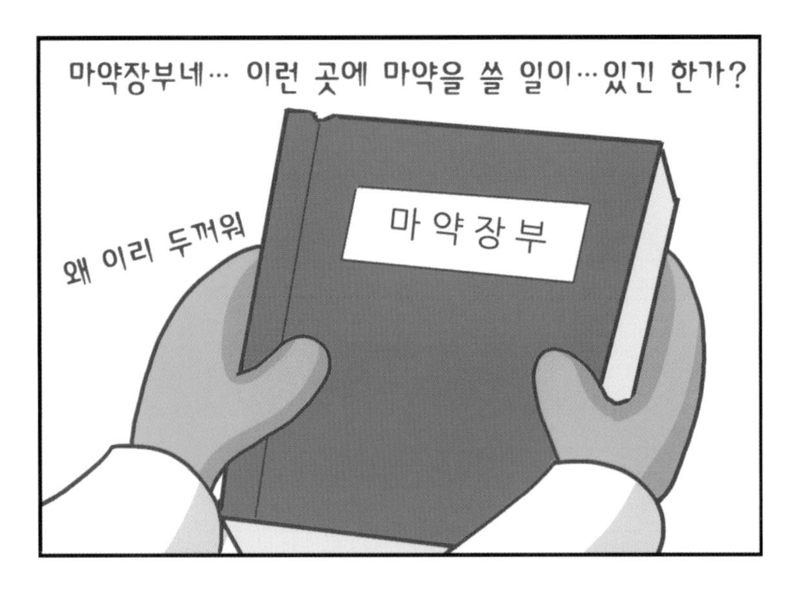
마약장부네… 이런 곳에 마약을 쓸 일이…있긴 한가?
왜 이리 두꺼워
마 약 장 부

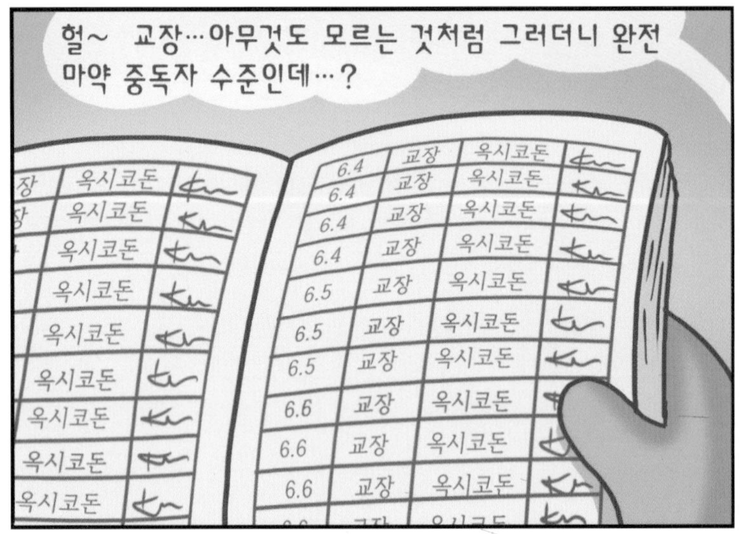
헐~ 교장…아무것도 모르는 것처럼 그러더니 완전 마약 중독자 수준인데…?
6.4 교장 옥시코돈
6.4 교장 옥시코돈
6.4 교장 옥시코돈
6.4 교장 옥시코돈
6.5 교장 옥시코돈
6.5 교장 옥시코돈
6.5 교장 옥시코돈
6.6 교장 옥시코돈
6.6 교장 옥시코돈
6.6 교장 옥시코돈

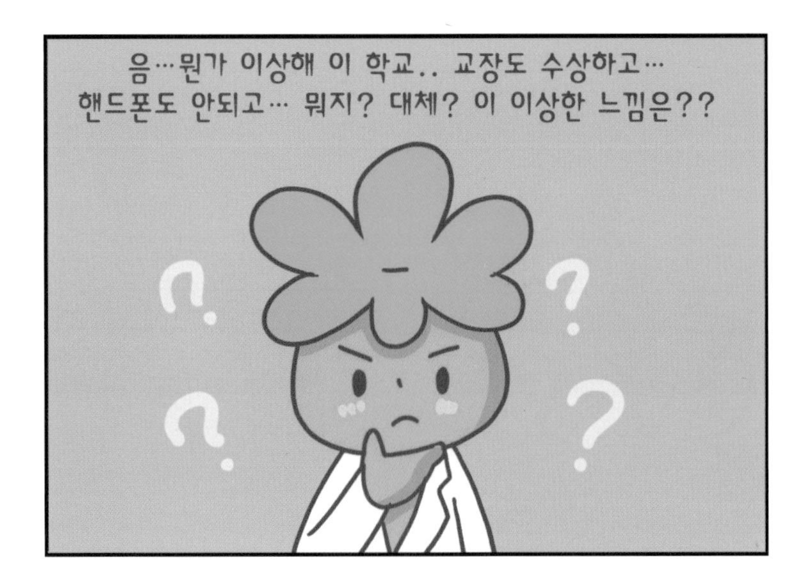
음…뭔가 이상해 이 학교.. 교장도 수상하고…
핸드폰도 안되고… 뭐지? 대체? 이 이상한 느낌은??

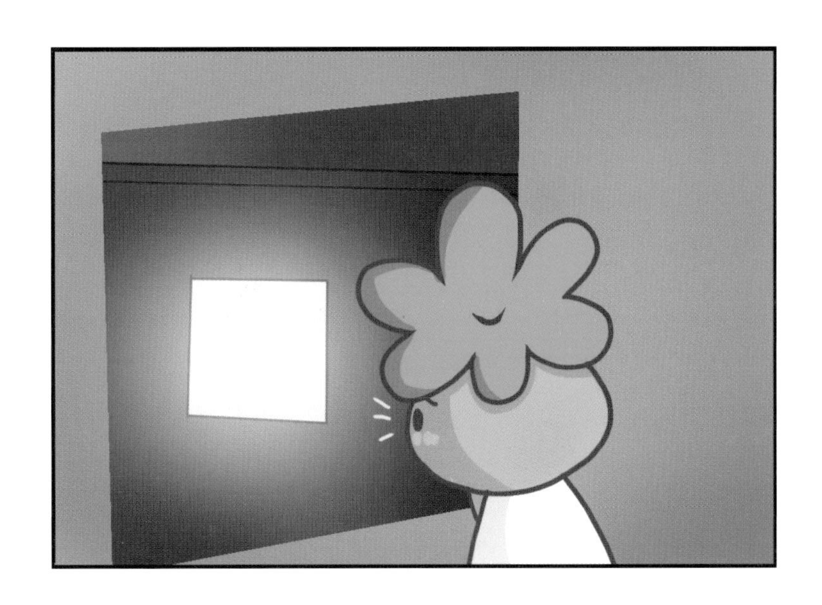

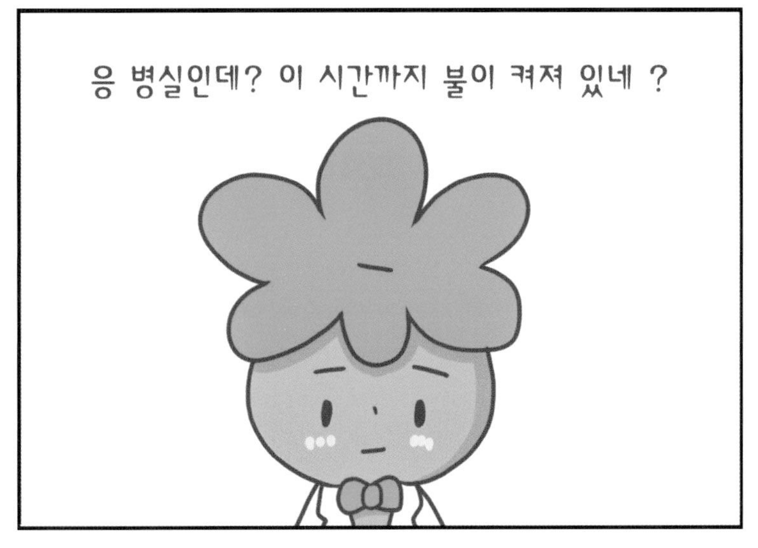
응 병실인데? 이 시간까지 불이 켜져 있네 ?

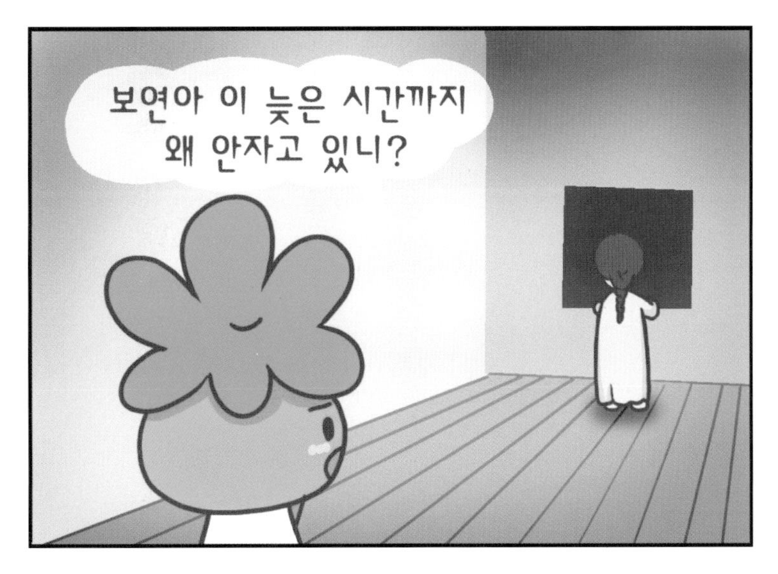
보연아 이 늦은 시간까지
왜 안자고 있니?

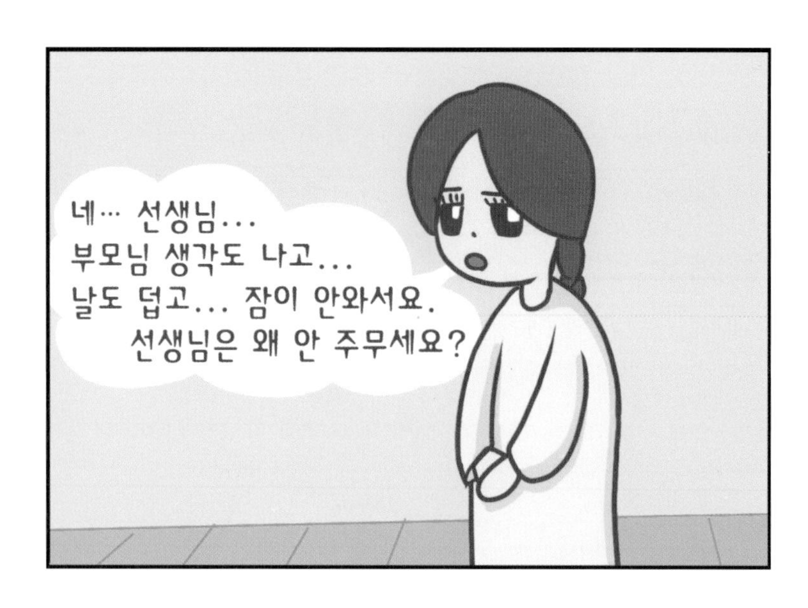
네… 선생님…
부모님 생각도 나고…
날도 덥고… 잠이 안와서요.
선생님은 왜 안 주무세요?

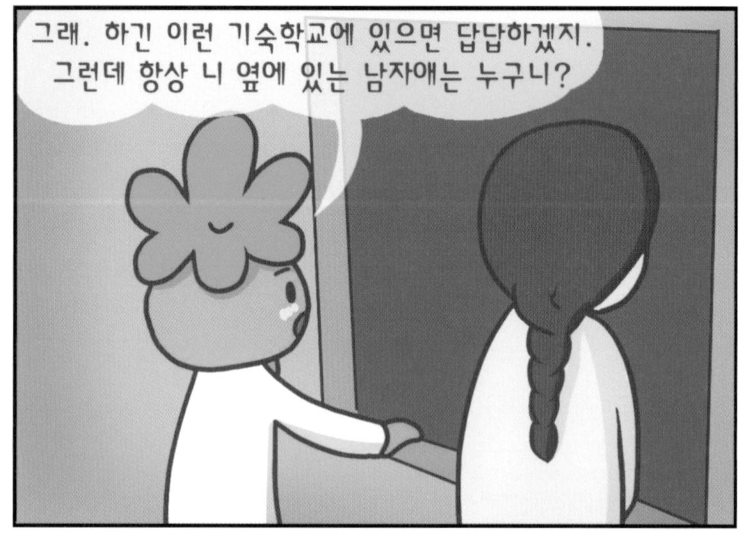
그래. 하긴 이런 기숙학교에 있으면 답답하겠지.
그런데 항상 니 옆에 있는 남자애는 누구니?

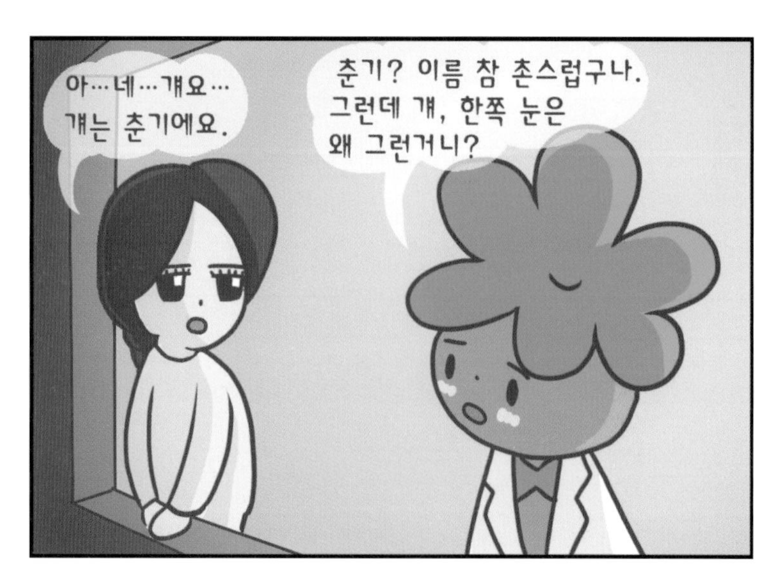
아…네…걔요…
걔는 춘기에요.
춘기? 이름 참 촌스럽구나.
그런데 걔, 한쪽 눈은
왜 그런거니?

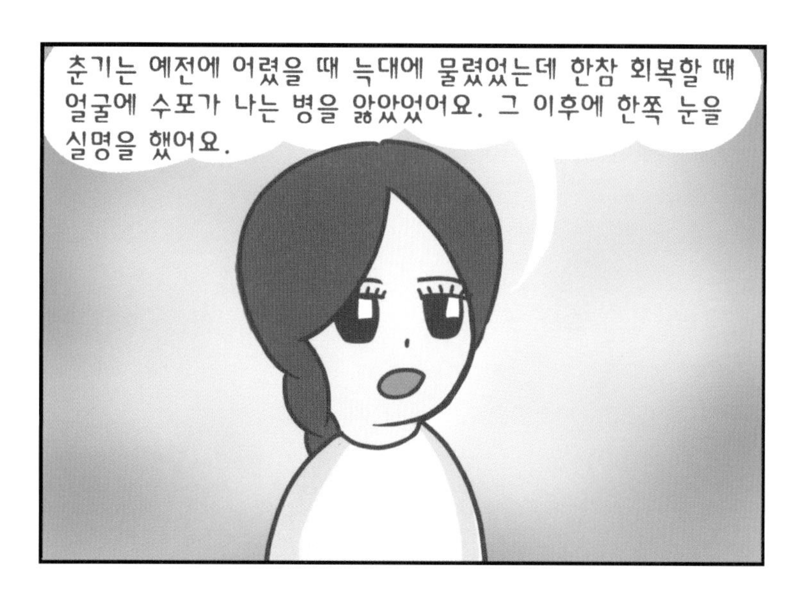
춘기는 예전에 어렸을 때 늑대에 물렸었는데 한참 회복할 때 얼굴에 수포가 나는 병을 앓았었어요. 그 이후에 한쪽 눈을 실명을 했어요.

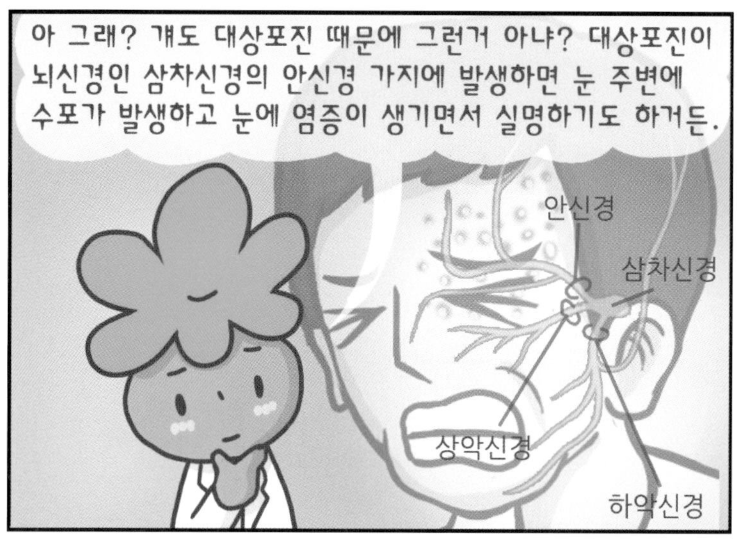
아 그래? 걔도 대상포진 때문에 그런거 아냐? 대상포진이 뇌신경인 삼차신경의 안신경 가지에 발생하면 눈 주변에 수포가 발생하고 눈에 염증이 생기면서 실명하기도 하거든.
안신경
삼차신경
상악신경
하악신경

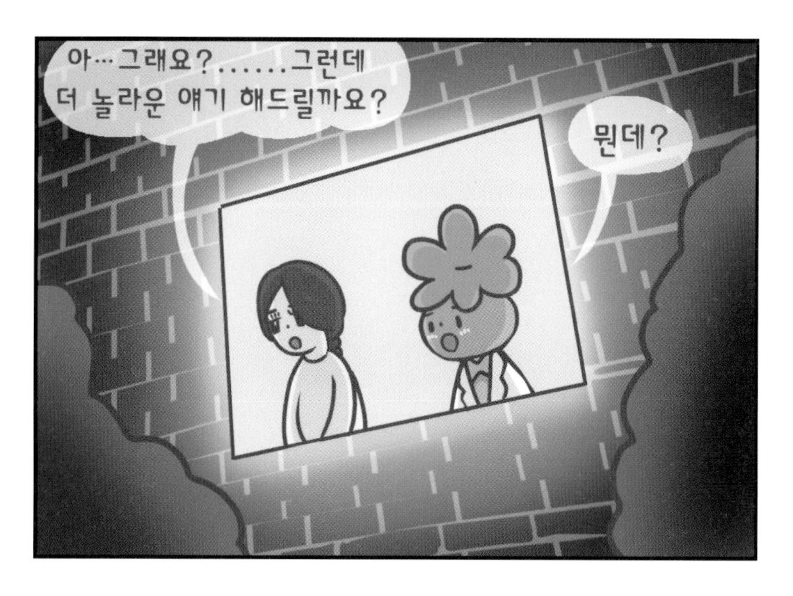
아…그래요?……그런데 더 놀라운 얘기 해드릴까요?
뭔데?

춘기는 말이죠... 늑대에 물린 뒤에 늑대소년이 되었어요.
보름달 뜨는 밤이면 늑대로 변해서 학교에서도 그 전후로
독방에 감금해요.

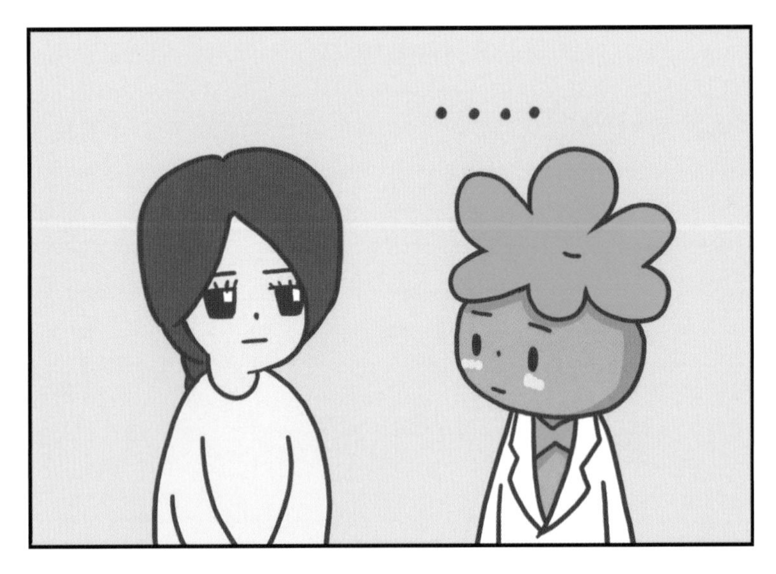

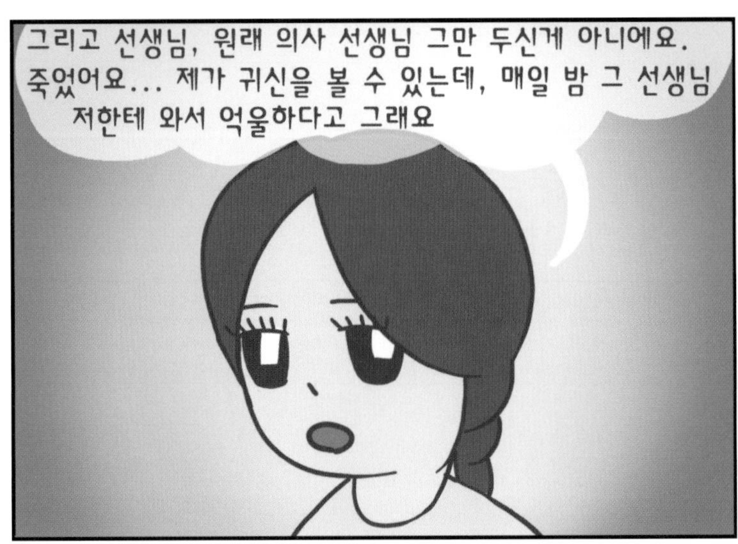

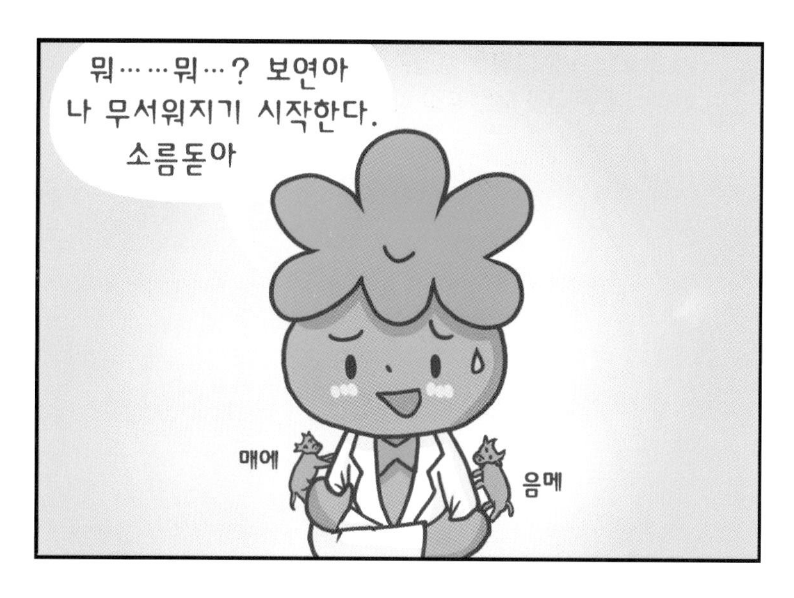
뭐……뭐…? 보연아
나 무서워지기 시작한다.
소름돋아
매에
음메

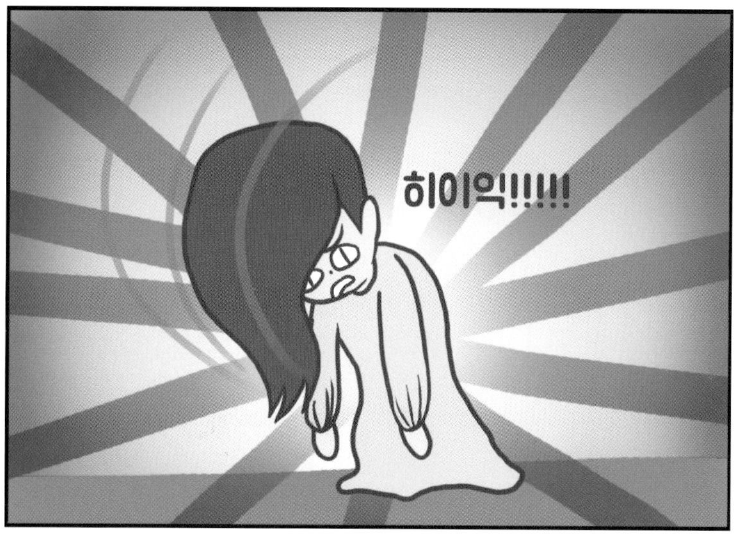
히이익!!!!!

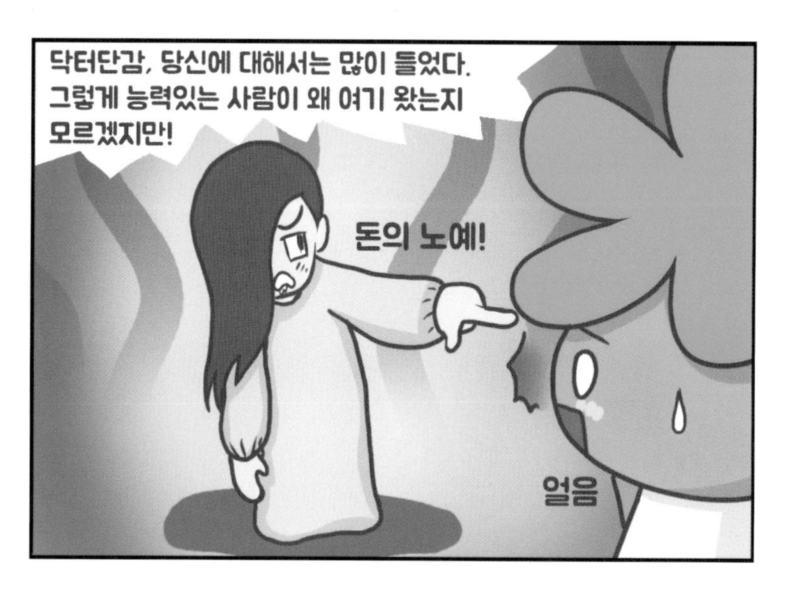
닥터단감, 당신에 대해서는 많이 들었다.
그렇게 능력있는 사람이 왜 여기 왔는지
모르겠지만!
돈의 노예!
얼음

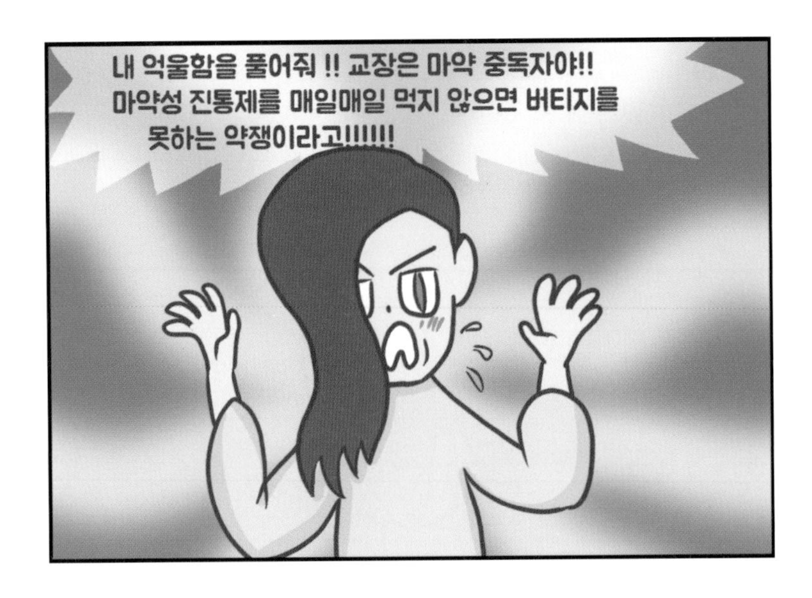
내 억울함을 풀어줘 !! 교장은 마약 중독자야!!
마약성 진통제를 매일매일 먹지 않으면 버티지를
못하는 약쟁이라고!!!!!!

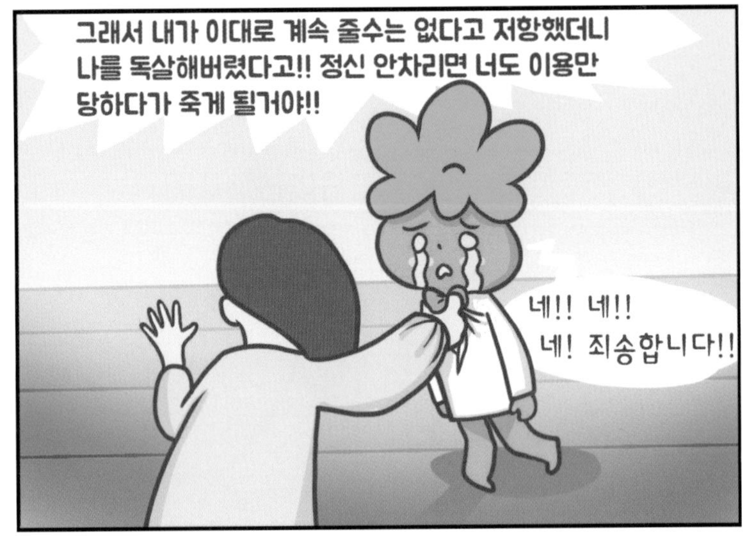
그래서 내가 이대로 계속 줄수는 없다고 저항했더니
나를 독살해버렸다고!! 정신 안차리면 너도 이용만
당하다가 죽게 될거야!!
네!! 네!!
네! 죄송합니다!!

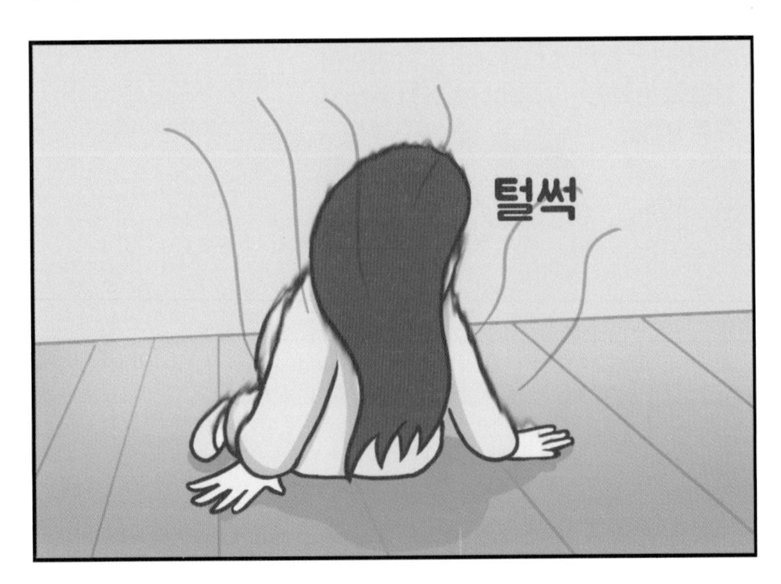
털썩

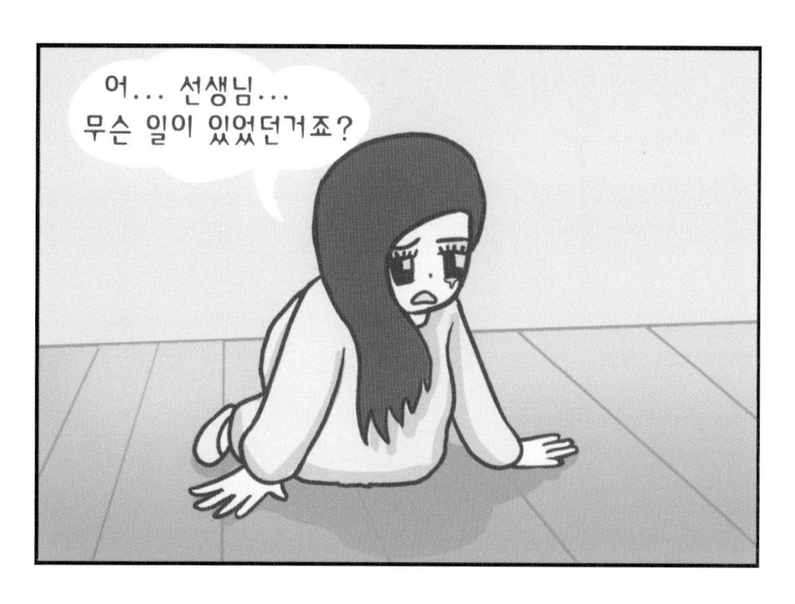
어... 선생님...
무슨 일이 있었던거죠?

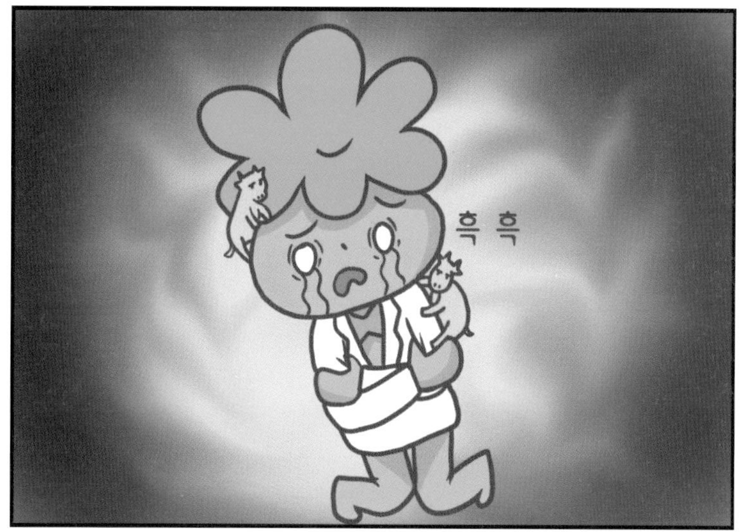
흑 흑

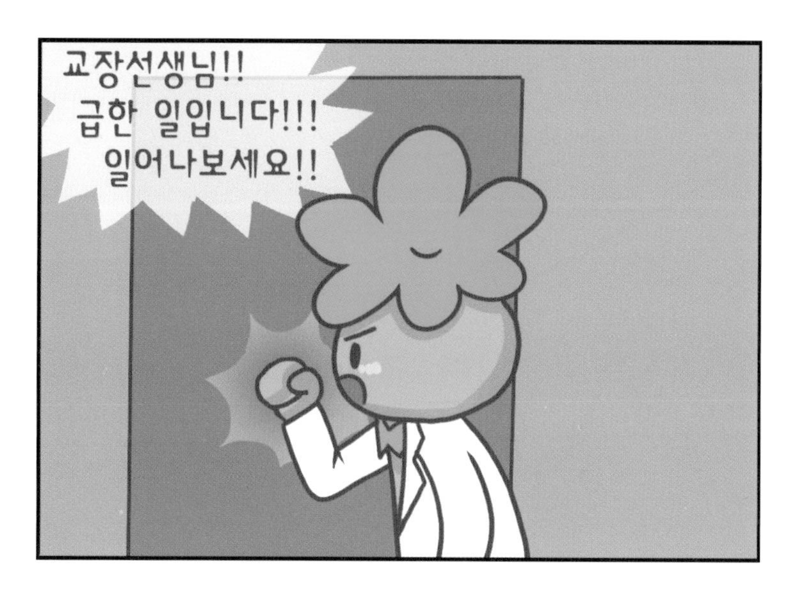
교장선생님!!
급한 일입니다!!!
일어나보세요!!

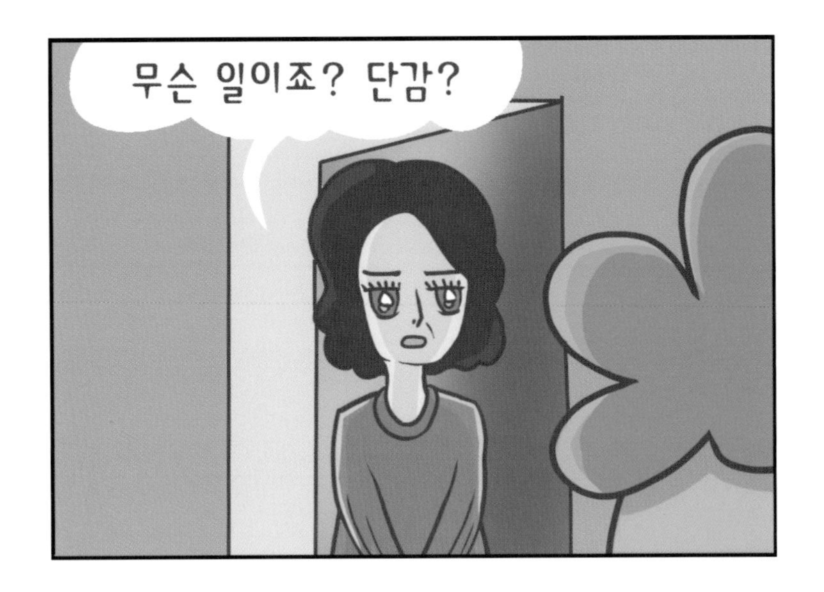
무슨 일이죠? 단감?

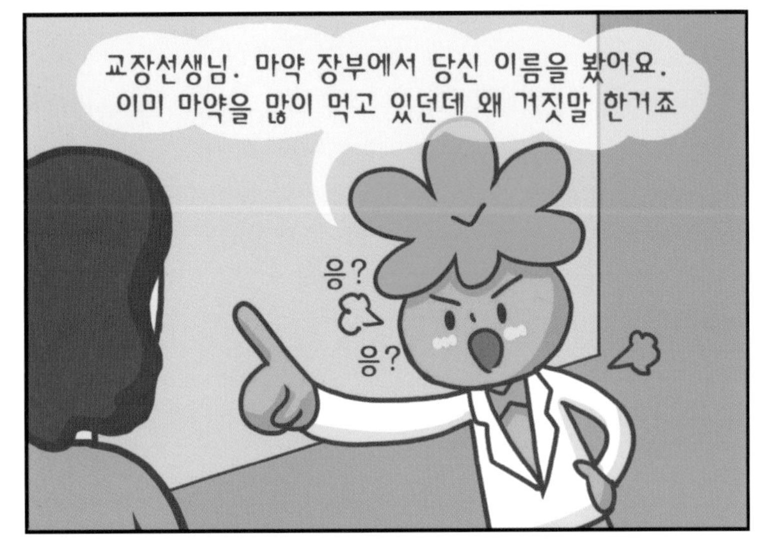
교장선생님. 마약 장부에서 당신 이름을 봤어요.
이미 마약을 많이 먹고 있던데 왜 거짓말 한거죠
응?
응?

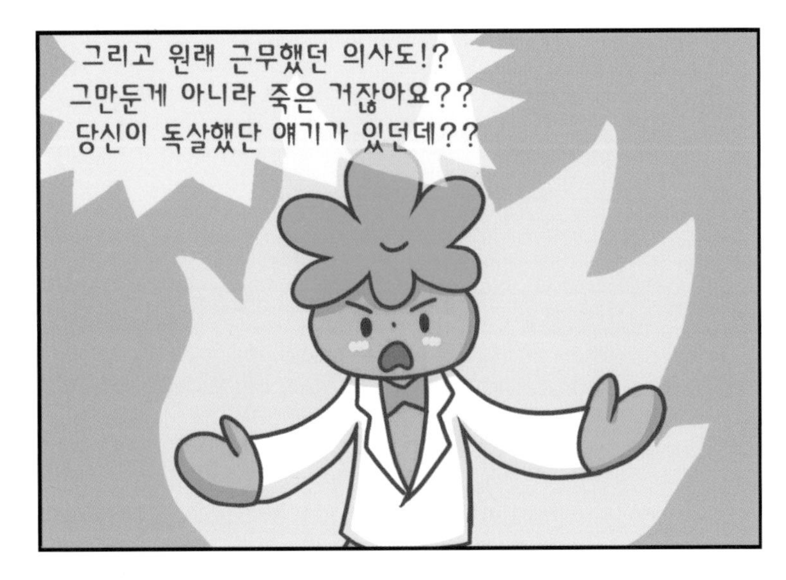
그리고 원래 근무했던 의사도!?
그만둔게 아니라 죽은 거잖아요??
당신이 독살했단 얘기가 있던데??

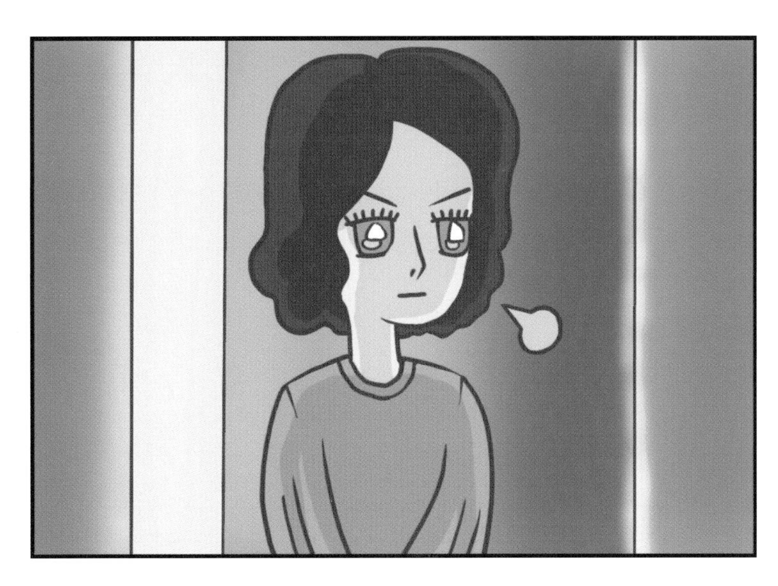

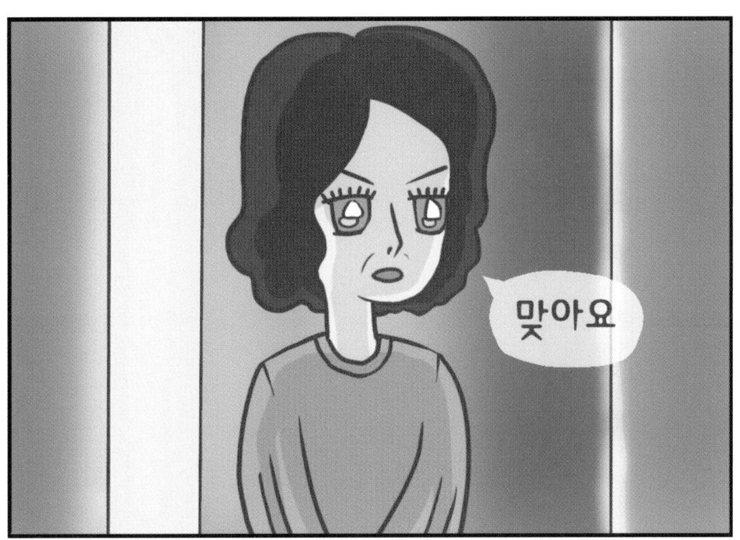
맞아요

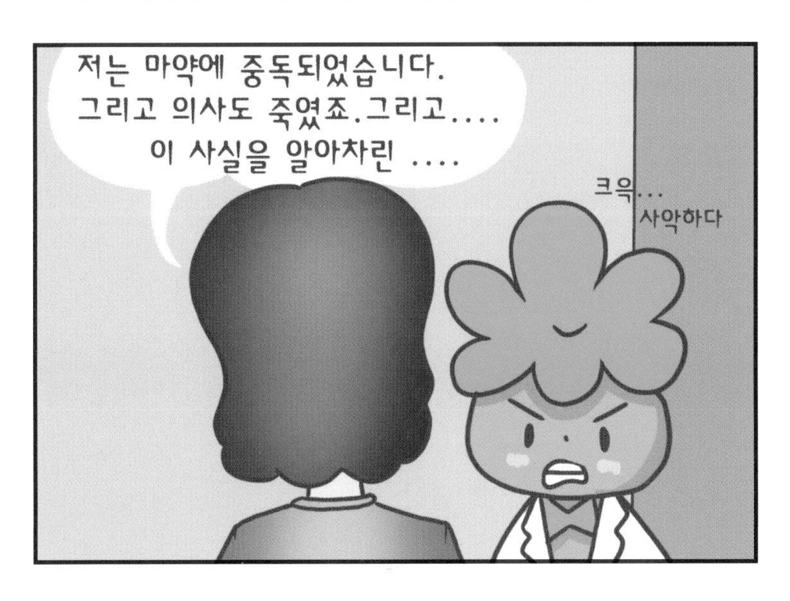
저는 마약에 중독되었습니다.
그리고 의사도 죽였죠. 그리고....
이 사실을 알아차린 ....
크윽...
사악하다

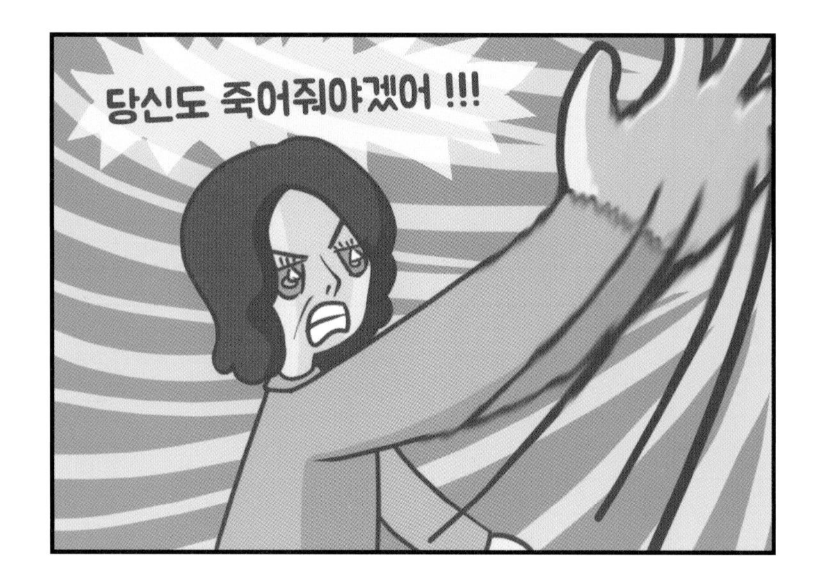
당신도 죽어줘야겠어 !!!

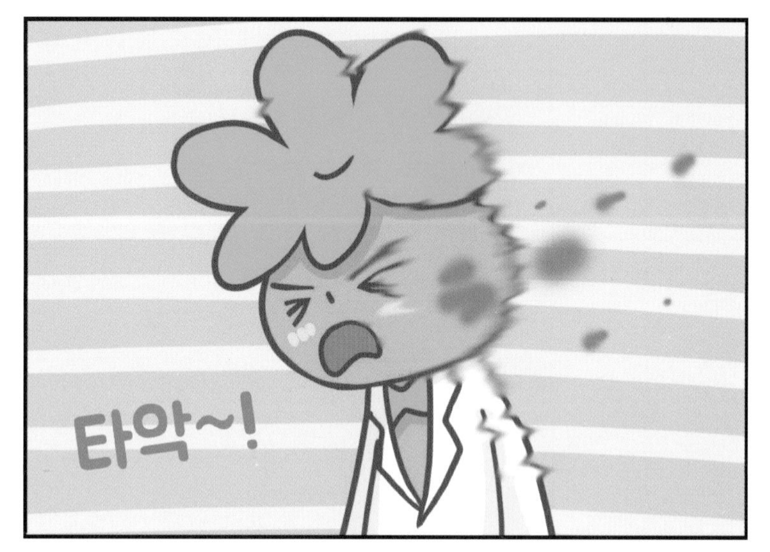
타악~!

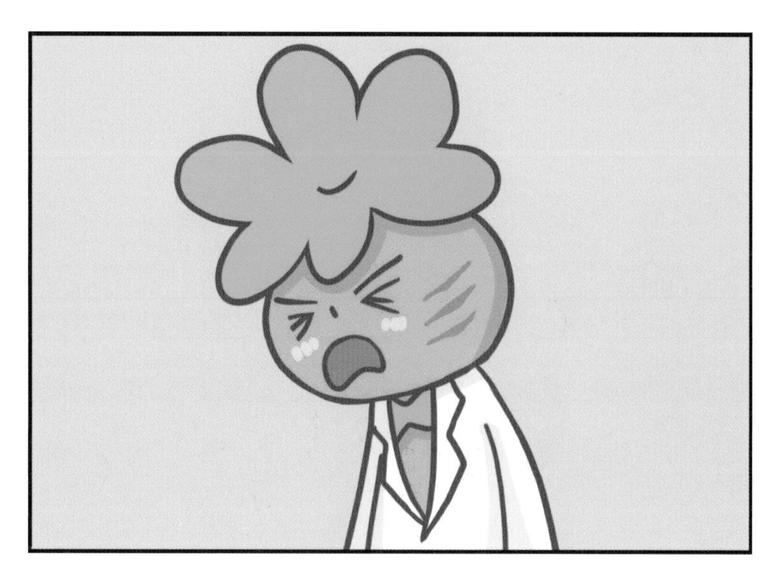

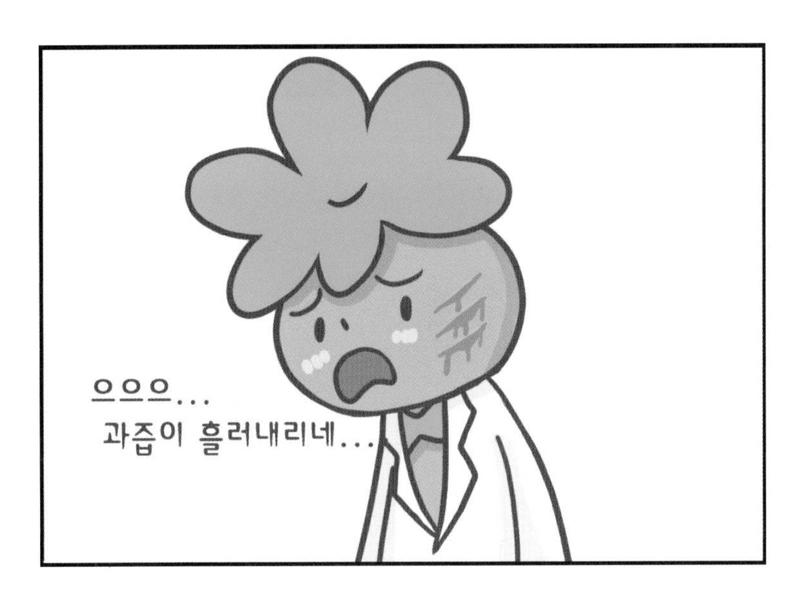
으으으...
과즙이 흘러내리네...

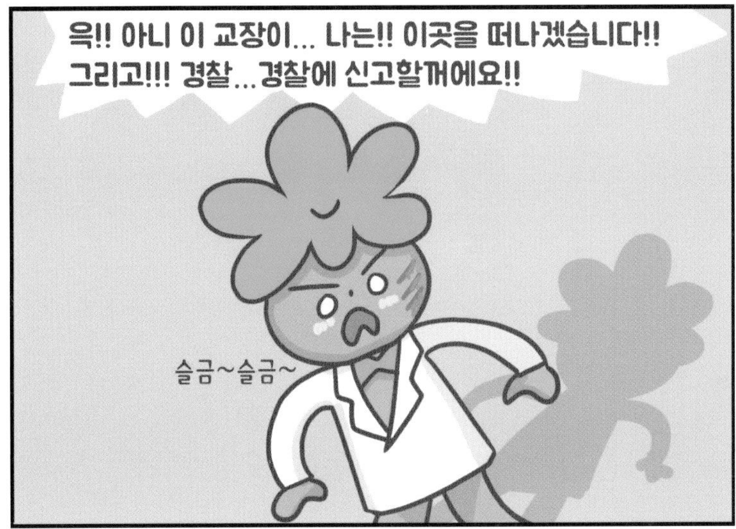
윽!! 아니 이 교장이... 나는!! 이곳을 떠나겠습니다!!
그리고!!! 경찰...경찰에 신고할꺼에요!!
슬금~슬금~

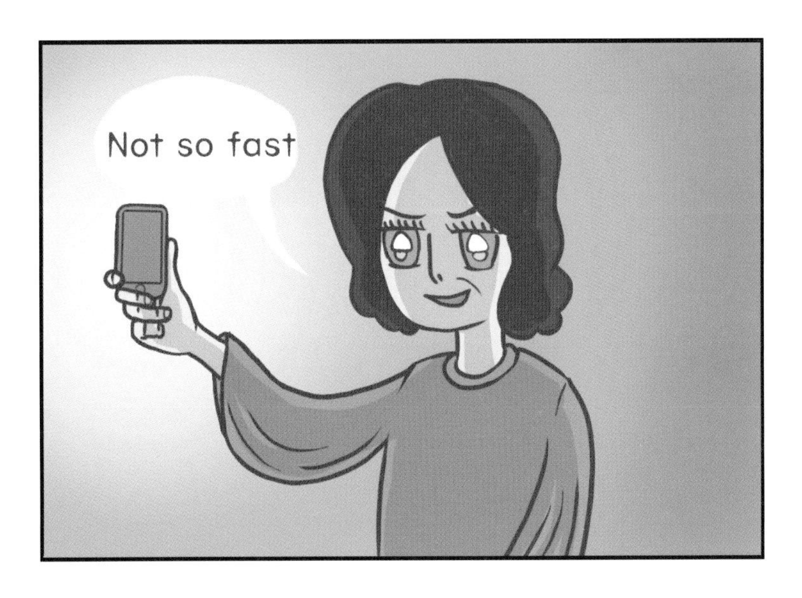
Not so fast

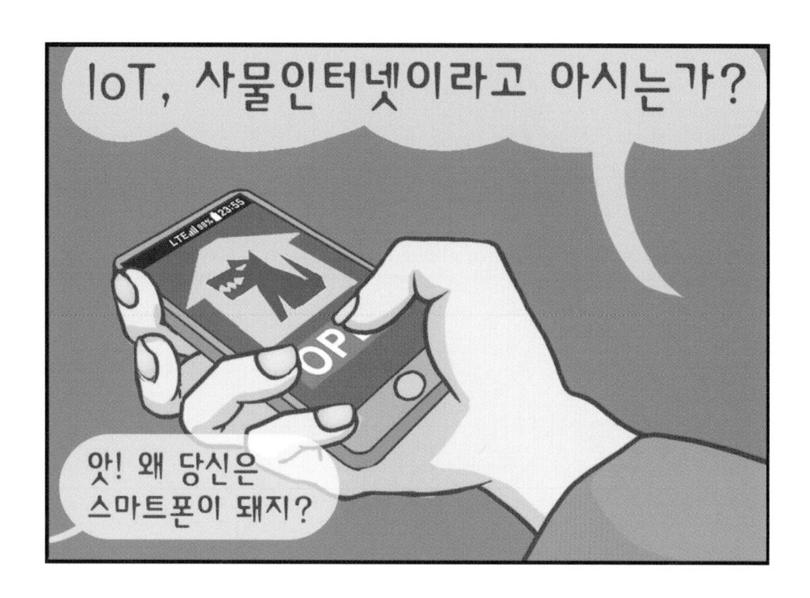
IoT, 사물인터넷이라고 아시는가?
LTE 99% 23:55
OPE
앗! 왜 당신은
스마트폰이 돼지?

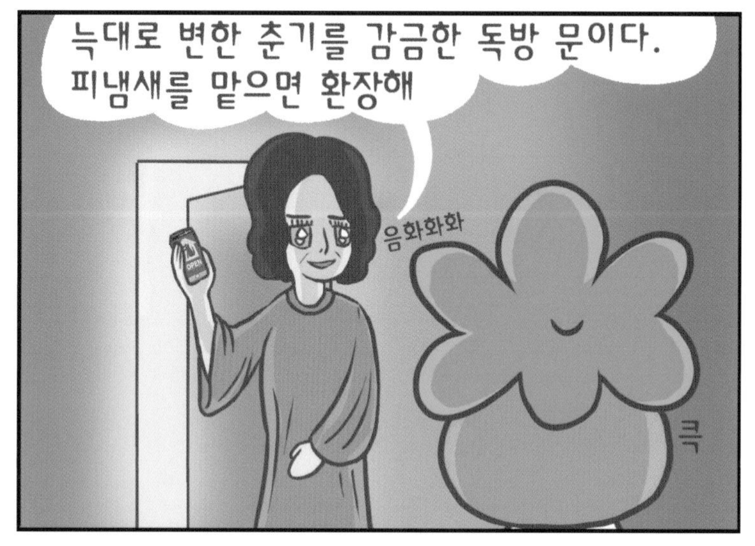
늑대로 변한 춘기를 감금한 독방 문이다.
피냄새를 맡으면 환장해
음화화화
큭

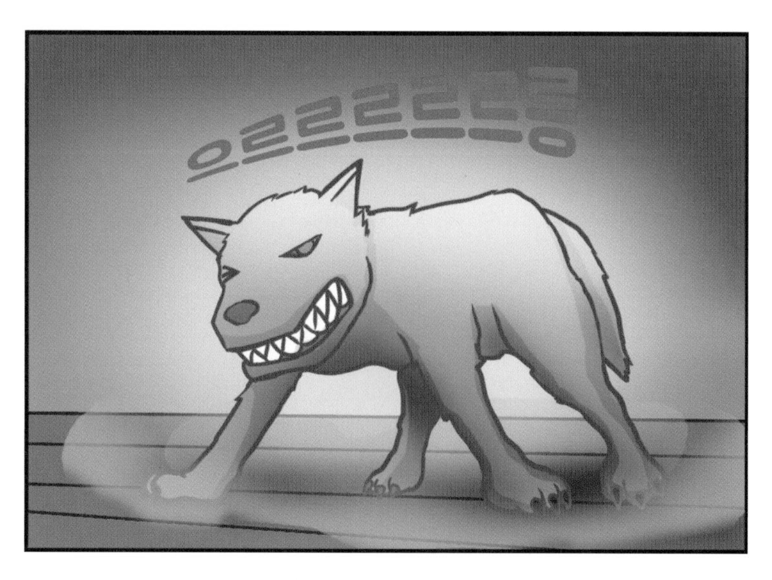
으르르르르르릉

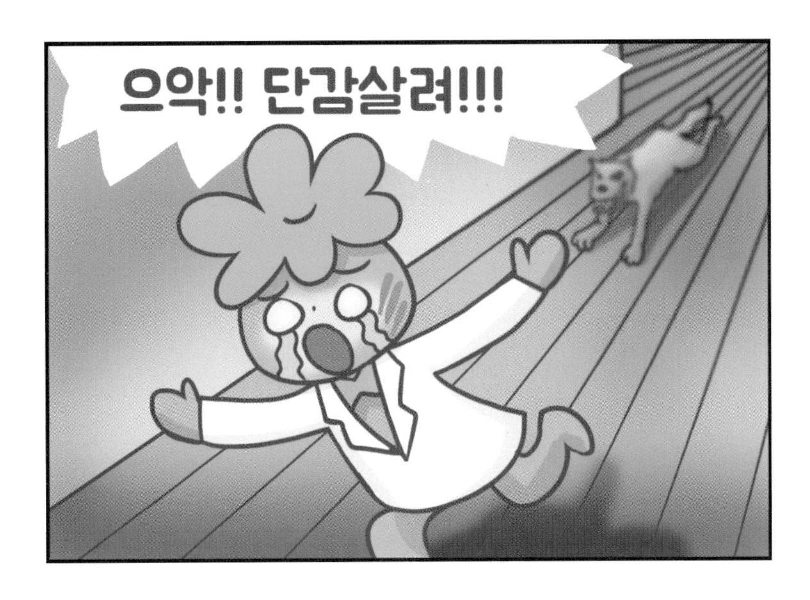
으악!! 단감살려!!!

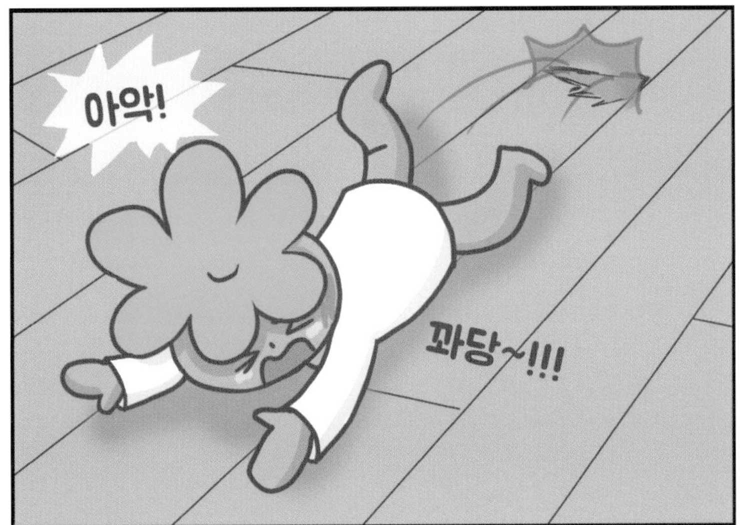
아악!
꽈당~!!!

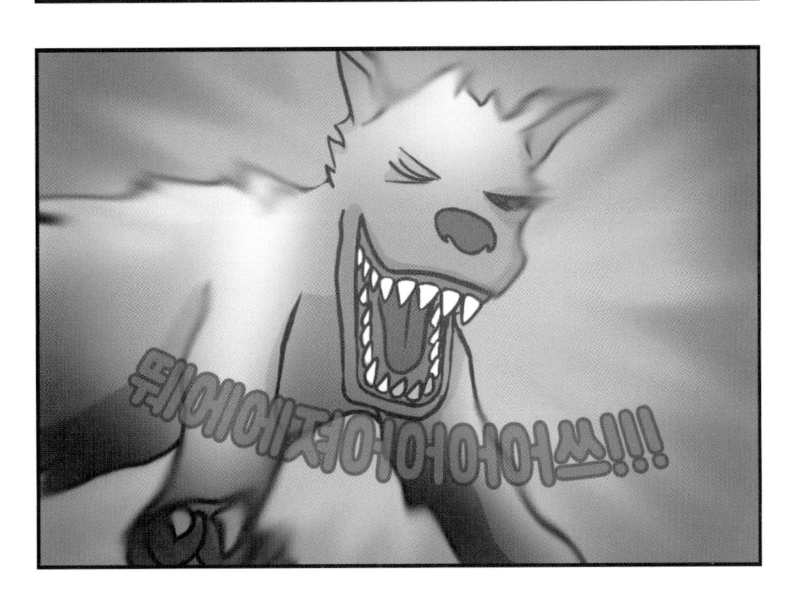
뒤에에져어어어어스!!!

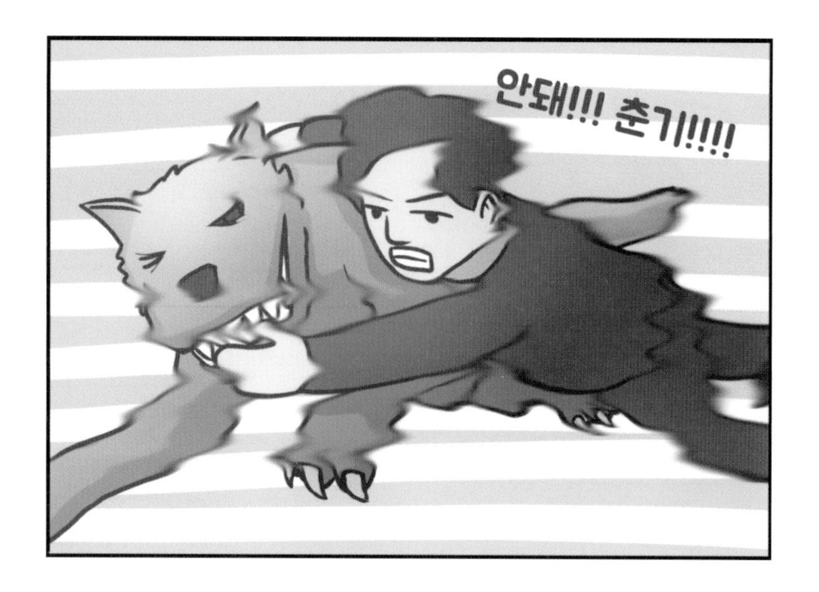
안돼!!! 춘기!!!!!

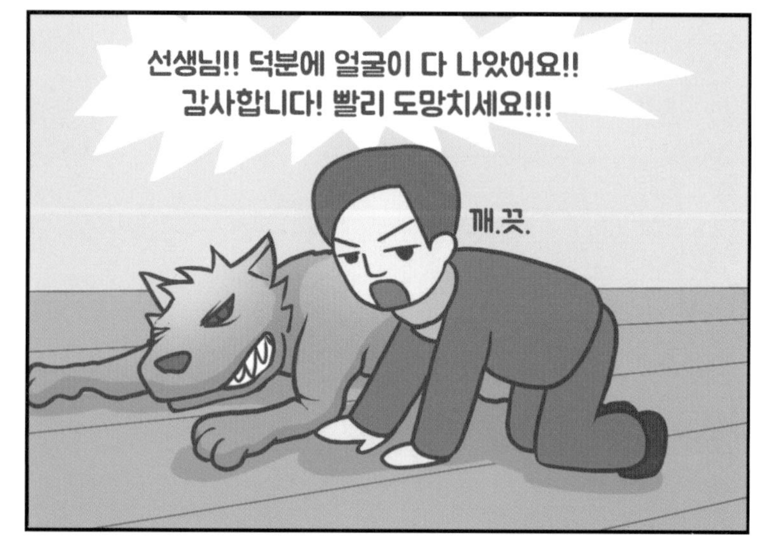
선생님!! 덕분에 얼굴이 다 나았어요!!
감사합니다! 빨리 도망치세요!!!
깨.끗.

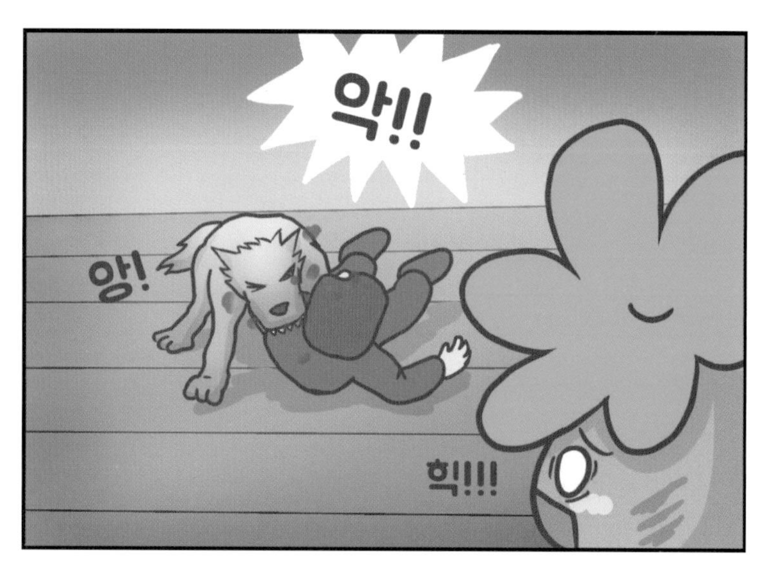
악!!
앙!
헉!!!

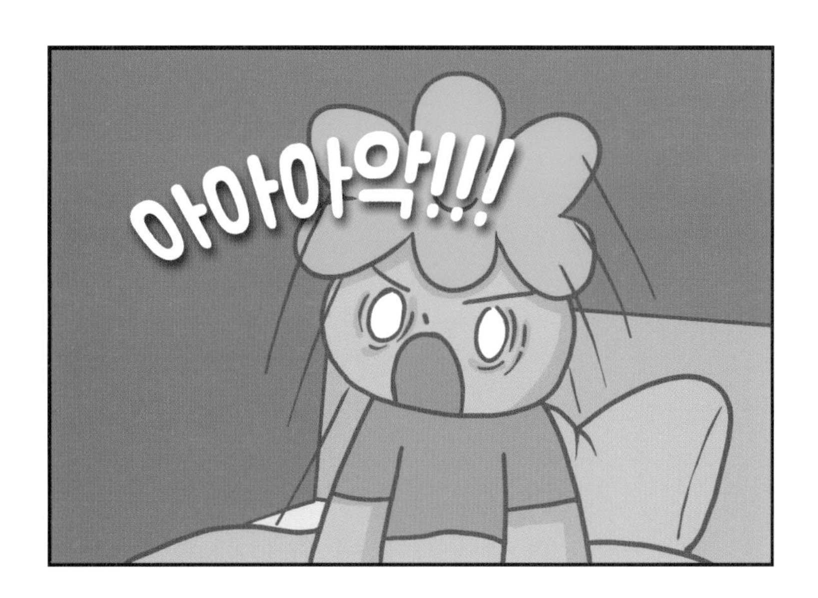
아아아악!!!

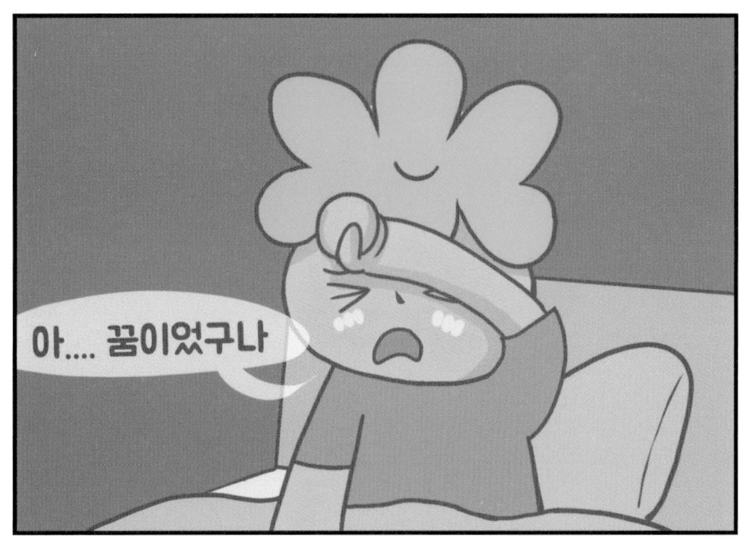
아.... 꿈이었구나

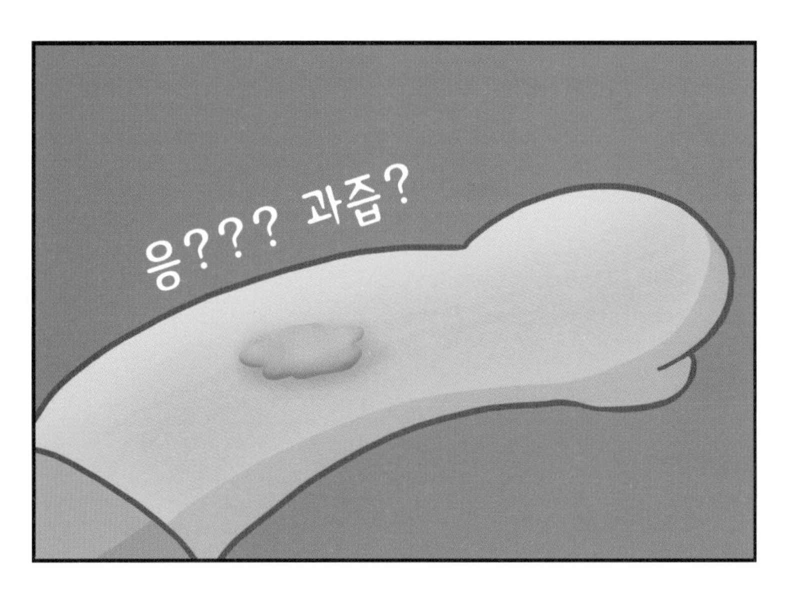
응??? 과즙?

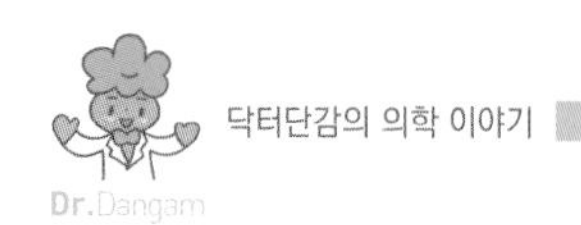

대상포진

대상포진은 생각보다 흔한 질환으로 일반인들도 꽤나 잘 알고 있는 병입니다. 대상포진의 전형적인 증상은 평소보다 훨씬 피곤하던 와중에 한쪽으로 주로 몸통에 수포를 동반한 빨간 발진이 생기면서 통증이 발생하는 것입니다. 하지만 발병 범위는 얼굴부터 엉덩이까지 다양하게 발생 가능합니다.

대상포진의 원인은 수두-대상포진 바이러스(Varicella-Zoster virus)때문입니다. 바이러스가 체내의 신경절에 잠복하고 있다가 면역력이 떨어지면 해당 부위를 따라서 바이러스가 활성화됩니다. 그래서 피부 신경절을 따라서 수포성 발진이 발생하게 되고 신경통을 유발하게 됩니다. 대개 통증이 먼저 시작되고 며칠 뒤 피부병변이 발생하게 되는데 처음에는 발진만 있다가 수포가 동반되고 농포로 바뀐 뒤에 딱지가 앉게 되는 것입니다. 아무런 흉터도 없이 나을 수도 있지만 색소침착이나 흉터가 생길 수도 있습니다.

치료는 충분한 휴식을 취하면서 항바이러스제와 통증 조절을 해주는 것입니다. 대개 충분히 면역력을 회복하면 증상도 좋아지게 되며 항바이러스제 사용은 전체 병의 경과를 줄여주는 효과가 있습니다.

대상포진의 전형적인 케이스는 몸통에 생기는 것이고 얼굴 부위에 생기는 경우도 있습니다. 대표적인 것은 얼굴신경(facial nerve)을 따라 분포하는 것으로 얼굴신경마비를 동반하게 되는데 이를 Ramsay-Hunt syndrome이라고 부르며 스테로이드 치료도 동반하게 되는데 신경의 영구적인 손상을 막기 위해서입니다. 또한 삼차신(trigeminal nerve)의 안신경 가지를 통해 퍼지게 되면 눈 부위에 발생할 수 있고 적절한 조치를 취하지 않으면 실명을 할 수도 있습니다.

그리고 대상포진 후 신경통(post-herpetic neuralgia)은 신경이 손상 받아서 계속 통증에 예민한 상태로 남아 있는 것으로 이는 통증 조절을 위한 다양한 치료를 시행해 볼 수 있지만 계속 남아 있을 수 있습니다.

단감's NOTE

이번 에피소드는 여러 영화 및 드라마를 짬뽕해서 구성했습니다. 이 만화를 그릴 당시에 인기 있었던 드라마가 박보영의 '오 나의 귀신님'이었습니다. 박보영이 분한 여주인공은 귀신으로 빙의하기도 하는 캐릭터인데, 이 설정을 데려오는 김에 박보영이 등장한 영화들을 다 가져다가 패러디하게 되었습니다. 늑대소년부터 흥행으로는 참패했던 경성학교까지…
어쨌든 이 설정, 저 설정 가져오고 그 학교에 있는 모든 사람들이 Zoster 바이러스의 합병증으로 고생하는 기가 막히는(?) 설정 덕분에 가장 극적으로 재미있었다는 피드백을 조금 들을 수 있었던 에피소드이기도 합니다.

만화로 배우는

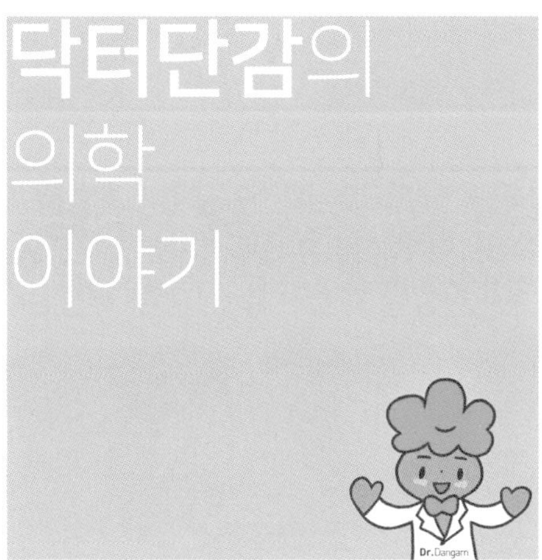

PART 03

해외여행 특집

09 CHAPTER

해외여행 특집

말라리아

Malaria

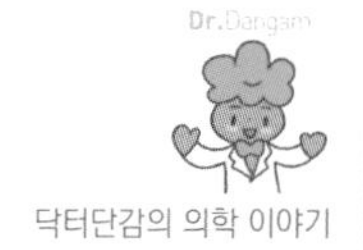

닥터단감의 의학 이야기

몇 년 전 남미에서 이집트숲 모기에 의해서 전파되는
지카바이러스가 소두증을 일으킨다는 기사 보셨을 것입니다.

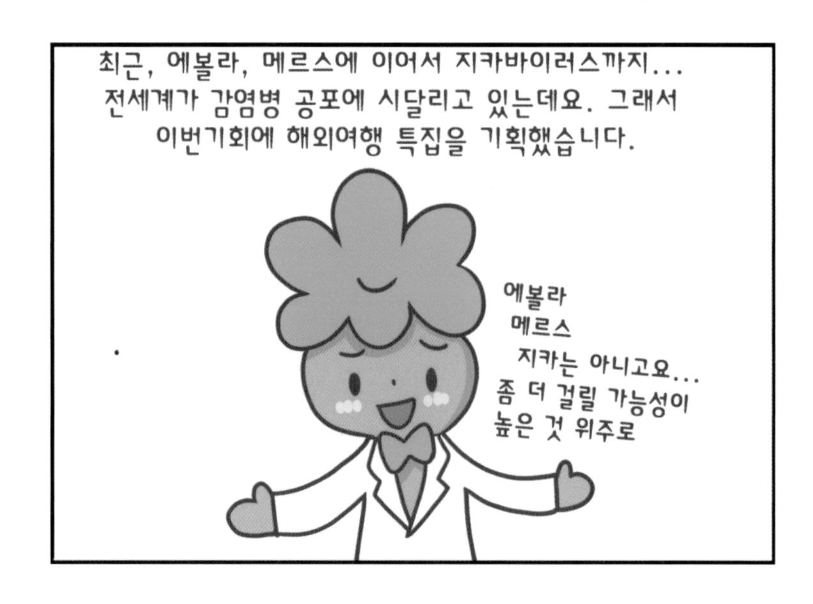

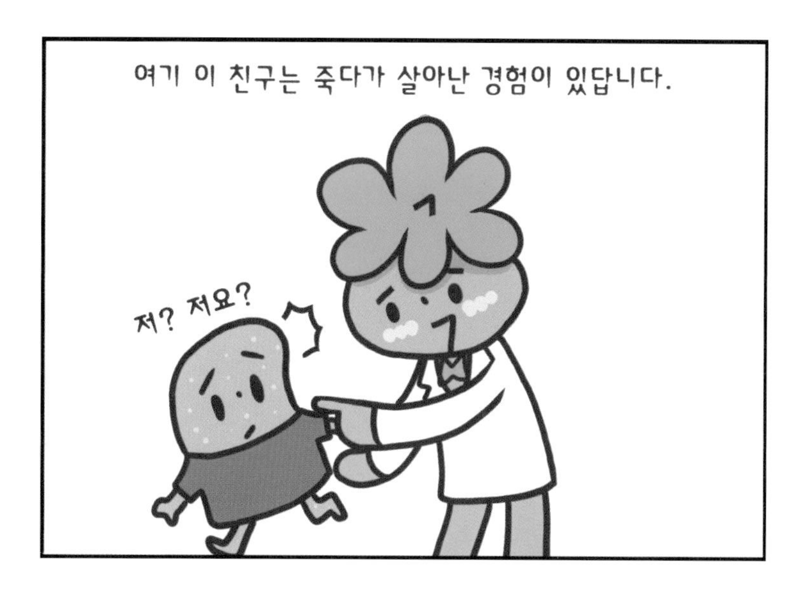
여기 이 친구는 죽다가 살아난 경험이 있답니다.
저? 저요?

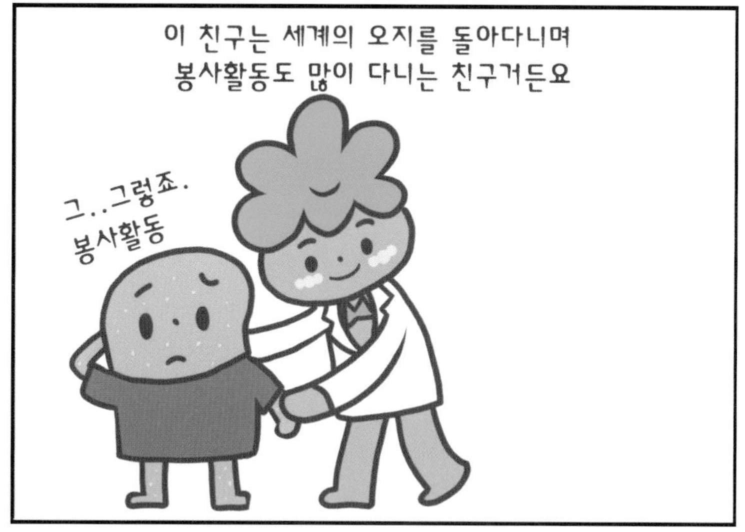
이 친구는 세계의 오지를 돌아다니며
봉사활동도 많이 다니는 친구거든요
그..그렇죠.
봉사활동

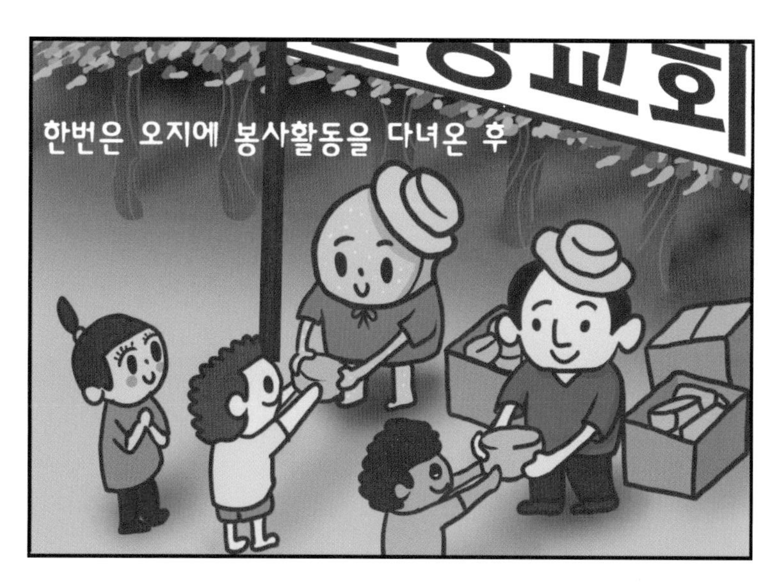
한번은 오지에 봉사활동을 다녀온 후

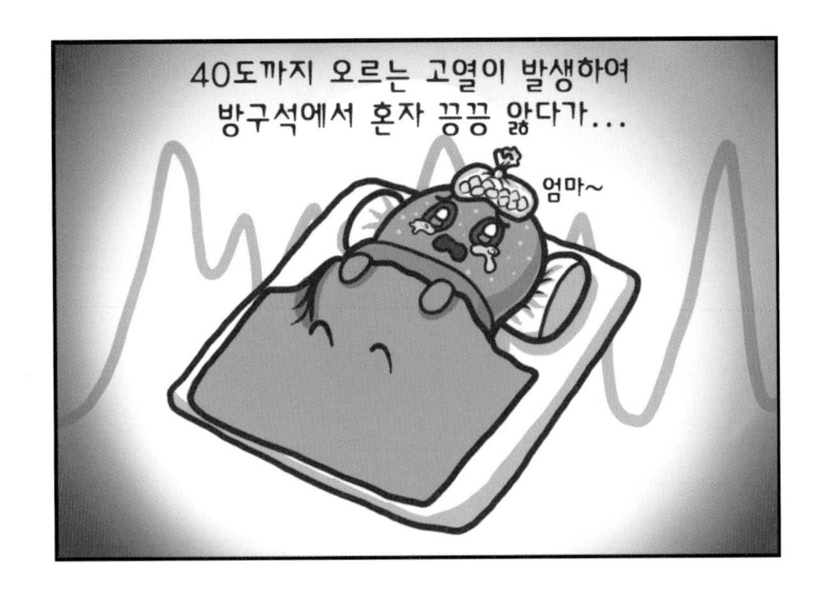
40도까지 오르는 고열이 발생하여
방구석에서 혼자 끙끙 앓다가...
엄마~

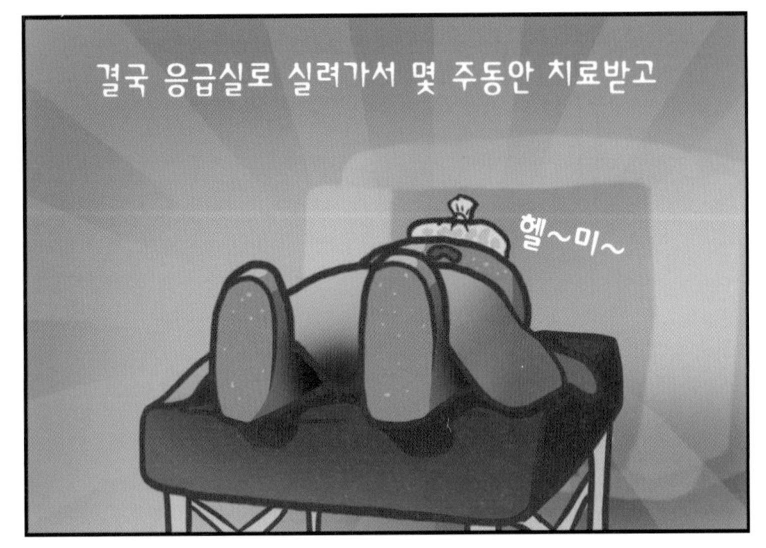
결국 응급실로 실려가서 몇 주동안 치료받고
헬~미~

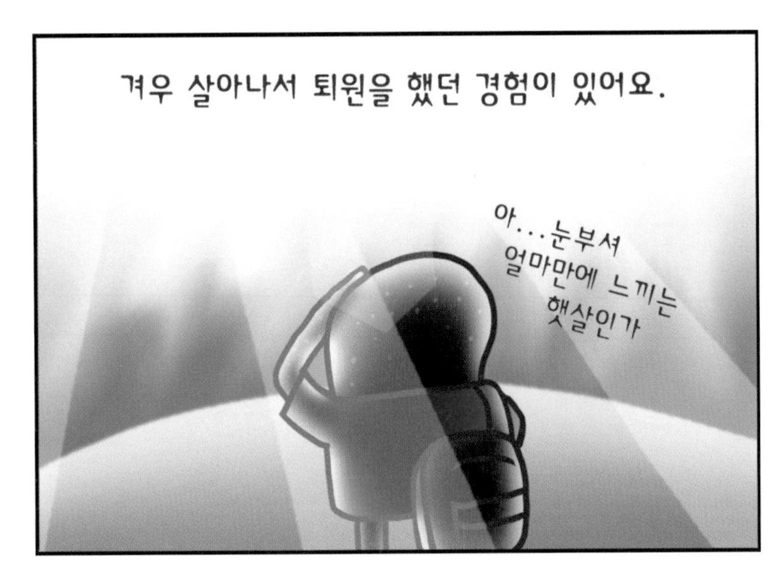
겨우 살아나서 퇴원을 했던 경험이 있어요.
아...눈부셔
얼마만에 느끼는
햇살인가

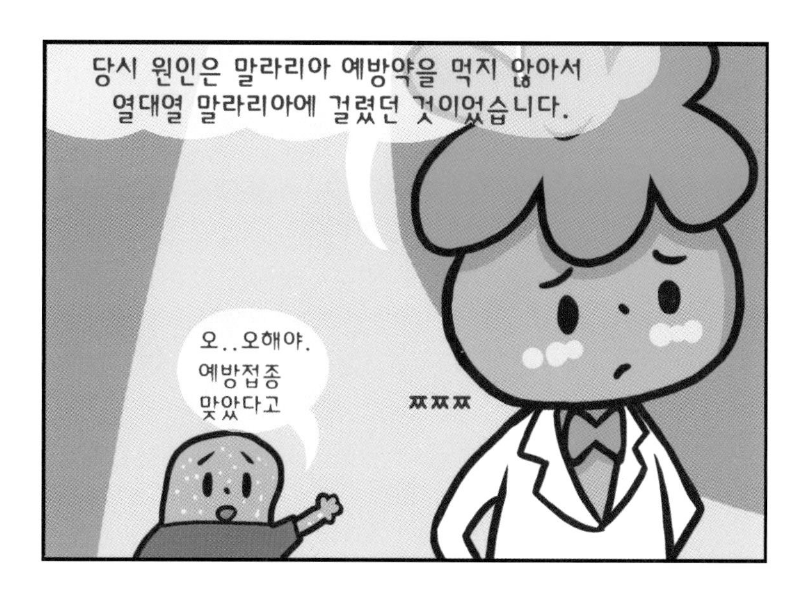
당시 원인은 말라리아 예방약을 먹지 않아서
열대열 말라리아에 걸렸던 것이었습니다.
오.. 오해야.
예방접종
맞았다고
ㅉㅉㅉ

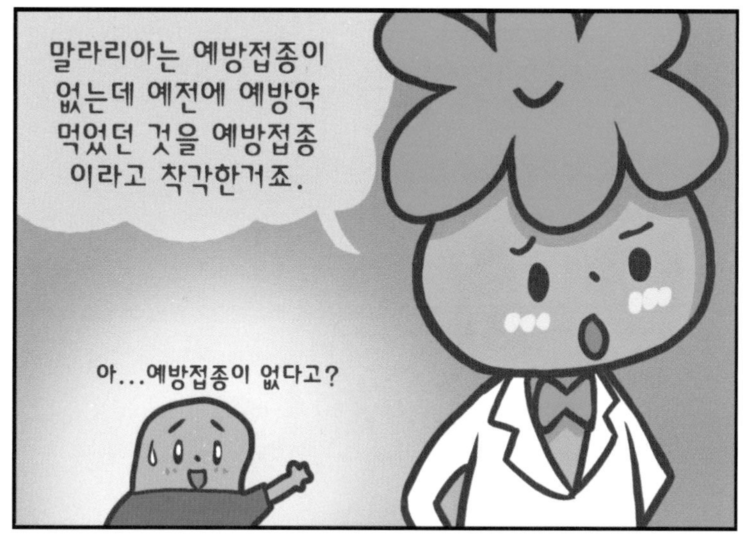
말라리아는 예방접종이
없는데 예전에 예방약
먹었던 것을 예방접종
이라고 착각한거죠.
아... 예방접종이 없다고?

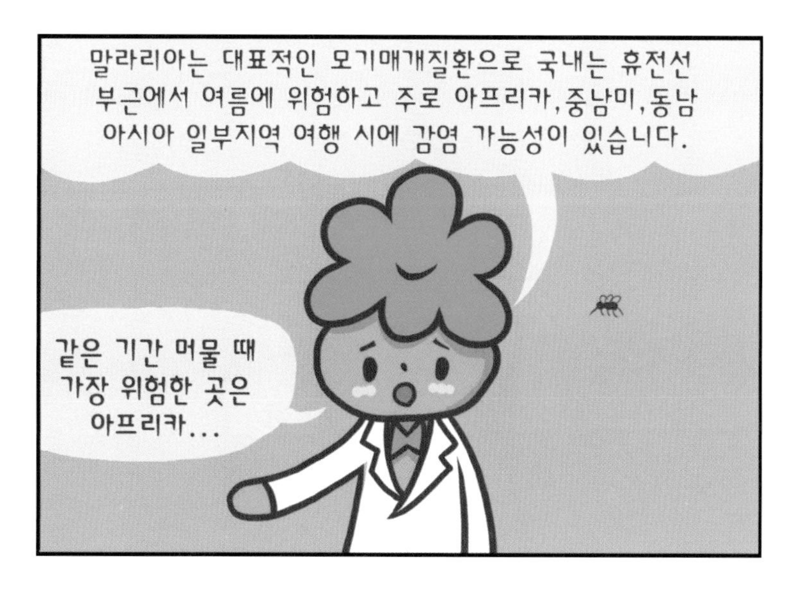
말라리아는 대표적인 모기매개질환으로 국내는 휴전선
부근에서 여름에 위험하고 주로 아프리카, 중남미, 동남
아시아 일부지역 여행 시에 감염 가능성이 있습니다.
같은 기간 머물 때
가장 위험한 곳은
아프리카...

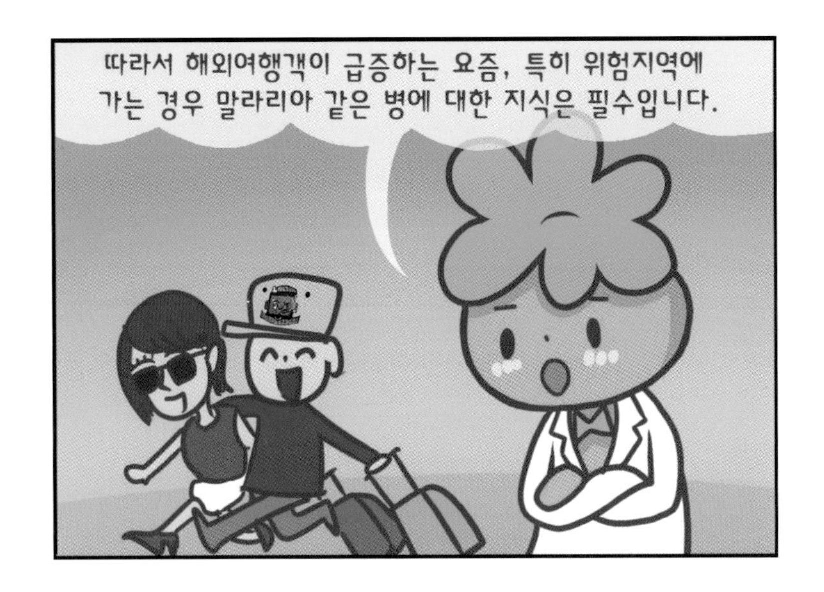
따라서 해외여행객이 급증하는 요즘, 특히 위험지역에
가는 경우 말라리아 같은 병에 대한 지식은 필수입니다.

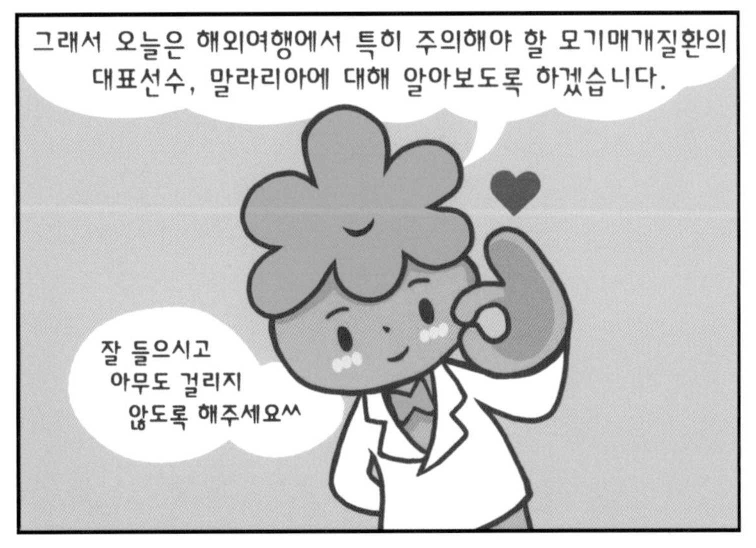
그래서 오늘은 해외여행에서 특히 주의해야 할 모기매개질환의
대표선수, 말라리아에 대해 알아보도록 하겠습니다.
잘 들으시고
아무도 걸리지
않도록 해주세요^^

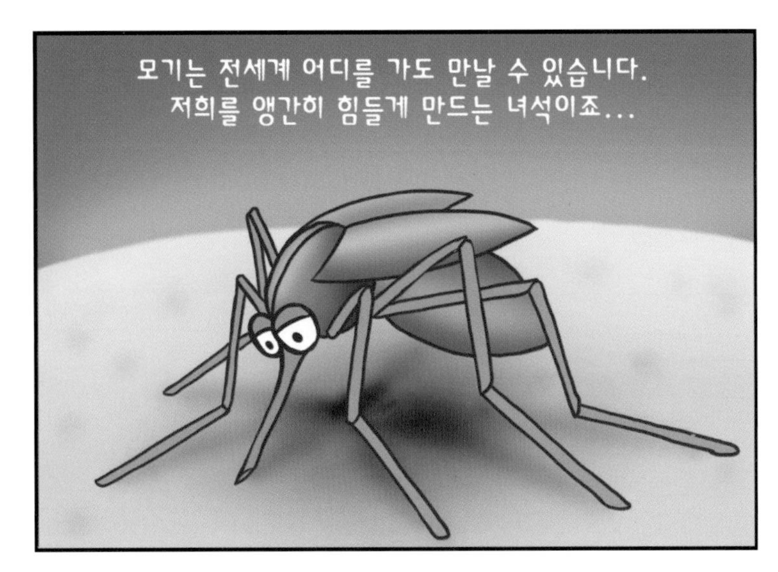
모기는 전세계 어디를 가도 만날 수 있습니다.
저희를 앵간히 힘들게 만드는 녀석이죠...

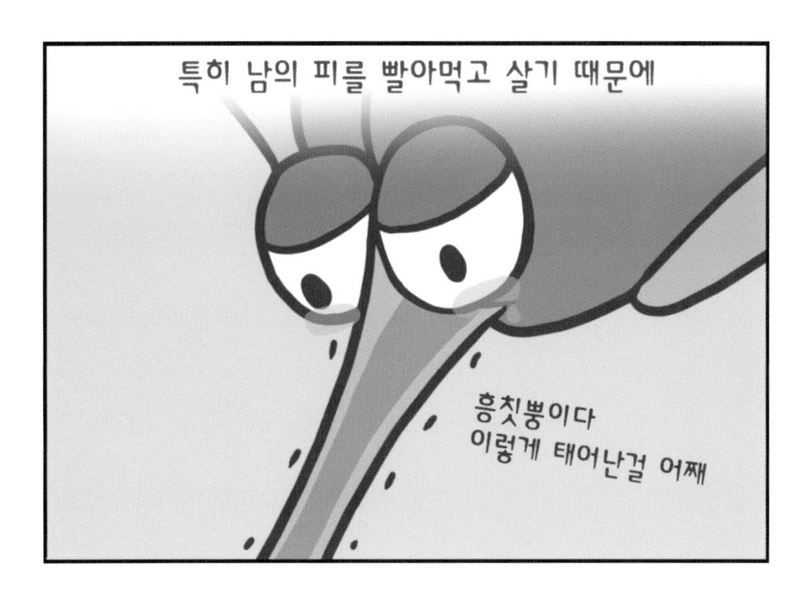
특히 남의 피를 빨아먹고 살기 때문에
흠칫뿡이다
이렇게 태어난걸 어째

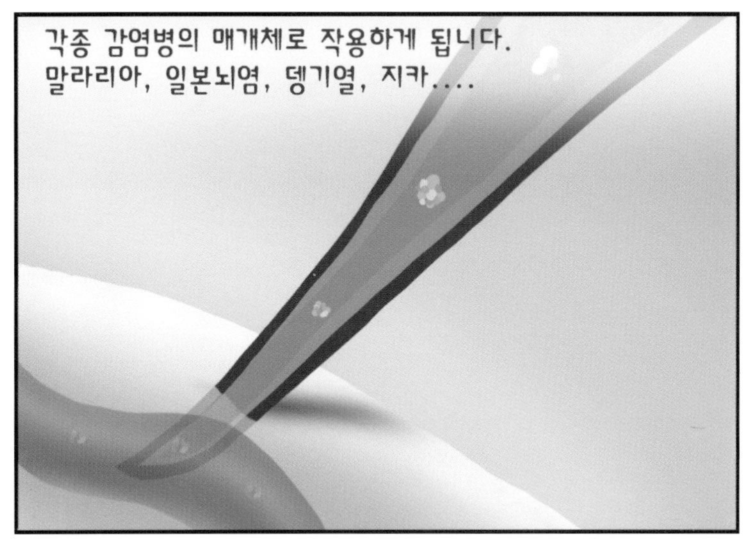
각종 감염병의 매개체로 작용하게 됩니다.
말라리아, 일본뇌염, 뎅기열, 지카....

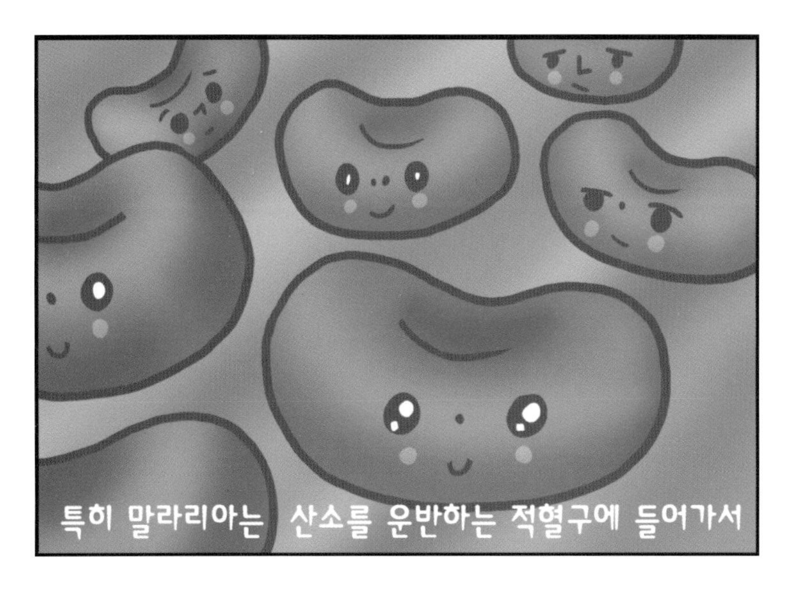
특히 말라리아는 산소를 운반하는 적혈구에 들어가서

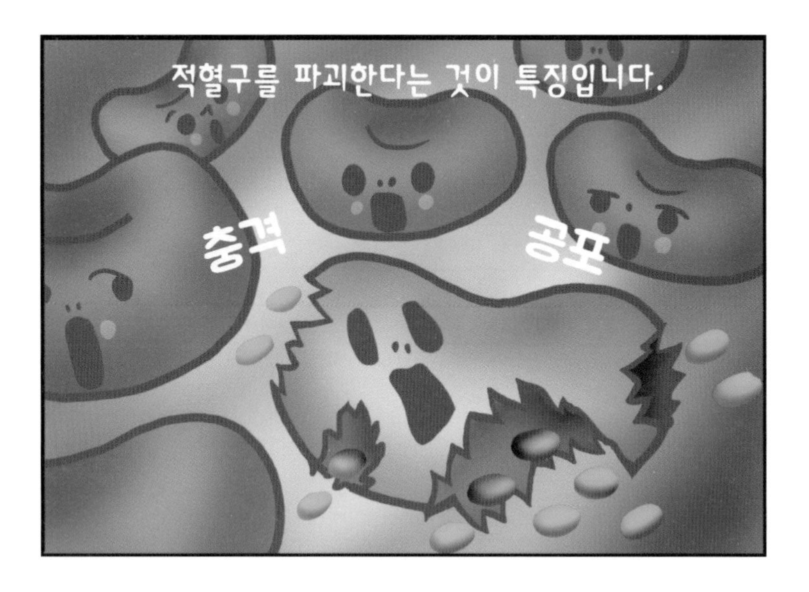
적혈구를 파괴한다는 것이 특징입니다.
충격
공포

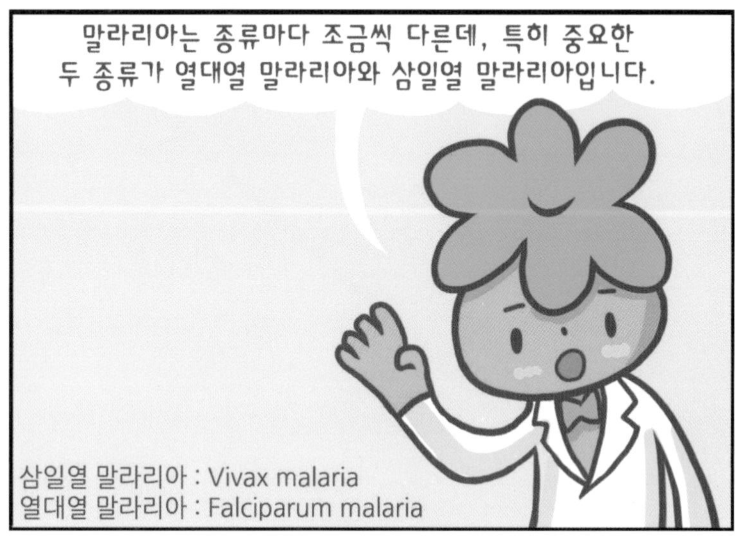
말라리아는 종류마다 조금씩 다른데, 특히 중요한
두 종류가 열대열 말라리아와 삼일열 말라리아입니다.
삼일열 말라리아 : Vivax malaria
열대열 말라리아 : Falciparum malaria

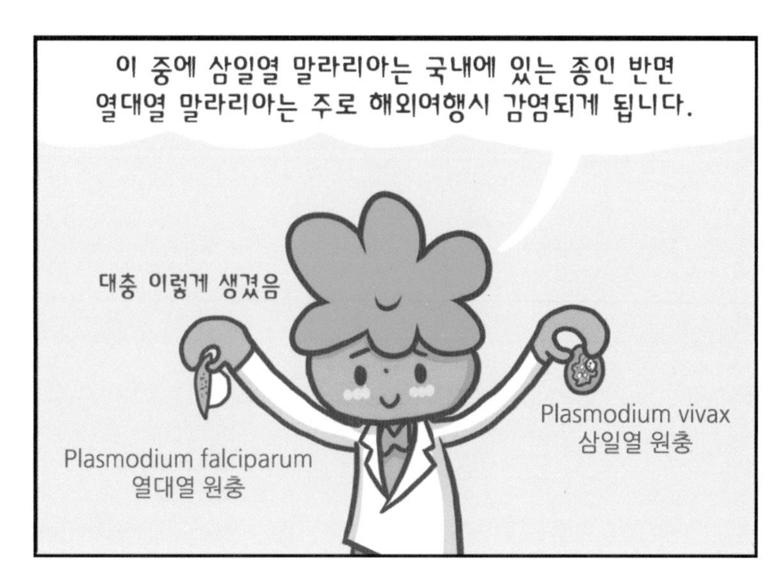
이 중에 삼일열 말라리아는 국내에 있는 종인 반면
열대열 말라리아는 주로 해외여행시 감염되게 됩니다.
대충 이렇게 생겼음
Plasmodium falciparum
열대열 원충
Plasmodium vivax
삼일열 원충

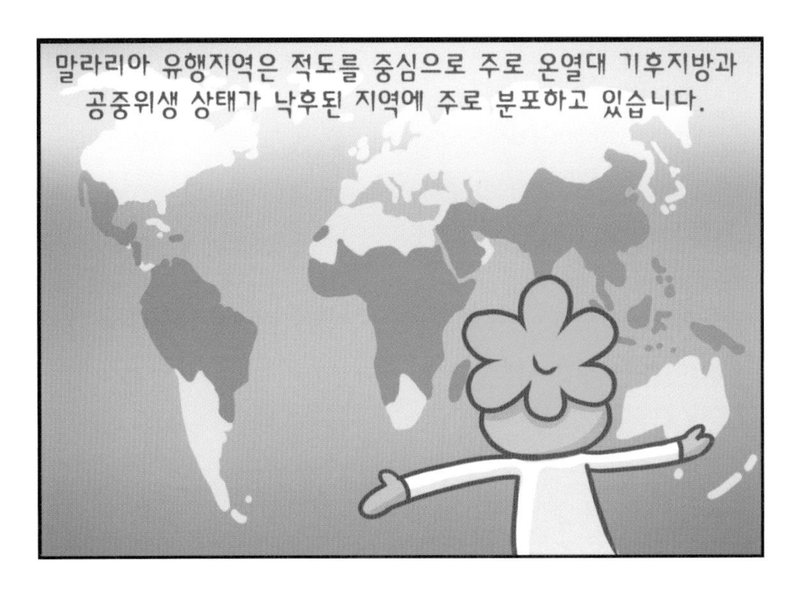
말라리아 유행지역은 적도를 중심으로 주로 온열대 기후지방과
공중위생 상태가 낙후된 지역에 주로 분포하고 있습니다.

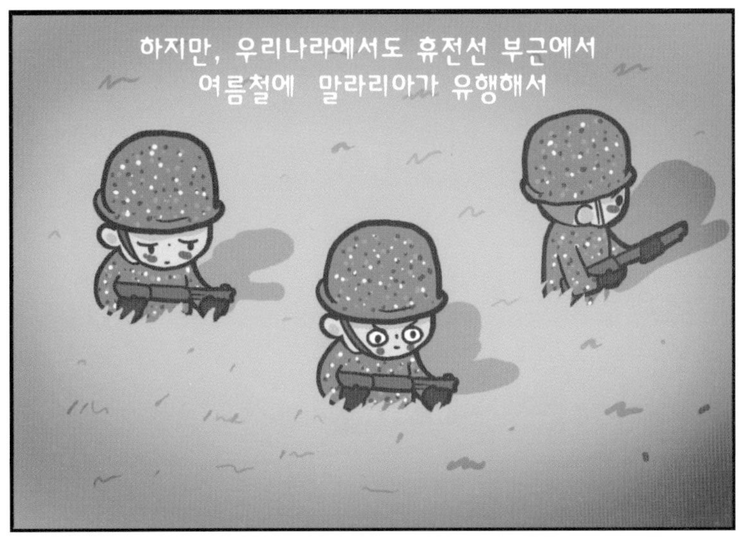
하지만, 우리나라에서도 휴전선 부근에서
여름철에 말라리아가 유행해서

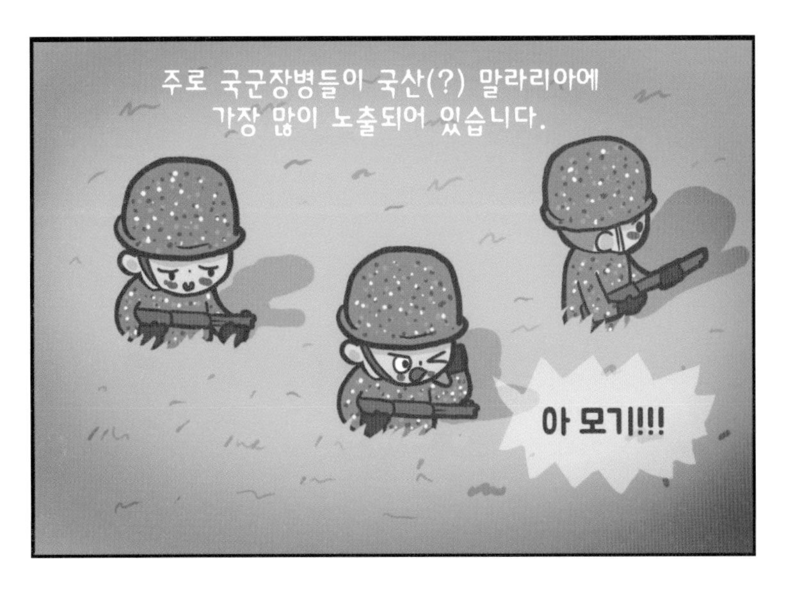
주로 국군장병들이 국산(?) 말라리아에
가장 많이 노출되어 있습니다.
아 모기!!!!

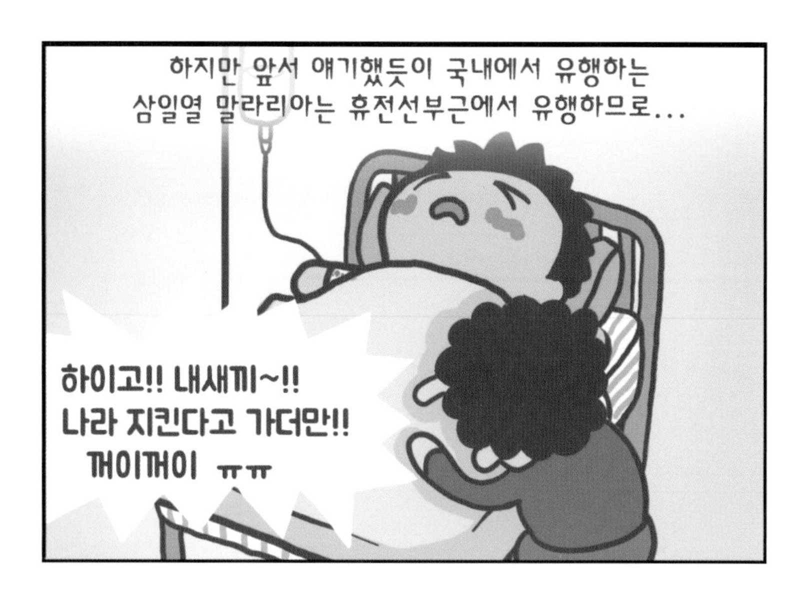
하지만 앞서 얘기했듯이 국내에서 유행하는
삼일열 말라리아는 휴전선부근에서 유행하므로...
하이고!! 내새끼~!!
나라 지킨다고 가더만!!
꺼이꺼이 ㅠㅠ

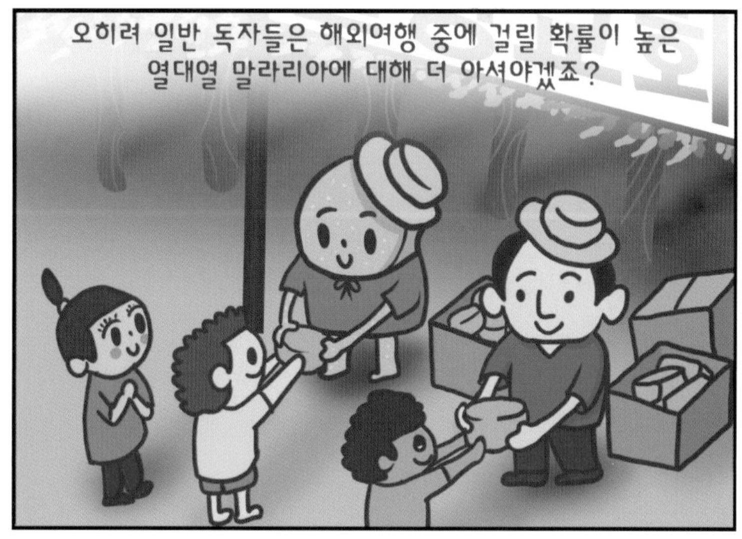
오히려 일반 독자들은 해외여행 중에 걸릴 확률이 높은
열대열 말라리아에 대해 더 아셔야겠죠?

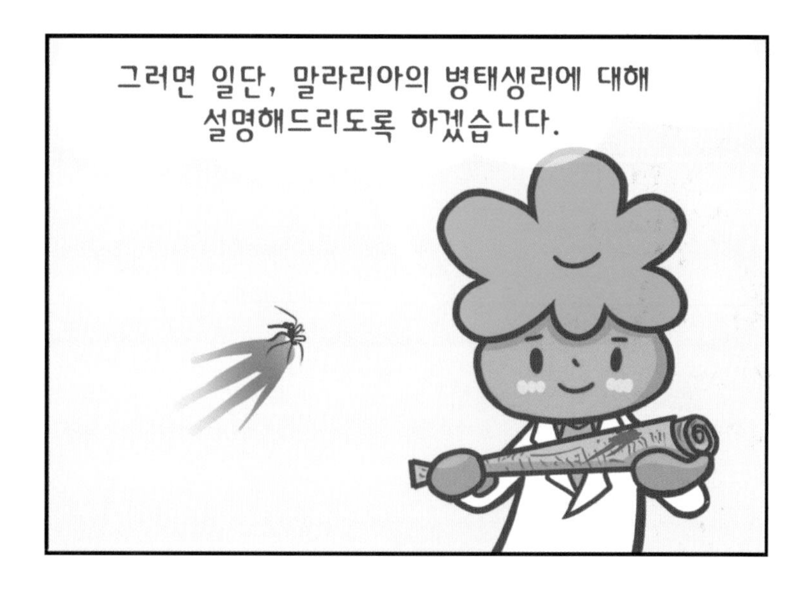
그러면 일단, 말라리아의 병태생리에 대해
설명해드리도록 하겠습니다.

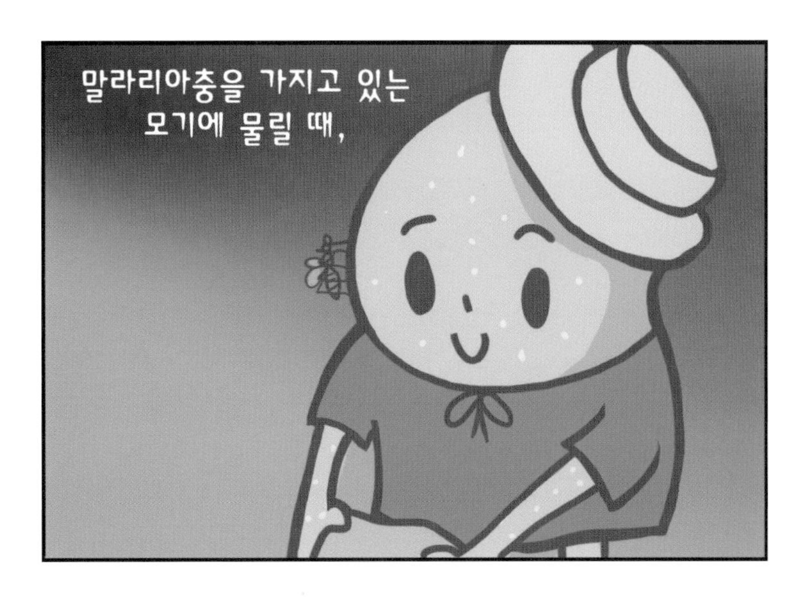
말라리아충을 가지고 있는
모기에 물릴 때,

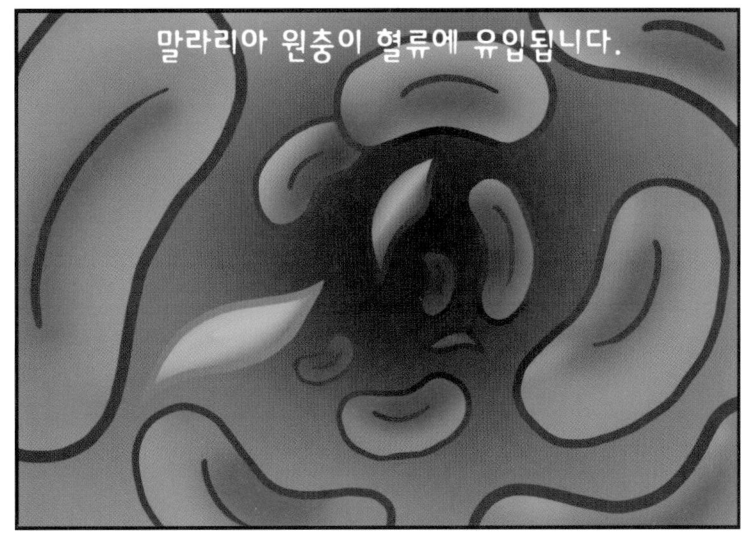
말라리아 원충이 혈류에 유입됩니다.

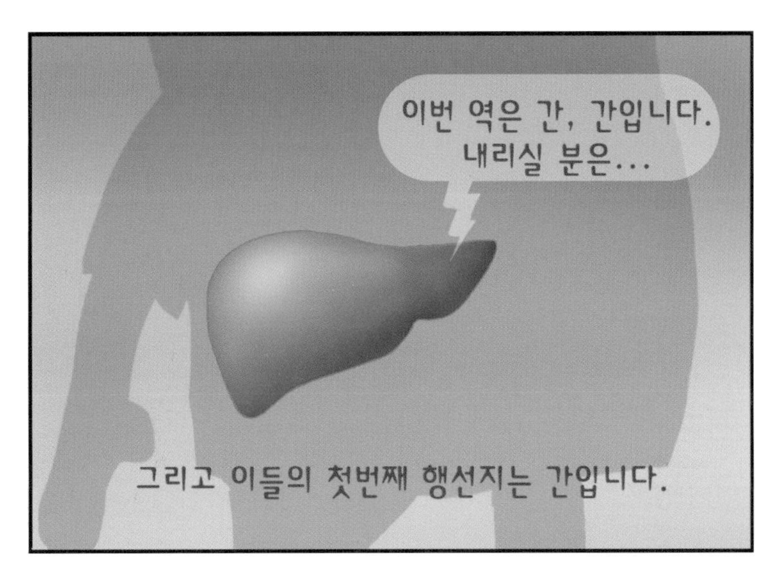
이번 역은 간, 간입니다.
내리실 분은…
그리고 이들의 첫번째 행선지는 간입니다.

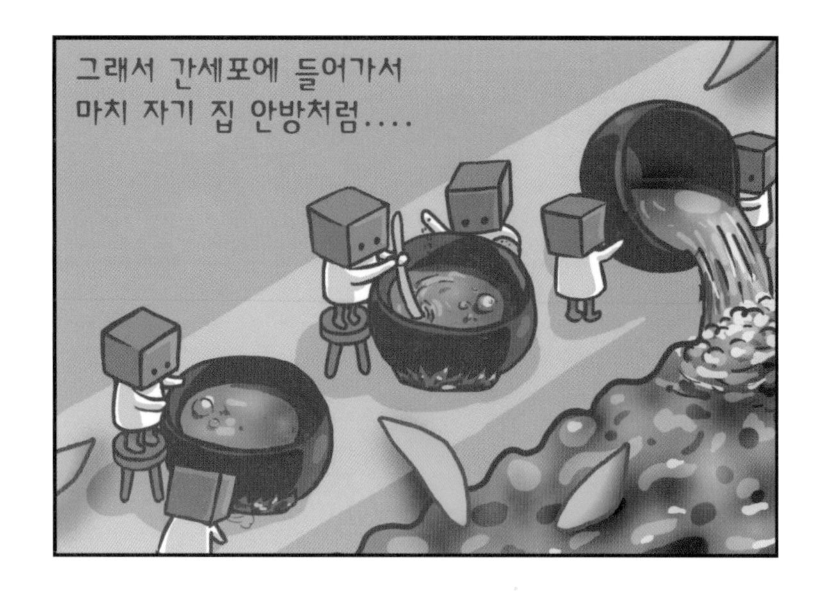
그래서 간세포에 들어가서
마치 자기 집 안방처럼....

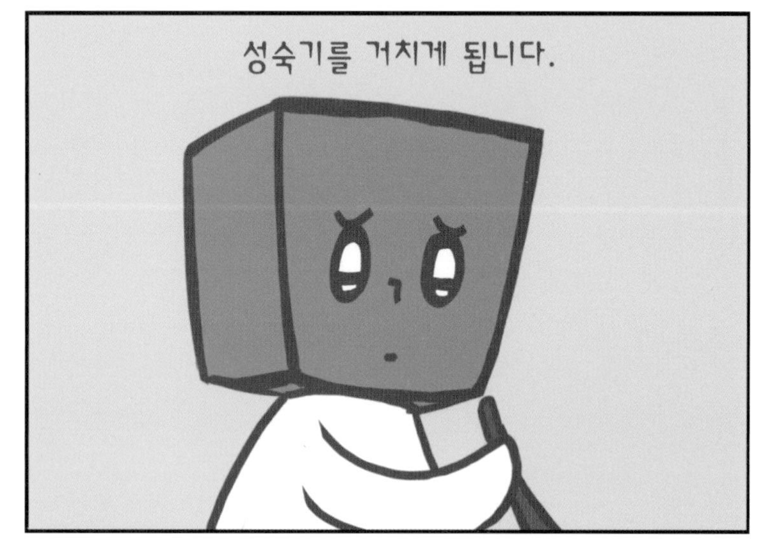
성숙기를 거치게 됩니다.

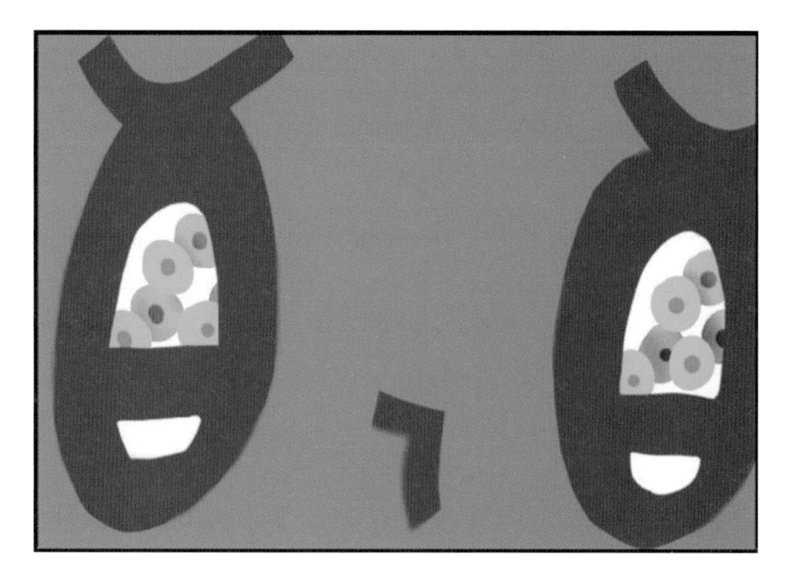

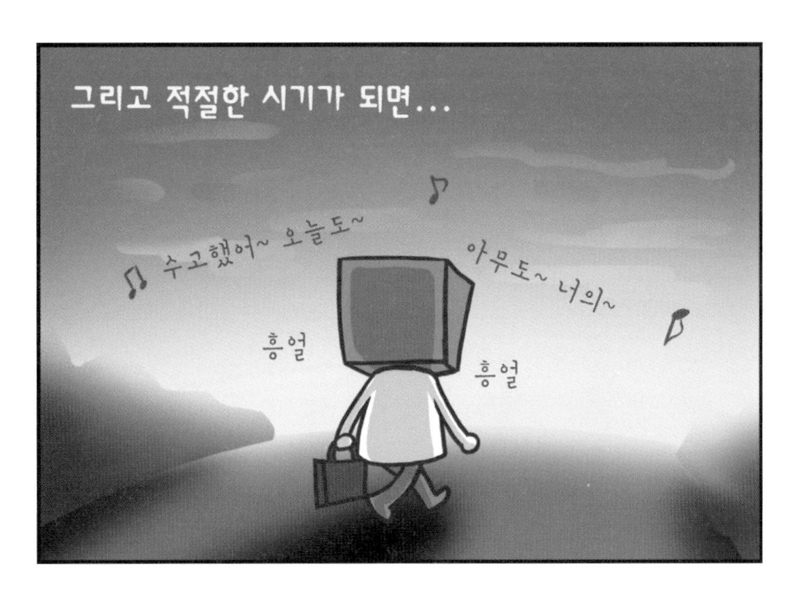
그리고 적절한 시기가 되면...
수고했어~ 오늘도~
아무도~ 너의~
흥얼
흥얼

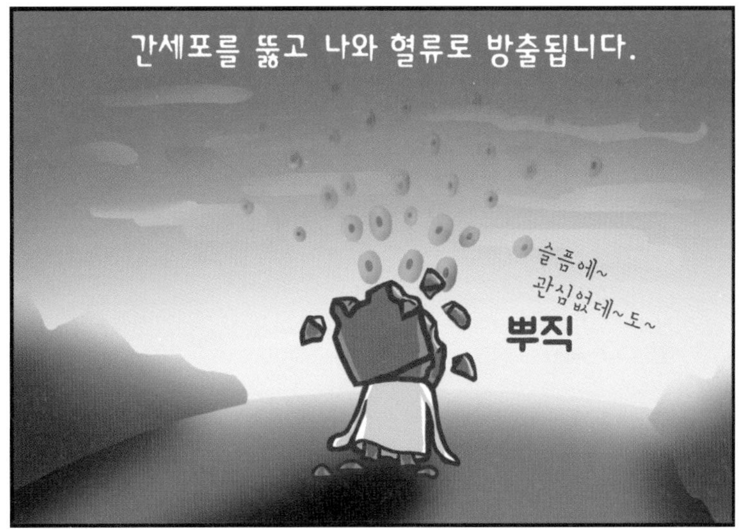
간세포를 뚫고 나와 혈류로 방출됩니다.
슬픔에~
관심없데~도~
뿌직

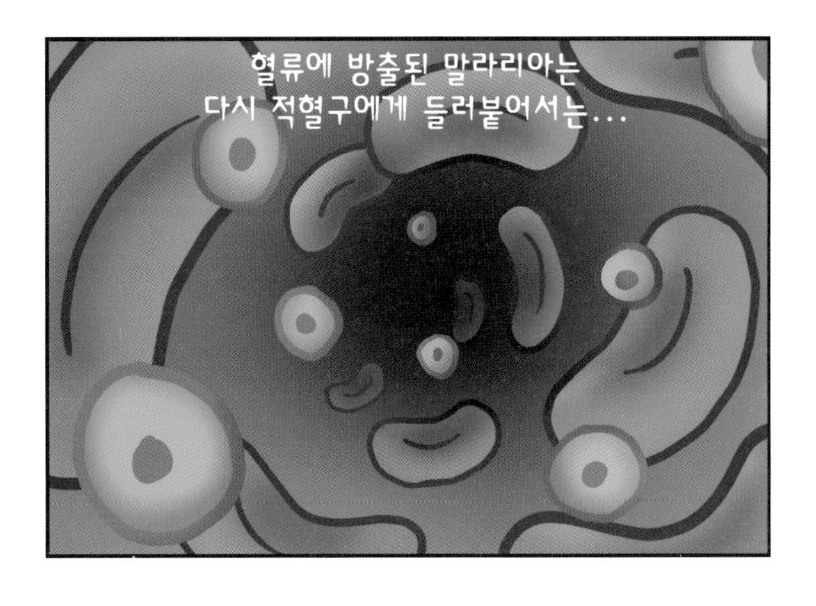
혈류에 방출된 말라리아는
다시 적혈구에게 들러붙어서는...

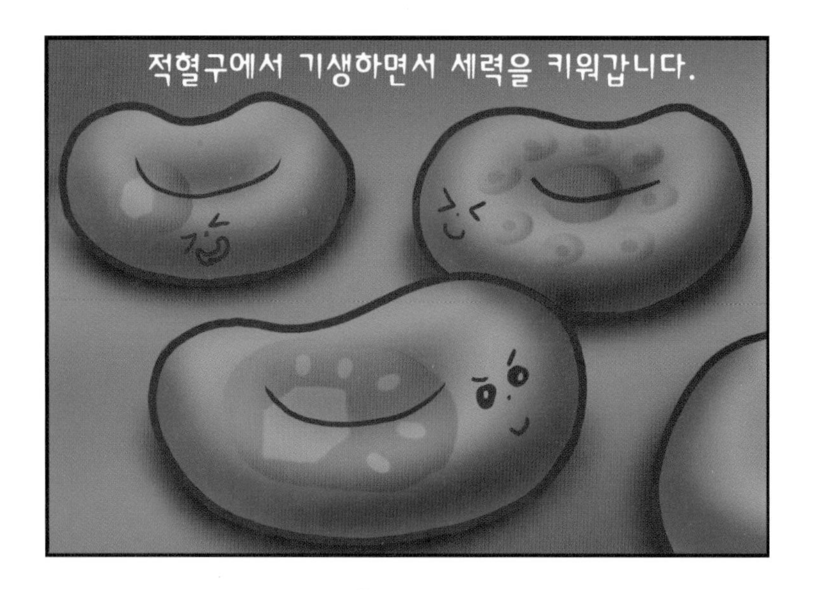
적혈구에서 기생하면서 세력을 키워갑니다.

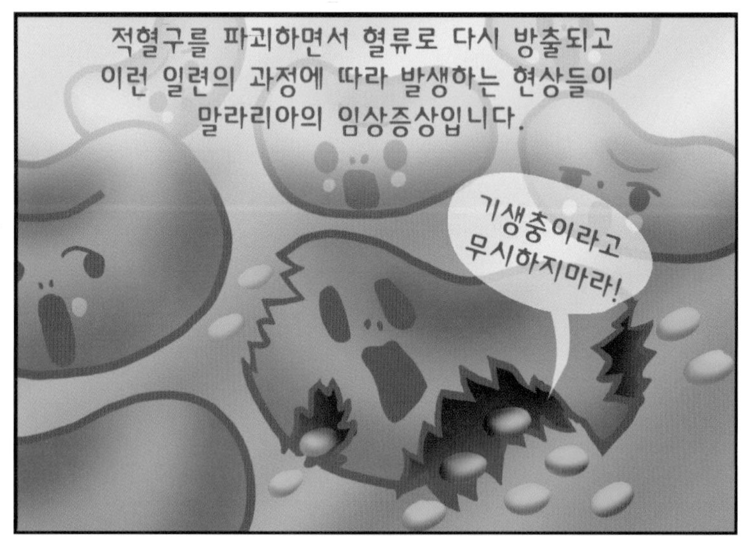
적혈구를 파괴하면서 혈류로 다시 방출되고
이런 일련의 과정에 따라 발생하는 현상들이
말라리아의 임상증상입니다.
기생충이라고 무시하지마라!

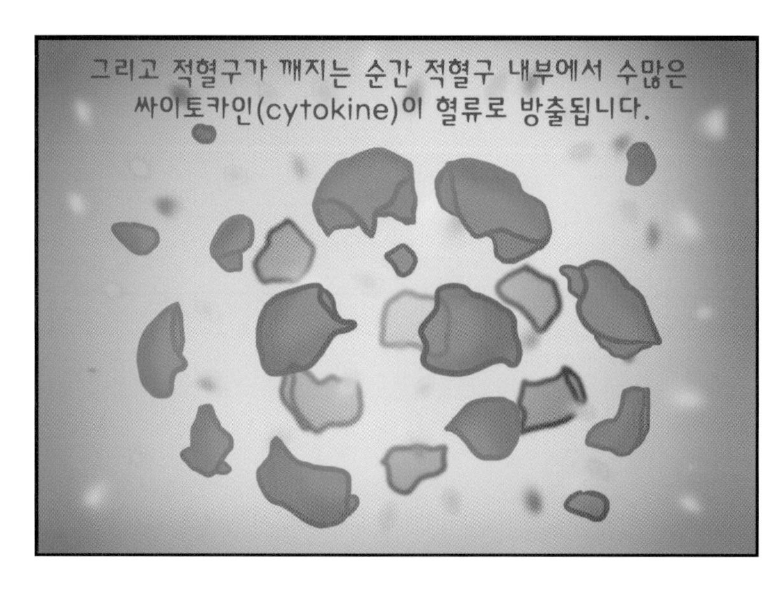
그리고 적혈구가 깨지는 순간 적혈구 내부에서 수많은
싸이토카인(cytokine)이 혈류로 방출됩니다.

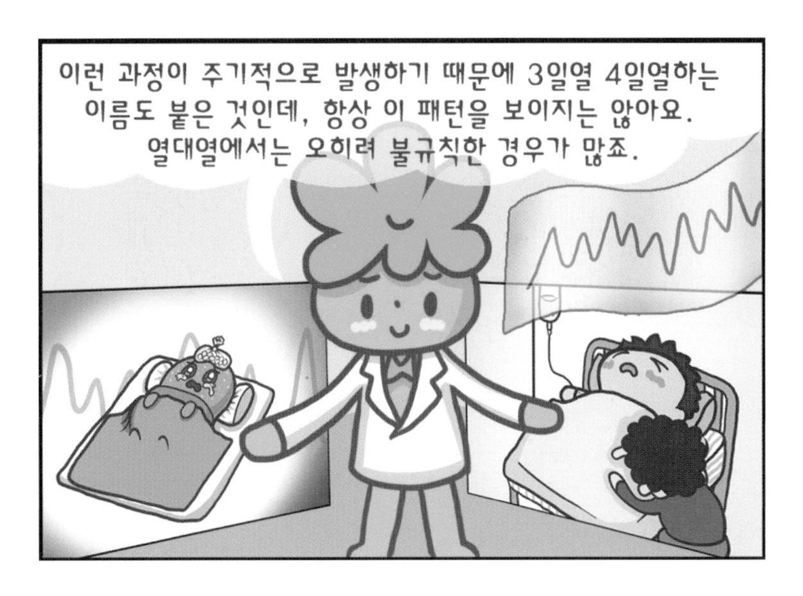

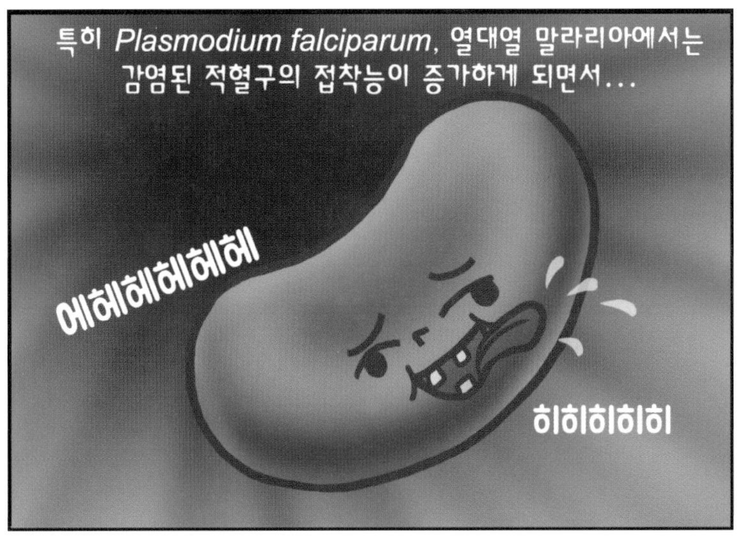

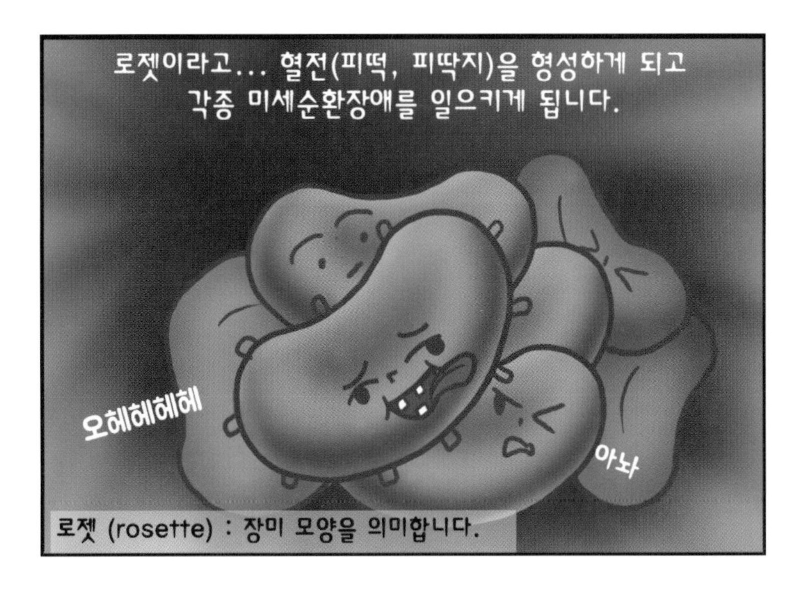

로젯 (rosette) : 장미 모양을 의미합니다.

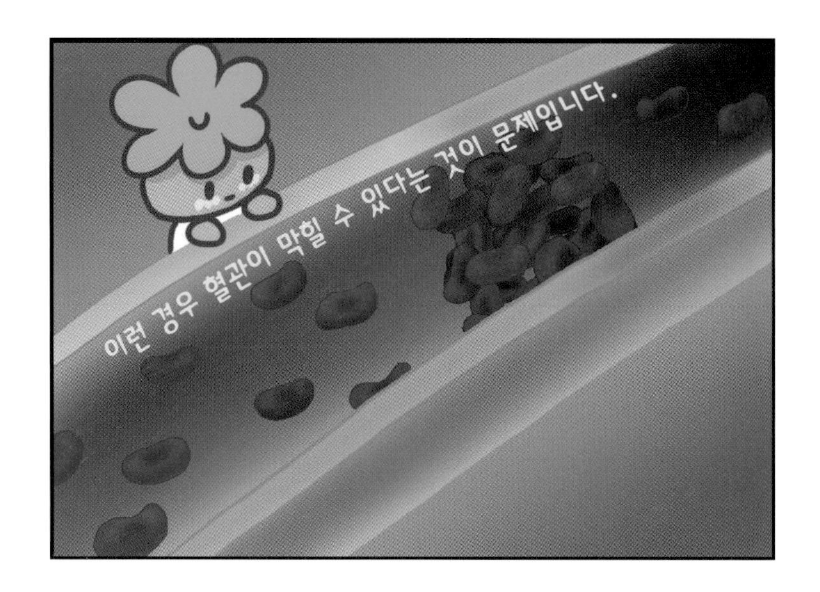
이런 경우 혈관이 막힐 수 있다는 것이 문제입니다.

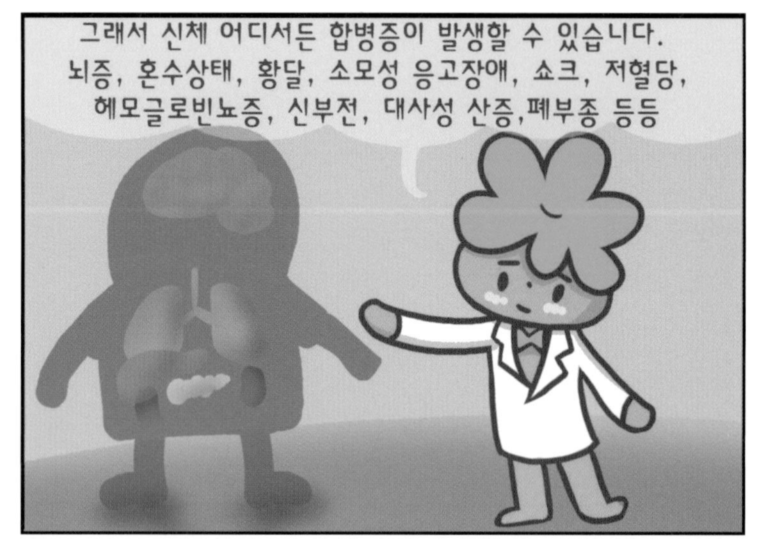
그래서 신체 어디서든 합병증이 발생할 수 있습니다.
뇌증, 혼수상태, 황달, 소모성 응고장애, 쇼크, 저혈당,
헤모글로빈뇨증, 신부전, 대사성 산증,폐부종 등등

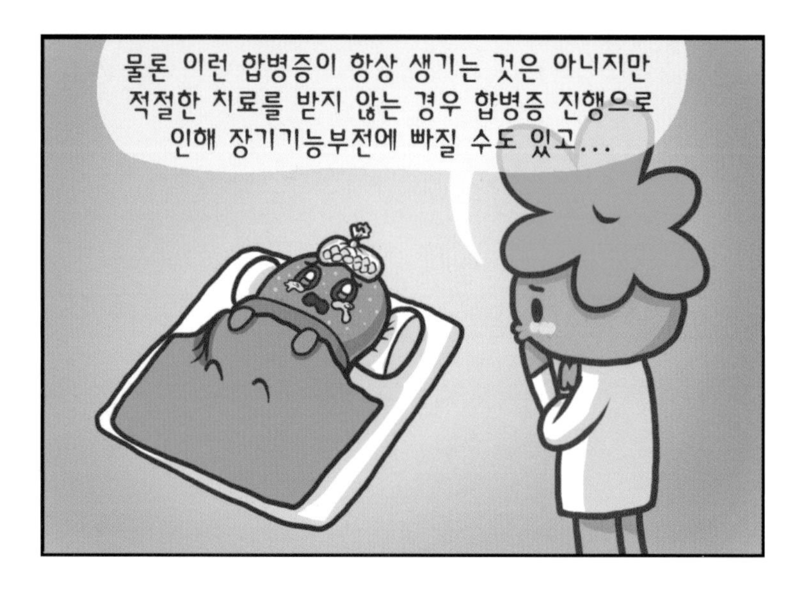
물론 이런 합병증이 항상 생기는 것은 아니지만
적절한 치료를 받지 않는 경우 합병증 진행으로
인해 장기기능부전에 빠질 수도 있고...

사망하는 수도 있습니다.
두둥

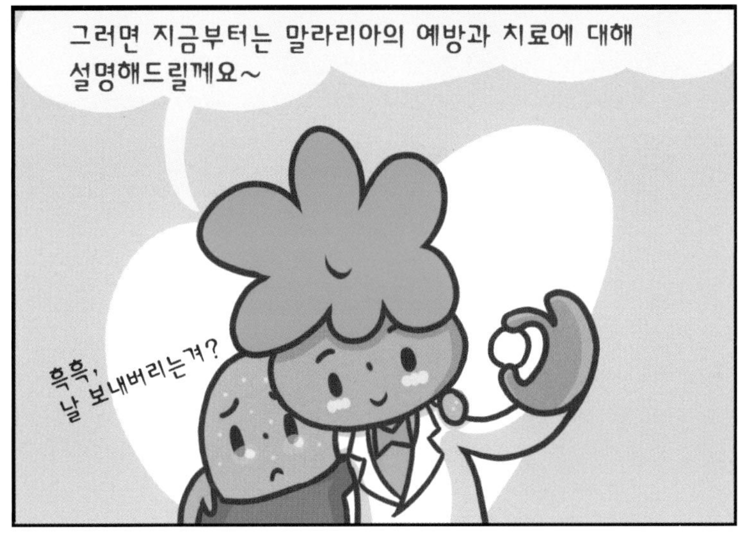
그러면 지금부터는 말라리아의 예방과 치료에 대해 설명해드릴께요~
흑흑, 날 보내버리는거?

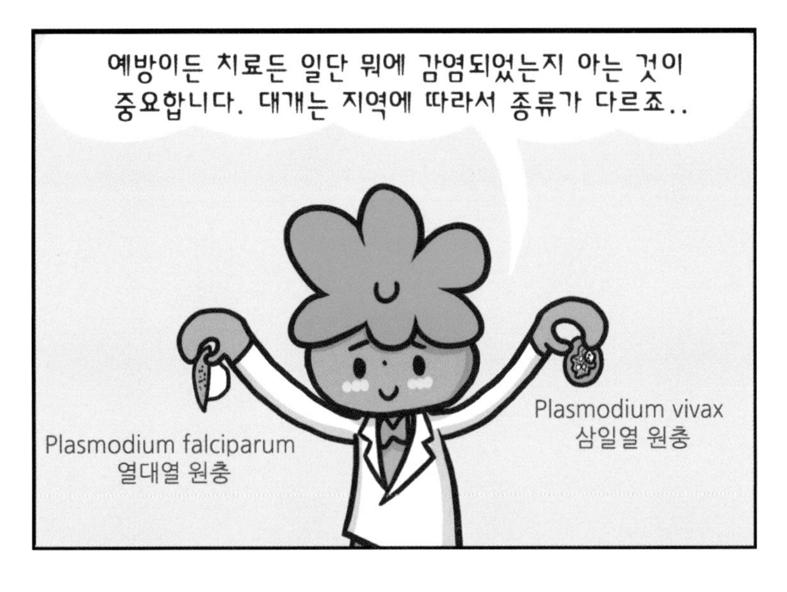
예방이든 치료든 일단 뭐에 감염되었는지 아는 것이 중요합니다. 대개는 지역에 따라서 종류가 다르죠..
Plasmodium falciparum
열대열 원충
Plasmodium vivax
삼일열 원충

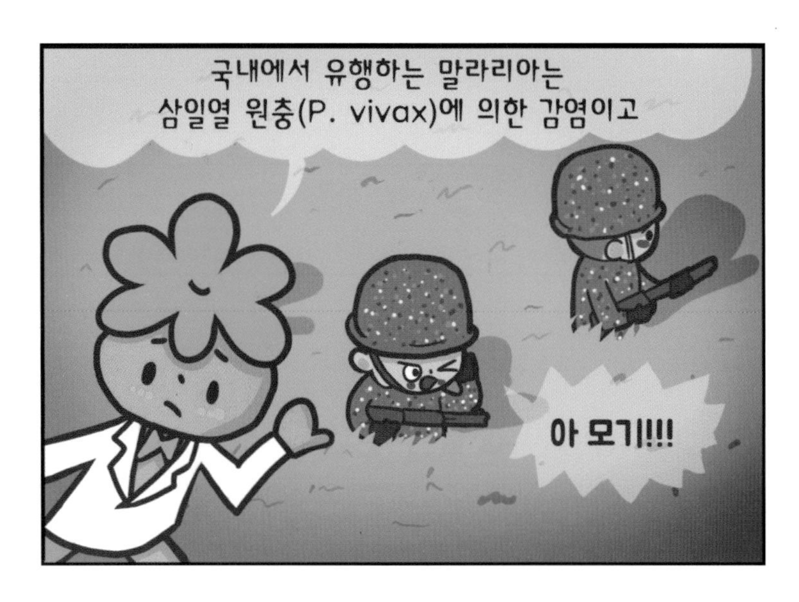
국내에서 유행하는 말라리아는
삼일열 원충(P. vivax)에 의한 감염이고
아 모기!!!!

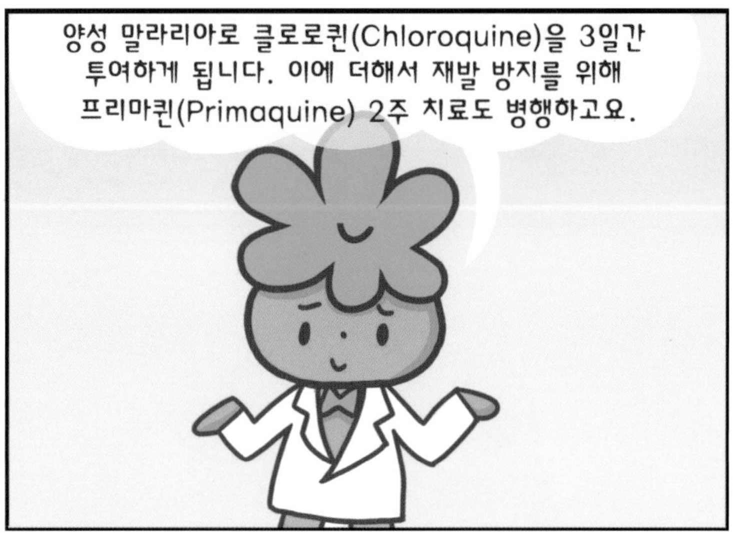
양성 말라리아로 클로로퀸(Chloroquine)을 3일간
투여하게 됩니다. 이에 더해서 재발 방지를 위해
프리마퀸(Primaquine) 2주 치료도 병행하고요.

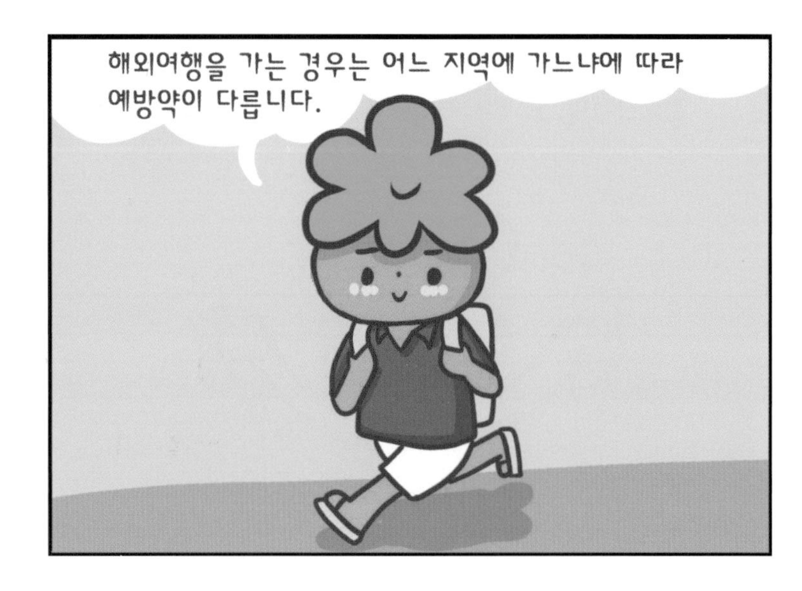
해외여행을 가는 경우는 어느 지역에 가느냐에 따라
예방약이 다릅니다.

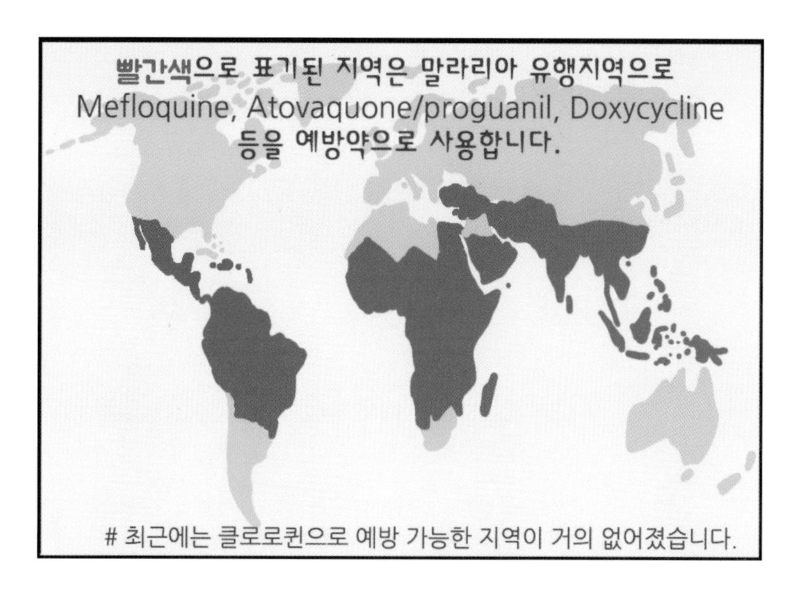
빨간색으로 표기된 지역은 말라리아 유행지역으로
Mefloquine, Atovaquone/proguanil, Doxycycline
등을 예방약으로 사용합니다.
최근에는 클로로퀸으로 예방 가능한 지역이 거의 없어졌습니다.

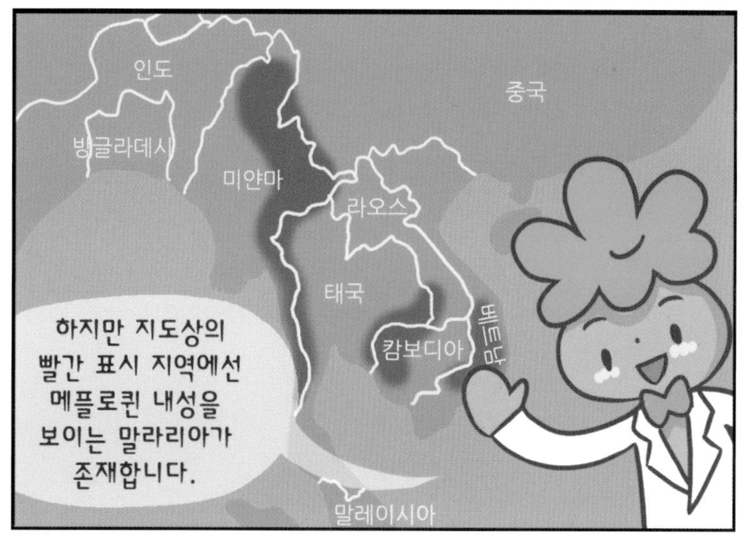
인도
중국
방글라데시
미얀마
라오스
태국
캄보디아
베트남
말레이시아
하지만 지도상의 빨간 표시 지역에선 메플로퀸 내성을 보이는 말라리아가 존재합니다.

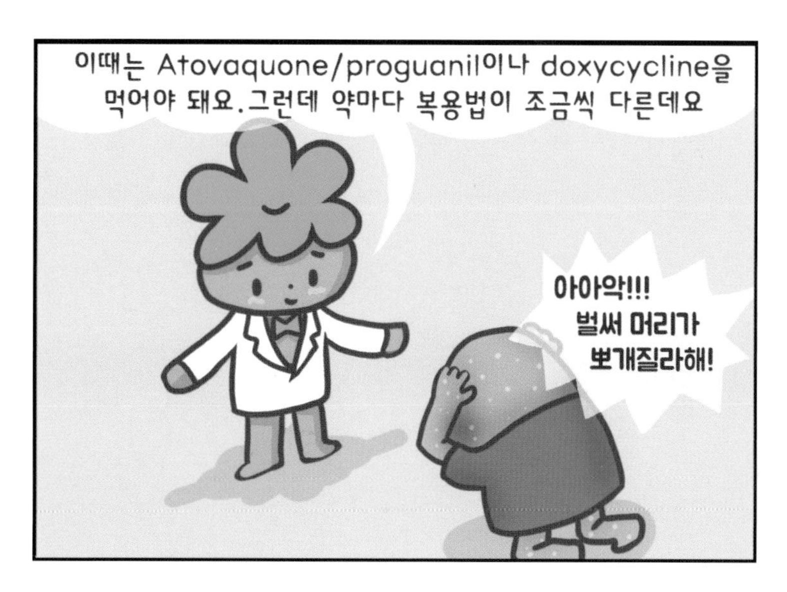
이때는 Atovaquone/proguanil이나 doxycycline을 먹어야 돼요. 그런데 약마다 복용법이 조금씩 다른데요
아아악!!! 벌써 머리가 뽀개질라해!

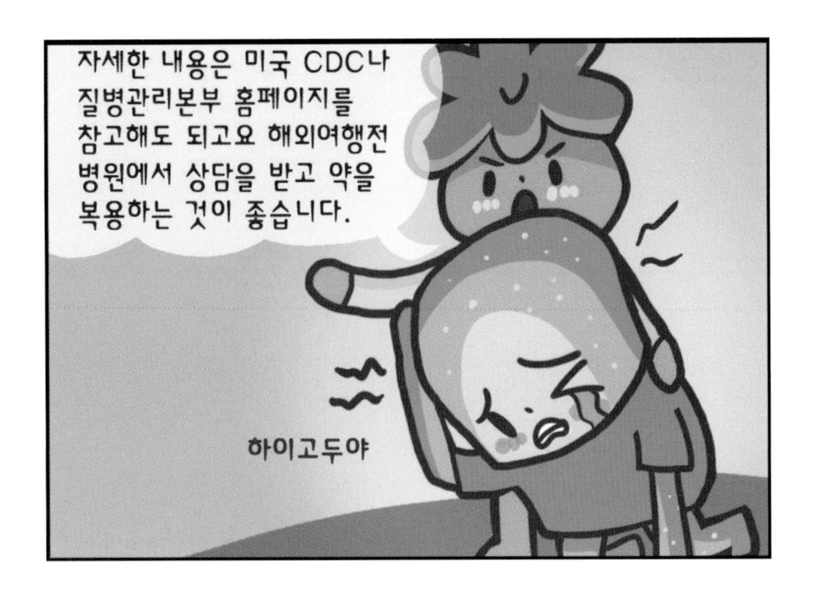
자세한 내용은 미국 CDC나
질병관리본부 홈페이지를
참고해도 되고요 해외여행전
병원에서 상담을 받고 약을
복용하는 것이 좋습니다.
하이고두야

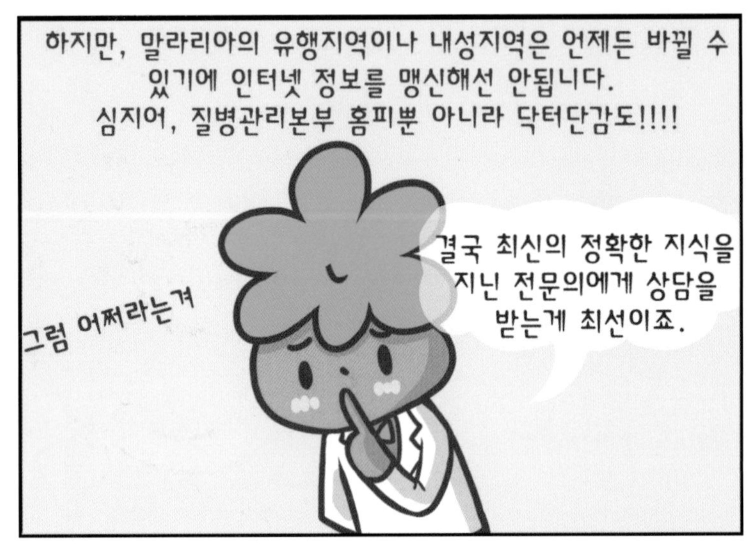
하지만, 말라리아의 유행지역이나 내성지역은 언제든 바뀔 수
있기에 인터넷 정보를 맹신해선 안됩니다.
심지어, 질병관리본부 홈피뿐 아니라 닥터단감도!!!!
결국 최신의 정확한 지식을
지닌 전문의에게 상담을
받는게 최선이죠.
그럼 어쩌라는겨

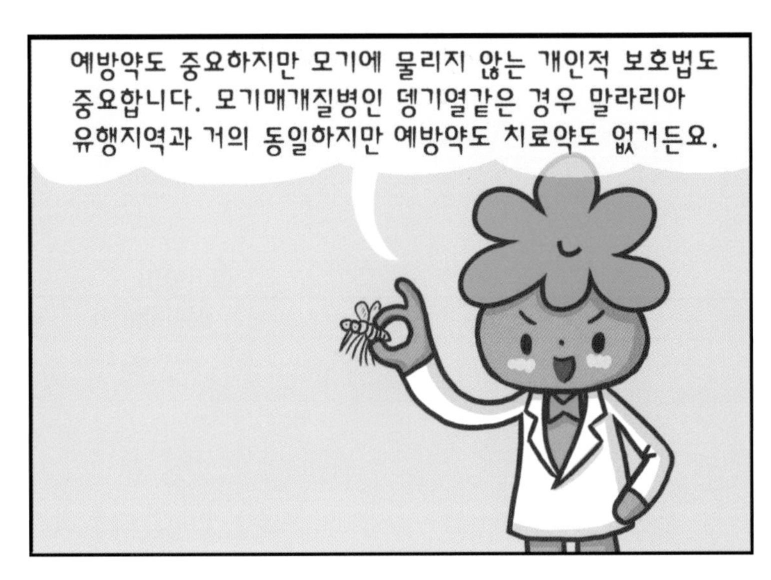
예방약도 중요하지만 모기에 물리지 않는 개인적 보호법도
중요합니다. 모기매개질병인 뎅기열같은 경우 말라리아
유행지역과 거의 동일하지만 예방약도 치료약도 없거든요.

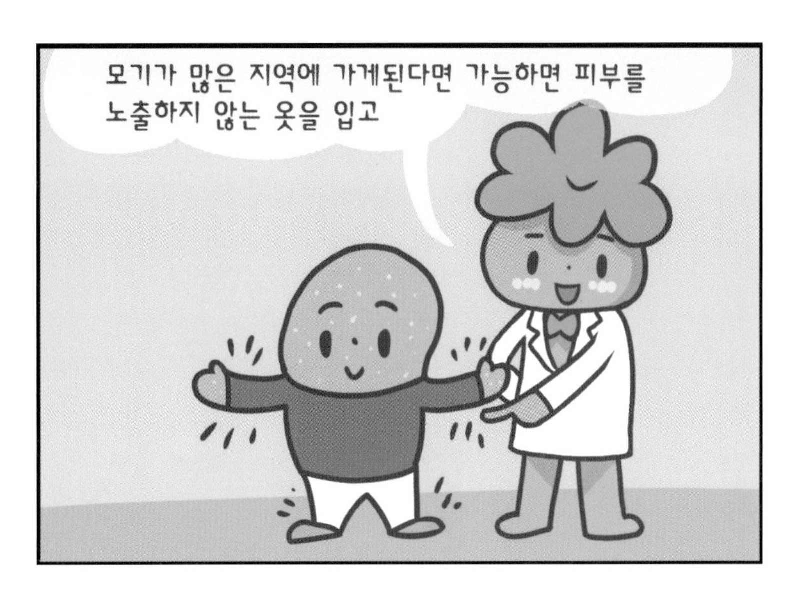
모기가 많은 지역에 가게된다면 가능하면 피부를
노출하지 않는 옷을 입고

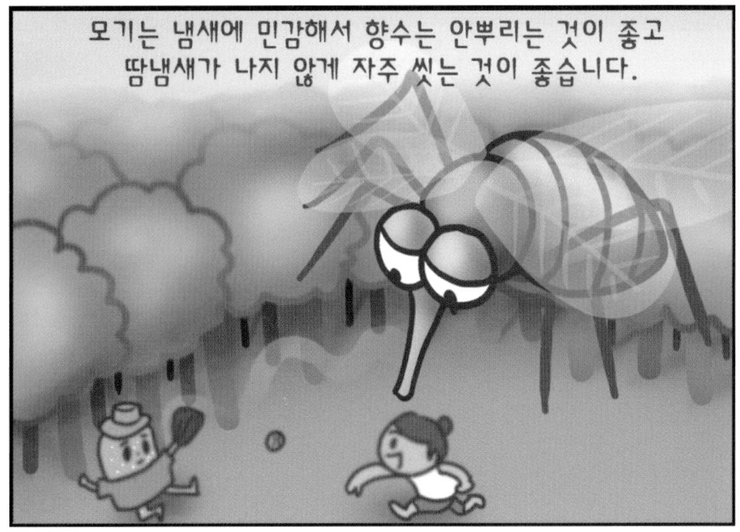
모기는 냄새에 민감해서 향수는 안뿌리는 것이 좋고
땀냄새가 나지 않게 자주 씻는 것이 좋습니다.

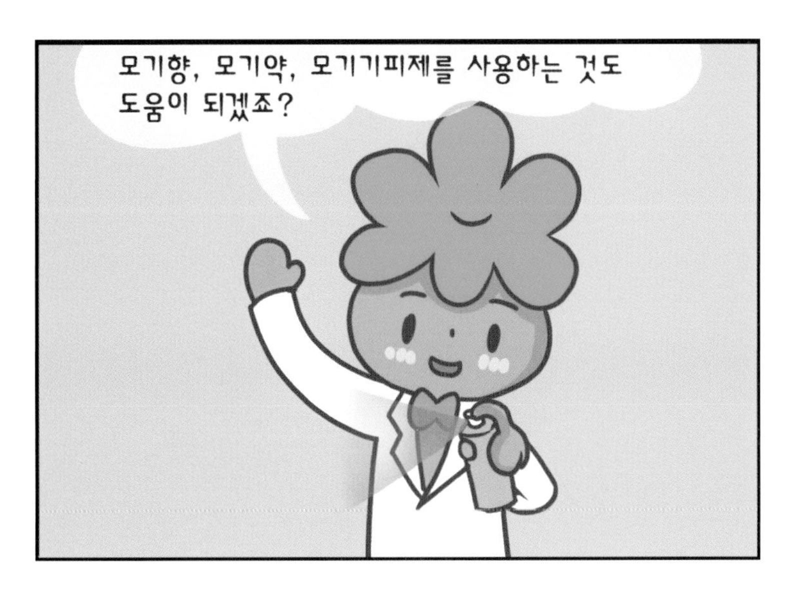
모기향, 모기약, 모기기피제를 사용하는 것도
도움이 되겠죠?

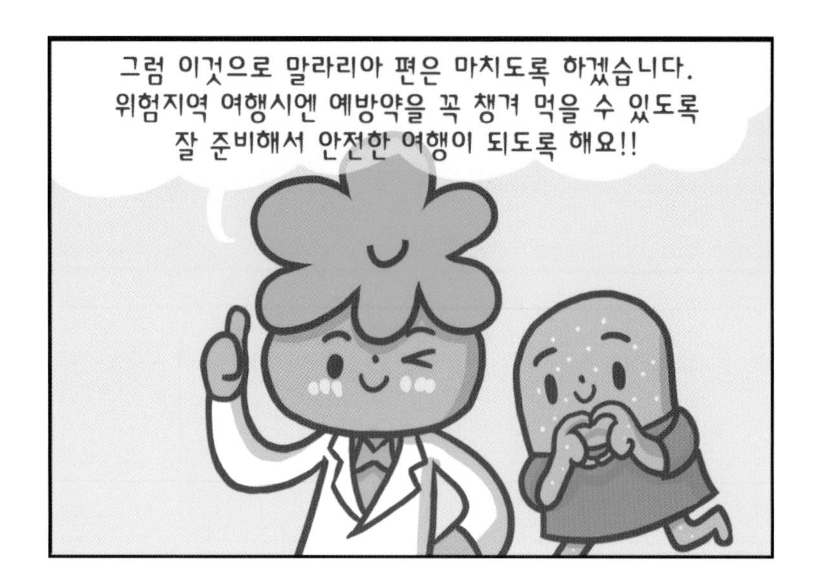
그럼 이것으로 말라리아 편은 마치도록 하겠습니다.
위험지역 여행시엔 예방약을 꼭 챙겨 먹을 수 있도록
잘 준비해서 안전한 여행이 되도록 해요!!

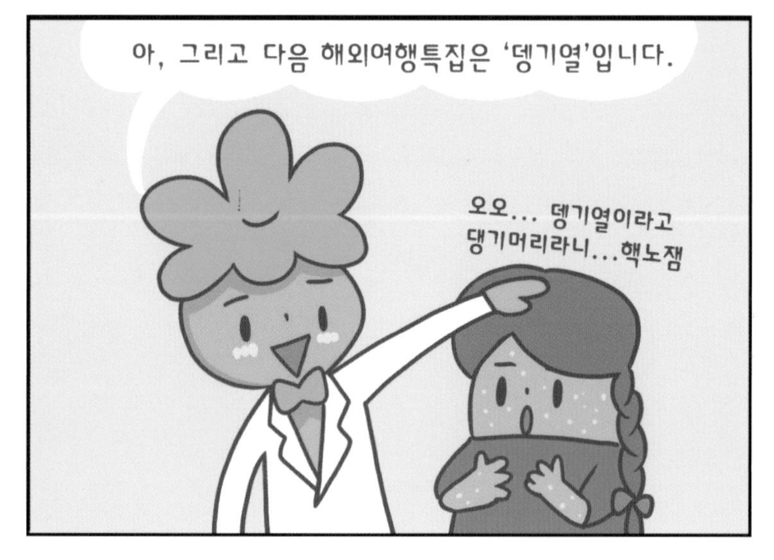
아, 그리고 다음 해외여행특집은 '뎅기열'입니다.
오오... 뎅기열이라고
댕기머리라니...핵노잼

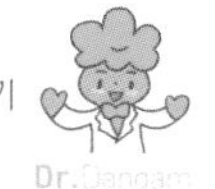

말라리아

이 에피소드가 정신의학신문을 통해 공개될 때 한창 지카바이러스가 이슈였습니다. 지카바이러스가 중남미에서 신생아소두증을 일으키면서 해외여행객들에게 비상사태가 발생했었죠. 작년에 국내에서 유행한 메르스 때문에 중동에 다니는 사람들에게 경각심을 일으켰었고, 재작년에는 에볼라 때문에 세상이 떠들썩했지만, 에볼라가 유행하는 지역에는 사실 거의 갈 일이 없죠. 지카바이러스로 얘기를 꺼냈지만 사실, 우리에게 더 익숙한 모기매개 감염병은 따로 있고 이들은 여전히 사라지지 않고 있습니다.

바로 말라리아입니다.

말라리아는 국내에서도 휴전선 부근에서는 여름마다 모기의 등장과 함께 발생하곤 합니다. 하지만 토착 말라리아는 Plasmodium vivax에 의한 양성말라리아로 중증도가 해외여행에서 주로 만나게 될 Plasmodium falciparum에 비해서 약한 편입니다. 따라서, 일반 독자들은 해외여행 때 만나게 될 가능성이 높은 말라리아에 대해서 미리 숙지하는 것이 나을 것입니다.

말라리아는 모기에 의해서 매개되는 병이기 때문에 모기가 서식하는 지역, 주로 적도지방을 중심으로 한 열대, 아열대 지방에 분포하고 있습니다. 보건수준이 높은 선진국에서는 또 드뭅니다. 이 지역의 모기에 물리게 될 경우 말라리아 원충이 체내에 유입되면서 간, 적혈구 등에서 기생하게 되고 고열을 일으키게 되죠. 만화에서 설명했듯이 Plasmodium falciparum의 경우는 혈전 형성에 의한 전신적인 합병증을 일으킬 수 있고 치료되지 않을 경우 사망에 이를 수도 있습니다.

치료 및 예방은 해당지역에 적합한 약을 먹는 것입니다. 최근에는 클로로퀸에 내성인 지역이 대다수가 되어 메플로퀸, 말라론, 독시사이클린 등의 약을 복용해야

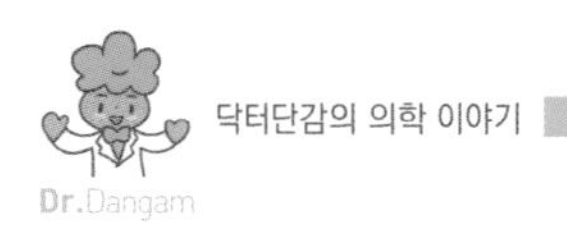

하는 경우가 많고 메플로퀸 내성 지역도 있기 때문에 다른 약으로 대체해야 하는 경우도 있습니다.

이런 지역들은 시간이 지남에 따라 얼마든지 바뀔 수 있기 때문에 해외여행을 가기 전에 병원 또는 의원에서 전문가와 상담 후에 적절한 예방약을 챙기는 것이 좋겠습니다.

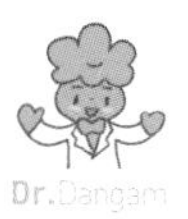

단감's NOTE

솔직히 말씀드리면 사실 저는 말라리아 환자를 본 적은 없습니다. 국내에서는 말라리아 환자가 주로 휴전선 부근에 있고 육군 군의관들은 DMZ에서 근무하는 병사들을 진료하기 때문에 피부에 와닿겠지만 해군 군의관이 볼 일은 거의 없죠. 저 같은 경우는 해군 군의관 복무 시절, 진해 해군사관학교 4학년 생도들을 데리고 순항훈련을 다녀온 경험이 있습니다. 당시에 의무참모 직책으로 다녀왔기 때문에 출발 전 약품 및 각종 물자 준비부터 훈련 참가인원들의 예방접종까지 챙겼어야 했습니다. 순항 훈련은 전 세계 여러 나라는 배를 타고 다녀오는 일정이기 때문에 해당 국가의 풍토병에 대해서 알고 있어야 했고 동남아시아 및 인도양 지역을 다녀왔기 때문에 말라리아에 대한 예방약을 복용했어야 했습니다. 그게 바로 저의 말라리아 경험이었습니다. 말라리아는 백신은 없고 예방약을 계속 복용했어야 했기 때문에 수 많은 인원들의 말라리아 예방약을 준비했고 훈련 기간 중에 약을 복용시켰습니다. 그런데 직접 그 수 많은 인원들이 입안에 넣고 삼키는 것을 볼 수 있었던 것은 아니었기 때문에 분명 일부러 먹지 않은 사람들도 있었을 것으로 추정되었지만 다행히 말라리아에 걸린 사람들은 없었습니다.

말라리아 환자는 사실 그렇게 많은 편이 아닌 것으로 알고 있습니다. 특히 동남아시아 지역에서도 우리나라 국민들이 여행으로 방문하는 지역들은 그래도 모기 매개 감염병인 말라리아에 걸릴 가능성이 높지 않은데다가 조금 더 위험한 밀림 지역으로 들어가는 경우에는 미리 예방약과 백신들을 챙겨가야 한다는 국민들의 인식이 늘었기 때문에 실제 말라리아를 경험하는 것은 드물긴 합니다. 하지만 말라리아는 백신이 없고 예방적 화학요법을 해야하기 때문에 이 에피소드를 통해 많은 분들이 해외여행 시에 왜 예방요법이 필요한지 이해할 수 있는 기회를 가졌으면 하는 바램입니다.

10 CHAPTER

해외여행 특집

뎅기열

Dengue fever

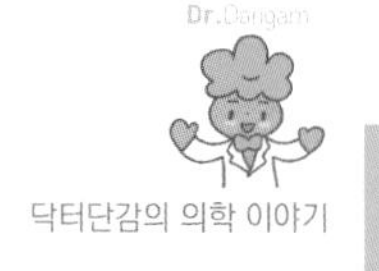

닥터단감의 의학 이야기

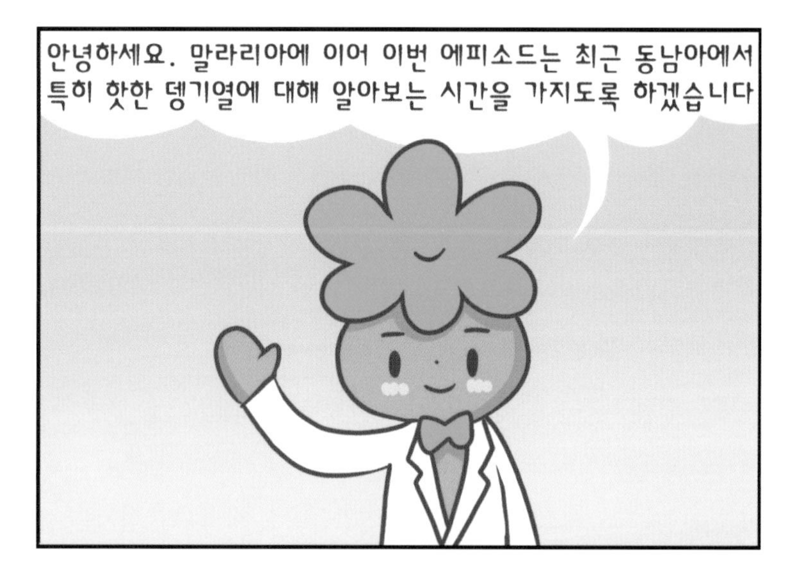

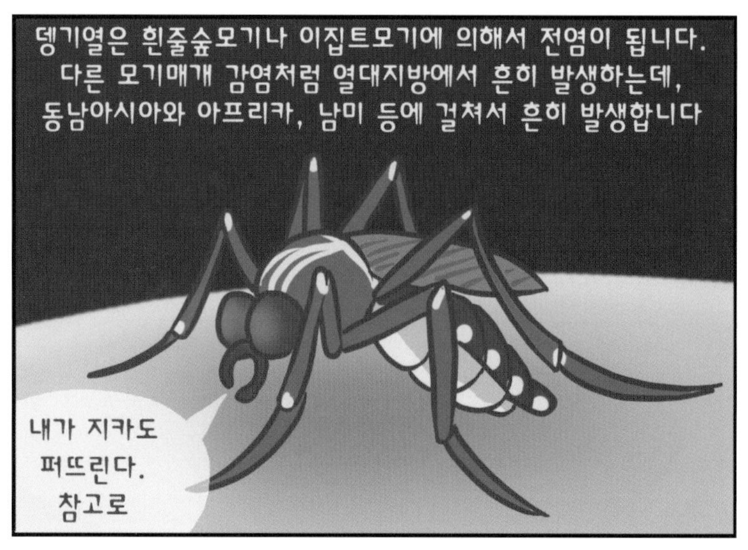

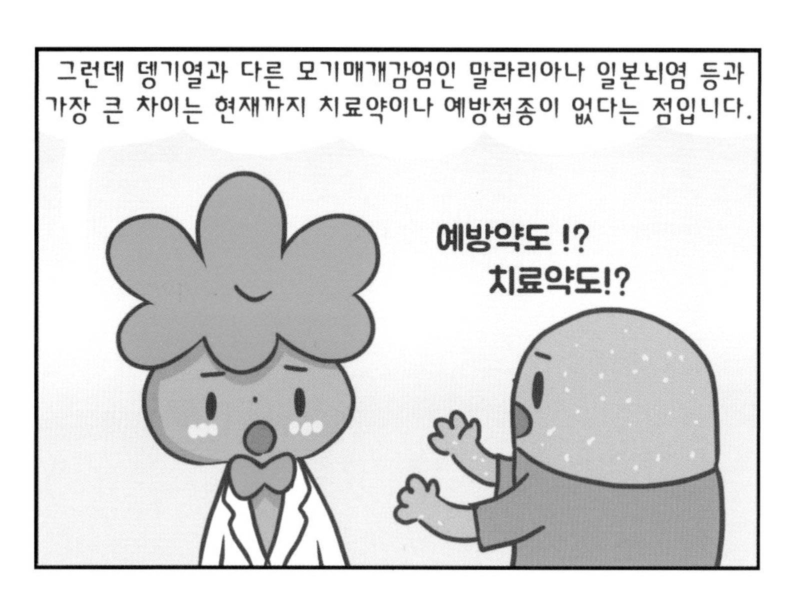
그런데 뎅기열과 다른 모기매개감염인 말라리아나 일본뇌염 등과 가장 큰 차이는 현재까지 치료약이나 예방접종이 없다는 점입니다.
예방약도 !?
치료약도!?

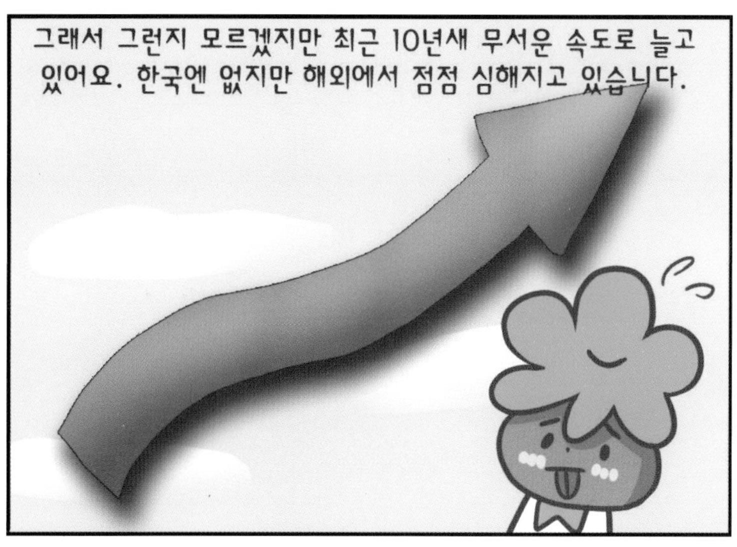
그래서 그런지 모르겠지만 최근 10년새 무서운 속도로 늘고 있어요. 한국엔 없지만 해외에서 점점 심해지고 있습니다.

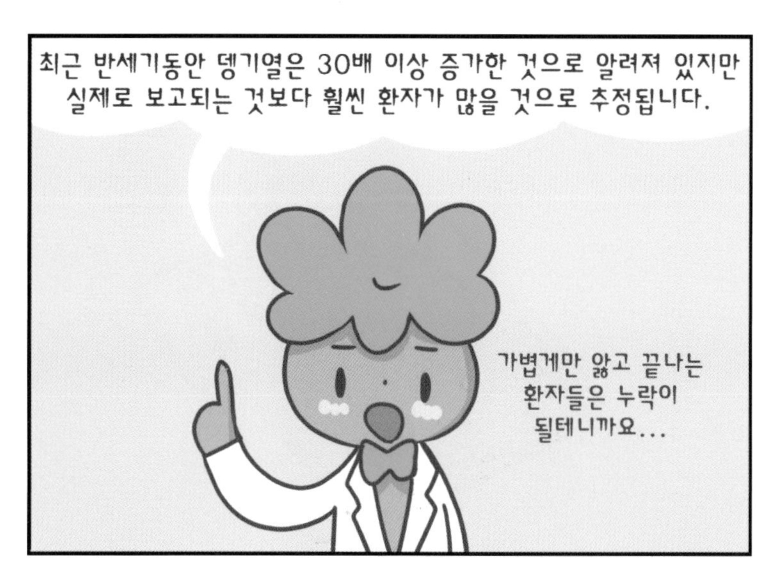
최근 반세기동안 뎅기열은 30배 이상 증가한 것으로 알려져 있지만 실제로 보고되는 것보다 훨씬 환자가 많을 것으로 추정됩니다.
가볍게만 앓고 끝나는 환자들은 누락이 될테니까요...

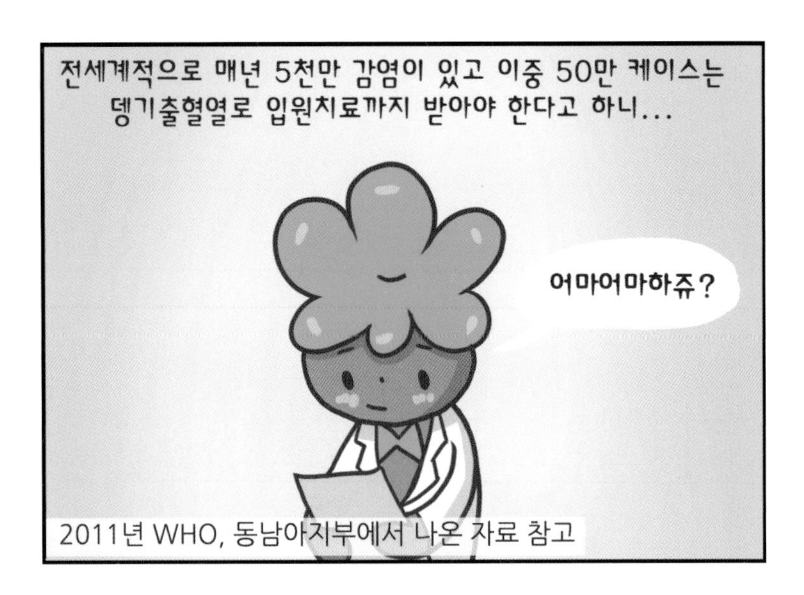
전세계적으로 매년 5천만 감염이 있고 이중 50만 케이스는 뎅기출혈열로 입원치료까지 받아야 한다고 하니...
어마어마하쥬?
2011년 WHO, 동남아지부에서 나온 자료 참고

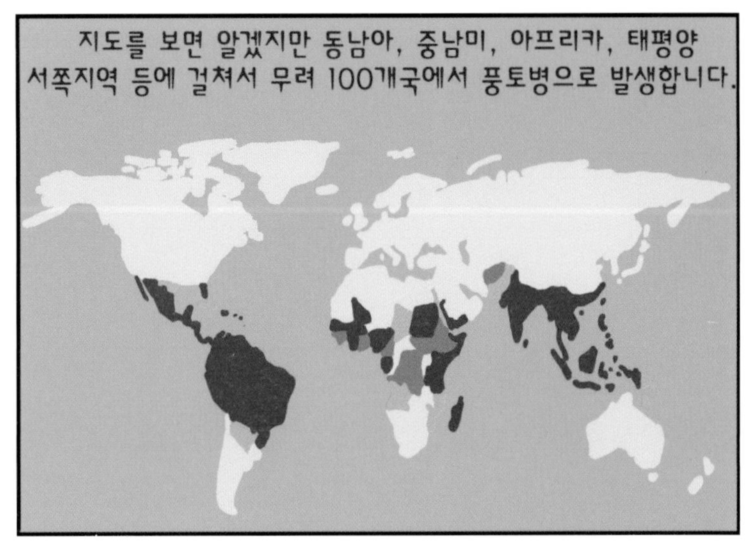
지도를 보면 알겠지만 동남아, 중남미, 아프리카, 태평양 서쪽지역 등에 걸쳐서 무려 100개국에서 풍토병으로 발생합니다.

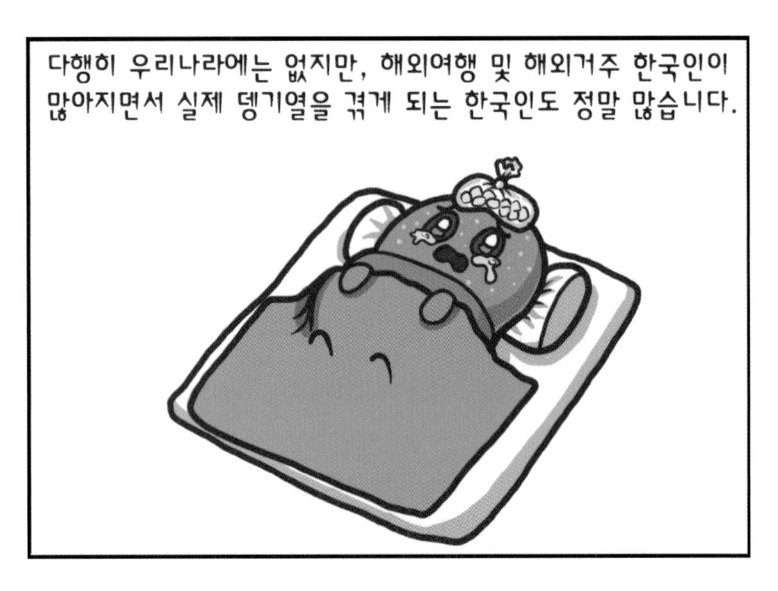
다행히 우리나라에는 없지만, 해외여행 및 해외거주 한국인이 많아지면서 실제 뎅기열을 겪게 되는 한국인도 정말 많습니다.

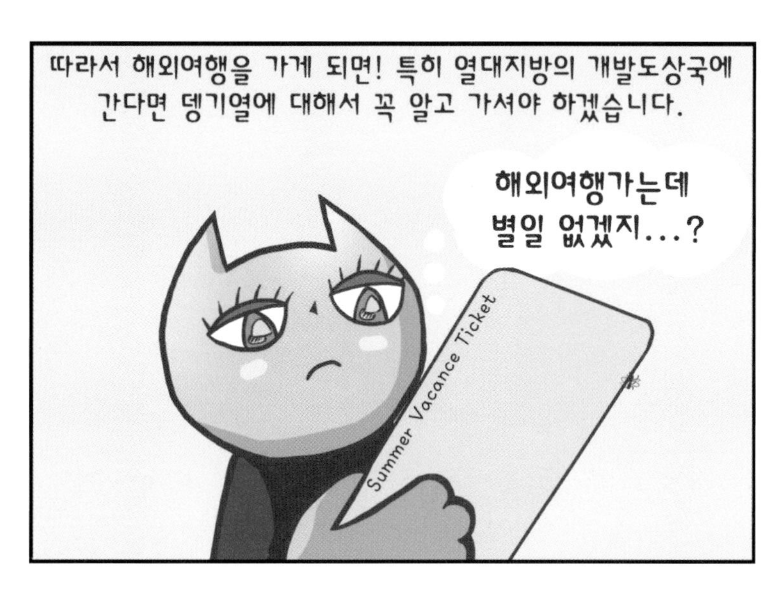
따라서 해외여행을 가게 되면! 특히 열대지방의 개발도상국에 간다면 뎅기열에 대해서 꼭 알고 가셔야 하겠습니다.
해외여행가는데 별일 없겠지...?
Summer Vacance Ticket

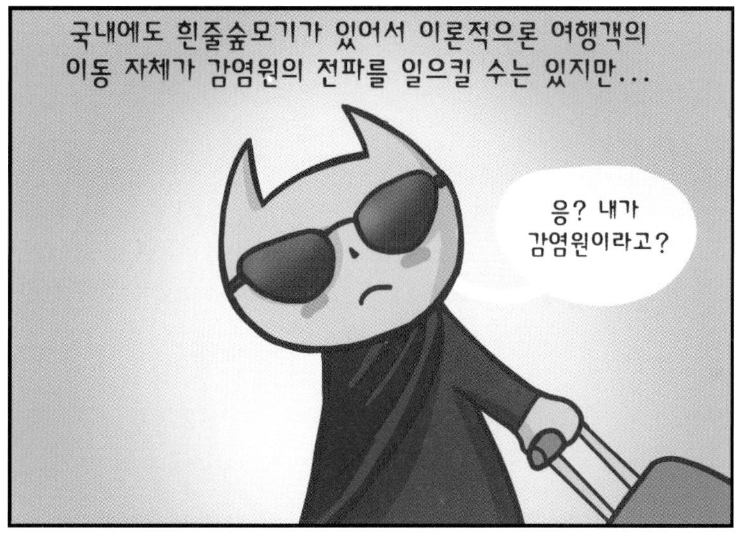
국내에도 흰줄숲모기가 있어서 이론적으로 여행객의 이동 자체가 감염원의 전파를 일으킬 수는 있지만...
응? 내가 감염원이라고?

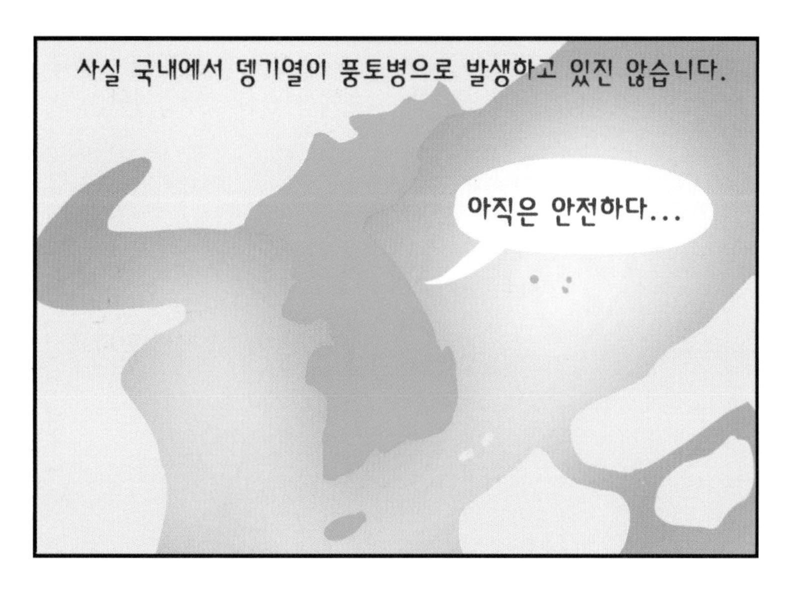
사실 국내에서 뎅기열이 풍토병으로 발생하고 있진 않습니다.
아직은 안전하다...

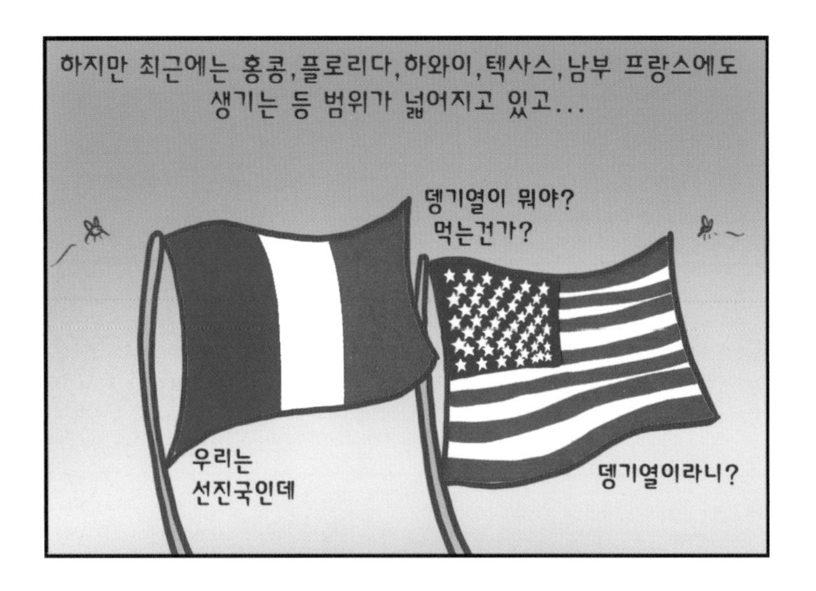
하지만 최근에는 홍콩,플로리다,하와이,텍사스,남부 프랑스에도 생기는 등 범위가 넓어지고 있고...
뎅기열이 뭐야? 먹는건가?
우리는 선진국인데
뎅기열이라니?

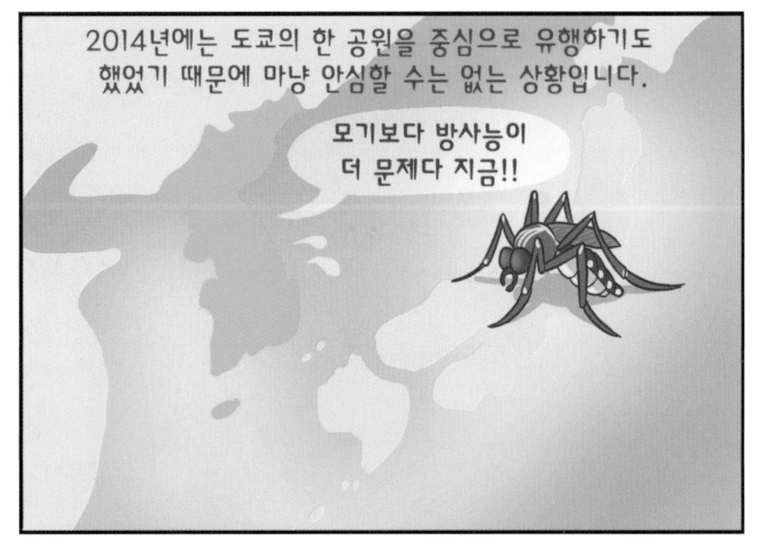
2014년에는 도쿄의 한 공원을 중심으로 유행하기도 했었기 때문에 마냥 안심할 수는 없는 상황입니다.
모기보다 방사능이 더 문제다 지금!!

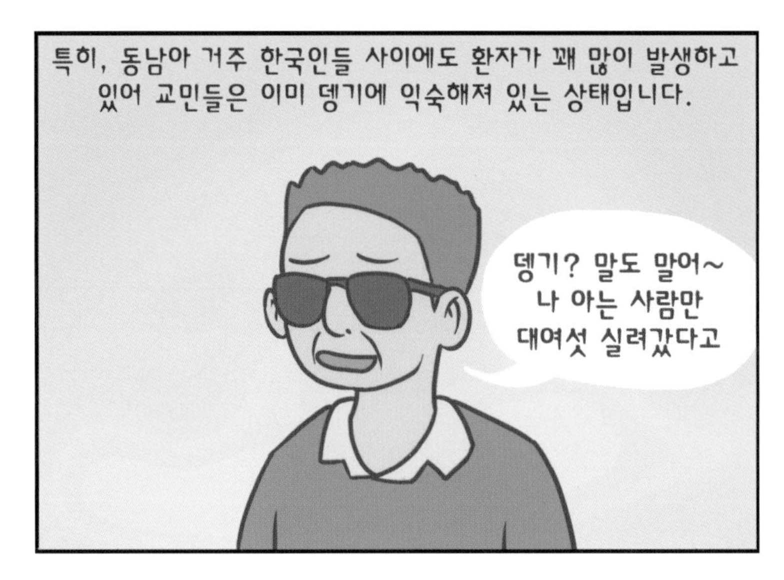
특히, 동남아 거주 한국인들 사이에도 환자가 꽤 많이 발생하고 있어 교민들은 이미 뎅기에 익숙해져 있는 상태입니다.
뎅기? 말도 말어~ 나 아는 사람만 대여섯 실려갔다고

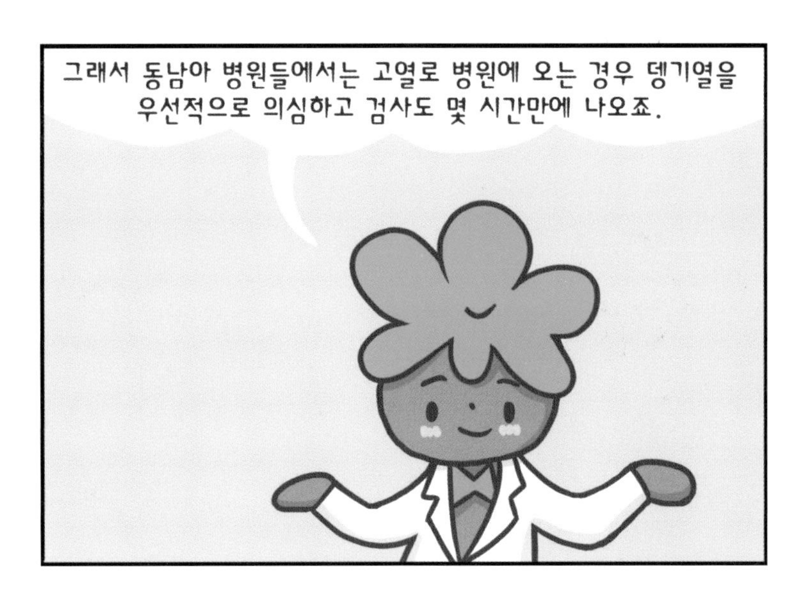
그래서 동남아 병원들에서는 고열로 병원에 오는 경우 뎅기열을
우선적으로 의심하고 검사도 몇 시간만에 나오죠.

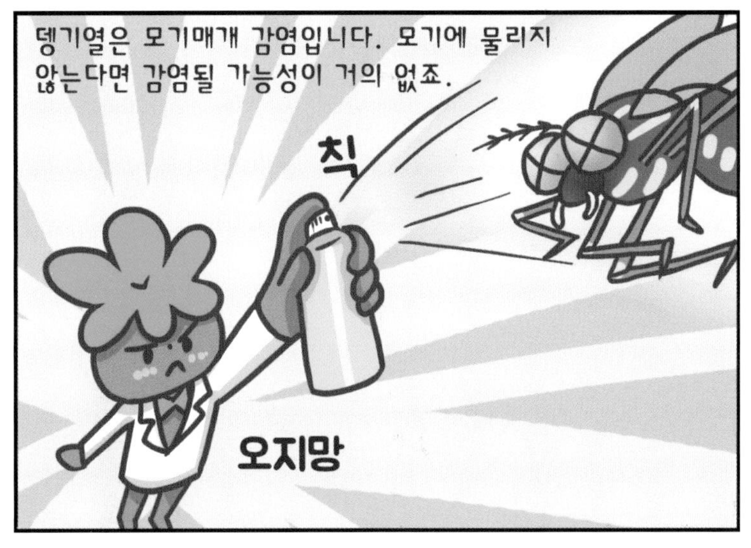
뎅기열은 모기매개 감염입니다. 모기에 물리지
않는다면 감염될 가능성이 거의 없죠.
칙
오지망

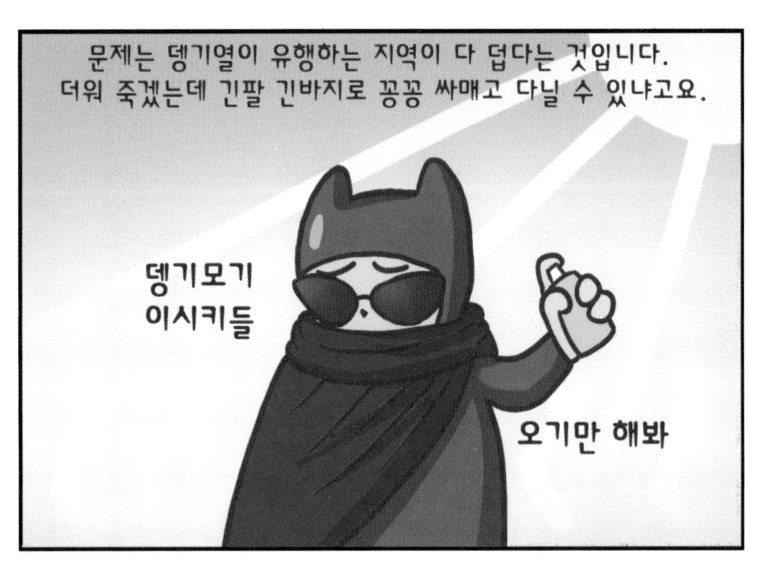
문제는 뎅기열이 유행하는 지역이 다 덥다는 것입니다.
더워 죽겠는데 긴팔 긴바지로 꽁꽁 싸매고 다닐 수 있냐고요.
뎅기모기
이시키들
오기만 해봐

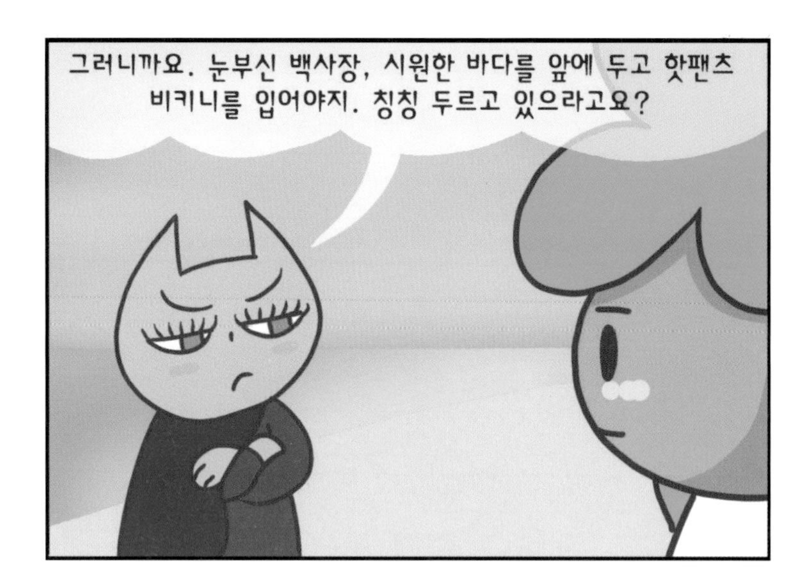
그러니까요. 눈부신 백사장, 시원한 바다를 앞에 두고 핫팬츠 비키니를 입어야지. 칭칭 두르고 있으라고요?

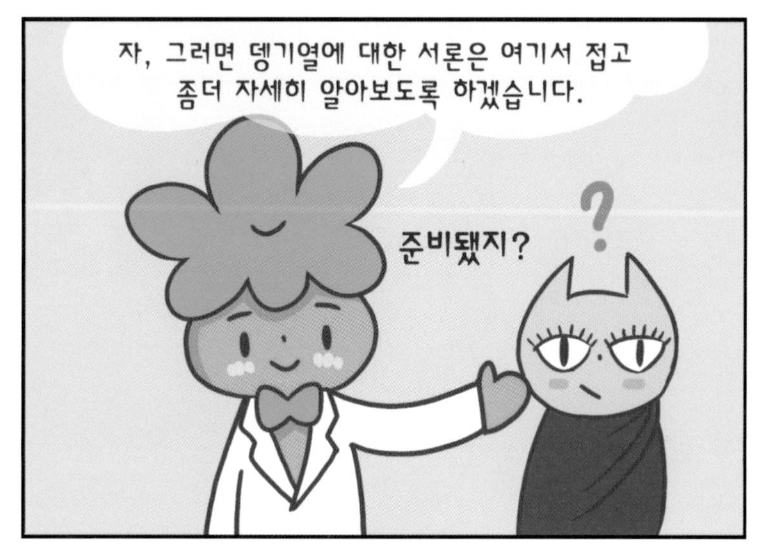
자, 그러면 뎅기열에 대한 서론은 여기서 접고 좀더 자세히 알아보도록 하겠습니다.
준비됐지?
?

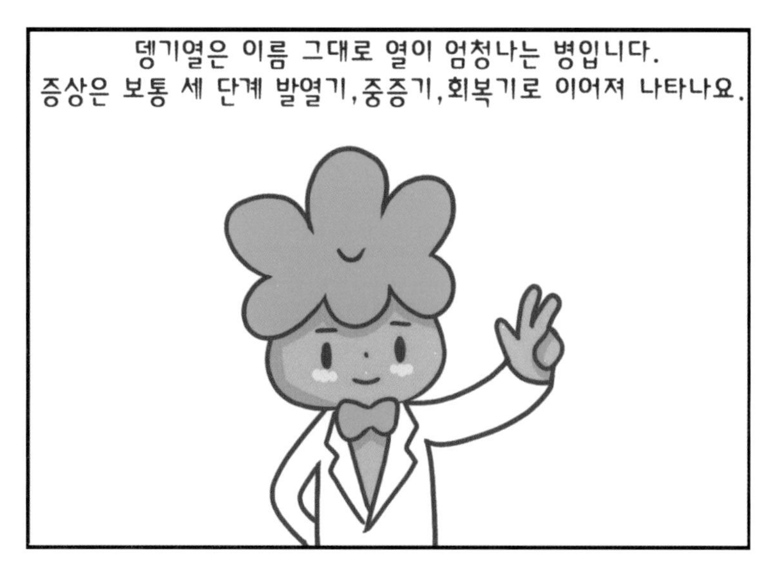
뎅기열은 이름 그대로 열이 엄청나는 병입니다.
증상은 보통 세 단계 발열기, 중증기, 회복기로 이어져 나타나요.

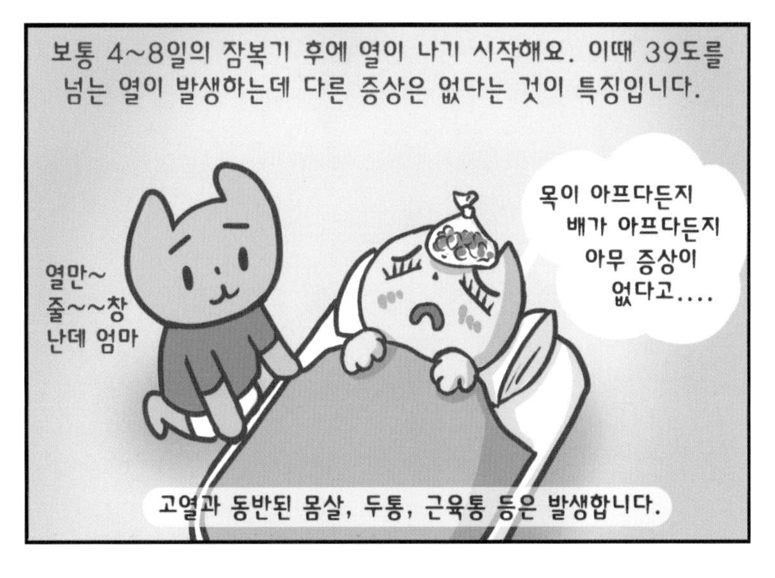
보통 4~8일의 잠복기 후에 열이 나기 시작해요. 이때 39도를 넘는 열이 발생하는데 다른 증상은 없다는 것이 특징입니다.
열만~ 줄~~창 난데 엄마
목이 아프다든지 배가 아프다든지 아무 증상이 없다고....
고열과 동반된 몸살, 두통, 근육통 등은 발생합니다.

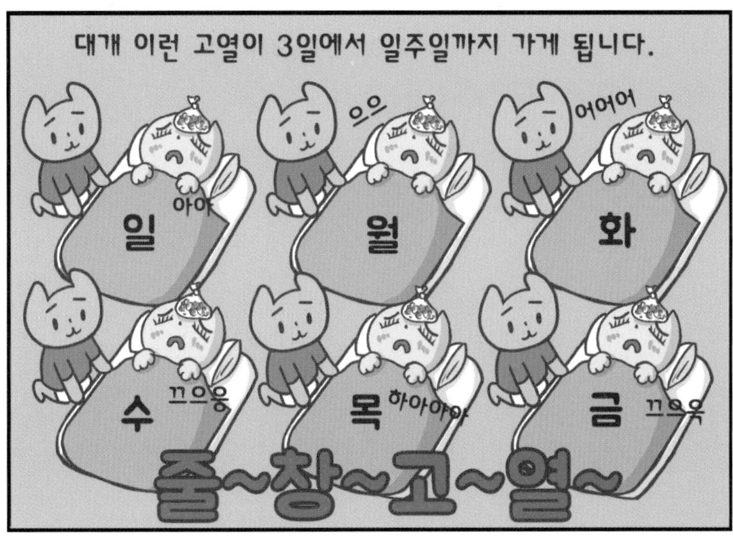
대개 이런 고열이 3일에서 일주일까지 가게 됩니다.
아야
일
으으
월
어어어
화
수
끄으응
목
하아아아
금
끄으윽
줄~창~고~열~

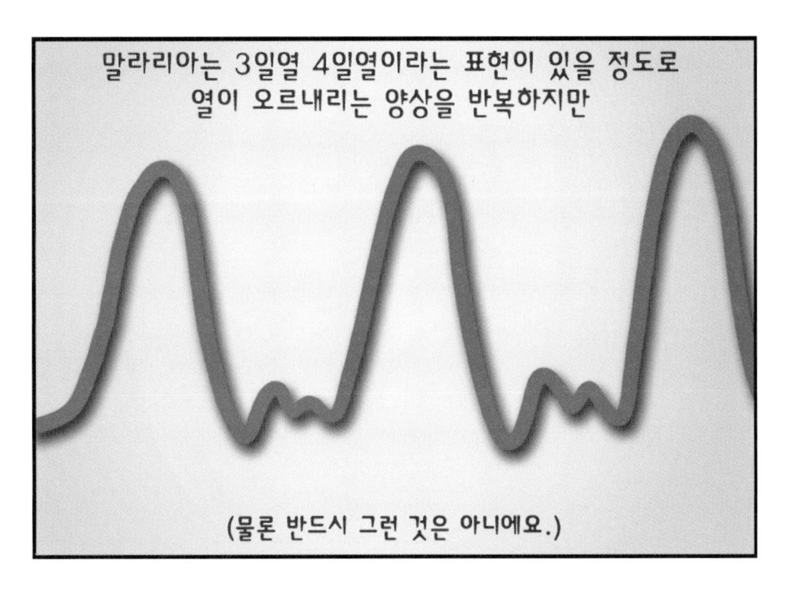
말라리아는 3일열 4일열이라는 표현이 있을 정도로 열이 오르내리는 양상을 반복하지만
(물론 반드시 그런 것은 아니에요.)

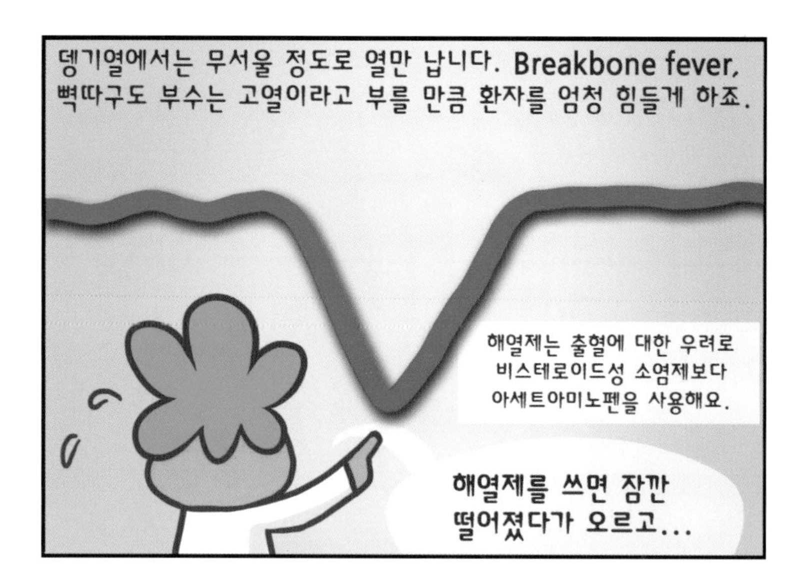
뎅기열에서는 무서울 정도로 열만 납니다. Breakbone fever,
뼉따구도 부수는 고열이라고 부를 만큼 환자를 엄청 힘들게 하죠.
해열제는 출혈에 대한 우려로
비스테로이드성 소염제보다
아세트아미노펜을 사용해요.
해열제를 쓰면 잠깐
떨어졌다가 오르고...

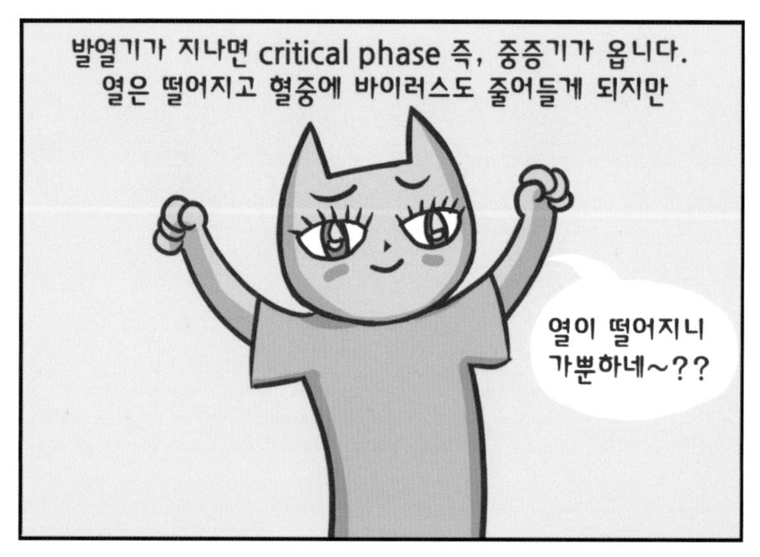
발열기가 지나면 critical phase 즉, 중증기가 옵니다.
열은 떨어지고 혈중에 바이러스도 줄어들게 되지만
열이 떨어지니
가뿐하네~??

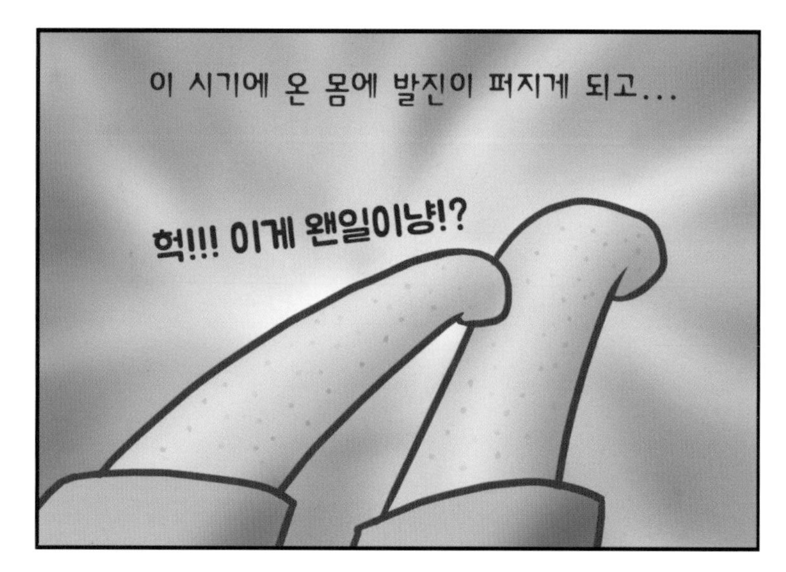
이 시기에 온 몸에 발진이 퍼지게 되고...
헉!!! 이게 왠일이냥!?

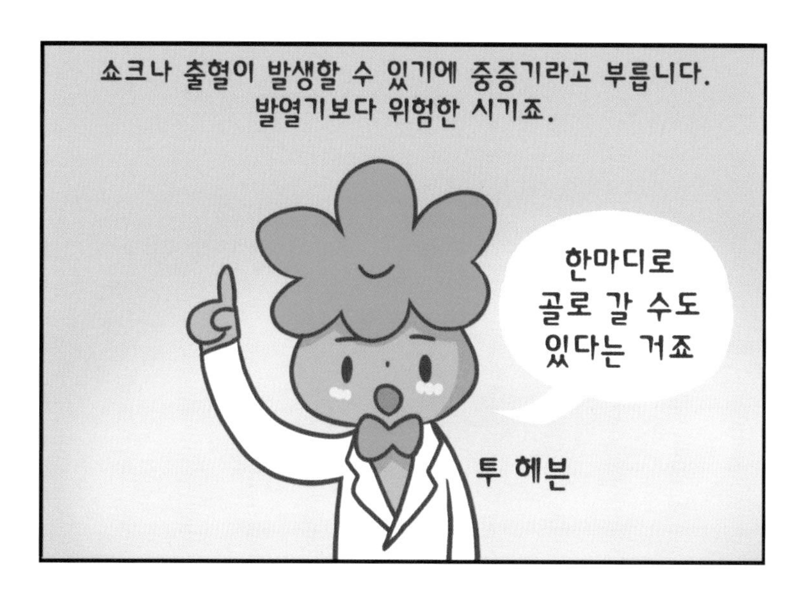

쇼크나 출혈이 발생할 수 있기에 중증기라고 부릅니다.
발열기보다 위험한 시기죠.
한마디로 골로 갈 수도 있다는 거죠
투 헤븐

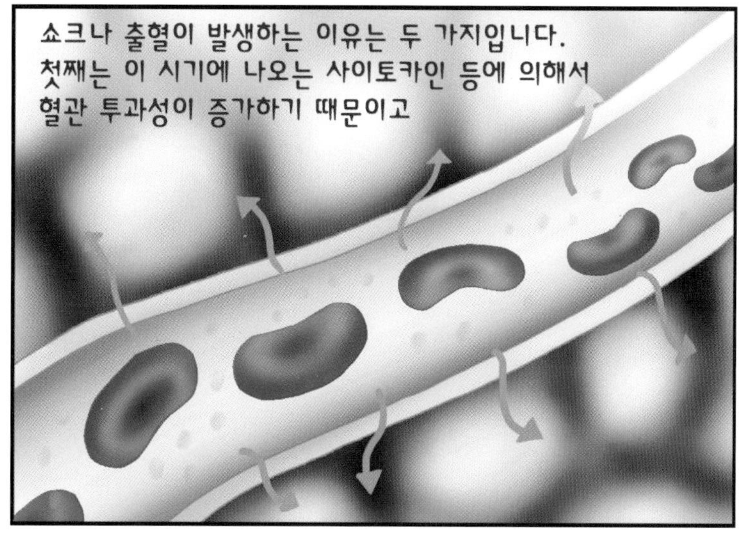

쇼크나 출혈이 발생하는 이유는 두 가지입니다.
첫째는 이 시기에 나오는 사이토카인 등에 의해서
혈관 투과성이 증가하기 때문이고

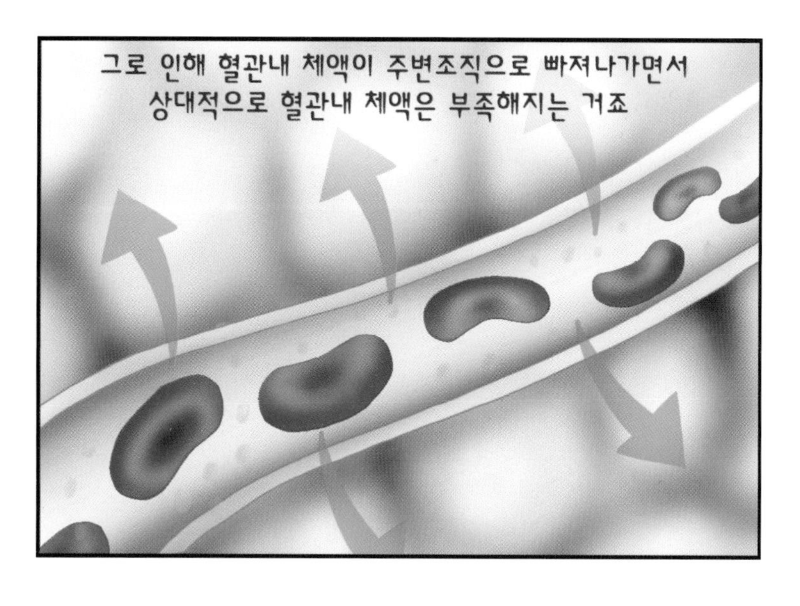

그로 인해 혈관내 체액이 주변조직으로 빠져나가면서
상대적으로 혈관내 체액은 부족해지는 거죠

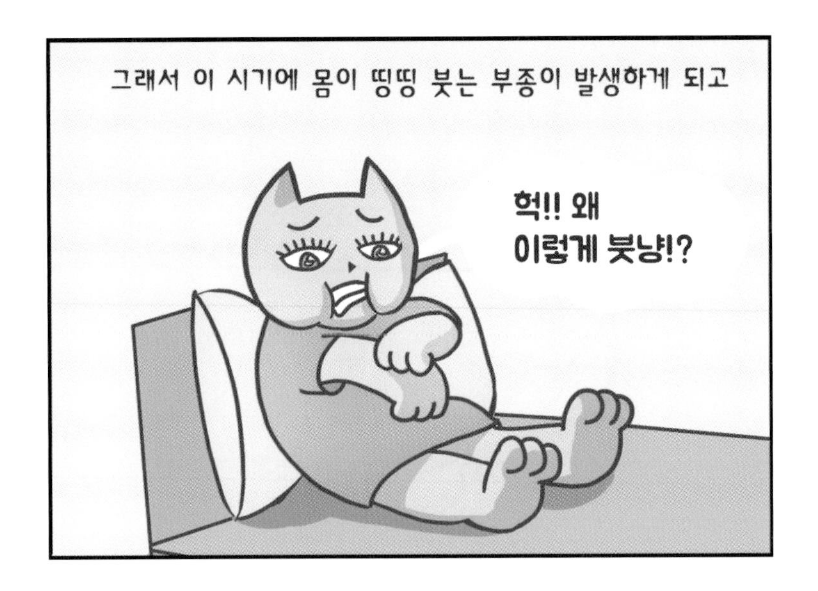
그래서 이 시기에 몸이 띵띵 붓는 부종이 발생하게 되고
헉!! 왜
이렇게 붓냥!?

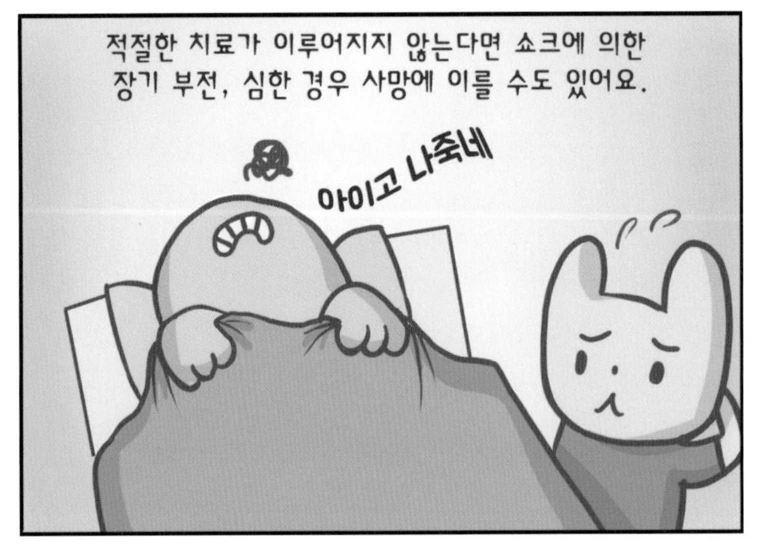
적절한 치료가 이루어지지 않는다면 쇼크에 의한
장기 부전, 심한 경우 사망에 이를 수도 있어요.
아이고 나죽네

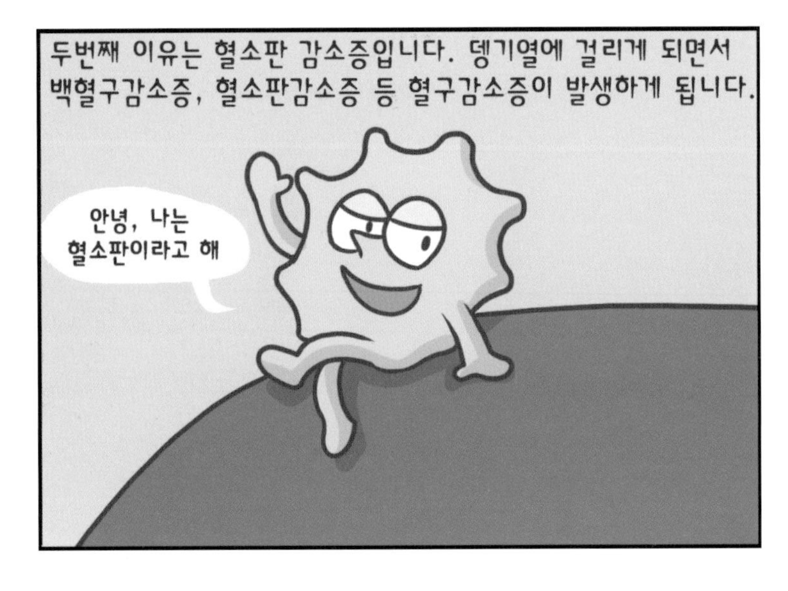
두번째 이유는 혈소판 감소증입니다. 뎅기열에 걸리게 되면서
백혈구감소증, 혈소판감소증 등 혈구감소증이 발생하게 됩니다.
안녕, 나는
혈소판이라고 해

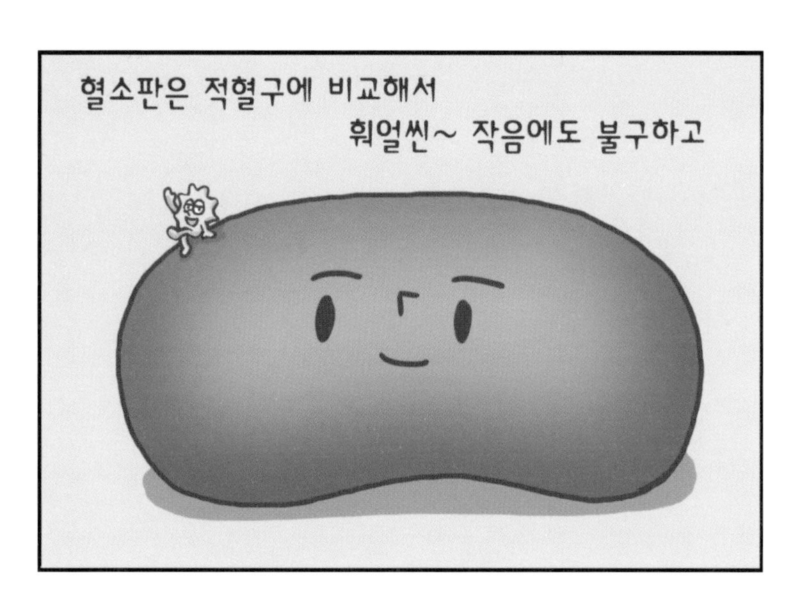
혈소판은 적혈구에 비교해서
훠얼씬~ 작음에도 불구하고

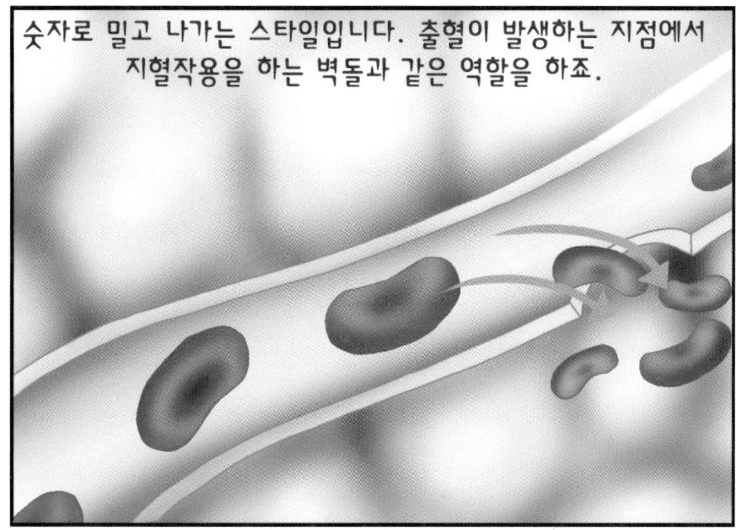
숫자로 밀고 나가는 스타일입니다. 출혈이 발생하는 지점에서
지혈작용을 하는 벽돌과 같은 역할을 하죠.

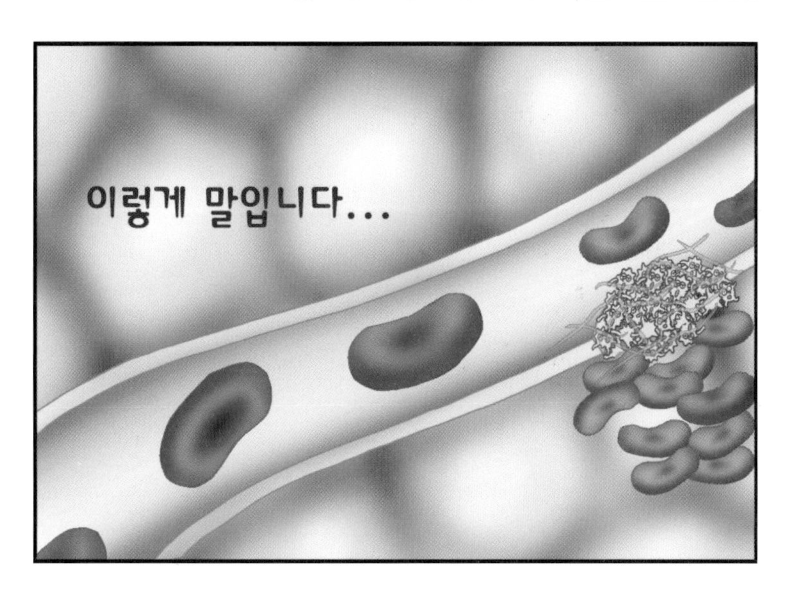
이렇게 말입니다...

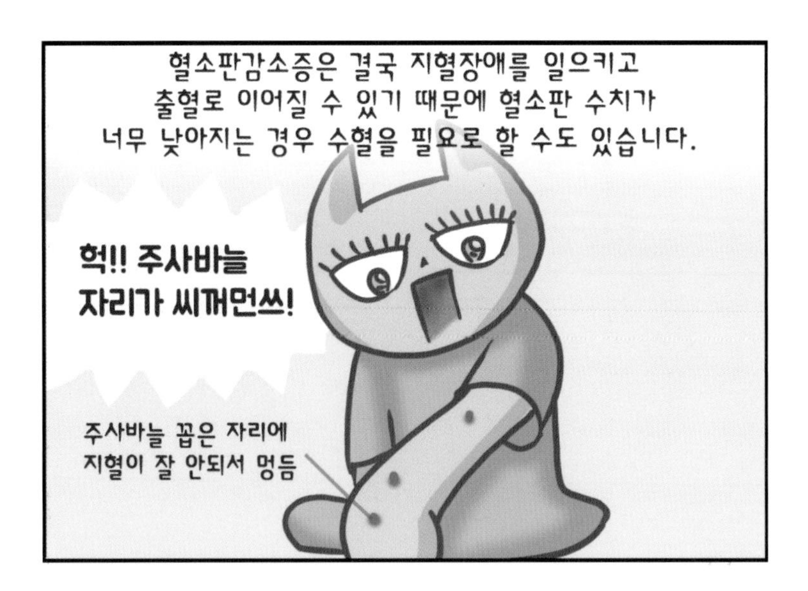
혈소판감소증은 결국 지혈장애를 일으키고
출혈로 이어질 수 있기 때문에 혈소판 수치가
너무 낮아지는 경우 수혈을 필요로 할 수도 있습니다.
헉!! 주사바늘
자리가 씨꺼먼쓰!
주사바늘 꼽은 자리에
지혈이 잘 안되서 멍듬

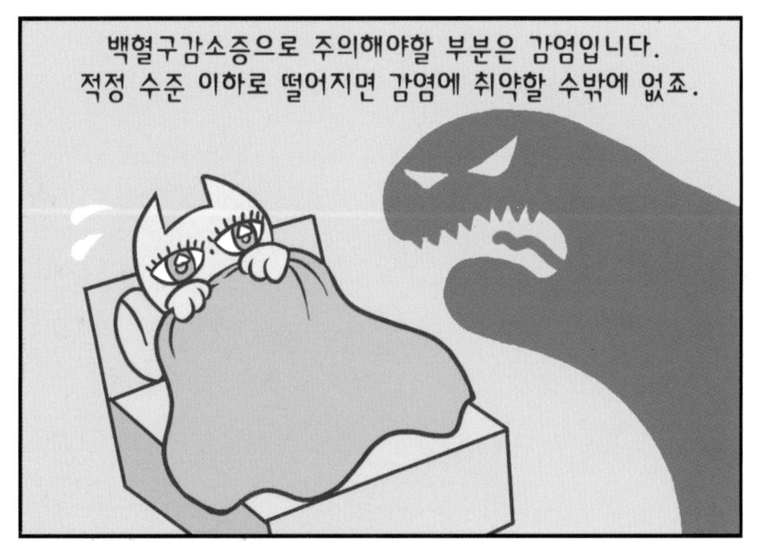
백혈구감소증으로 주의해야할 부분은 감염입니다.
적정 수준 이하로 떨어지면 감염에 취약할 수밖에 없죠.

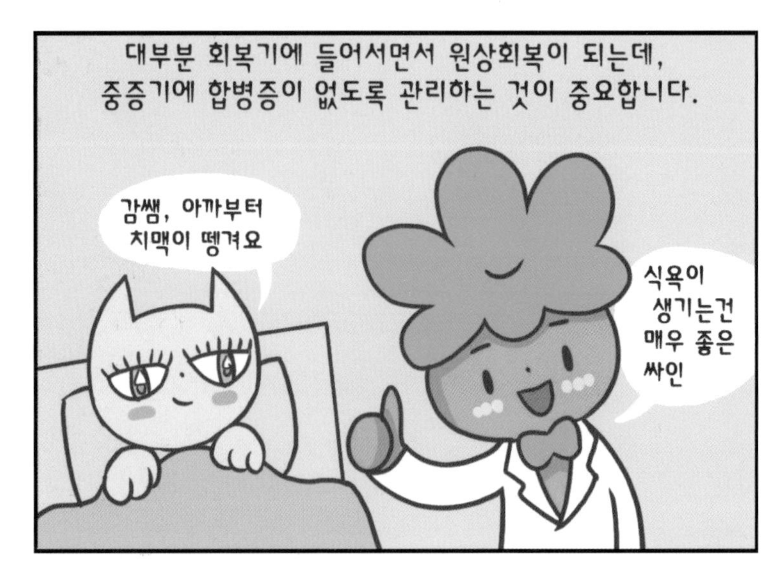
대부분 회복기에 들어서면서 원상회복이 되는데,
중증기에 합병증이 없도록 관리하는 것이 중요합니다.
감쌤, 아까부터
치맥이 땡겨요
식욕이
생기는건
매우 좋은
싸인

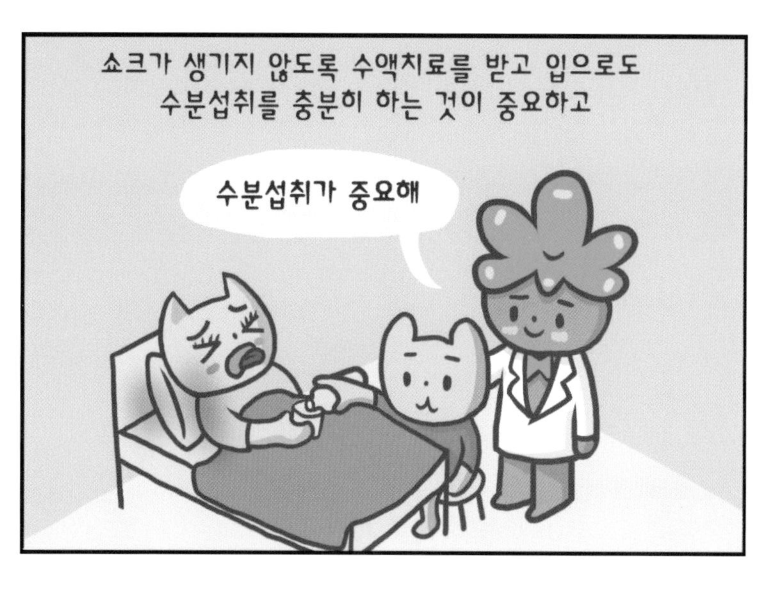
쇼크가 생기지 않도록 수액치료를 받고 입으로도
수분섭취를 충분히 하는 것이 중요하고
수분섭취가 중요해

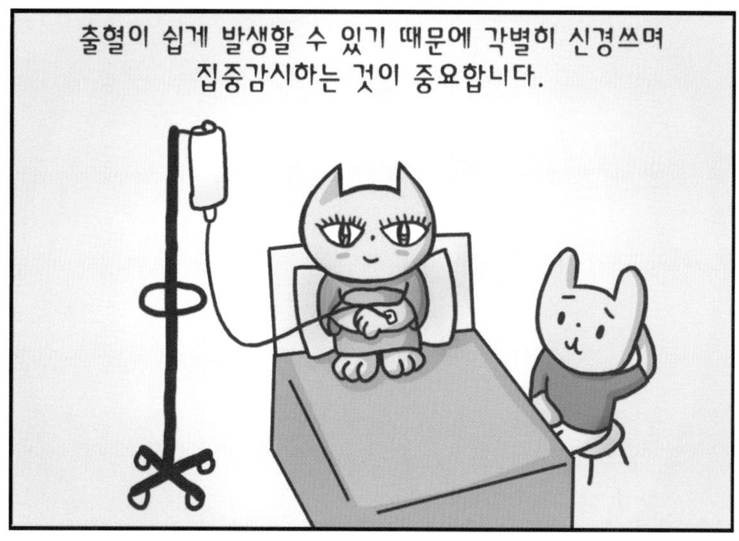
출혈이 쉽게 발생할 수 있기 때문에 각별히 신경쓰며
집중감시하는 것이 중요합니다.

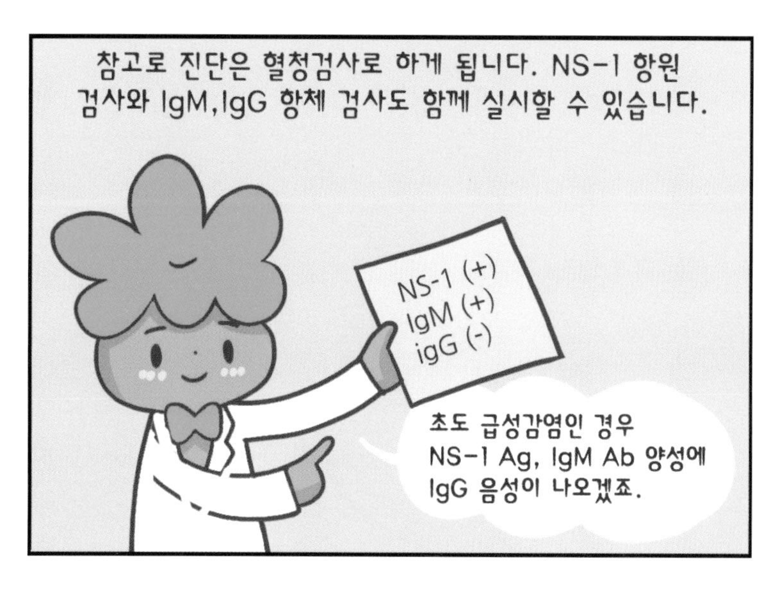
참고로 진단은 혈청검사로 하게 됩니다. NS-1 항원
검사와 IgM, IgG 항체 검사도 함께 실시할 수 있습니다.
NS-1 (+)
IgM (+)
igG (-)
초도 급성감염인 경우
NS-1 Ag, IgM Ab 양성에
IgG 음성이 나오겠죠.

다만, 국내에서는 많이 안하는 검사라 국립보건원에 검사를
맡기다 보니 해외 현지처럼 결과를 바로 확인하지는 못하고요.
일단은 임상적 진단을 하고 결과는 조금 나중에 확인하고 있답니다.

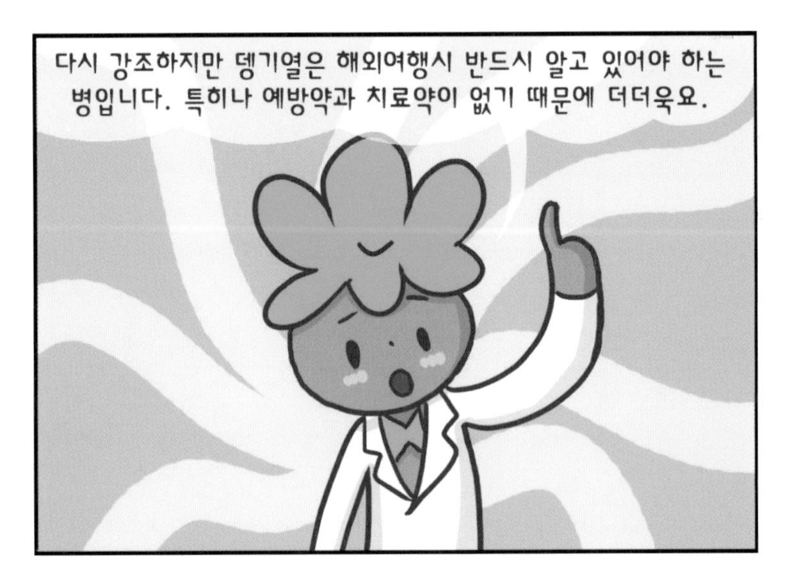

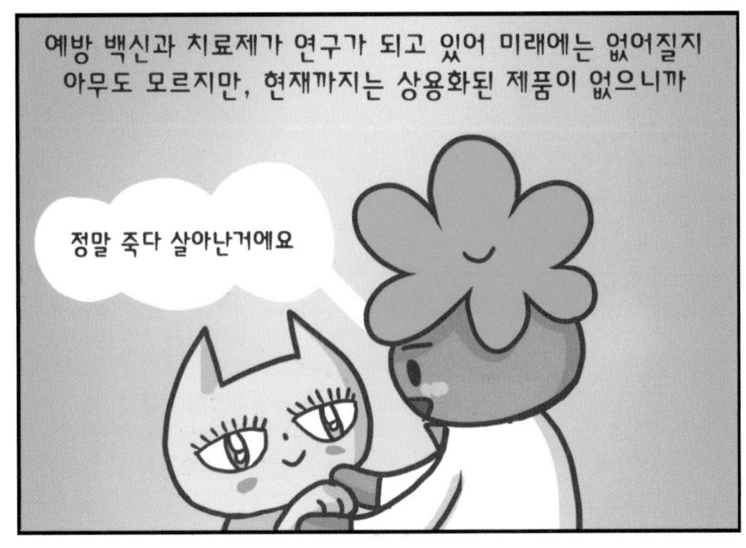

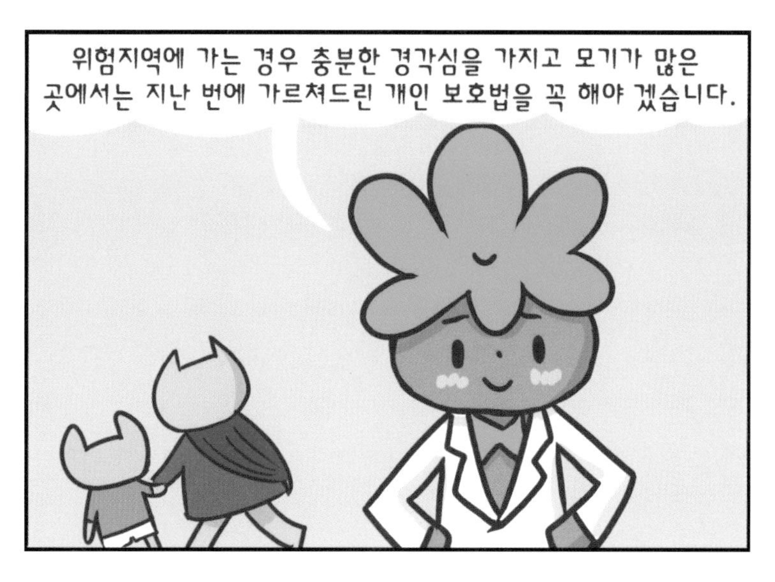
위험지역에 가는 경우 충분한 경각심을 가지고 모기가 많은
곳에서는 지난 번에 가르쳐드린 개인 보호법을 꼭 해야 겠습니다.

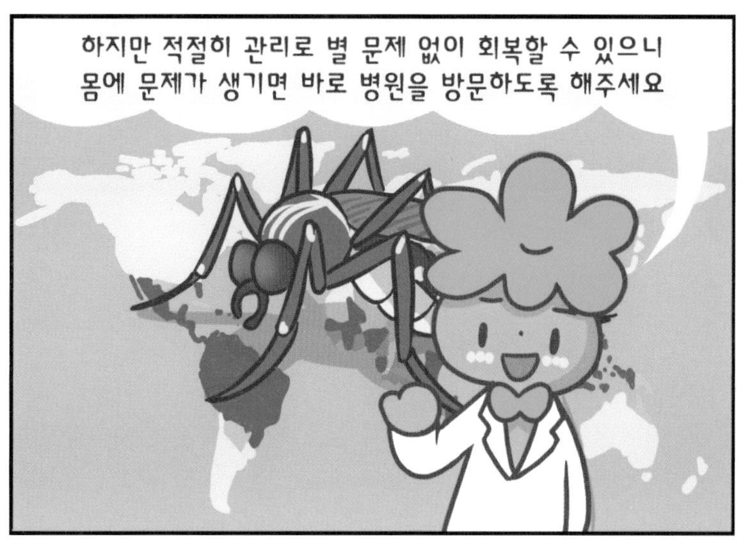
하지만 적절히 관리로 별 문제 없이 회복할 수 있으니
몸에 문제가 생기면 바로 병원을 방문하도록 해주세요

뎅기열

열대의 낙원에서 즐거운 휴가를 마치고 와서 업무에 복귀하려고 하는데 엄청난 고열이 발생하고 온몸에 반점이 생긴다. 해외여행 대비로 말라리아 예방약도 먹은 상태였다면 지역에 따라 다르겠지만 뎅기열도 의심해봐야 합니다.

뎅기열이 특히 동남아시아 지역에서 맹위를 떨치고 있는 것도 그렇지만 하와이, 텍사스, 심지어 이웃나라 일본, 그것도 도쿄에서 유행한 적도 있다고 하니까요. 질병관리본부에서 2016년까지 국내 뎅기열 환자가 69명으로 신고돼 지난해 같은 기간보다 3.6배 증가했다고 밝혀서 뉴스로 보도됐습니다.

뎅기열은 뎅기바이러스가 흰줄숲모기에 의해 사람에게 들어오면서 생기게 됩니다. 4~8일의 잠복기가 있기 때문에 국내에 돌아와서 열이 생길 수도 있는 것이죠. 이 발열은 'Breakbone fever'라고 칭할 정도로 고열과 전신근육통을 동반하고 해열제를 줄 때 말고는 지속적입니다.

이런 고열의 시기가 지나면 중증기에 접어들면서 열은 떨어지지만 전신이 발진이 생기게 됩니다. 또한 체내 수분이 혈관 내에서 혈관 바깥 조직으로 빠져나가면서 상대적인 저혈량에 빠지게 되고 온몸이 붓게 됩니다. 그리고 백혈구 감소증과 혈소판 감소증이 발생하고 심한 경우에는 자연 출혈이 발생할 수도 있습니다. 따라서 중증기에는 수액공급을 통해 저혈량성 쇼크에 빠지지 않도록 해야 하고 혈소판저하증에 의한 자연 출혈이 발생하지 않도록 관리하면서 필요한 경우 혈소판 수혈을 해야 할 수도 있습니다. 사망환자가 발생하는 것은 중증기에 적절한 처치를 받지 못한 경우입니다. 이런 과정을 잘 극복하면 회복기에 접어들면서 환자는 회복하게 되는 것이죠.

뎅기열은 예방백신도 치료약도 현재로는 없는 상태입니다. 하지만 병원에서 관리만 받는다면 걸린다고 하더라도 특별한 합병증이나 후유증 없이 회복할 수 있기 때문에 지레 겁먹고 해외여행을 취소할 필요는 없습니다. 다만, 뎅기열이 동남아시아 지역에서 맹위를 떨치고 있고 전세계적으로 범위가 늘어나고 있어서 불필요한 의료비증가를 막기 위한 연구들이 미래에 좋은 결과로 나타나지 않을까 싶습니다.

단감's NOTE

2014년도 순항훈련의 기억 중 가장 아찔했던 기억은 뎅기열이었습니다. 사실 뎅기열은 국내에서는 아예 볼 수 없는 데다가 당시에는 해외에서 걸릴 수 있는 감염질환 중 상대적으로 덜 주목을 받고 있었습니다. 오히려 동남아시아 지역에서 멀리 떨어져 있는 에볼라 바이러스가 확산되느냐 마느냐가 더 관심사였죠. 하지만 결국 뎅기바이러스가 제 뒤통수를 제대로 쳤습니다.

뎅기열을 엄청난 고열이 진행되다가 열이 떨어지면서 체액이 혈관 외 공간으로 빠지면서 급격한 부종과 저혈량증을 일으킬 수 있고 동시에 혈소판을 포함한 혈구감소증을 일으키는데 사망하게 되는 환자들은 저혈량에 따른 쇼크에 대비하지 못하고 다장기 부전으로 가거나 혈소판 감소증에 따른 출혈로 사망하게 됩니다. 저는 당시에 두 명의 환자를 경험하였는데 한 명은 증상이 심하게 나타났었고 한 명은 증상이 약하게 나타났었습니다. 아마도 스리랑카 콜롬보 상륙 중 모기에게 물린 것으로 시기상 추정이 되었는데 짧은 항해 간격이라고 하더라도 바다 한가운데에서 열이 떨어지지 않고 혈소판이 3만 이하로 떨어지고 있는 모습을 보고 있자니 뼈가 타들어가는 기분이었습니다. 두 환자 모두 결과적으로 해열제 줄 때만 떨어지는 고열, 정도의 차이가 있는 혈구 감소증, 부종에 이은 전신의 빨간 반점 증상을 보였고 한 명은 미얀마 양곤의 군병원에서, 한 명은 말레이시아 콸라룸푸르에 있는 병원에서 진단이 되었습니다.

증상이 유달리 심하게 왔던 생도는 양곤에서 국내로 후송하기로 결정되어서 그 사이에 수액과 수혈도 맞으면서 버텼고 결국 충분히 회복하게 되었습니다. 당시 양곤 군병원에서 제일 좋은 병실을 제공받았는데, 도마뱀이 벽에 기어 다니는 특실(?)에서 생도와 둘이 갇혀 있었던 기억은 아직도 생생합니다. 지금쯤이면 어딘가에서 대위쯤 되어서 열심히 복무하고 있지 않을까 싶습니다.

11 CHAPTER

해외여행 특집

여행자 설사

Traveler's diarrhea

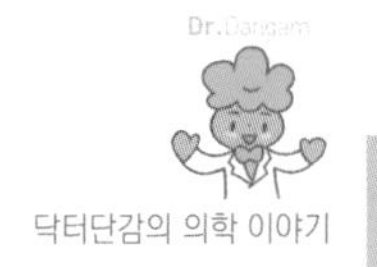

닥터단감의 의학 이야기

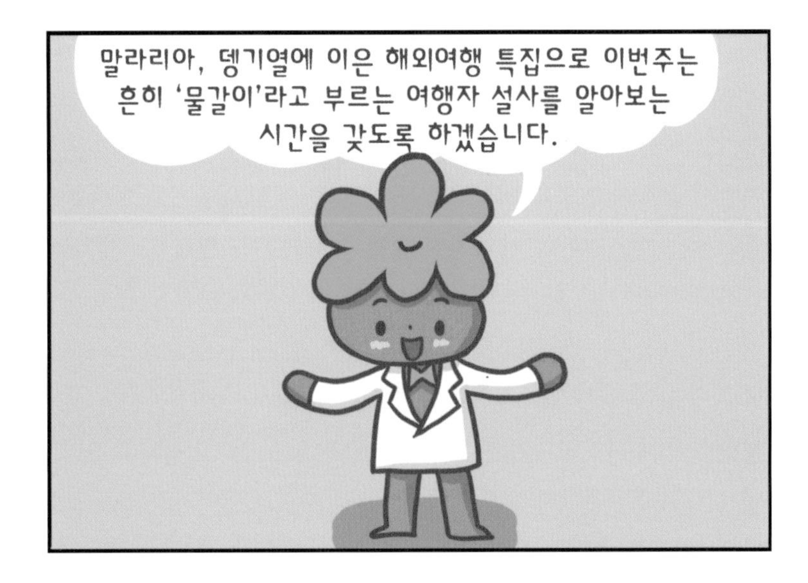

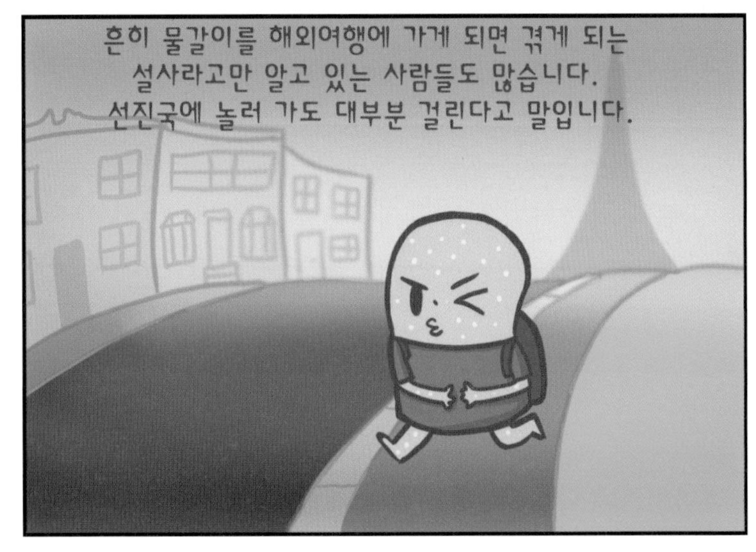

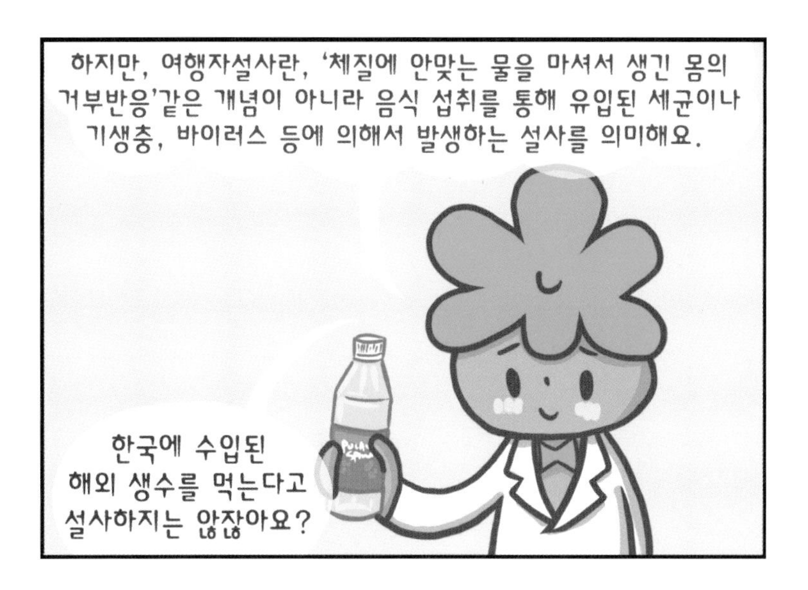
하지만, 여행자설사란, '체질에 안맞는 물을 마셔서 생긴 몸의 거부반응'같은 개념이 아니라 음식 섭취를 통해 유입된 세균이나 기생충, 바이러스 등에 의해서 발생하는 설사를 의미해요.
한국에 수입된 해외 생수를 먹는다고 설사하지는 않잖아요?

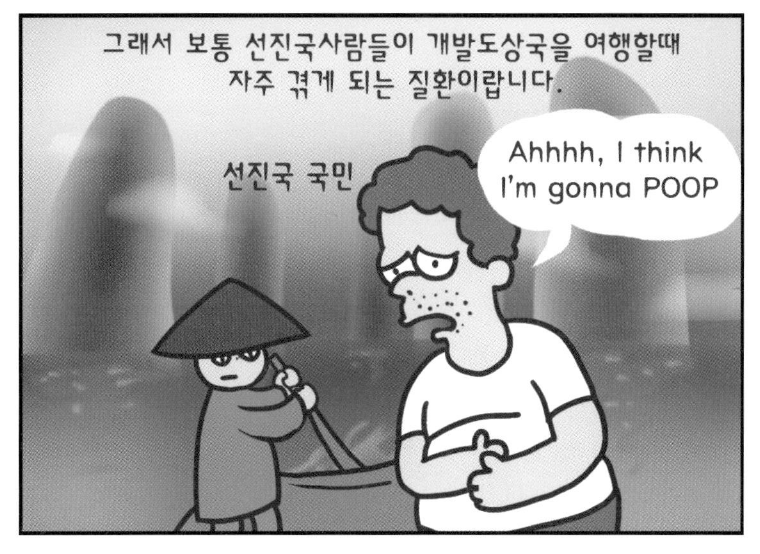
그래서 보통 선진국사람들이 개발도상국을 여행할때 자주 겪게 되는 질환이랍니다.
선진국 국민
Ahhhh, I think I'm gonna POOP

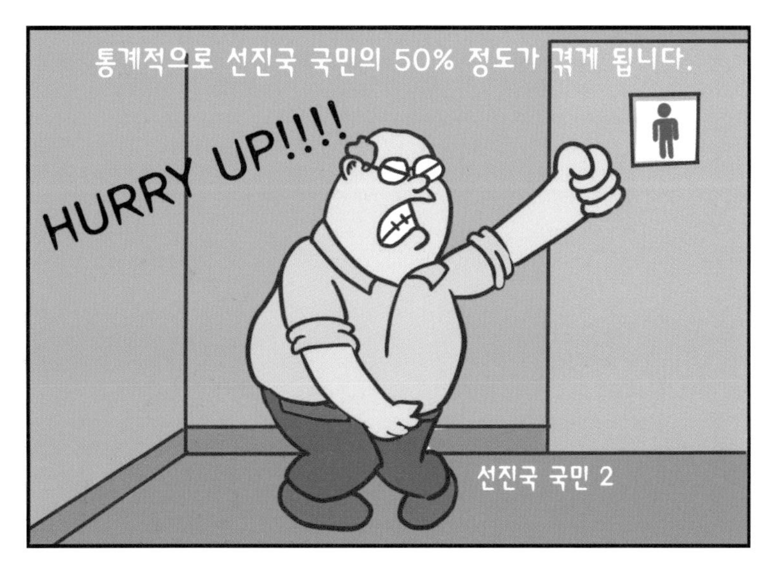
통계적으로 선진국 국민의 50% 정도가 겪게 됩니다.
HURRY UP!!!!
선진국 국민 2

여행자 설사의 전통적인 정의는
24시간 동안 3회 이상의 설사를 보면서...

여기서 설사란 덩어리를 형성 못한 변이라고 보시면 됩니다.

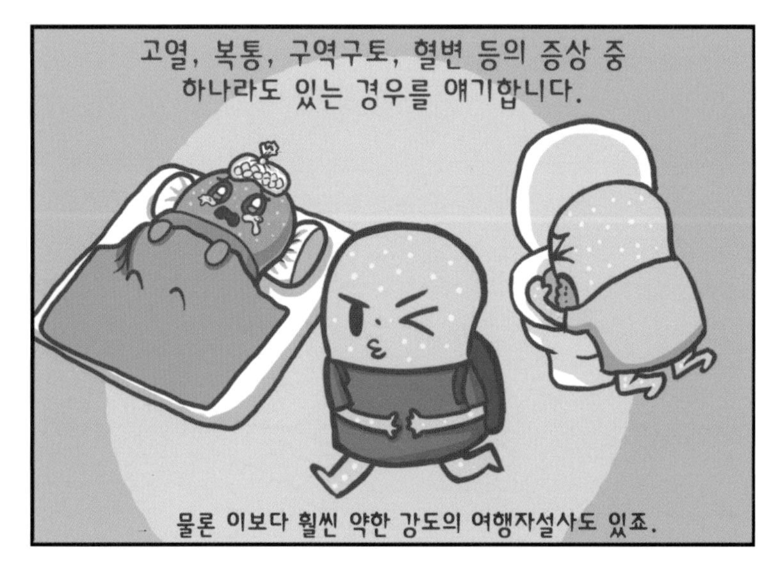

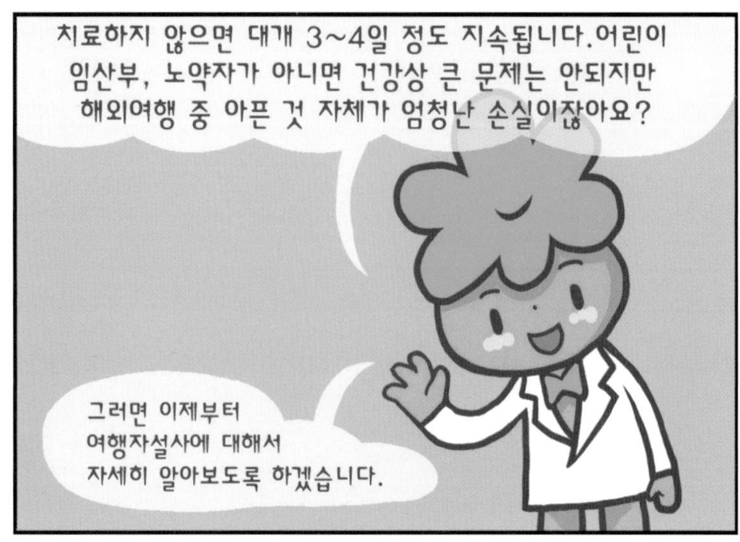

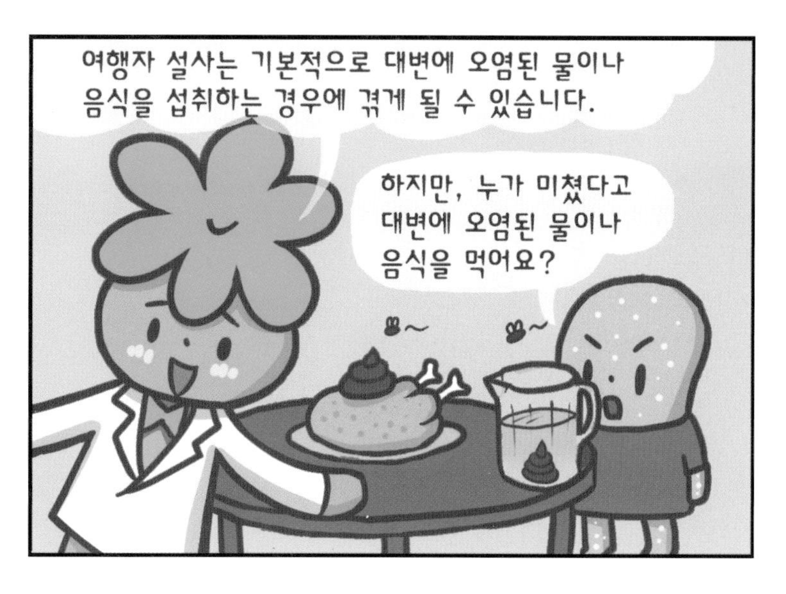
여행자 설사는 기본적으로 대변에 오염된 물이나
음식을 섭취하는 경우에 겪게 될 수 있습니다.
하지만, 누가 미쳤다고
대변에 오염된 물이나
음식을 먹어요?

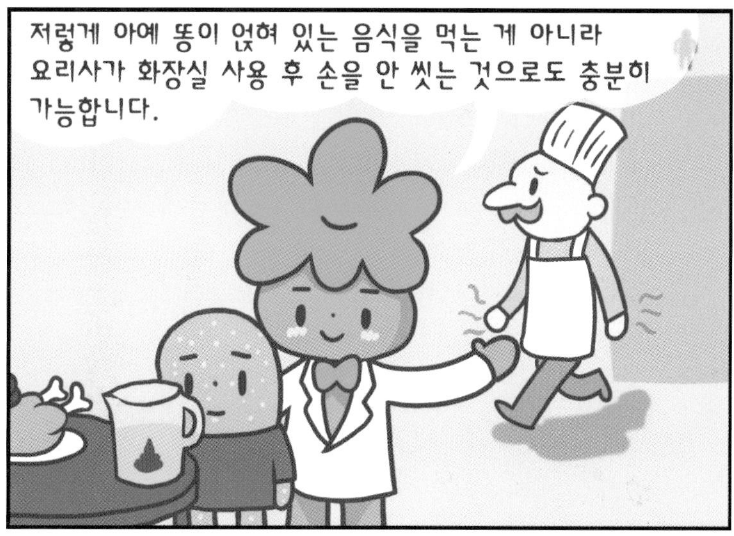
저렇게 아예 똥이 얹혀 있는 음식을 먹는 게 아니라
요리사가 화장실 사용 후 손을 안 씻는 것으로도 충분히
가능합니다.

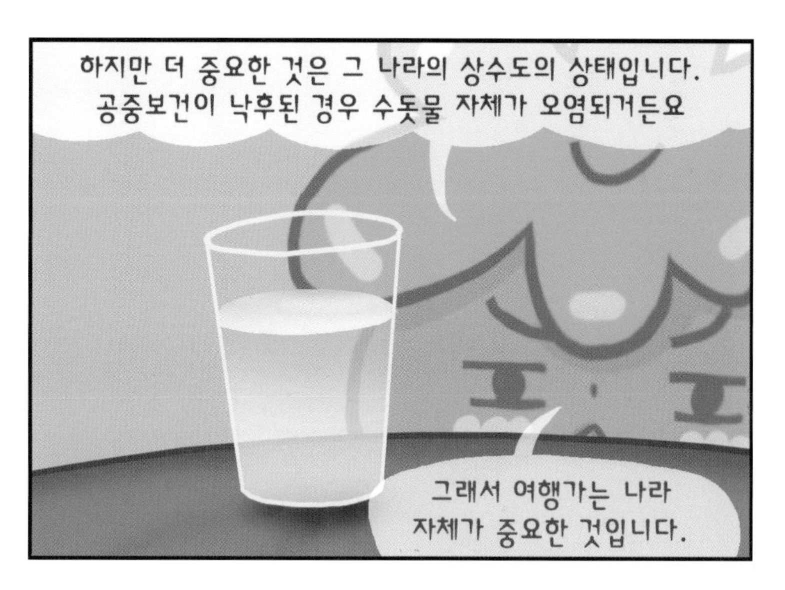
하지만 더 중요한 것은 그 나라의 상수도의 상태입니다.
공중보건이 낙후된 경우 수돗물 자체가 오염되거든요
그래서 여행가는 나라
자체가 중요한 것입니다.

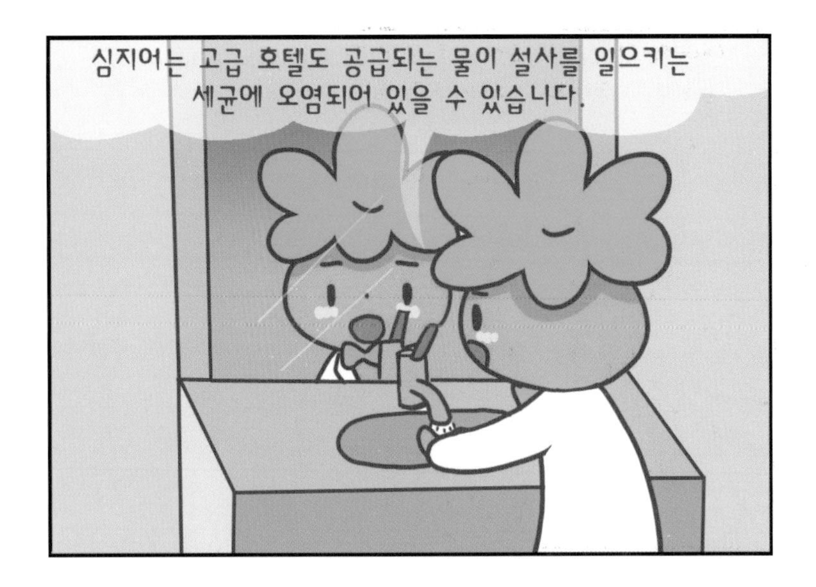
심지어는 고급 호텔도 공급되는 물이 설사를 일으키는
세균에 오염되어 있을 수 있습니다.

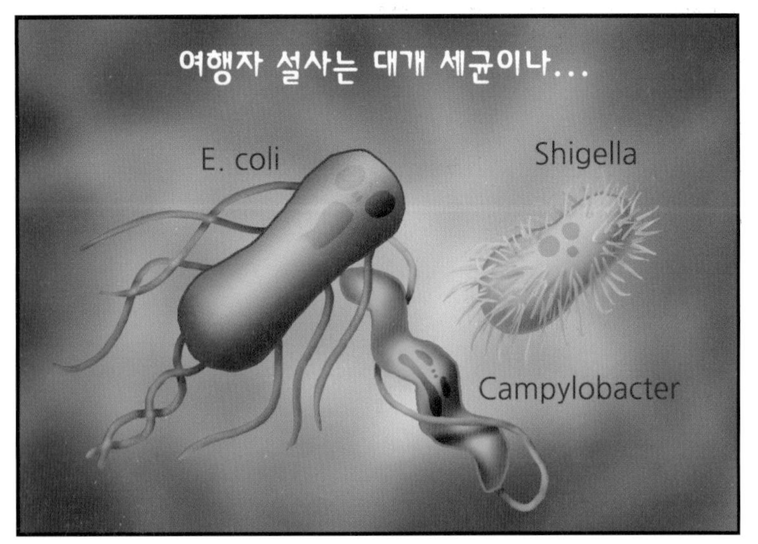
여행자 설사는 대개 세균이나...
E. coli
Shigella
Campylobacter

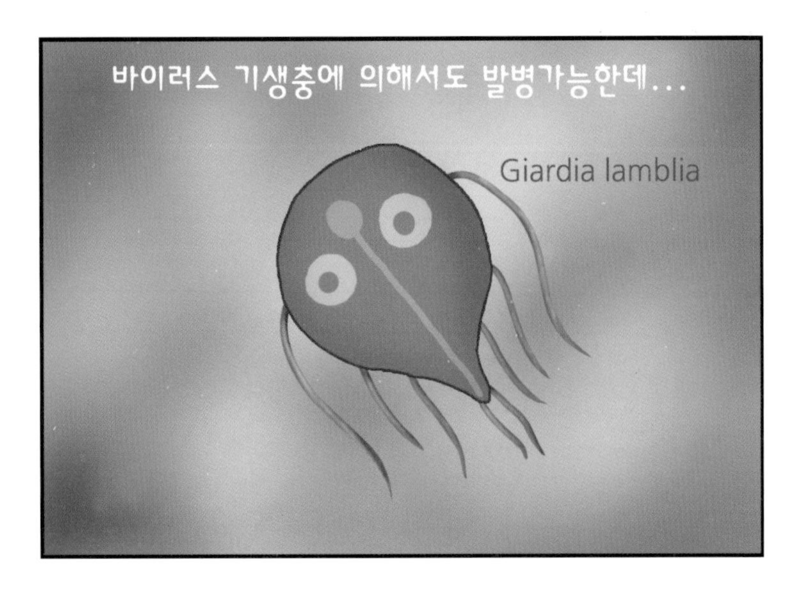
바이러스 기생충에 의해서도 발병가능한데...
Giardia lamblia

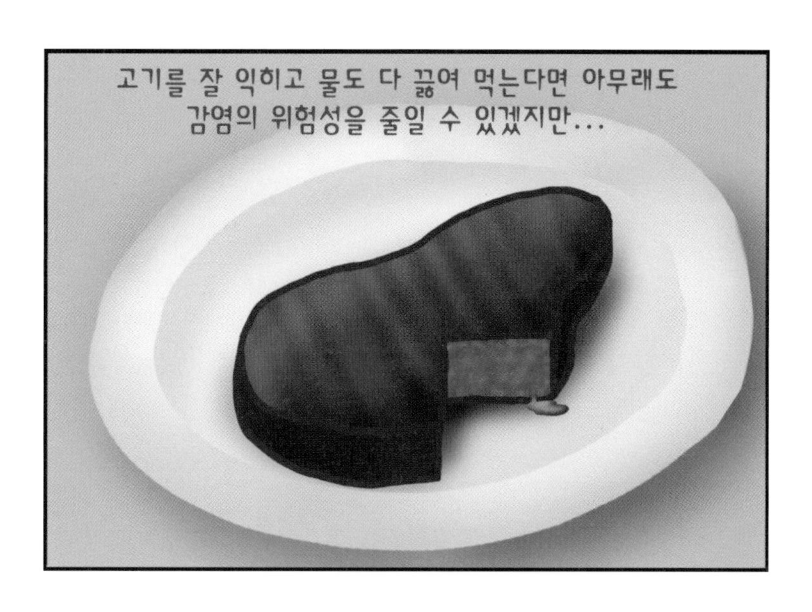
고기를 잘 익히고 물도 다 끓여 먹는다면 아무래도
감염의 위험성을 줄일 수 있겠지만...

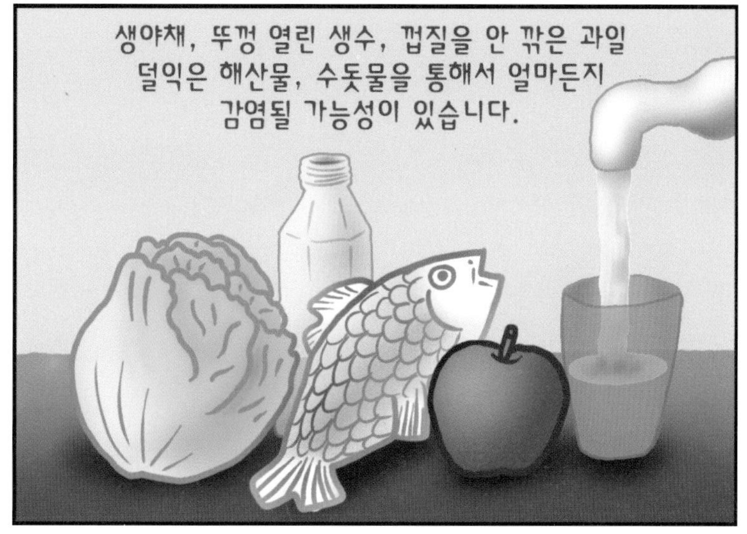
생야채, 뚜껑 열린 생수, 껍질을 안 깎은 과일
덜익은 해산물, 수돗물을 통해서 얼마든지
감염될 가능성이 있습니다.

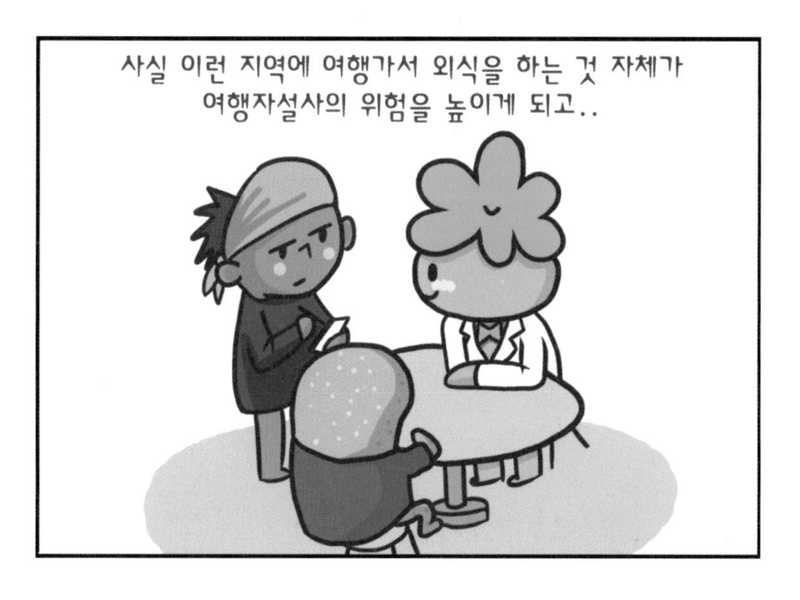
사실 이런 지역에 여행가서 외식을 하는 것 자체가
여행자설사의 위험을 높이게 되고..

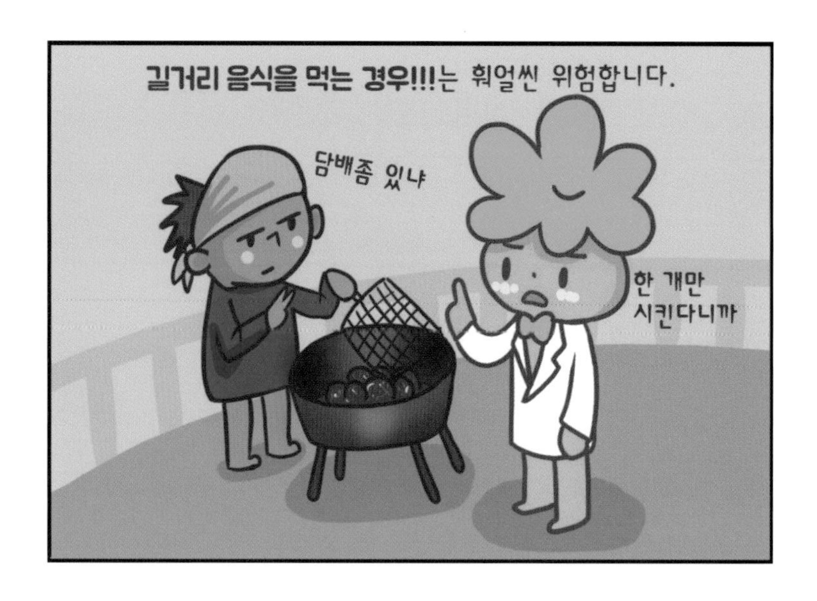
길거리 음식을 먹는 경우!!!는 훨얼씬 위험합니다.
담배좀 있냐
한 개만
시킨다니까

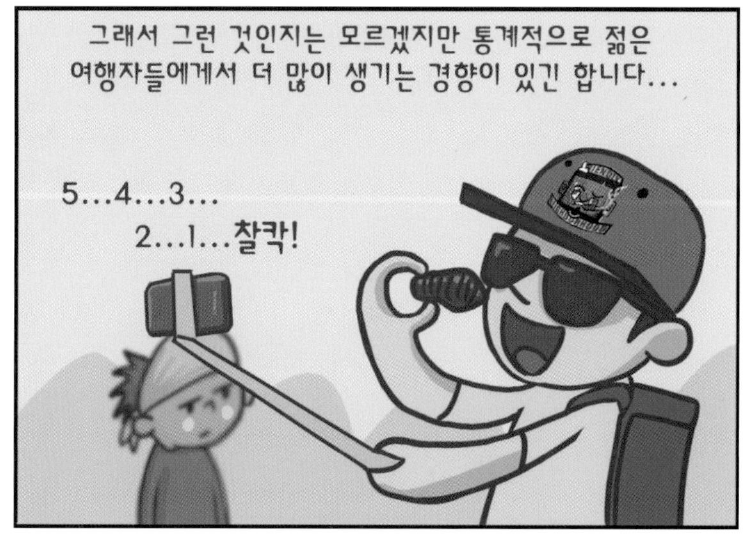
그래서 그런 것인지는 모르겠지만 통계적으로 젊은
여행자들에게서 더 많이 생기는 경향이 있긴 합니다...
5...4...3...
2...1...찰칵!

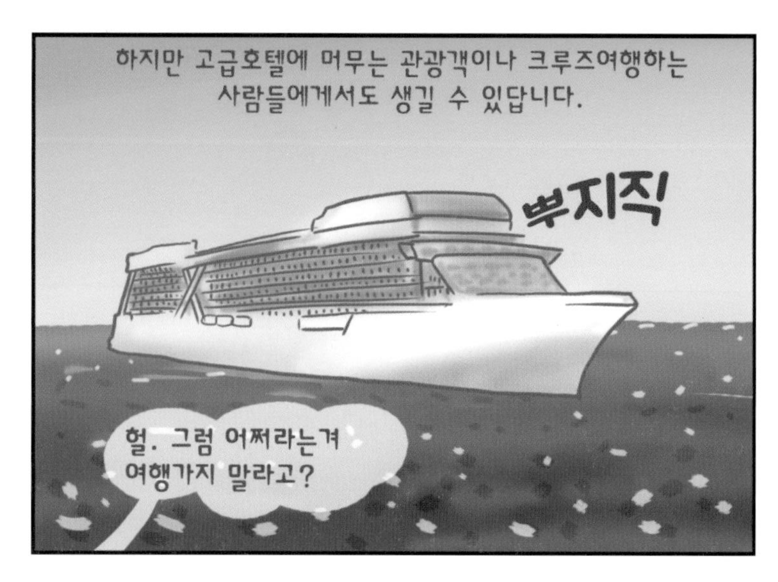
하지만 고급호텔에 머무는 관광객이나 크루즈여행하는
사람들에게서도 생길 수 있답니다.
뿌지직!
헐. 그럼 어쩌라는겨
여행가지 말라고?

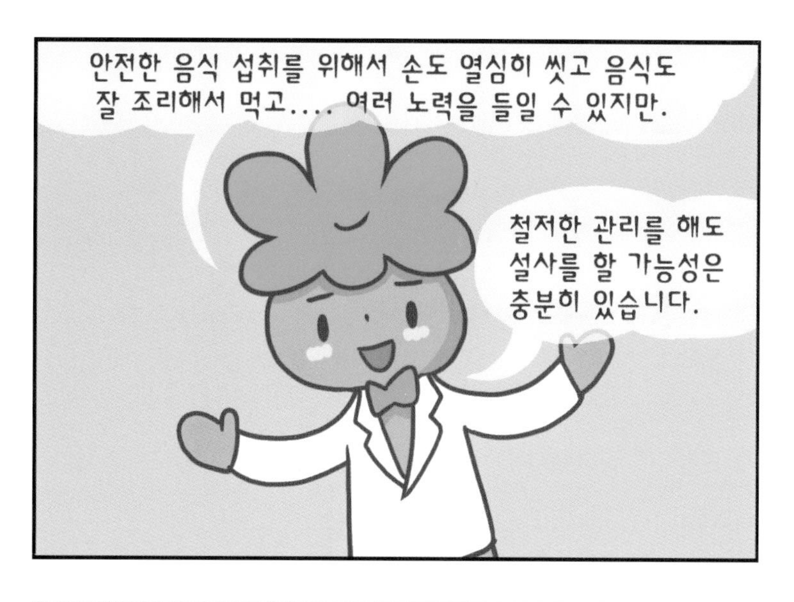
안전한 음식 섭취를 위해서 손도 열심히 씻고 음식도 잘 조리해서 먹고.... 여러 노력을 들일 수 있지만.
철저한 관리를 해도 설사를 할 가능성은 충분히 있습니다.

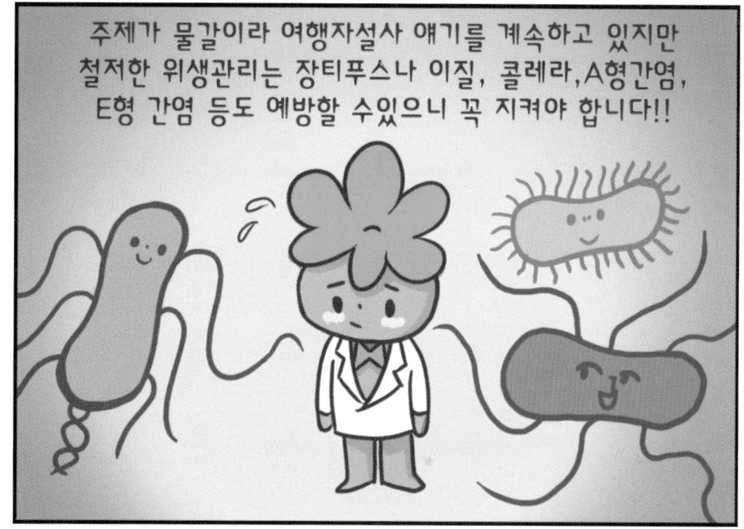
주제가 물갈이라 여행자설사 얘기를 계속하고 있지만 철저한 위생관리는 장티푸스나 이질, 콜레라,A형간염, E형 간염 등도 예방할 수있으니 꼭 지켜야 합니다!!

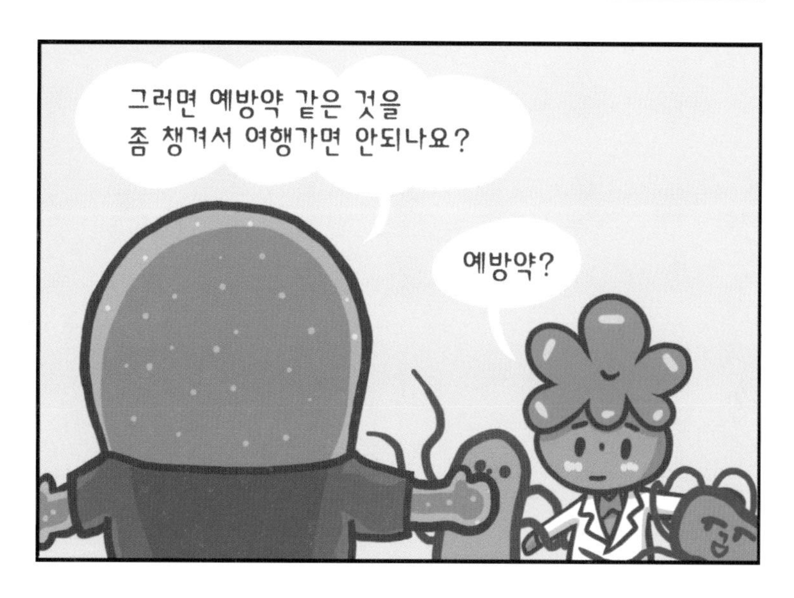
그러면 예방약 같은 것을 좀 챙겨서 여행가면 안되나요?
예방약?

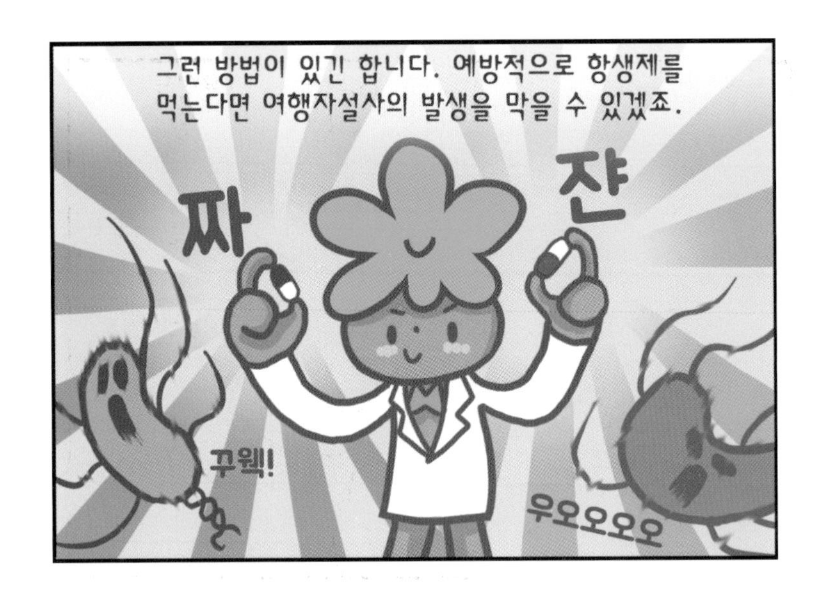
그런 방법이 있긴 합니다. 예방적으로 항생제를 먹는다면 여행자설사의 발생을 막을 수 있겠죠.
짜
쟌
꾸웩!
우오오오오

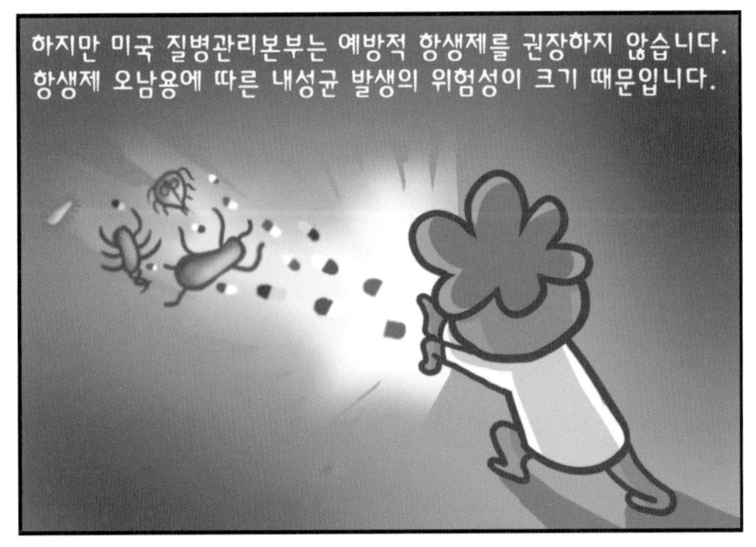
하지만 미국 질병관리본부는 예방적 항생제를 권장하지 않습니다. 항생제 오남용에 따른 내성균 발생의 위험성이 크기 때문입니다.

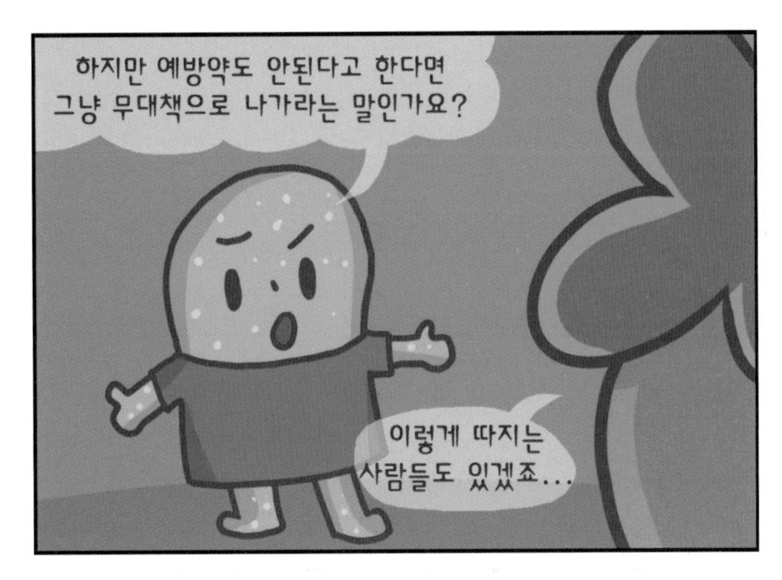
하지만 예방약도 안된다고 한다면 그냥 무대책으로 나가라는 말인가요?
이렇게 따지는 사람들도 있겠죠...

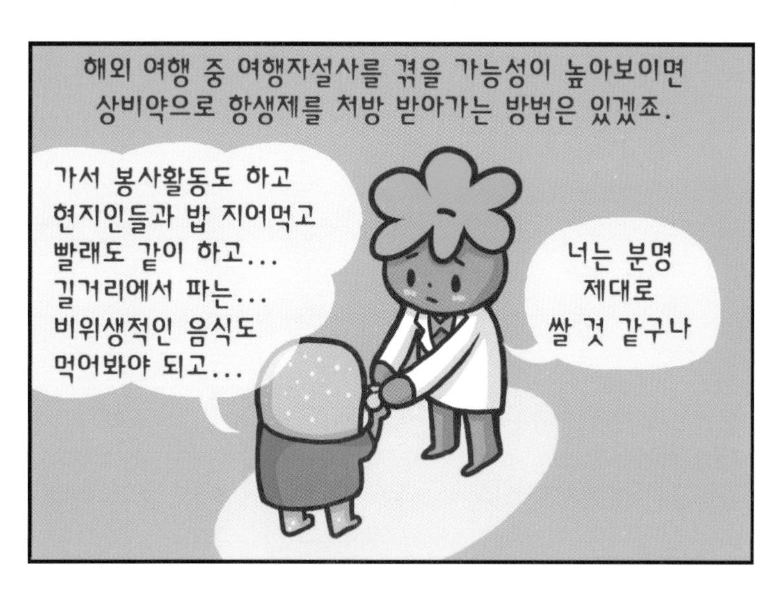
해외 여행 중 여행자설사를 겪을 가능성이 높아보이면
상비약으로 항생제를 처방 받아가는 방법은 있겠죠.
가서 봉사활동도 하고
현지인들과 밥 지어먹고
빨래도 같이 하고...
길거리에서 파는...
비위생적인 음식도
먹어봐야 되고...
너는 분명
제대로
쌀 것 같구나

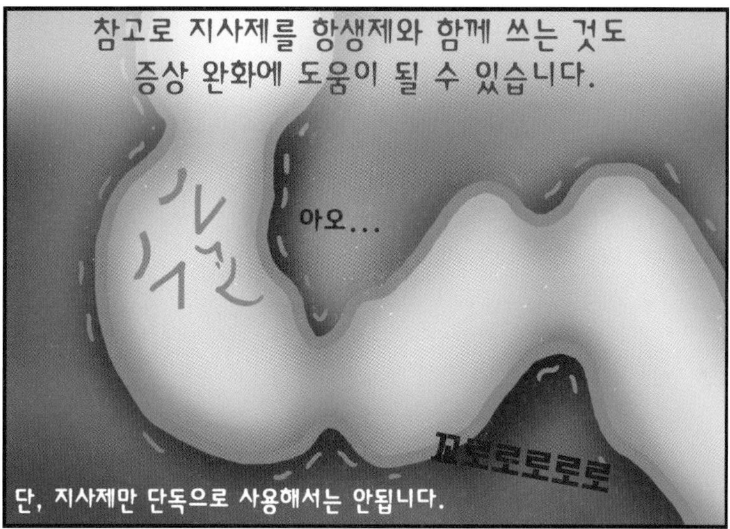
참고로 지사제를 항생제와 함께 쓰는 것도
증상 완화에 도움이 될 수 있습니다.
아오...
꼬로로로로로
단, 지사제만 단독으로 사용해서는 안됩니다.

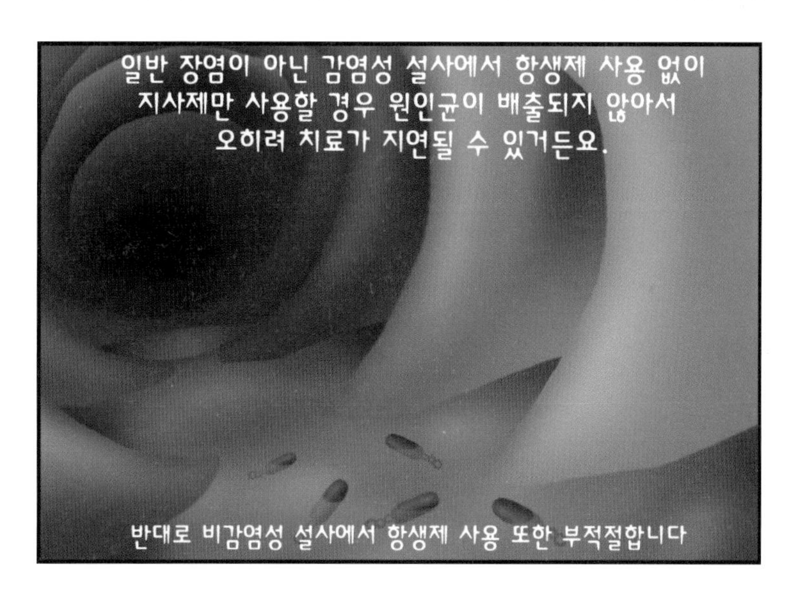
일반 장염이 아닌 감염성 설사에서 항생제 사용 없이
지사제만 사용할 경우 원인균이 배출되지 않아서
오히려 치료가 지연될 수 있거든요.
반대로 비감염성 설사에서 항생제 사용 또한 부적절합니다

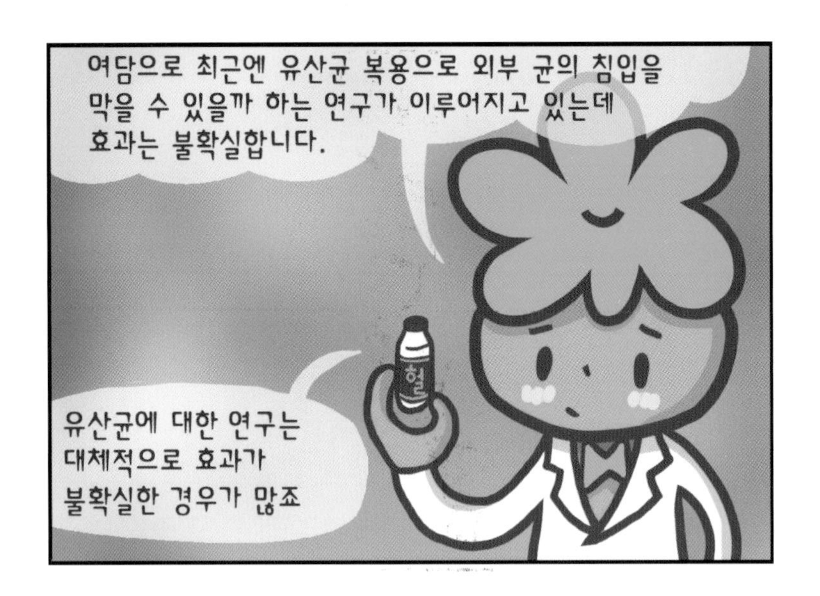
여담으로 최근엔 유산균 복용으로 외부 균의 침입을
막을 수 있을까 하는 연구가 이루어지고 있는데
효과는 불확실합니다.
유산균에 대한 연구는
대체적으로 효과가
불확실한 경우가 많죠

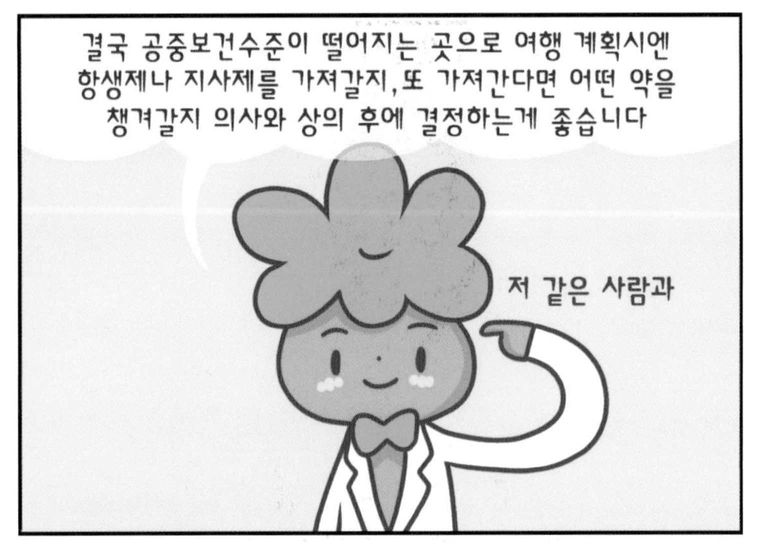
결국 공중보건수준이 떨어지는 곳으로 여행 계획시엔
항생제나 지사제를 가져갈지, 또 가져간다면 어떤 약을
챙겨갈지 의사와 상의 후에 결정하는게 좋습니다
저 같은 사람과

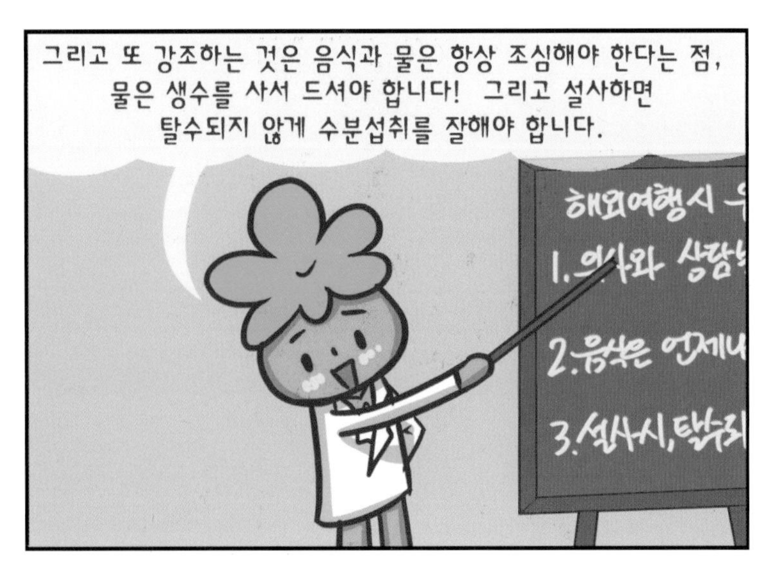
그리고 또 강조하는 것은 음식과 물은 항상 조심해야 한다는 점,
물은 생수를 사서 드셔야 합니다! 그리고 설사하면
탈수되지 않게 수분섭취를 잘해야 합니다.

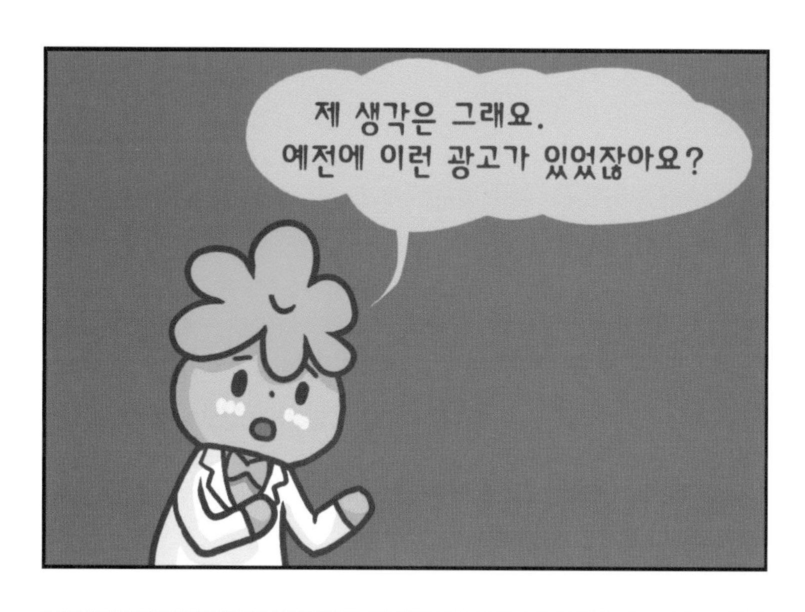
제 생각은 그래요.
예전에 이런 광고가 있었잖아요?

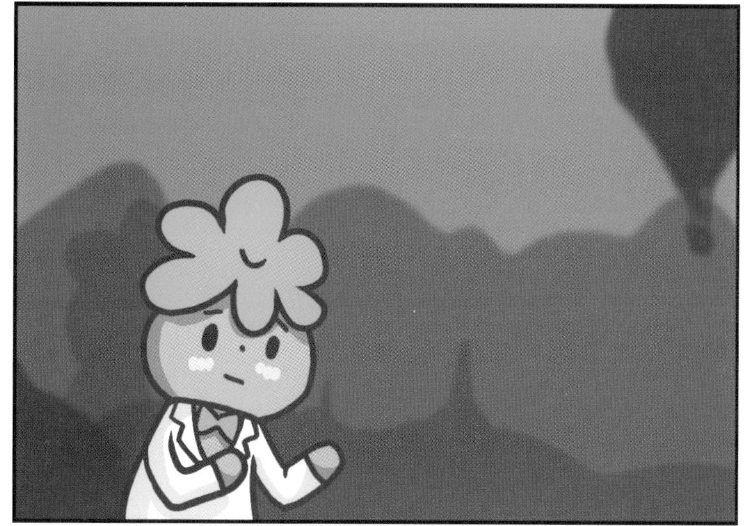

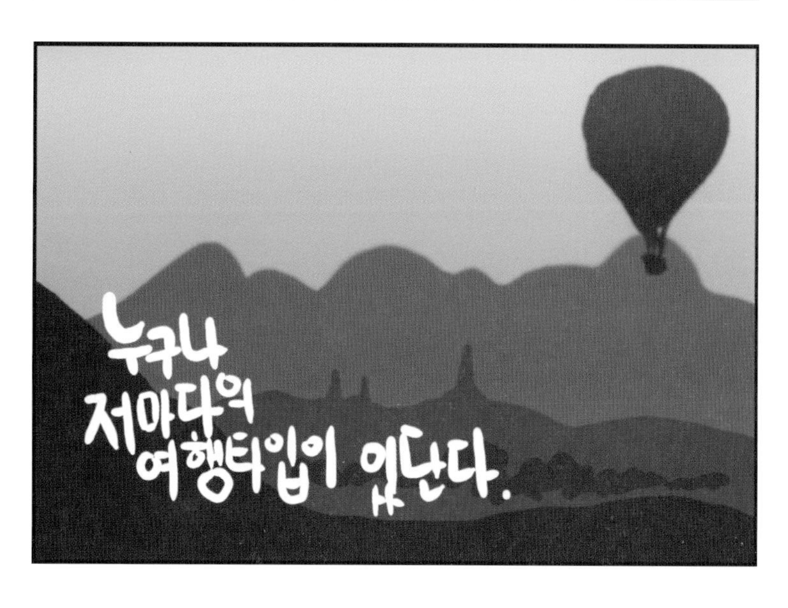
누구나
저마다의
여행타입이 있단다.

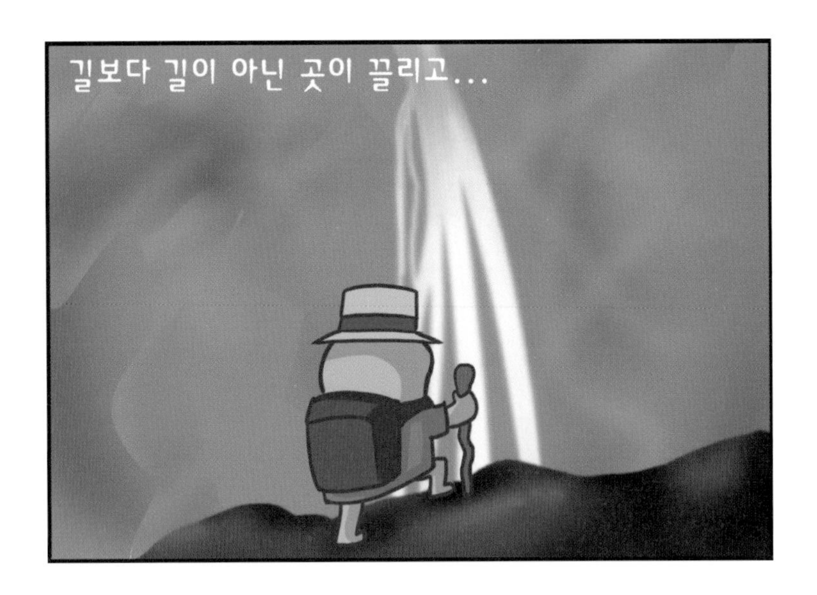
길보다 길이 아닌 곳이 끌리고...

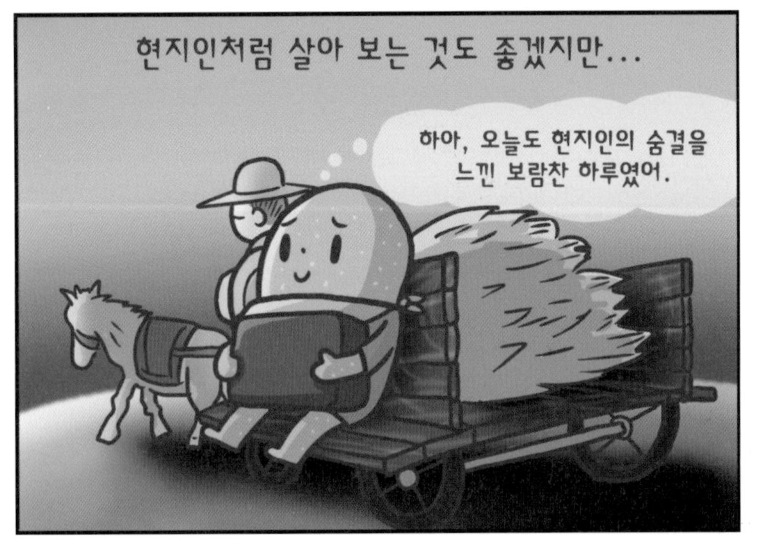
현지인처럼 살아 보는 것도 좋겠지만...
하아, 오늘도 현지인의 숨결을 느낀 보람찬 하루였어.

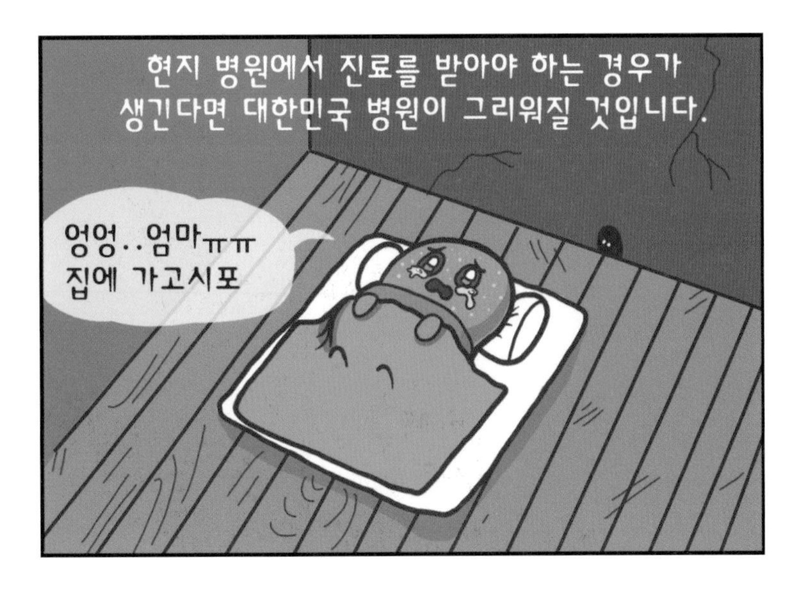
현지 병원에서 진료를 받아야 하는 경우가 생긴다면 대한민국 병원이 그리워질 것입니다.
엉엉..엄마ㅠㅠ 집에 가고시포

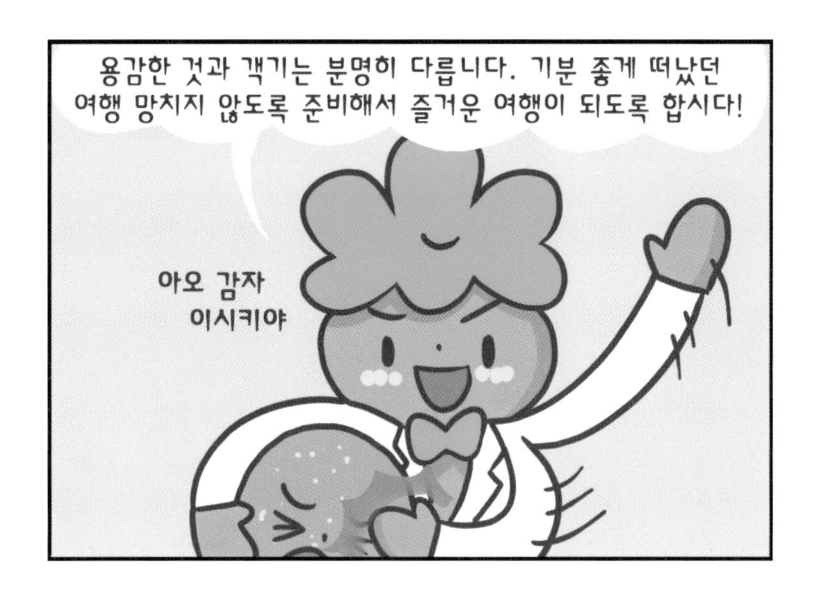
용감한 것과 객기는 분명히 다릅니다. 기분 좋게 떠났던 여행 망치지 않도록 준비해서 즐거운 여행이 되도록 합시다!
아오 감자 이시키야

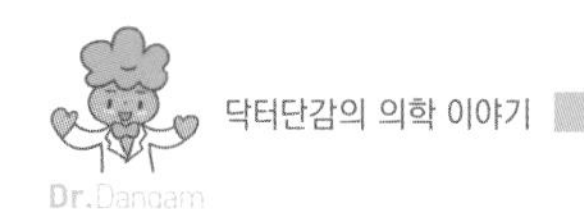

여행자 설사

해외여행 가서 '물갈이'한다는 얘기 많이 들어보셨죠? 즐거운 해외여행 중에 배가 아프고 설사하고… 그게 웬 고생입니까? 하지만 실제로 정말 많습니다. 물갈이를 '외국물이 한국인 체질과 안 맞아 생긴다'라고 알고 계시는 분들도 있겠지만 그런 경우는 정말 장이 과민한 소수에게만 해당되는 얘기입니다. '물갈이'는 다른 말로 '여행자설사(Traveler's diarrhea)'라고 부르는데 설사와 고열, 복통, 구토 등을 동반하고 물 자체가 문제가 아니라 그 안의 세균, 바이러스, 기생충 등이 일으키는 것입니다. 따라서 공중위생이 잘 되어 있는 선진국에는 거의 없고 상수도관리가 잘 되지 않는 국가에 방문했을 때 생깁니다. 문제는 이런 곳에서는 수돗물 자체가 오염되어 있기 때문에 여행자가 판매하는 생수만 마시고 최대한 조심한다고 해도 피하기 힘든 경우가 많다는 것이죠.

열대지방에서 열대 과일을 안 먹을 수 없죠? 하지만 망고 손질에 신경을 안 쓴다면 설사를 피하지 못할 수 있습니다. 일단 설사를 시작하면 3~4일 뒤에는 저절로 낫긴 하지만 항생제를 복용하면 조금 더 빨리 나을 수 있고 '항생제+지사제'를 사용하면 증상도 조절이 어느 정도 됩니다. 그리고 수분 보충이 중요하죠. 지사제 단독 사용은 원인균의 배출을 지연시켜 상황을 더 악화시킬 수 있습니다.

여행자설사를 피하기 위해서는 개인위생이 정말 중요합니다. 본인 스스로 손을 잘 씻고, 음식을 먹을 때도 최대한 위생적인 곳에서 먹고, 덜 익힌 해산물, 생 야채, 껍질을 깎지 않은 과일 등은 위험할 수 있으니 주의해야 합니다.

금쪽같은 시간 쪼개서 얻은 휴가로 겨우겨우 떠난 이국땅에서 '폭풍 설사'하고 앓아 눕게 되는 것만큼 억울한 일은 없을 것입니다. 공중위생이 떨어지는 곳을 여행할 때는 미리 진료를 받고 상비약을 챙겨가는 것도 도움이 될 것입니다(하지만 예방적으로 항생제를 복용하는 것은 안 됩니다).

즐거운 여행, 끝까지 잘 마무리할 수 있도록 철저히 준비해야겠죠?

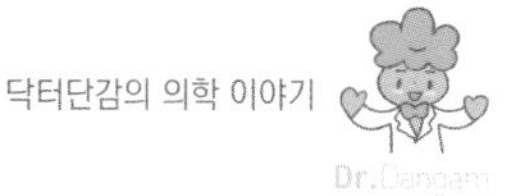

단감's NOTE

이 만화 또한 해군 군의관 시절 순항훈련의 경험이 담겨 있습니다. 당시 순항훈련 일정은 다음과 같았습니다. 진해에서 출발하여 미국령 괌, 호주 시드니, 뉴질랜드 오클랜드, 파푸아뉴기니, 인도네시아 자카르타, 스리랑카 콜롬보, 인도 첸나이, 미얀마 양곤, 말레이시아 쿠알라룸푸르, 베트남 호치민, 러시아 블라디보스토크, 그리고 다시 진해.

이 일정표를 보시면 많은 분들이 특히 초반 일정 때문에 엄청 부러워하셨습니다. 괌, 시드니, 뉴질랜드라니! 저희도 마찬가지였고 해당 일정 중에 사실 엄청 고생하긴 했지만 좋았던 것도 사실입니다. 괌과 뉴질랜드에서 머리 부상자들이 발생해서 현지 병원들에 가서 CT를 찍고 했어야 했거든요. 특히 괌에서는 입항하기 전 부상자가 있었고 출항 직전에 머리 부상 후 외상 후 뇌 경련이 발생한 환자가 있어서 두 번이나 병원에 다녀왔어야 했습니다. 하지만, 그래도 상륙 후 좋았던 기억이 더 강하게 남아있습니다.

그런데! 파푸아뉴기니를 기점으로 시작된 동남아 일정부터 새로운 국면에 접어들었습니다. 열나고 설사하는 환자들이 폭발적으로 늘어난 것입니다. 많은 훈련 인원들의 뱃속이 폭발했고 의무실 방문객도 폭발했고 열나는 환자들 때문에 의무실에 자리가 부족할 지경이었습니다. 모두 이른바 '물갈이', 즉 감염성 설사였고 항생제와 지사제 그리고 수액으로 버텨냈습니다. 이 정도일 것이라고는 생각 못 했기 때문에 지사제와 항생제가 바닥이 나는 지경에 이르렀고 나중에는 본국에서 다시 받아와야 했습니다.

저는 개인적으로는 인도나 동남아 여행을 즐기지는 않지만 특히 인도를 방문하는 사람들에서 물갈이의 발생률이 엄청나게 높습니다. 깨끗하지 않은 상수도 때문

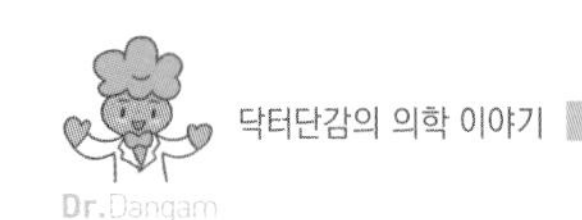

에 그런데 사실 동남아 인도양의 휴양지가 아닌 말 그대로 인도만을 방문하는 분들은 휴양보다는 수양(?) 목적의 방문이 많은 편이라 그런지 조금 지저분한 환경에서 지내는 것에 거부감이 없는 것 같은데 이런 경우 물갈이의 주요 희생자가 될 가능성이 높습니다. 심지어는 최근 개봉했던 여신 샤를리즈 테론의 로맨틱 코미디 '롱샷'에서 미국 국무부 장관으로 방문했음에도 불구하고 설사, 'Delhi Belly'를 피해갈 수 없었다는 일화를 소개하는 장면은 미국인들 사이에서도 인도 여행 시에 Traveler's diarrhea의 높은 유병률을 보여줍니다.

아무쪼록 대한민국 국민들은 여행지에서 이런 고초를 겪지 않기를 바라고 또 바랄 뿐입니다. 깨끗한 곳에서 몸을 보호하세요.

만화로 배우는

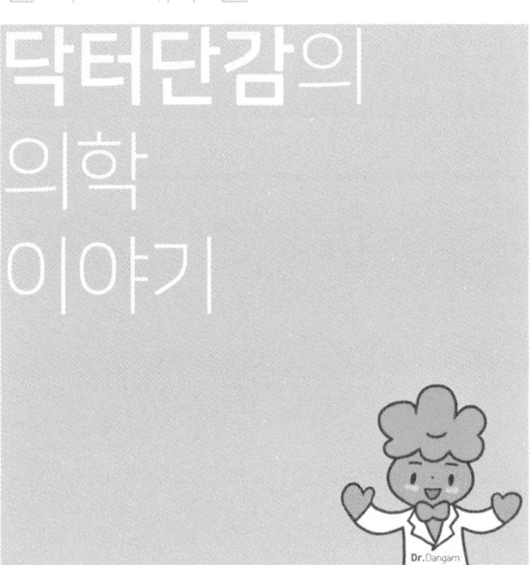

PART 04

어지럼증

12 CHAPTER

어지럼증

멀미

Motion sickness

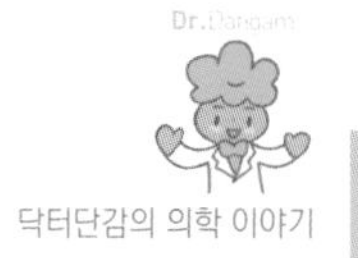

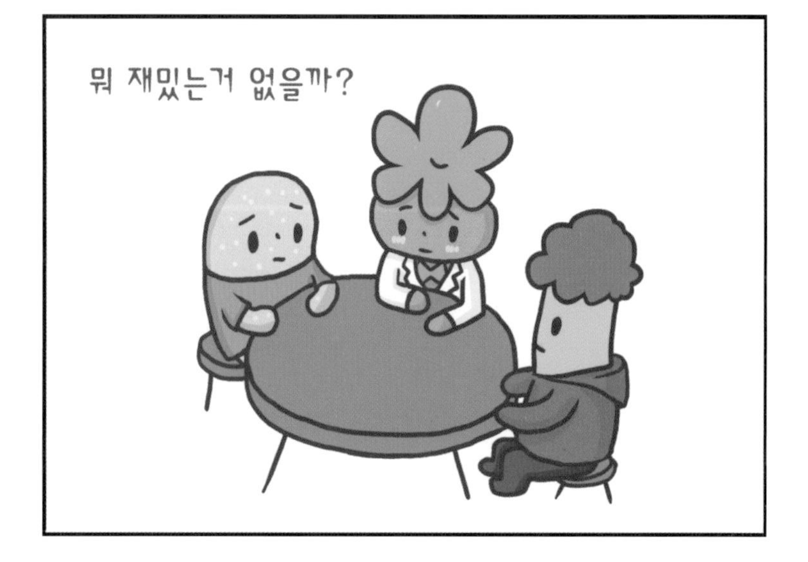

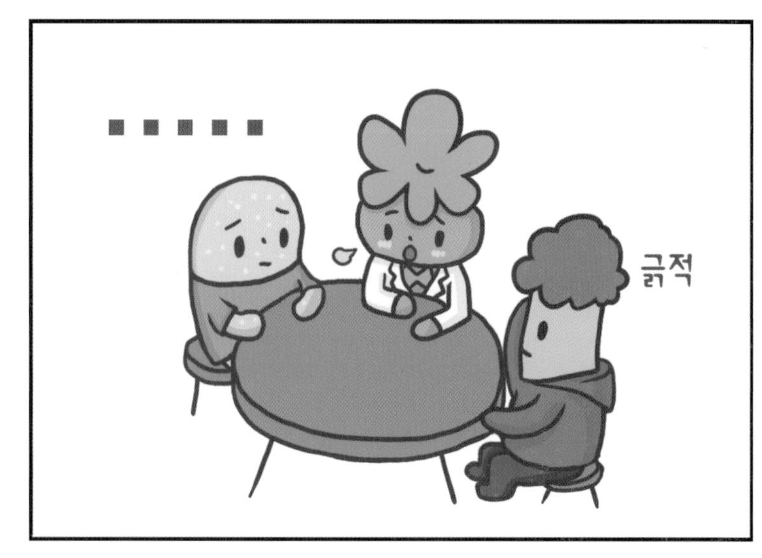

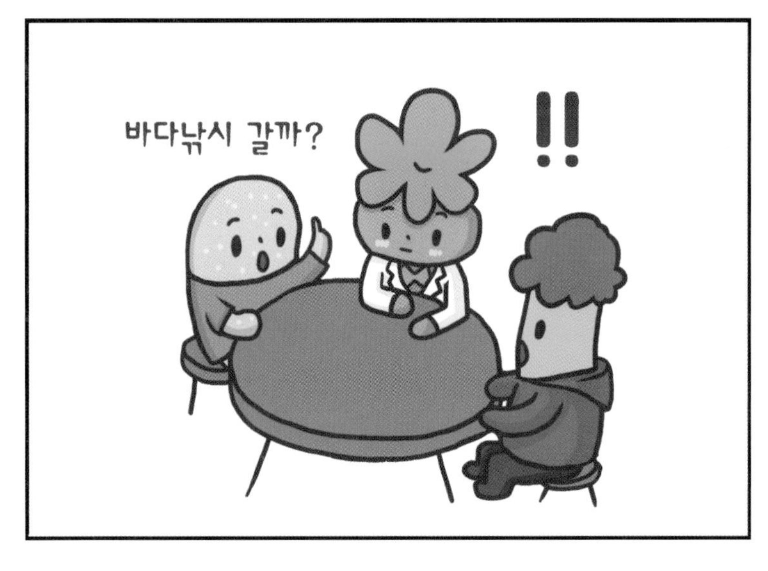
바다낚시 갈까?
!!

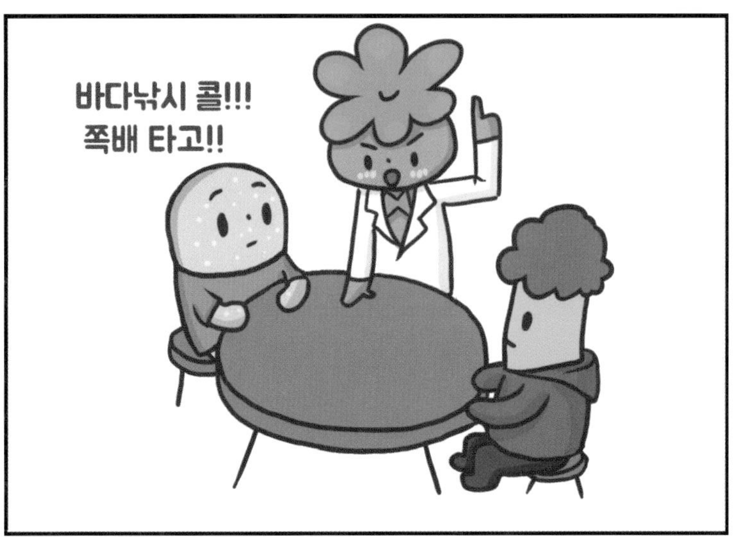
바다낚시 콜!!!
쪽배 타고!!

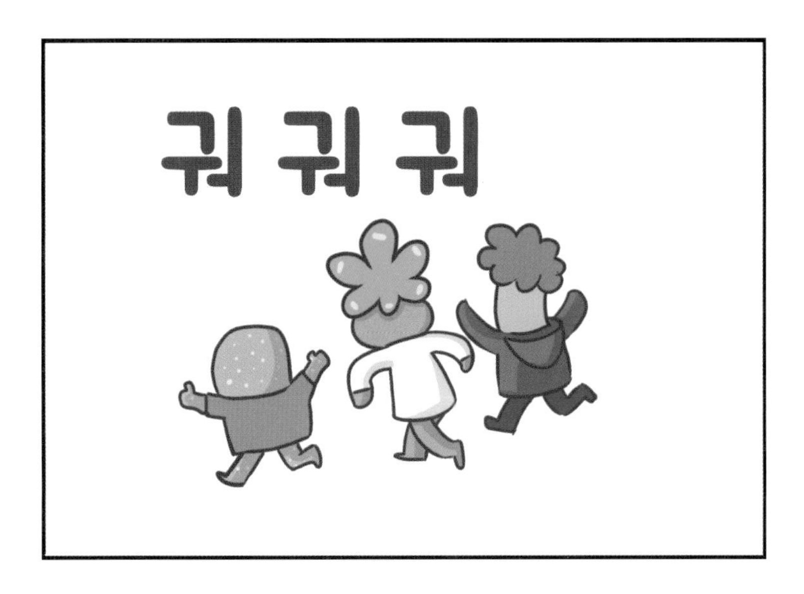
궈 궈 궈

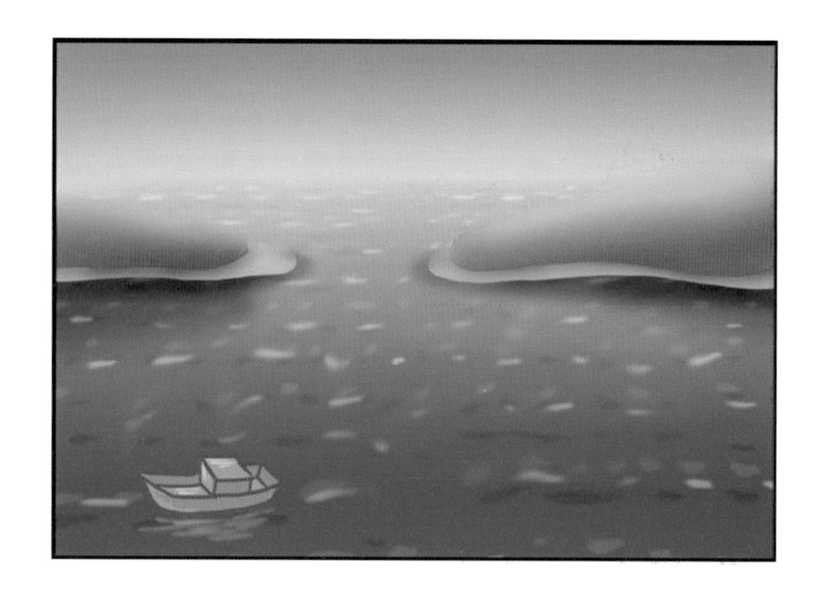

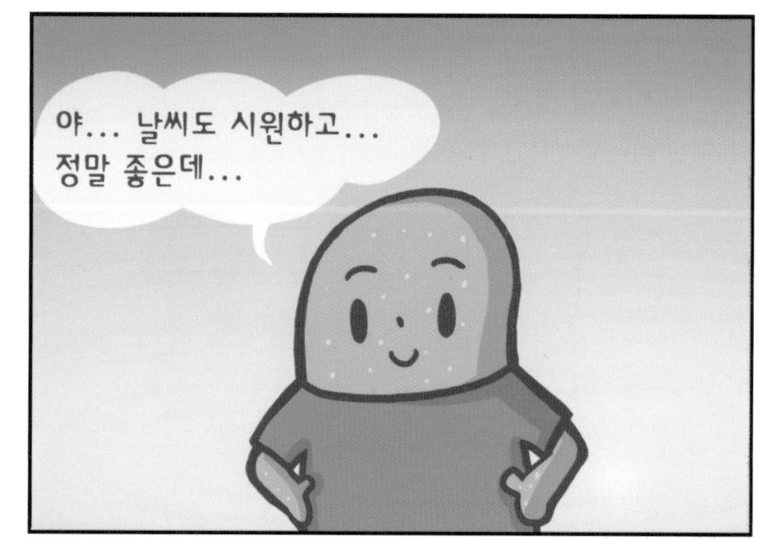
야... 날씨도 시원하고...
정말 좋은데...

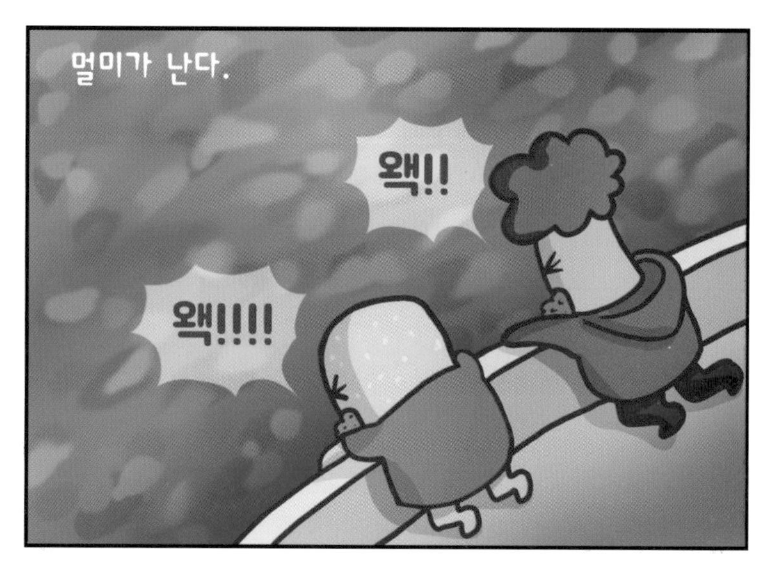
멀미가 난다.
왝!!
왝!!!!

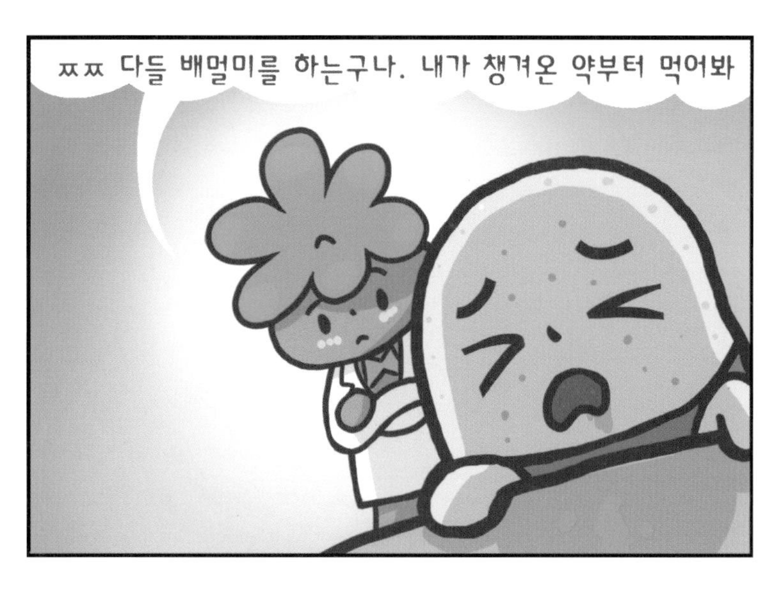
ㅉㅉ 다들 배멀미를 하는구나. 내가 챙겨온 약부터 먹어봐

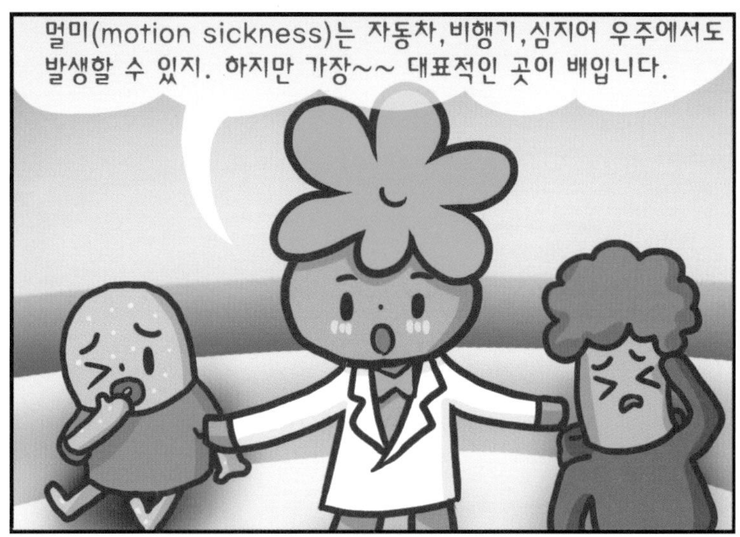
멀미(motion sickness)는 자동차,비행기,심지어 우주에서도 발생할 수 있지. 하지만 가장~~ 대표적인 곳이 배입니다.

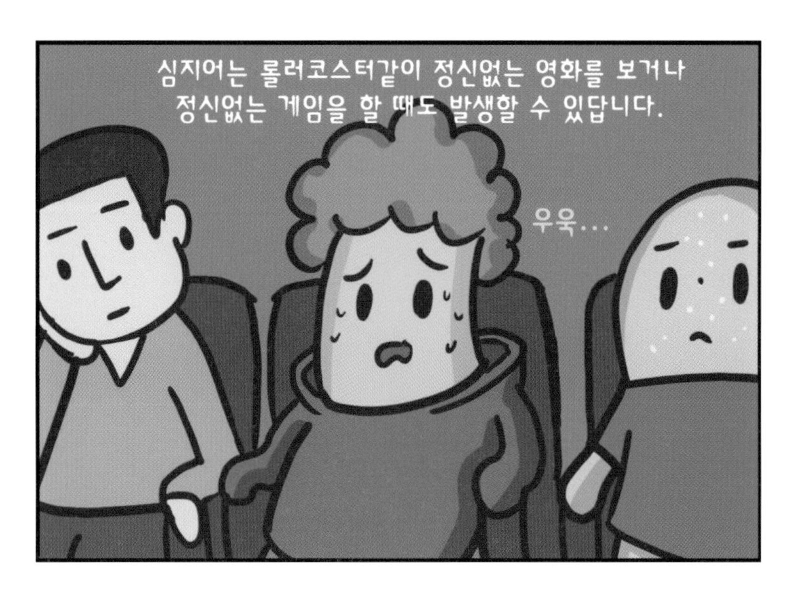
심지어는 롤러코스터같이 정신없는 영화를 보거나 정신없는 게임을 할 때도 발생할 수 있답니다.
우욱...

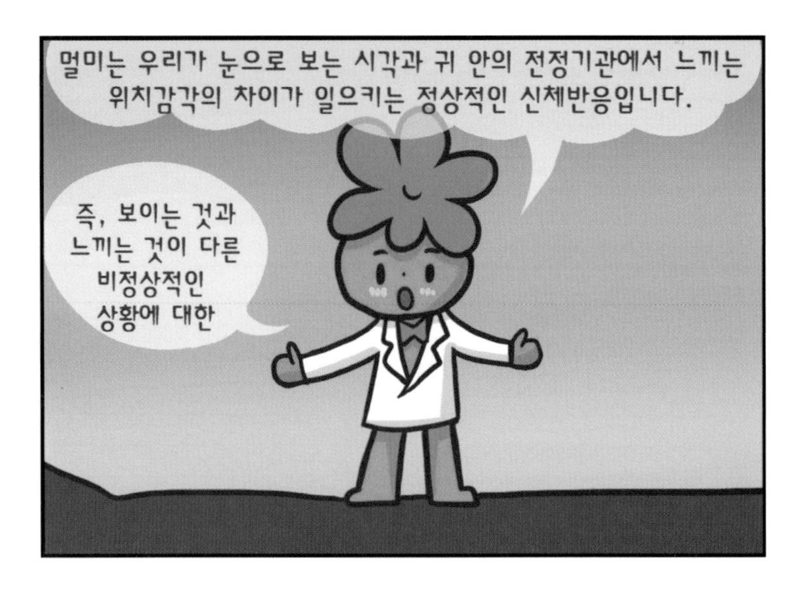
멀미는 우리가 눈으로 보는 시각과 귀 안의 전정기관에서 느끼는 위치감각의 차이가 일으키는 정상적인 신체반응입니다.
즉, 보이는 것과 느끼는 것이 다른 비정상적인 상황에 대한

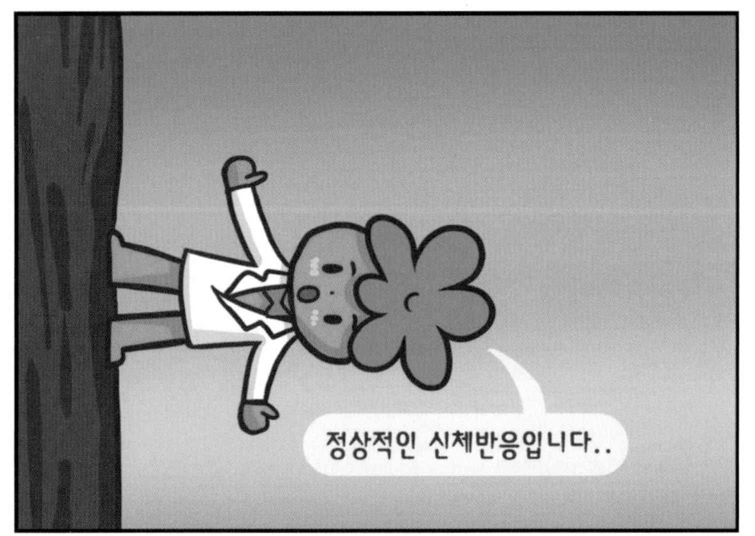
정상적인 신체반응입니다..

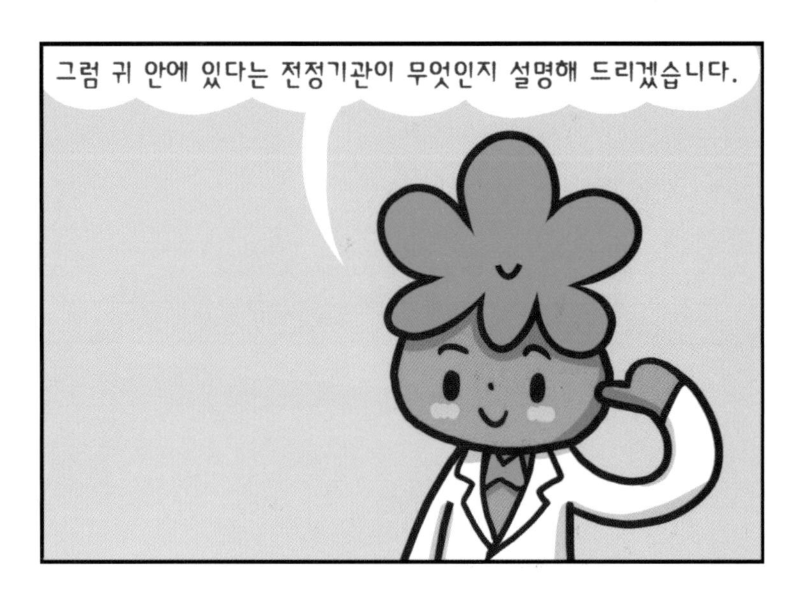
그럼 귀 안에 있다는 전정기관이 무엇인지 설명해 드리겠습니다.

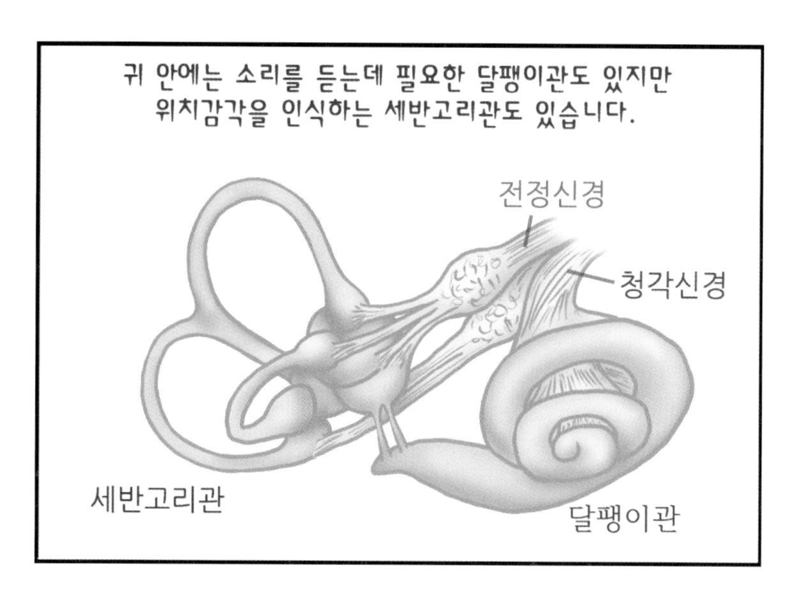
귀 안에는 소리를 듣는데 필요한 달팽이관도 있지만
위치감각을 인식하는 세반고리관도 있습니다.
전정신경
청각신경
세반고리관
달팽이관

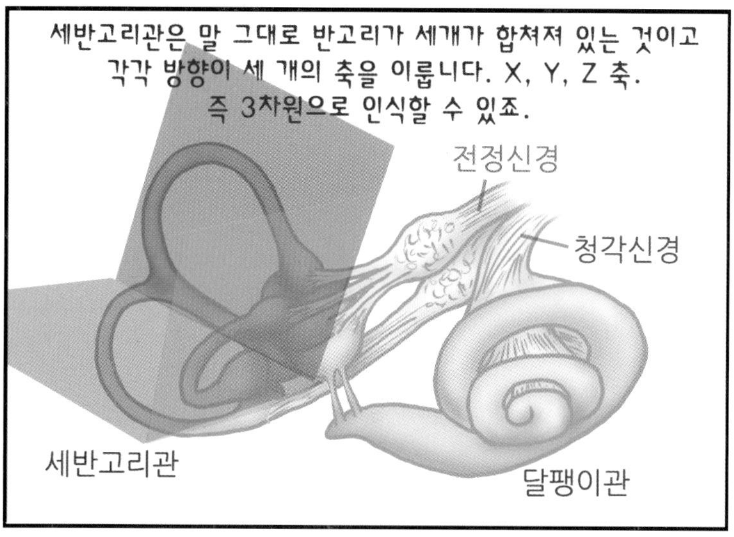
세반고리관은 말 그대로 반고리가 세개가 합쳐져 있는 것이고
각각 방향이 세 개의 축을 이룹니다. X, Y, Z 축.
즉 3차원으로 인식할 수 있죠.
전정신경
청각신경
세반고리관
달팽이관

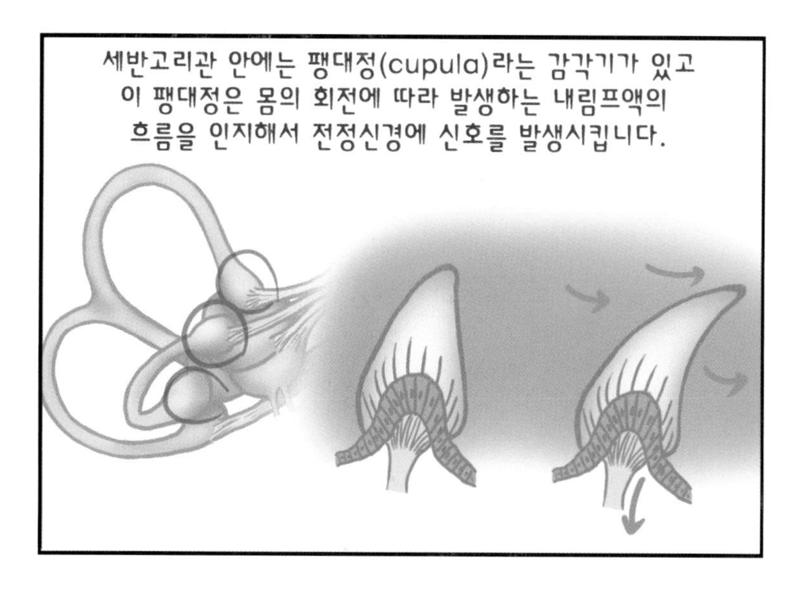
세반고리관 안에는 팽대정(cupula)라는 감각기가 있고
이 팽대정은 몸의 회전에 따라 발생하는 내림프액의
흐름을 인지해서 전정신경에 신호를 발생시킵니다.

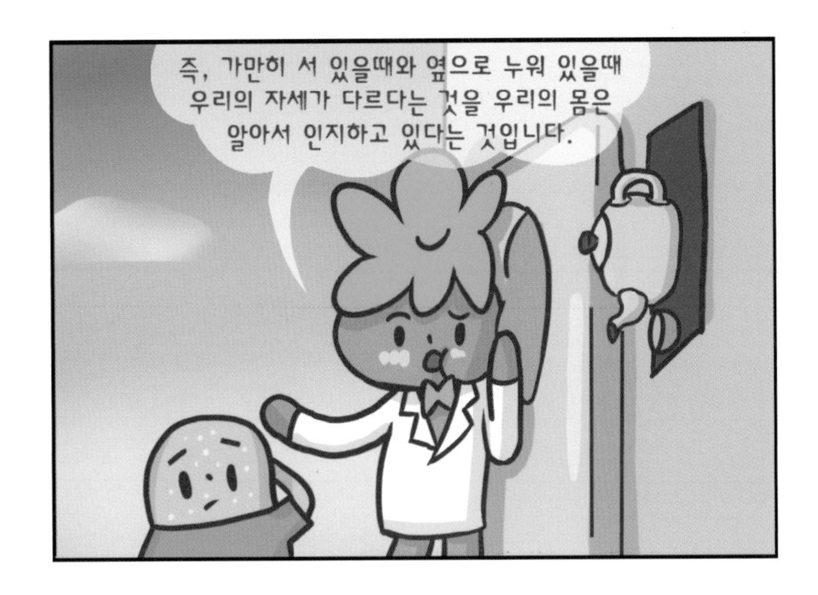
즉, 가만히 서 있을때와 옆으로 누워 있을때
우리의 자세가 다르다는 것을 우리의 몸은
알아서 인지하고 있다는 것입니다.

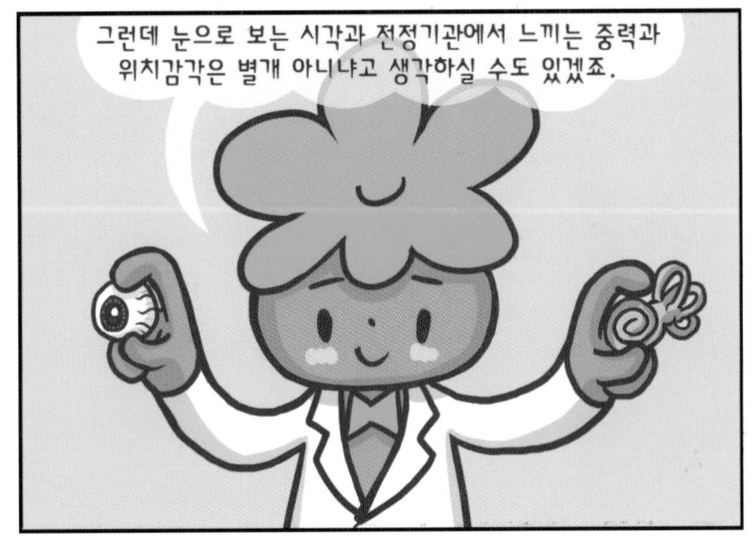
그런데 눈으로 보는 시각과 전정기관에서 느끼는 중력과
위치감각은 별개 아니냐고 생각하실 수도 있겠죠.

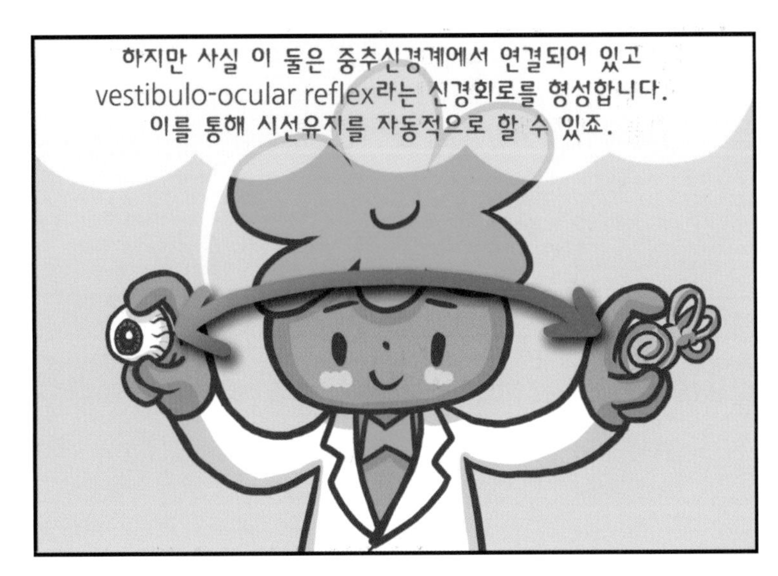
하지만 사실 이 둘은 중추신경계에서 연결되어 있고
vestibulo-ocular reflex라는 신경회로를 형성합니다.
이를 통해 시선유지를 자동적으로 할 수 있죠.

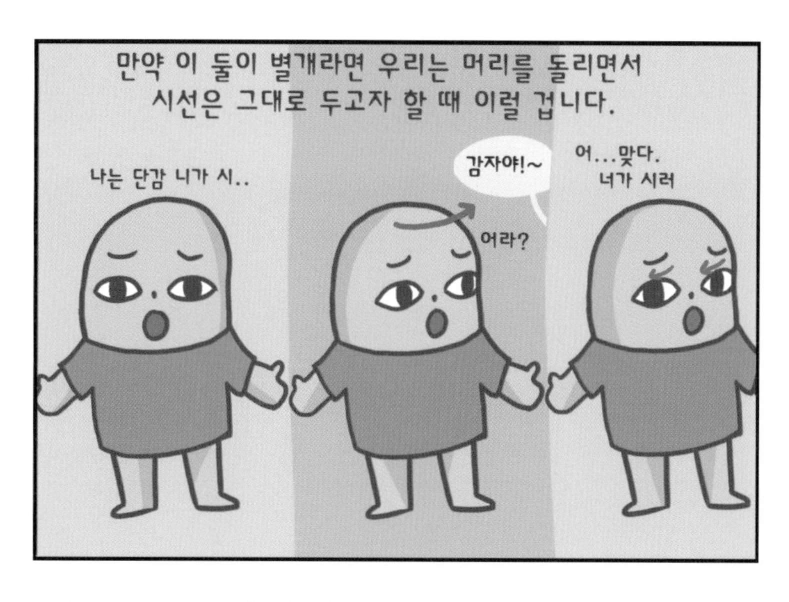
만약 이 둘이 별개라면 우리는 머리를 돌리면서
시선은 그대로 두고자 할 때 이럴 겁니다.
나는 단감 니가 시..
감자야!~
어라?
어...맞다.
너가 시러

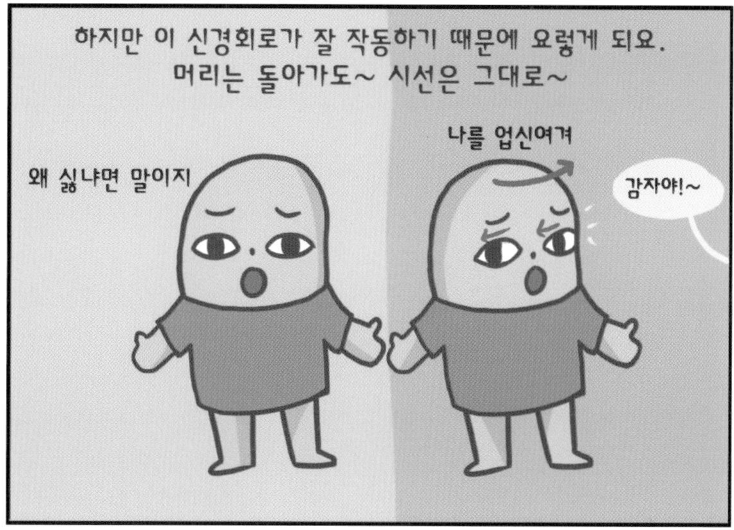
하지만 이 신경회로가 잘 작동하기 때문에 요렇게 되요.
머리는 돌아가도~ 시선은 그대로~
왜 싫냐면 말이지
나를 업신여겨
감자야!~

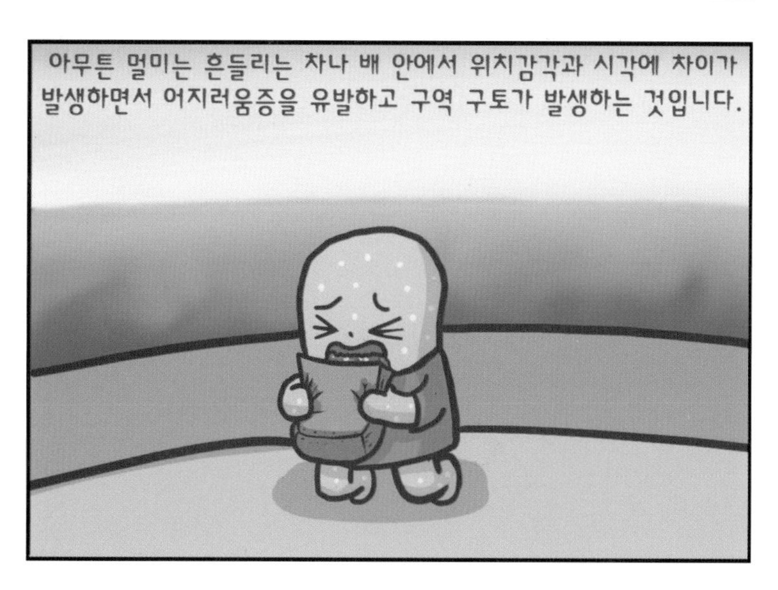
아무튼 멀미는 흔들리는 차나 배 안에서 위치감각과 시각에 차이가
발생하면서 어지러움증을 유발하고 구역 구토가 발생하는 것입니다.

12

뇌

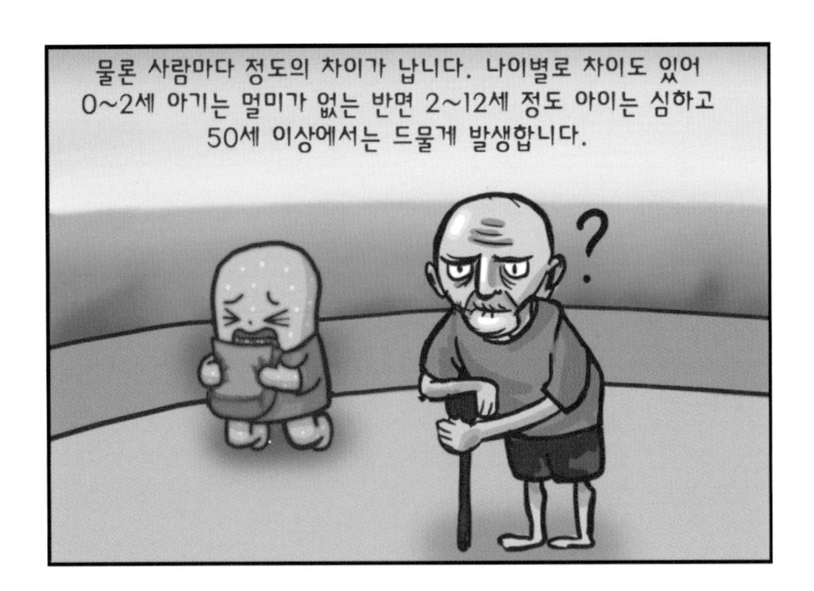
물론 사람마다 정도의 차이가 납니다. 나이별로 차이도 있어
0~2세 아기는 멀미가 없는 반면 2~12세 정도 아이는 심하고
50세 이상에서는 드물게 발생합니다.
?

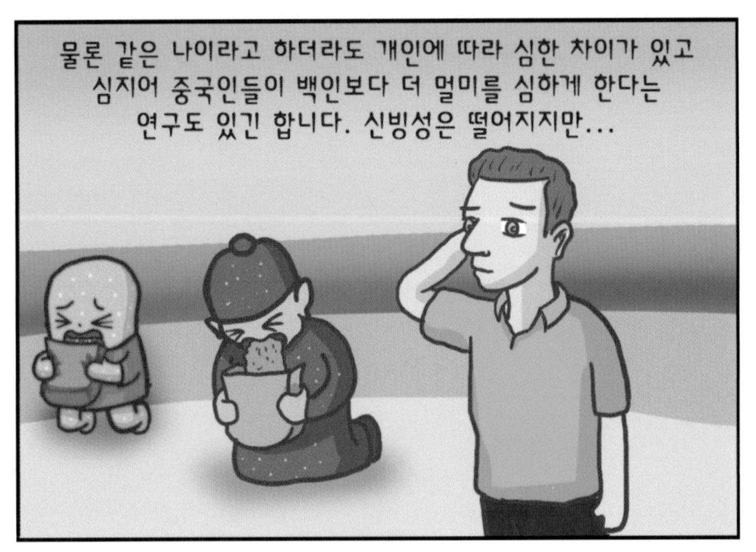
물론 같은 나이라고 하더라도 개인에 따라 심한 차이가 있고
심지어 중국인들이 백인보다 더 멀미를 심하게 한다는
연구도 있긴 합니다. 신빙성은 떨어지지만...

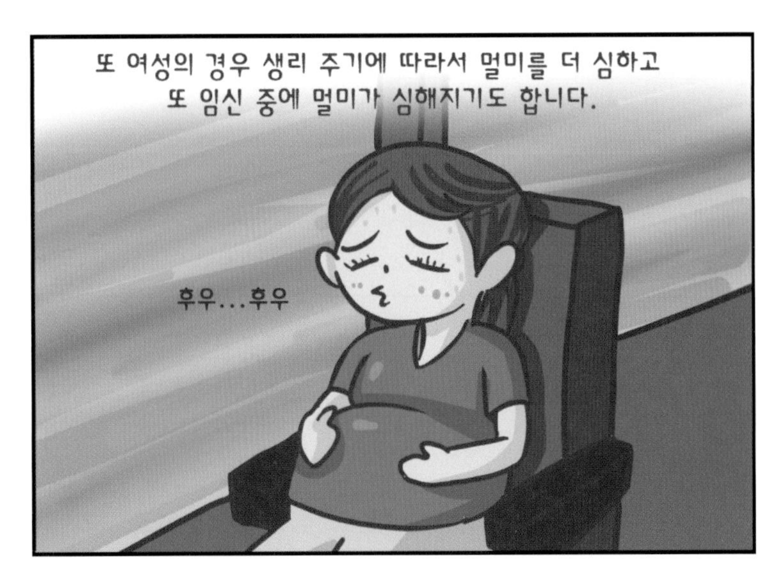
또 여성의 경우 생리 주기에 따라서 멀미를 더 심하고
또 임신 중에 멀미가 심해지기도 합니다.
후우...후우

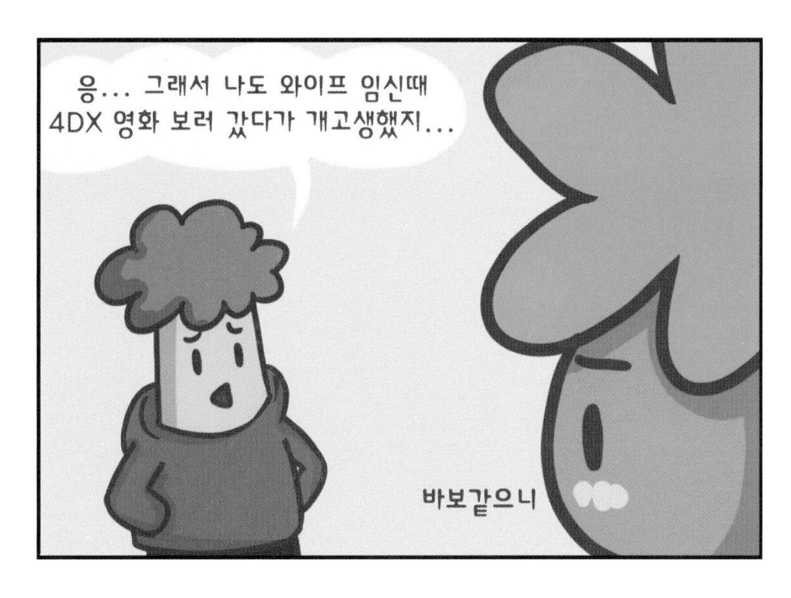
응... 그래서 나도 와이프 임신때
4DX 영화 보러 갔다가 개고생했지...
바보같으니

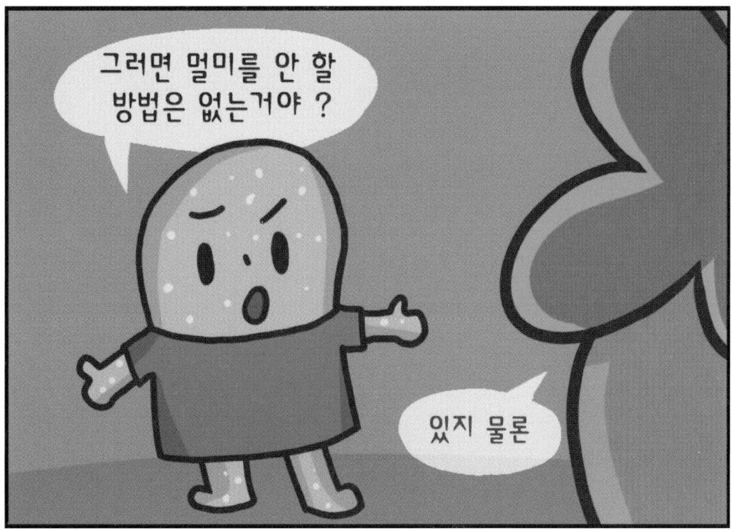
그러면 멀미를 안 할
방법은 없는거야 ?
있지 물론

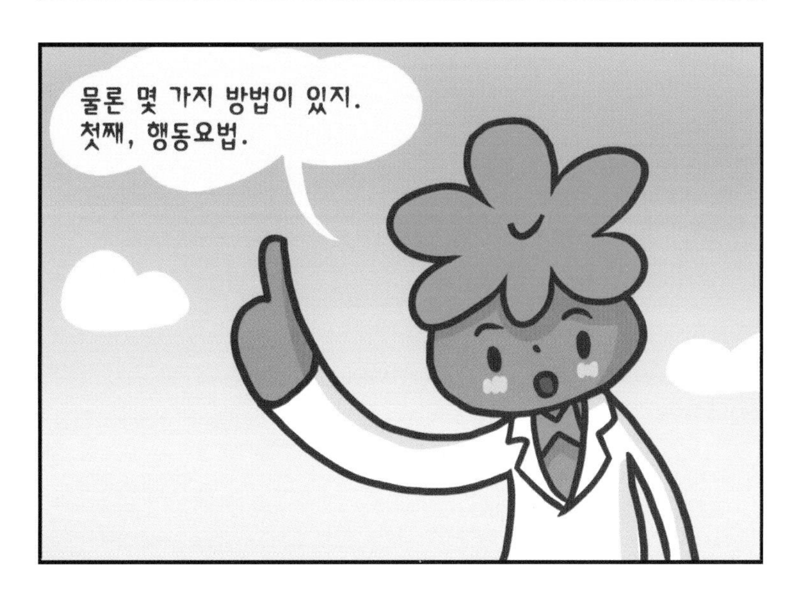
물론 몇 가지 방법이 있지.
첫째, 행동요법.

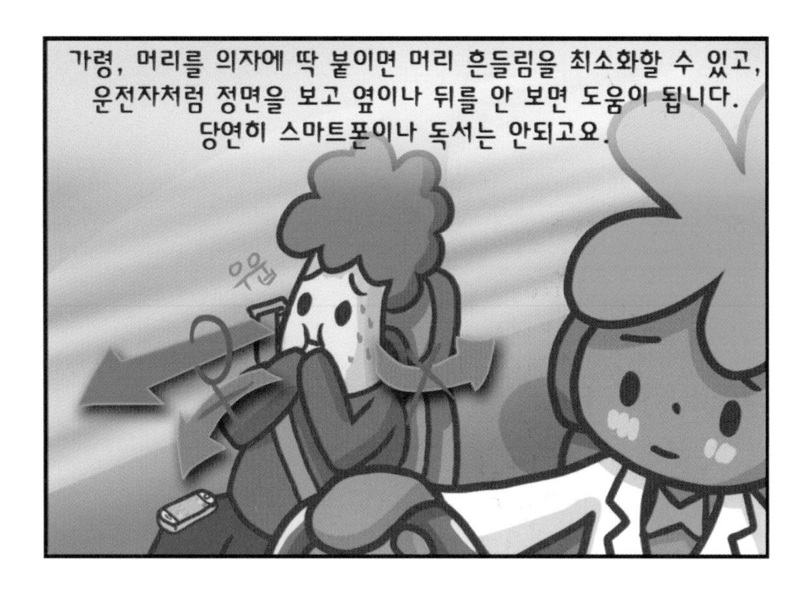
가령, 머리를 의자에 딱 붙이면 머리 흔들림을 최소화할 수 있고,
운전자처럼 정면을 보고 옆이나 뒤를 안 보면 도움이 됩니다.
당연히 스마트폰이나 독서는 안되고요.
우웁

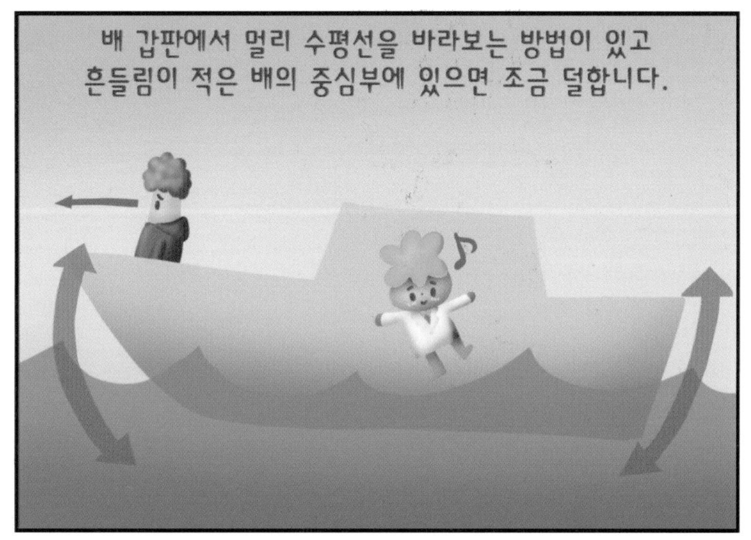
배 갑판에서 멀리 수평선을 바라보는 방법이 있고
흔들림이 적은 배의 중심부에 있으면 조금 덜합니다.

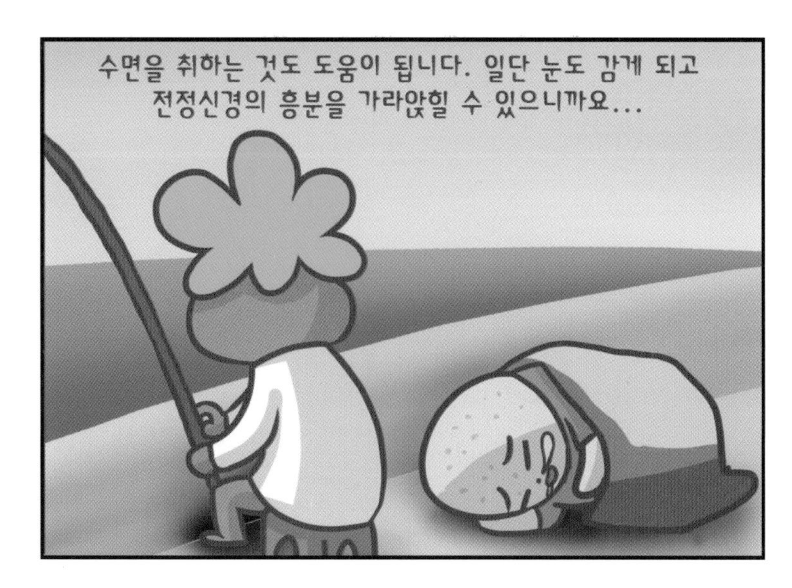
수면을 취하는 것도 도움이 됩니다. 일단 눈도 감게 되고
전정신경의 흥분을 가라앉힐 수 있으니까요...

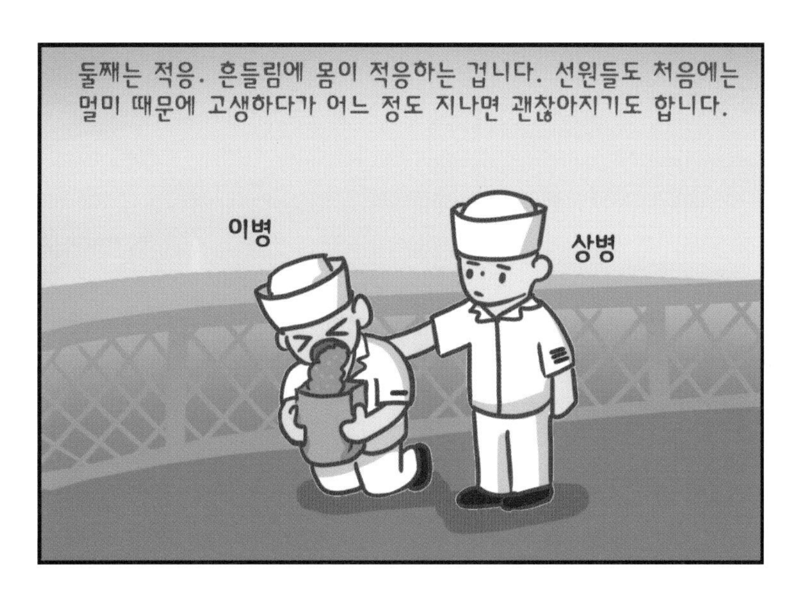
둘째는 적응. 흔들림에 몸이 적응하는 겁니다. 선원들도 처음에는 멀미 때문에 고생하다가 어느 정도 지나면 괜찮아지기도 합니다.
이병
상병

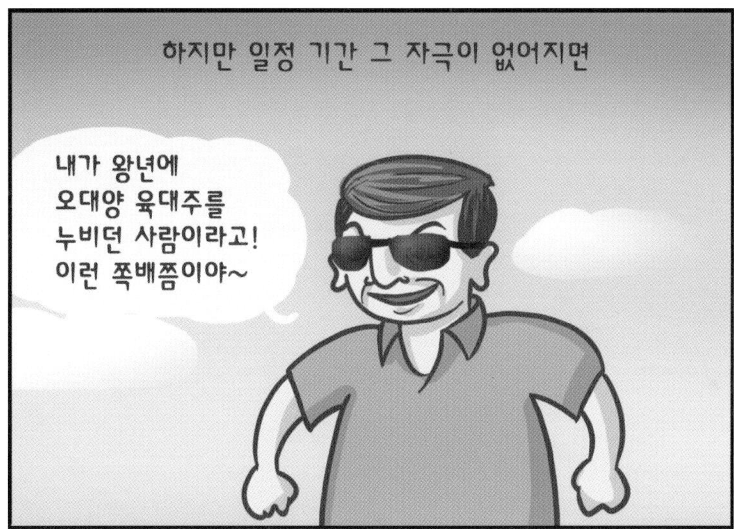
하지만 일정 기간 그 자극이 없어지면
내가 왕년에 오대양 육대주를 누비던 사람이라고! 이런 쪽배쯤이야~

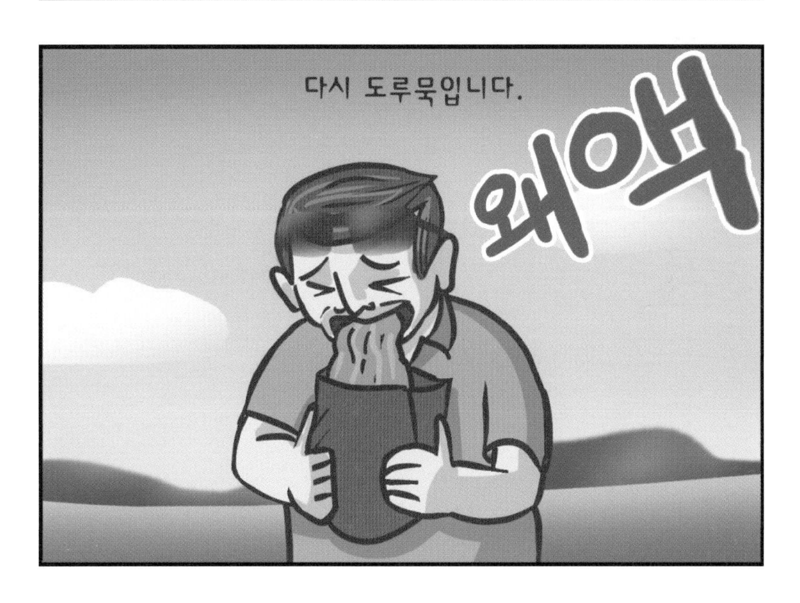
다시 도루묵입니다.
왜액

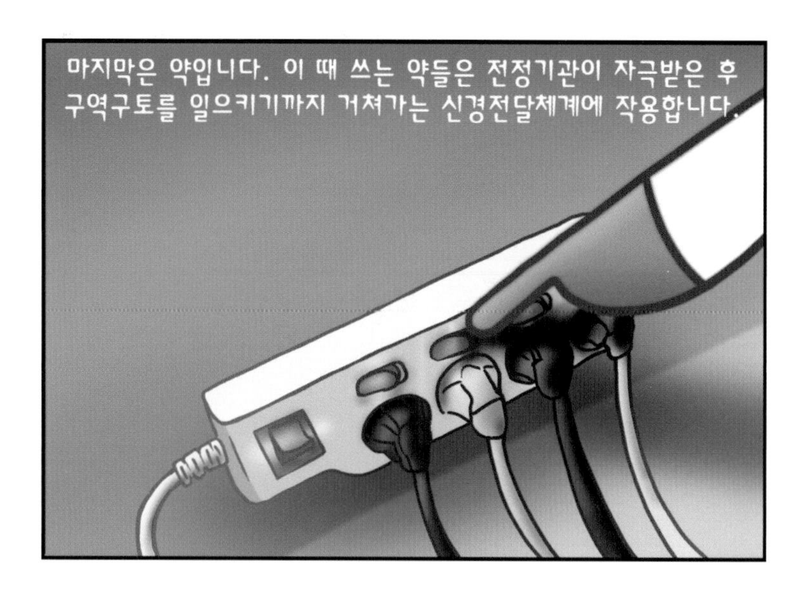
마지막은 약입니다. 이 때 쓰는 약들은 전정기관이 자극받은 후
구역구토를 일으키기까지 거쳐가는 신경전달체계에 작용합니다.

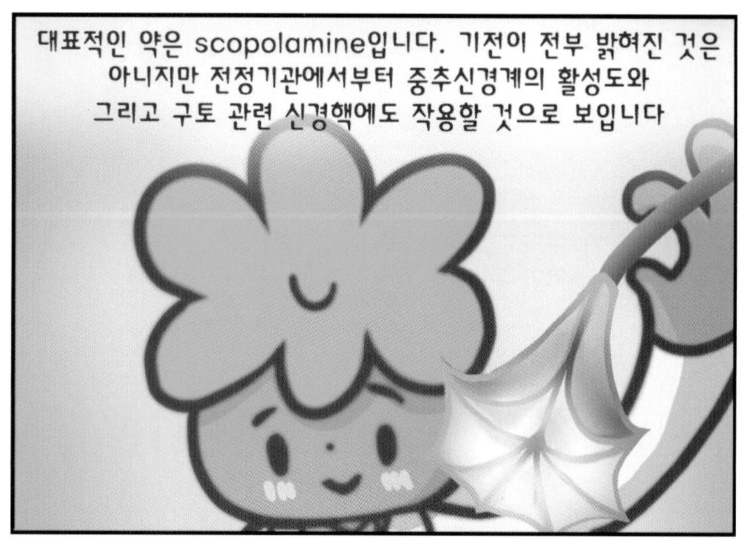
대표적인 약은 scopolamine입니다. 기전이 전부 밝혀진 것은
아니지만 전정기관에서부터 중추신경계의 활성도와
그리고 구토 관련 신경핵에도 작용할 것으로 보입니다

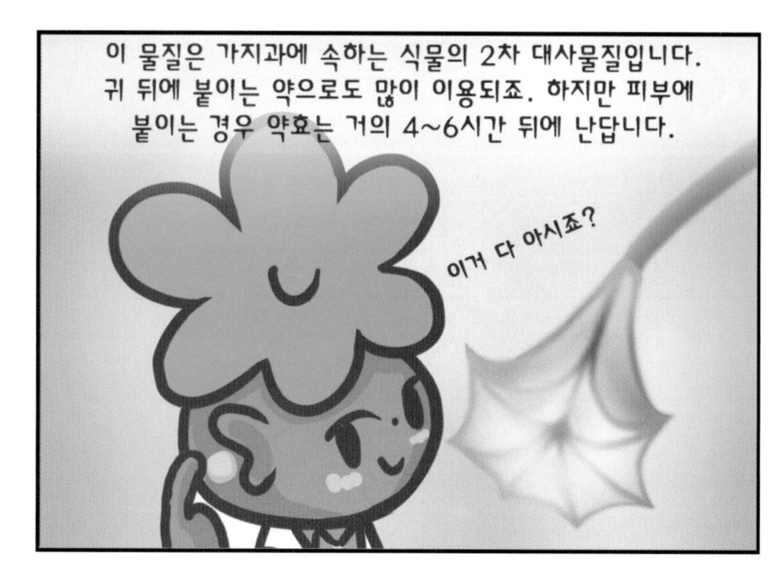
이 물질은 가지과에 속하는 식물의 2차 대사물질입니다.
귀 뒤에 붙이는 약으로도 많이 이용되죠. 하지만 피부에
붙이는 경우 약효는 거의 4~6시간 뒤에 난답니다.
이거 다 아시죠?

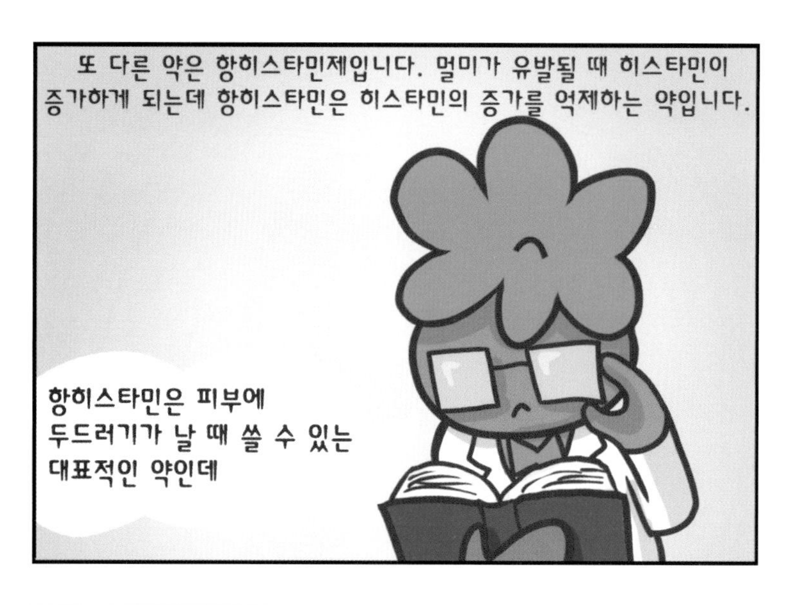

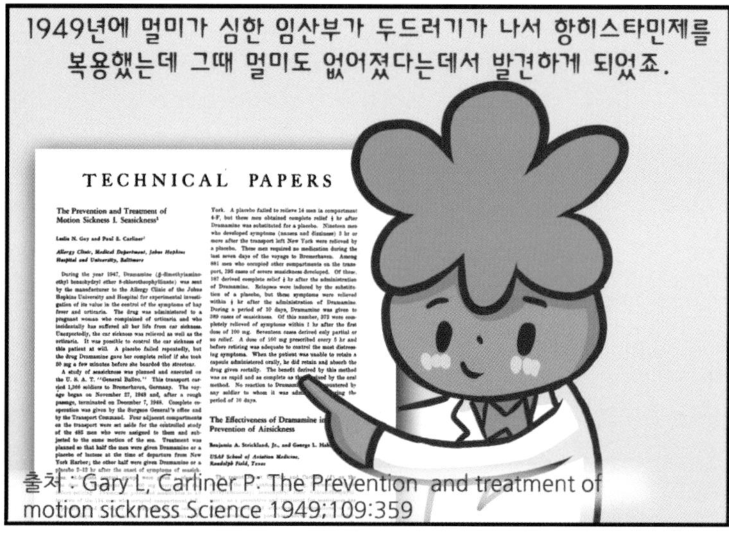

출처 : Gary L, Carliner P: The Prevention and treatment of motion sickness Science 1949;109:359

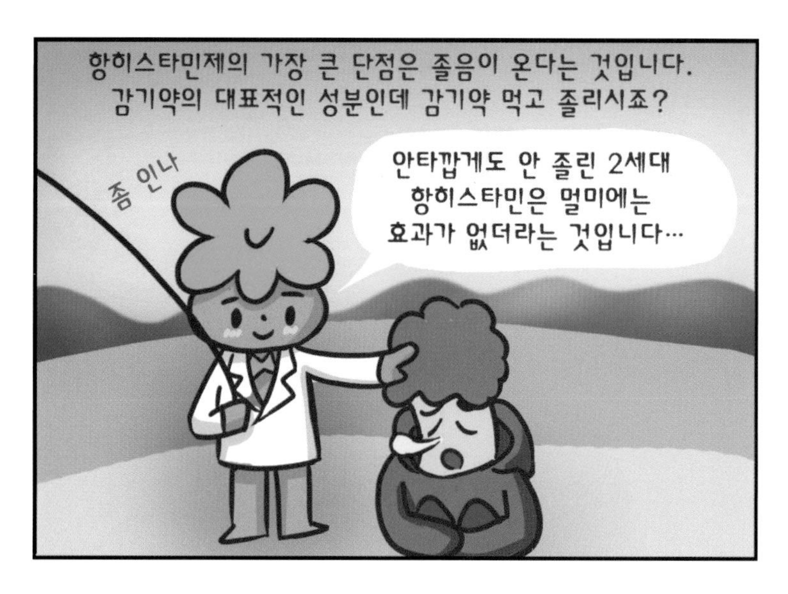

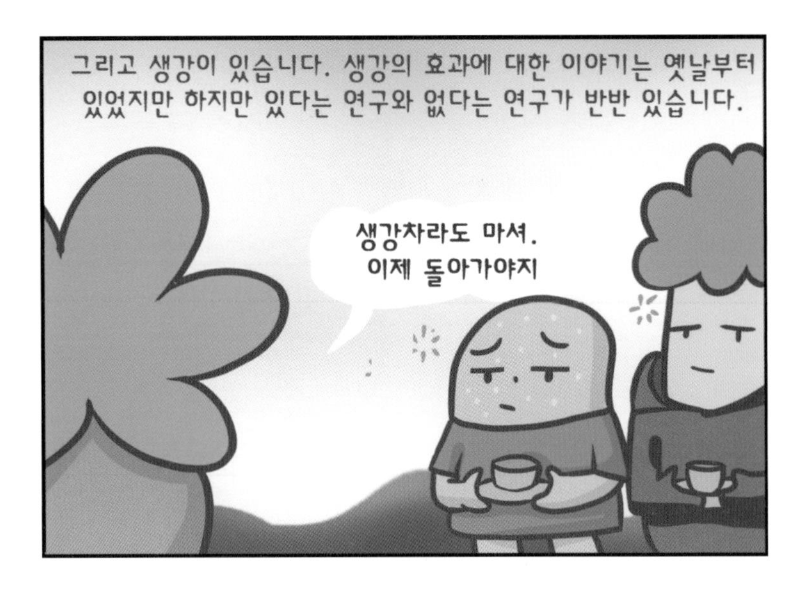
그리고 생강이 있습니다. 생강의 효과에 대한 이야기는 옛날부터 있었지만 하지만 있다는 연구와 없다는 연구가 반반 있습니다.
생강차라도 마셔. 이제 돌아가야지

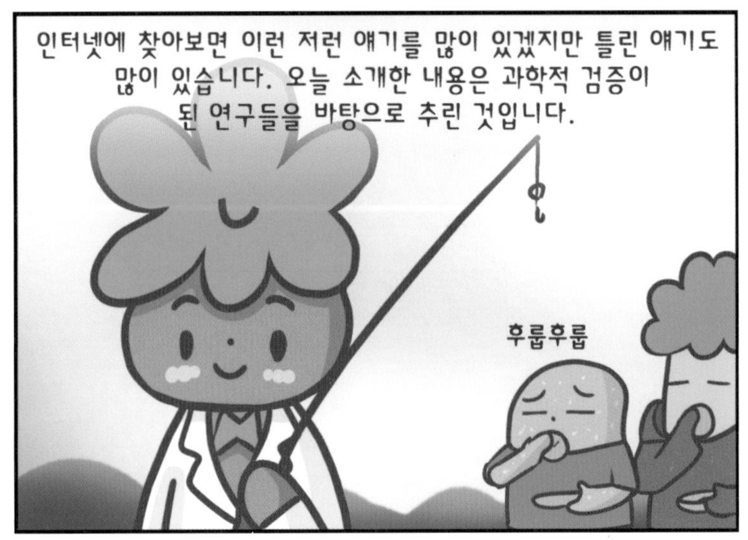
인터넷에 찾아보면 이런 저런 얘기를 많이 있겠지만 틀린 얘기도 많이 있습니다. 오늘 소개한 내용은 과학적 검증이 된 연구들을 바탕으로 추린 것입니다.
후릅후릅

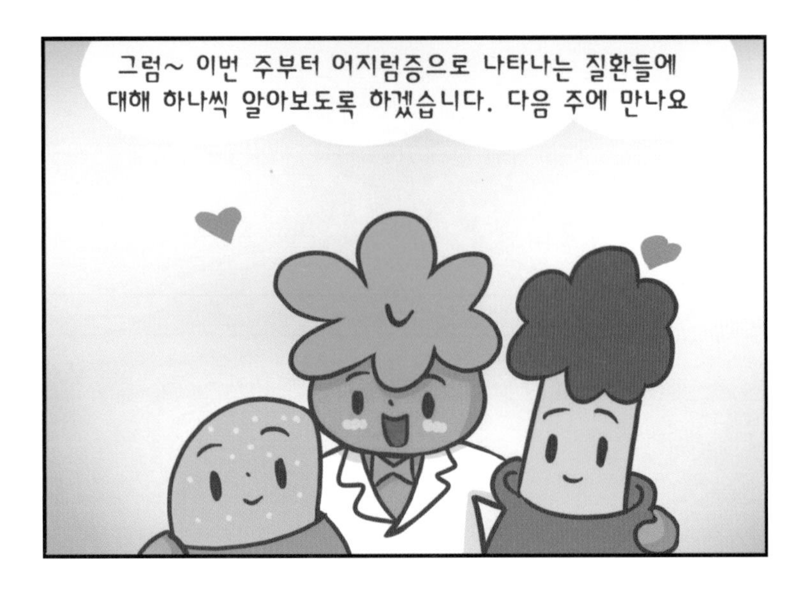
그럼~ 이번 주부터 어지럼증으로 나타나는 질환들에 대해 하나씩 알아보도록 하겠습니다. 다음 주에 만나요

멀미

누구나 살면서 적어도 한 번쯤은 차멀미를 해본 적이 있을 것입니다. 차멀미를 해본 적이 없는 사람도 배에 타면 뱃멀미를 경험할 수도 있죠. 오늘은 멀미의 원인과 증상, 치료에 대해서 간단히 알아보도록 하겠습니다. 더불어 이번 '멀미' 편을 시작으로 '어지럼증'에 대해 자세히 알아보도록 하고요.

다들 멀미를 어떤 경우에 하는지 대충 아실 것입니다. 차가 많이 흔들려서 그렇죠. 차가 덜 흔들려도 차 안에서 책을 읽거나 핸드폰을 쳐다보면 속이 메스꺼워지기 마련입니다. 기사가 몰아주는 승차감 좋은 고급차를 탔을 때나 책이든 신문이든 볼 수 있을 것 같은데 한 번도 그런 차를 타본 적은 없어서 확실하게 얘기할 수 없네요. 그나마 포장도로 위를 달리는 차는 양반이죠. 파도가 넘실대는 바다 위의 배를 타면 멀미가 훨씬 심해집니다.

멀미가 생기는 원리는 균형감각을 담당하는 전정기관의 균형 위치감각과 눈이 느끼는 시각적 감각에 혼선이 오기 때문입니다. 만화에서 소개한 전정안근반사(vestibule-ocular reflex)를 통해 둘은 중추신경계에서 밀접하게 연결되어 있습니다.

물론 사람마다 멀미에 대한 감수성이 다 다릅니다. 해군에 자원입대한 친구들 중에 정박 중인 배의 흔들림에도 멀미를 느끼는 사람이 있답니다(!). 아무튼 멀미를 심하게 겪는 사람들이 멀미를 유발하는 상황을 피할 수 없다면 적절한 대처가 필요하겠죠.

첫째는 행동요법입니다. 차량에서는 머리를 의자 헤드레스트에 딱 붙여서 움직임을 최소화하고 먼 풍경을 바라봅니다. 스마트폰은 당연히 안됩니다. 창문을 여는 것은 답답한 실내공기가 메스꺼움을 더 유발할 수 있기 때문에 도움이 될 수 있습니다. 배에서는 바깥 모습이 보이는 곳에서 먼 수평선을 바라보거나 흔들림이 적은 배의 중심부에서 대기하는 것이 도움이 됩니다. 그리고 자는 것도 아주 손쉬운 방법이죠.

둘째는 적응. 멀미 유발환경에 적응이 된 사람들은 멀미가 훨씬 덜해집니다.

셋째는 약물요법. 귀밑에다가 붙이는 약 다들 아실 것입니다. Scopolamine이라는 약은 대표적인 멀미약입니다. 또한 항히스타민제도 멀미에 효과가 있습니다. 하지만 졸림을 유발할 수 있기 때문에 상황에 맞는 약을 사용해야 합니다. 마지막으로 생강이 멀미에 효과가 있다는 연구가 많이 있었는데 효과 자체는 앞에 소개한 두 약보다는 덜한 것으로 보입니다.

인터넷에서 멀미에 대한 많은 정보가 나와 있지만 사실 과학적 검증을 거친 요법은 거의 없는 것이 현실입니다. 오늘 소개한 정보들은 과학적 근거가 정립이 된 내용들만 추린 것이니까 차멀미가 심하거나 배를 탈 예정인 분들에게 도움이 되었기를 바랍니다.

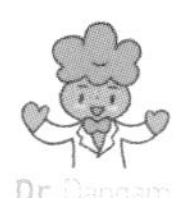

단감's NOTE

멀미 편 역시 순항훈련에 참여한 기간의 경험으로 그리게 되었습니다. 물론 2014년 순항훈련이 종료된 이후에도 저는 강감찬함을 타는 함정 군의관으로 근무했습니다. 뱃멀미를 하는 수병들이 생각보다 꽤 많다는 사실이 약간 아이러니 하긴 하지만 대부분의 수병들도 멀미약 정도로 함정 근무를 버틸 정도는 됩니다. 또한 처음에는 적응을 못해도 이후에 점점 나아지는 것을 경험하기도 하고요. 저 또한 파도가 심한 날에는 멀미를 꽤 느끼기도 했었는데 약 한 알 먹고 약간 띵해졌다가 이내 나아지곤 했습니다. 어쨌든 90여일간의 순항 훈련 일정을 거치면서 정말 많은 멀미약을 훈련 참가자들에게 먹였었는데 그 기억이 만화로 기록되어 이제 추억이 되었네요.

13 CHAPTER

어지럼증

이석증

Benign paroxysmal positional vertigo

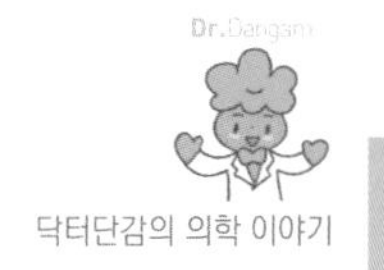

닥터단감의 의학 이야기

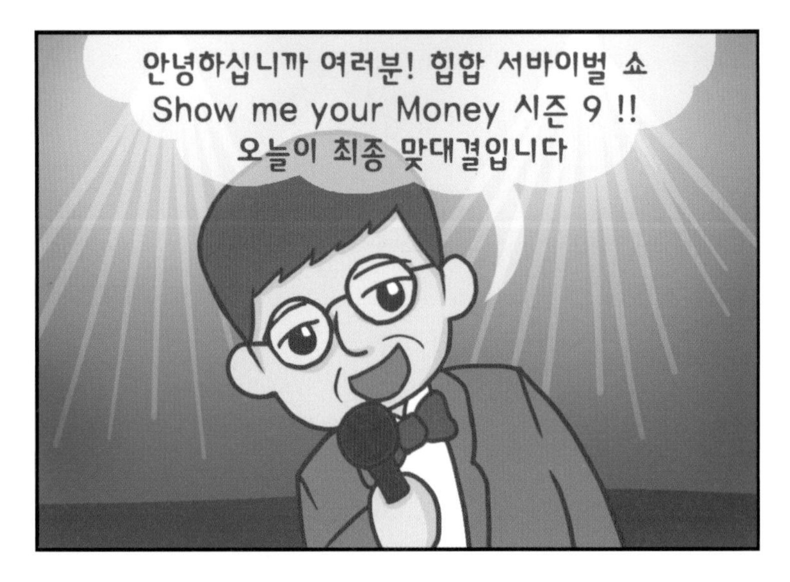

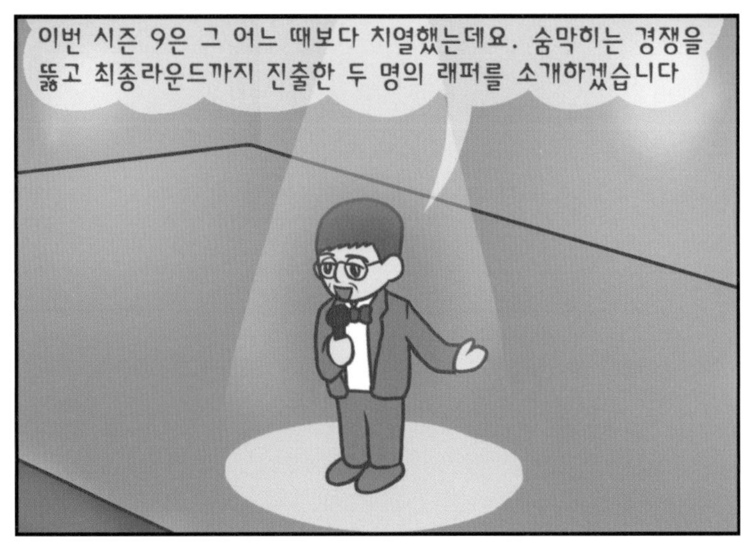

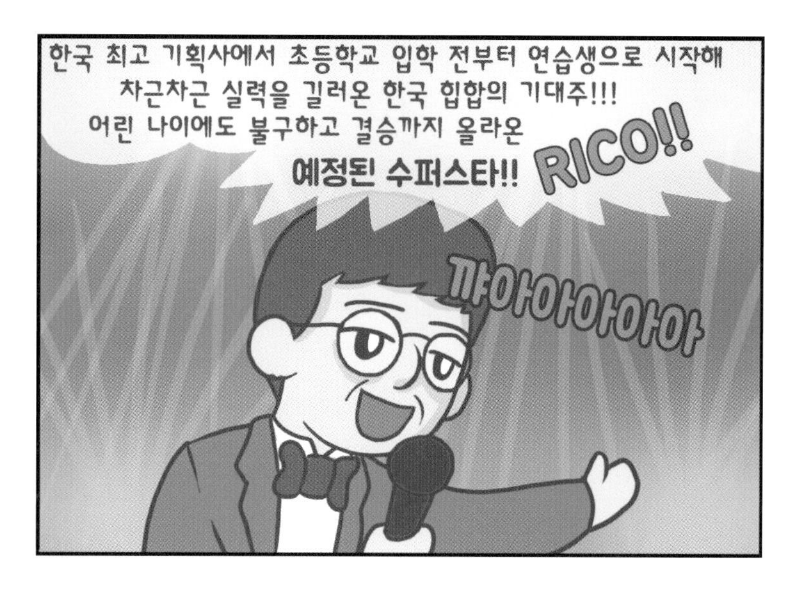
한국 최고 기획사에서 초등학교 입학 전부터 연습생으로 시작해
차근차근 실력을 길러온 한국 힙합의 기대주!!!
어린 나이에도 불구하고 결승까지 올라온
예정된 수퍼스타!! RICO!!
꺄아아아아아아

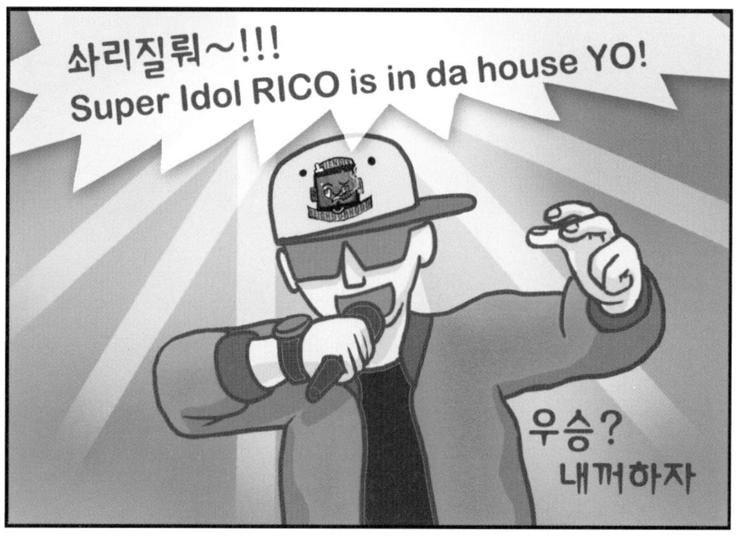
쏴리질뤄~!!!
Super Idol RICO is in da house YO!
우승?
내꺼하자

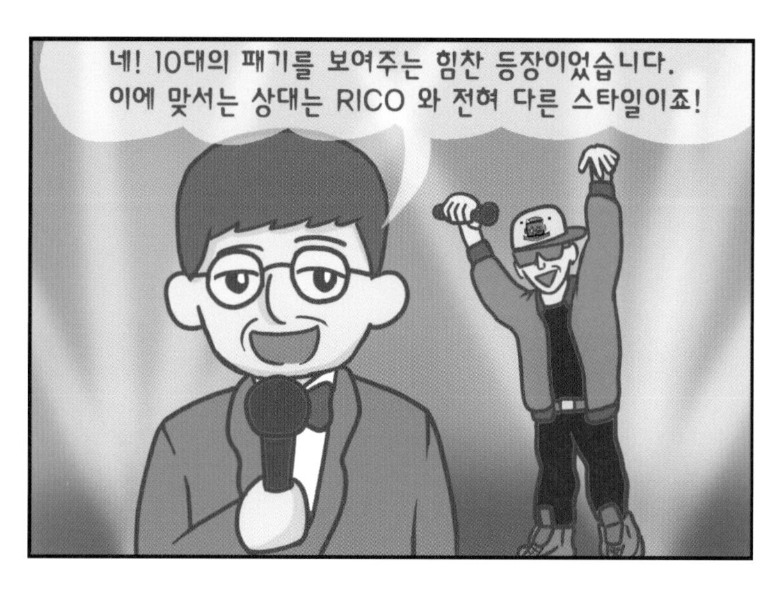
네! 10대의 패기를 보여주는 힘찬 등장이었습니다.
이에 맞서는 상대는 RICO 와 전혀 다른 스타일이죠!

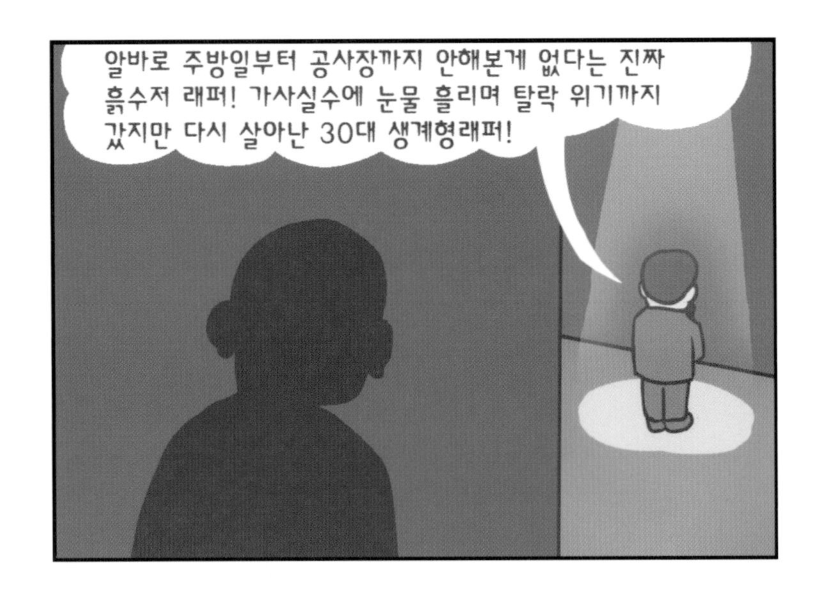
알바로 주방일부터 공사장까지 안해본게 없다는 진짜 흙수저 래퍼! 가사실수에 눈물 흘리며 탈락 위기까지 갔지만 다시 살아난 30대 생계형래퍼!

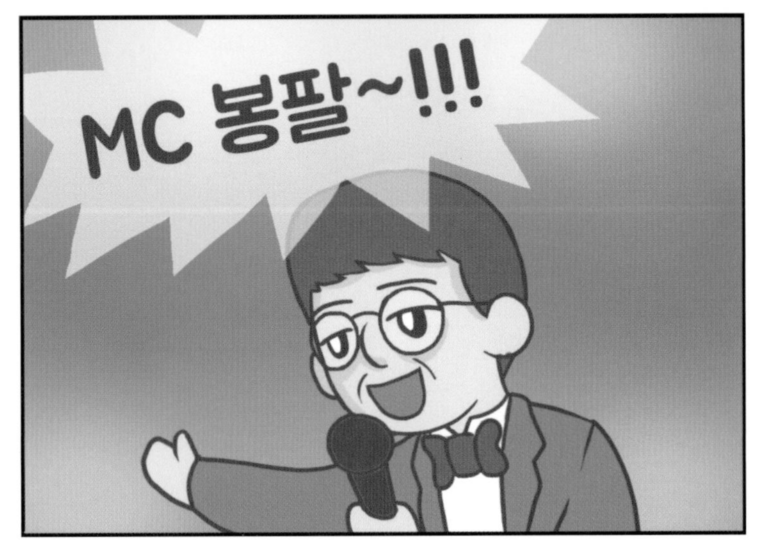
MC 봉팔~!!!

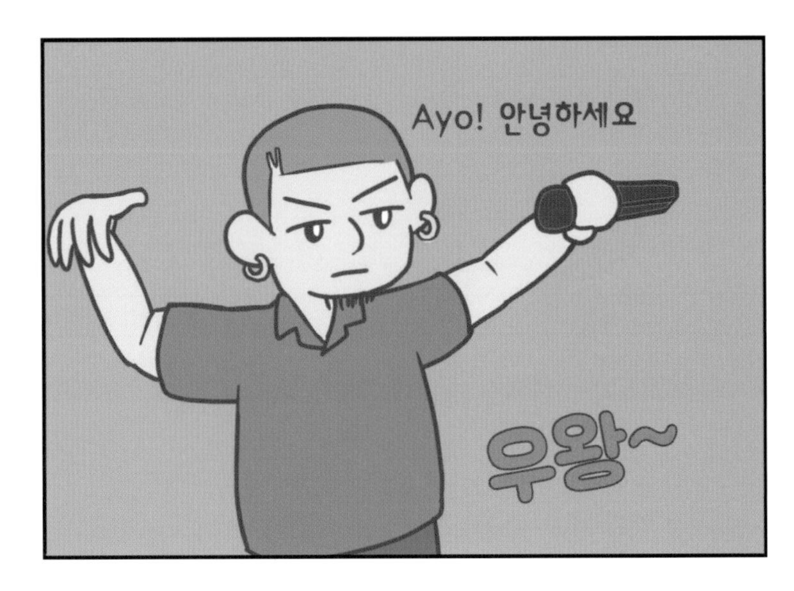
Ayo! 안녕하세요
우왕~

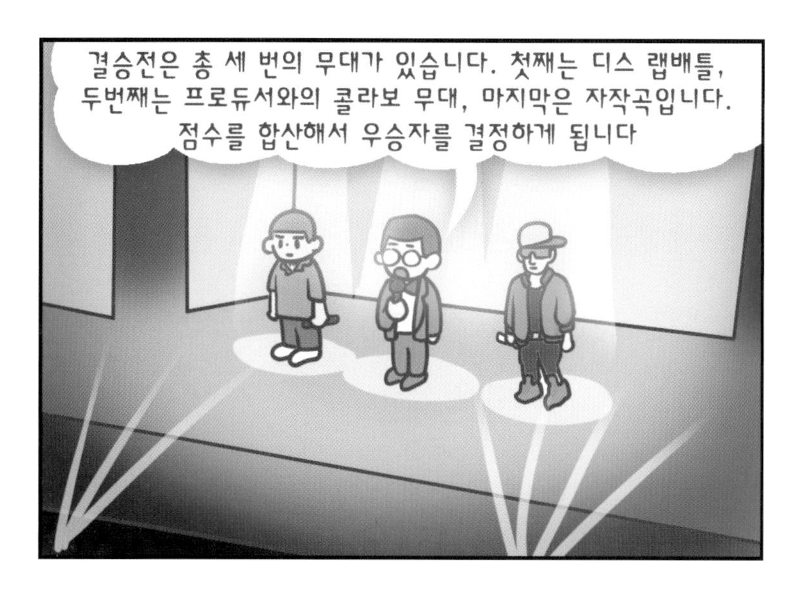
결승전은 총 세 번의 무대가 있습니다. 첫째는 디스 랩배틀,
두번째는 프로듀서와의 콜라보 무대, 마지막은 자작곡입니다.
점수를 합산해서 우승자를 결정하게 됩니다

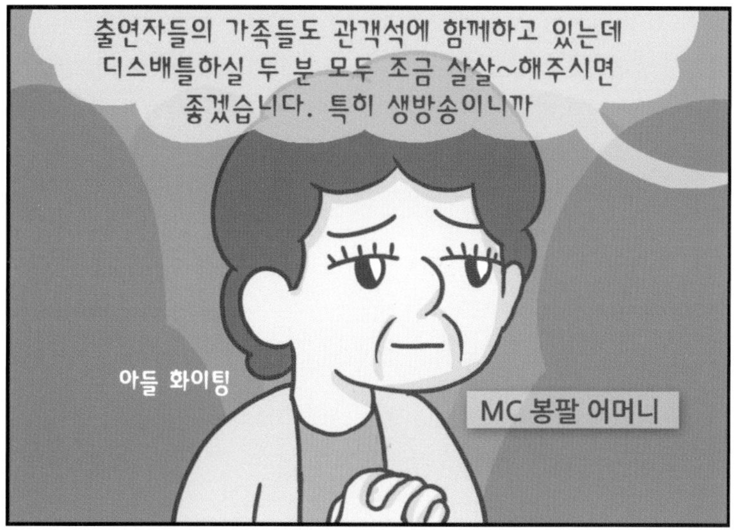
출연자들의 가족들도 관객석에 함께하고 있는데
디스배틀하실 두 분 모두 조금 살살~해주시면
좋겠습니다. 특히 생방송이니까
아들 화이팅
MC 봉팔 어머니

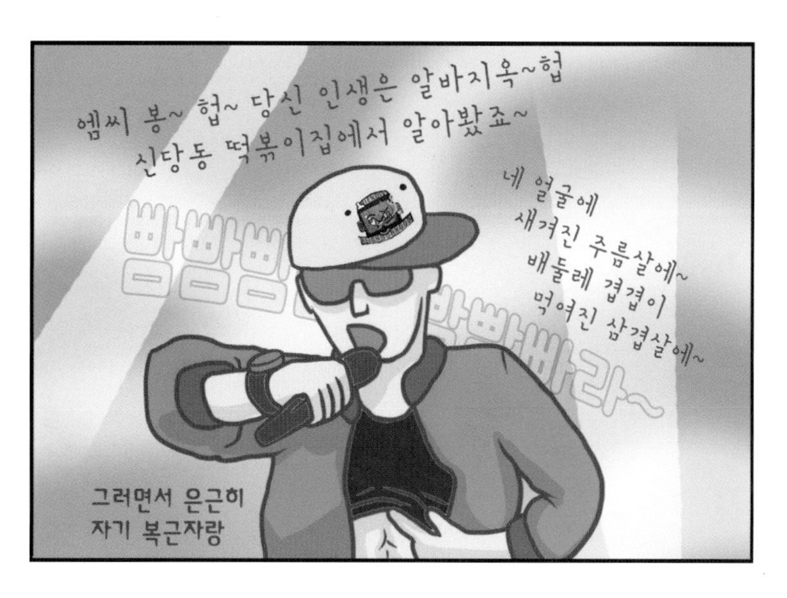
엠씨 봉~ 헙~ 당신 인생은 알바지옥~헙
신당동 떡볶이집에서 알아봤죠~
네 얼굴에
새겨진 주름살에~
배둘레 겹겹이
먹여진 삼겹살에~
빠빠빠
빠빠빠라~
그러면서 은근히
자기 복근자랑

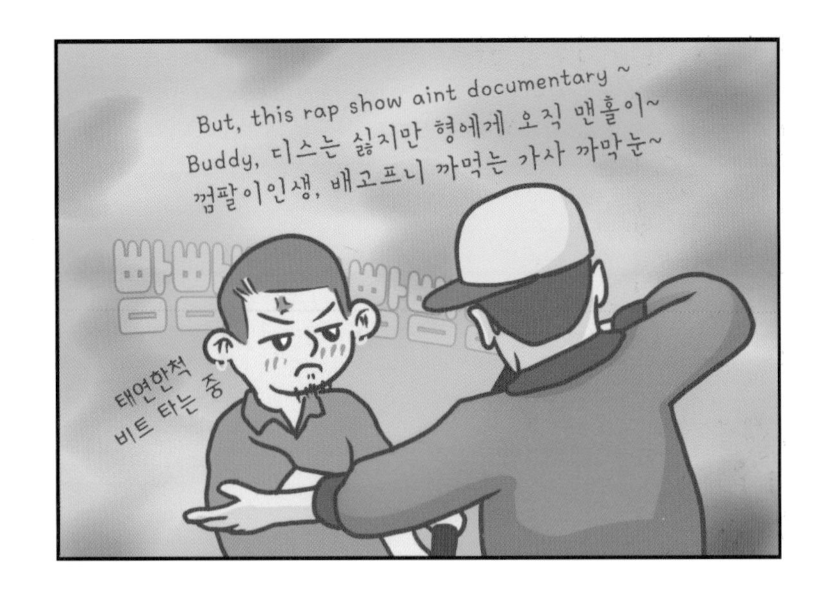
But, this rap show aint documentary ~
Buddy, 디스는 싫지만 형에게 오직 맨홀이~
껌팔이인생, 배고프니 까먹는 가사 까막눈~
빰빠
태연한척 비트 타는 중

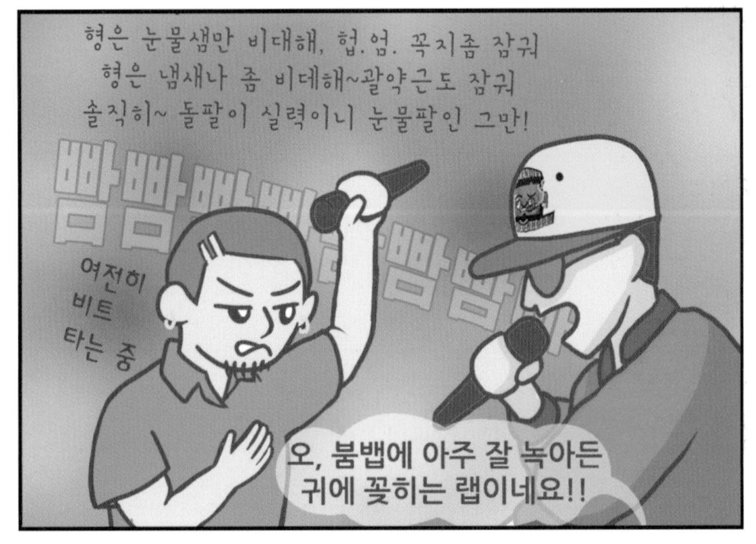
형은 눈물샘만 비대해, 힙.엄. 꼭지좀 잠궈
형은 냄새나 좀 비데해~괄약근도 잠궈
솔직히~ 돌팔이 실력이니 눈물팔인 그만!
빰빰 빰빠 빰빠
여전히 비트 타는 중
오, 붐뱁에 아주 잘 녹아든 귀에 꽂히는 랩이네요!!

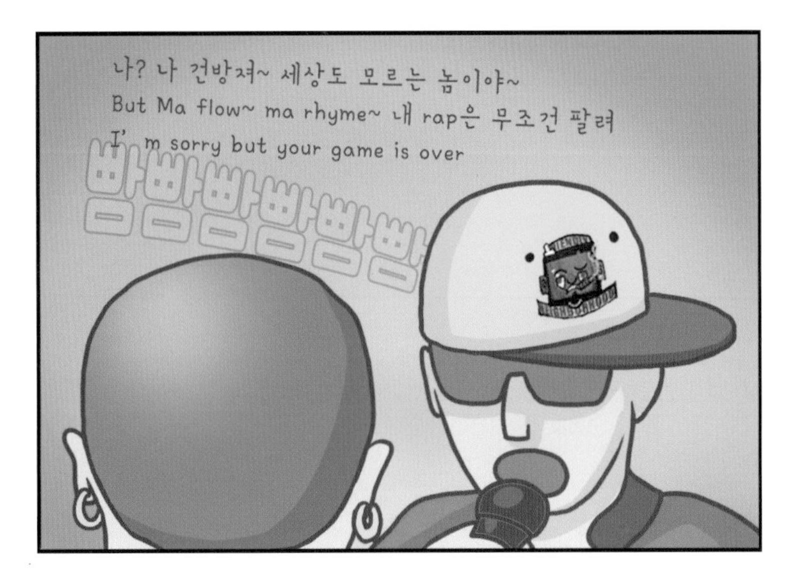
나? 나 건방져~ 세상도 모르는 놈이야~
But Ma flow~ ma rhyme~ 내 rap은 무조건 팔려
I' m sorry but your game is over
빰빰빰빰빰빰

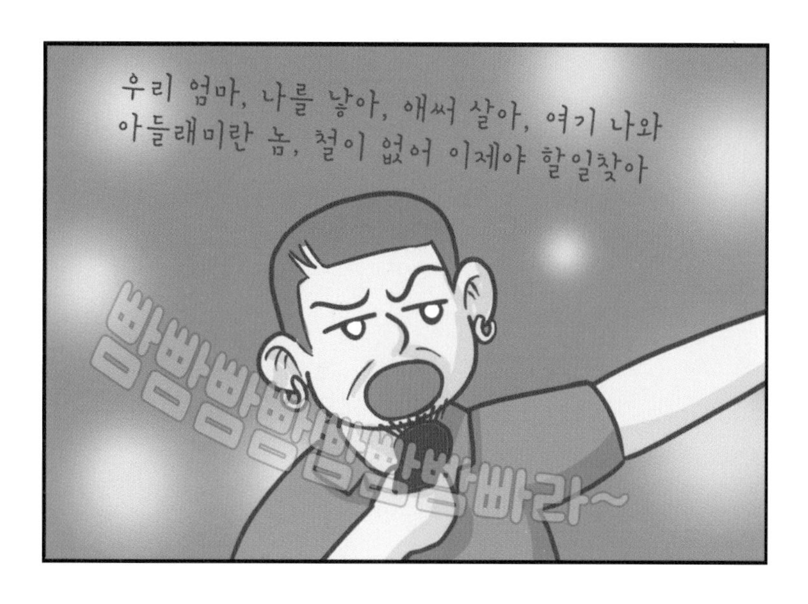
우리 엄마, 나를 낳아, 애써 살아, 여기 나와
아들래미란 놈, 철이 없어 이제야 할일찾아

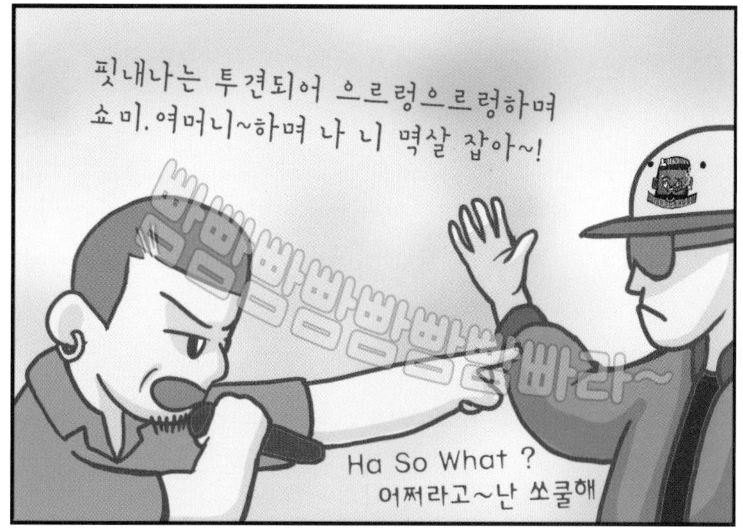
핏내나는 투견되어 으르렁으르렁하며
쇼미.여머니~하며 나 니 멱살 잡아~!
Ha So What ?
어쩌라고~난 쏘쿨해

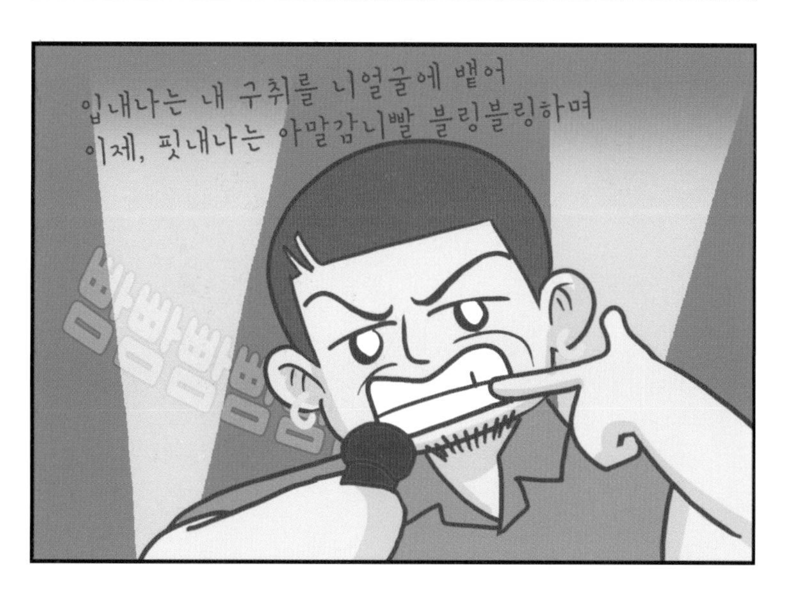
입내나는 내 구취를 니얼굴에 뱉어
이제, 핏내나는 아말감니빨 블링블링하며

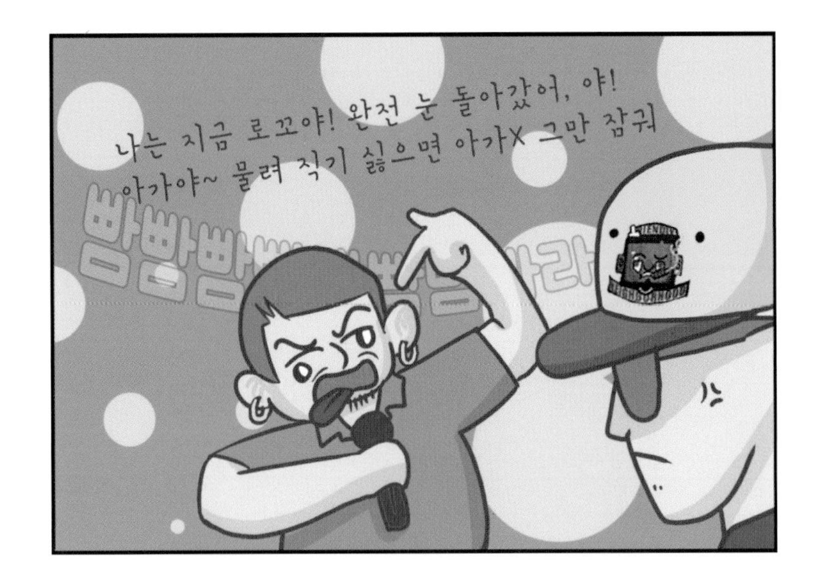
나는 지금 로꼬야! 완전 눈 돌아갔어, 야!
아가야~ 물려 직기 싫으면 아가X 그만 잠궈

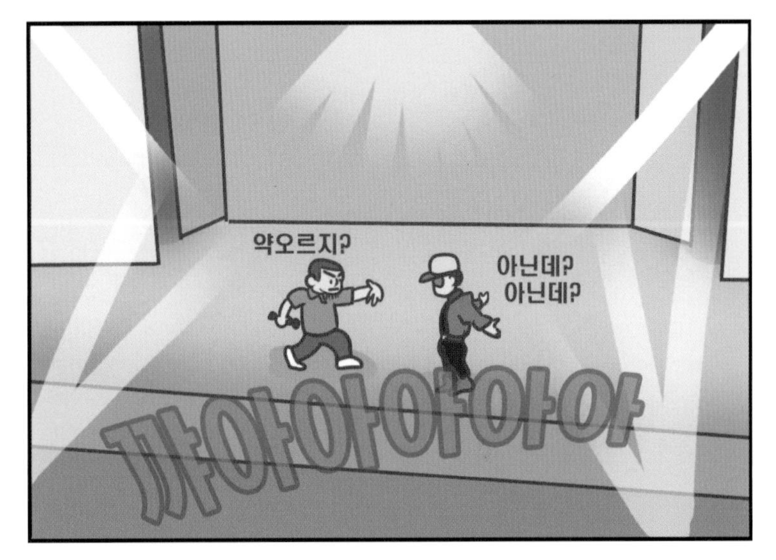
약오르지?
아닌데? 아닌데?
꺄아아아아아

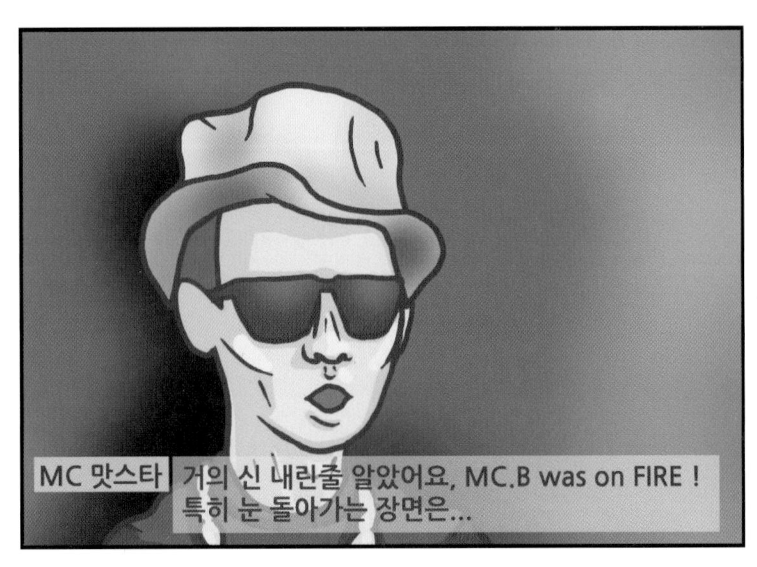
MC 맛스타
거의 신 내린줄 알았어요, MC.B was on FIRE !
특히 눈 돌아가는 장면은...

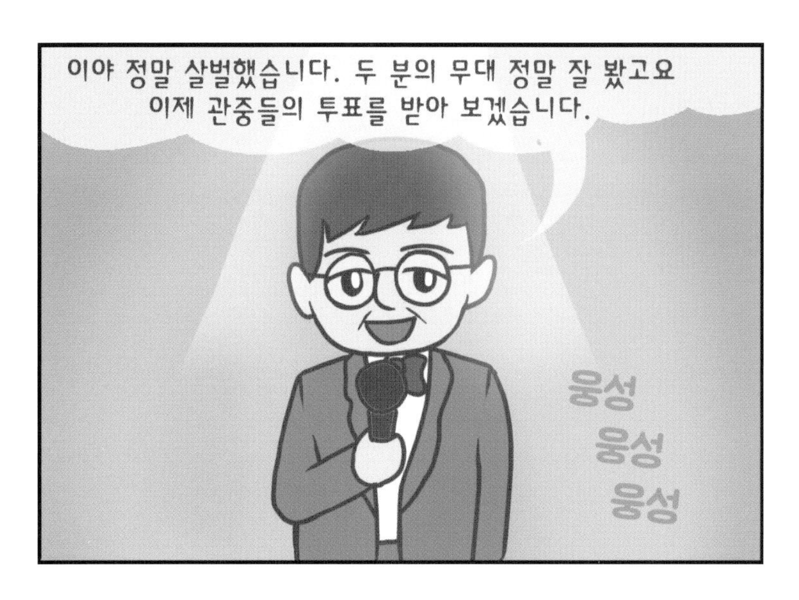
이야 정말 살벌했습니다. 두 분의 무대 정말 잘 봤고요
이제 관중들의 투표를 받아 보겠습니다.
웅성
웅성
웅성

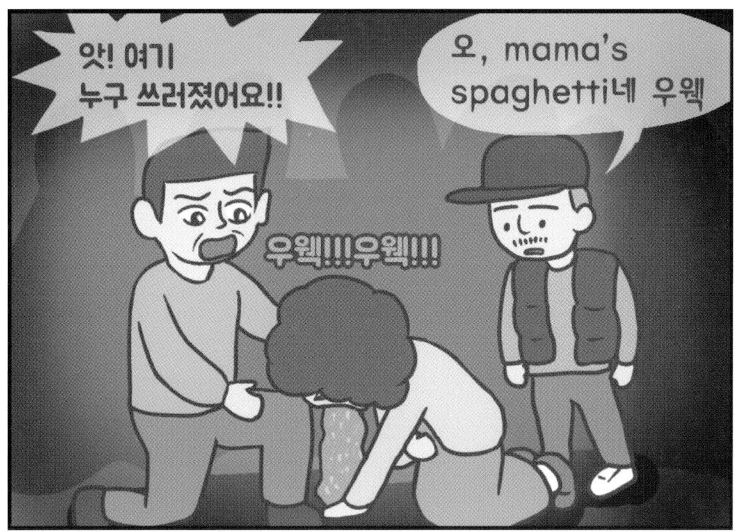
앗! 여기
누구 쓰러졌어요!!
오, mama's
spaghetti네 우웩
우웩!!!우웩!!!

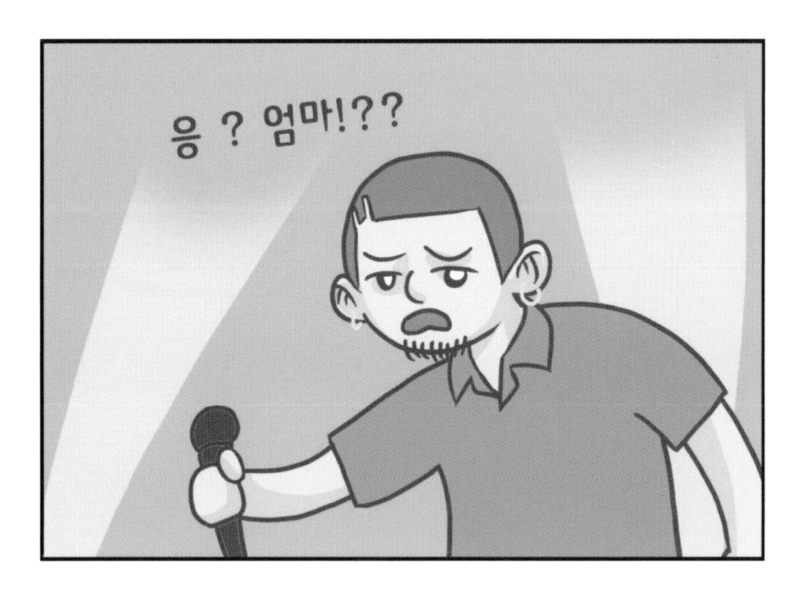
응 ? 엄마!??

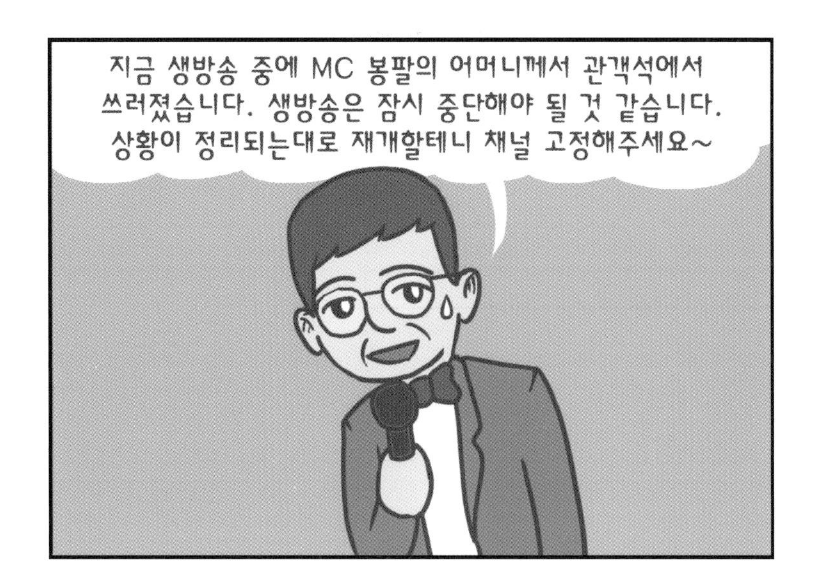
지금 생방송 중에 MC 봉팔의 어머니께서 관객석에서
쓰러졌습니다. 생방송은 잠시 중단해야 될 것 같습니다.
상황이 정리되는대로 재개할테니 채널 고정해주세요~

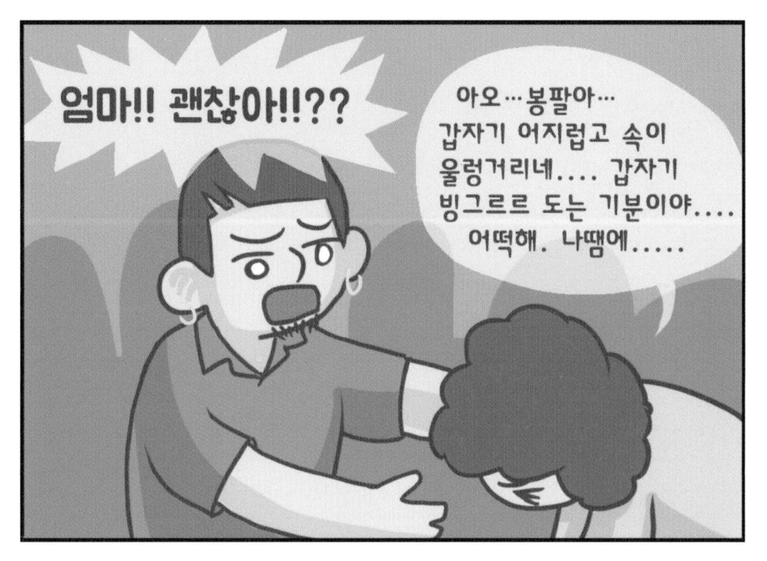
엄마!! 괜찮아!!??
아오…봉팔아…
갑자기 어지럽고 속이
울렁거리네.... 갑자기
빙그르르 도는 기분이야....
어떡해. 나땜에.....

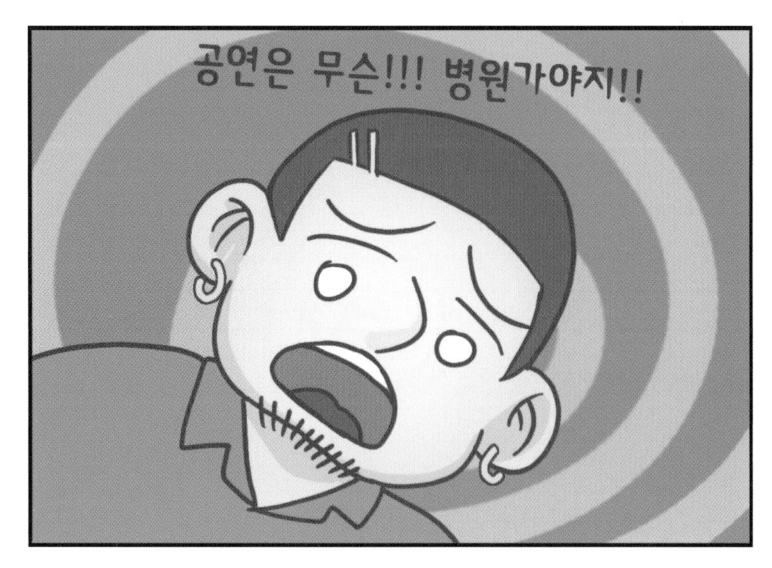
공연은 무슨!!! 병원가야지!!

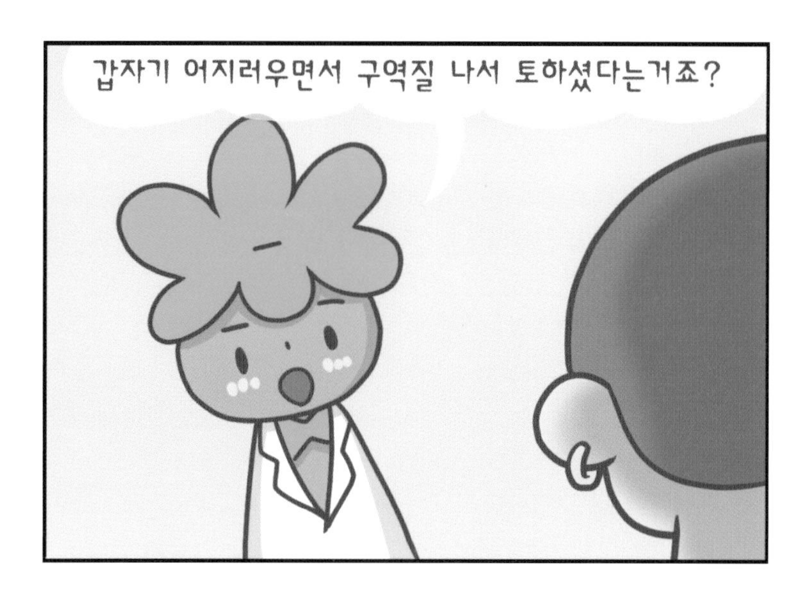
갑자기 어지러우면서 구역질 나서 토하셨다는거죠?

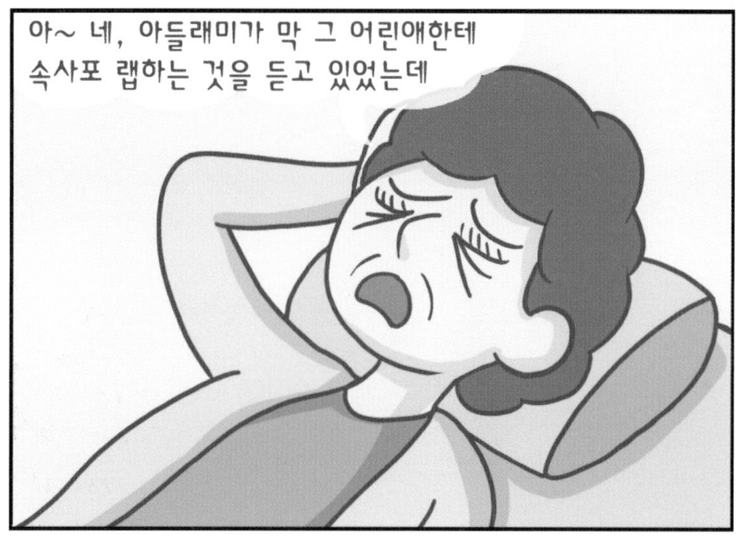
아~ 네, 아들래미가 막 그 어린애한테
속사포 랩하는 것을 듣고 있었는데

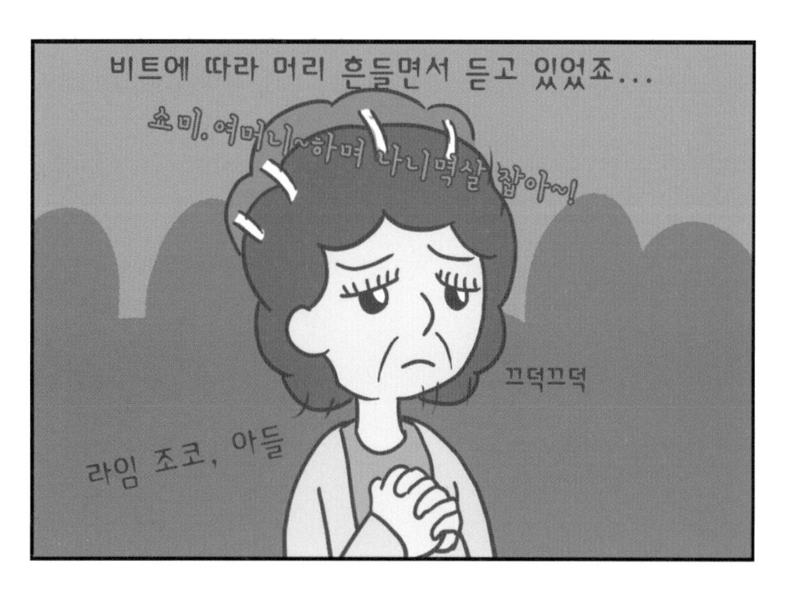
비트에 따라 머리 흔들면서 듣고 있었죠...
쇼미. 여머니~하며 나니멱살 잡아~!
끄덕끄덕
라임 조코, 아들

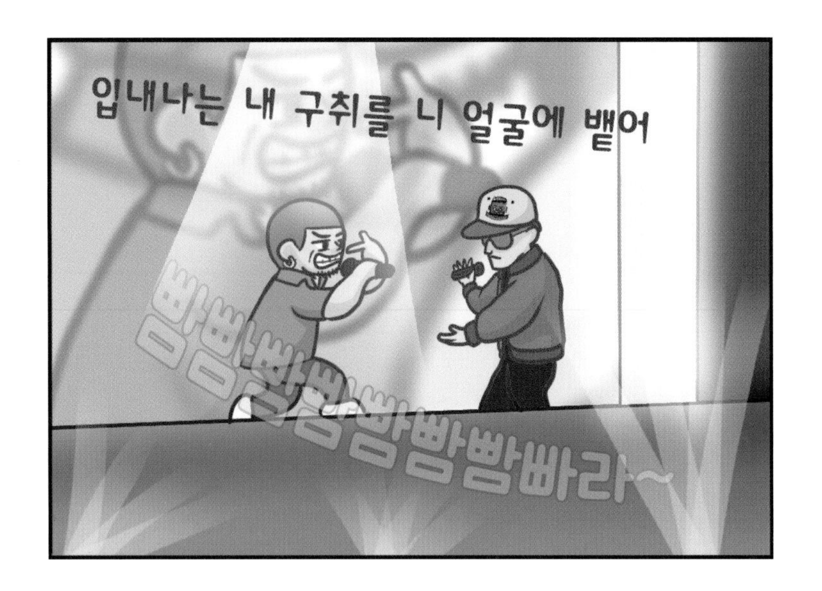
입내나는 내 구취를 니 얼굴에 뱉어
빰빰빰빰빰빰빰빠라~

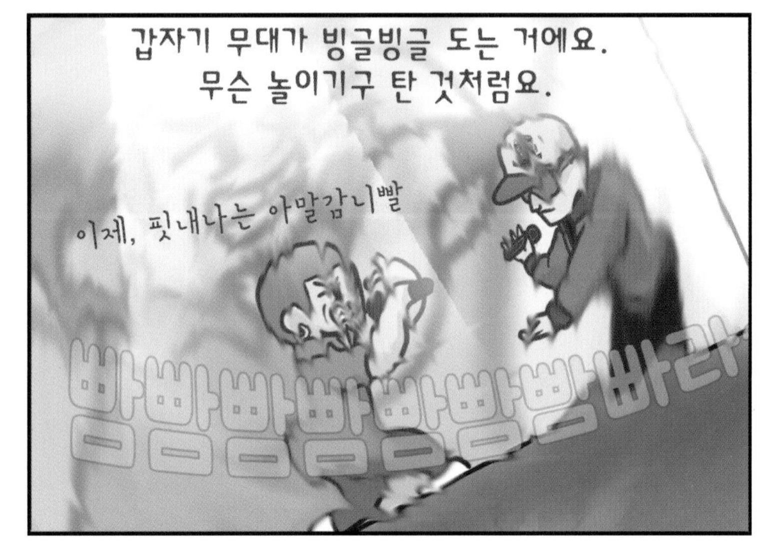
갑자기 무대가 빙글빙글 도는 거에요.
무슨 놀이기구 탄 것처럼요.
이제, 핏내나는 아말감니빨
빰빰빰빰빰빰빰빠라

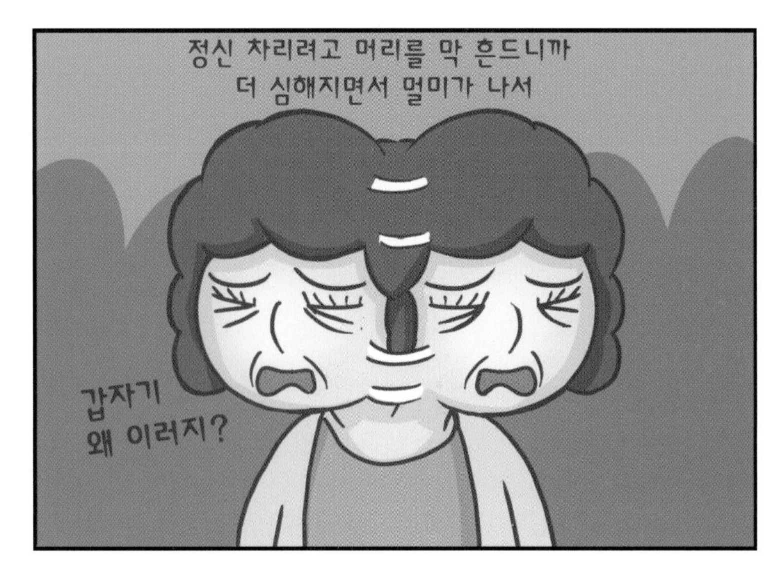
정신 차리려고 머리를 막 흔드니까
더 심해지면서 멀미가 나서
갑자기
왜 이러지?

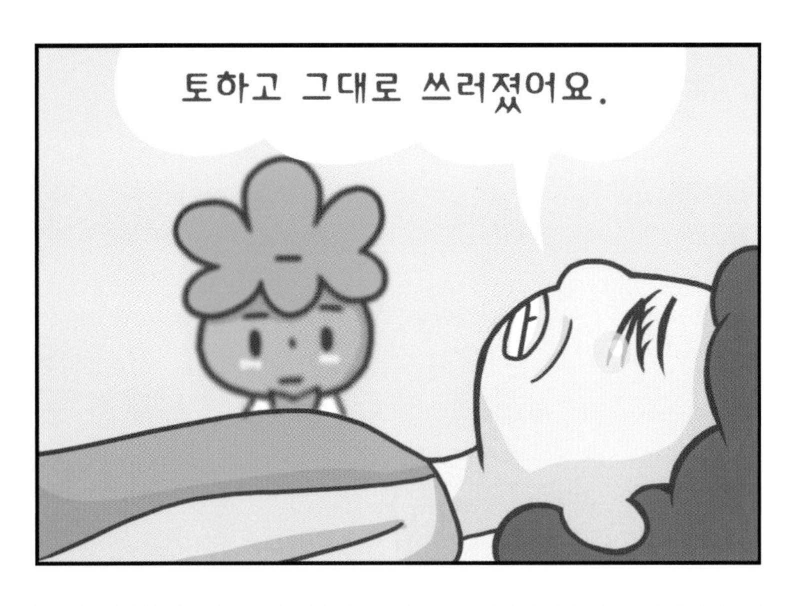
토하고 그대로 쓰러졌어요.

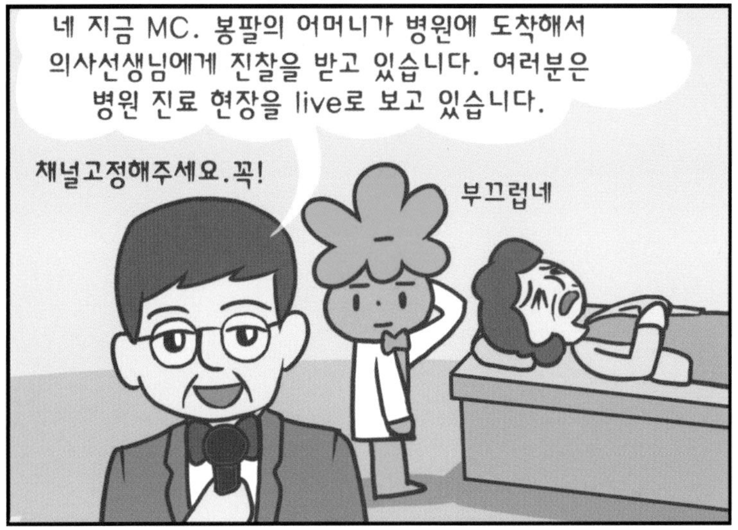
네 지금 MC. 봉팔의 어머니가 병원에 도착해서 의사선생님에게 진찰을 받고 있습니다. 여러분은 병원 진료 현장을 live로 보고 있습니다.
채널고정해주세요.꼭!
부끄럽네

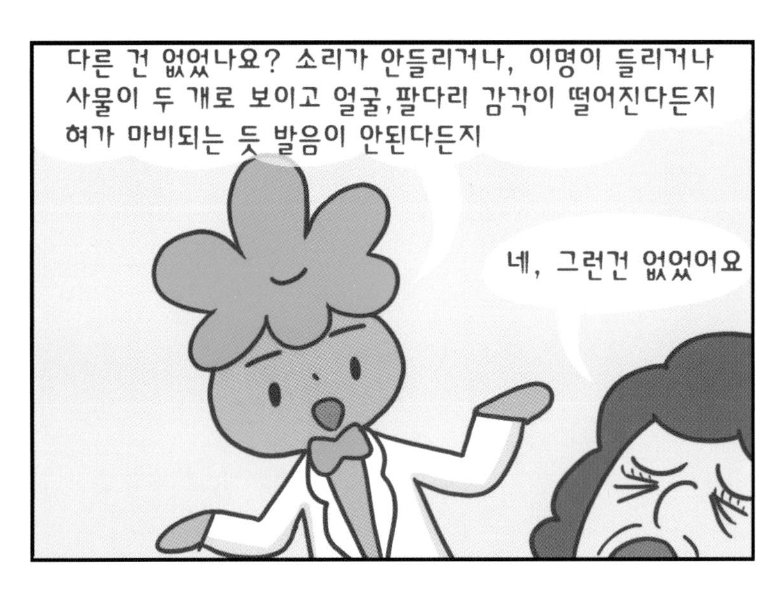
다른 건 없었나요? 소리가 안들리거나, 이명이 들리거나 사물이 두 개로 보이고 얼굴,팔다리 감각이 떨어진다든지 혀가 마비되는 듯 발음이 안된다든지
네, 그런건 없었어요

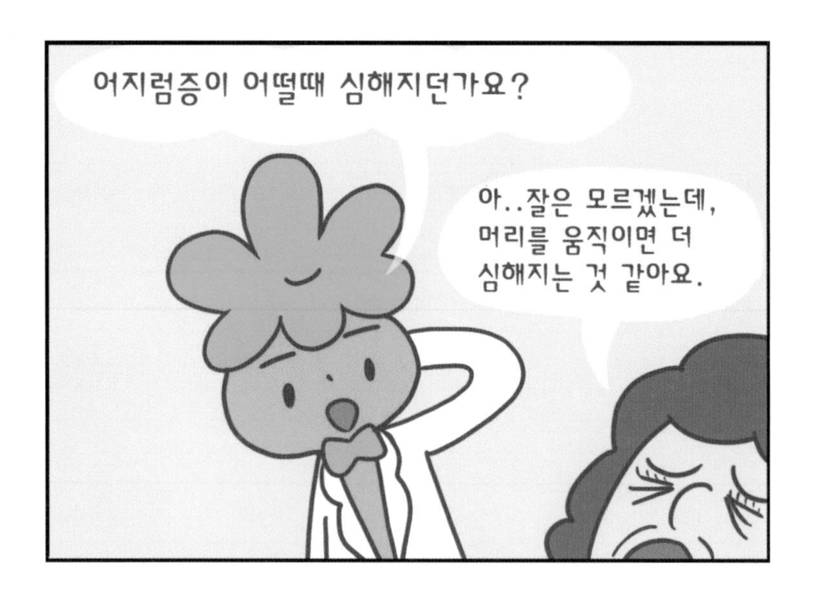
어지럼증이 어떨때 심해지던가요?
아..잘은 모르겠는데, 머리를 움직이면 더 심해지는 것 같아요.

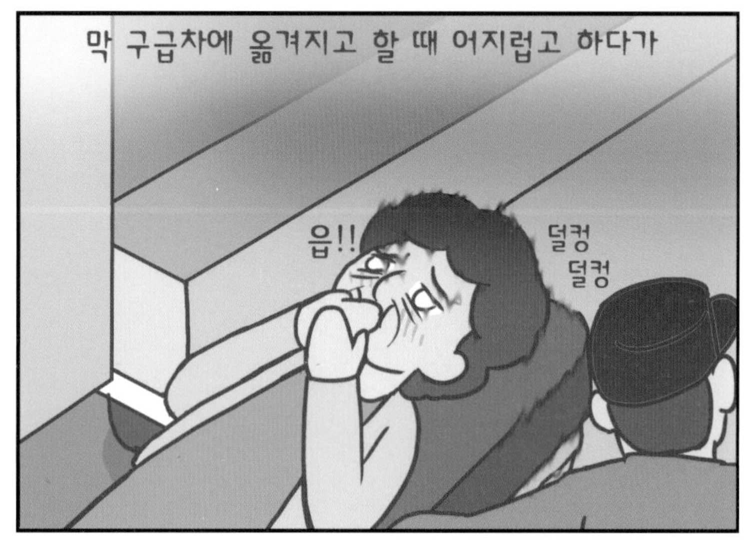
막 구급차에 옮겨지고 할 때 어지럽고 하다가
읍!!
덜컹
덜컹

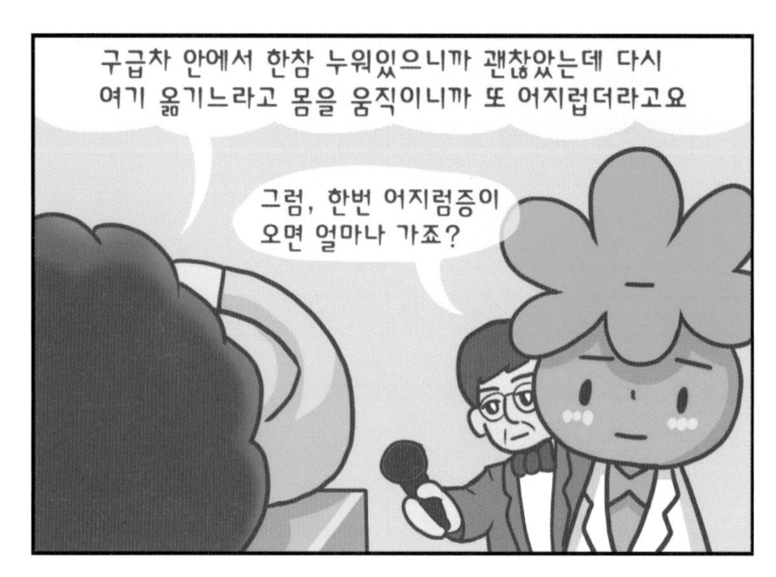
구급차 안에서 한참 누워있으니까 괜찮았는데 다시 여기 옮기느라고 몸을 움직이니까 또 어지럽더라고요
그럼, 한번 어지럼증이 오면 얼마나 가죠?

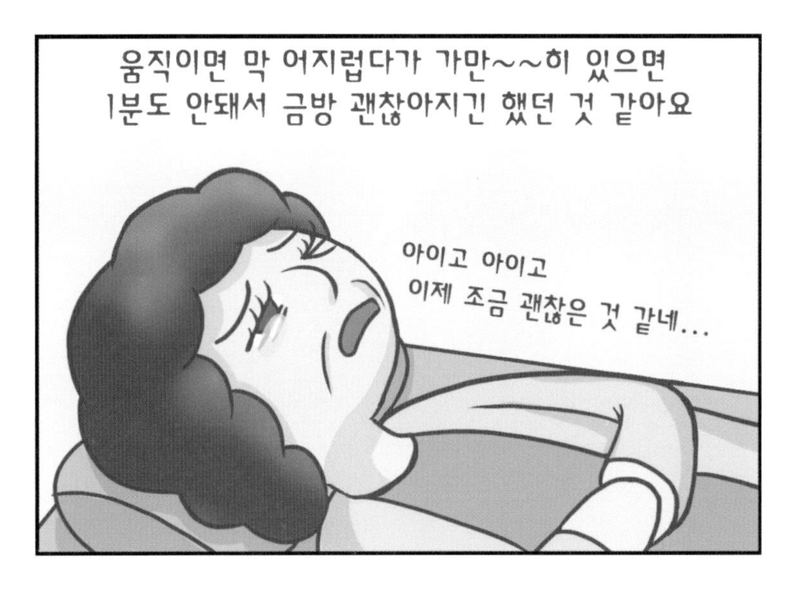
움직이면 막 어지럽다가 가만~~히 있으면
1분도 안돼서 금방 괜찮아지긴 했던 것 같아요
아이고 아이고
이제 조금 괜찮은 것 같네...

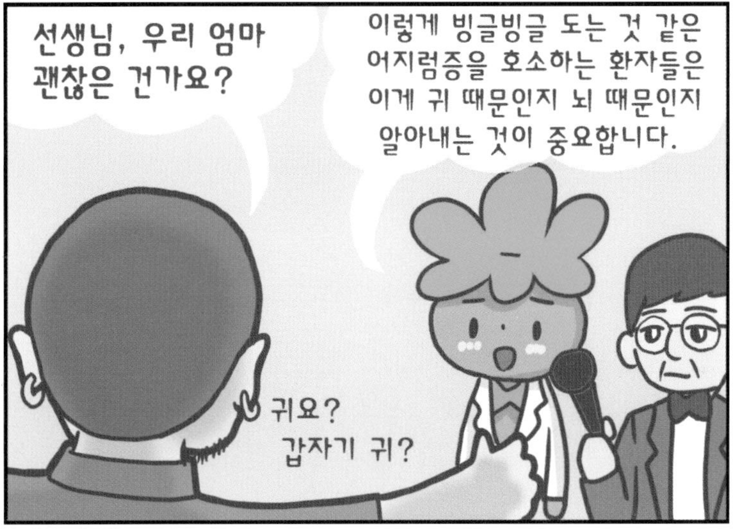
선생님, 우리 엄마
괜찮은 건가요?
이렇게 빙글빙글 도는 것 같은
어지럼증을 호소하는 환자들은
이게 귀 때문인지 뇌 때문인지
알아내는 것이 중요합니다.
귀요?
갑자기 귀?

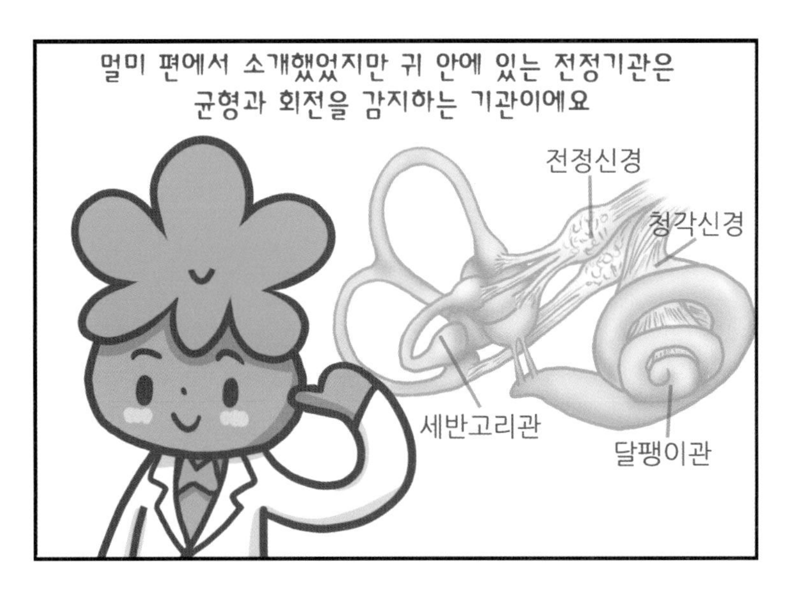
멀미 편에서 소개했었지만 귀 안에 있는 전정기관은
균형과 회전을 감지하는 기관이에요
전정신경
청각신경
세반고리관
달팽이관

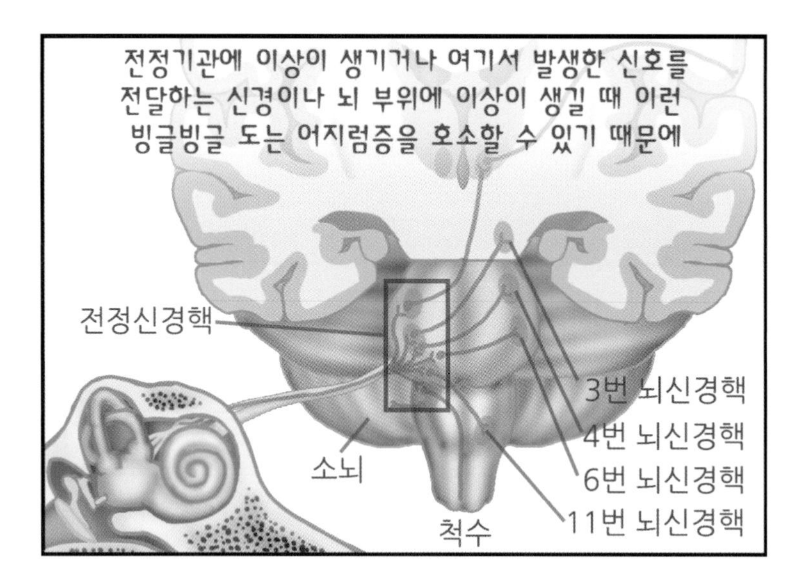
전정기관에 이상이 생기거나 여기서 발생한 신호를
전달하는 신경이나 뇌 부위에 이상이 생길 때 이런
빙글빙글 도는 어지럼증을 호소할 수 있기 때문에
전정신경핵
3번 뇌신경핵
4번 뇌신경핵
6번 뇌신경핵
11번 뇌신경핵
소뇌
척수

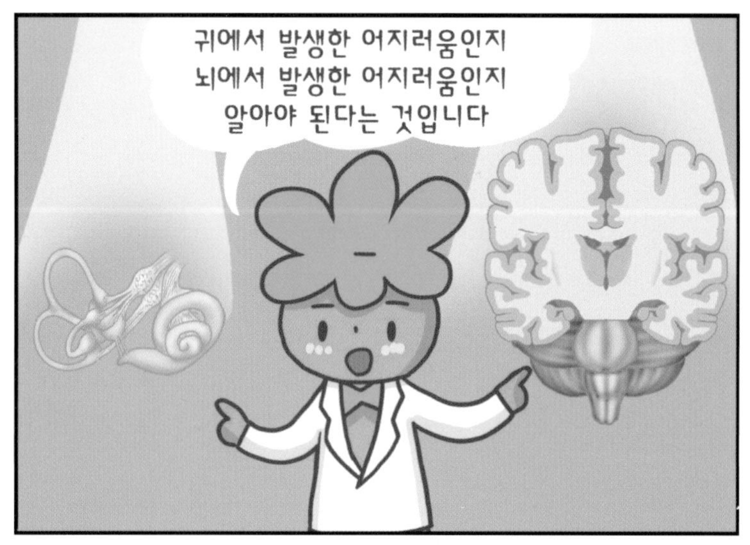
귀에서 발생한 어지러움인지
뇌에서 발생한 어지러움인지
알아야 된다는 것입니다

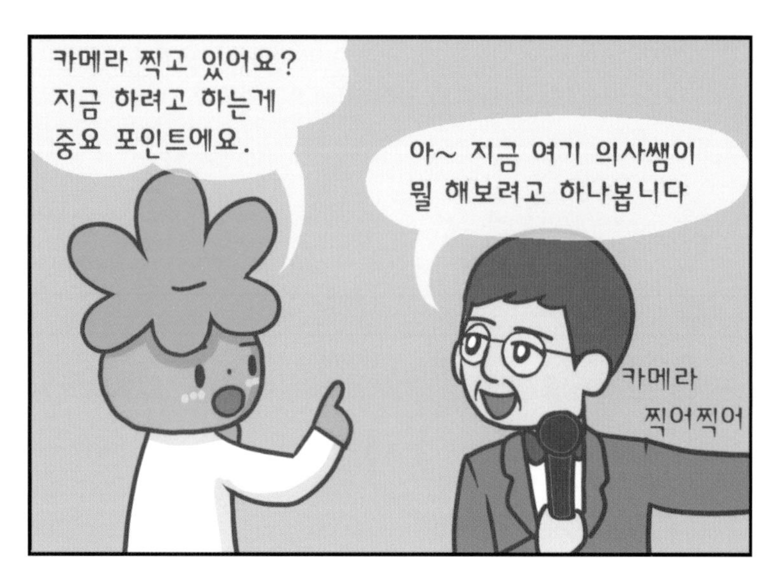
카메라 찍고 있어요?
지금 하려고 하는게
중요 포인트에요.
아~ 지금 여기 의사쌤이
뭘 해보려고 하나봅니다
카메라
찍어찍어

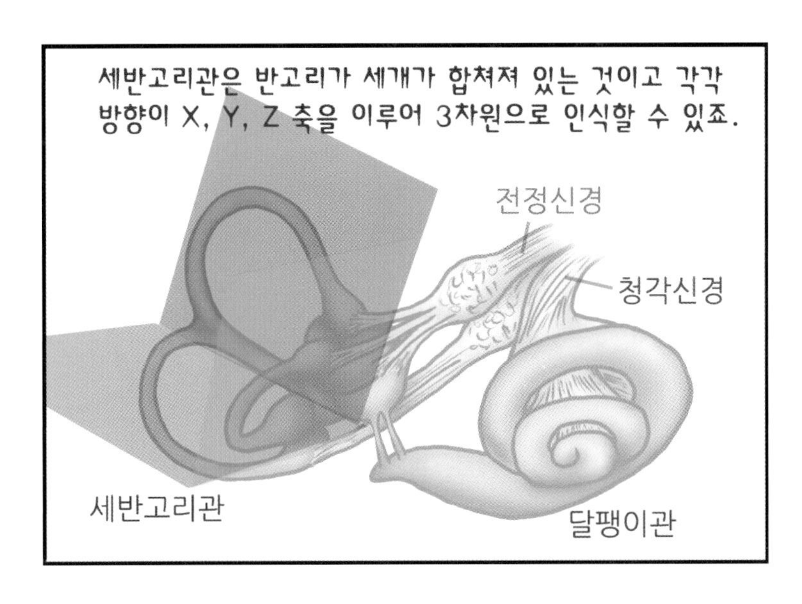
세반고리관은 반고리가 세개가 합쳐져 있는 것이고 각각 방향이 X, Y, Z 축을 이루어 3차원으로 인식할 수 있죠.
전정신경
청각신경
세반고리관
달팽이관

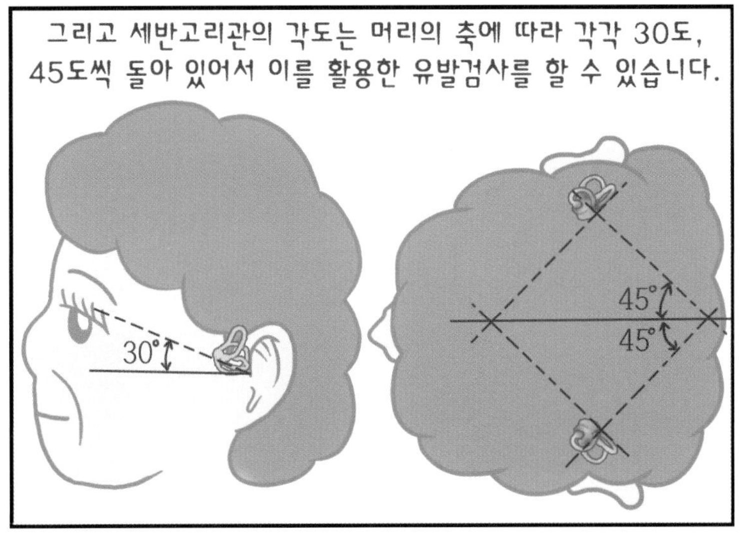
그리고 세반고리관의 각도는 머리의 축에 따라 각각 30도, 45도씩 돌아 있어서 이를 활용한 유발검사를 할 수 있습니다.
30°
45°
45°

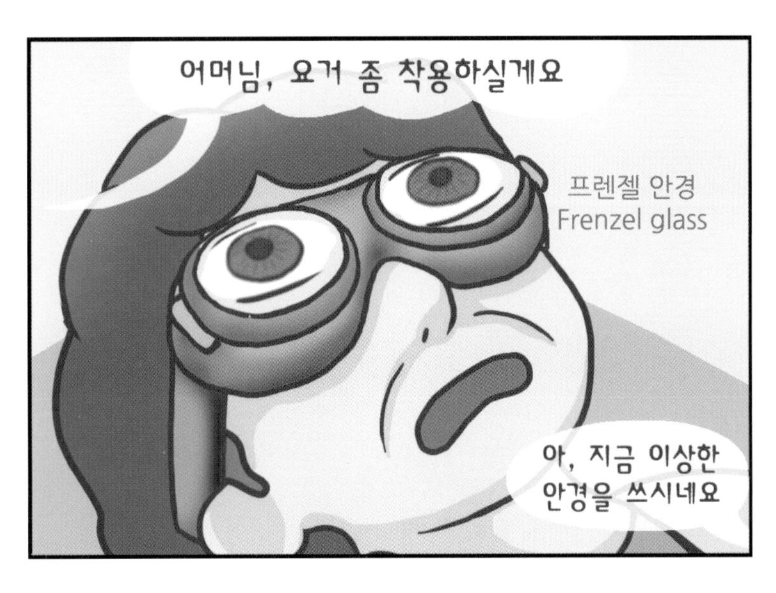
어머님, 요거 좀 착용하실게요
프렌젤 안경
Frenzel glass
아, 지금 이상한 안경을 쓰시네요

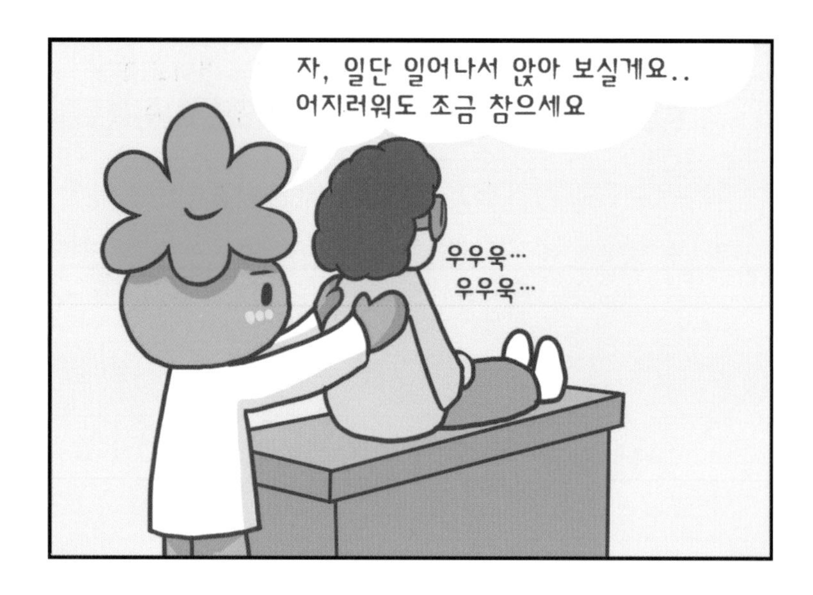
자, 일단 일어나서 앉아 보실게요..
어지러워도 조금 참으세요
우우욱…
우우욱…

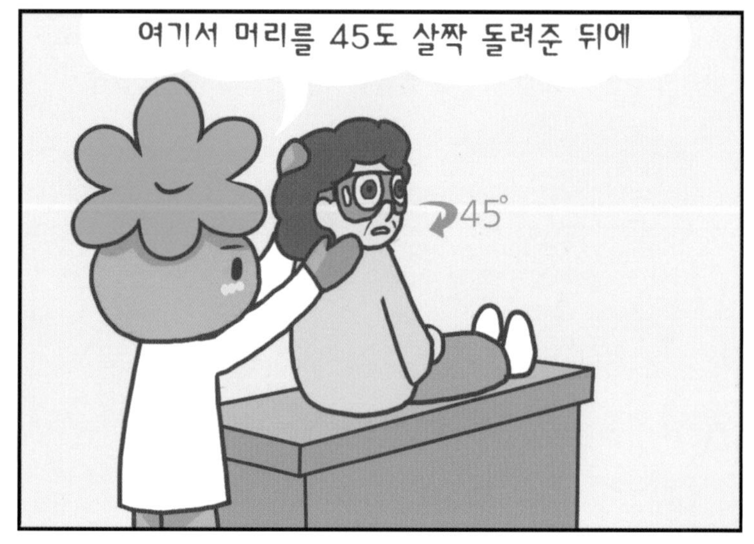
여기서 머리를 45도 살짝 돌려준 뒤에
45°

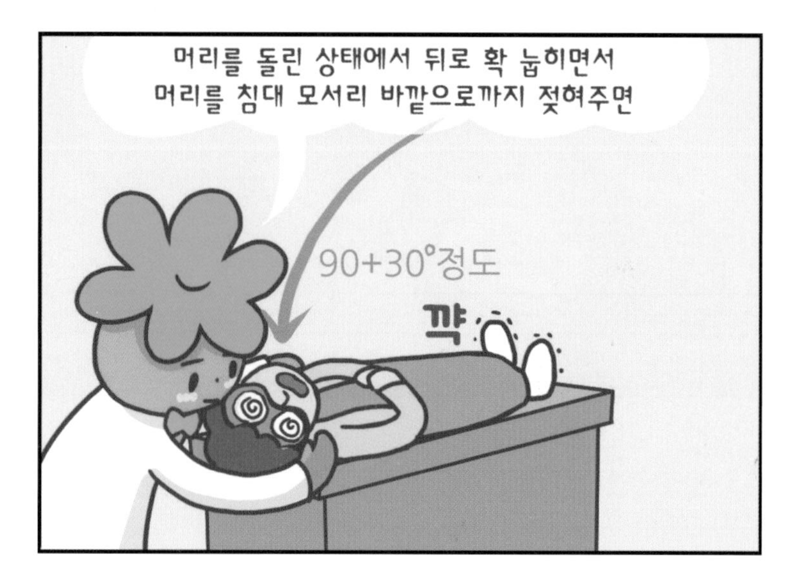
머리를 돌린 상태에서 뒤로 확 눕히면서
머리를 침대 모서리 바깥으로까지 젖혀주면
90+30°정도
꺄

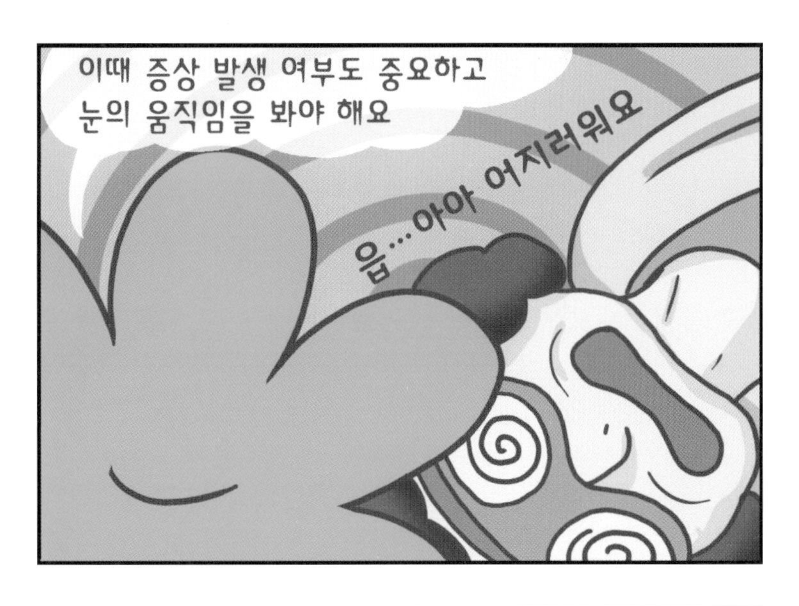
이때 증상 발생 여부도 중요하고
눈의 움직임을 봐야 해요
읍…아아 어지러워요

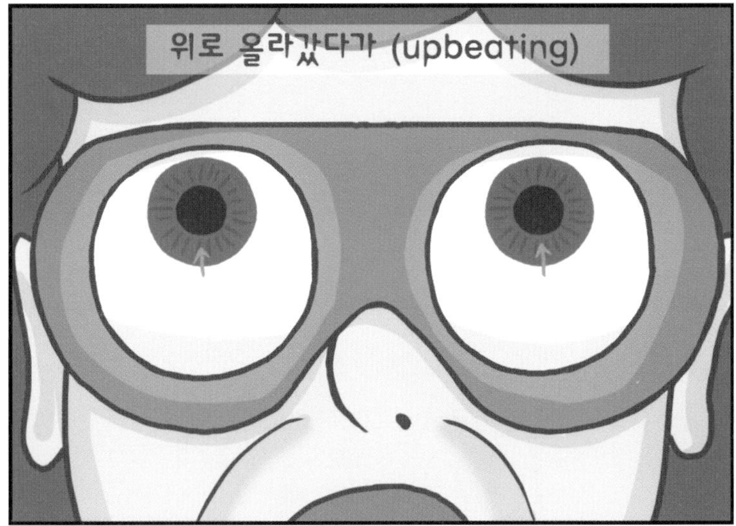
위로 올라갔다가 (upbeating)

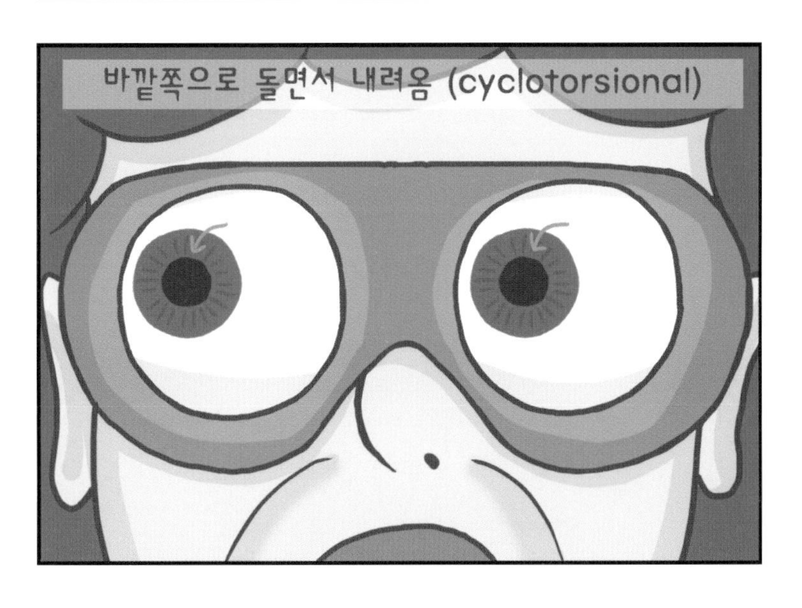
바깥쪽으로 돌면서 내려옴 (cyclotorsional)

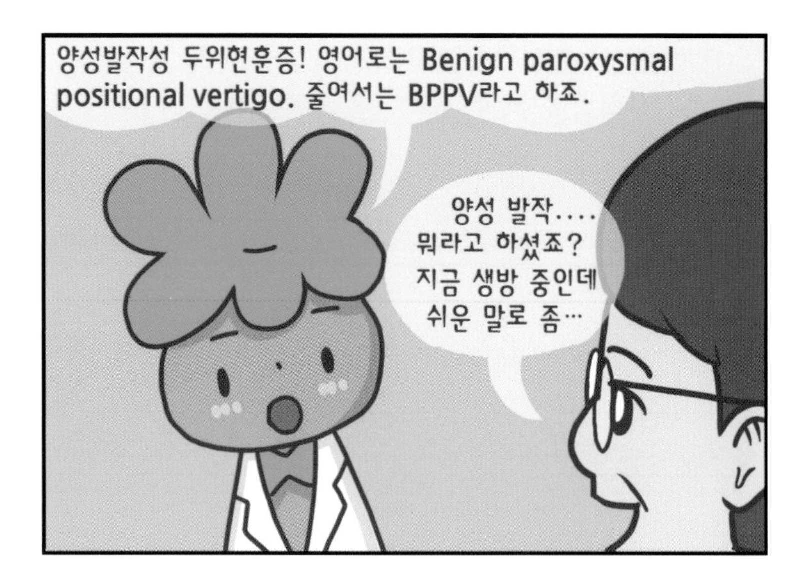
양성발작성 두위현훈증! 영어로는 Benign paroxysmal positional vertigo. 줄여서는 BPPV라고 하죠.
양성 발작....
뭐라고 하셨죠?
지금 생방 중인데
쉬운 말로 좀…

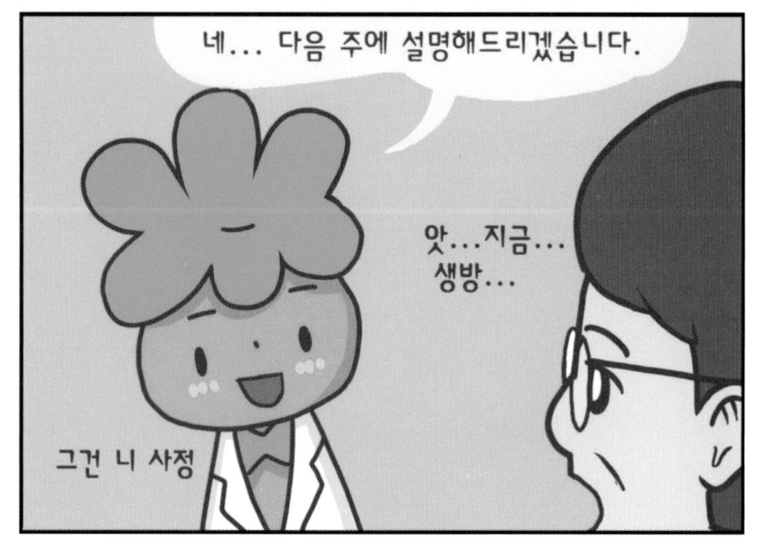
네... 다음 주에 설명해드리겠습니다.
앗...지금...
생방...
그건 니 사정

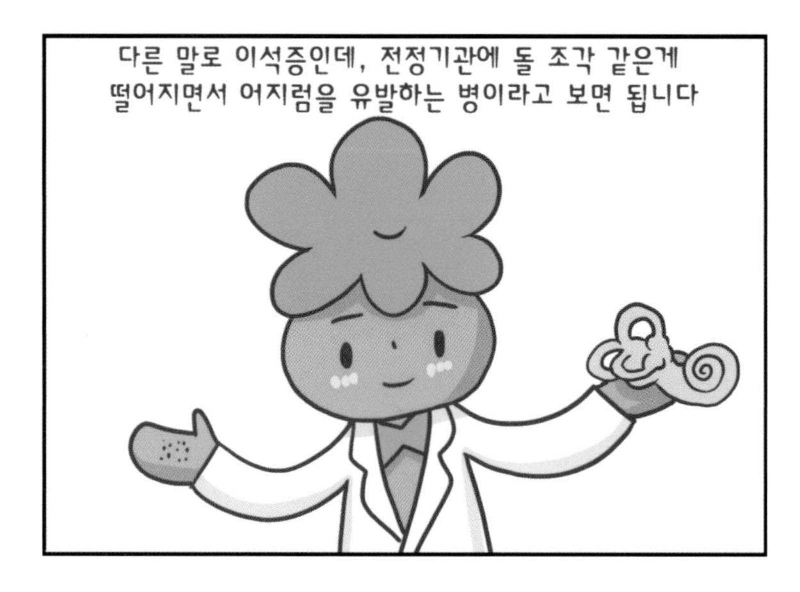
다른 말로 이석증인데, 전정기관에 돌 조각 같은게
떨어지면서 어지럼을 유발하는 병이라고 보면 됩니다

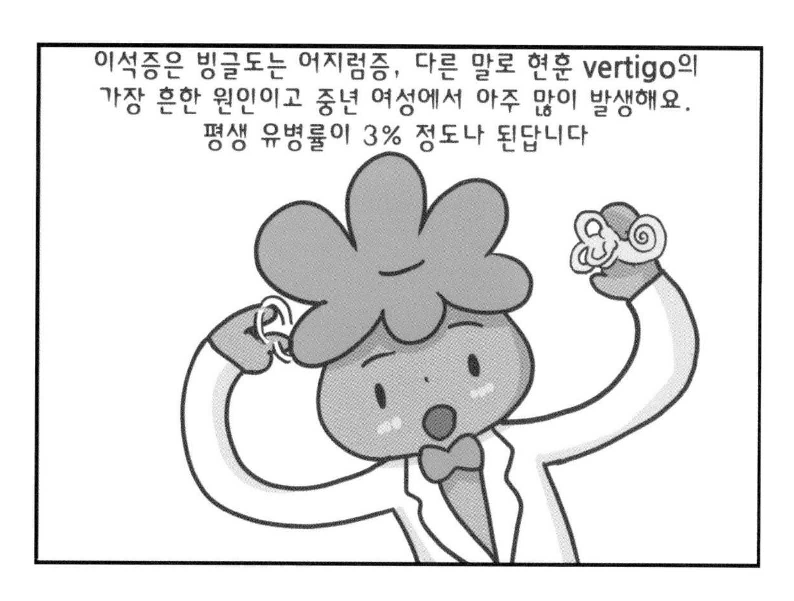
이석증은 빙글도는 어지럼증, 다른 말로 현훈 vertigo의
가장 흔한 원인이고 중년 여성에서 아주 많이 발생해요.
평생 유병률이 3% 정도나 된답니다

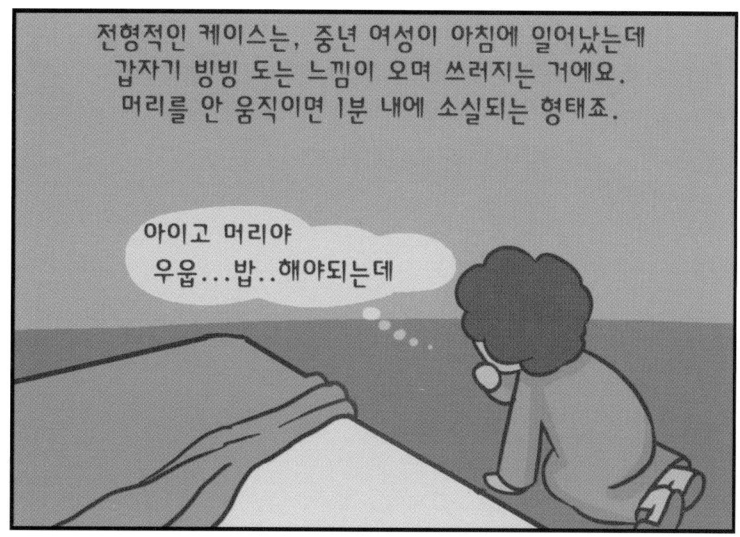
전형적인 케이스는, 중년 여성이 아침에 일어났는데
갑자기 빙빙 도는 느낌이 오며 쓰러지는 거에요.
머리를 안 움직이면 1분 내에 소실되는 형태죠.
아이고 머리야
우웁...밥..해야되는데

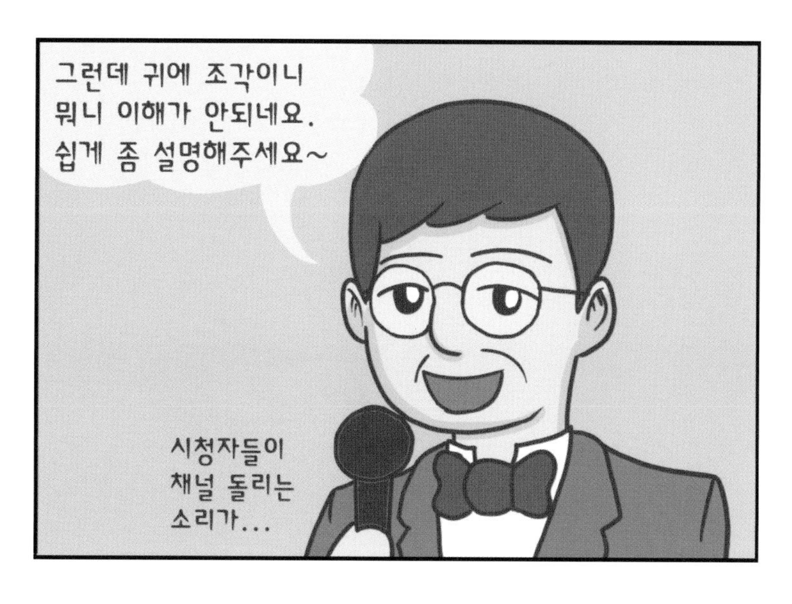
그런데 귀에 조각이니
뭐니 이해가 안되네요.
쉽게 좀 설명해주세요~
시청자들이
채널 돌리는
소리가...

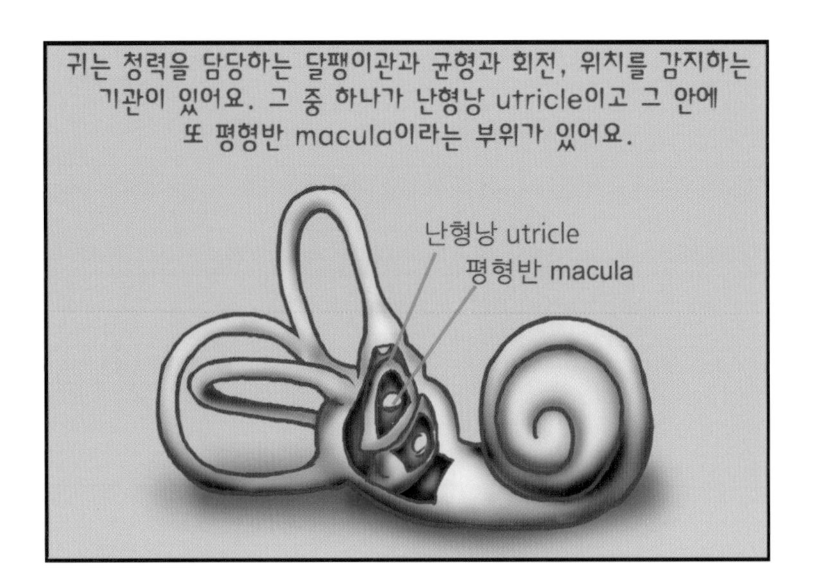
귀는 청력을 담당하는 달팽이관과 균형과 회전, 위치를 감지하는 기관이 있어요. 그 중 하나가 난형낭 utricle이고 그 안에 또 평형반 macula이라는 부위가 있어요.
난형낭 utricle
평형반 macula

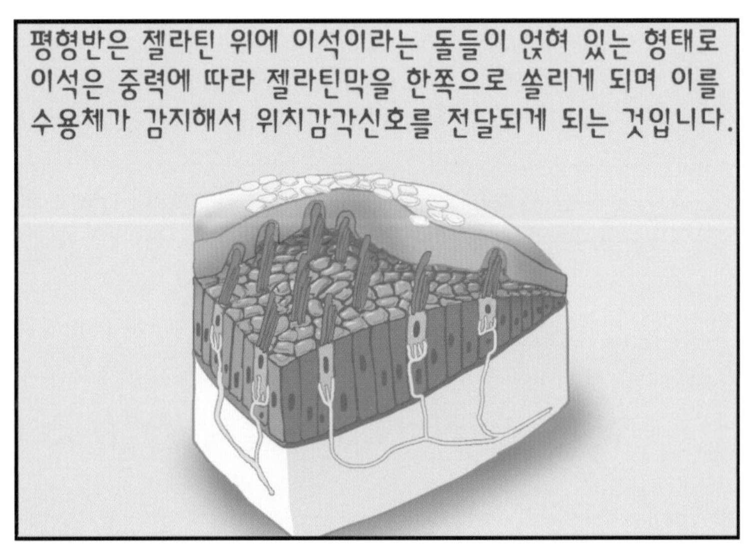
평형반은 젤라틴 위에 이석이라는 돌들이 얹혀 있는 형태로 이석은 중력에 따라 젤라틴막을 한쪽으로 쏠리게 되며 이를 수용체가 감지해서 위치감각신호를 전달되게 되는 것입니다.

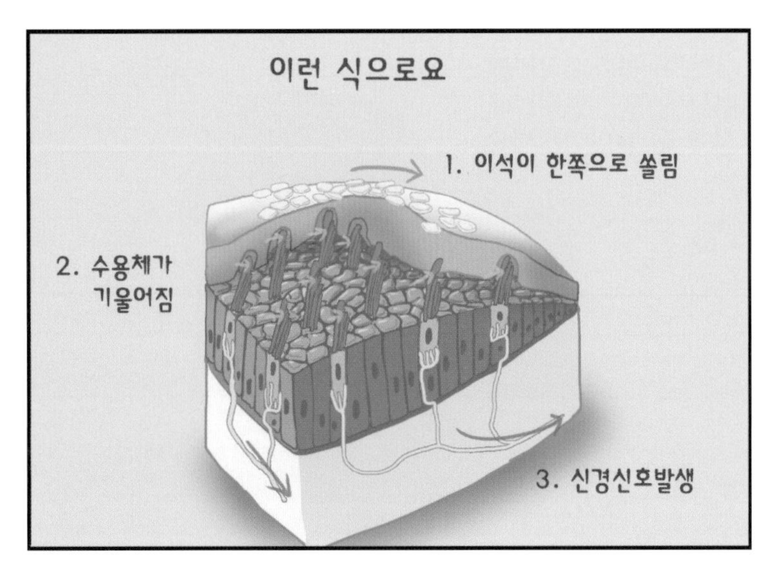
이런 식으로요
1. 이석이 한쪽으로 쏠림
2. 수용체가 기울어짐
3. 신경신호발생

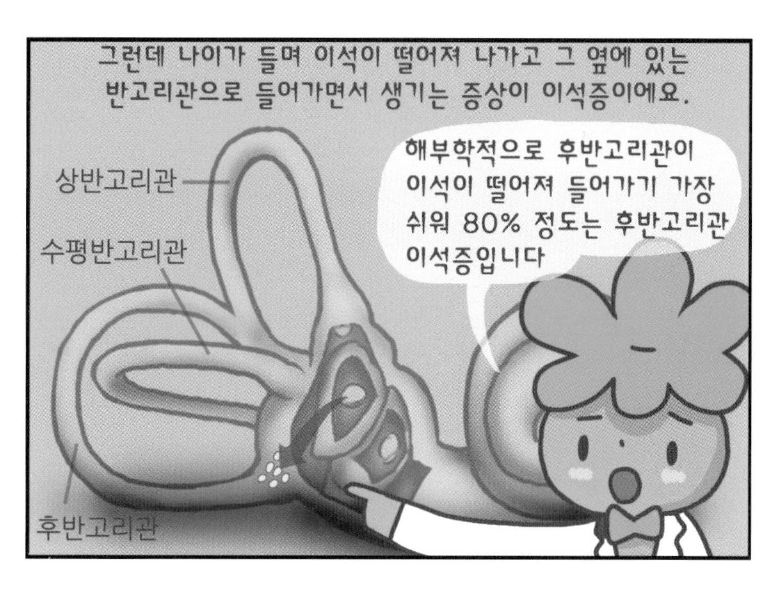
그런데 나이가 들며 이석이 떨어져 나가고 그 옆에 있는
반고리관으로 들어가면서 생기는 증상이 이석증이에요.
해부학적으로 후반고리관이
이석이 떨어져 들어가기 가장
쉬워 80% 정도는 후반고리관
이석증입니다
상반고리관
수평반고리관
후반고리관

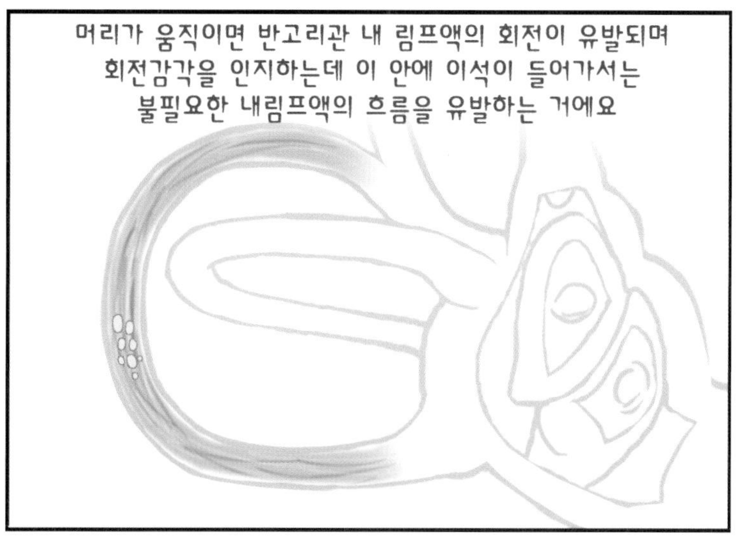
머리가 움직이면 반고리관 내 림프액의 회전이 유발되며
회전감각을 인지하는데 이 안에 이석이 들어가서는
불필요한 내림프액의 흐름을 유발하는 거에요

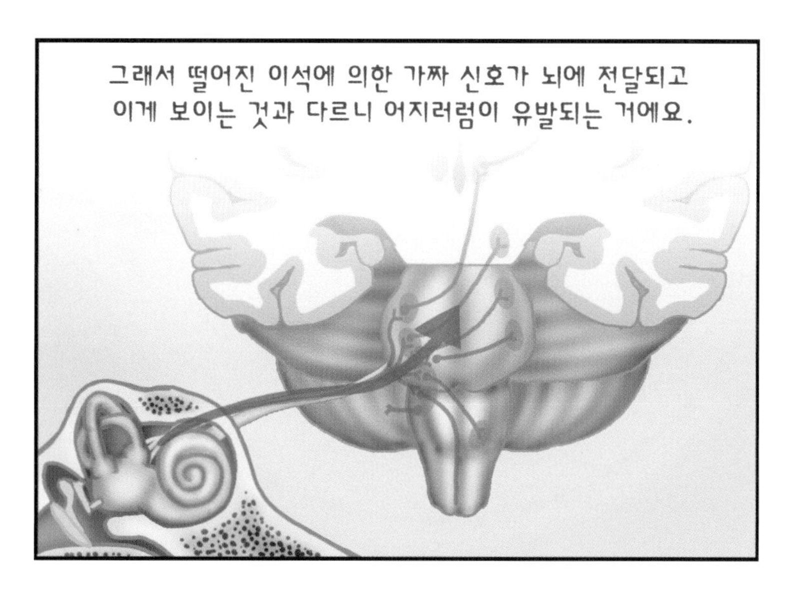
그래서 떨어진 이석에 의한 가짜 신호가 뇌에 전달되고
이게 보이는 것과 다르니 어지러럼이 유발되는 거에요.

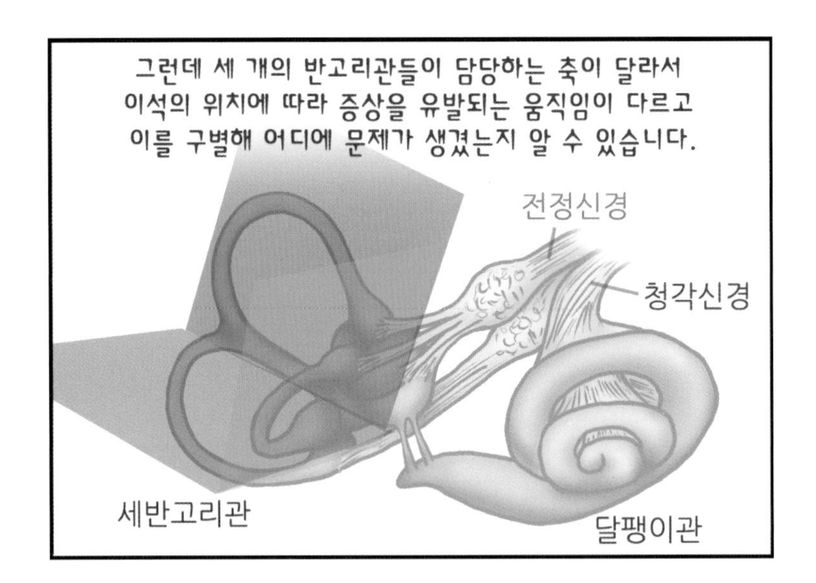
그런데 세 개의 반고리관들이 담당하는 축이 달라서
이석의 위치에 따라 증상을 유발되는 움직임이 다르고
이를 구별해 어디에 문제가 생겼는지 알 수 있습니다.
전정신경
청각신경
세반고리관
달팽이관

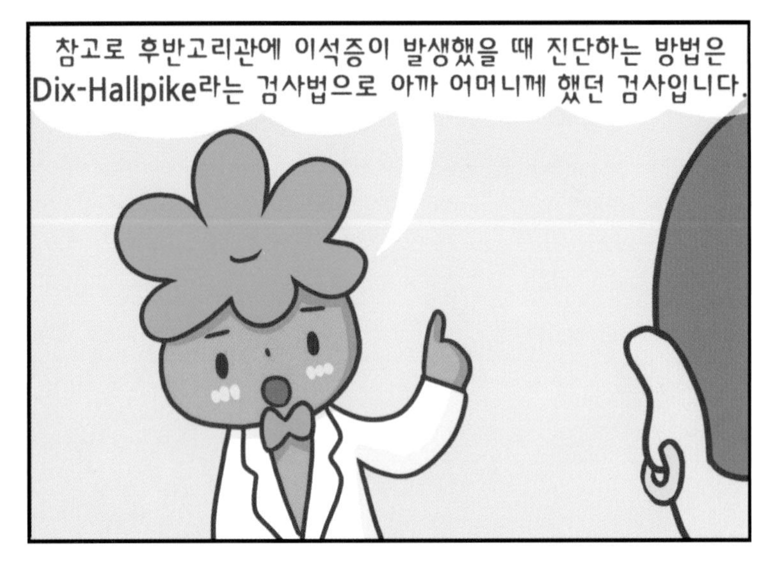
참고로 후반고리관에 이석증이 발생했을 때 진단하는 방법은
Dix-Hallpike라는 검사법으로 아까 어머니께 했던 검사입니다.

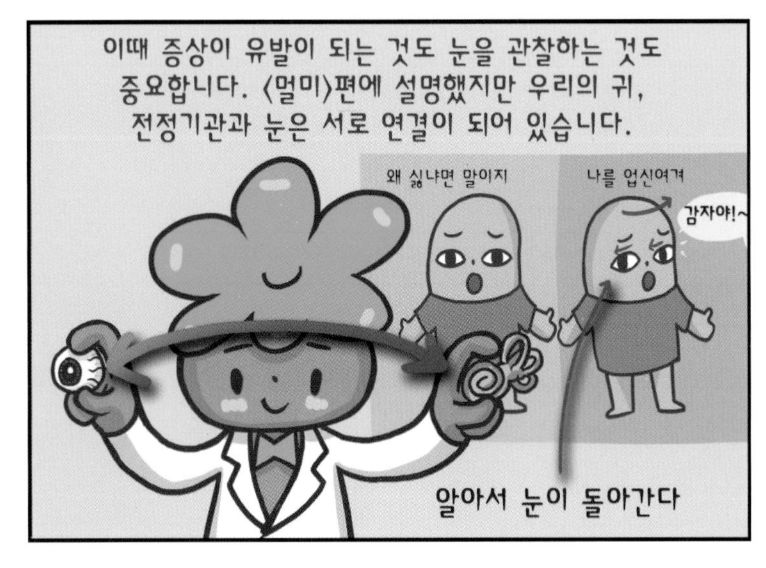
이때 증상이 유발이 되는 것도 눈을 관찰하는 것도
중요합니다. 〈멀미〉편에 설명했지만 우리의 귀,
전정기관과 눈은 서로 연결이 되어 있습니다.
왜 싫냐면 말이지
나를 업신여겨
감자야!~
알아서 눈이 돌아간다

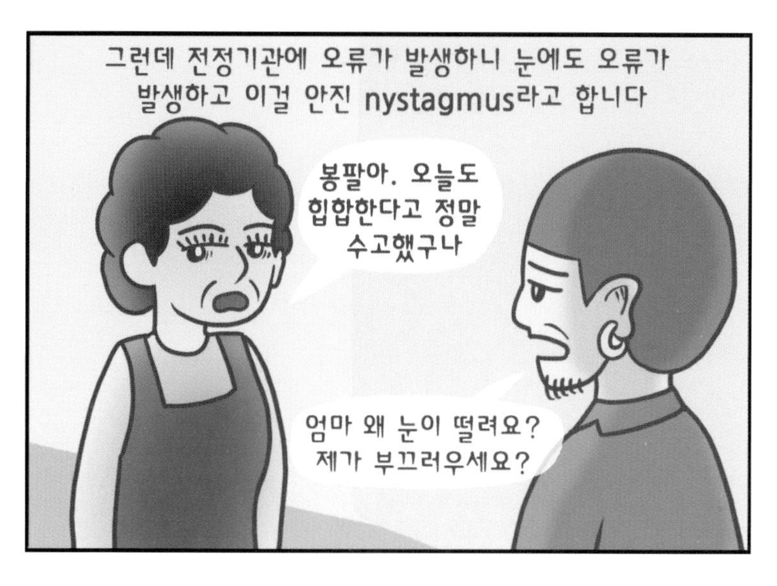
그런데 전정기관에 오류가 발생하니 눈에도 오류가 발생하고 이걸 안진 nystagmus라고 합니다
봉팔아. 오늘도 힙합한다고 정말 수고했구나
엄마 왜 눈이 떨려요? 제가 부끄러우세요?

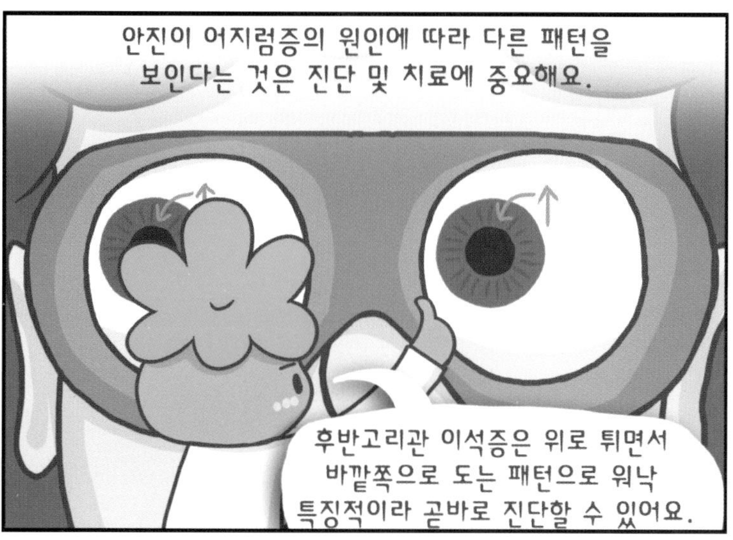
안진이 어지럼증의 원인에 따라 다른 패턴을 보인다는 것은 진단 및 치료에 중요해요.
후반고리관 이석증은 위로 튀면서 바깥쪽으로 도는 패턴으로 워낙 특징적이라 곧바로 진단할 수 있어요.

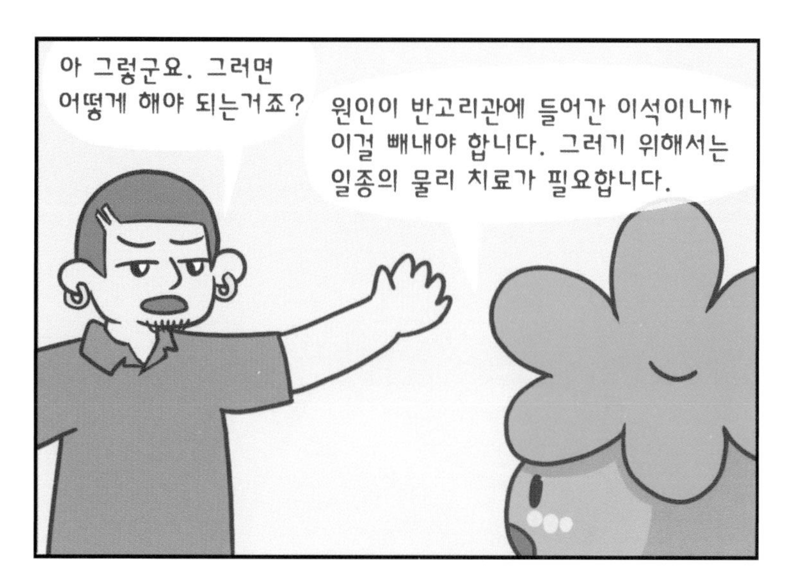
아 그렇군요. 그러면 어떻게 해야 되는거죠?
원인이 반고리관에 들어간 이석이니까 이걸 빼내야 합니다. 그러기 위해서는 일종의 물리 치료가 필요합니다.

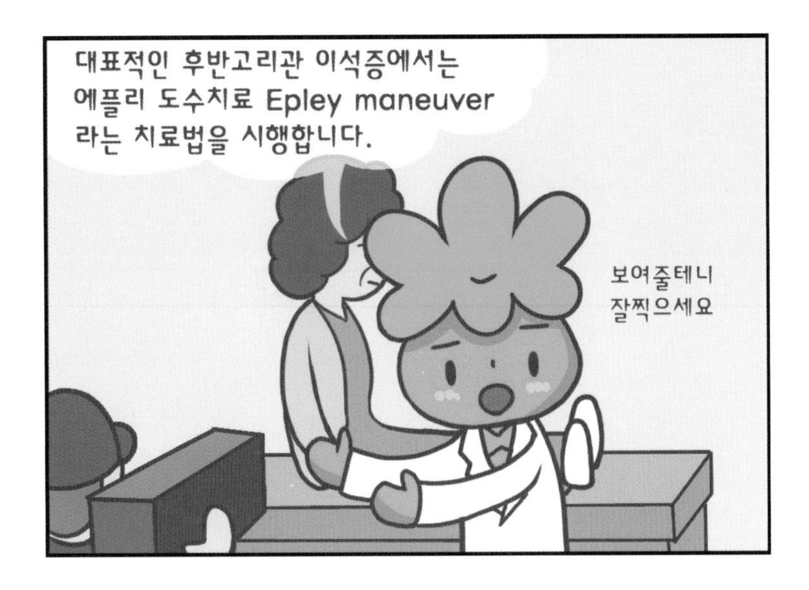
대표적인 후반고리관 이석증에서는
에플리 도수치료 Epley maneuver
라는 치료법을 시행합니다.
보여줄테니
잘 찍으세요

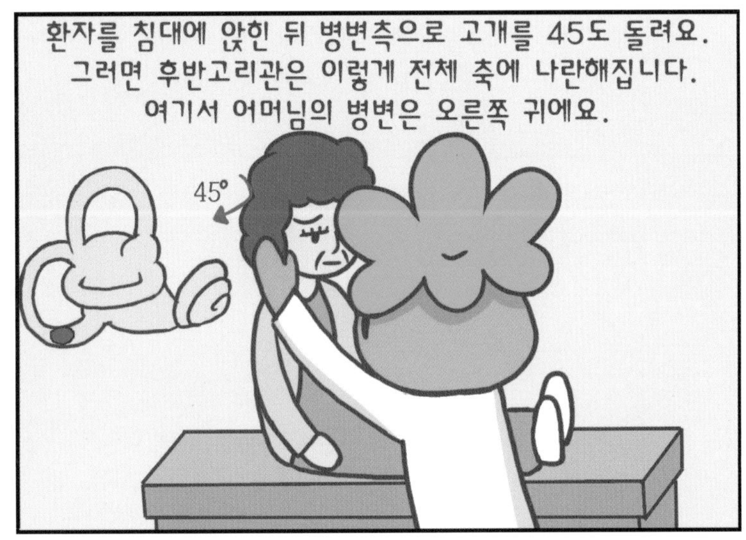
환자를 침대에 앉힌 뒤 병변측으로 고개를 45도 돌려요.
그러면 후반고리관은 이렇게 전체 축에 나란해집니다.
여기서 어머님의 병변은 오른쪽 귀에요.
45°

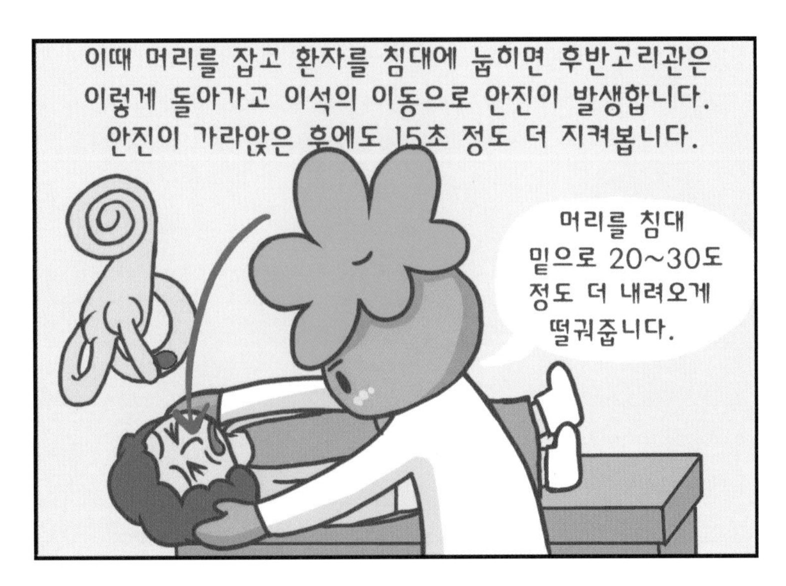
이때 머리를 잡고 환자를 침대에 눕히면 후반고리관은
이렇게 돌아가고 이석의 이동으로 안진이 발생합니다.
안진이 가라앉은 후에도 15초 정도 더 지켜봅니다.
머리를 침대
밑으로 20~30도
정도 더 내려오게
떨궈줍니다.

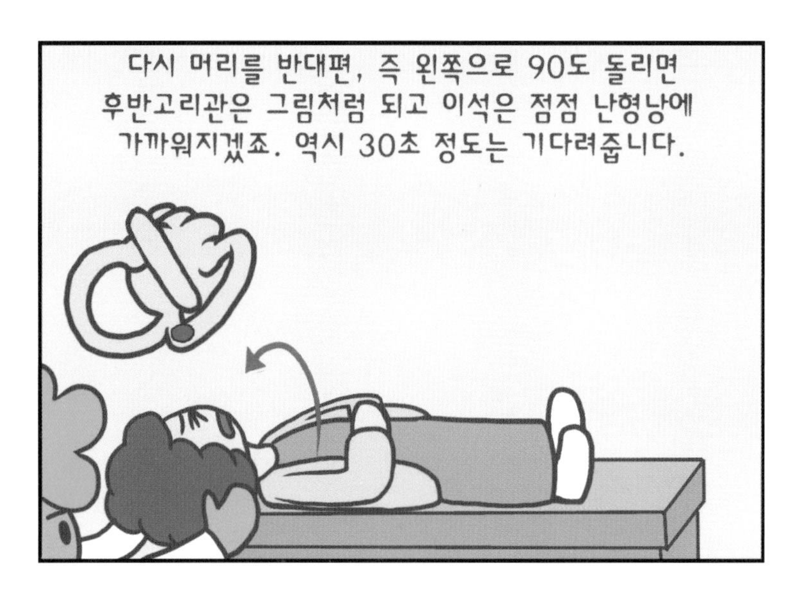
다시 머리를 반대편, 즉 왼쪽으로 90도 돌리면
후반고리관은 그림처럼 되고 이석은 점점 난형낭에
가까워지겠죠. 역시 30초 정도는 기다려줍니다.

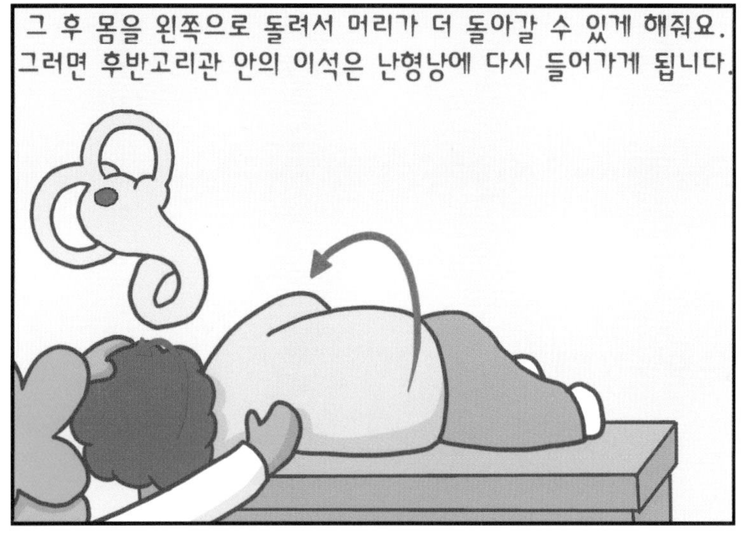
그 후 몸을 왼쪽으로 돌려서 머리가 더 돌아갈 수 있게 해줘요.
그러면 후반고리관 안의 이석은 난형낭에 다시 들어가게 됩니다.

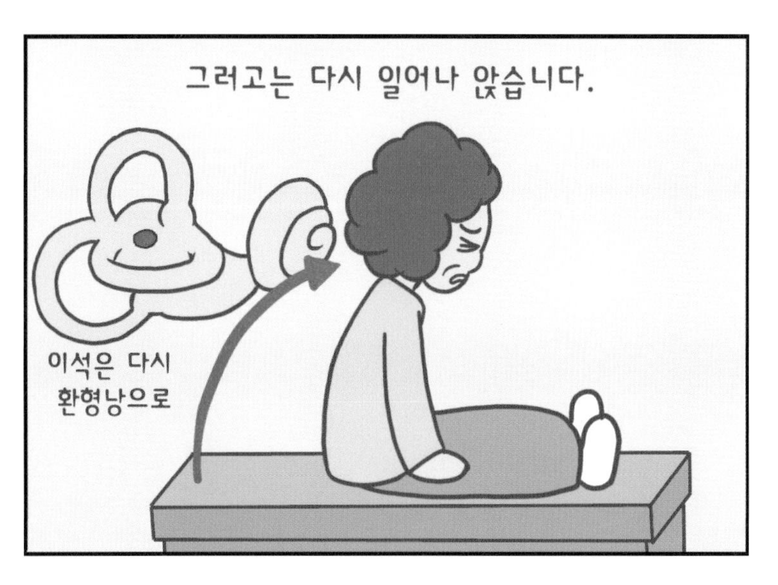
그러고는 다시 일어나 앉습니다.
이석은 다시
환형낭으로

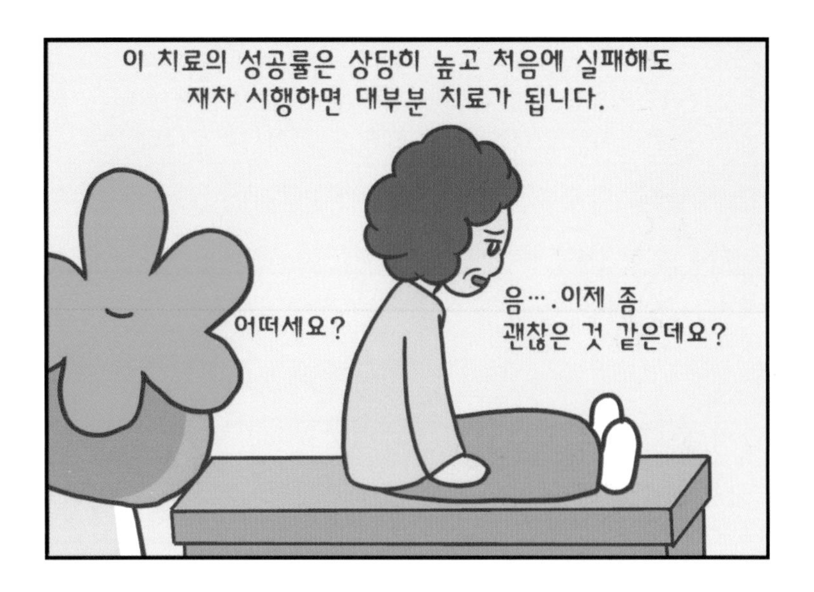
이 치료의 성공률은 상당히 높고 처음에 실패해도
재차 시행하면 대부분 치료가 됩니다.
어떠세요?
음….이제 좀
괜찮은 것 같은데요?

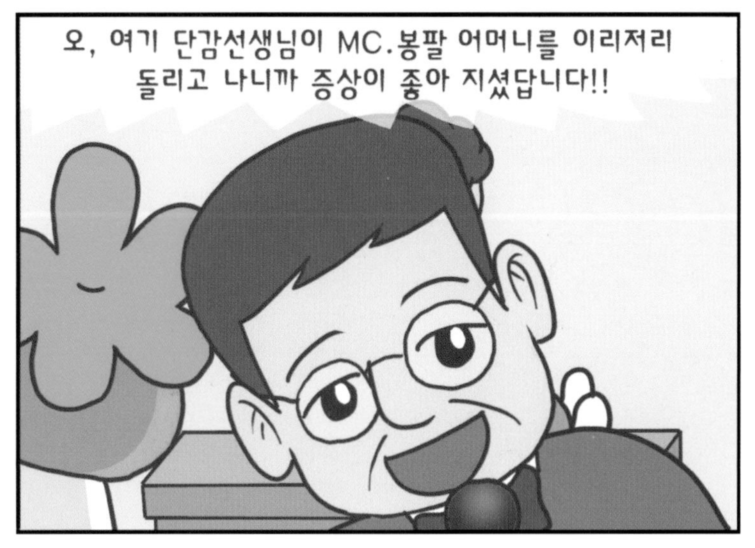
오, 여기 단감선생님이 MC.봉팔 어머니를 이리저리
돌리고 나니까 증상이 좋아 지셨답니다!!

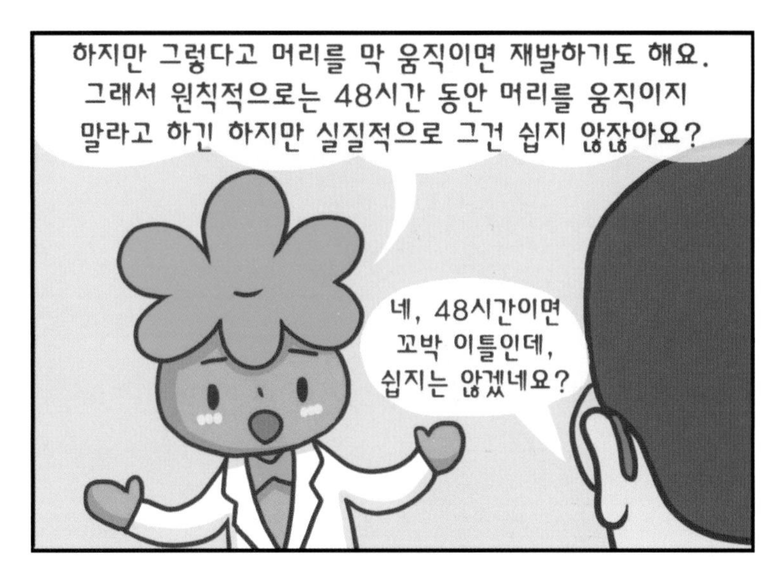
하지만 그렇다고 머리를 막 움직이면 재발하기도 해요.
그래서 원칙적으로는 48시간 동안 머리를 움직이지
말라고 하긴 하지만 실질적으로 그건 쉽지 않잖아요?
네, 48시간이면
꼬박 이틀인데,
쉽지는 않겠네요?

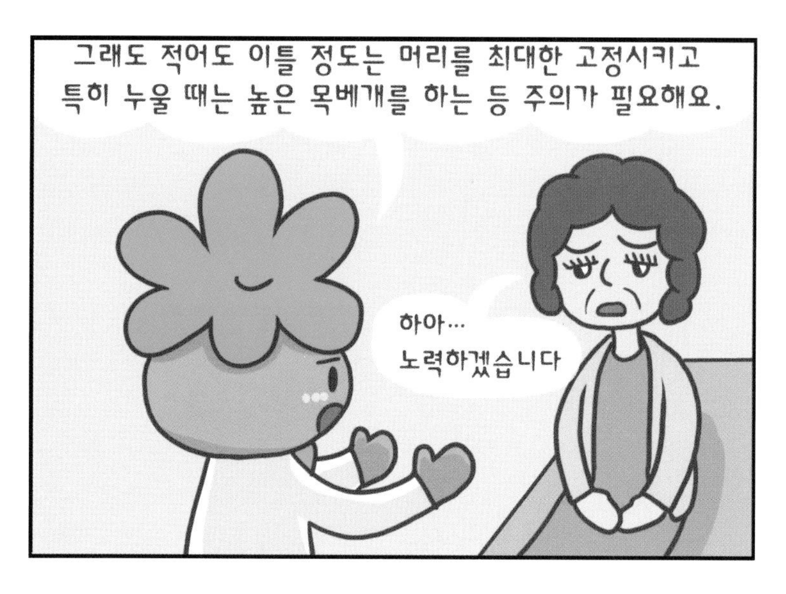
그래도 적어도 이틀 정도는 머리를 최대한 고정시키고
특히 누울 때는 높은 목베개를 하는 등 주의가 필요해요.
하아…
노력하겠습니다

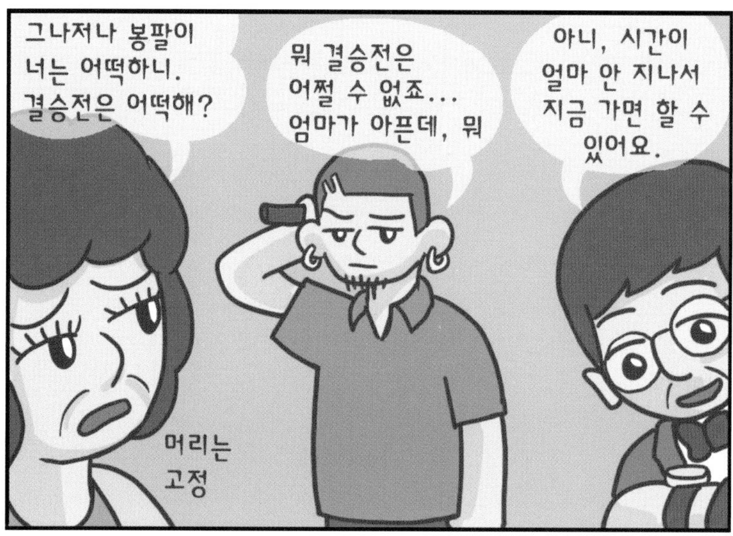
그나저나 봉팔이
너는 어떡하니.
결승전은 어떡해?
뭐 결승전은
어쩔 수 없죠...
엄마가 아픈데, 뭐
아니, 시간이
얼마 안 지나서
지금 가면 할 수
있어요.
머리는
고정

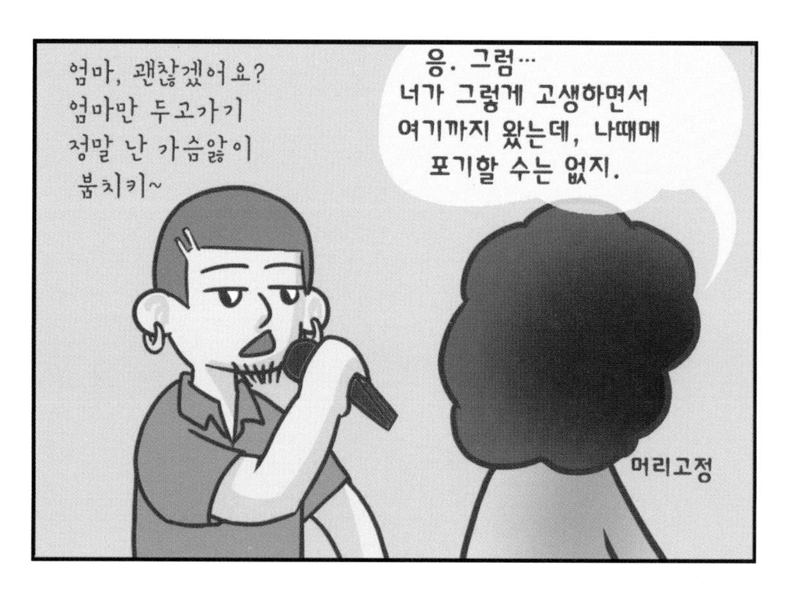
엄마, 괜찮겠어요?
엄마만 두고가기
정말 난 가슴앓이
붐치키~
응. 그럼…
너가 그렇게 고생하면서
여기까지 왔는데, 나때메
포기할 수는 없지.
머리고정

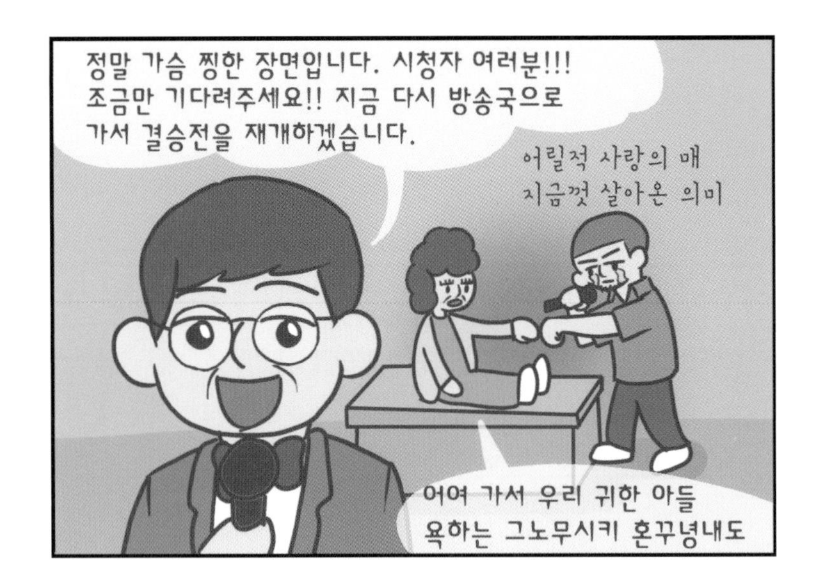
정말 가슴 찡한 장면입니다. 시청자 여러분!!!
조금만 기다려주세요!! 지금 다시 방송국으로
가서 결승전을 재개하겠습니다.
어릴적 사랑의 매
지금껏 살아온 의미
어여 가서 우리 귀한 아들
욕하는 그노무시키 혼꾸녕내도

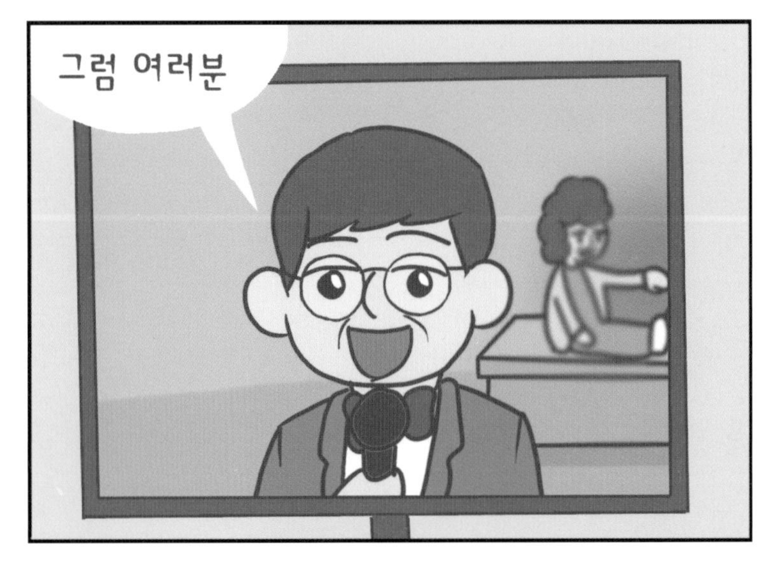
그럼 여러분

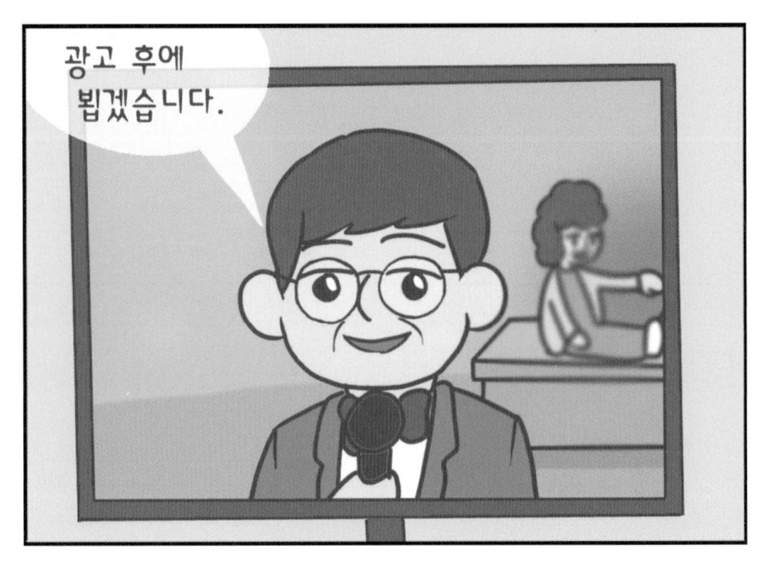
광고 후에
뵙겠습니다.

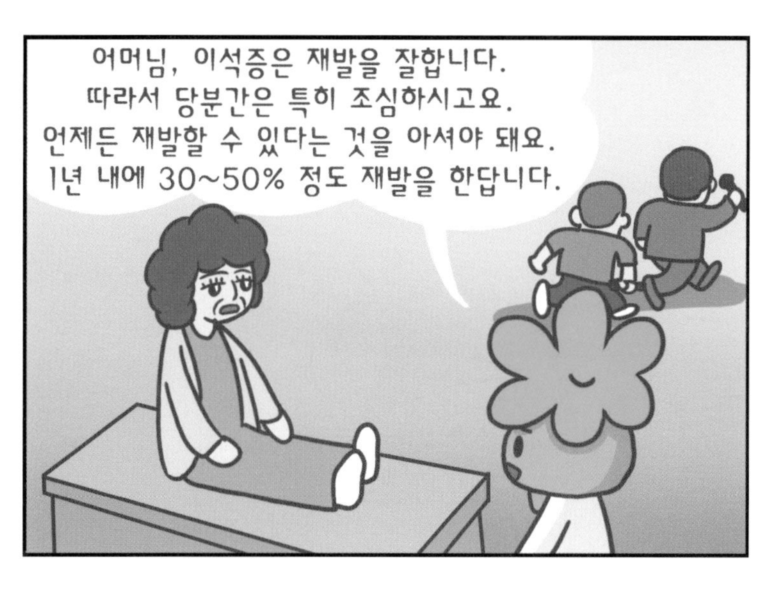
어머님, 이석증은 재발을 잘합니다.
따라서 당분간은 특히 조심하시고요.
언제든 재발할 수 있다는 것을 아셔야 돼요.
1년 내에 30~50% 정도 재발을 한답니다.

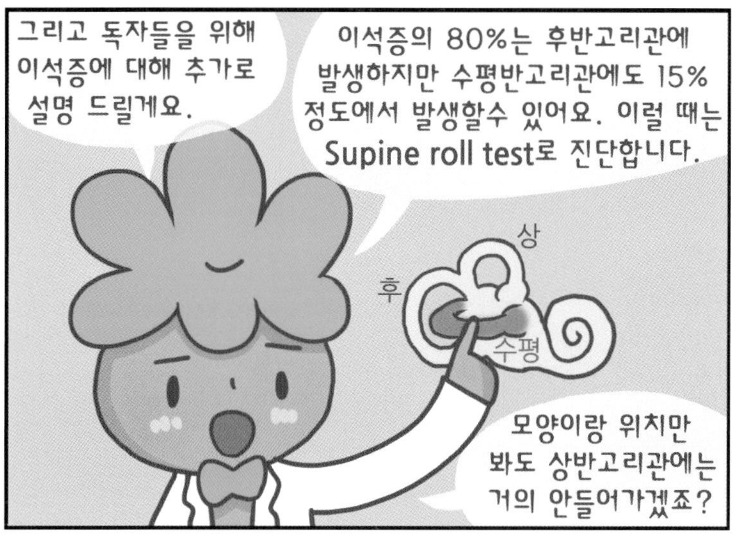
그리고 독자들을 위해 이석증에 대해 추가로 설명 드릴게요.
이석증의 80%는 후반고리관에 발생하지만 수평반고리관에도 15% 정도에서 발생할수 있어요. 이럴 때는 Supine roll test로 진단합니다.
상
후
수평
모양이랑 위치만 봐도 상반고리관에는 거의 안들어가겠죠?

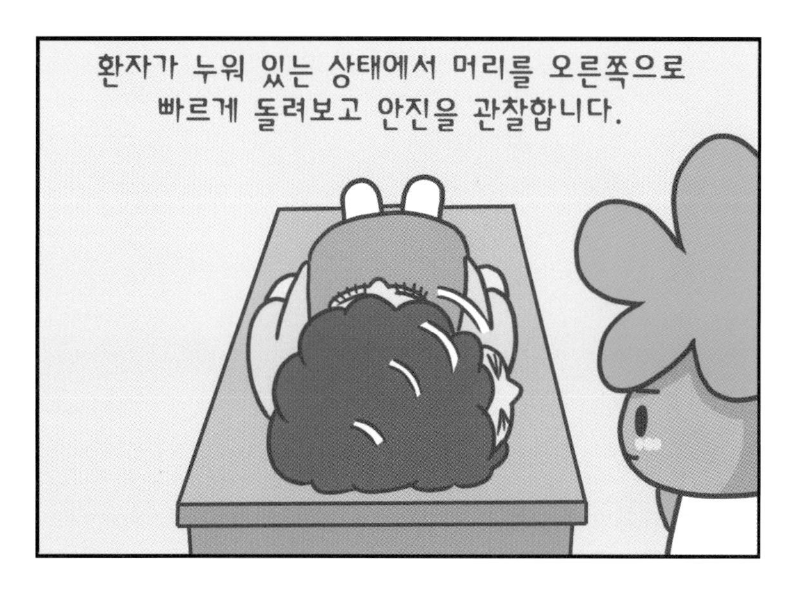
환자가 누워 있는 상태에서 머리를 오른쪽으로 빠르게 돌려보고 안진을 관찰합니다.

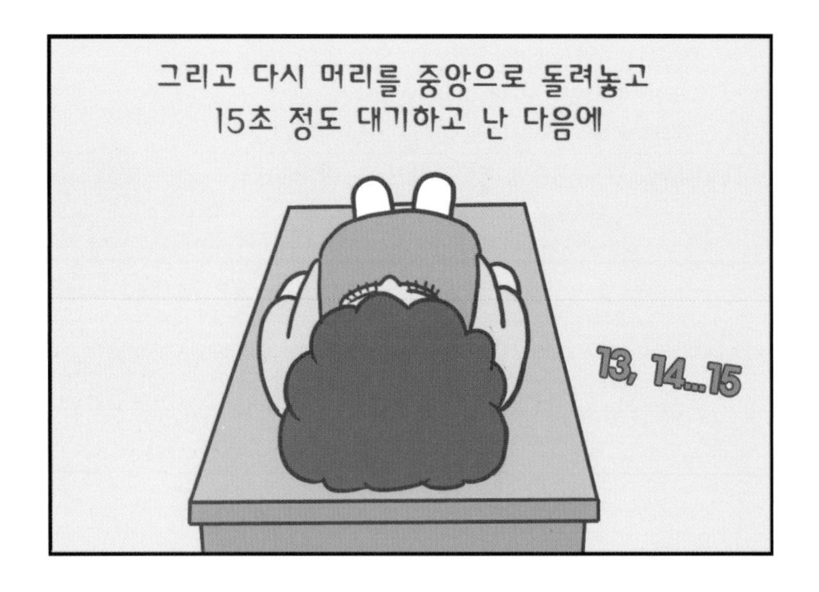
그리고 다시 머리를 중앙으로 돌려놓고
15초 정도 대기하고 난 다음에
13, 14...15

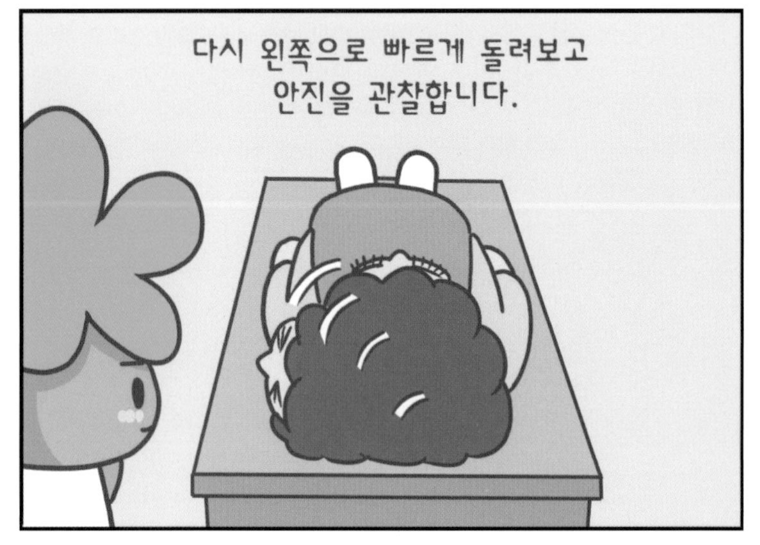
다시 왼쪽으로 빠르게 돌려보고
안진을 관찰합니다.

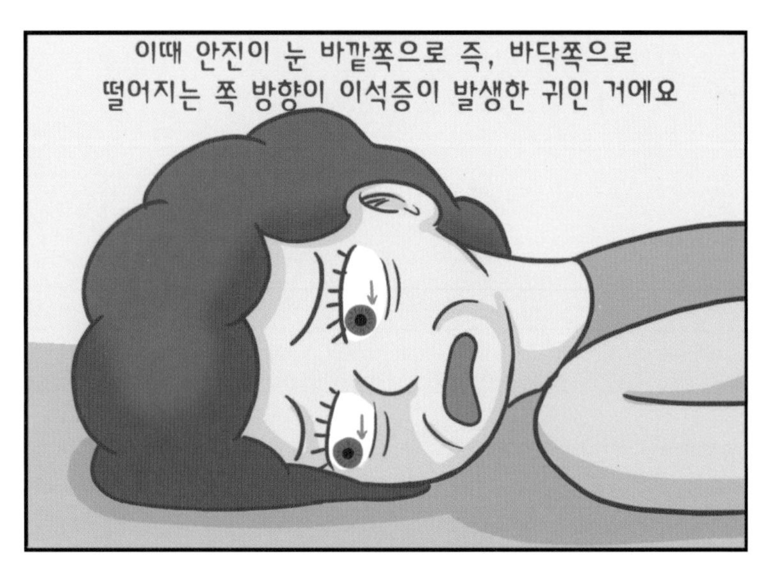
이때 안진이 눈 바깥쪽으로 즉, 바닥쪽으로
떨어지는 쪽 방향이 이석증이 발생한 귀인 거에요

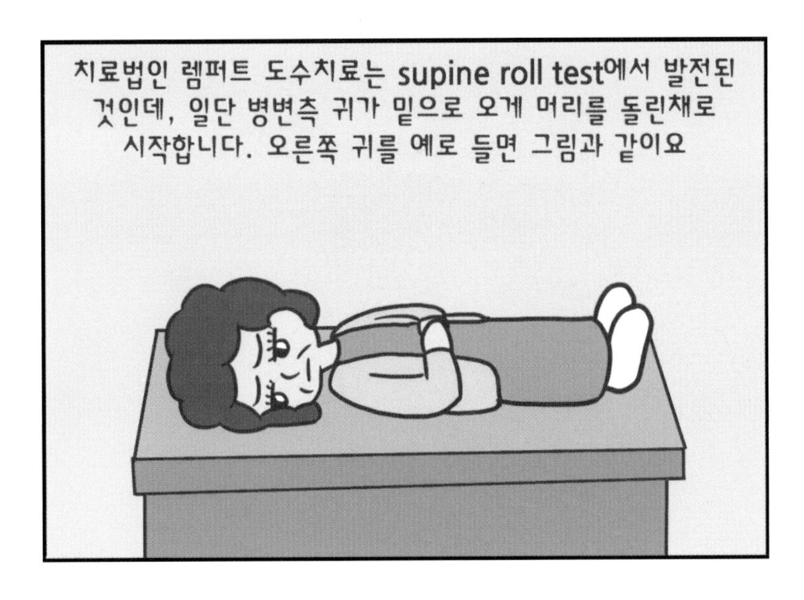
치료법인 렘퍼트 도수치료는 supine roll test에서 발전된 것인데, 일단 병변측 귀가 밑으로 오게 머리를 돌린채로 시작합니다. 오른쪽 귀를 예로 들면 그림과 같이요

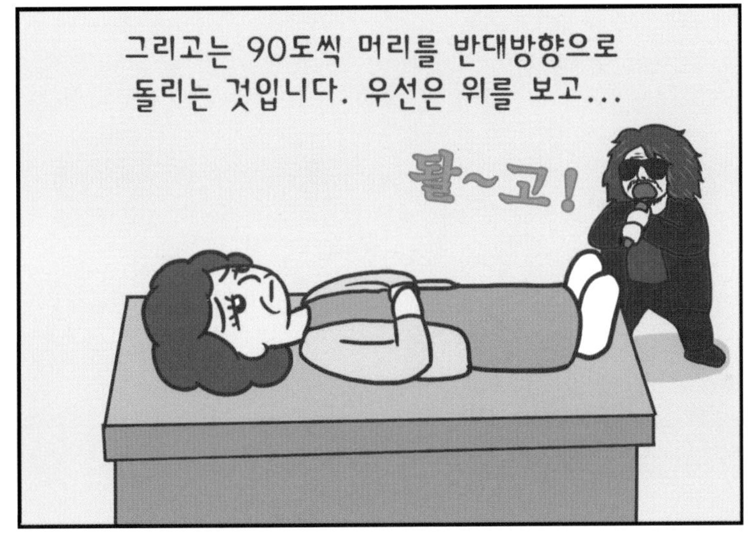
그리고는 90도씩 머리를 반대방향으로 돌리는 것입니다. 우선은 위를 보고...
돌~고!

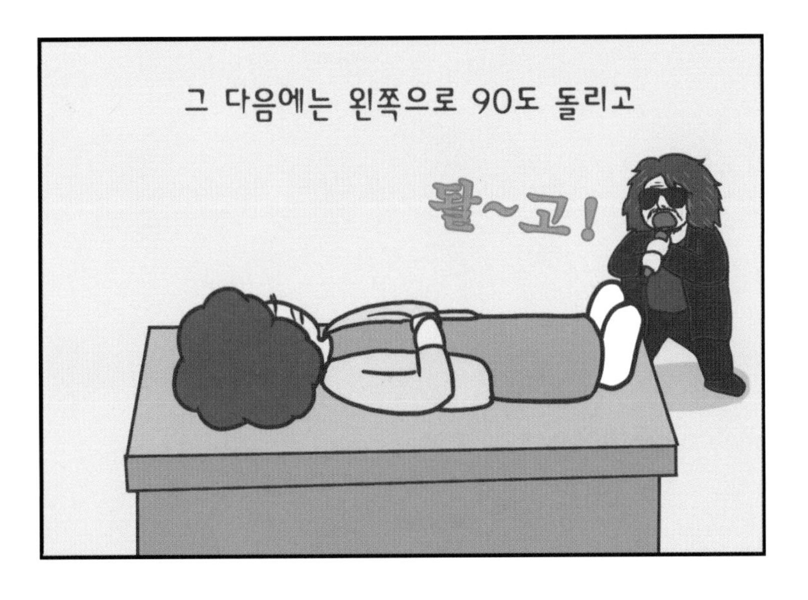
그 다음에는 왼쪽으로 90도 돌리고
돌~고!

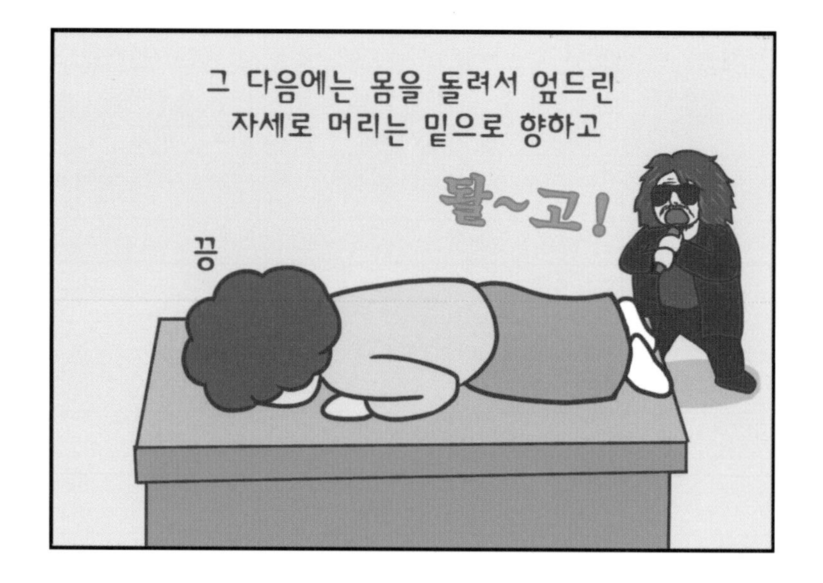
그 다음에는 몸을 돌려서 엎드린
자세로 머리는 밑으로 향하고
꿀~고!
끙

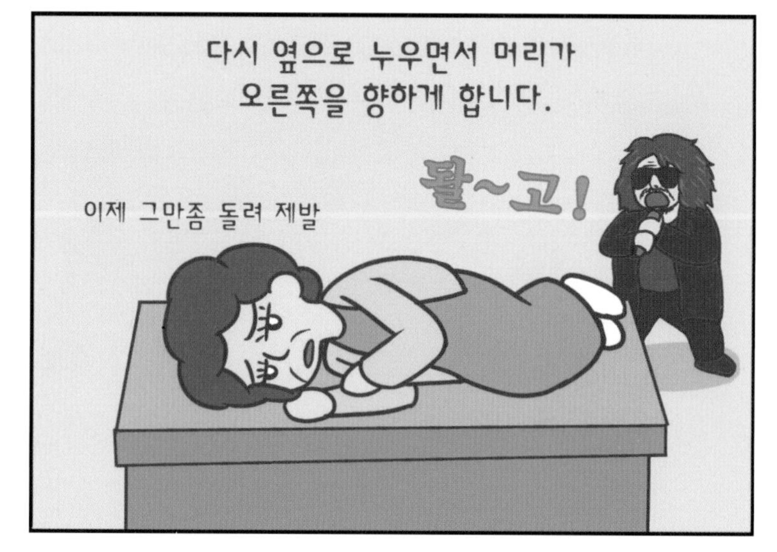
다시 옆으로 누우면서 머리가
오른쪽을 향하게 합니다.
꿀~고!
이제 그만좀 돌려 제발

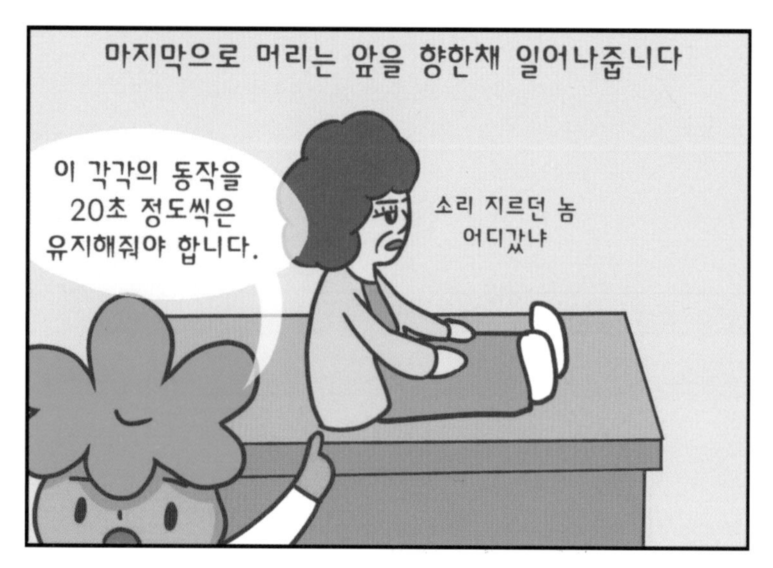
마지막으로 머리는 앞을 향한채 일어나줍니다
이 각각의 동작을
20초 정도씩은
유지해줘야 합니다.
소리 지르던 놈
어디갔냐

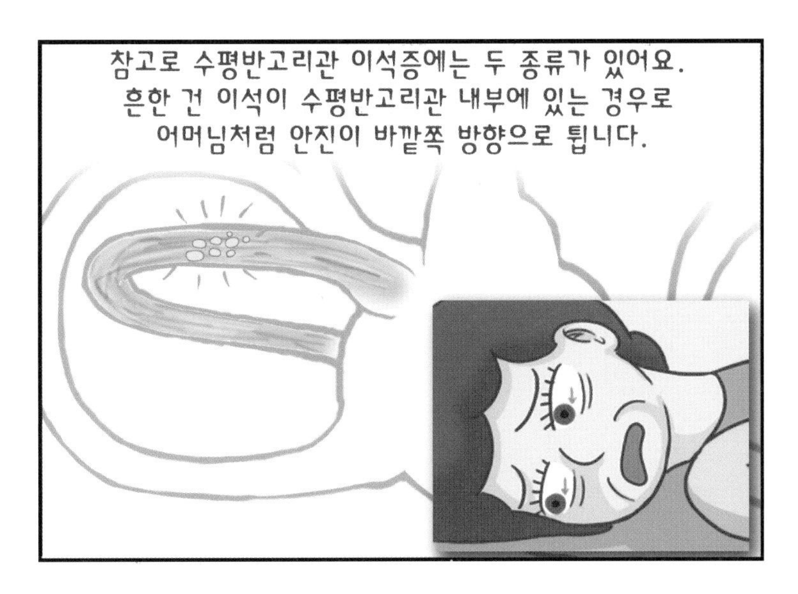
참고로 수평반고리관 이석증에는 두 종류가 있어요.
흔한 건 이석이 수평반고리관 내부에 있는 경우로
어머님처럼 안진이 바깥쪽 방향으로 튑니다.

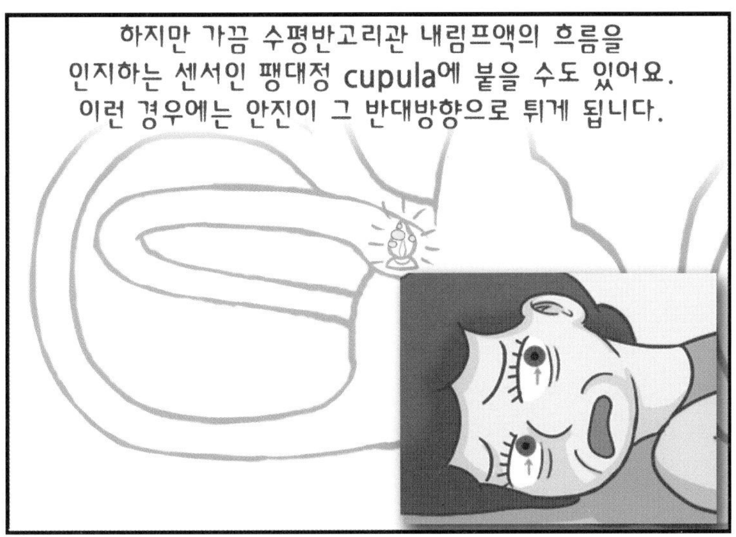
하지만 가끔 수평반고리관 내림프액의 흐름을
인지하는 센서인 팽대정 cupula에 붙을 수도 있어요.
이런 경우에는 안진이 그 반대방향으로 튀게 됩니다.

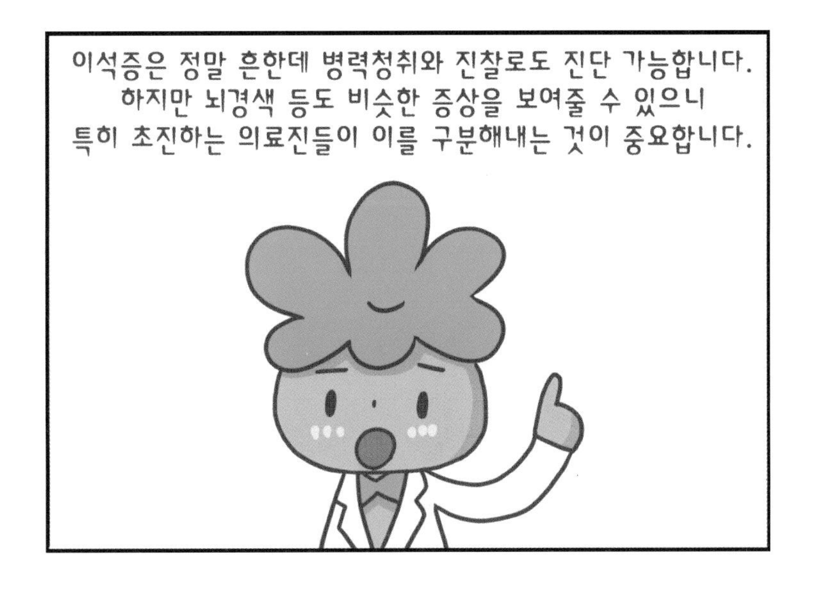
이석증은 정말 흔한데 병력청취와 진찰로도 진단 가능합니다.
하지만 뇌경색 등도 비슷한 증상을 보여줄 수 있으니
특히 초진하는 의료진들이 이를 구분해내는 것이 중요합니다.

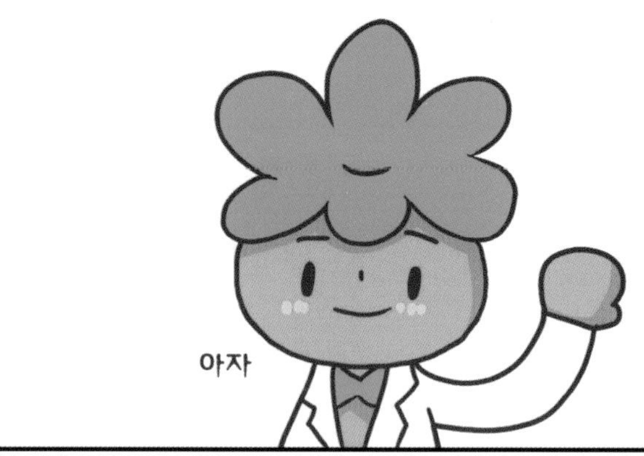
MRI를 찍어야 뇌경색을 확진할 수 있기 때문에 이런 고가의 검사의 시행에 적절한 판단이 필요하고 이석증의 증상, 특히 신체검사 및 안진의 유형에 대해 잘 아는 것이 중요하겠습니다.
아자

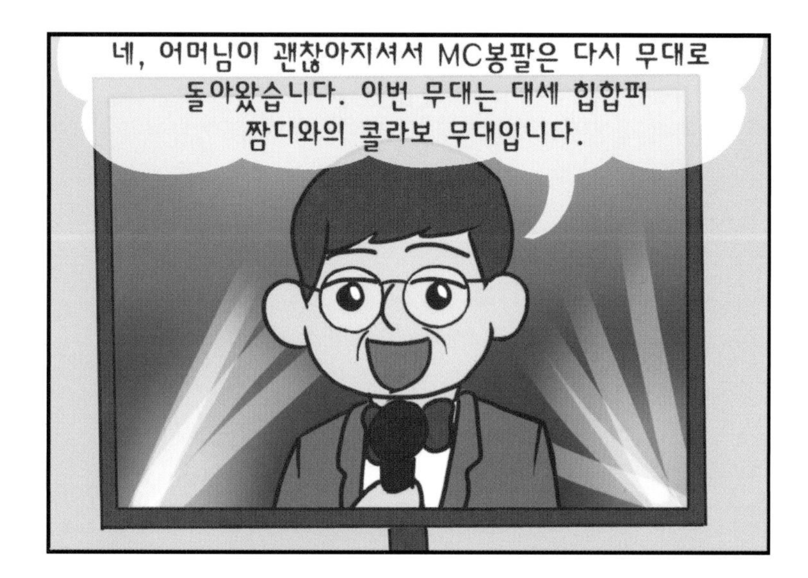
네, 어머님이 괜찮아지셔서 MC봉팔은 다시 무대로 돌아왔습니다. 이번 무대는 대세 힙합퍼 짬디와의 콜라보 무대입니다.

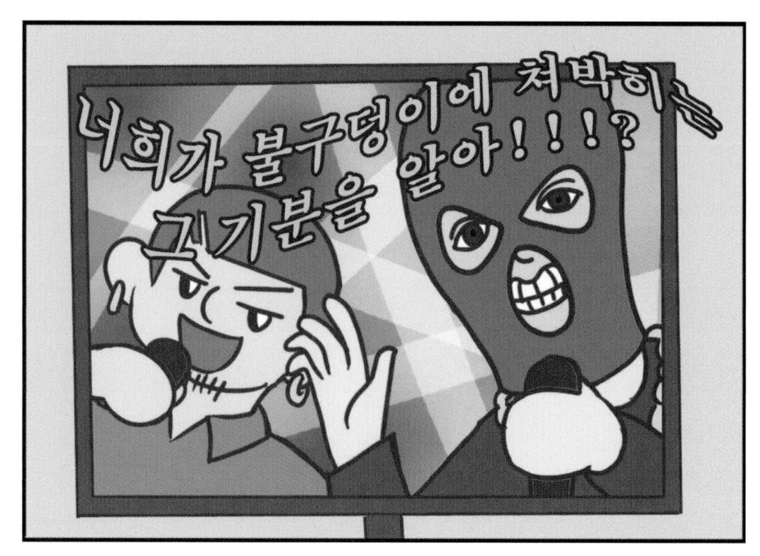
너희가 불구덩이에 처박히는 그 기분을 알아!!!?

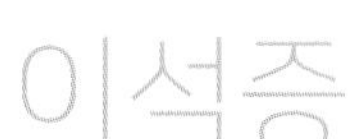

양성 발작성 두위 현훈증. 정식 영문 명칭은 Benign paroxysmal positional vertigo입니다. 다른 이름으로는 '이석증'이라고도 부릅니다.

지난 멀미 편에서 귀에서 균형과 회전 위치감각을 담당하는 전정기관에 대해 설명했는데 이석증은 그 연장선상에 있는 질환입니다. 이석증은 말초성 현훈(peripheral vertigo)의 대표적인 병으로 정상적으로 전정기관 내에 있는 이석(otolith)이 탈락, 즉 떨어져 나오면서 회전 감각을 담당하는 세반고리관(semicircular canal)으로 굴러 떨어지면서 생기는 병입니다. 이로 인해 거짓된 회전감각을 일으키는 것이고 환자는 세상이 빙글빙글 돈다고 착각하면서 멀미를 하게 되는 것입니다.

이석증의 전형적인 증상은 머리를 흔들게 되면 악화되는 빙글 도는 어지럼증으로 머리가 고정되어 있으면 금방 가라앉습니다. 하지만 다른 증상으로 청력저하나 이명, 사물이 두 개로 보인다든지, 얼굴이나 팔다리의 감각이나 운동 기능이 떨어지는 등의 신경증상이 동반되지 '않는다'는 것이 특징입니다.

그리고 이것은 균형, 회전, 위치 감각을 인지하는 회로. 즉, 전정기관에서부터 뇌까지 연결되는 과정에서 센서에 해당하는 전정기관에 문제가 생겼기 때문입니다. 그렇기 때문에 '말초성' 현훈으로 분류할 수 있는 것이죠.

단감이 MC 봉팔 어머니에게 시행한 검사는 Dix-Hallpike 검사법으로 세 개의 반고리관 중에 가장 문제가 잘 발생하는 후반고리관에 이석이 굴러 들어간 경우에 증상 유발 검사로 시행하게 됩니다. 머리를 45도 돌린 상태에서 그대로 눕히면서 머리를 120도 정도 꺾이게 하는 것은 세반고리관의 각도를 고려한 방법이랍니다. 그리고 눈이 위로 올라갔다가(upbeating) 바깥쪽으로 돌면서 내려오는(cyclotorsional) 움직임을 보이는 안진(nystagmus)는 귀와 눈이 신경으로 잘 연결되어 있기 때문에

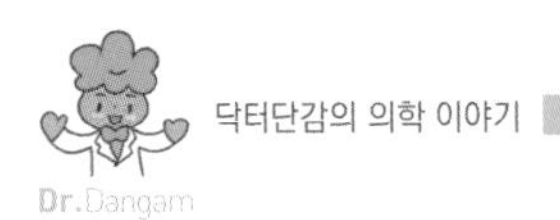

관찰이 가능한 것이죠.

이런 이석증은 빙글빙글도는 어지럼증의 가장 흔한 원인으로 중년 여성에서 많이 발생해서 평생 유병률이 3%에나 달합니다.

이석증 중 가장 흔한 후반고리관의 경우 물리치료법인 '에플리 도수치료'로 치료할 수 있습니다. 이 방법은 전정기관의 해부학적 구조를 이용해서 떨어져 나온 이석을 세반고리관에서 빼내는 방법입니다.

하지만 이석증은 재발을 잘합니다. 1년 내에 30~50%가 재발을 하고 그렇기 때문에 도수치료로 치료가 이루어진 후에도 머리 움직임을 최소화하는 등의 주의를 요합니다.

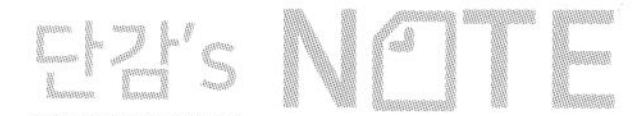

이석증은 말초성 현훈의 가장 흔한 원인으로 진짜 조그만 전정기관이 어떻게 자기보다 수백 배는 클 인간의 몸통을 들었다 놨다 하는지 보여주는 흥미로운 질환입니다. 개인적으로도 마침 이번 단행본의 출간을 위해 이석증을 편집하는 와중에 아주 가까운 선생님께서 이석증으로 병원에 입원하는 일이 있었기 때문에 여러모로 흥미를 유발하는 병이라고 생각합니다. 이 에피소드는 '쇼 미 더 머니'를 패러디하였는데 만화를 그릴 당시에는 꽤 많은 인기를 누리던 시점이었지만 아쉽게도 최근에는 조금 그 프로그램의 인기가 식어가고 있는 것 같습니다. 이 에피소드 때문에 랩 메이킹도 처음으로 직접 해보고 했지만 비트가 없는 무반주 랩으로 '쇼 미 더 머니'에 참가한다면 아마 1차 예선에서 탈락하지 않았을까 싶습니다.

14 CHAPTER 어지럼증

메니에르씨 병

Meniere's disease

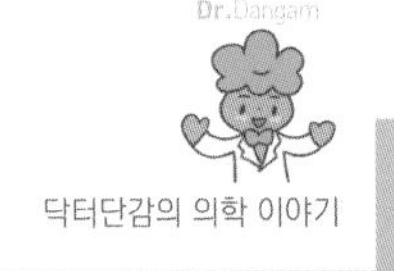

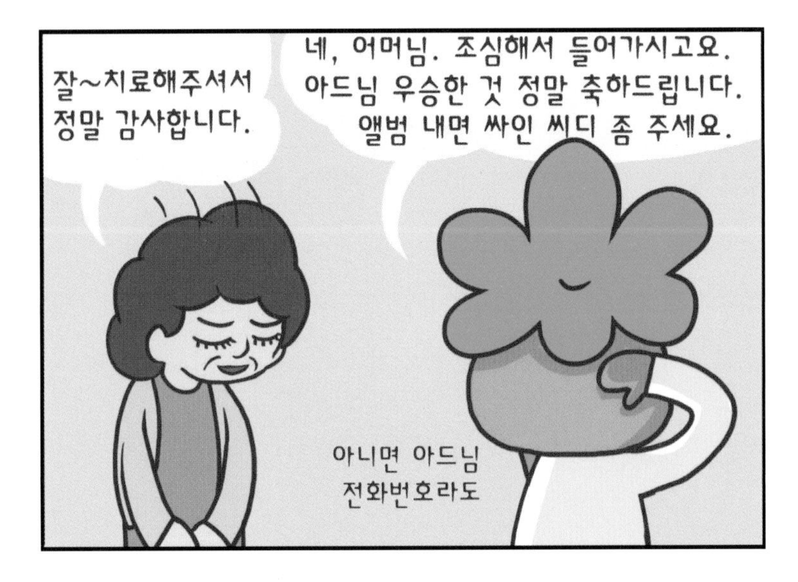

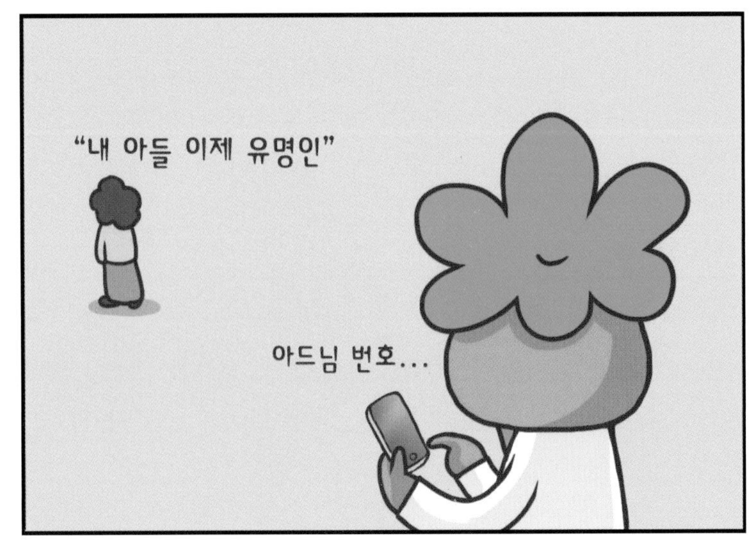

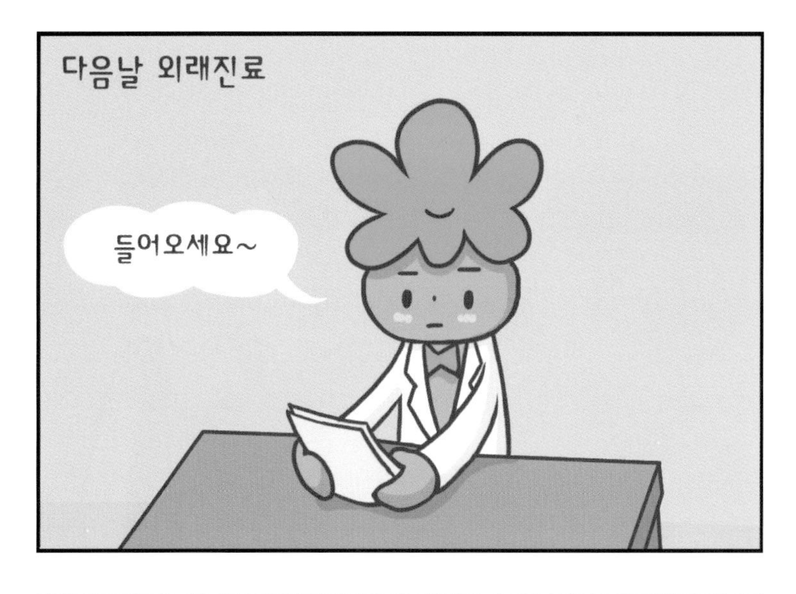
다음날 외래진료
들어오세요~

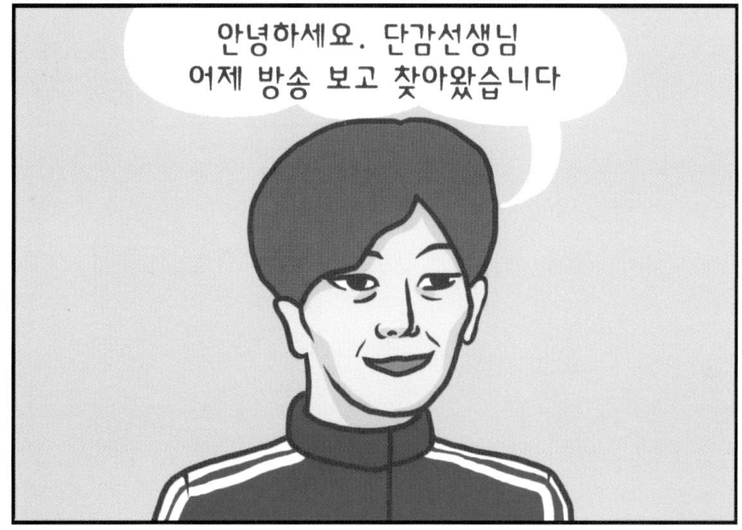
안녕하세요. 단감선생님
어제 방송 보고 찾아왔습니다

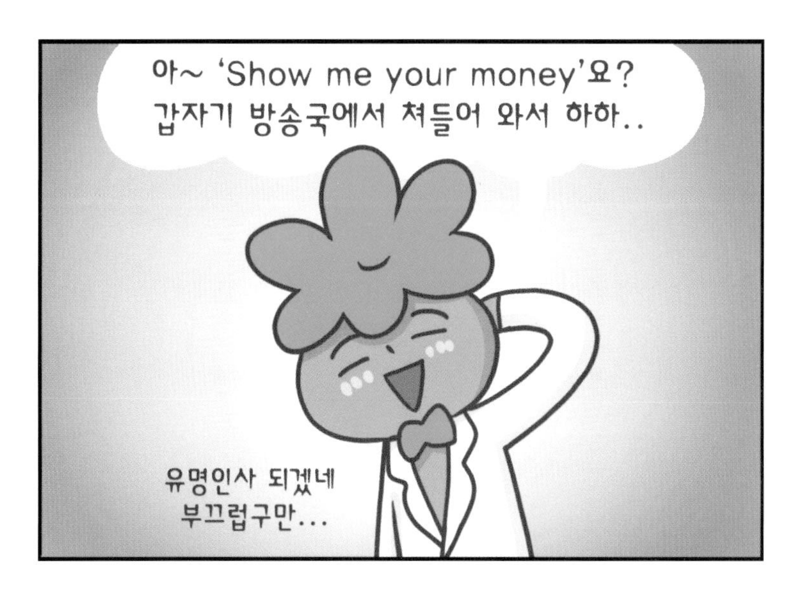
아~ 'Show me your money'요?
갑자기 방송국에서 쳐들어 와서 하하..
유명인사 되겠네
부끄럽구만...

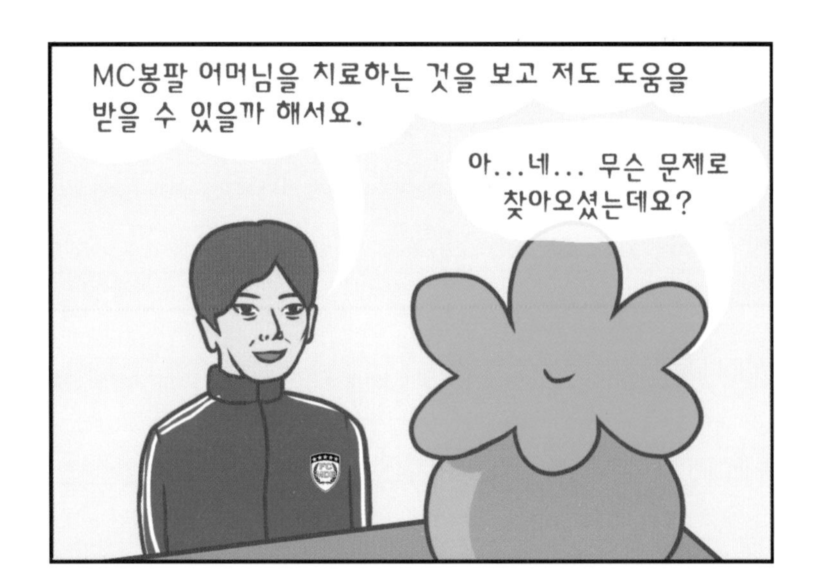
MC봉팔 어머님을 치료하는 것을 보고 저도 도움을 받을 수 있을까 해서요.
아...네... 무슨 문제로 찾아오셨는데요?

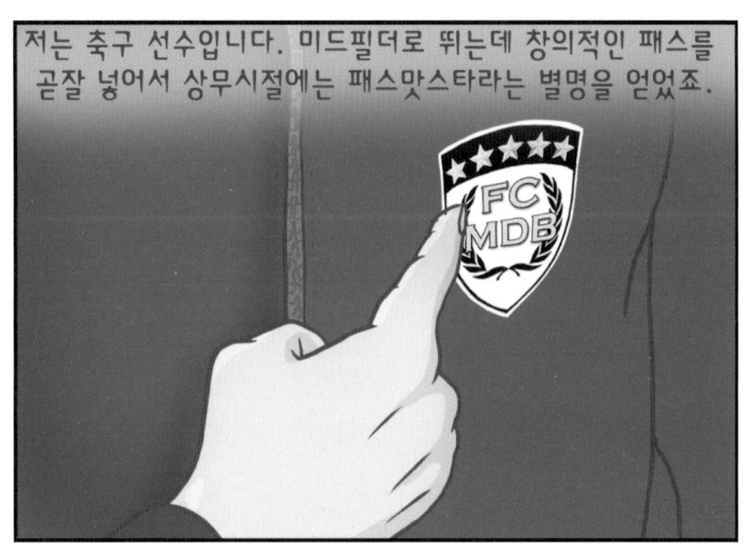
저는 축구 선수입니다. 미드필더로 뛰는데 창의적인 패스를 곧잘 넣어서 상무시절에는 패스맛스타라는 별명을 얻었죠.
FC MDB

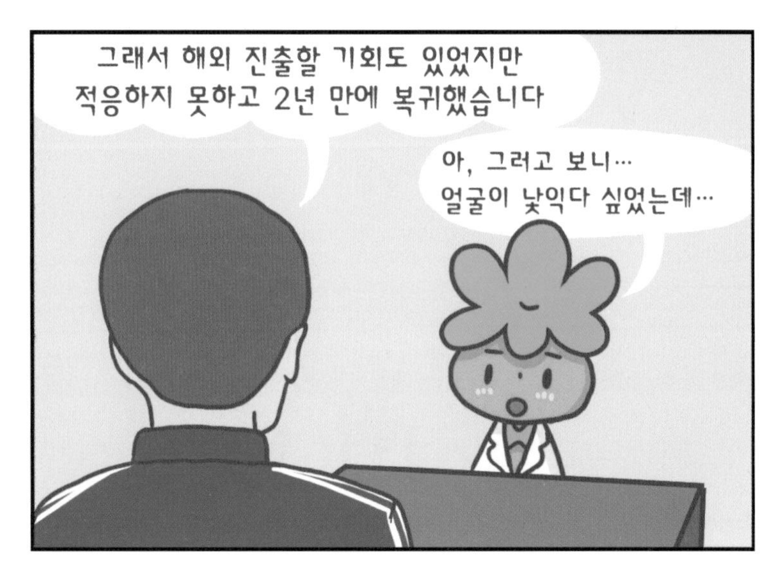
그래서 해외 진출할 기회도 있었지만 적응하지 못하고 2년 만에 복귀했습니다
아, 그러고 보니… 얼굴이 낯익다 싶었는데…

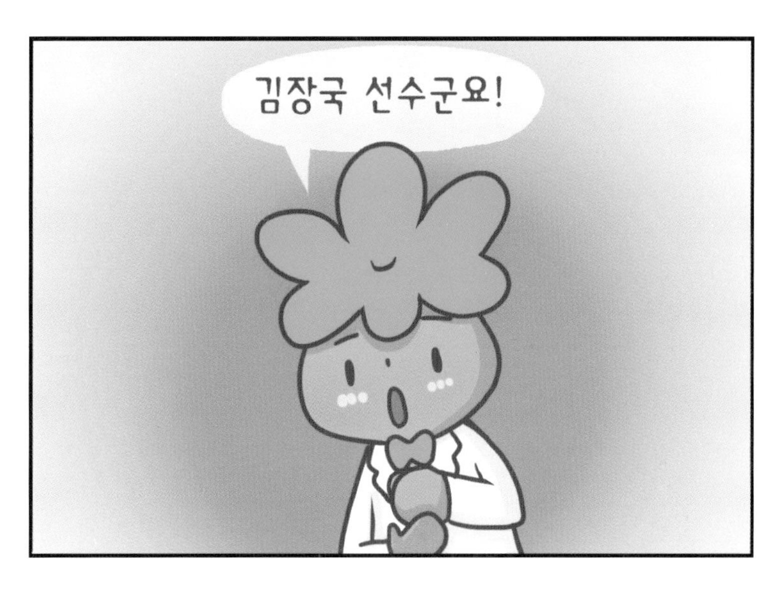
김장국 선수군요!

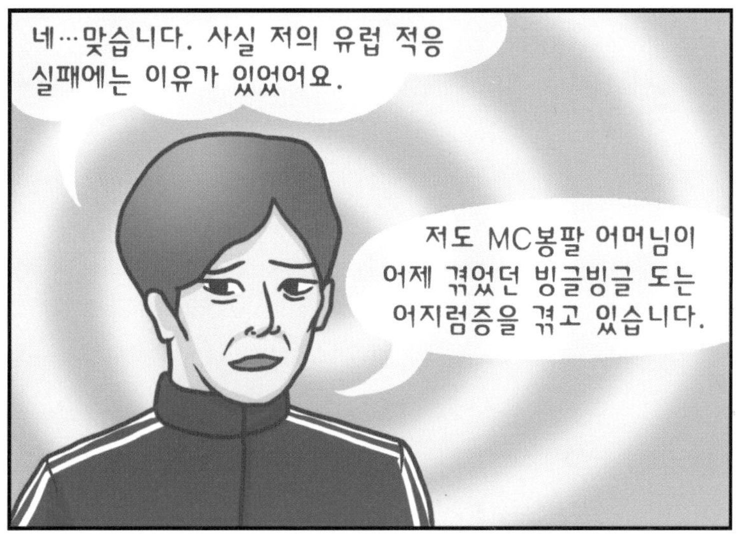
네…맞습니다. 사실 저의 유럽 적응 실패에는 이유가 있었어요.
저도 MC봉팔 어머님이 어제 겪었던 빙글빙글 도는 어지럼증을 겪고 있습니다.

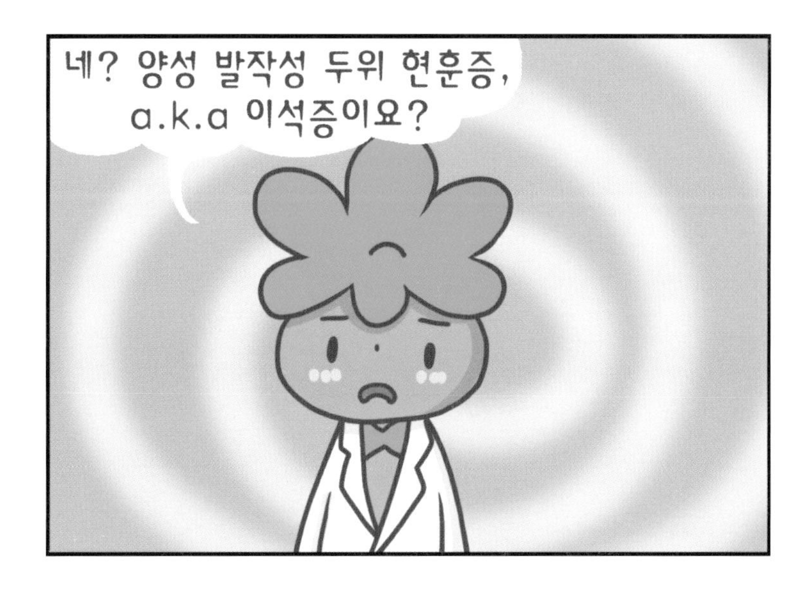
네? 양성 발작성 두위 현훈증, a.k.a 이석증이요?

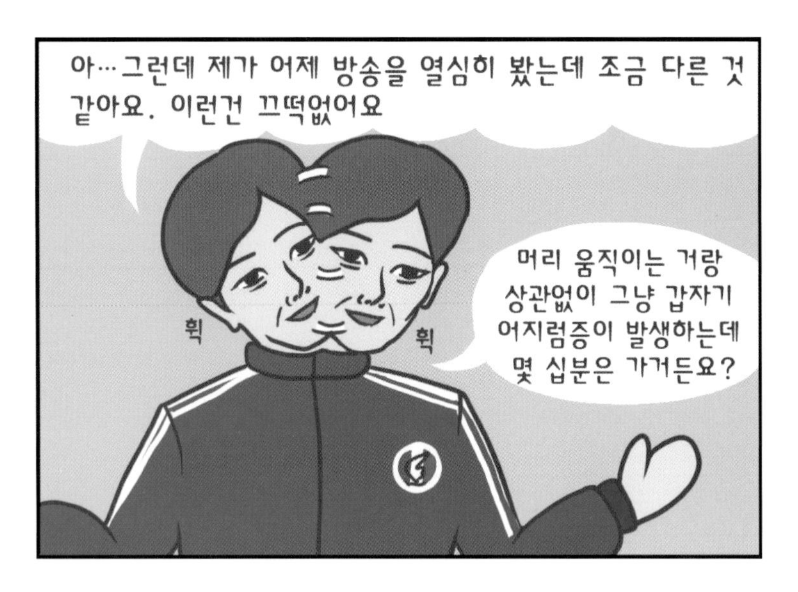
아…그런데 제가 어제 방송을 열심히 봤는데 조금 다른 것 같아요. 이런건 끄떡없어요
휙
휙
머리 움직이는 거랑 상관없이 그냥 갑자기 어지럼증이 발생하는데 몇 십분은 가거든요?

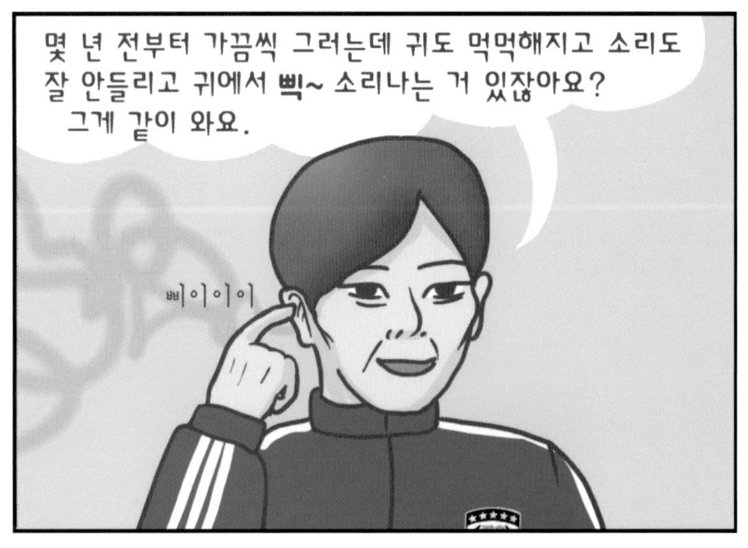
몇 년 전부터 가끔씩 그러는데 귀도 먹먹해지고 소리도 잘 안들리고 귀에서 삑~ 소리나는 거 있잖아요? 그게 같이 와요.
삐이이이

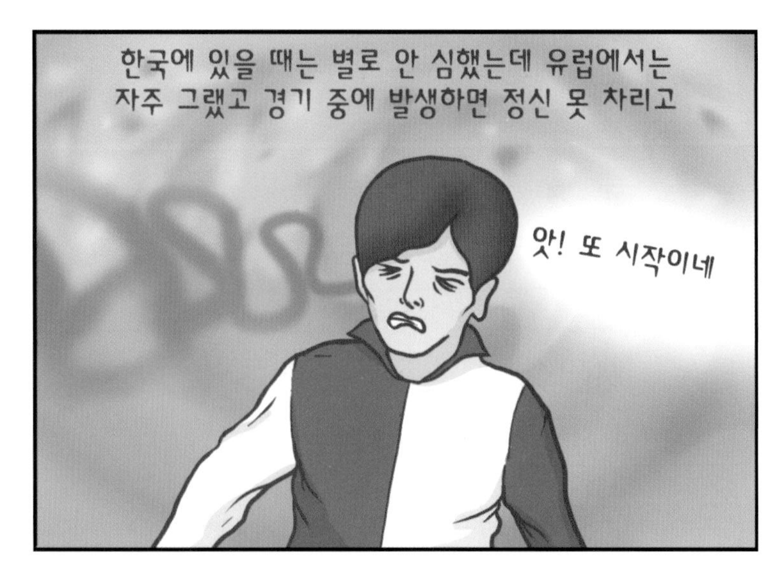
한국에 있을 때는 별로 안 심했는데 유럽에서는 자주 그랬고 경기 중에 발생하면 정신 못 차리고
앗! 또 시작이네

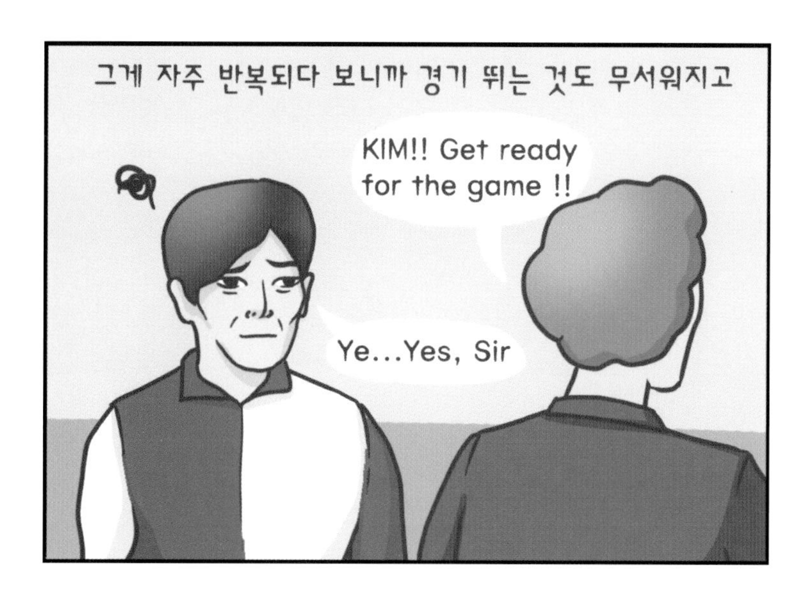
그게 자주 반복되다 보니까 경기 뛰는 것도 무서워지고
KIM!! Get ready for the game !!
Ye...Yes, Sir

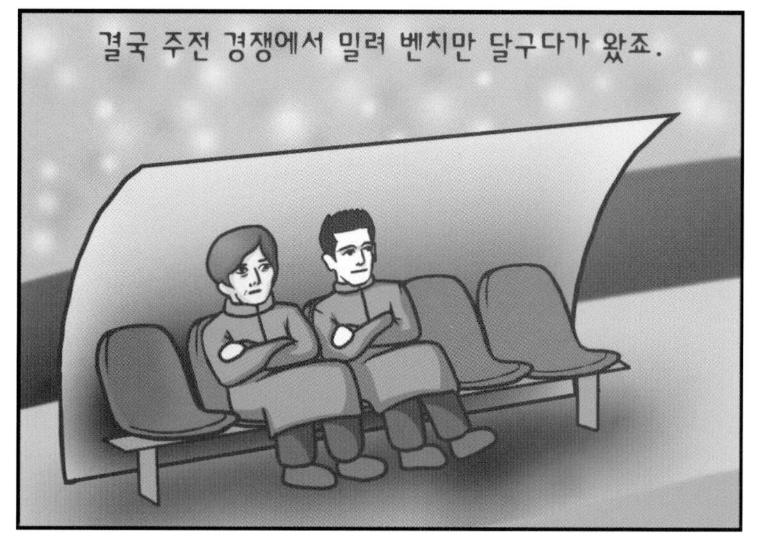
결국 주전 경쟁에서 밀려 벤치만 달구다가 왔죠.

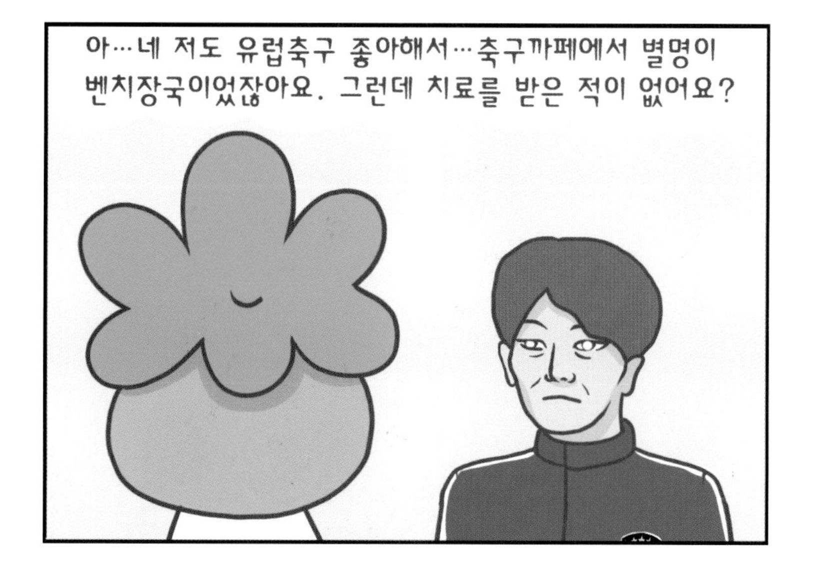
아…네 저도 유럽축구 좋아해서…축구까페에서 별명이 벤치장국이었잖아요. 그런데 치료를 받은 적이 없어요?

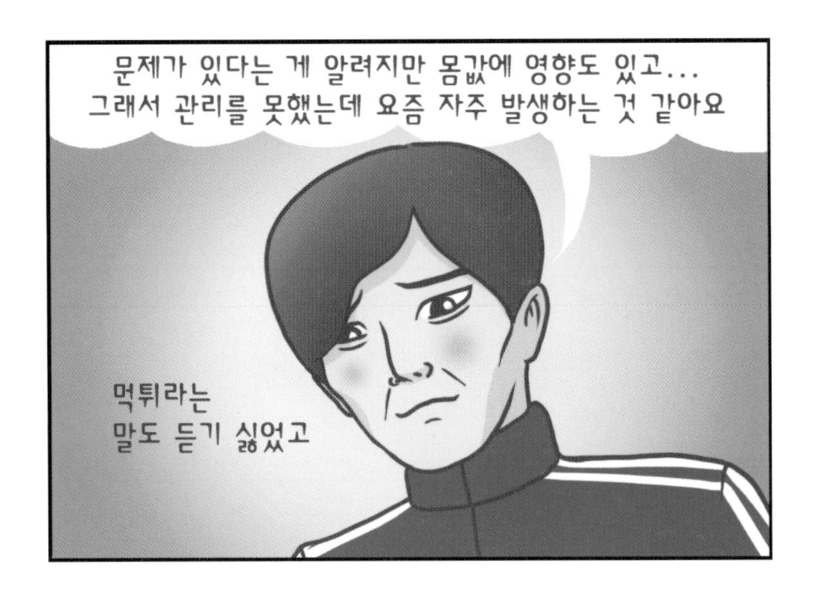
문제가 있다는 게 알려지만 몸값에 영향도 있고...
그래서 관리를 못했는데 요즘 자주 발생하는 것 같아요
먹튀라는
말도 듣기 싫었고

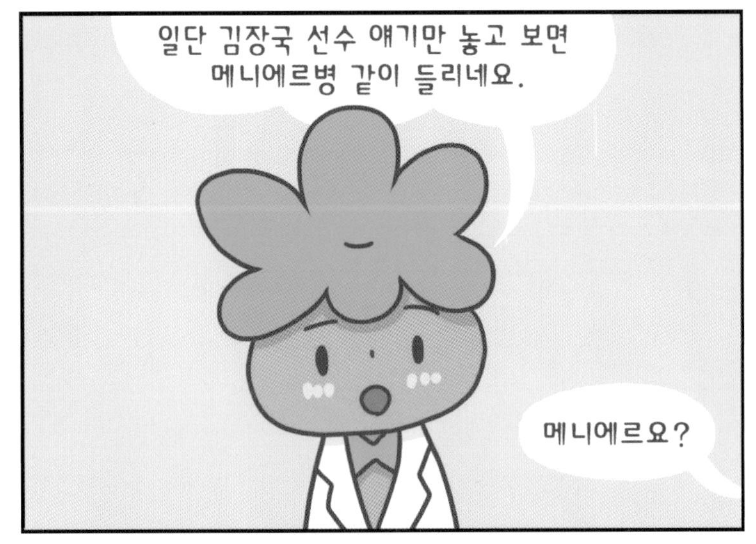
일단 김장국 선수 얘기만 놓고 보면
메니에르병 같이 들리네요.
메니에르요?

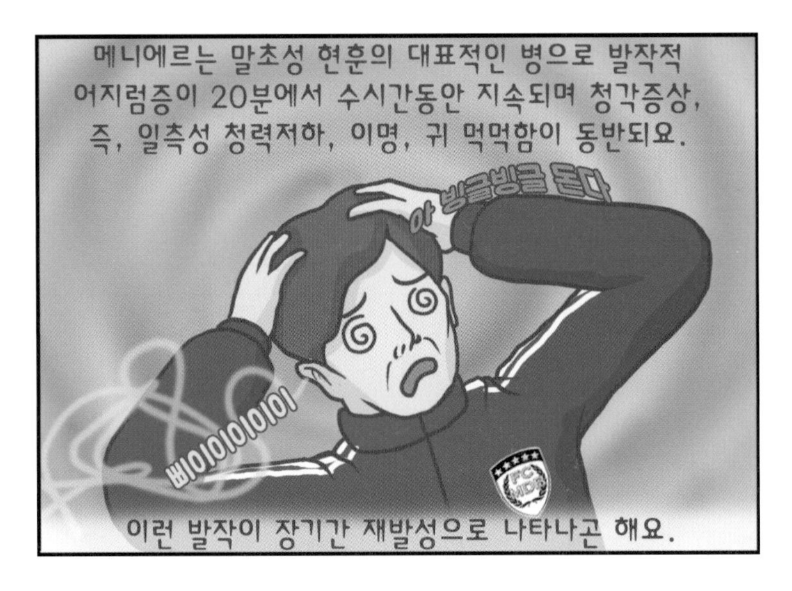
메니에르는 말초성 현훈의 대표적인 병으로 발작적
어지럼증이 20분에서 수시간동안 지속되며 청각증상,
즉, 일측성 청력저하, 이명, 귀 먹먹함이 동반되요.
아 빙글빙글 돈다
삐이이이이이이
이런 발작이 장기간 재발성으로 나타나곤 해요.

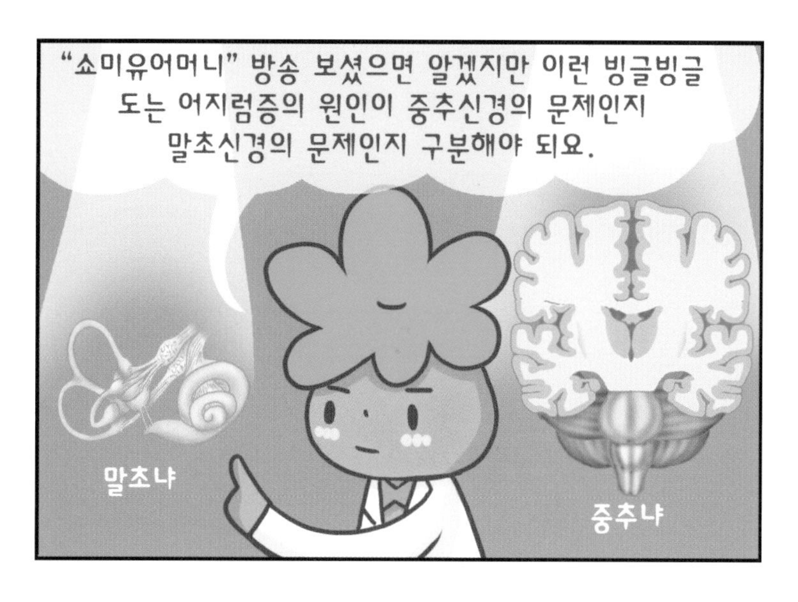
"쇼미유어머니" 방송 보셨으면 알겠지만 이런 빙글빙글 도는 어지럼증의 원인이 중추신경의 문제인지 말초신경의 문제인지 구분해야 되요.
말초냐
중추냐

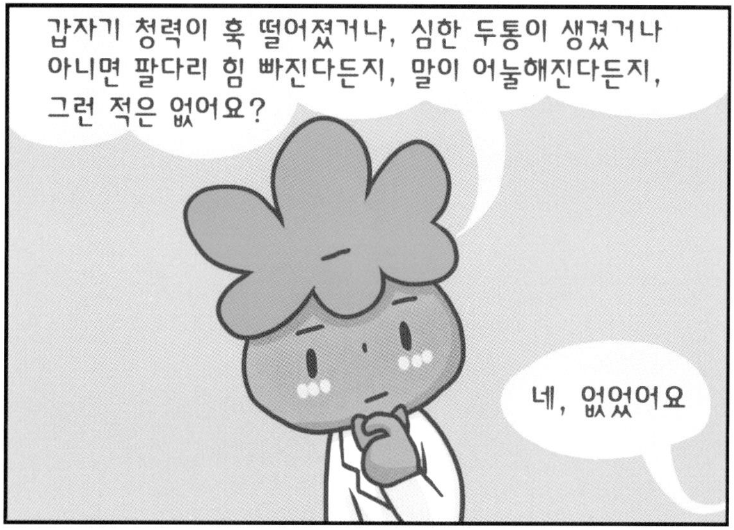
갑자기 청력이 훅 떨어졌거나, 심한 두통이 생겼거나 아니면 팔다리 힘 빠진다든지, 말이 어눌해진다든지, 그런 적은 없어요?
네, 없었어요

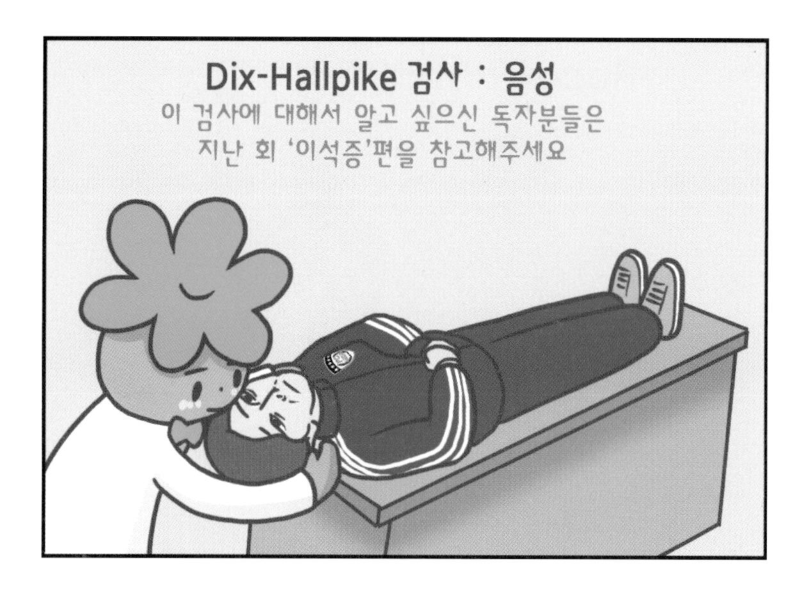
Dix-Hallpike 검사 : 음성
이 검사에 대해서 알고 싶으신 독자분들은 지난 회 '이석증'편을 참고해주세요

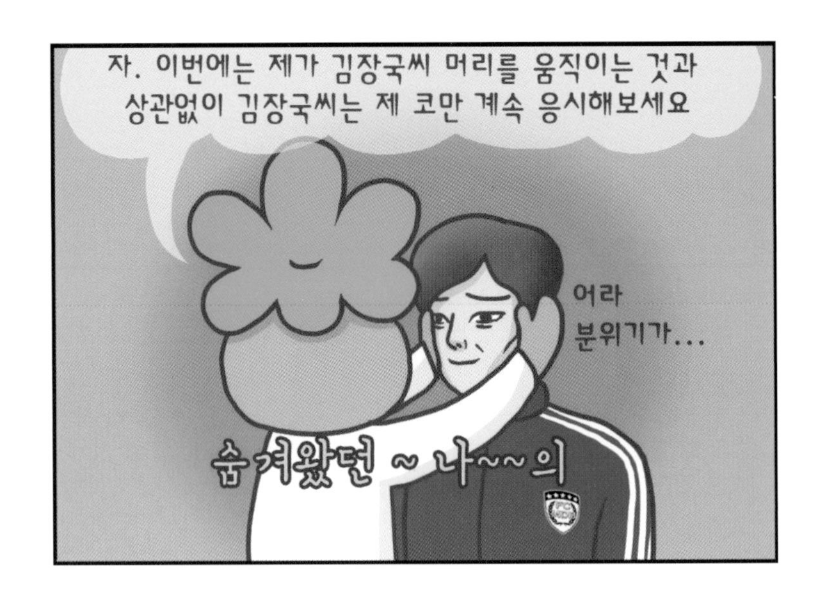
자. 이번에는 제가 김장국씨 머리를 움직이는 것과
상관없이 김장국씨는 제 코만 계속 응시해보세요
어라
분위기가...
숨겨왔던 ~ 나~~의

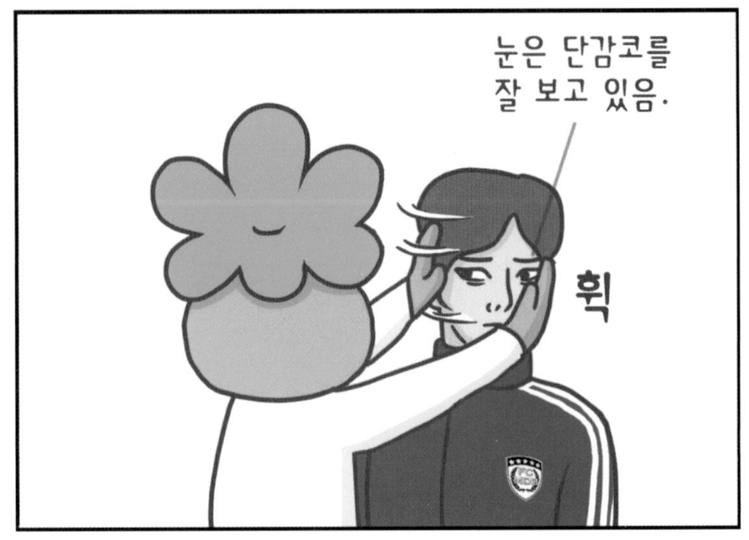
눈은 단감코를
잘 보고 있음.
휙

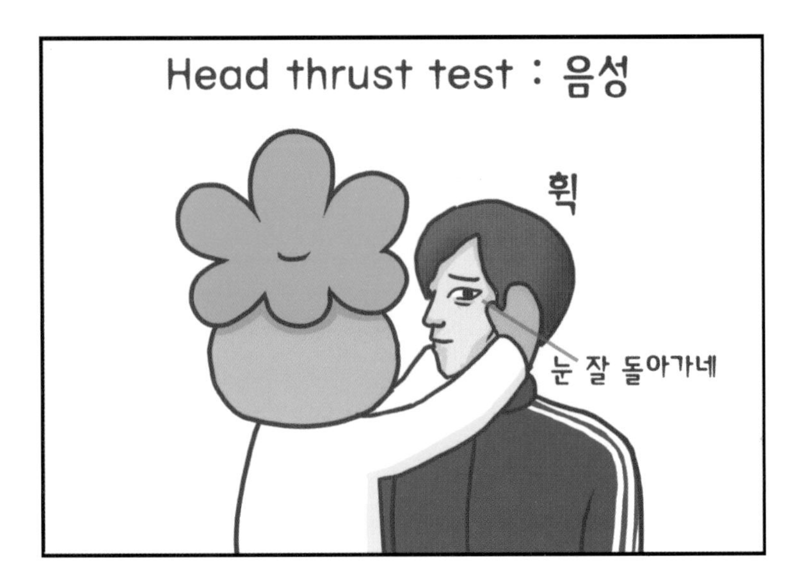
Head thrust test : 음성
휙
눈 잘 돌아가네

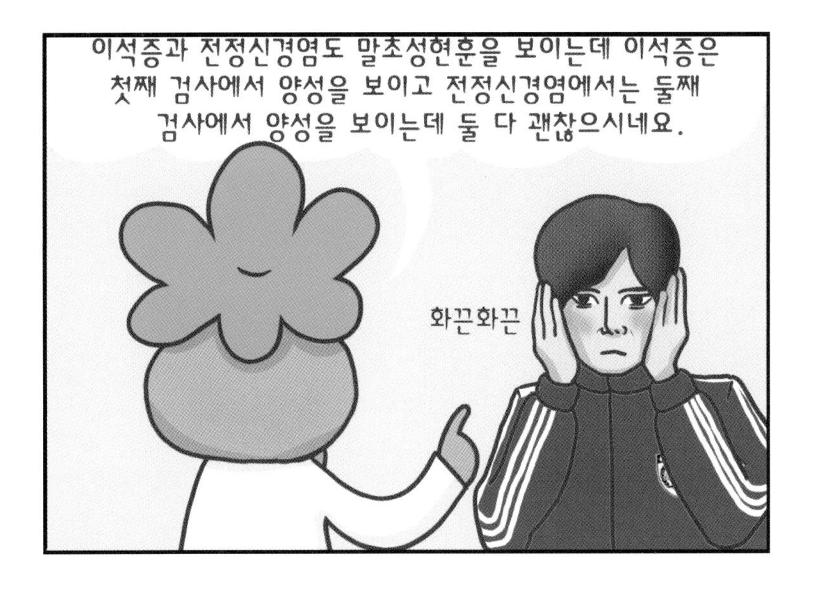
이석증과 전정신경염도 말초성현훈을 보이는데 이석증은 첫째 검사에서 양성을 보이고 전정신경염에서는 둘째 검사에서 양성을 보이는데 둘 다 괜찮으시네요.
화끈화끈

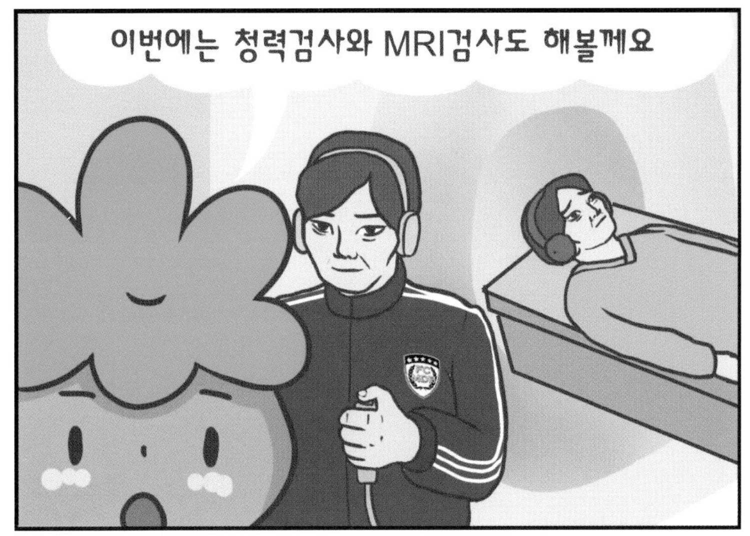
이번에는 청력검사와 MRI검사도 해볼께요

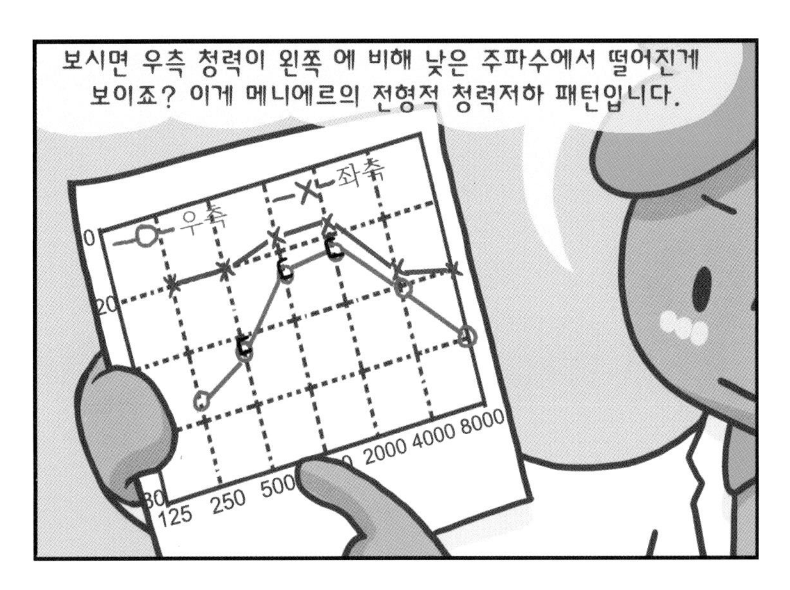
보시면 우측 청력이 왼쪽 에 비해 낮은 주파수에서 떨어진게 보이죠? 이게 메니에르의 전형적 청력저하 패턴입니다.
좌측
우측
0
20
125 250 500
2000 4000 8000

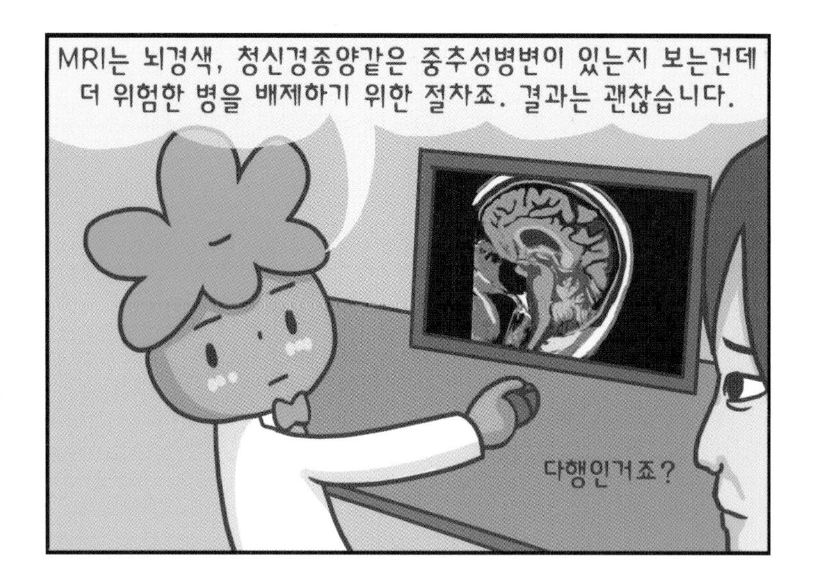
MRI는 뇌경색, 청신경종양같은 중추성병변이 있는지 보는건데
더 위험한 병을 배제하기 위한 절차죠. 결과는 괜찮습니다.
다행인거죠?

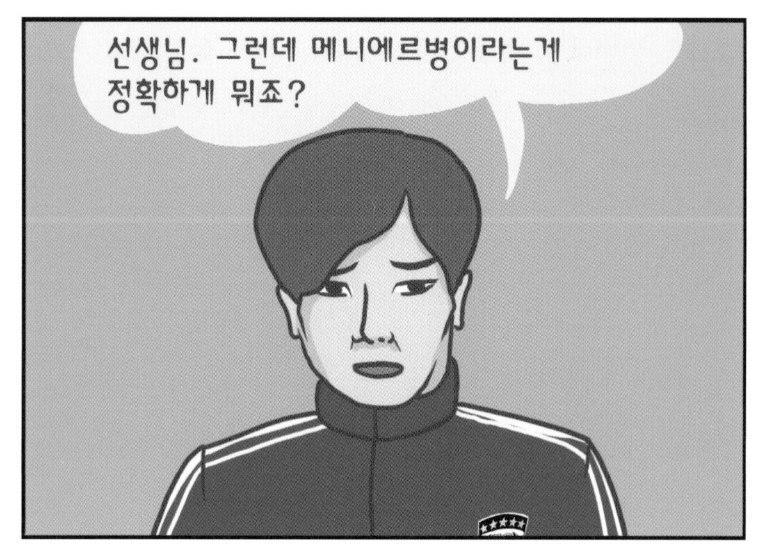
선생님. 그런데 메니에르병이라는게
정확하게 뭐죠?

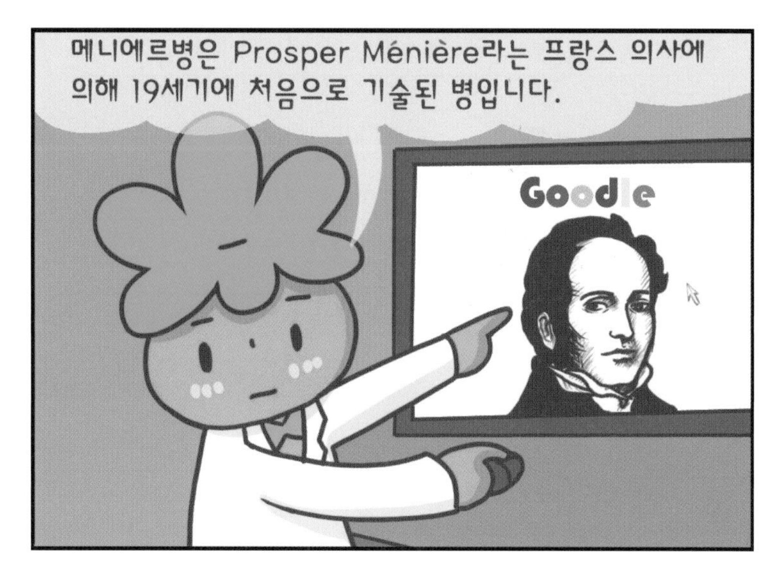
메니에르병은 Prosper Ménière라는 프랑스 의사에
의해 19세기에 처음으로 기술된 병입니다.
Goodle

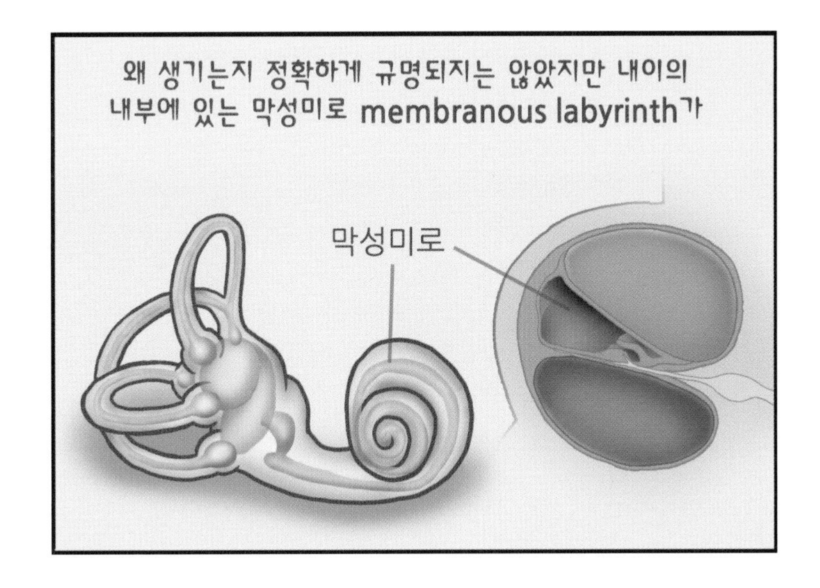
왜 생기는지 정확하게 규명되지는 않았지만 내이의 내부에 있는 막성미로 membranous labyrinth가
막성미로

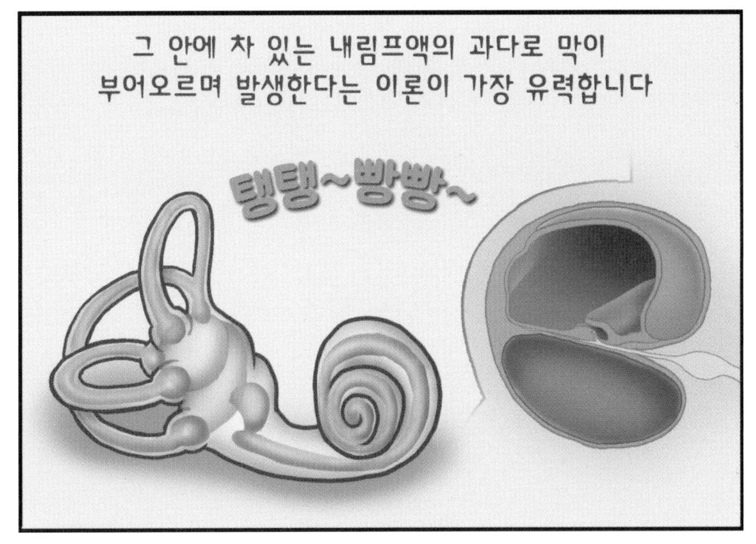
그 안에 차 있는 내림프액의 과다로 막이 부어오르며 발생한다는 이론이 가장 유력합니다
탱탱~빵빵~

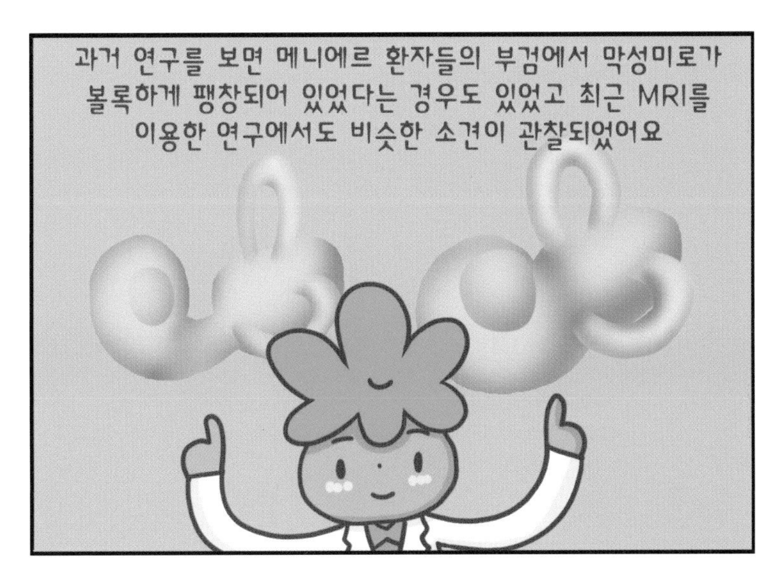
과거 연구를 보면 메니에르 환자들의 부검에서 막성미로가 볼록하게 팽창되어 있었다는 경우도 있었고 최근 MRI를 이용한 연구에서도 비슷한 소견이 관찰되었어요

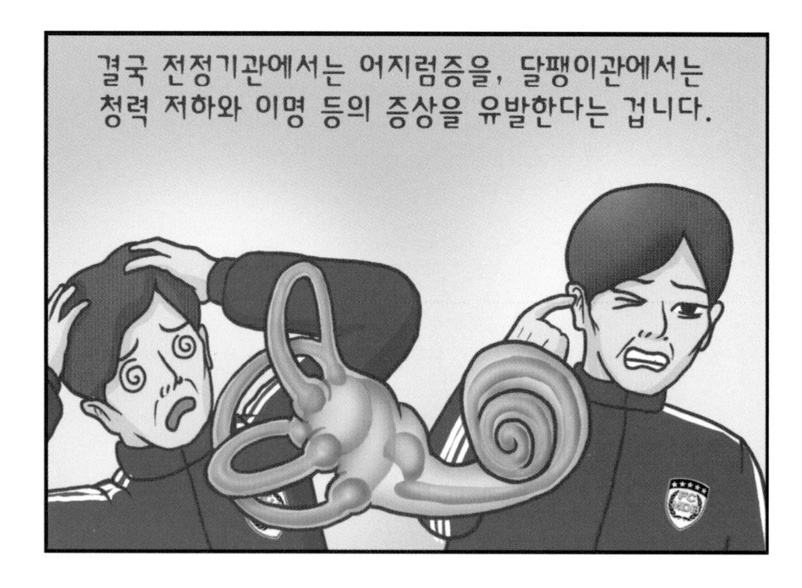
결국 전정기관에서는 어지럼증을, 달팽이관에서는 청력 저하와 이명 등의 증상을 유발한다는 겁니다.

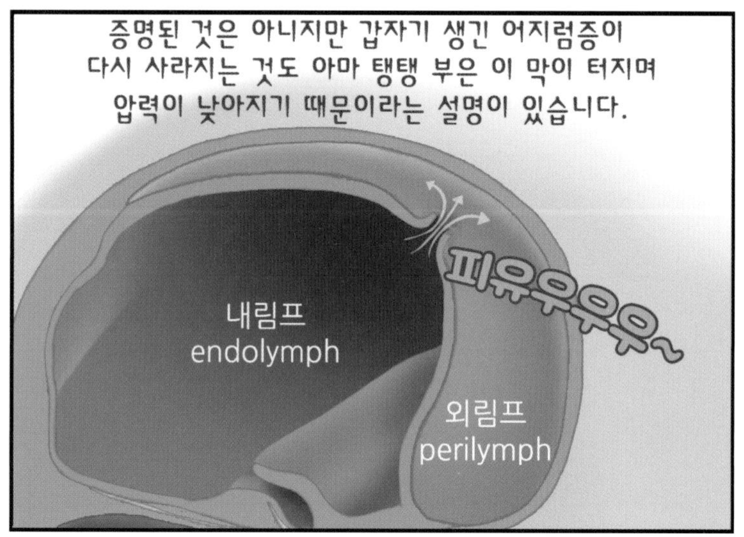
증명된 것은 아니지만 갑자기 생긴 어지럼증이 다시 사라지는 것도 아마 탱탱 부은 이 막이 터지며 압력이 낮아지기 때문이라는 설명이 있습니다.
피유우우우~
내림프
endolymph
외림프
perilymph

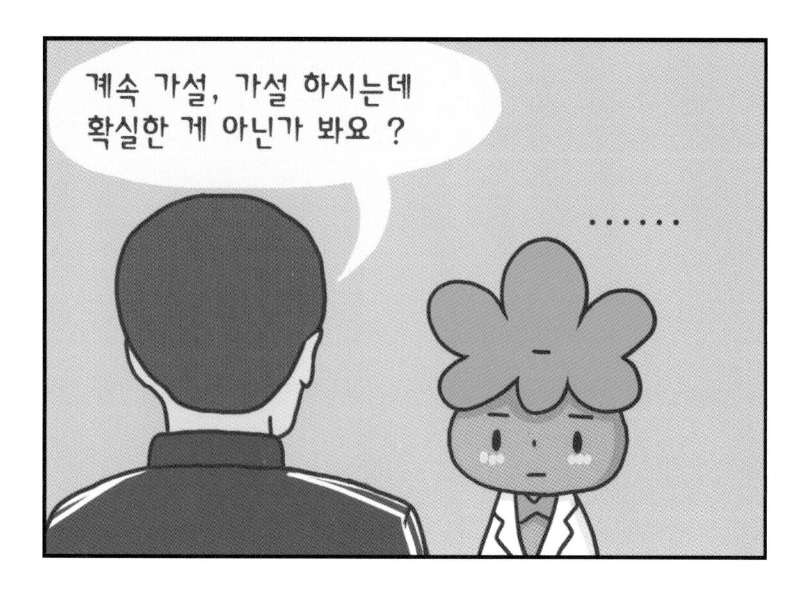
계속 가설, 가설 하시는데 확실한 게 아닌가 봐요 ?
……

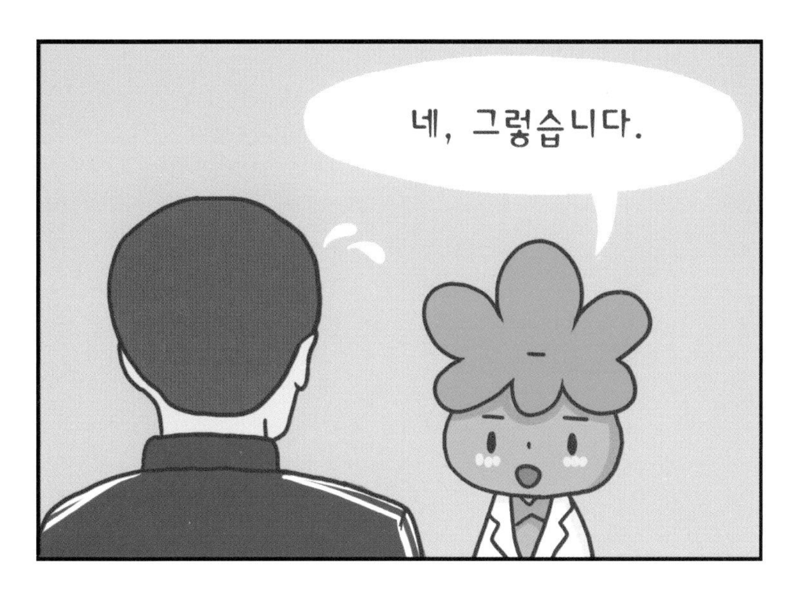
네, 그렇습니다.

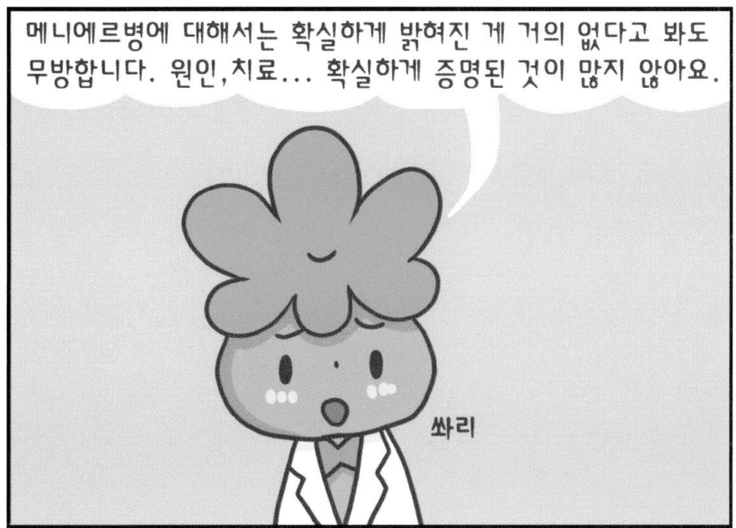
메니에르병에 대해서는 확실하게 밝혀진 게 거의 없다고 봐도 무방합니다. 원인, 치료... 확실하게 증명된 것이 많지 않아요.
쏴리

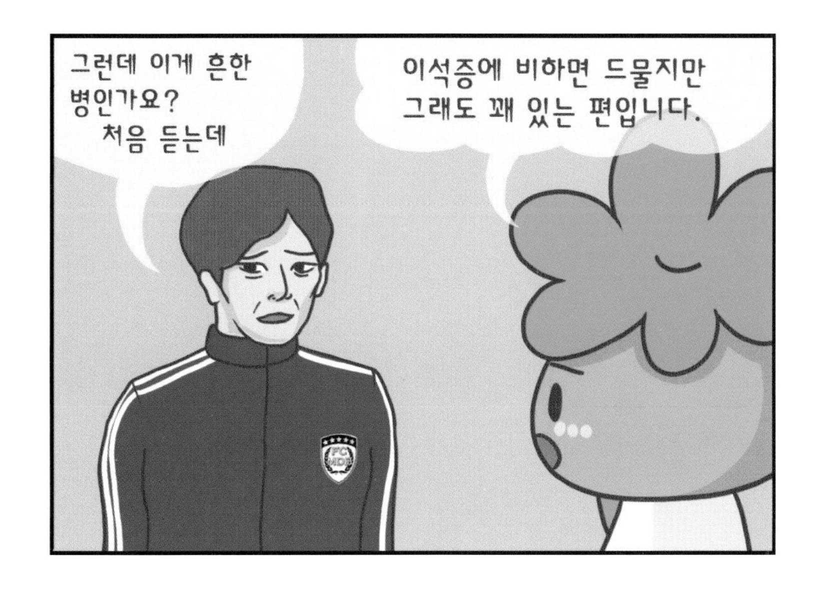
그런데 이게 흔한 병인가요? 처음 듣는데
이석증에 비하면 드물지만 그래도 꽤 있는 편입니다.

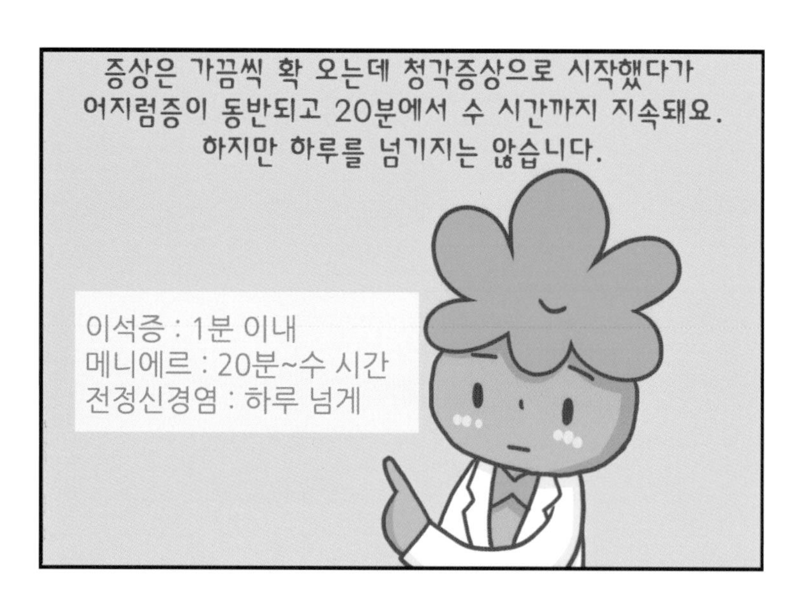
증상은 가끔씩 확 오는데 청각증상으로 시작했다가
어지럼증이 동반되고 20분에서 수 시간까지 지속돼요.
하지만 하루를 넘기지는 않습니다.
이석증 : 1분 이내
메니에르 : 20분~수 시간
전정신경염 : 하루 넘게

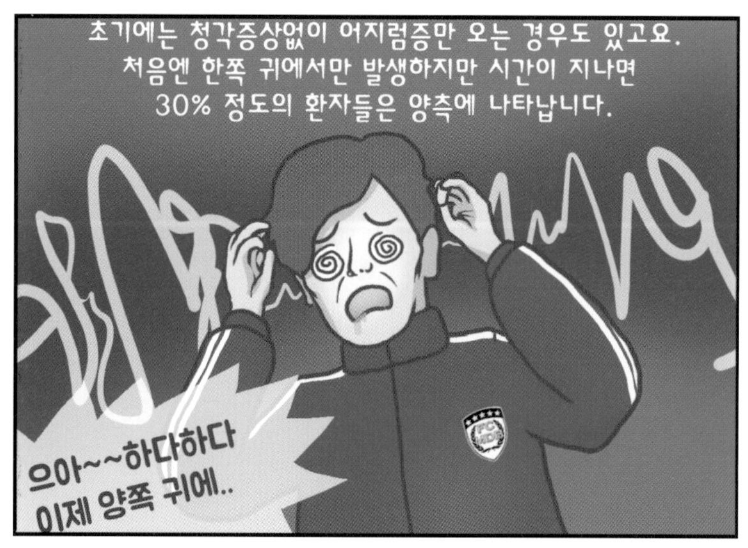
초기에는 청각증상없이 어지럼증만 오는 경우도 있고요.
처음엔 한쪽 귀에서만 발생하지만 시간이 지나면
30% 정도의 환자들은 양측에 나타납니다.
으아~~하다하다
이제 양쪽 귀에..

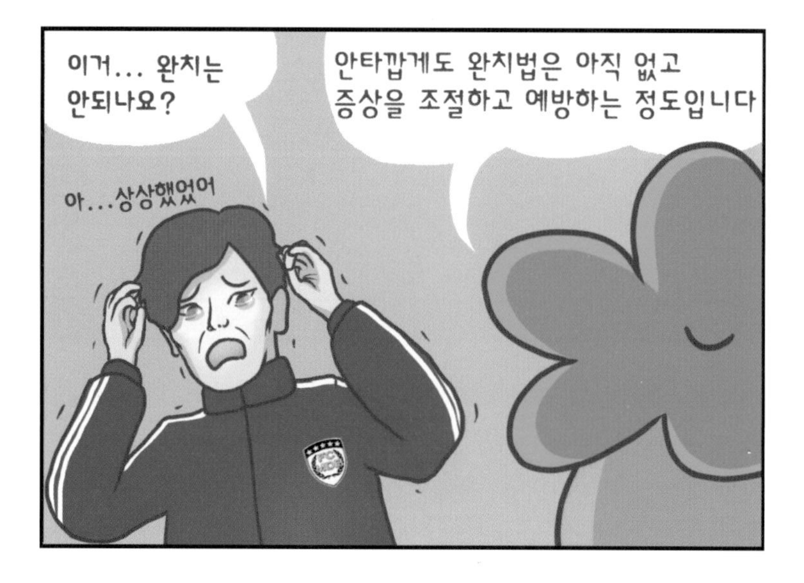
이거... 완치는
안되나요?
안타깝게도 완치법은 아직 없고
증상을 조절하고 예방하는 정도입니다
아...상상했었어

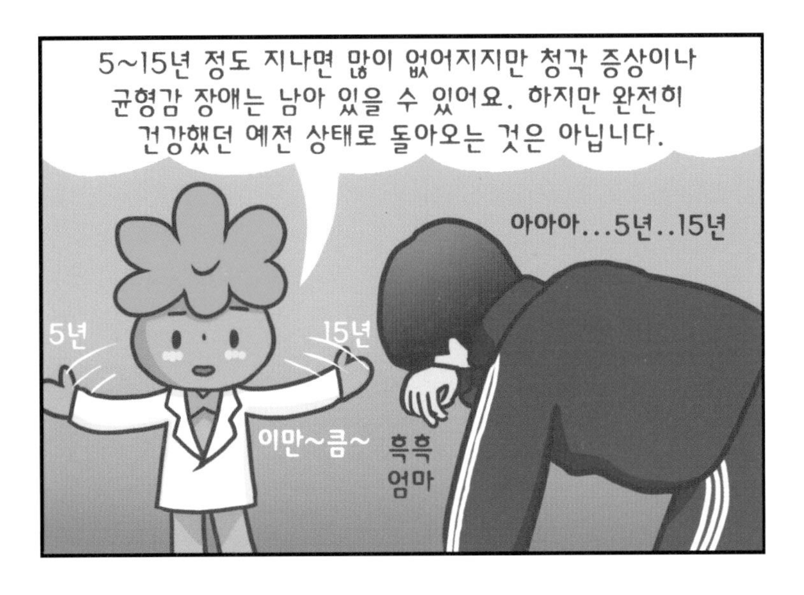
5~15년 정도 지나면 많이 없어지지만 청각 증상이나
균형감 장애는 남아 있을 수 있어요. 하지만 완전히
건강했던 예전 상태로 돌아오는 것은 아닙니다.
5년
15년
이만~큼~
아아아...5년..15년
흑흑
엄마

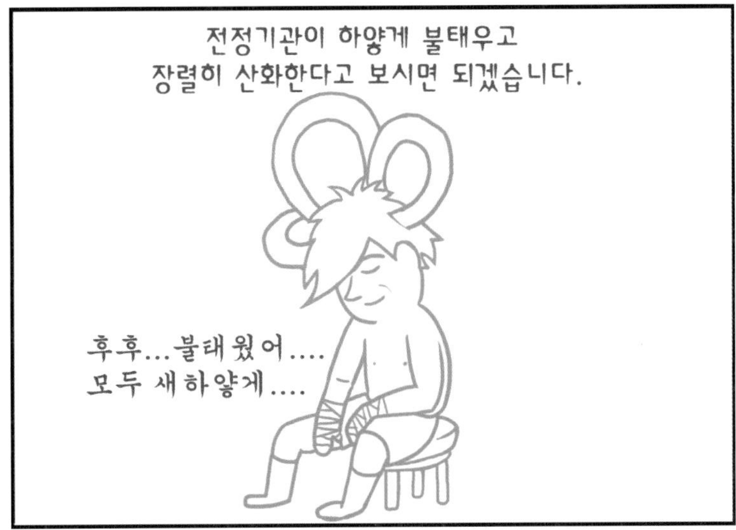
전정기관이 하얗게 불태우고
장렬히 산화한다고 보시면 되겠습니다.
후후... 불태웠어....
모두 새하얗게....

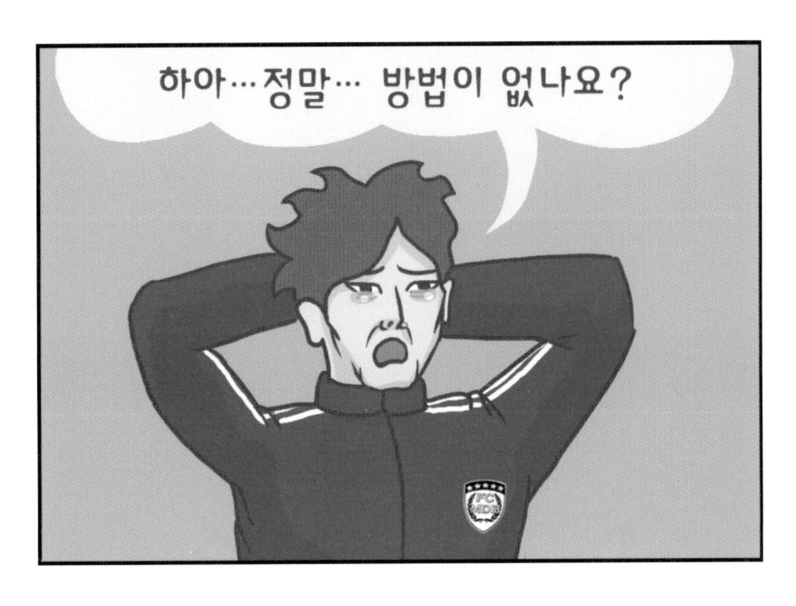
하아…정말… 방법이 없나요?

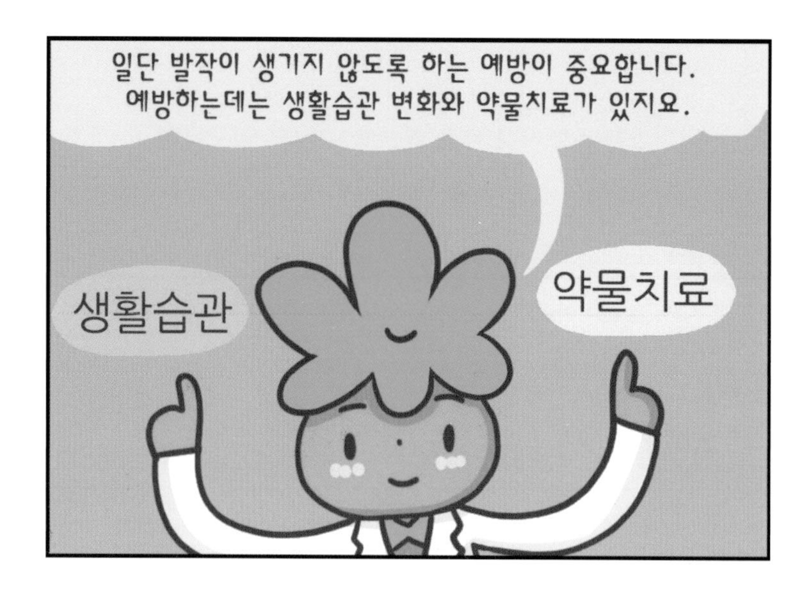
일단 발작이 생기지 않도록 하는 예방이 중요합니다.
예방하는데는 생활습관 변화와 약물치료가 있지요.
생활습관
약물치료

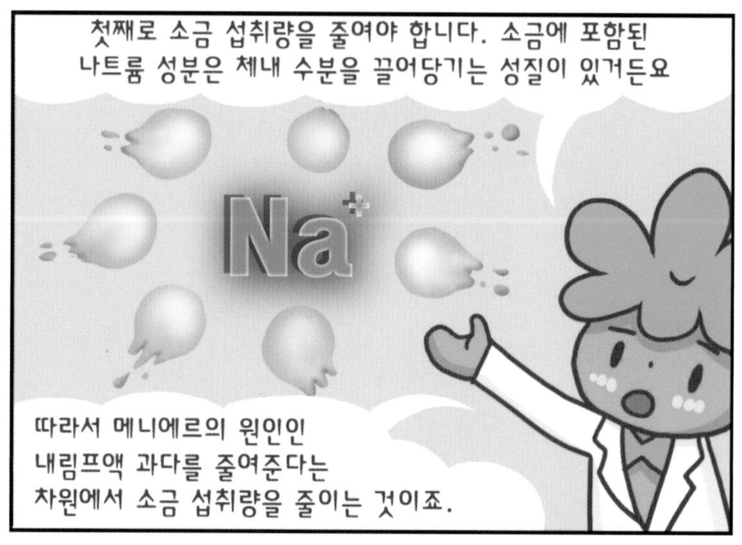
첫째로 소금 섭취량을 줄여야 합니다. 소금에 포함된
나트륨 성분은 체내 수분을 끌어당기는 성질이 있거든요
Na+
따라서 메니에르의 원인인
내림프액 과다를 줄여준다는
차원에서 소금 섭취량을 줄이는 것이죠.

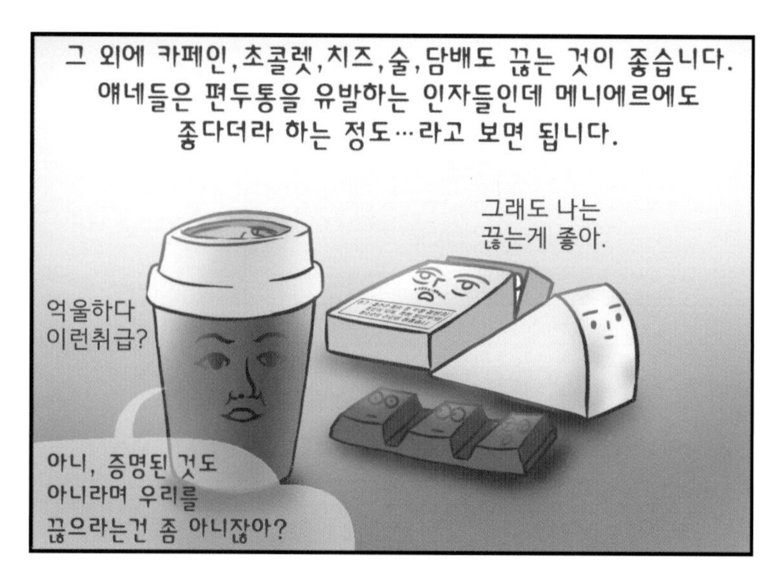
그 외에 카페인,초콜렛,치즈,술,담배도 끊는 것이 좋습니다.
얘네들은 편두통을 유발하는 인자들인데 메니에르에도
좋다더라 하는 정도…라고 보면 됩니다.
그래도 나는
끊는게 좋아.
억울하다
이런취급?
아니, 증명된 것도
아니라며 우리를
끊으라는건 좀 아니잖아?

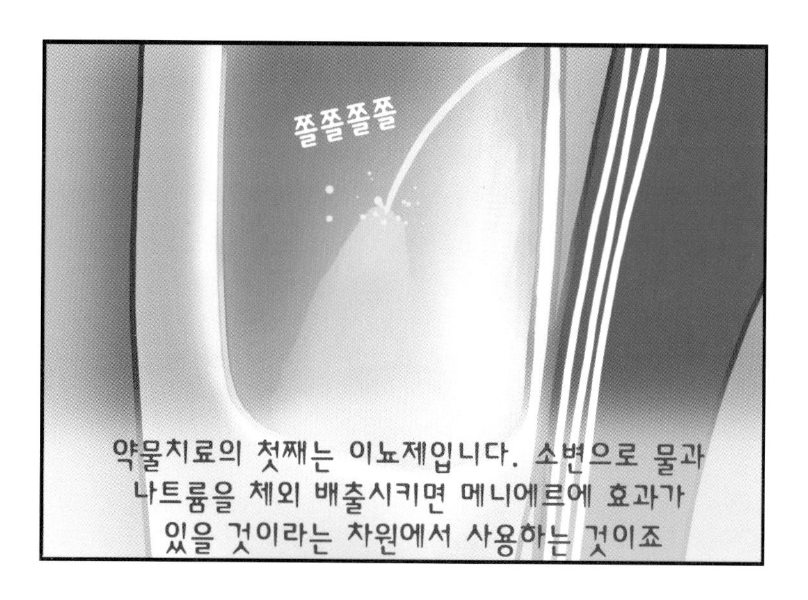
쫄쫄쫄쫄
약물치료의 첫째는 이뇨제입니다. 소변으로 물과 나트륨을 체외 배출시키면 메니에르에 효과가 있을 것이라는 차원에서 사용하는 것이죠

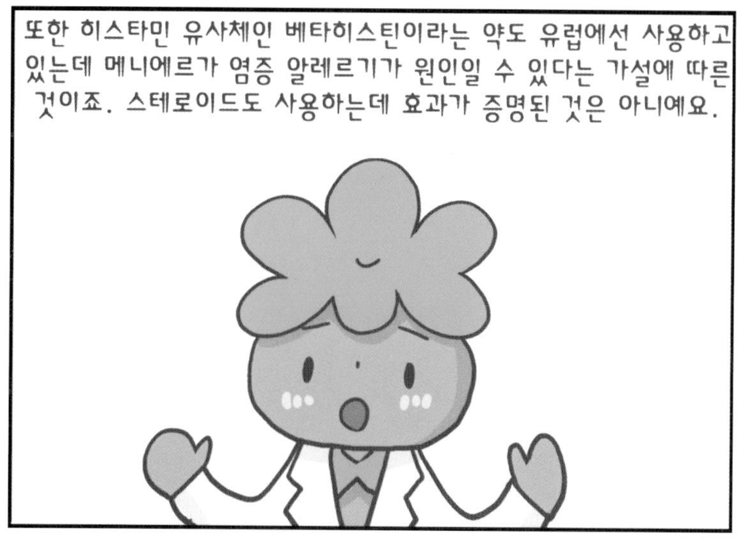
또한 히스타민 유사체인 베타히스틴이라는 약도 유럽에선 사용하고 있는데 메니에르가 염증 알레르기가 원인일 수 있다는 가설에 따른 것이죠. 스테로이드도 사용하는데 효과가 증명된 것은 아니예요.

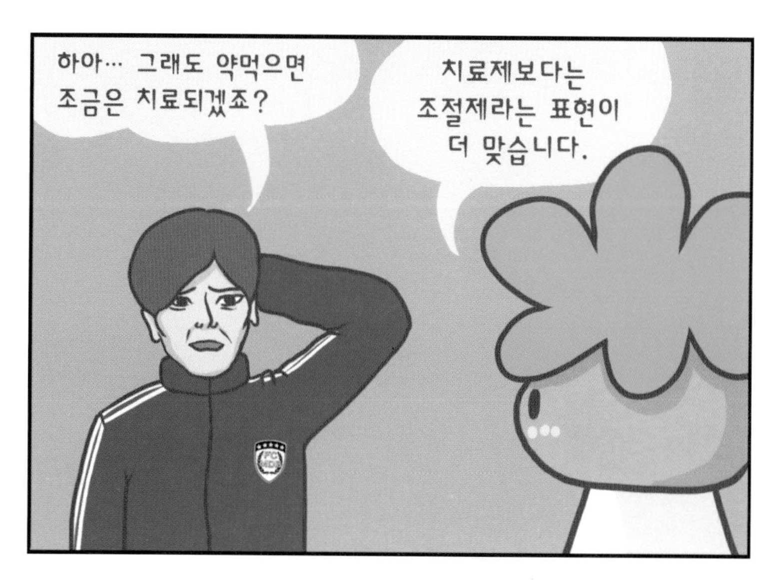
하아… 그래도 약먹으면 조금은 치료되겠죠?
치료제보다는 조절제라는 표현이 더 맞습니다.

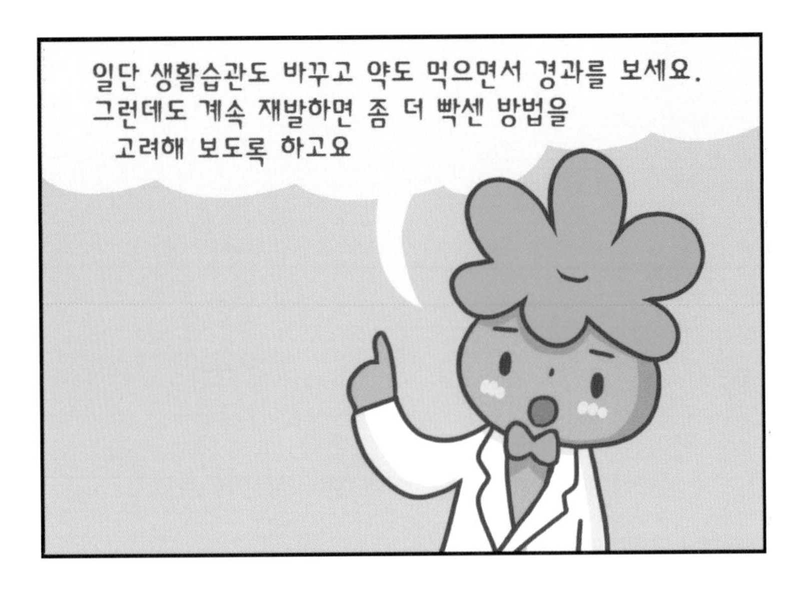
일단 생활습관도 바꾸고 약도 먹으면서 경과를 보세요.
그런데도 계속 재발하면 좀 더 빡센 방법을
고려해 보도록 하고요

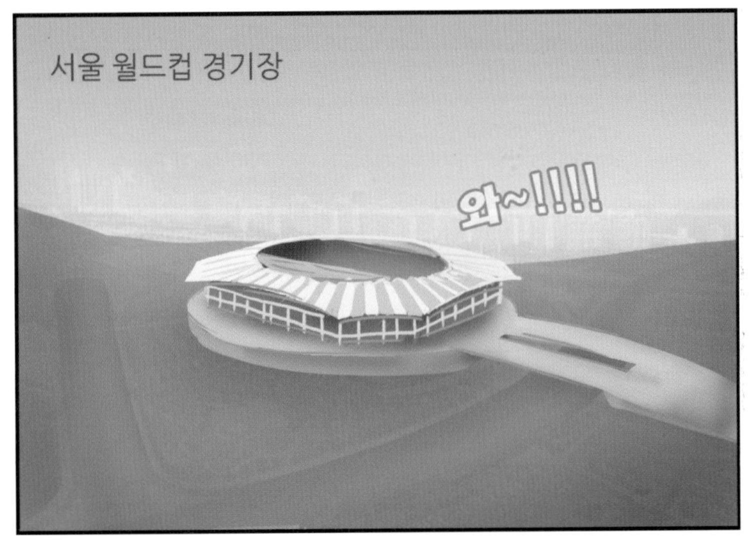
서울 월드컵 경기장
와~!!!!

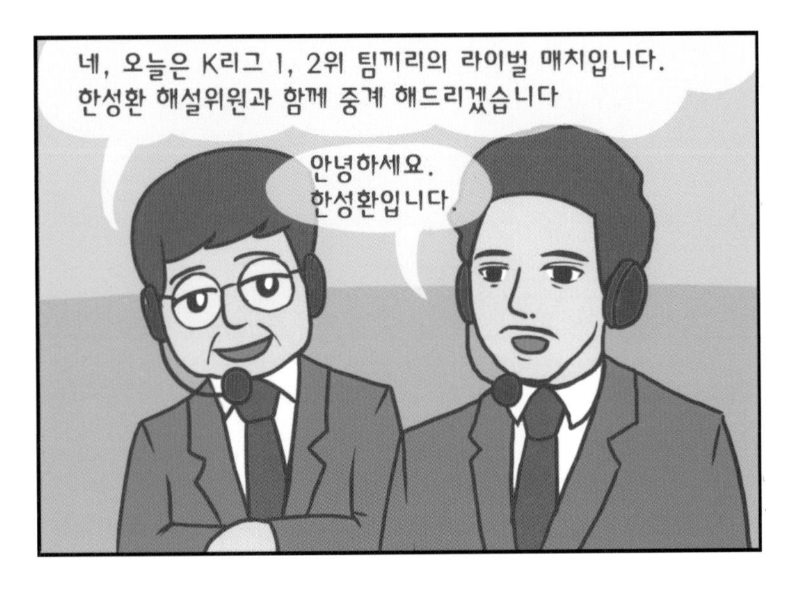
네, 오늘은 K리그 1, 2위 팀끼리의 라이벌 매치입니다.
한성환 해설위원과 함께 중계 해드리겠습니다
안녕하세요.
한성환입니다.

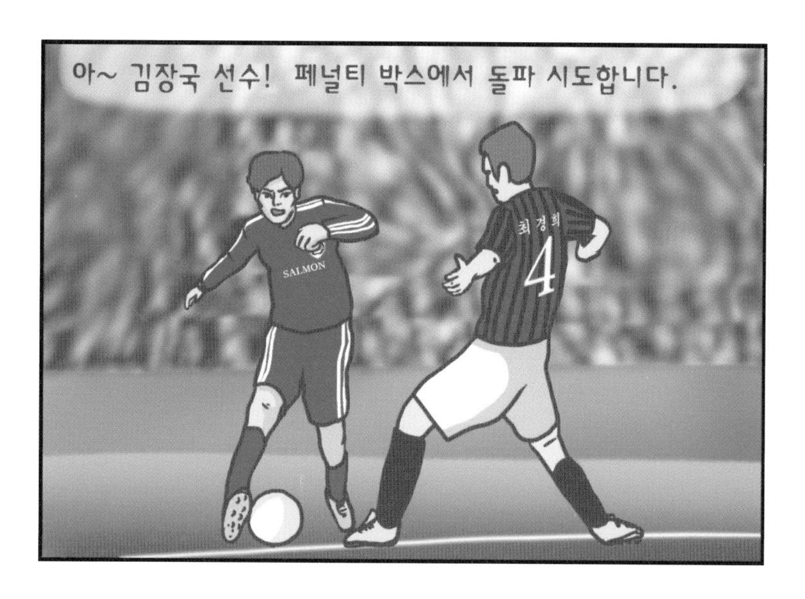
아~ 김장국 선수! 페널티 박스에서 돌파 시도합니다.
SALMON
최경희
4

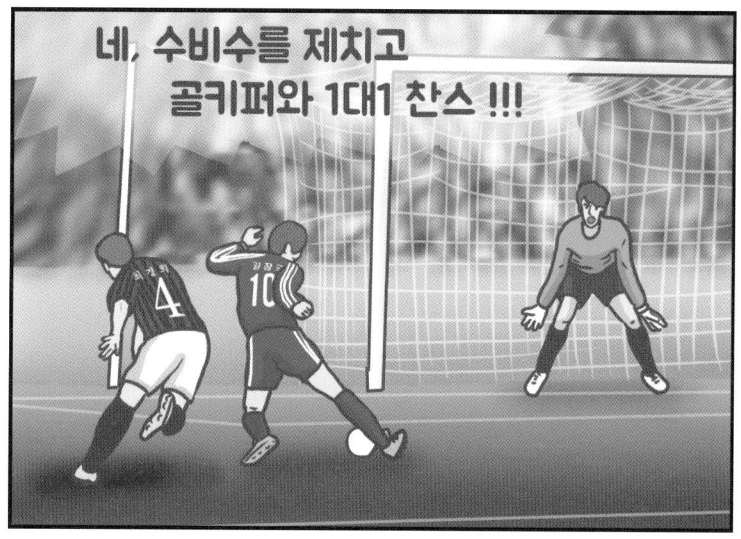
네, 수비수를 제치고
골키퍼와 1대1 찬스 !!!
4
10

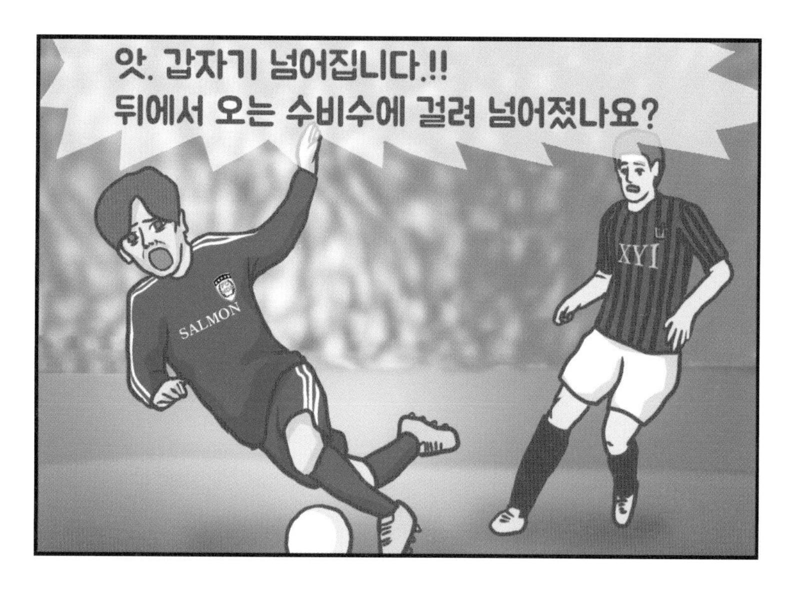
앗. 갑자기 넘어집니다.!!
뒤에서 오는 수비수에 걸려 넘어졌나요?
SALMON
XYI

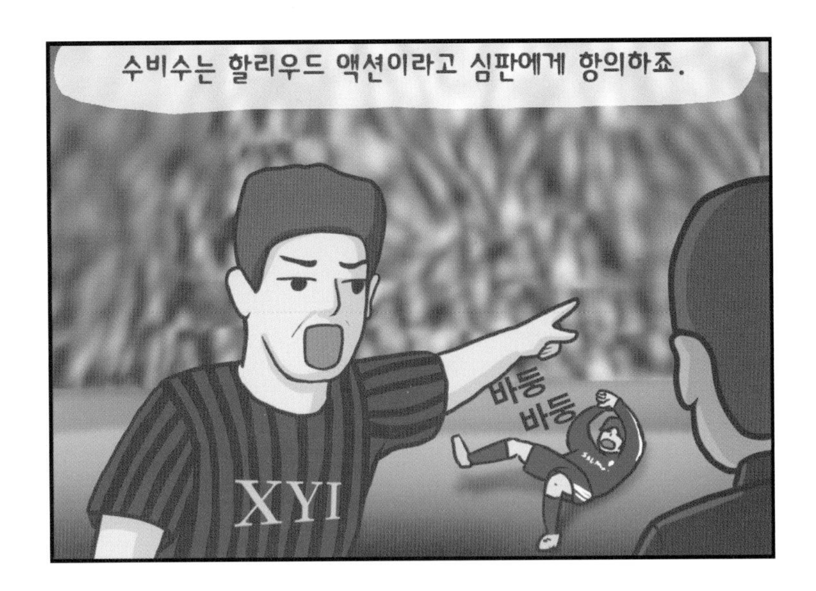
수비수는 할리우드 액션이라고 심판에게 항의하죠.
바둥
바둥
XYI

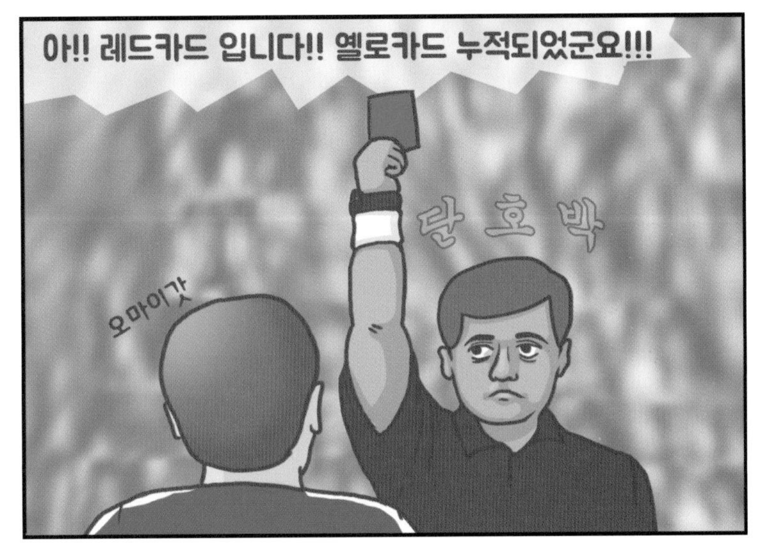
아!! 레드카드 입니다!! 옐로카드 누적되었군요!!!
단 호 박
오마이갓

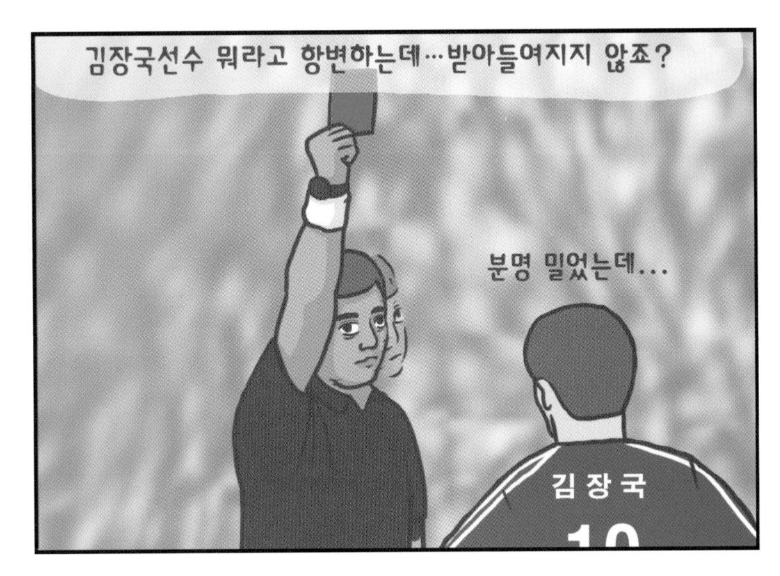
김장국선수 뭐라고 항변하는데…받아들여지지 않죠?
분명 밀었는데…
김 장 국

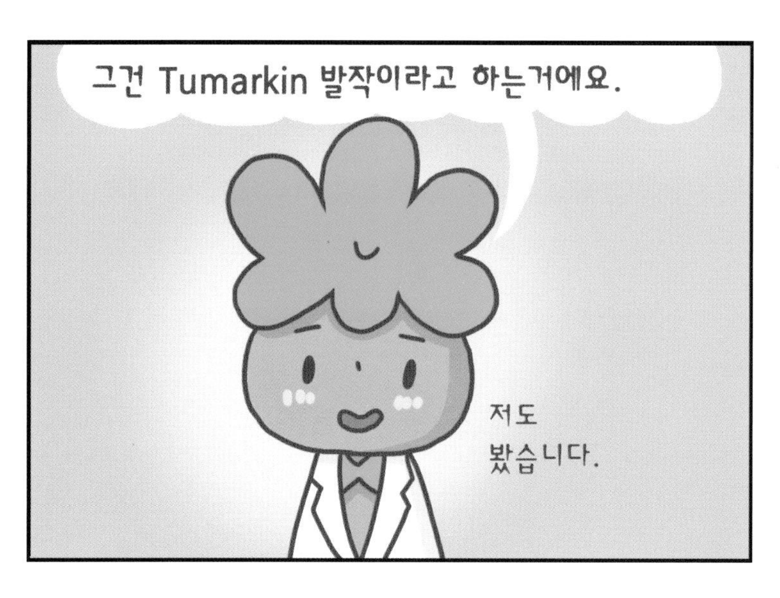
그건 Tumarkin 발작이라고 하는거에요.
저도 봤습니다.

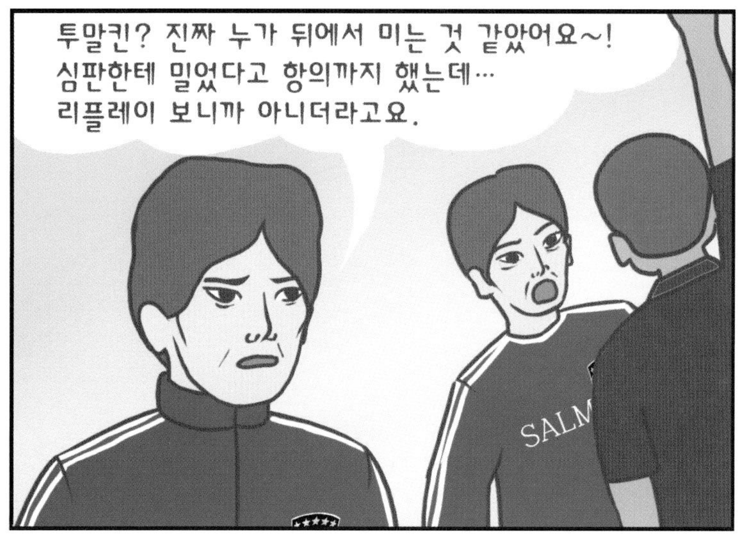
투말킨? 진짜 누가 뒤에서 미는 것 같았어요~!
심판한테 밀었다고 항의까지 했는데…
리플레이 보니까 아니더라고요.
SALM

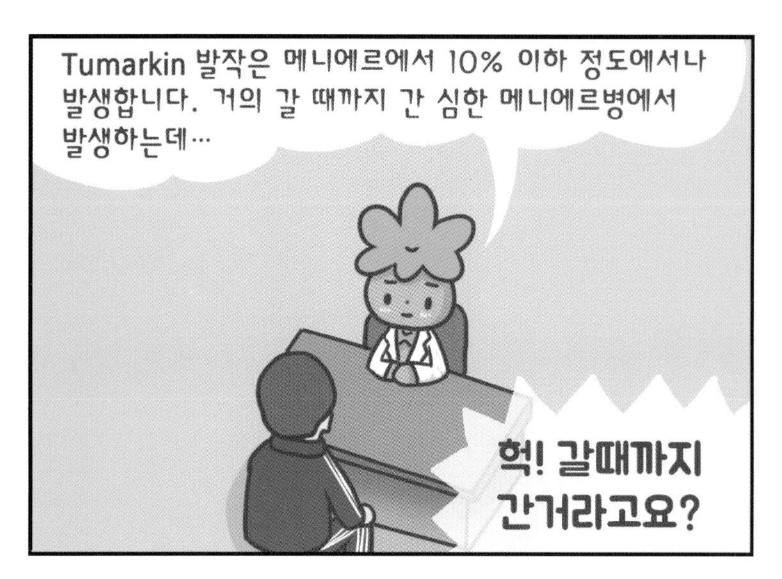
Tumarkin 발작은 메니에르에서 10% 이하 정도에서나 발생합니다. 거의 갈 때까지 간 심한 메니에르병에서 발생하는데…
헉! 갈때까지 간거라고요?

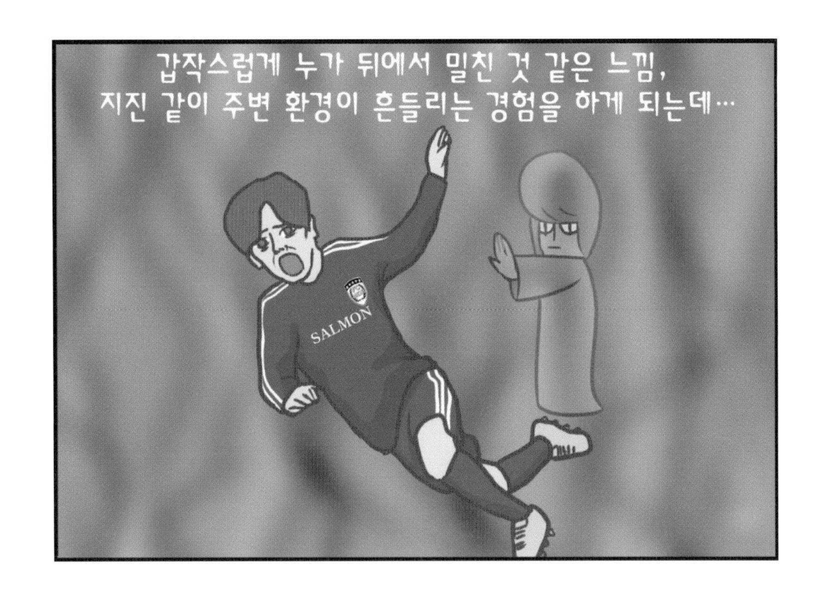
갑작스럽게 누가 뒤에서 밀친 것 같은 느낌,
지진 같이 주변 환경이 흔들리는 경험을 하게 되는데…
SALMON

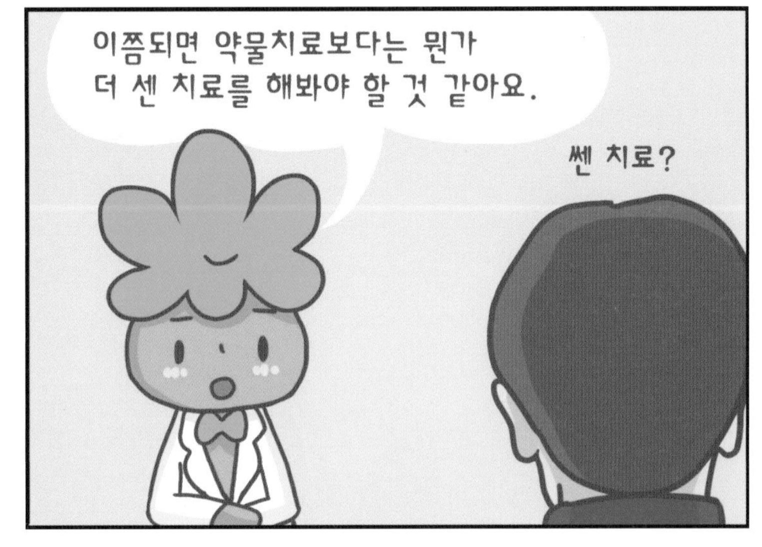
이쯤되면 약물치료보다는 뭔가
더 센 치료를 해봐야 할 것 같아요.
쎈 치료?

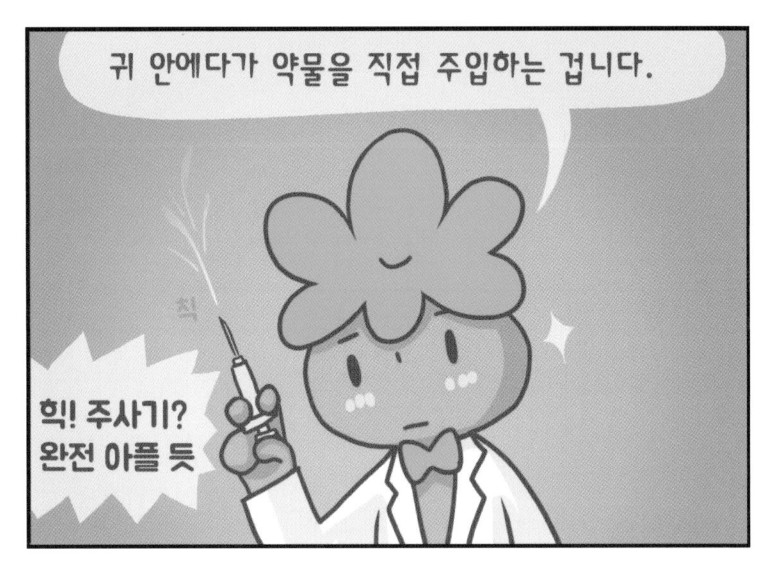
귀 안에다가 약물을 직접 주입하는 겁니다.
칙
힉! 주사기?
완전 아플 듯

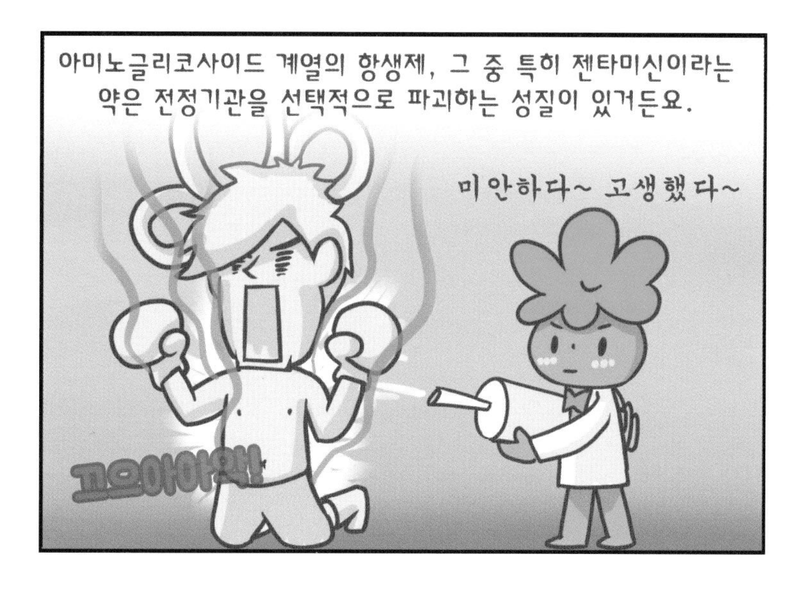
아미노글리코사이드 계열의 항생제, 그 중 특히 젠타미신이라는
약은 전정기관을 선택적으로 파괴하는 성질이 있거든요.
미안하다~ 고생했다~
끄으아아악!

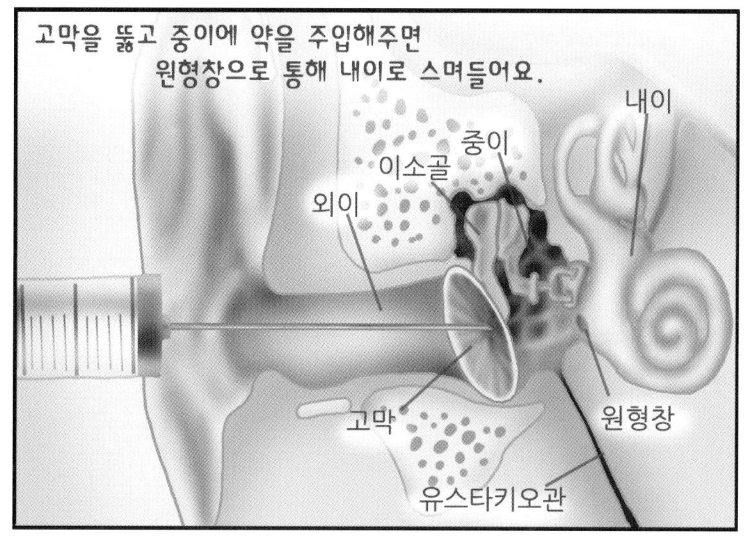
고막을 뚫고 중이에 약을 주입해주면
원형창으로 통해 내이로 스며들어요.
내이
중이
이소골
외이
고막
원형창
유스타키오관

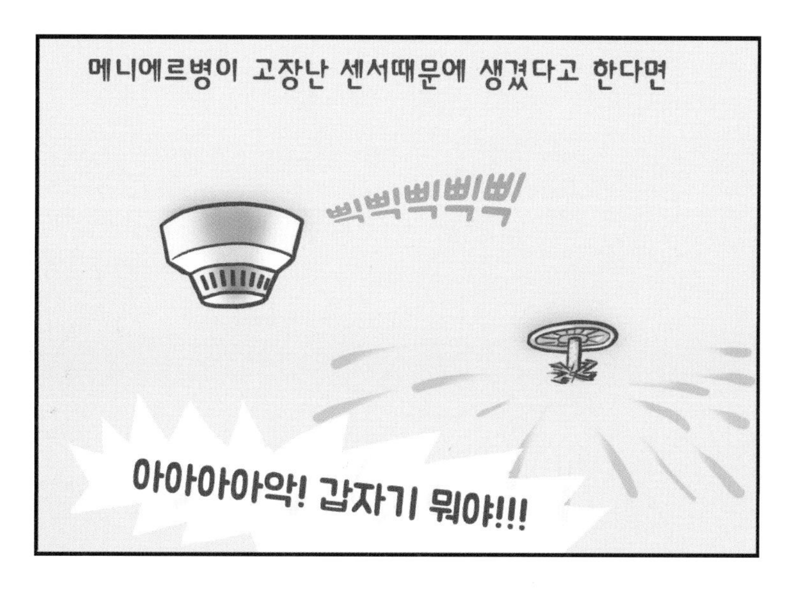
메니에르병이 고장난 센서때문에 생겼다고 한다면
삑삑삑삑삑
아아아아악! 갑자기 뭐야!!!

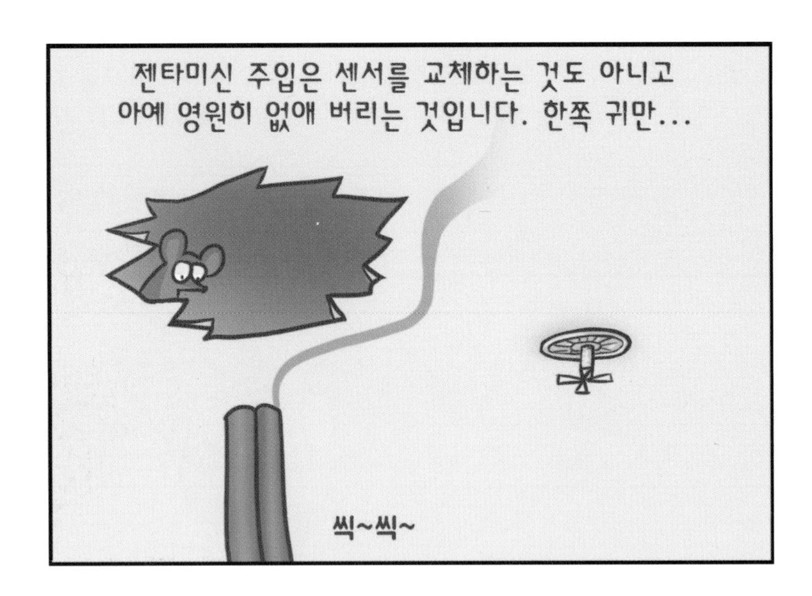
젠타미신 주입은 센서를 교체하는 것도 아니고
아예 영원히 없애 버리는 것입니다. 한쪽 귀만...
씩~씩~

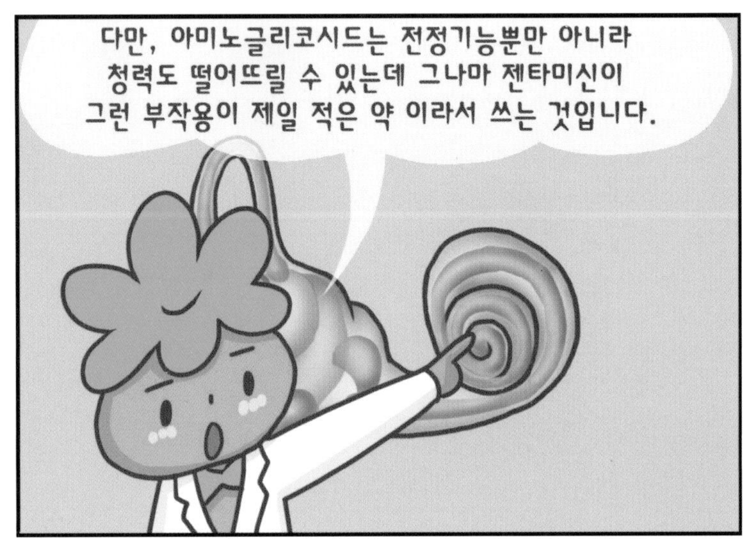
다만, 아미노글리코시드는 전정기능뿐만 아니라
청력도 떨어뜨릴 수 있는데 그나마 젠타미신이
그런 부작용이 제일 적은 약 이라서 쓰는 것입니다.

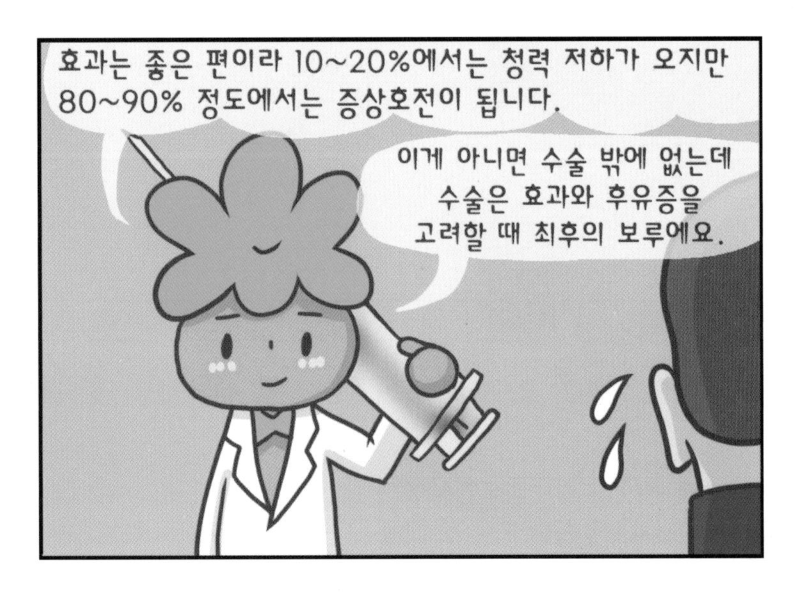
효과는 좋은 편이라 10~20%에서는 청력 저하가 오지만
80~90% 정도에서는 증상호전이 됩니다.
이게 아니면 수술 밖에 없는데
수술은 효과와 후유증을
고려할 때 최후의 보루에요.

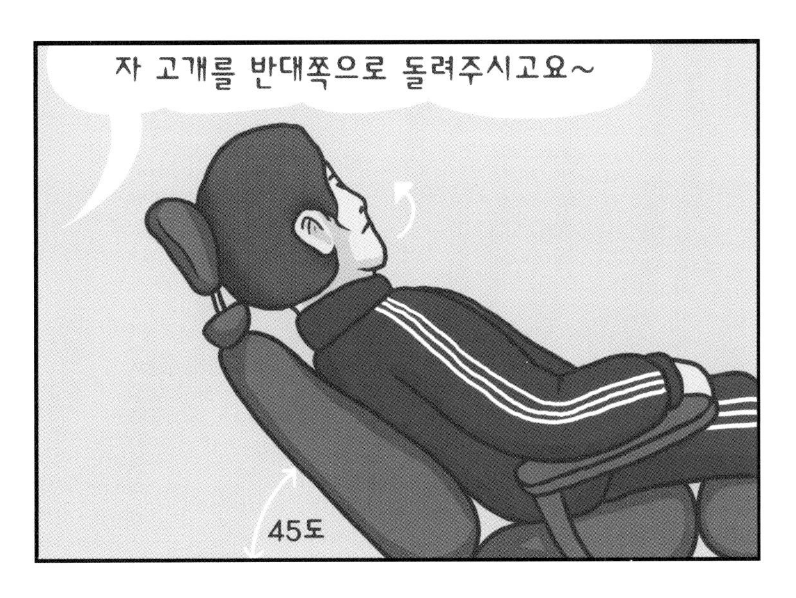
자 고개를 반대쪽으로 돌려주시고요~
45도

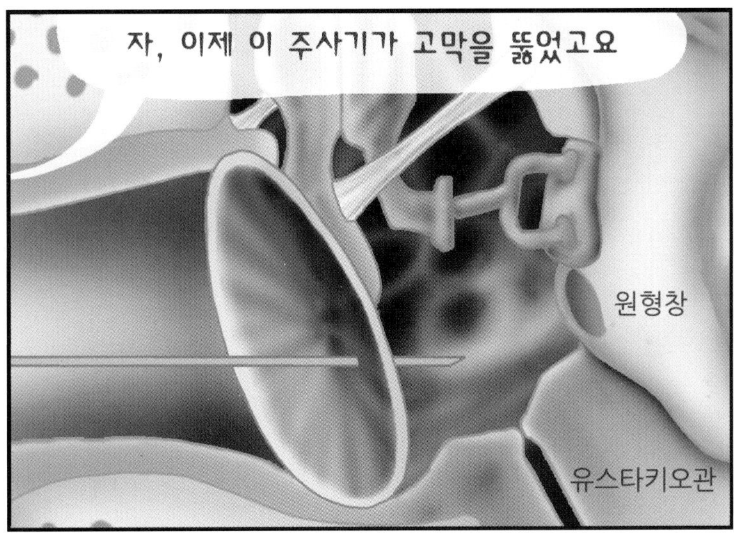
자, 이제 이 주사기가 고막을 뚫었고요
원형창
유스타키오관

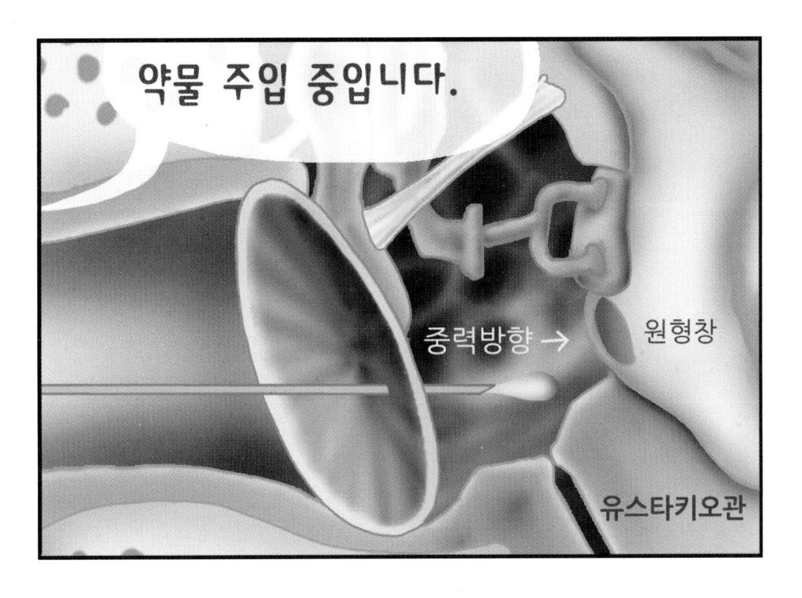
약물 주입 중입니다.
중력방향 →
원형창
유스타키오관

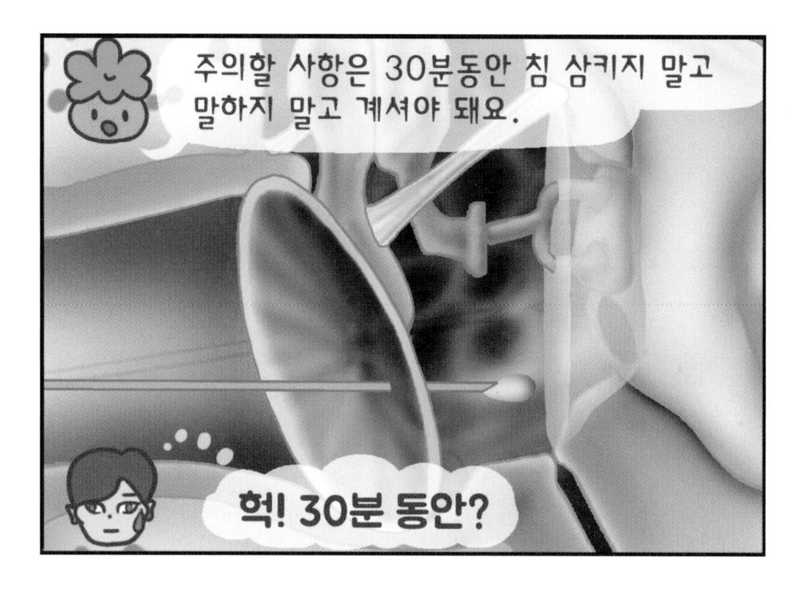
주의할 사항은 30분동안 침 삼키지 말고 말하지 말고 계셔야 돼요.
헉! 30분 동안?

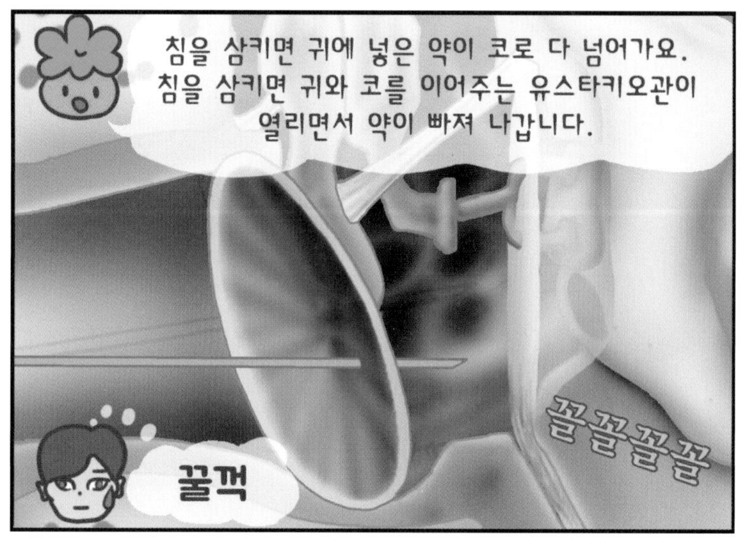
침을 삼키면 귀에 넣은 약이 코로 다 넘어가요. 침을 삼키면 귀와 코를 이어주는 유스타키오관이 열리면서 약이 빠져 나갑니다.
꿀꺽
꼴꼴꼴꼴

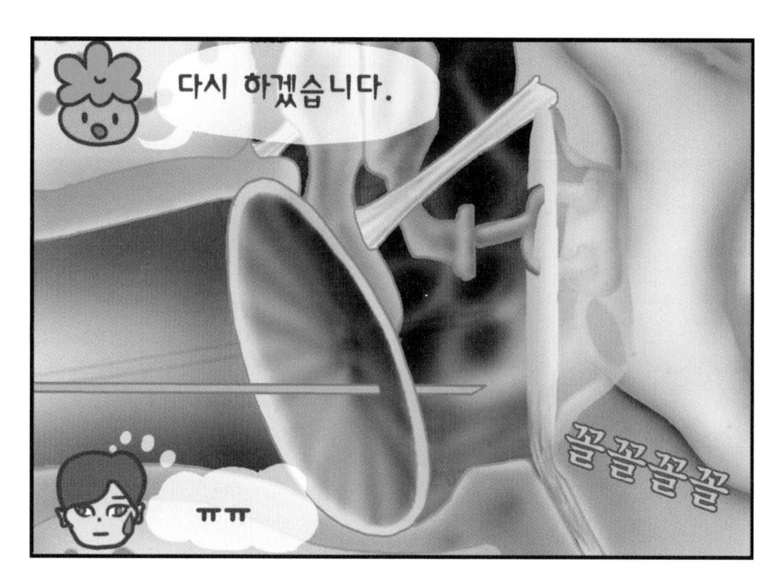
다시 하겠습니다.
ㅠㅠ
꼴꼴꼴꼴

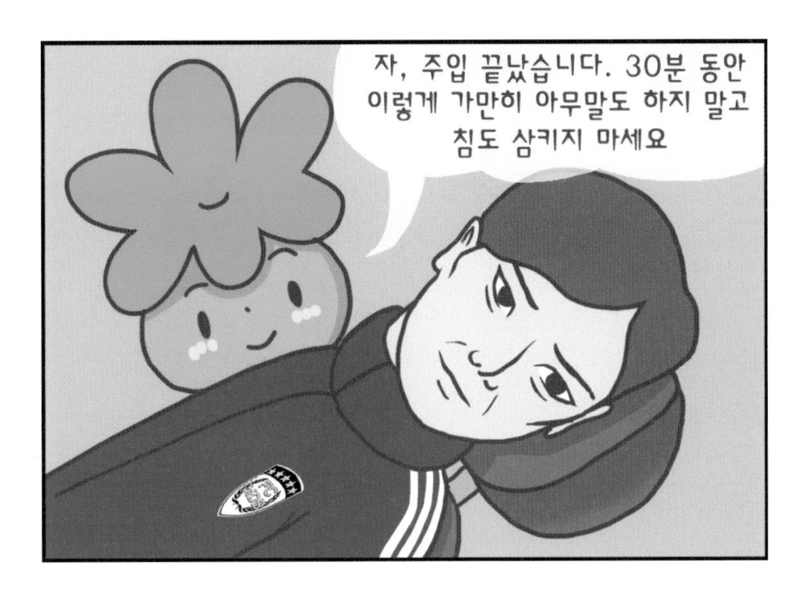
자, 주입 끝났습니다. 30분 동안
이렇게 가만히 아무말도 하지 말고
침도 삼키지 마세요

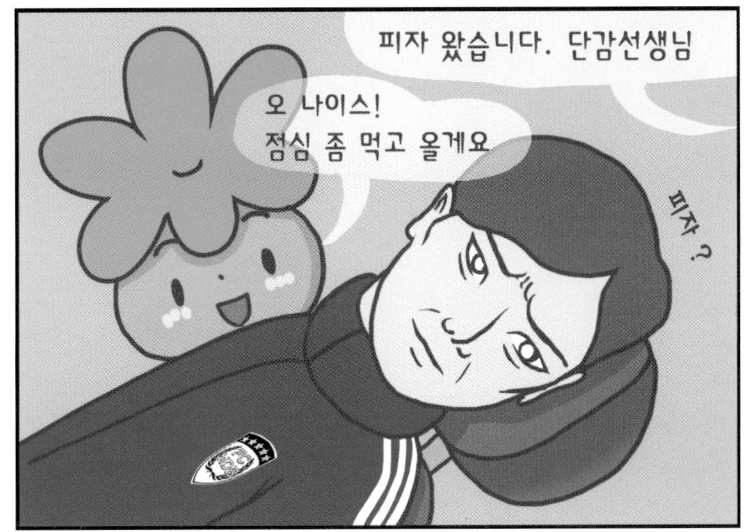
피자 왔습니다. 단감선생님
오 나이스!
점심 좀 먹고 올게요
피자?

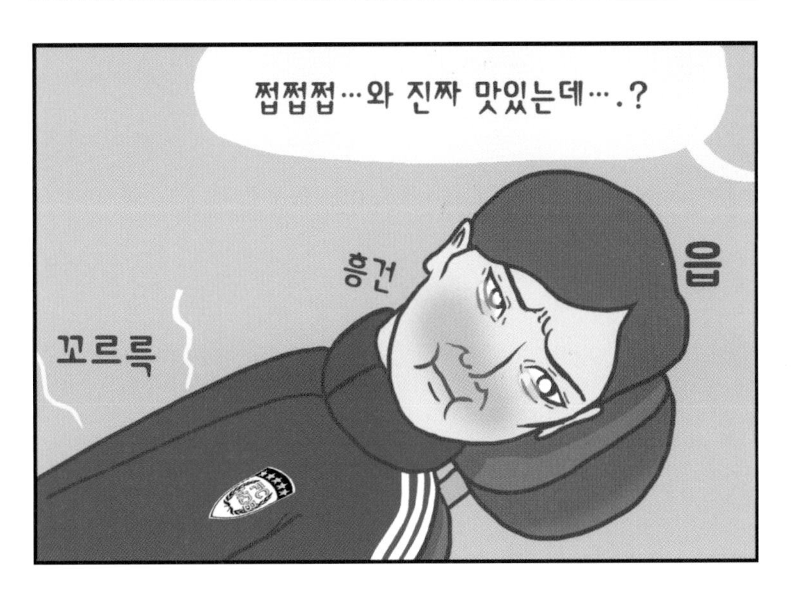
쩝쩝쩝…와 진짜 맛있는데….?
읍
흥건
꼬르륵

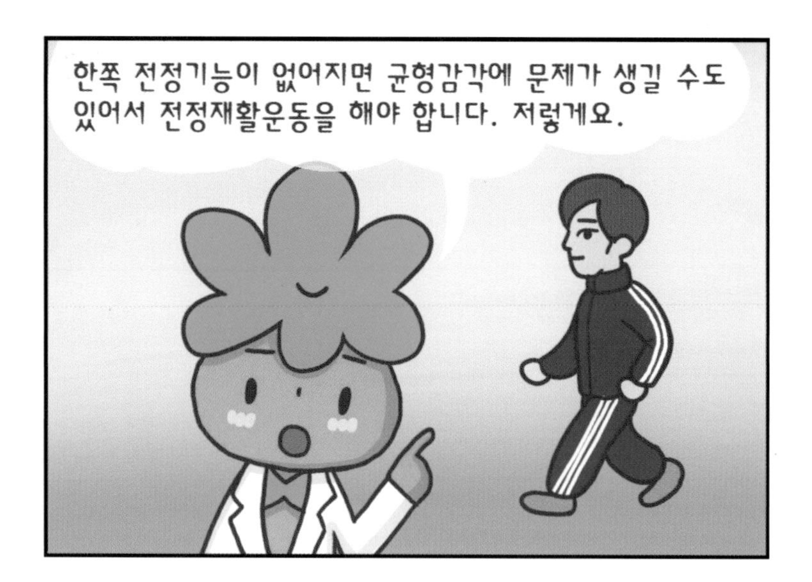
한쪽 전정기능이 없어지면 균형감각에 문제가 생길 수도 있어서 전정재활운동을 해야 합니다. 저렇게요.

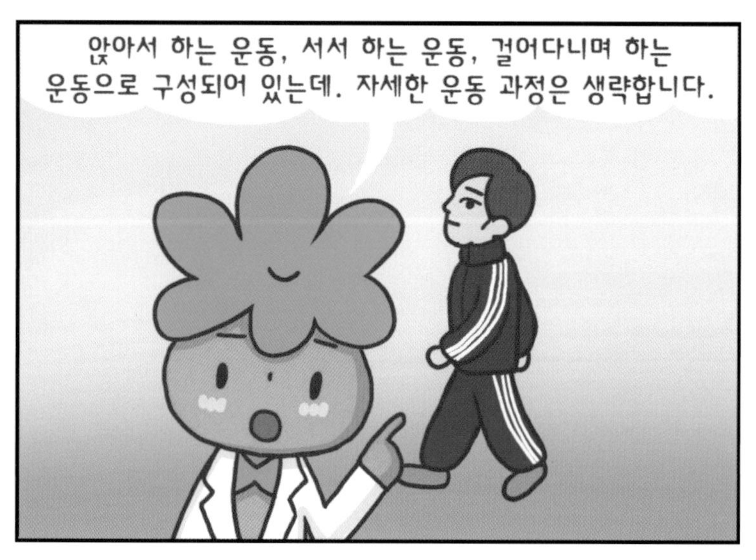
앉아서 하는 운동, 서서 하는 운동, 걸어다니며 하는 운동으로 구성되어 있는데. 자세한 운동 과정은 생략합니다.

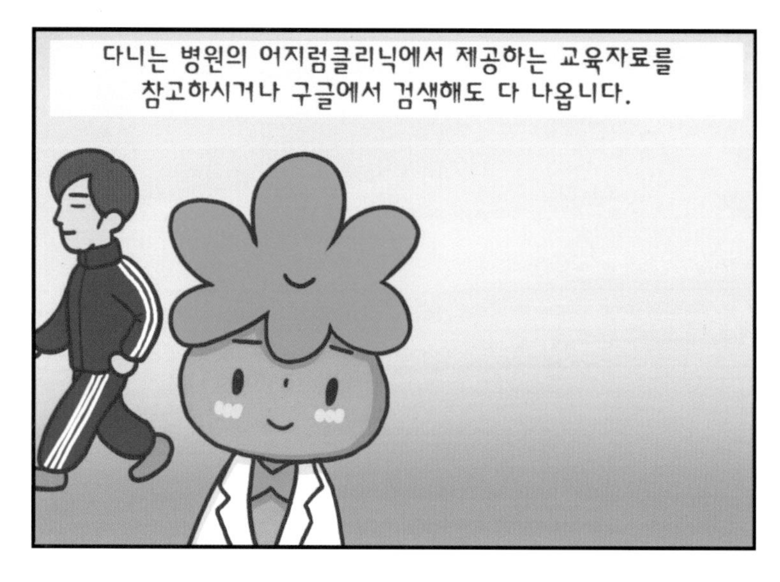
다니는 병원의 어지럼클리닉에서 제공하는 교육자료를 참고하시거나 구글에서 검색해도 다 나옵니다.

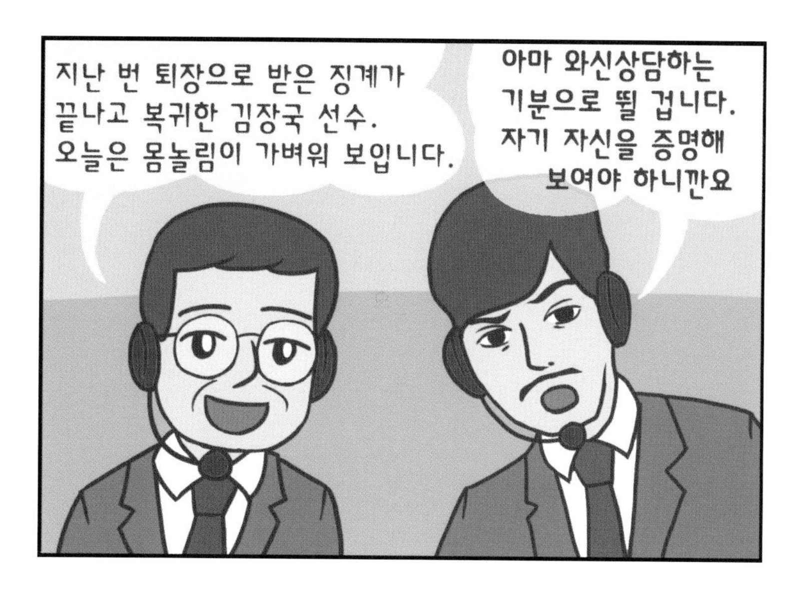
지난 번 퇴장으로 받은 징계가
끝나고 복귀한 김장국 선수.
오늘은 몸놀림이 가벼워 보입니다.
아마 와신상담하는
기분으로 뛸 겁니다.
자기 자신을 증명해
보여야 하니깐요

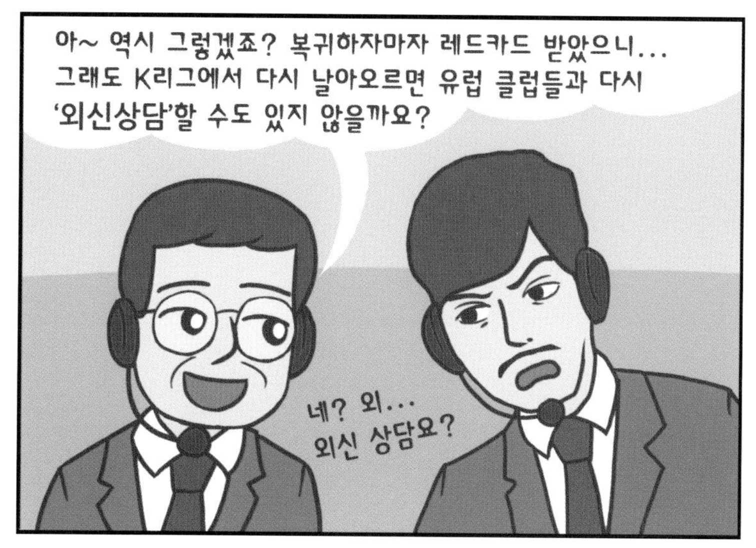
아~ 역시 그렇겠죠? 복귀하자마자 레드카드 받았으니...
그래도 K리그에서 다시 날아오르면 유럽 클럽들과 다시
'외신상담'할 수도 있지 않을까요?
네? 외...
외신 상담요?

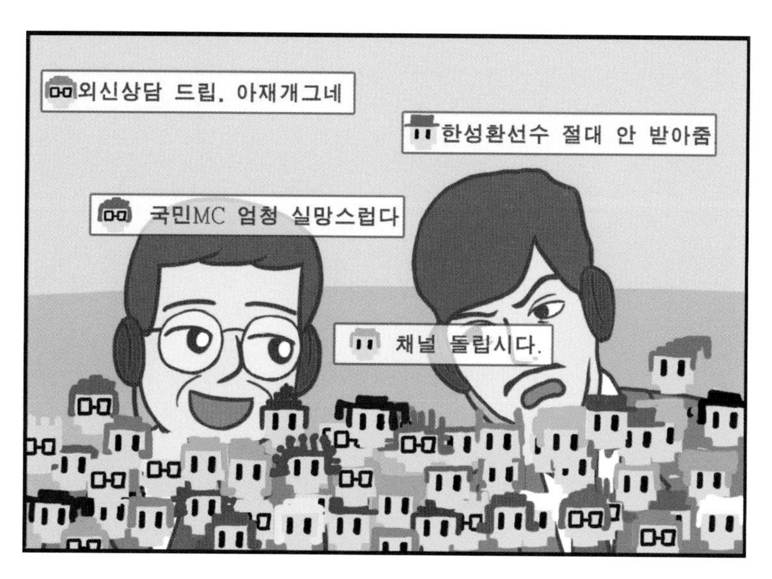
외신상담 드립. 아재개그네
한성환선수 절대 안 받아줌
국민MC 엄청 실망스럽다
채널 돌립시다.

K리그에서 김장국 선수는 재기에 성공하며
승승장구했으나 유럽 진출은 하지 못한답니다^^

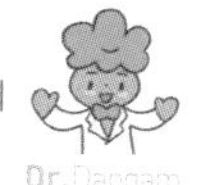

메니에르씨 병

메니에르씨 병은 이석증과 비슷한 어지럼증, 세상이 빙글빙글 도는 느낌의 어지럼증을 나타내긴 하는데 몇몇 다른 특성을 보입니다.

일단 지속 시간이 더 깁니다. 이석증은 수초에서 수분 정도 지속된다면 메니에르씨 병은 20분에서 수 시간 동안 지속되곤 합니다. 이석증은 머리를 움직이면 유발 또는 악화되지만 메니에르씨 병은 머리 움직임과는 상관이 없습니다. 그리고 가장 큰 차이점은 청각 증상이 동반된다는 것입니다. 한쪽 귀의 청력이 떨어지거나 먹먹한 느낌이 오거나 '삐~'하는 이명 증상이 동반될 수 있습니다. 이런 증상이 장기간 동안 재발을 하곤 합니다.

메니에르씨 병은 왜 생기는지는 확실히 밝혀지지는 않았습니다. 하지만 내이를 채우고 있는 내림프액(endolymph)의 양이 증가하면서 내이(inner ear)의 내부에 있는 막성 미로(membranous labyrinth)가 빵빵하게 부어오르면서 발생하는 것으로 보입니다. 이건 내이를 구성하는 전정기관과 달팽이관에 모두 영향을 미치기 때문에 어지럼증과 청각증상을 모두 발생시키게 되는 것입니다.

초기에는 청각증상 없이 어지럼증만 오는 경우가 있고 한쪽 귀로 시작해서 양쪽으로 모두 오는 경우도 있습니다. 5~15년 정도 지나면 많이 없어지지만 어느 정도 후유증을 남기게 됩니다.

메니에르씨 병은 결국 생활 습관 조절과 약물치료를 하게 됩니다. 소금 섭취량을 줄이고 카페인, 초콜렛, 치즈, 술, 담배 등을 줄여주는 생활 습관 변화가 증상조절에 도움이 될 수 있습니다. 약물치료는 소변으로 물을 빼주는 이뇨제를 사용하고 항히스타민제나 스테로이드제를 경험적으로 사용하기도 합니다.

이런 정도로 조절이 되지 않는다면 전정신경을 선택적으로 파괴하는 항생제인 젠

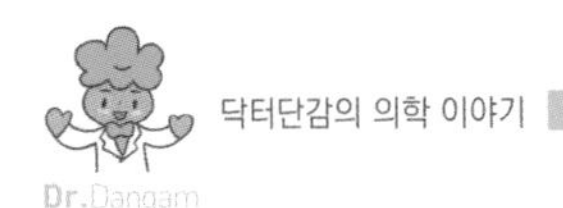

타미신을 귀 안에 주입하는 치료법을 사용하기도 하는데 치료 효과는 좋지만 파괴적인 부분이 있기 때문에 처음부터 사용하는 방법은 아닙니다.

귀에 직접 주입을 하기 때문에 적절한 자세를 취해야 하는데 뒤로 45도 누운 상태에서 머리를 반대로 돌린 채로 시술을 시행하게 됩니다. 아주 얇은 주사바늘로 고막을 뚫고 들어간 뒤 약물을 주입하는데, 약이 원형창을 통해 내이로 잘 들어가기 위해서는 코와 귀를 연결하는 유스타키오관이 열려서는 안 됩니다. 30분 동안 침도 삼키지 말고 말하지 말아야 되는 것은 이것 때문입니다.

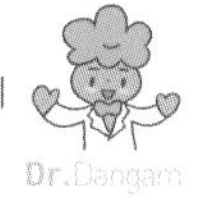

단감's NOTE

이번 만화는 제가 유럽축구를 보는 것을 좋아해서 개인적인 관심사에서 비롯된 내용인데, 축구선수인데 빙글빙글 도는 병에 걸렸다면 선수 생명과 직결된 문제일 텐데 설정이 참 고약하죠? 스토리를 이어가기 위해서 실제로는 많이 경험하기 힘든 Tumarkin 발작이라는 것도 동원하고…

15 CHAPTER

어지럼증

전정신경염

Vestibular neuritis

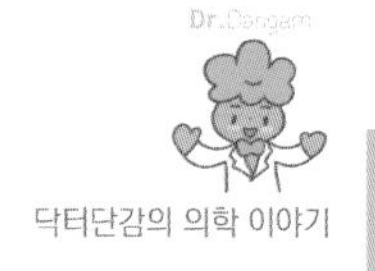

닥터단감의 의학 이야기

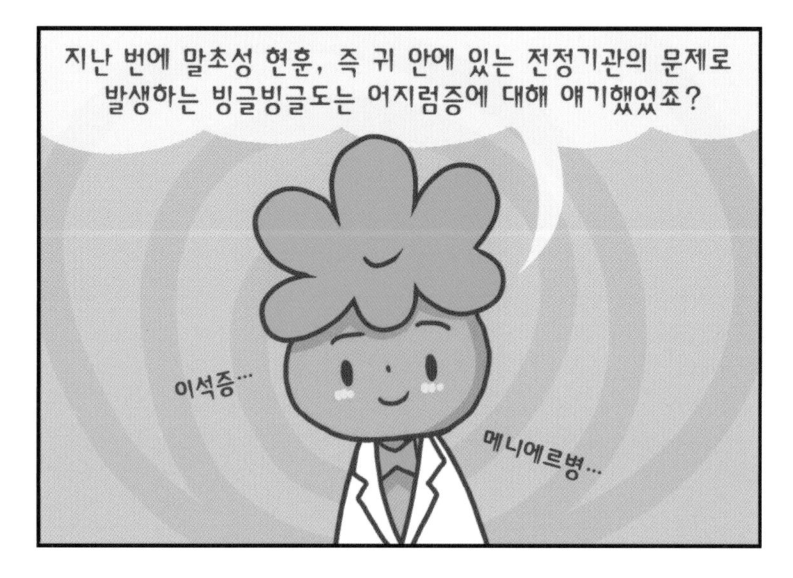

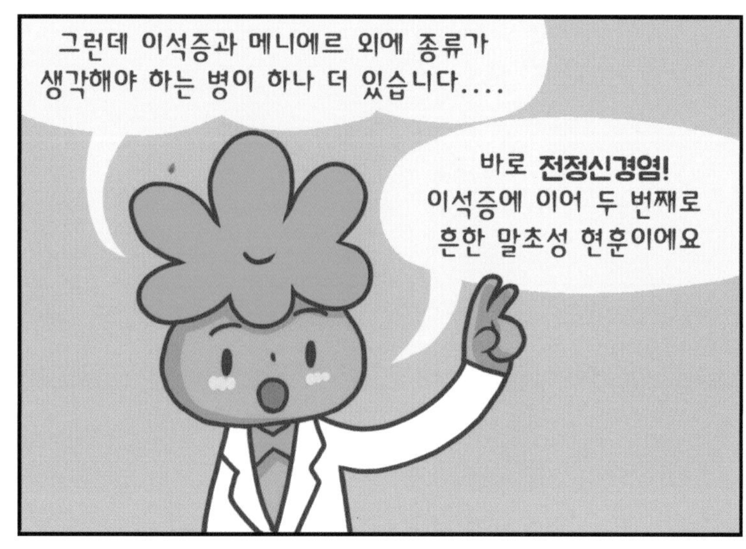

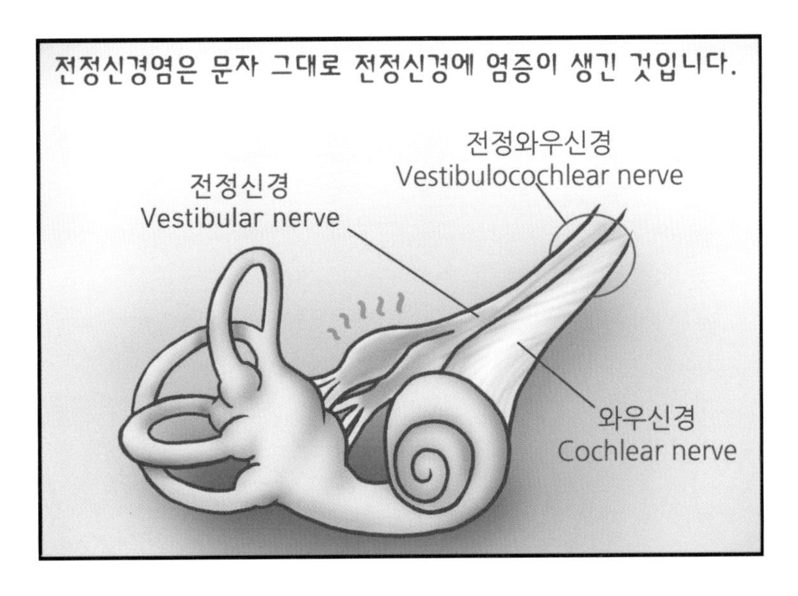
전정신경염은 문자 그대로 전정신경에 염증이 생긴 것입니다.
전정와우신경
Vestibulocochlear nerve
전정신경
Vestibular nerve
와우신경
Cochlear nerve

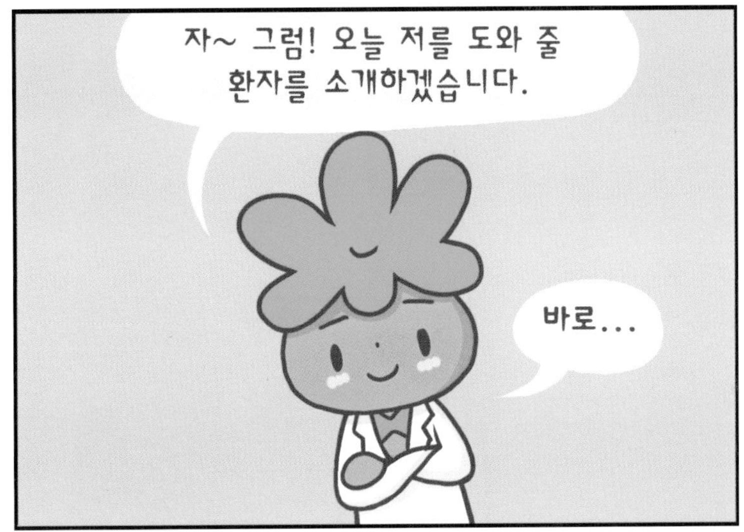
자~ 그럼! 오늘 저를 도와 줄 환자를 소개하겠습니다.
바로...

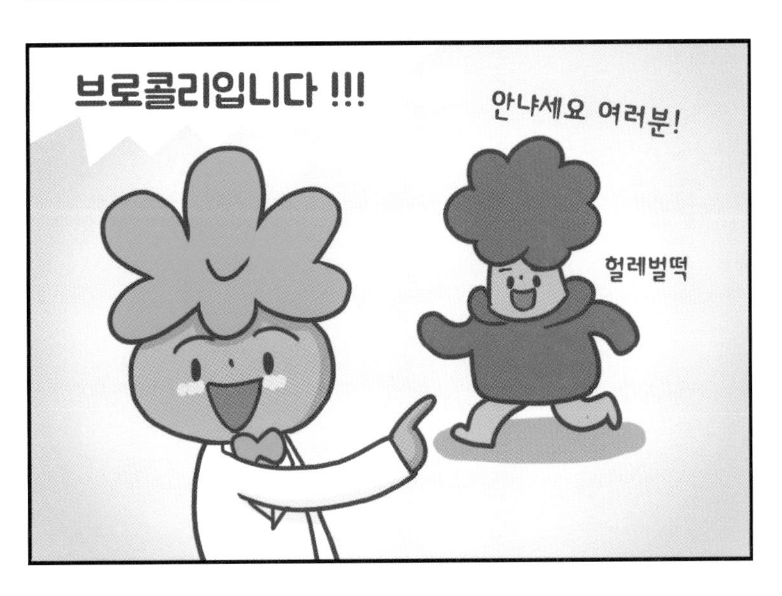
브로콜리입니다 !!!
안냐세요 여러분!
헐레벌떡

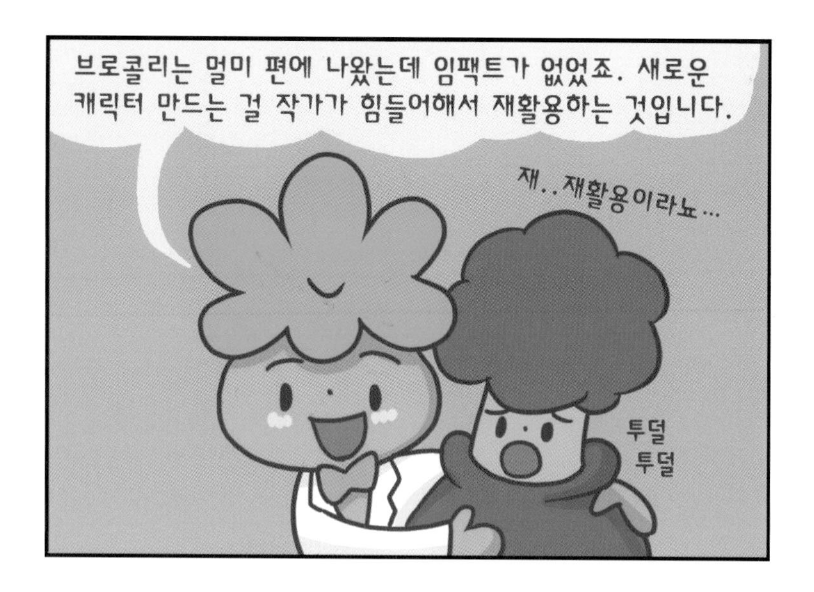
브로콜리는 멀미 편에 나왔는데 임팩트가 없었죠. 새로운 캐릭터 만드는 걸 작가가 힘들어해서 재활용하는 것입니다.
재..재활용이라뇨…
투덜
투덜

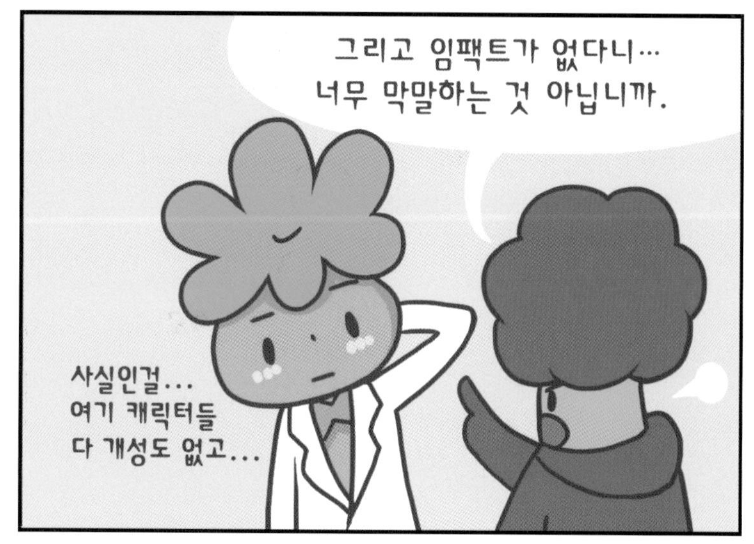
그리고 임팩트가 없다니…
너무 막말하는 것 아닙니까.
사실인걸...
여기 캐릭터들
다 개성도 없고...

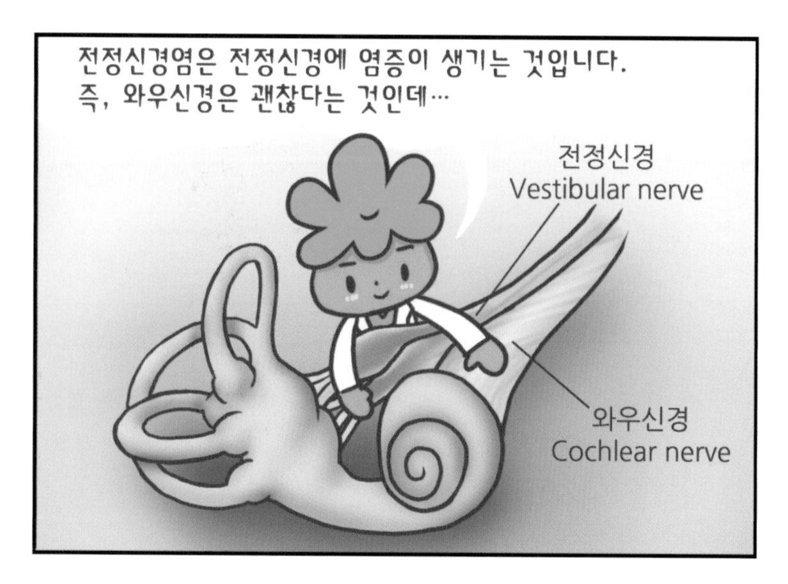
전정신경염은 전정신경에 염증이 생기는 것입니다.
즉, 와우신경은 괜찮다는 것인데…
전정신경
Vestibular nerve
와우신경
Cochlear nerve

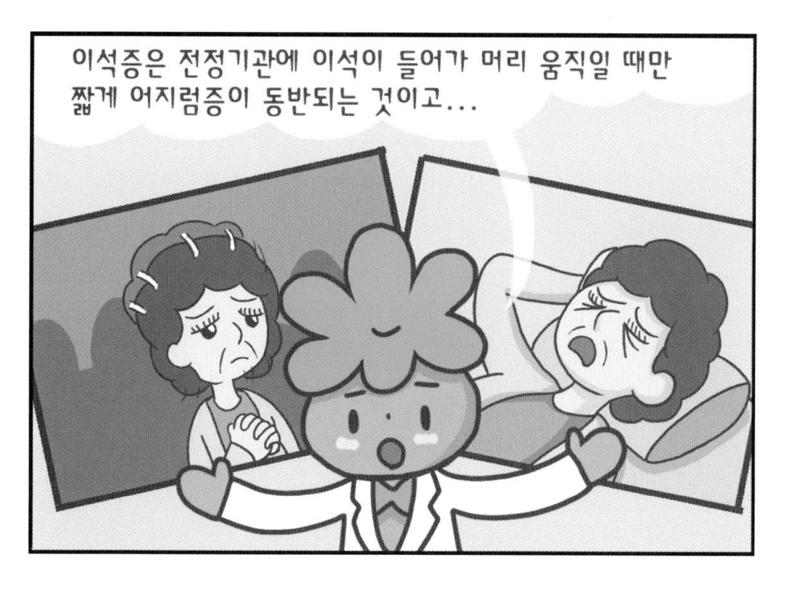
이석증은 전정기관에 이석이 들어가 머리 움직일 때만
짧게 어지럼증이 동반되는 것이고...

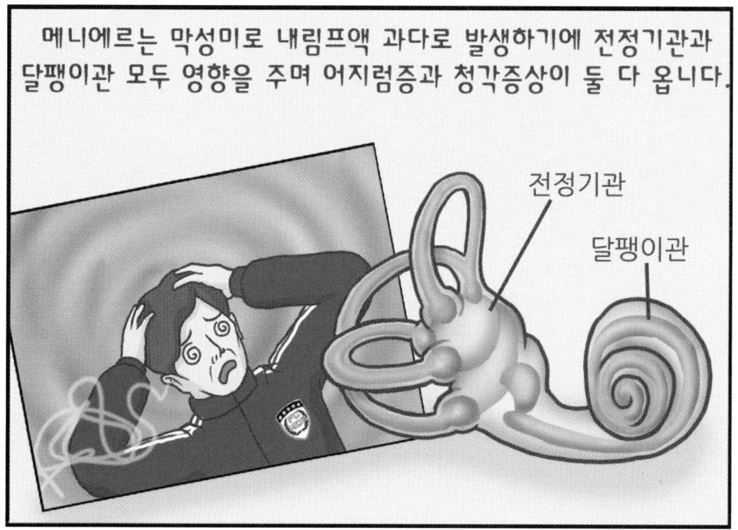
메니에르는 막성미로 내림프액 과다로 발생하기에 전정기관과
달팽이관 모두 영향을 주며 어지럼증과 청각증상이 둘 다 옵니다.
전정기관
달팽이관

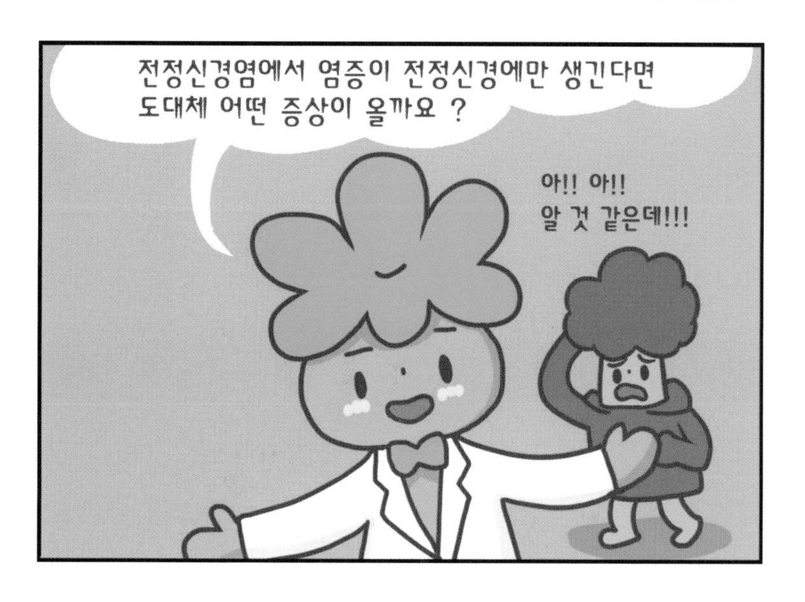
전정신경염에서 염증이 전정신경에만 생긴다면
도대체 어떤 증상이 올까요 ?
아!! 아!!
알 것 같은데!!!

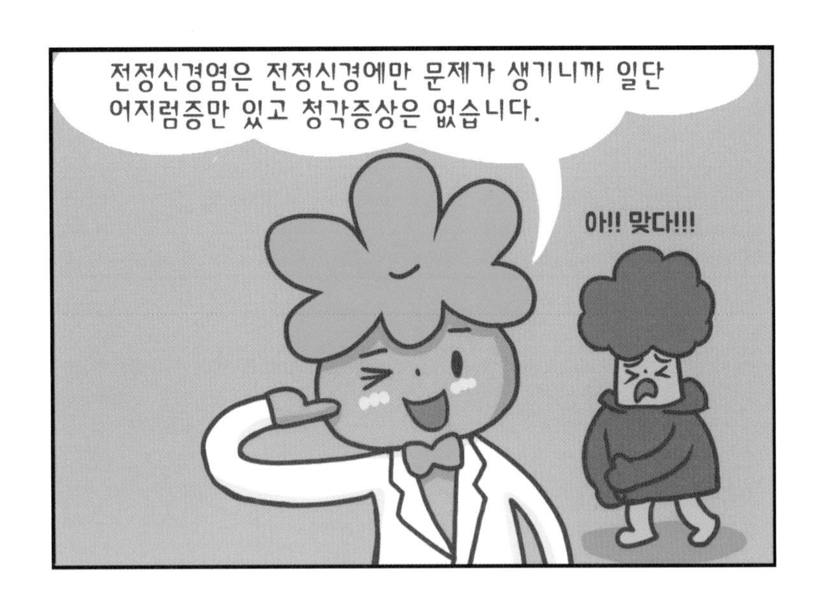
전정신경염은 전정신경에만 문제가 생기니까 일단
어지럼증만 있고 청각증상은 없습니다.
아!! 맞다!!!

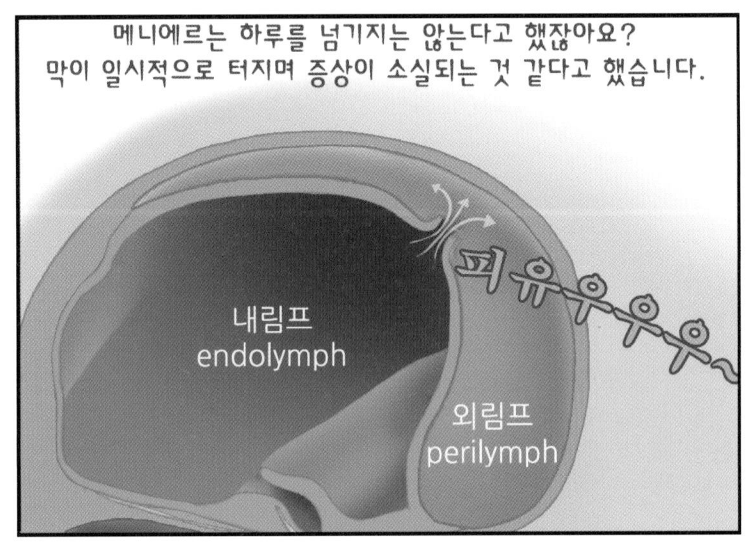
메니에르는 하루를 넘기지는 않는다고 했잖아요?
막이 일시적으로 터지며 증상이 소실되는 것 같다고 했습니다.
피유우우우~
내림프
endolymph
외림프
perilymph

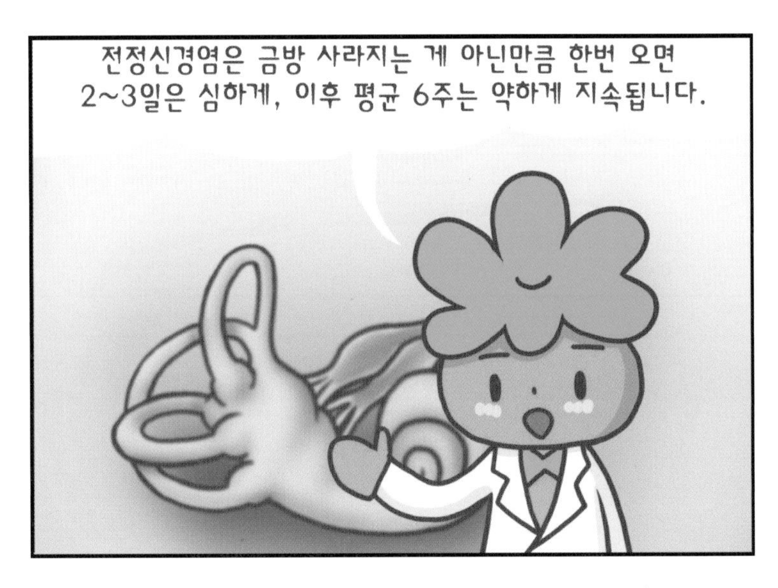
전정신경염은 금방 사라지는 게 아닌만큼 한번 오면
2~3일은 심하게, 이후 평균 6주는 약하게 지속됩니다.

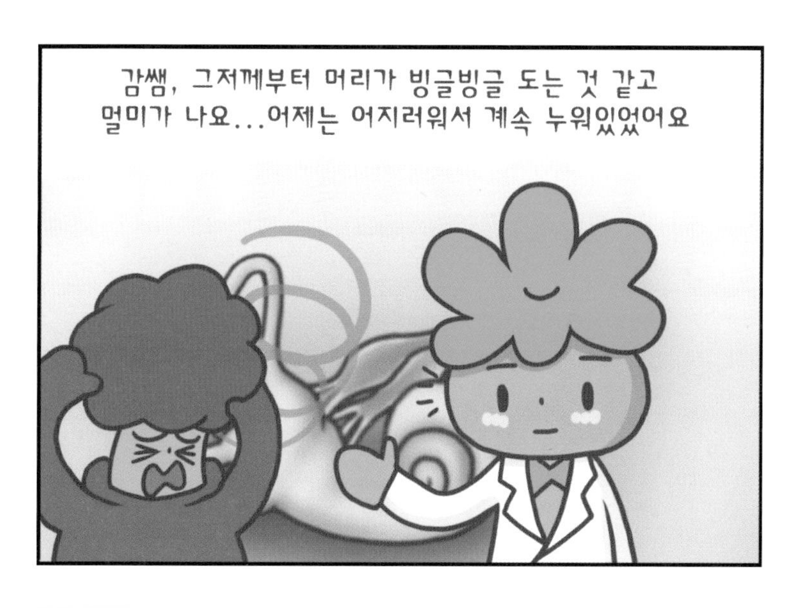
감쌤, 그저께부터 머리가 빙글빙글 도는 것 같고
멀미가 나요...어제는 어지러워서 계속 누워있었어요

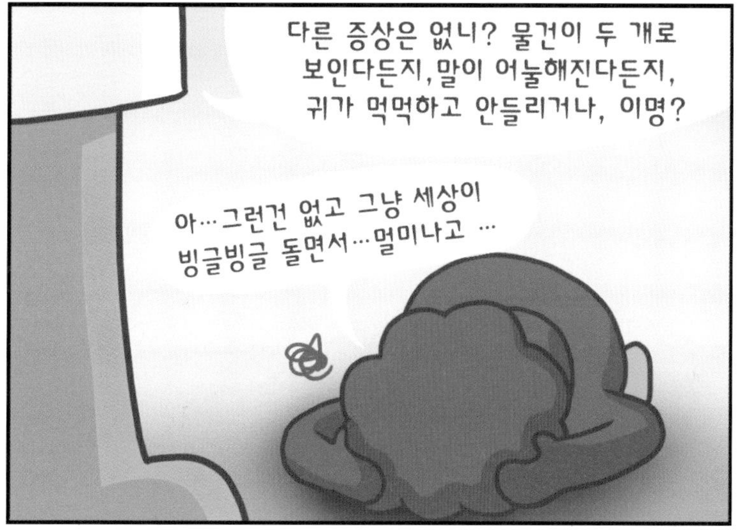
다른 증상은 없니? 물건이 두 개로
보인다든지,말이 어눌해진다든지,
귀가 먹먹하고 안들리거나, 이명?
아…그런건 없고 그냥 세상이
빙글빙글 돌면서…멀미나고 …

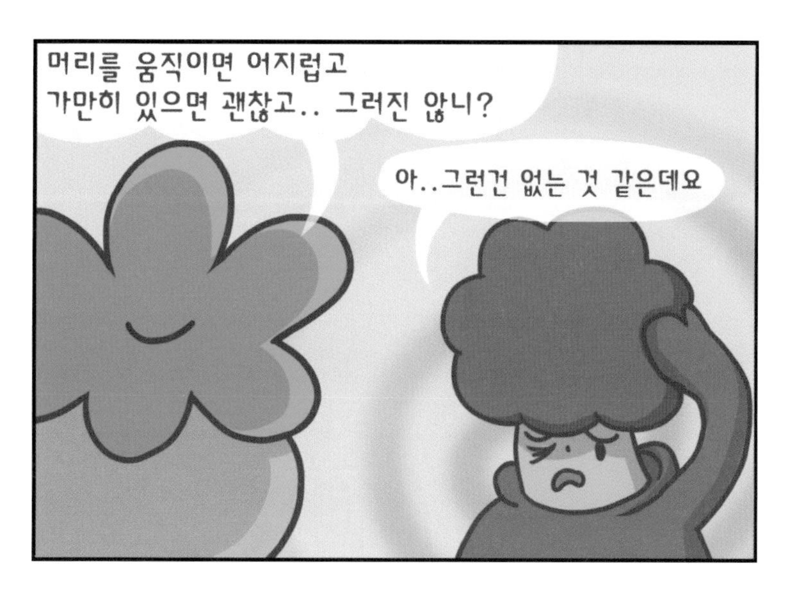
머리를 움직이면 어지럽고
가만히 있으면 괜찮고.. 그러진 않니?
아..그런건 없는 것 같은데요

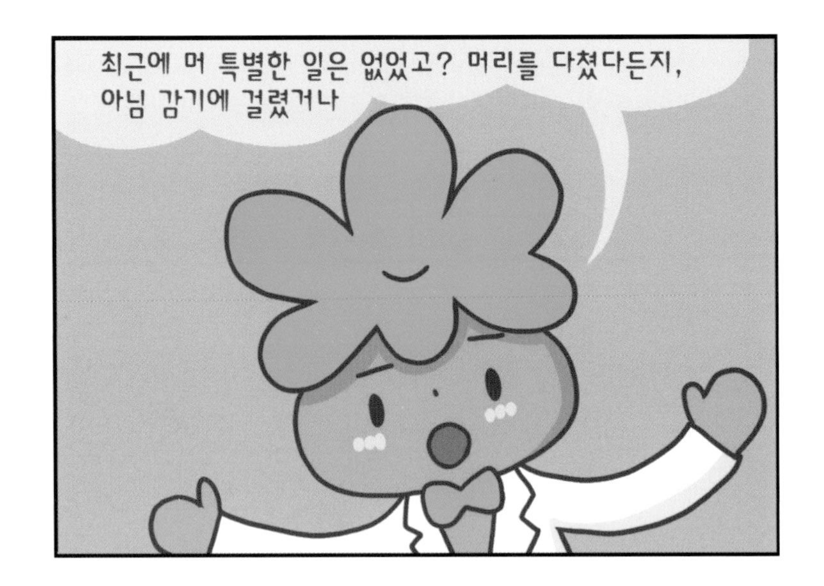
최근에 머 특별한 일은 없었고? 머리를 다쳤다든지,
아님 감기에 걸렸거나

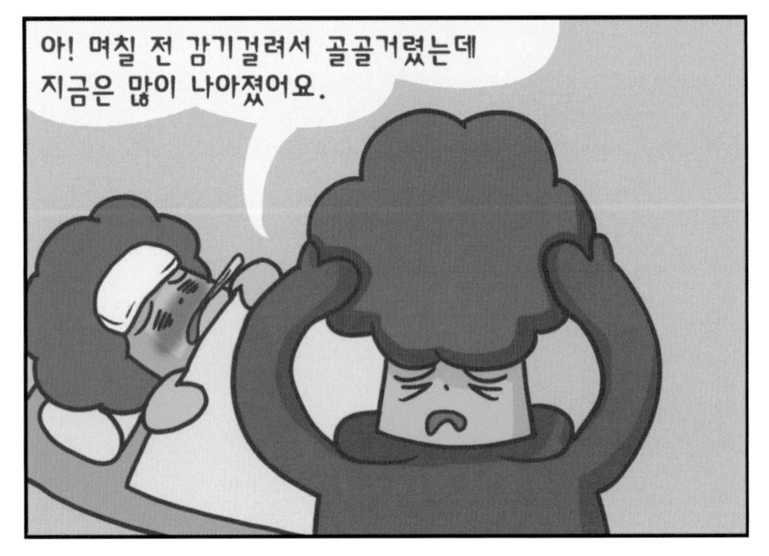
아! 며칠 전 감기걸려서 골골거렸는데
지금은 많이 나아졌어요.

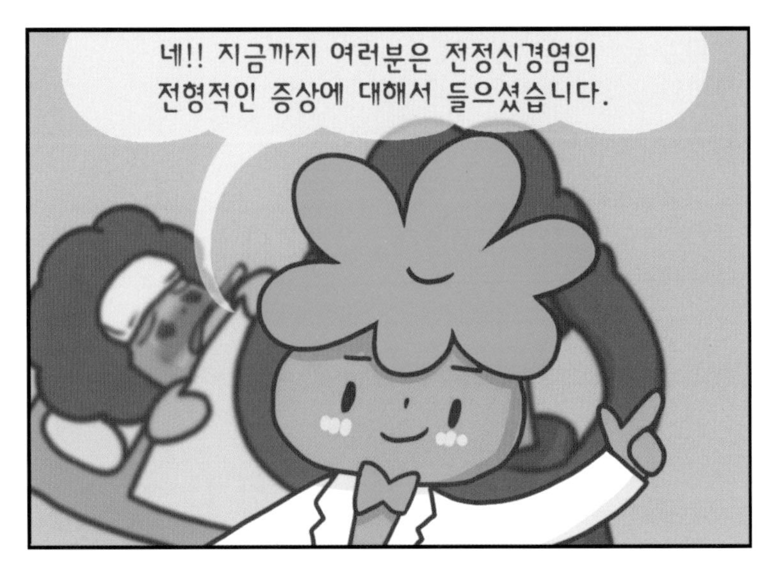
네!! 지금까지 여러분은 전정신경염의
전형적인 증상에 대해서 들으셨습니다.

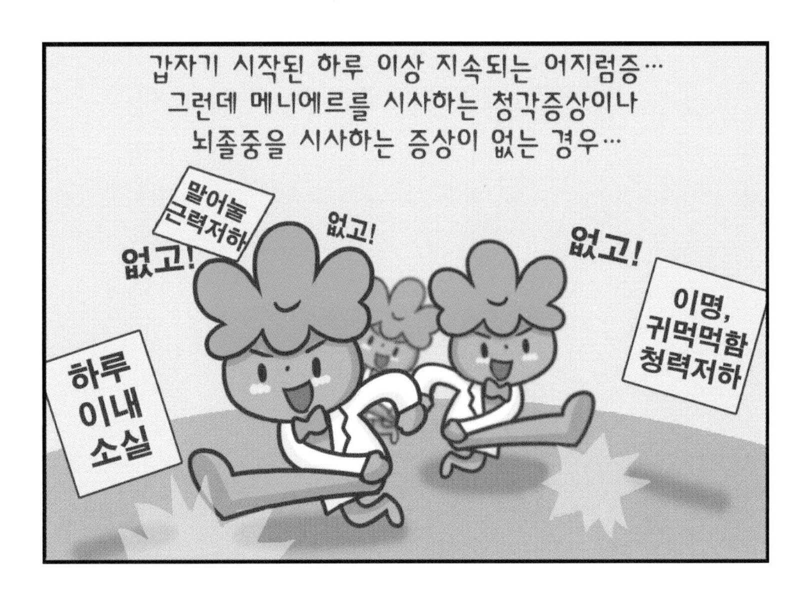
갑자기 시작된 하루 이상 지속되는 어지럼증…
그런데 메니에르를 시사하는 청각증상이나
뇌졸중을 시사하는 증상이 없는 경우…
하루 이내 소실
없고!
말어눌 근력저하
없고!
없고!
이명, 귀먹먹함 청력저하

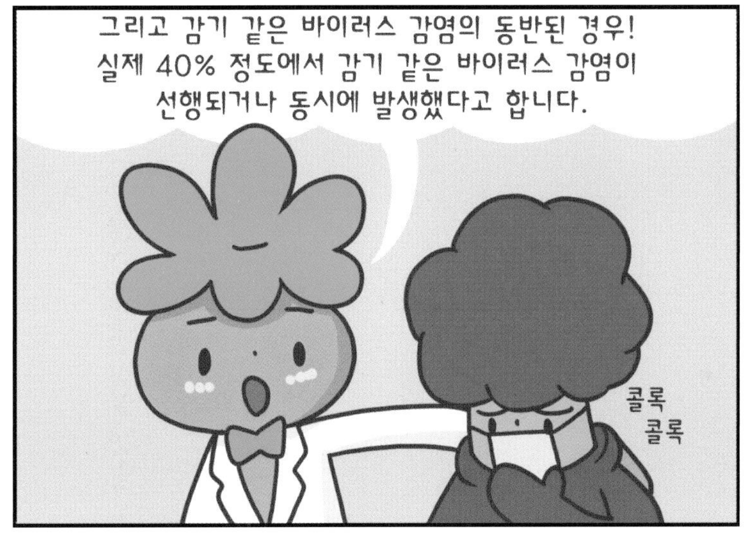
그리고 감기 같은 바이러스 감염의 동반된 경우!
실제 40% 정도에서 감기 같은 바이러스 감염이
선행되거나 동시에 발생했다고 합니다.
콜록
콜록

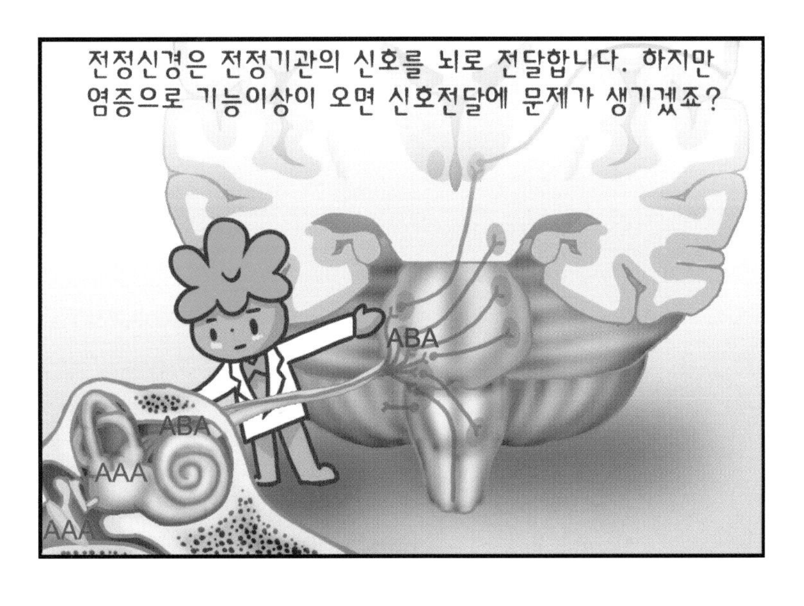
전정신경은 전정기관의 신호를 뇌로 전달합니다. 하지만
염증으로 기능이상이 오면 신호전달에 문제가 생기겠죠?
ABA
ABA
AAA
AAA

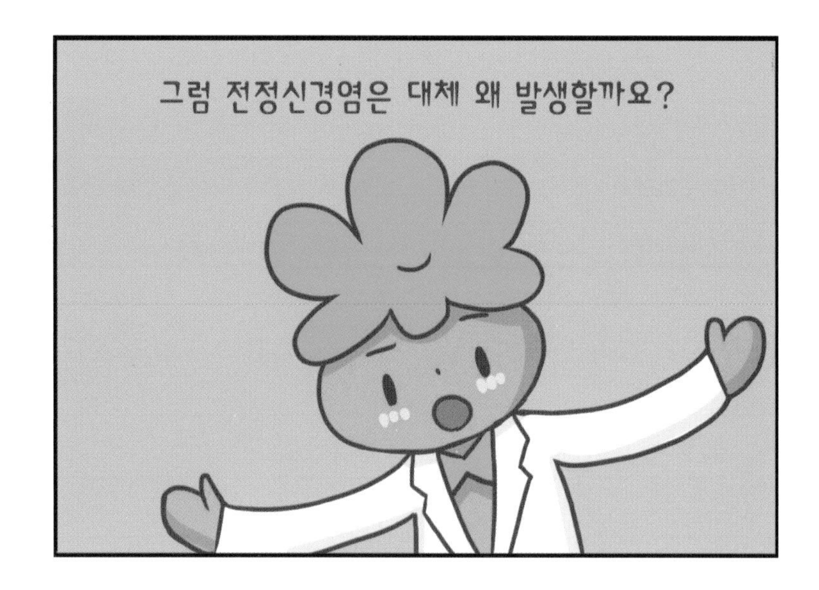

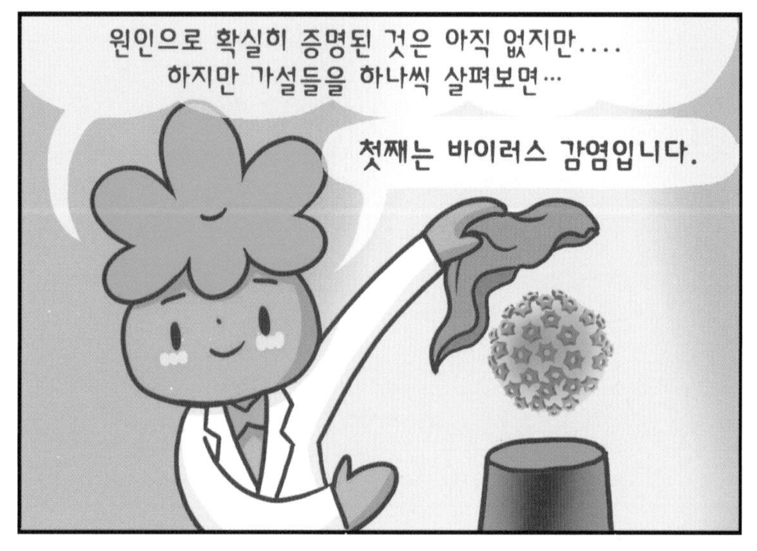

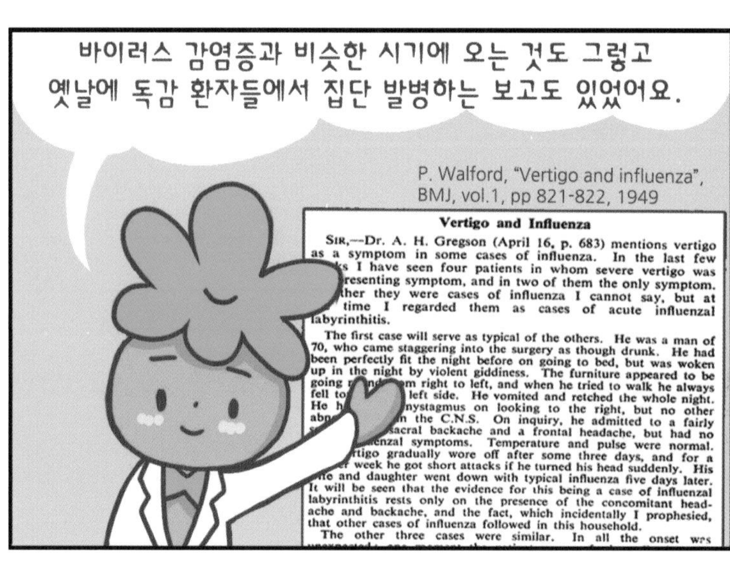

P. Walford, "Vertigo and influenza", BMJ, vol.1, pp 821-822, 1949

Vertigo and Influenza

SIR,—Dr. A. H. Gregson (April 16, p. 683) mentions vertigo as a symptom in some cases of influenza. In the last few ks I have seen four patients in whom severe vertigo was resenting symptom, and in two of them the only symptom. ther they were cases of influenza I cannot say, but at time I regarded them as cases of acute influenzal labyrinthitis.

The first case will serve as typical of the others. He was a man of 70, who came staggering into the surgery as though drunk. He had been perfectly fit the night before on going to bed, but was woken up in the night by violent giddiness. The furniture appeared to be going m right to left, and when he tried to walk he always fell to left side. He vomited and retched the whole night. He h nystagmus on looking to the right, but no other abn n the C.N.S. On inquiry, he admitted to a fairly sacral backache and a frontal headache, but had no enzal symptoms. Temperature and pulse were normal. rtigo gradually wore off after some three days, and for a week he got short attacks if he turned his head suddenly. His e and daughter went down with typical influenza five days later. It will be seen that the evidence for this being a case of influenzal labyrinthitis rests only on the presence of the concomitant headache and backache, and the fact, which incidentally I prophesied, that other cases of influenza followed in this household.

The other three cases were similar. In all the onset wrs

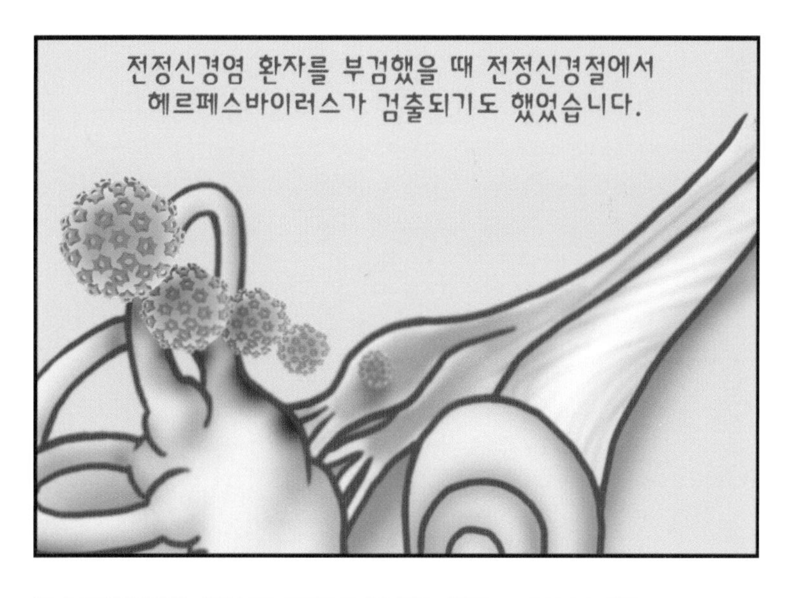
전정신경염 환자를 부검했을 때 전정신경절에서
헤르페스바이러스가 검출되기도 했었습니다.

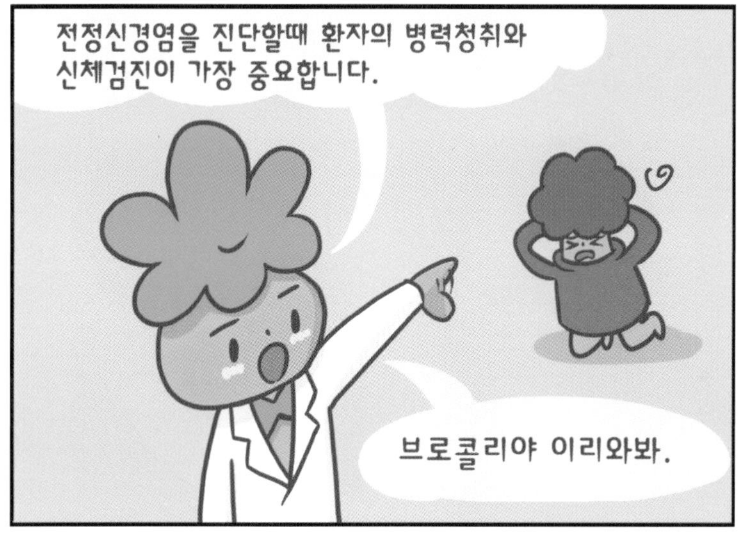
전정신경염을 진단할때 환자의 병력청취와
신체검진이 가장 중요합니다.
브로콜리야 이리와봐.

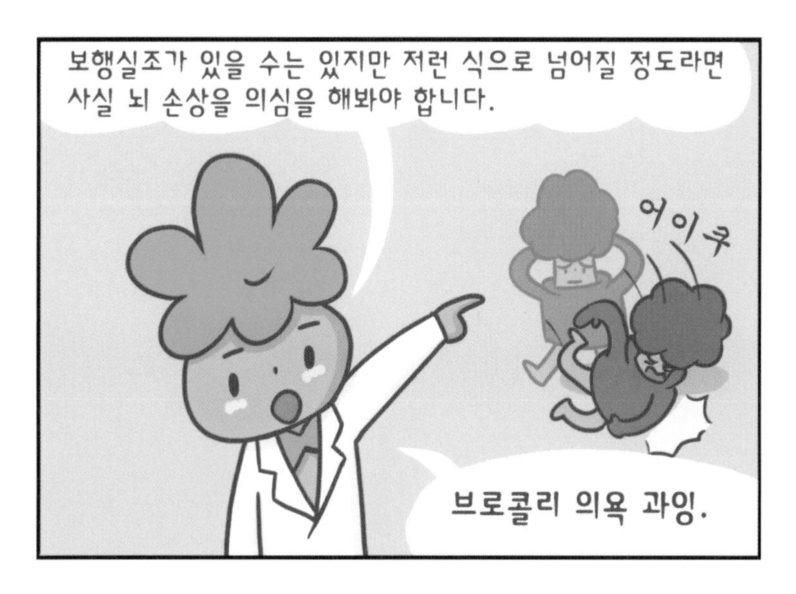
보행실조가 있을 수는 있지만 저런 식으로 넘어질 정도라면
사실 뇌 손상을 의심을 해봐야 합니다.
어이쿠
브로콜리 의욕 과잉.

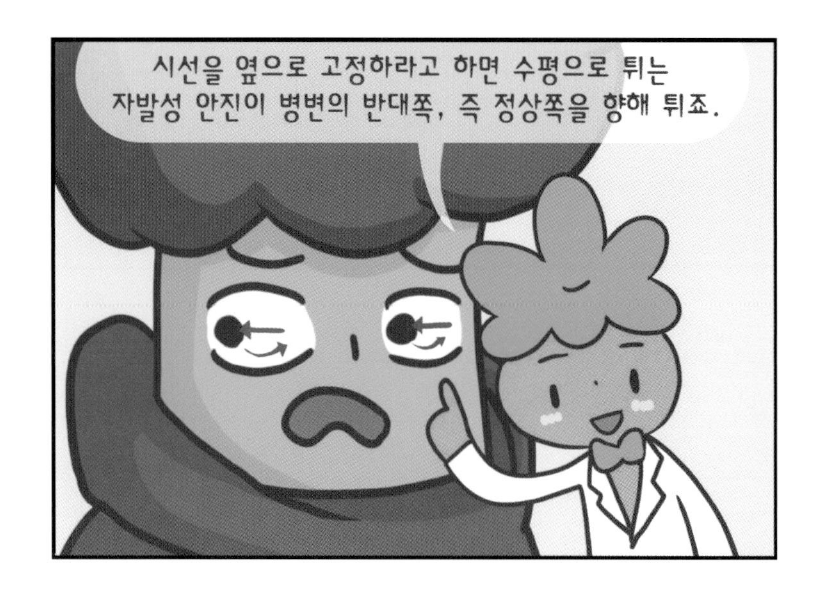
시선을 옆으로 고정하라고 하면 수평으로 튀는
자발성 안진이 병변의 반대쪽, 즉 정상쪽을 향해 튀죠.

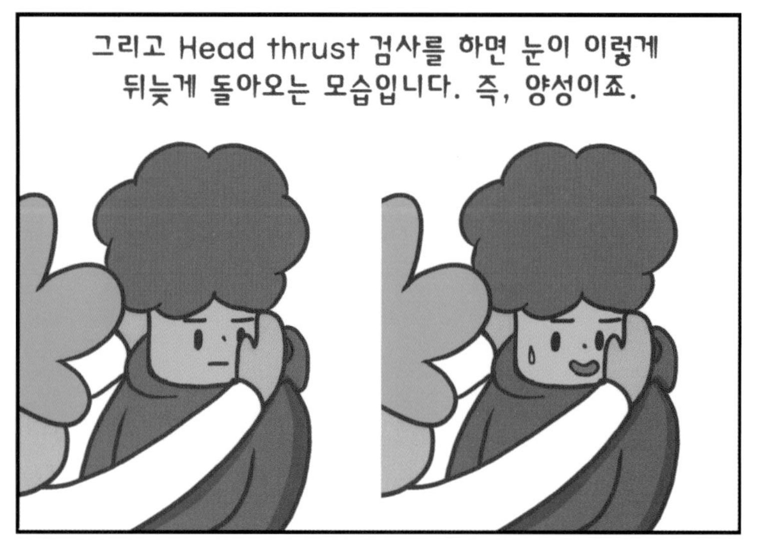
그리고 Head thrust 검사를 하면 눈이 이렇게
뒤늦게 돌아오는 모습입니다. 즉, 양성이죠.

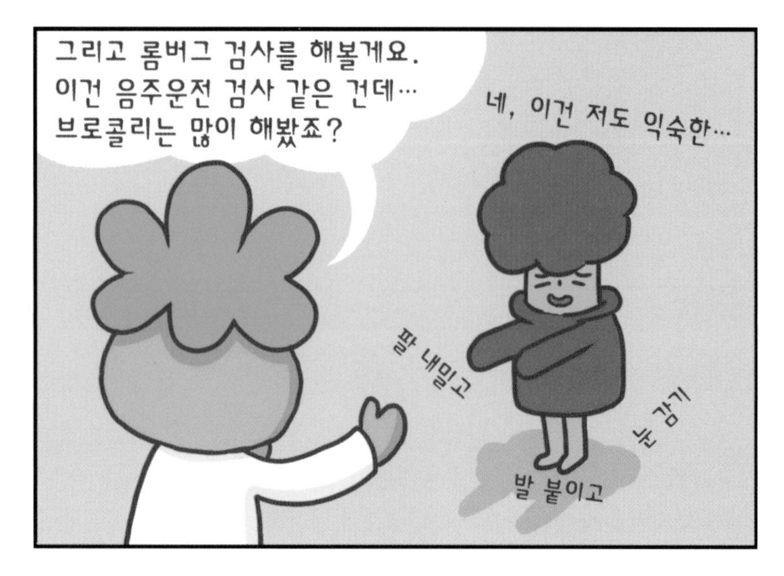
그리고 롬버그 검사를 해볼게요.
이건 음주운전 검사 같은 건데…
브로콜리는 많이 해봤죠?
네, 이건 저도 익숙한…
팔 내밀고
눈 감기
발 붙이고

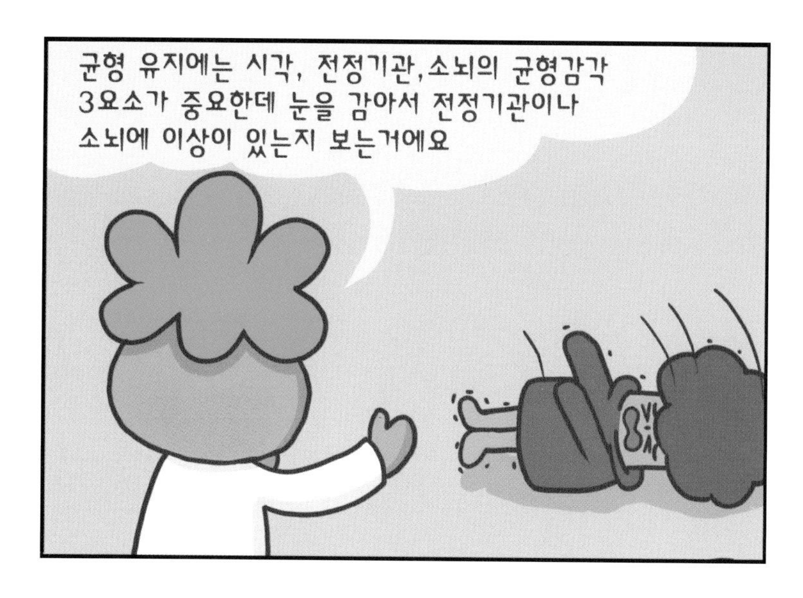
균형 유지에는 시각, 전정기관, 소뇌의 균형감각 3요소가 중요한데 눈을 감아서 전정기관이나 소뇌에 이상이 있는지 보는거에요

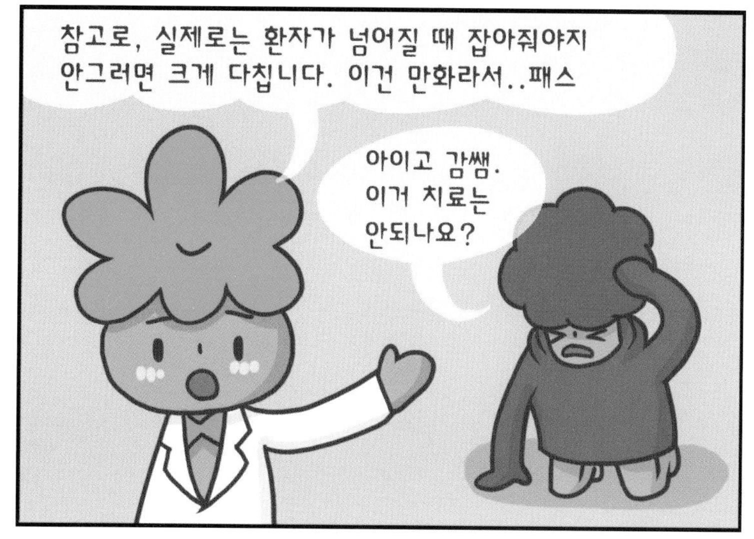
참고로, 실제로는 환자가 넘어질 때 잡아줘야지 안그러면 크게 다칩니다. 이건 만화라서..패스
아이고 감쌤. 이거 치료는 안되나요?

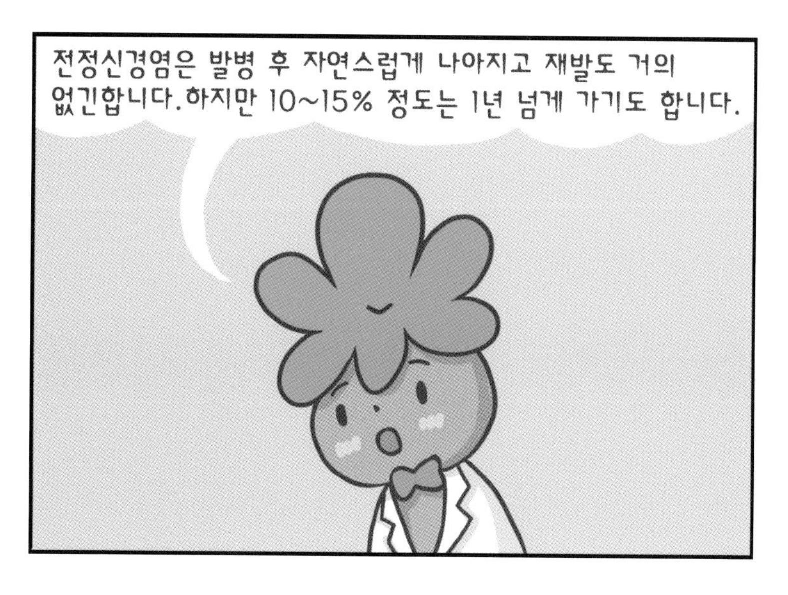
전정신경염은 발병 후 자연스럽게 나아지고 재발도 거의 없긴합니다. 하지만 10~15% 정도는 1년 넘게 가기도 합니다.

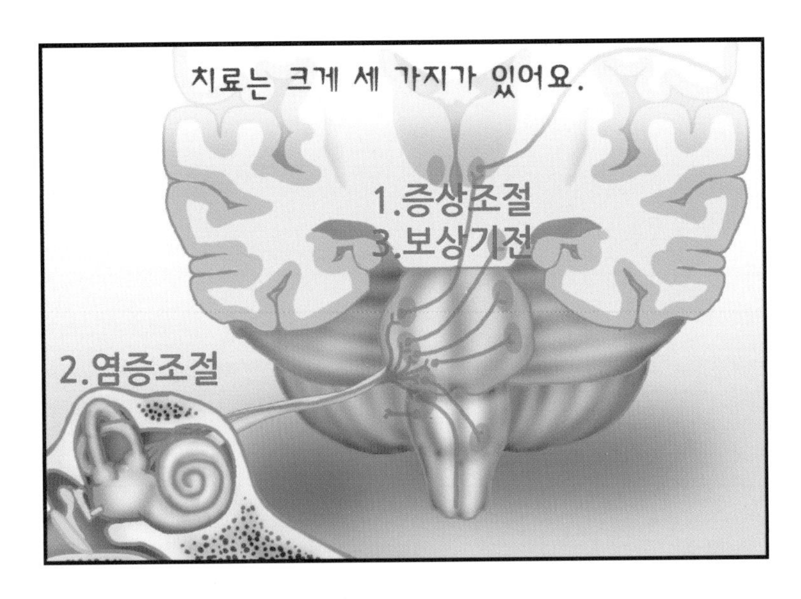
치료는 크게 세 가지가 있어요.
1.증상조절
3.보상기전
2.염증조절

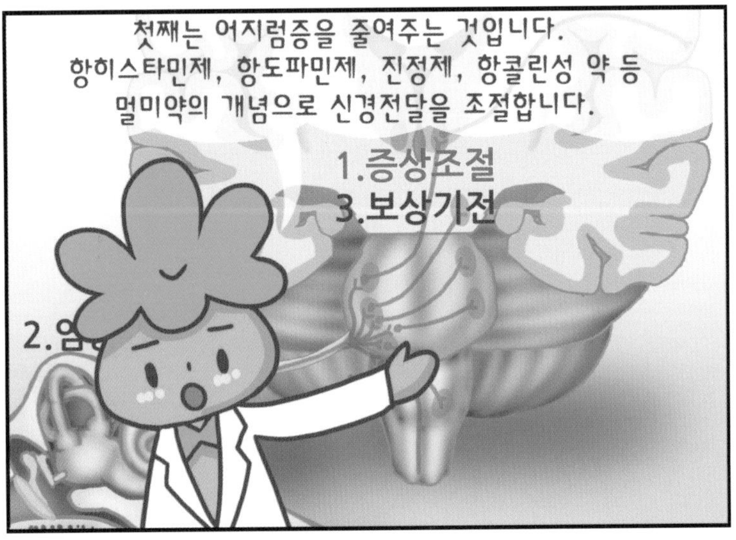
첫째는 어지럼증을 줄여주는 것입니다.
항히스타민제, 항도파민제, 진정제, 항콜린성 약 등
멀미약의 개념으로 신경전달을 조절합니다.
1.증상조절
3.보상기전

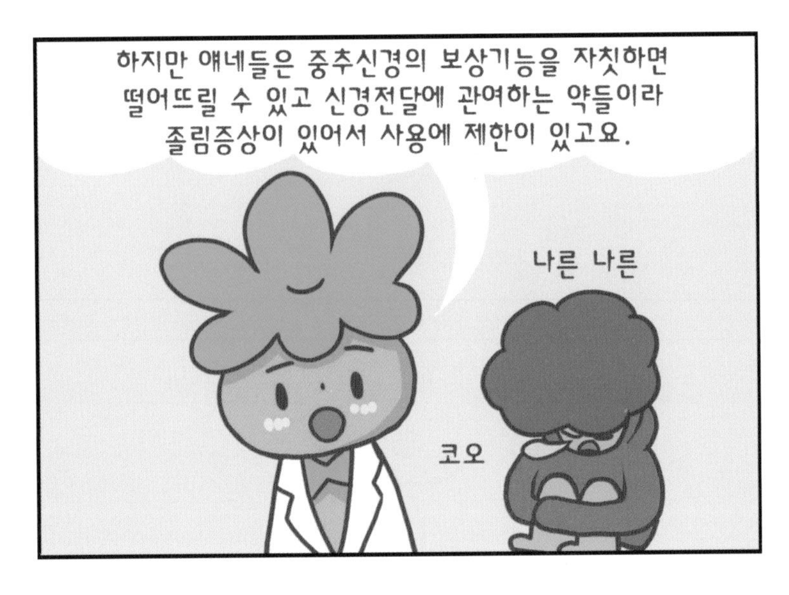
하지만 얘네들은 중추신경의 보상기능을 자칫하면
떨어뜨릴 수 있고 신경전달에 관여하는 약들이라
졸림증상이 있어서 사용에 제한이 있고요.
나른 나른
코오

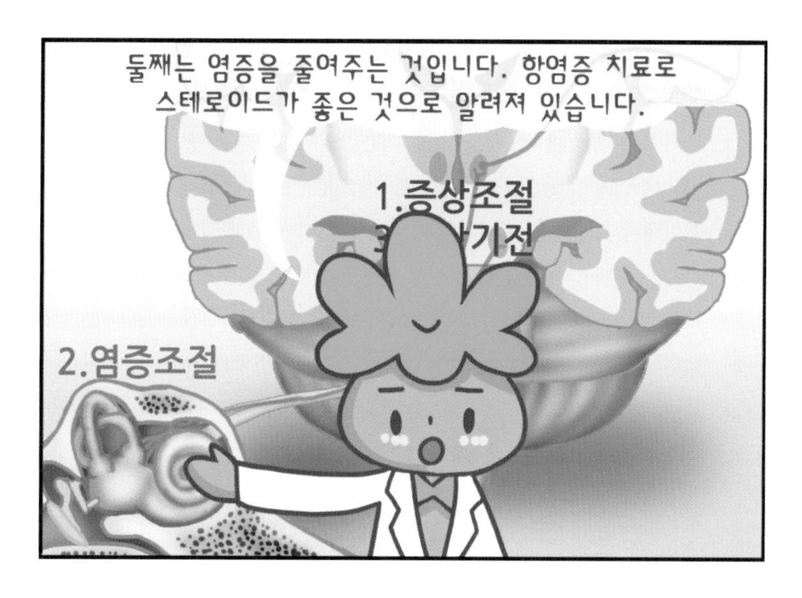
둘째는 염증을 줄여주는 것입니다. 항염증 치료로 스테로이드가 좋은 것으로 알려져 있습니다.
1.증상조절
2.염증조절

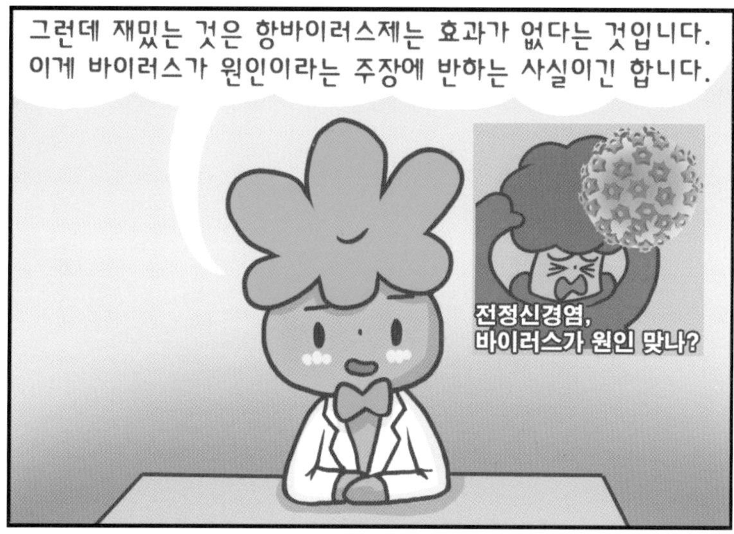
그런데 재밌는 것은 항바이러스제는 효과가 없다는 것입니다. 이게 바이러스가 원인이라는 주장에 반하는 사실이긴 합니다.
전정신경염, 바이러스가 원인 맞나?

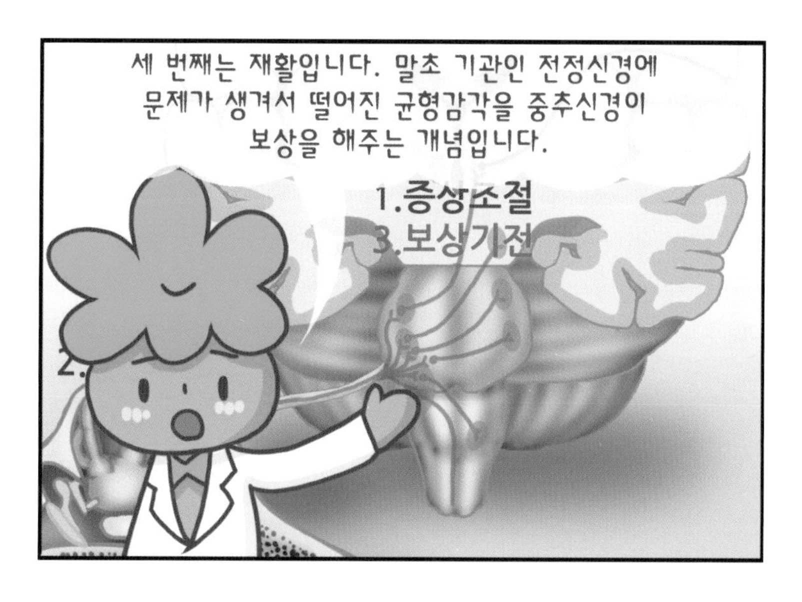
세 번째는 재활입니다. 말초 기관인 전정신경에 문제가 생겨서 떨어진 균형감각을 중추신경이 보상을 해주는 개념입니다.
1.증상조절
3.보상기전

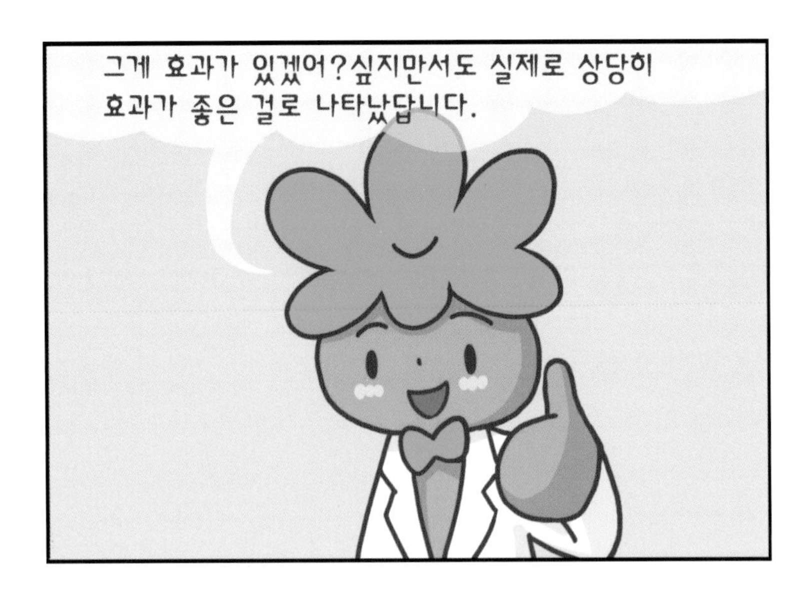
그게 효과가 있겠어?싶지만서도 실제로 상당히
효과가 좋은 걸로 나타났답니다.

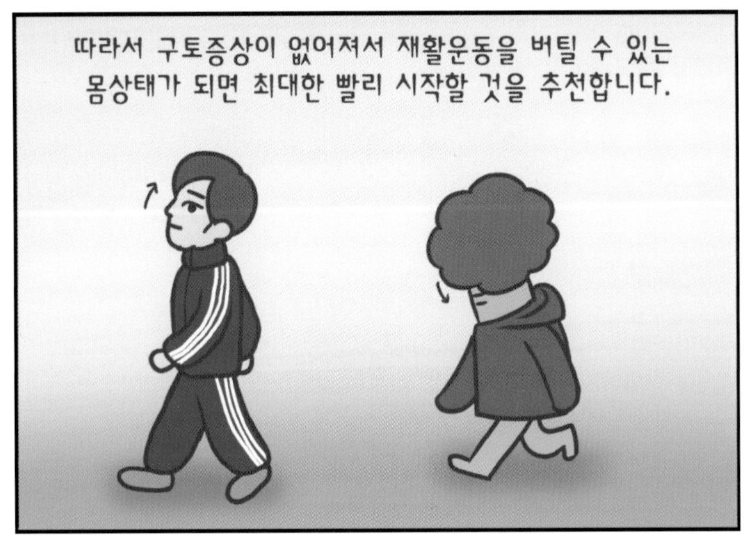
따라서 구토증상이 없어져서 재활운동을 버틸 수 있는
몸상태가 되면 최대한 빨리 시작할 것을 추천합니다.

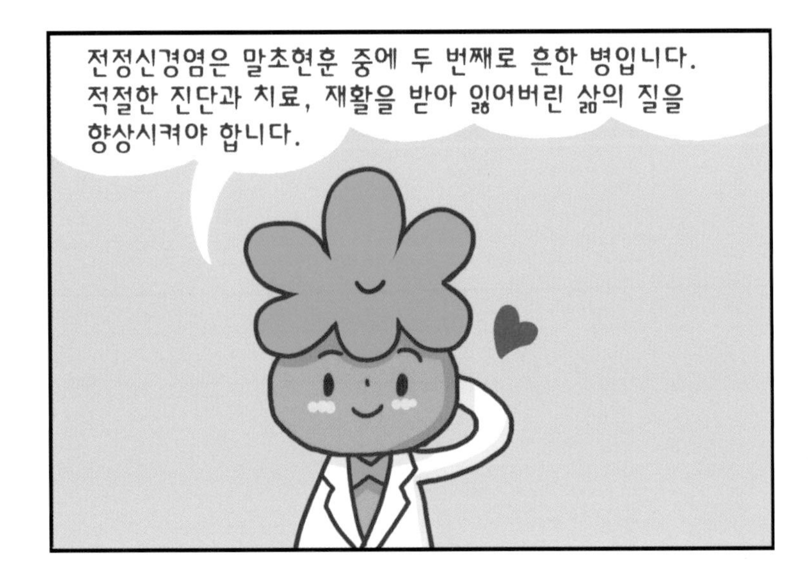
전정신경염은 말초현훈 중에 두 번째로 흔한 병입니다.
적절한 진단과 치료, 재활을 받아 잃어버린 삶의 질을
향상시켜야 합니다.

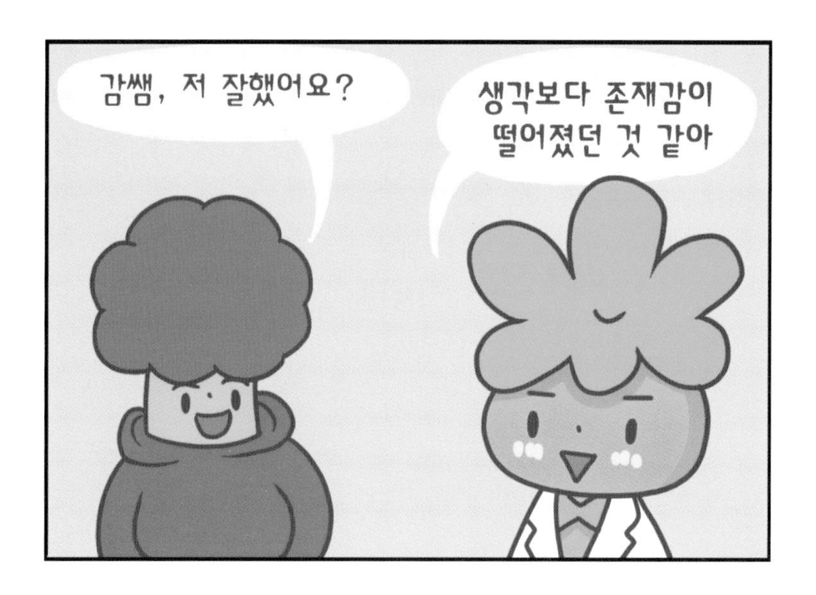
감쌤, 저 잘했어요?
생각보다 존재감이 떨어졌던 것 같아

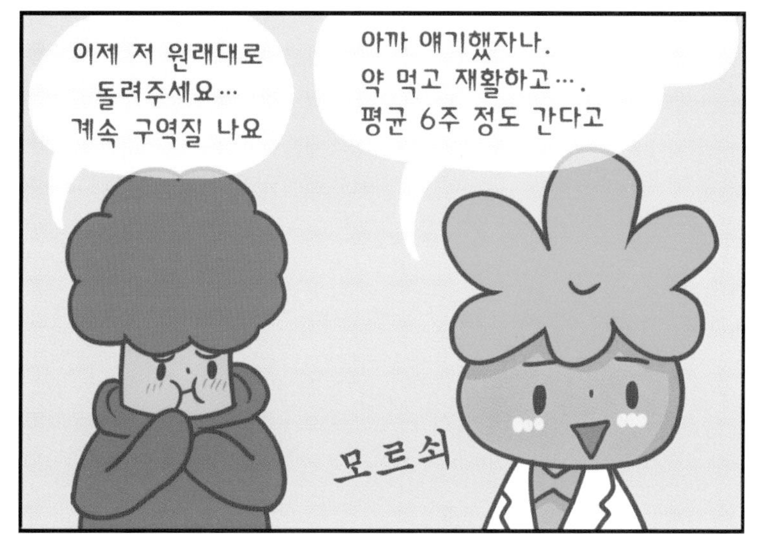
이제 저 원래대로 돌려주세요… 계속 구역질 나요
아까 얘기했자나. 약 먹고 재활하고…. 평균 6주 정도 간다고
모르쇠

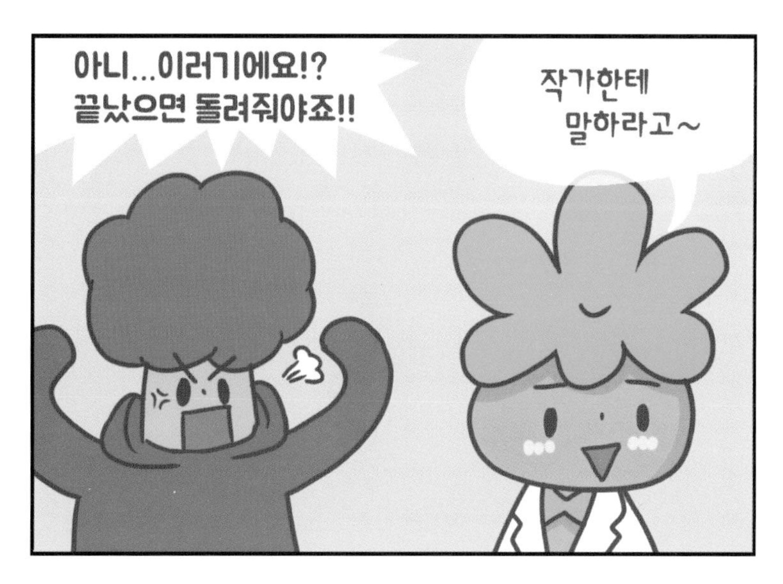
아니...이러기에요!? 끝났으면 돌려줘야죠!!
작가한테 말하라고~

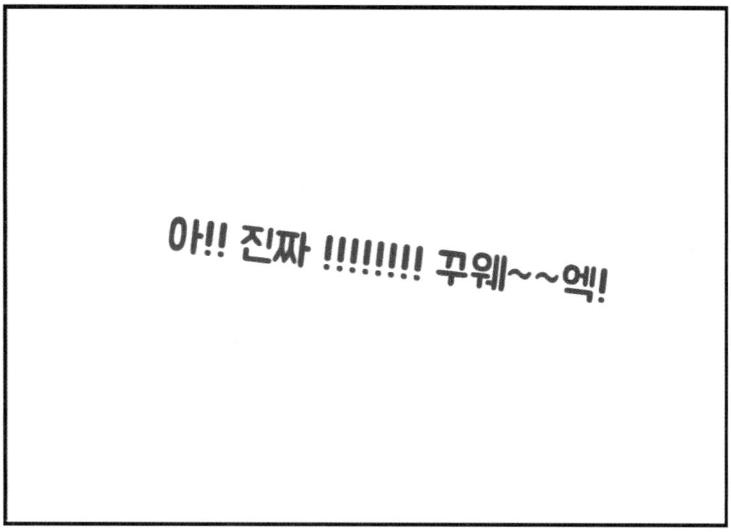

아!! 진짜 !!!!!!!! 꾸웨~~엑!

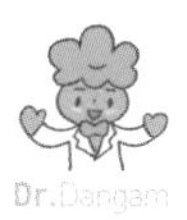

전정신경염

전정신경염은 균형감각을 담당하는 전정기관에서 발생한 감각 신호를 전달해주는 전정신경에 염증이 발생한 것입니다.

이석증은 머리를 움직일 때 어지럼증이 짧게 발생하고 메니에르는 몇 시간 정도만 지속되는 어지럼증에 청각 증상이 동반되는 반면 전정신경염은 오로지 빙글 도는 어지럼증만 하루가 넘는 기간 동안 지속이 됩니다. 물론 이런 증상은 뇌 쪽에 문제가 있을 때도 생길 수 있으니 뇌졸중을 시사하는 신경학적 증상이 없다는 전제 하에 전정신경염의 진단이 가능합니다.

전정신경염의 원인에 대해서는 확실히 밝혀진 것이 별로 없습니다. 감기와 같은 바이러스 감염과 비슷한 시기에 오는 경우가 많아서 바이러스가 원인이라는 얘기가 있습니다. 옛날 기록에서는 런던 첼시 지역의 예술가 집단에서 집단 발병을 했다는 보고도 있고 어느 정도 연관성이 있는 것으로 보이긴 합니다. 하지만 항바이러스제가 전정신경염에 효과가 없다는 점은 약간 모순이 되긴 합니다.

이런 환자들의 증상과 의사가 시행하는 신체 검진을 통해 전정신경염의 특징을 확인하면서 진단을 하게 됩니다. 시선을 고정할 때 수평 방향으로 튀는 자발성 안진이나 두부충동검사(Head thrust test)에서 지연된 반응을 보이는 등의 특징을 보여줍니다.

다행히도 바이러스질환처럼 한번 앓았다가 다시 낫는 과정을 거치게 됩니다. 2~3일 정도 심했다가 평균 6주 정도는 약하게 후유증이 남아 있는데 10% 에서는 1년 이상 지속되기도 합니다.

치료로는 어지럼증을 줄여주는 약을 사용할 수 있는데 멀미약을 먹으면 졸리듯이 신경에 작용하기에 무조건적인 사용에는 주의가 필요합니다. 둘째로는 염증을 줄여주는 스테로이드를 사용해서 전정신경염 자체를 줄여주는 시도를 할 수 있습니다. 그리고 전정기능재활운동을 시행함으로써 말초신경의 부족한 부분을 중추신경이 보충해주는 전략을 구사할 수 있겠습니다.

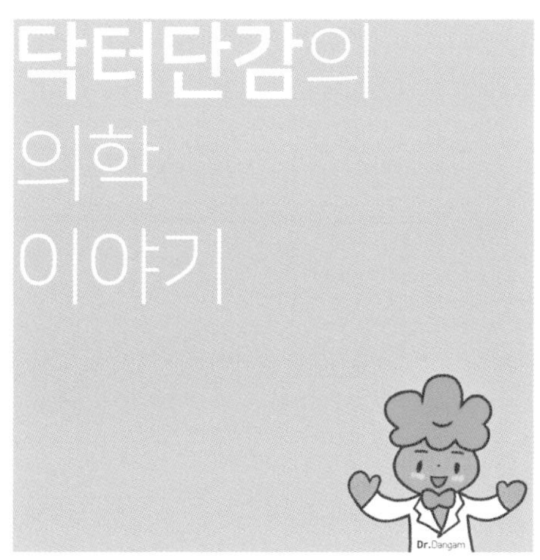

PART 05

호르몬대사 질환

16 CHAPTER

호르몬대사 질환

골다공증

Osteoporosis

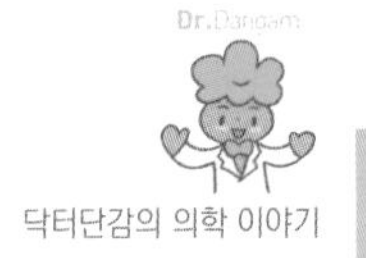

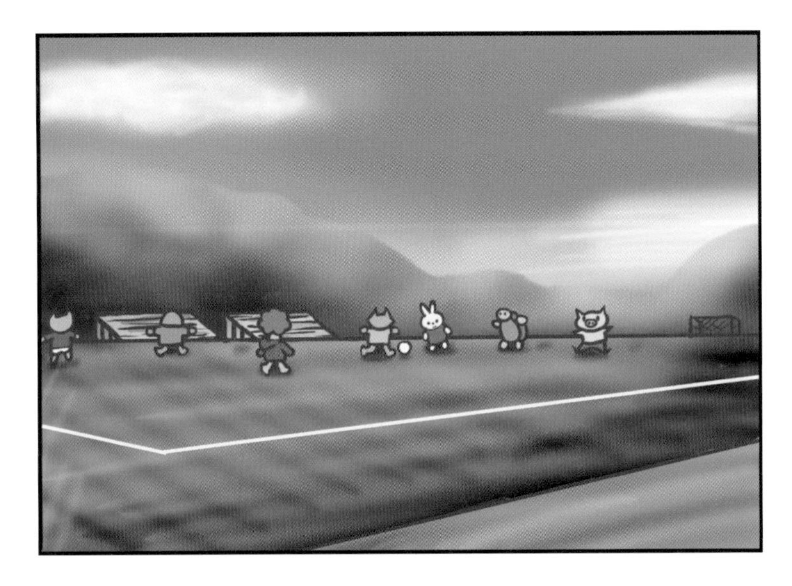

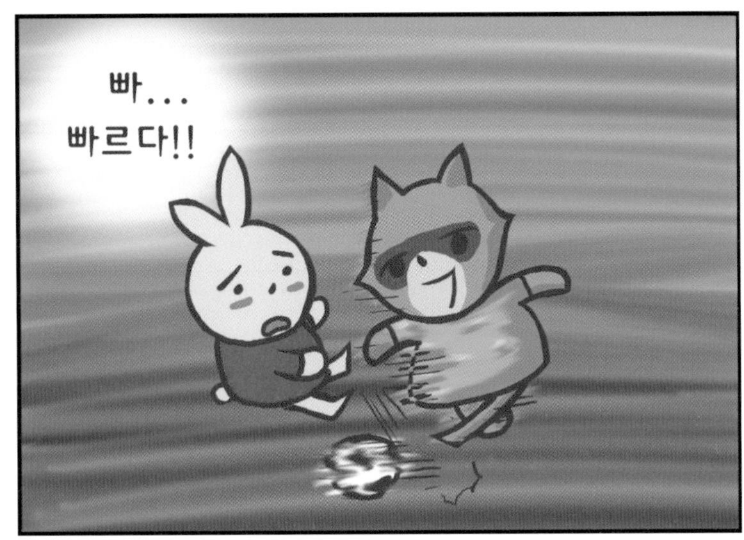

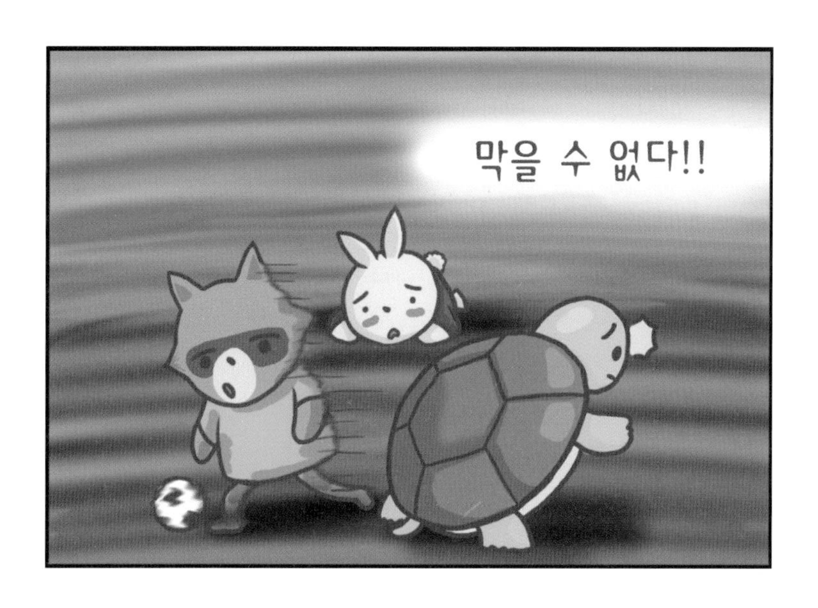
막을 수 없다!!

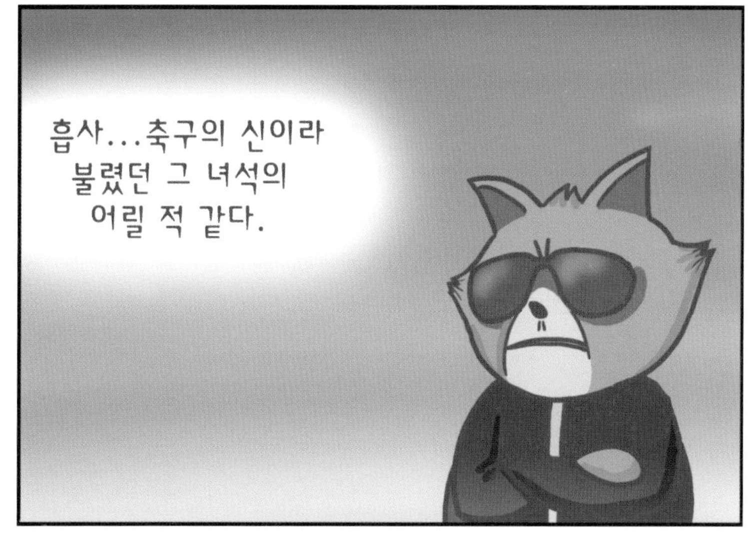
흡사...축구의 신이라
불렸던 그 녀석의
어릴 적 같다.

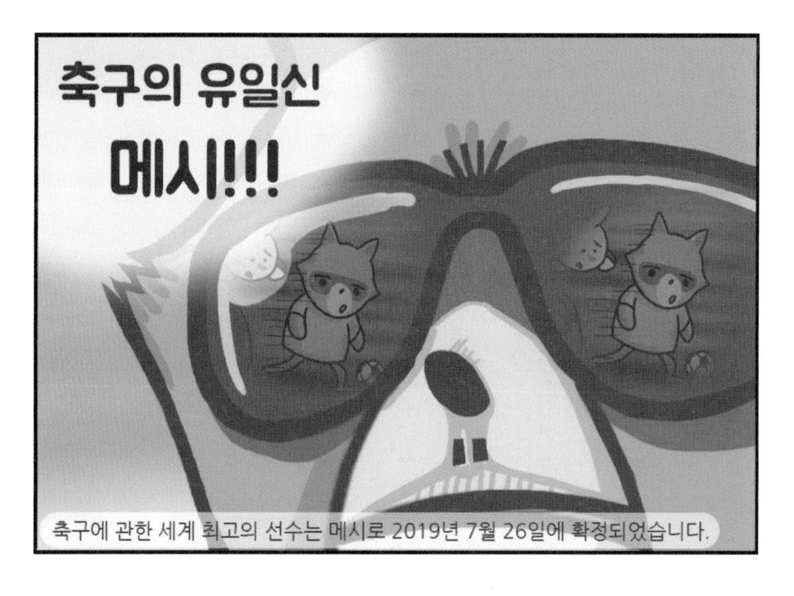
축구의 유일신
메시!!!
축구에 관한 세계 최고의 선수는 메시로 2019년 7월 26일에 확정되었습니다.

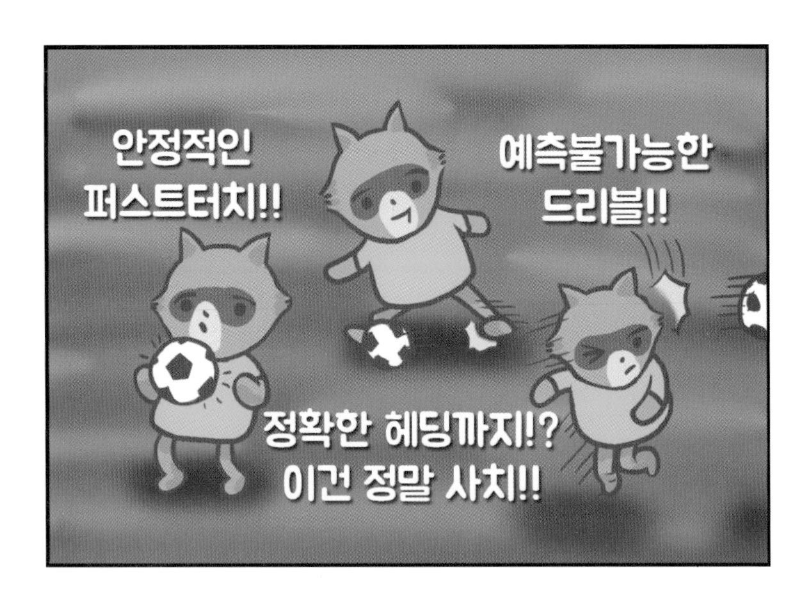
안정적인
퍼스트터치!!
예측불가능한
드리블!!
정확한 헤딩까지!?
이건 정말 사치!!

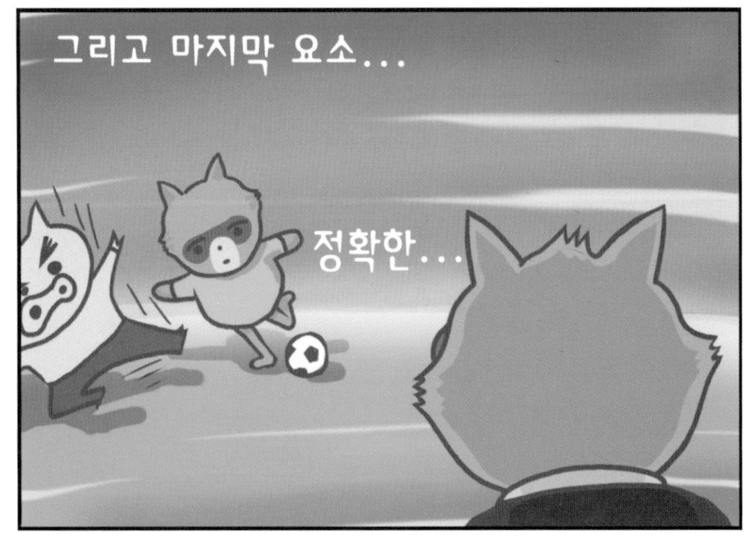
그리고 마지막 요소...
정확한...

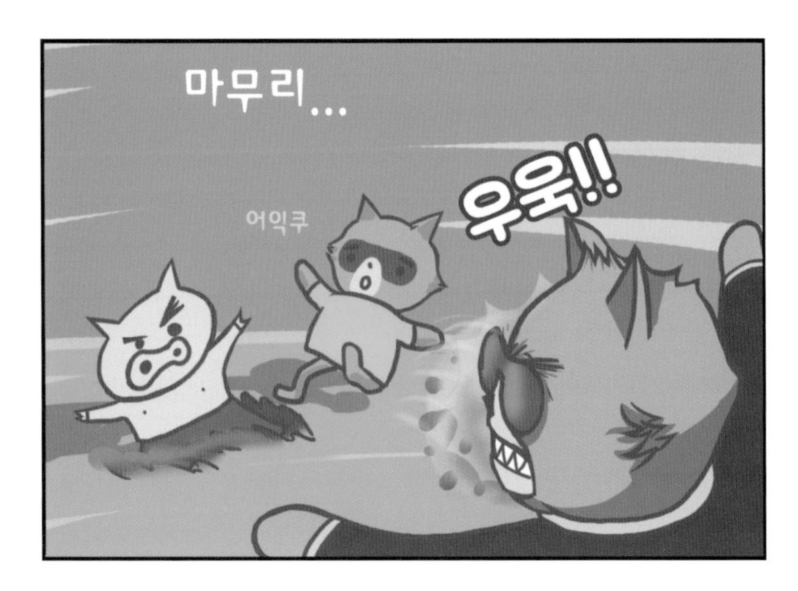
마무리...
어익쿠
우욱!!

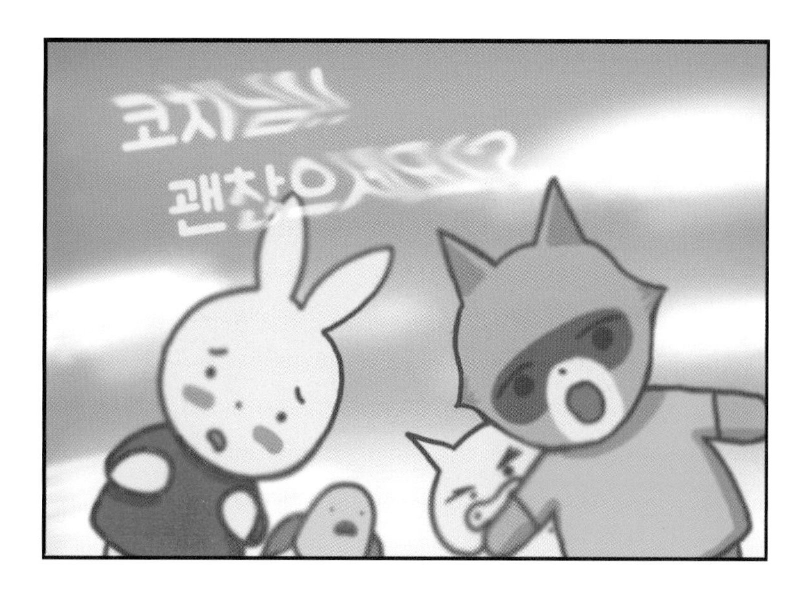
코치님!!
괜찮으세요?

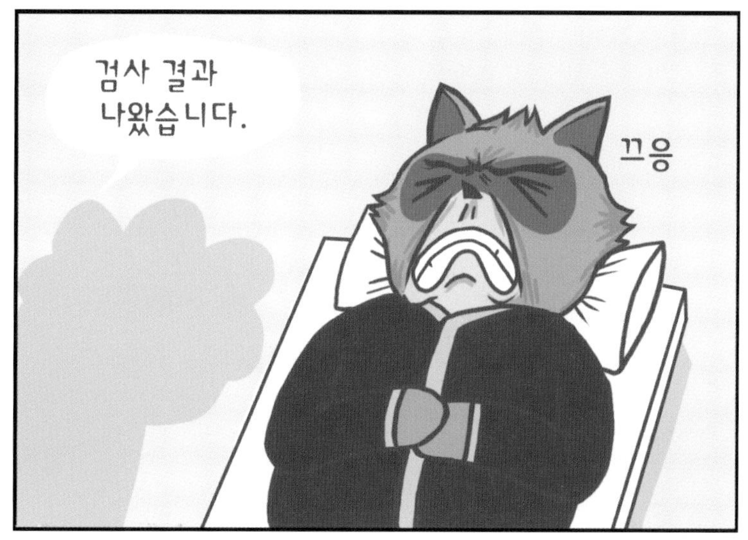
검사 결과
나왔습니다.
끄응

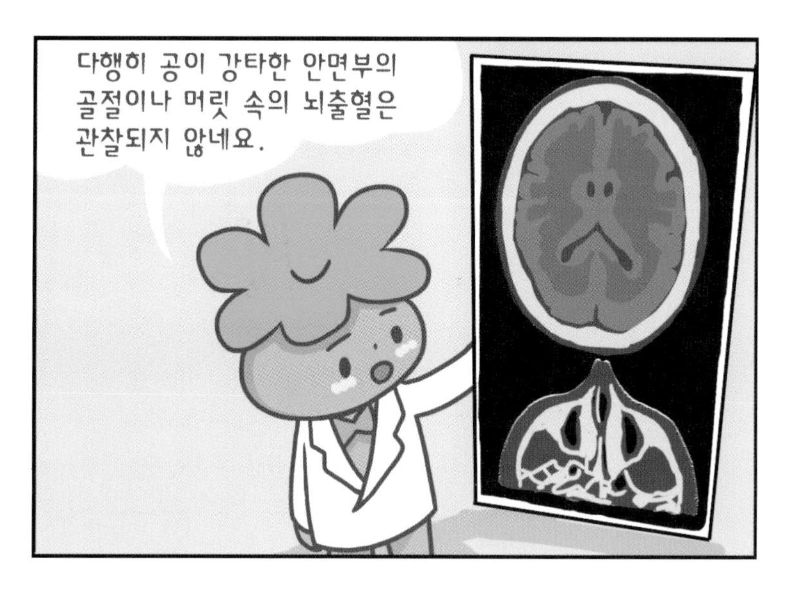
다행히 공이 강타한 안면부의
골절이나 머릿 속의 뇌출혈은
관찰되지 않네요.

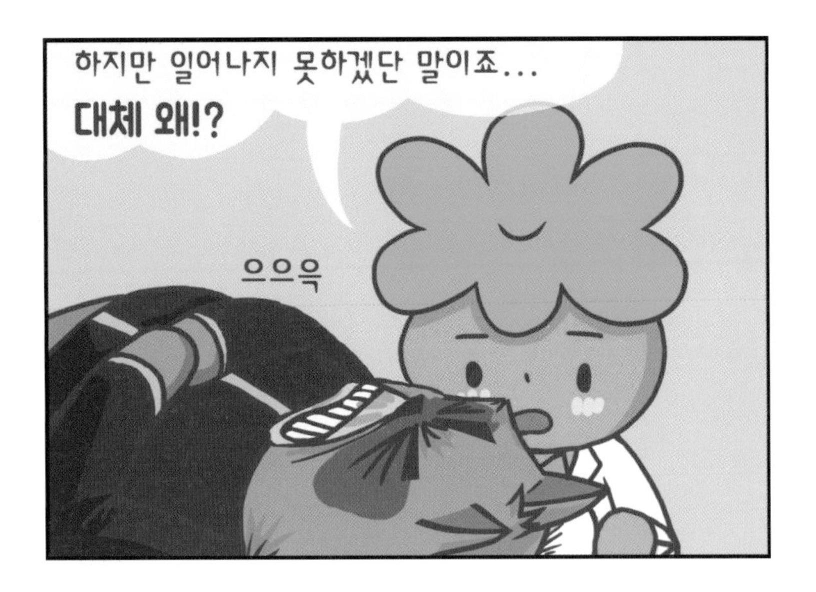
하지만 일어나지 못하겠단 말이죠...
대체 왜!?
으으윽

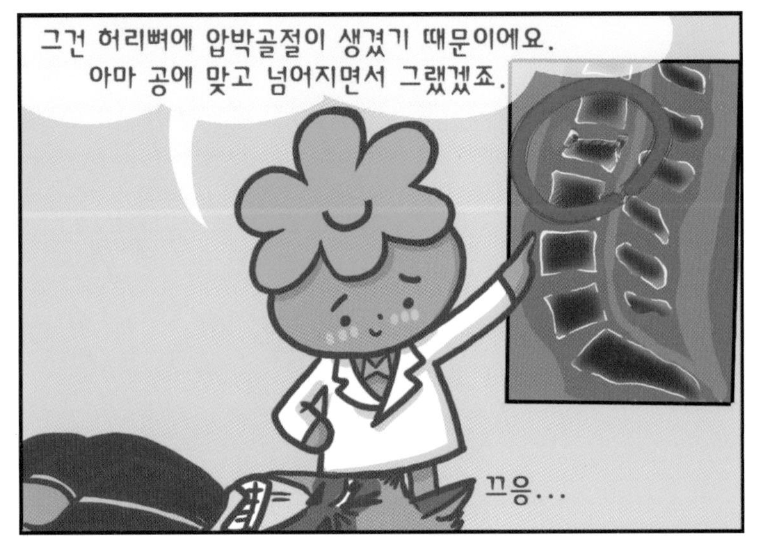
그건 허리뼈에 압박골절이 생겼기 때문이에요.
아마 공에 맞고 넘어지면서 그랬겠죠.
끄응...

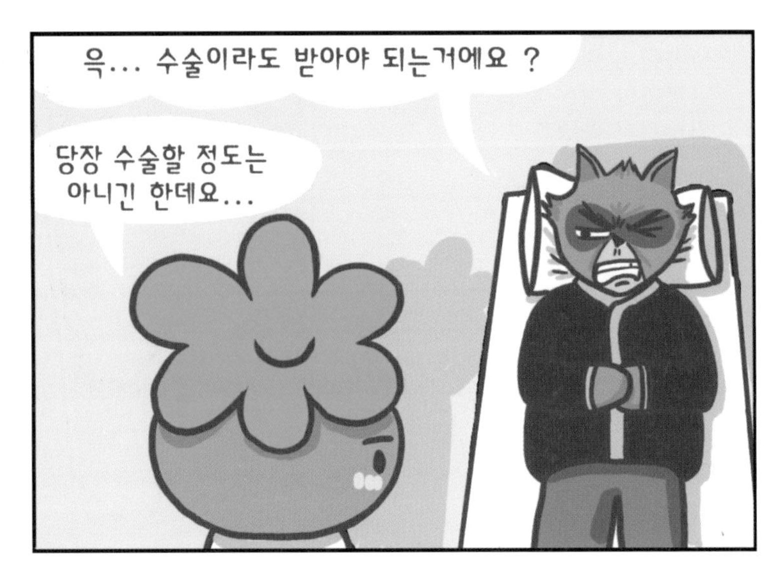
윽... 수술이라도 받아야 되는거에요 ?
당장 수술할 정도는
아니긴 한데요...

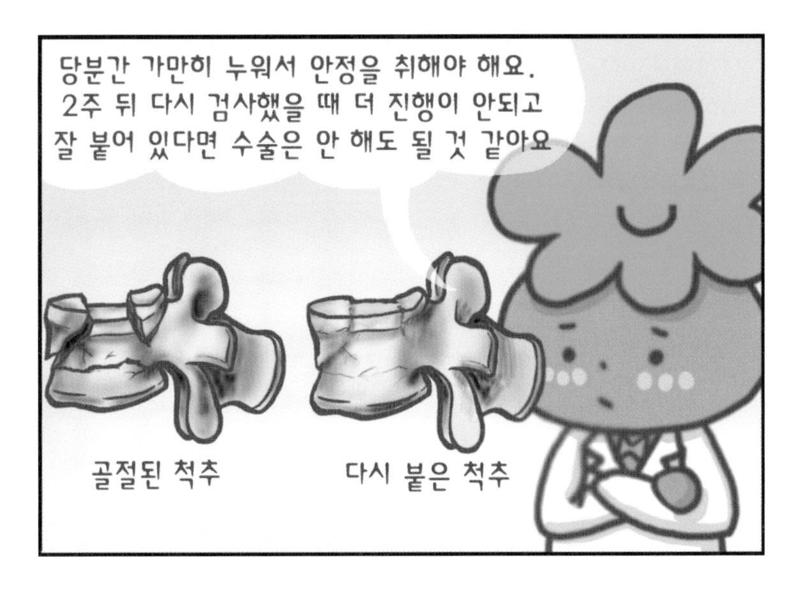
당분간 가만히 누워서 안정을 취해야 해요.
2주 뒤 다시 검사했을 때 더 진행이 안되고
잘 붙어 있다면 수술은 안 해도 될 것 같아요
골절된 척추
다시 붙은 척추

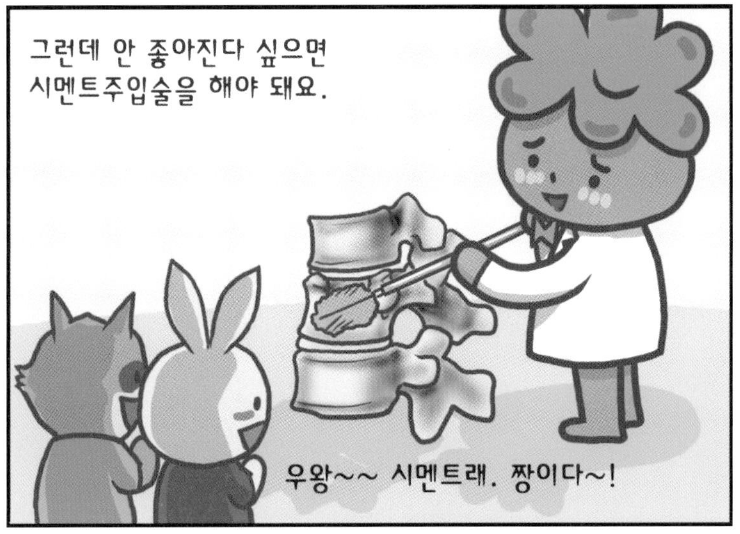
그런데 안 좋아진다 싶으면
시멘트주입술을 해야 돼요.
우왕~~ 시멘트래. 짱이다~!

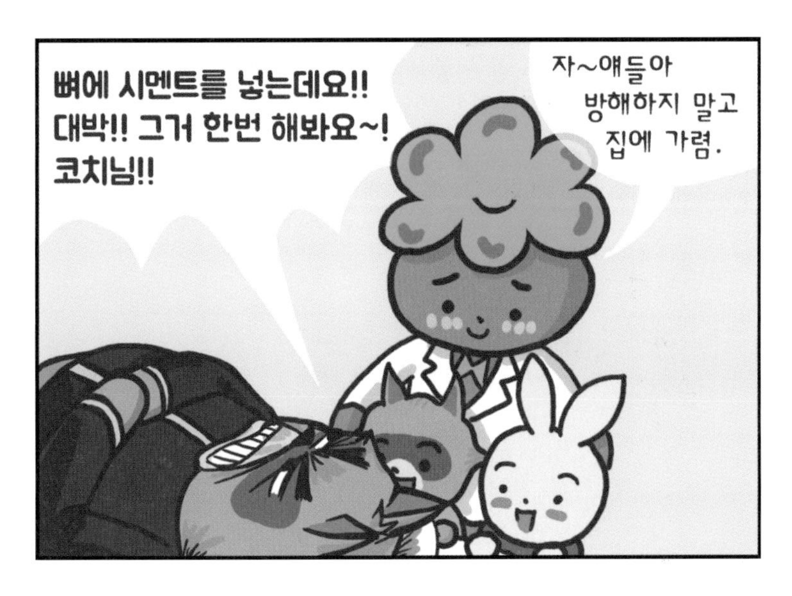
뼈에 시멘트를 넣는데요!!
대박!! 그거 한번 해봐요~!
코치님!!
자~얘들아
방해하지 말고
집에 가렴.

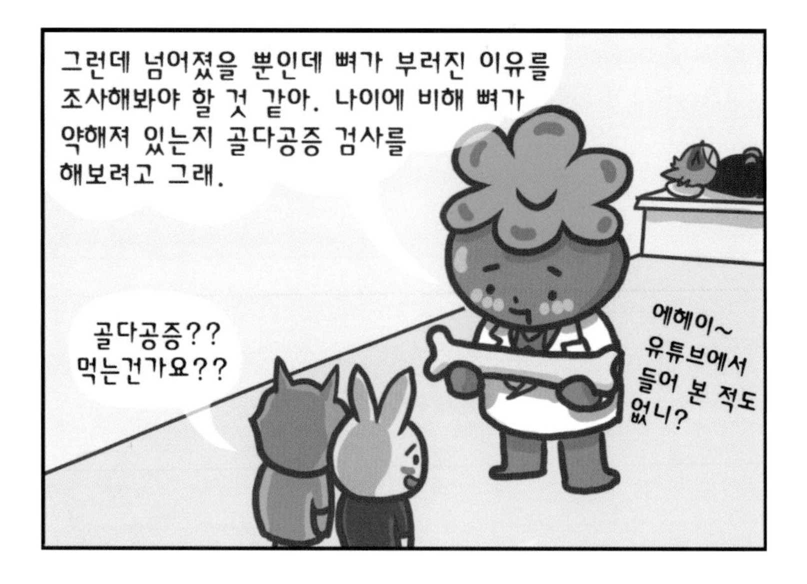
그런데 넘어졌을 뿐인데 뼈가 부러진 이유를 조사해봐야 할 것 같아. 나이에 비해 뼈가 약해져 있는지 골다공증 검사를 해보려고 그래.
골다공증?? 먹는건가요??
에헤이~ 유튜브에서 들어 본 적도 없니?

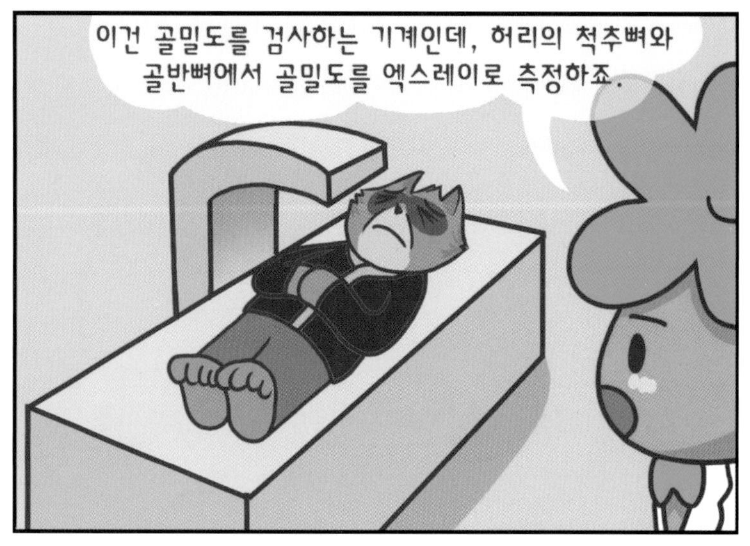
이건 골밀도를 검사하는 기계인데, 허리의 척추뼈와 골반뼈에서 골밀도를 엑스레이로 측정하죠.

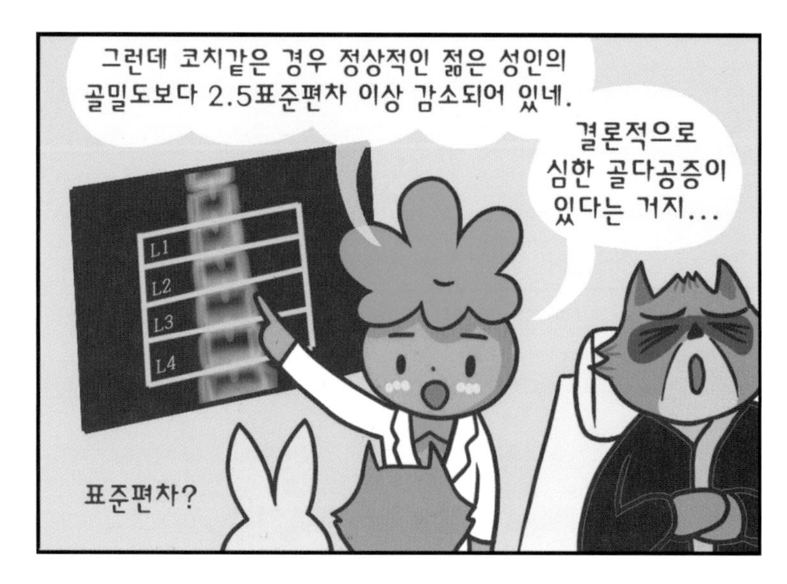
그런데 코치같은 경우 정상적인 젊은 성인의 골밀도보다 2.5표준편차 이상 감소되어 있네.
결론적으로 심한 골다공증이 있다는 거지...
L1
L2
L3
L4
표준편차?

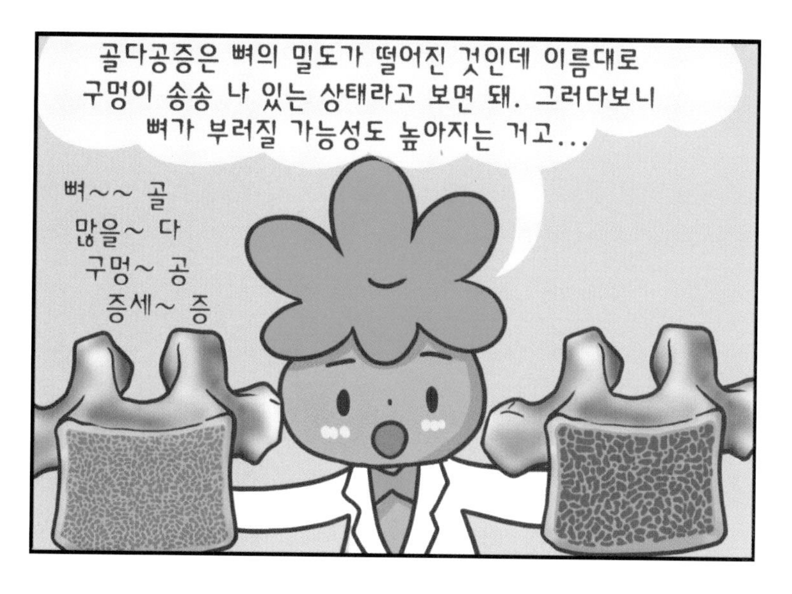
골다공증은 뼈의 밀도가 떨어진 것인데 이름대로
구멍이 송송 나 있는 상태라고 보면 돼. 그러다보니
뼈가 부러질 가능성도 높아지는 거고...
뼈~~ 골
많을~ 다
구멍~ 공
증세~ 증

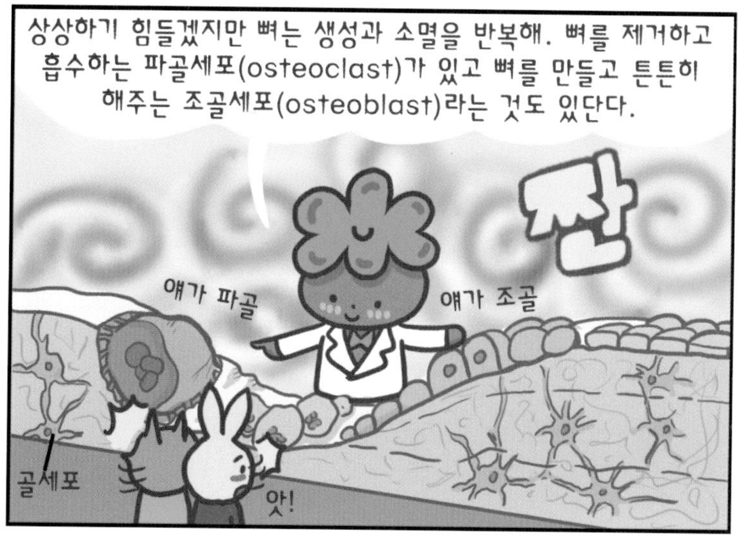
상상하기 힘들겠지만 뼈는 생성과 소멸을 반복해. 뼈를 제거하고
흡수하는 파골세포(osteoclast)가 있고 뼈를 만들고 튼튼히
해주는 조골세포(osteoblast)라는 것도 있단다.
짠
얘가 파골
얘가 조골
골세포
앗!

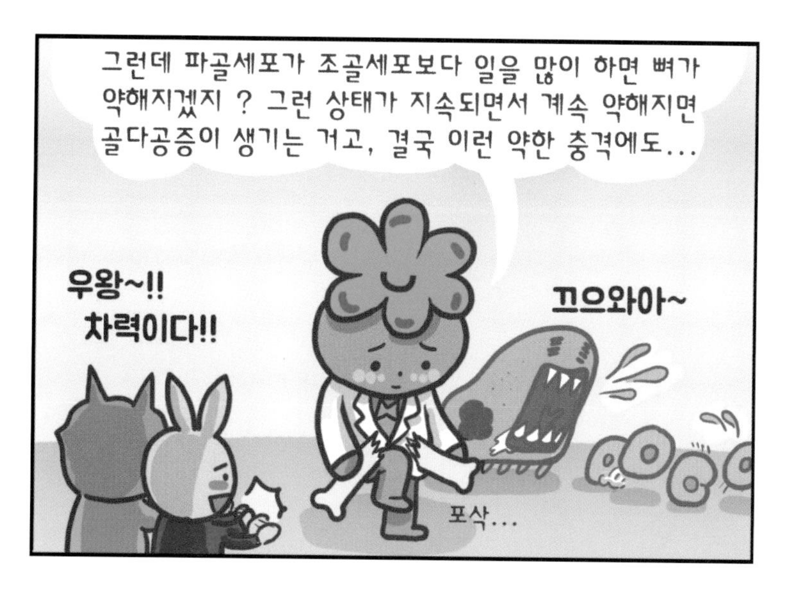
그런데 파골세포가 조골세포보다 일을 많이 하면 뼈가
약해지겠지 ? 그런 상태가 지속되면서 계속 약해지면
골다공증이 생기는 거고, 결국 이런 약한 충격에도...
우왕~!!
차력이다!!
끄으와아~
포삭...

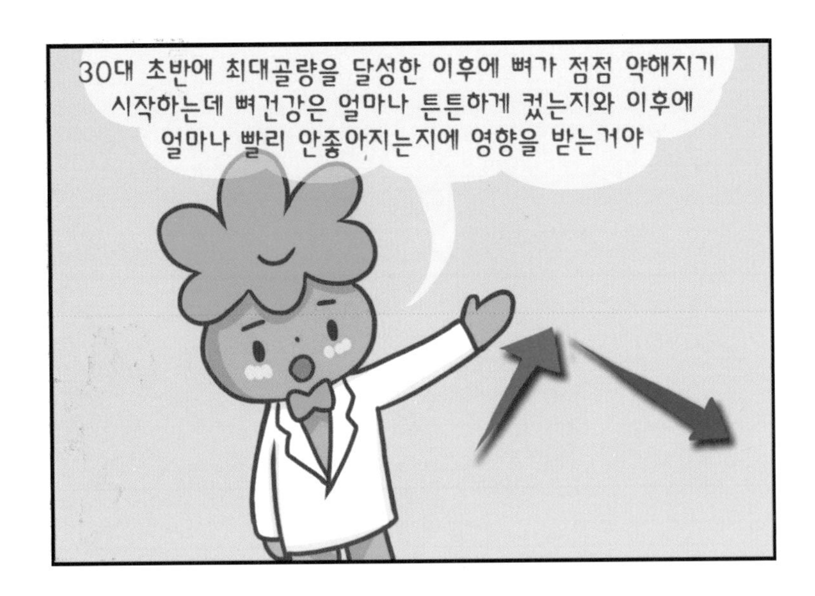
30대 초반에 최대골량을 달성한 이후에 뼈가 점점 약해지기 시작하는데 뼈건강은 얼마나 튼튼하게 컸는지와 이후에 얼마나 빨리 안좋아지는지에 영향을 받는거야

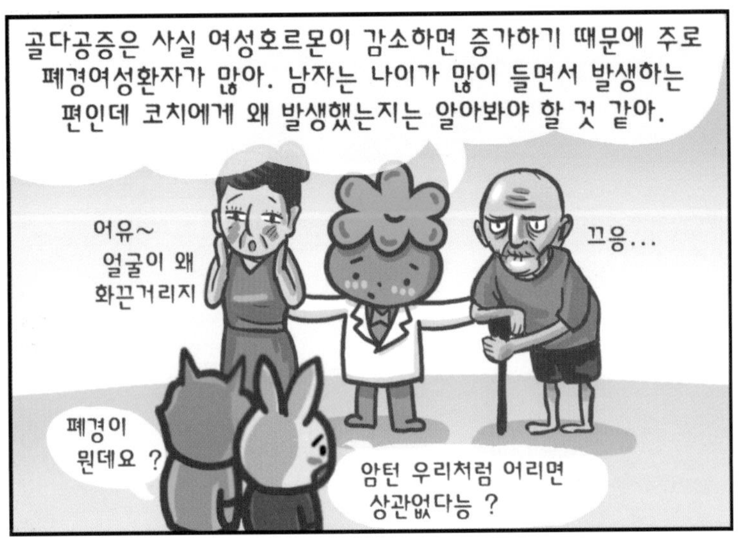
골다공증은 사실 여성호르몬이 감소하면 증가하기 때문에 주로 폐경여성환자가 많아. 남자는 나이가 많이 들면서 발생하는 편인데 코치에게 왜 발생했는지는 알아봐야 할 것 같아.
어유~ 얼굴이 왜 화끈거리지
끄응...
폐경이 뭔데요 ?
암턴 우리처럼 어리면 상관없다능 ?

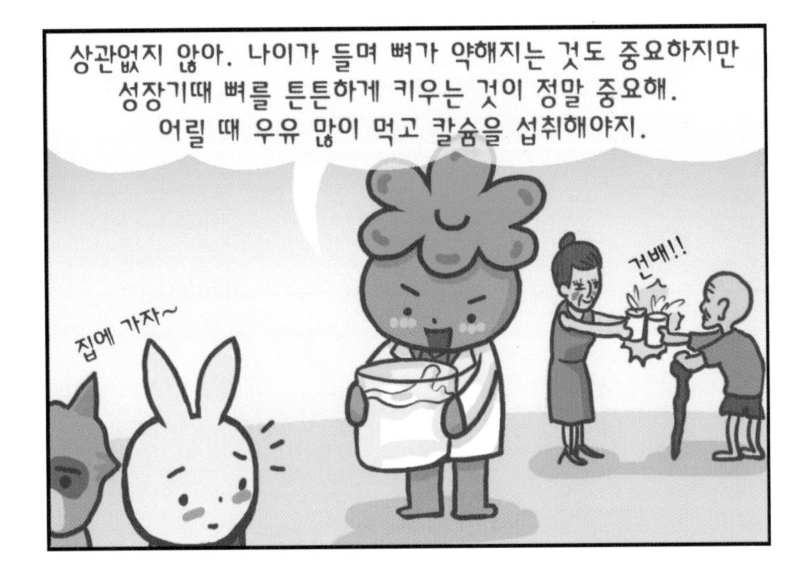
상관없지 않아. 나이가 들며 뼈가 약해지는 것도 중요하지만 성장기때 뼈를 튼튼하게 키우는 것이 정말 중요해. 어릴 때 우유 많이 먹고 칼슘을 섭취해야지.
건배!!
집에 가자~

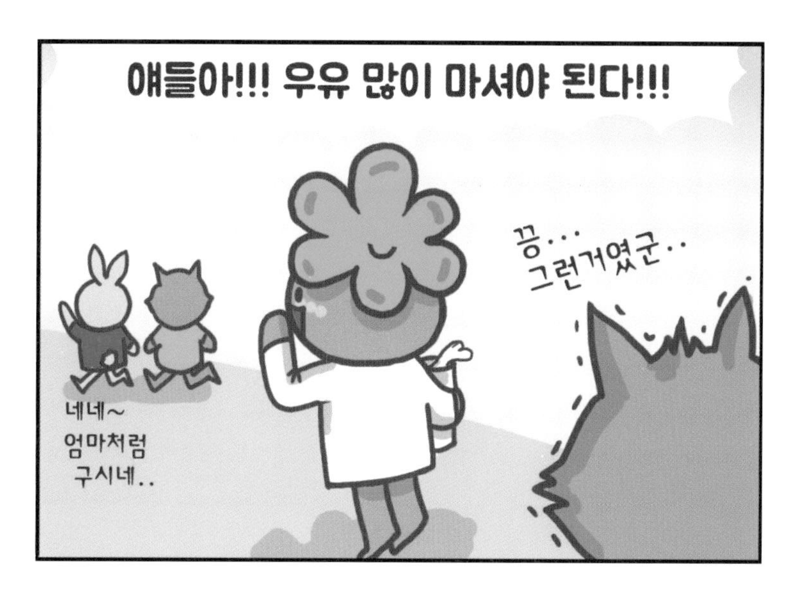
얘들아!!! 우유 많이 마셔야 된다!!!
네네~
엄마처럼
구시네..
끙...
그런거였군..

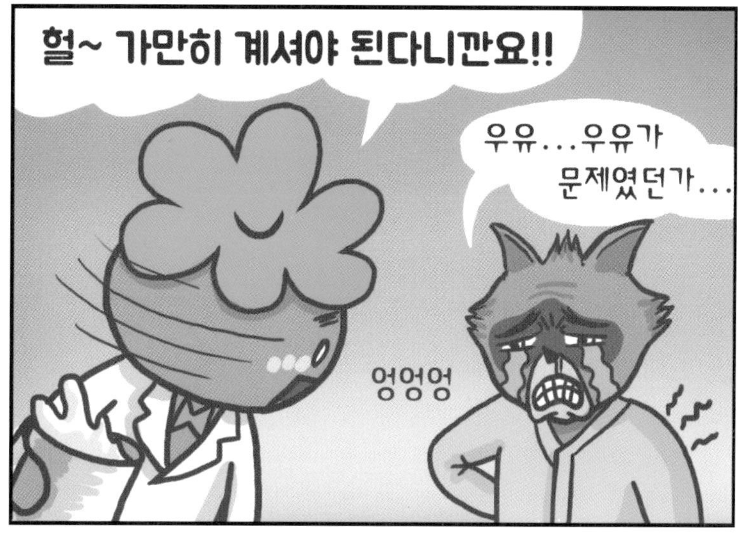
헐~ 가만히 계셔야 된다니깐요!!
우유...우유가
문제였던가...
엉엉엉

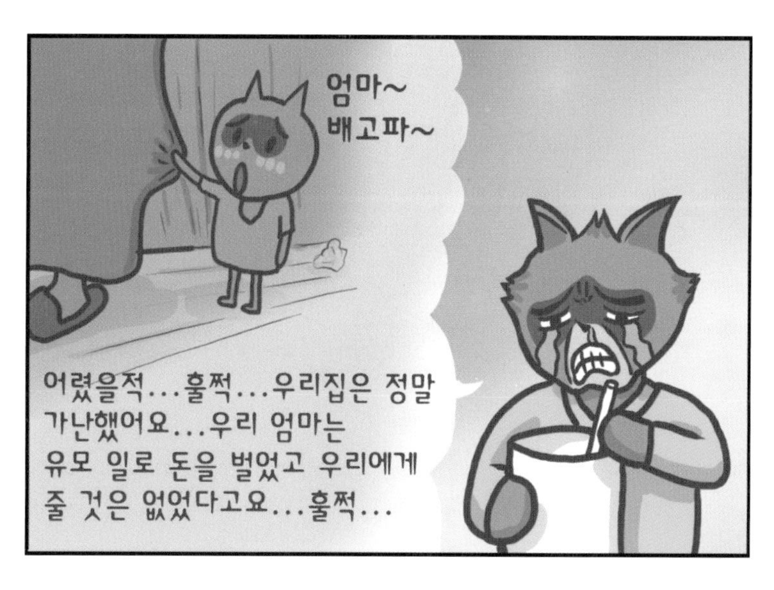
엄마~
배고파~
어렸을적...훌쩍...우리집은 정말
가난했어요...우리 엄마는
유모 일로 돈을 벌었고 우리에게
줄 것은 없었다고요...훌쩍...

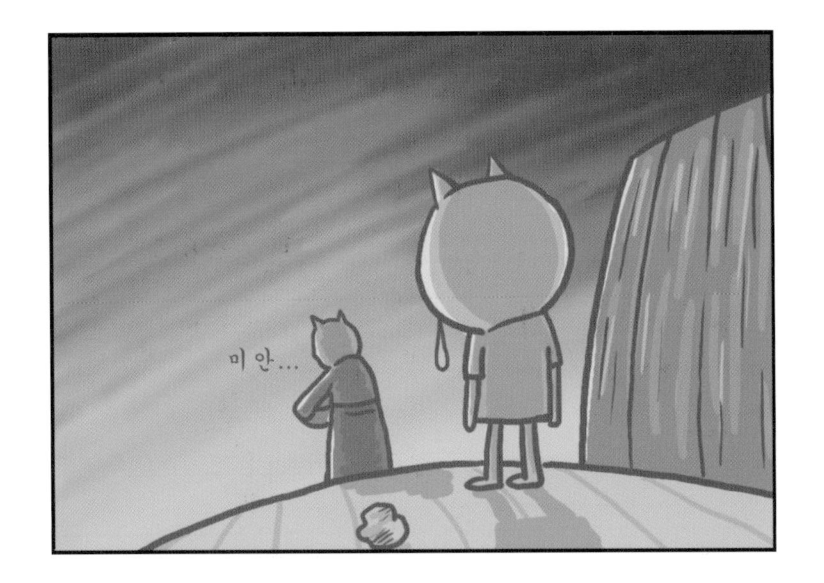
미안...

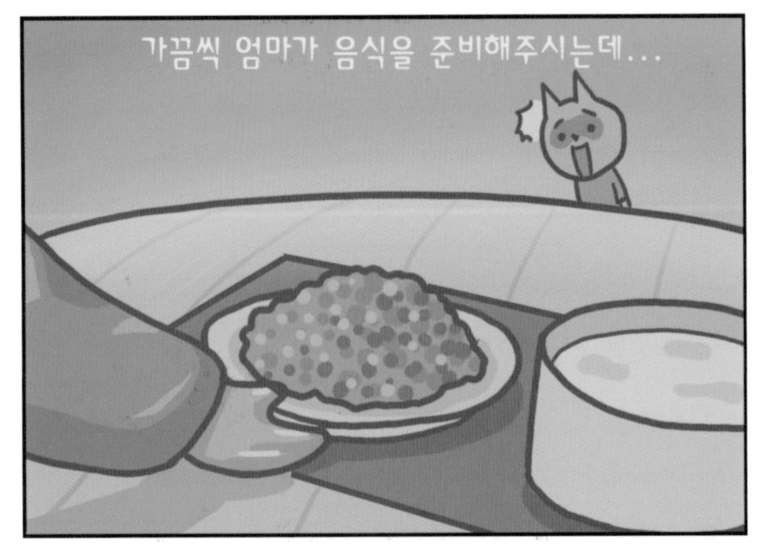
가끔씩 엄마가 음식을 준비해주시는데...

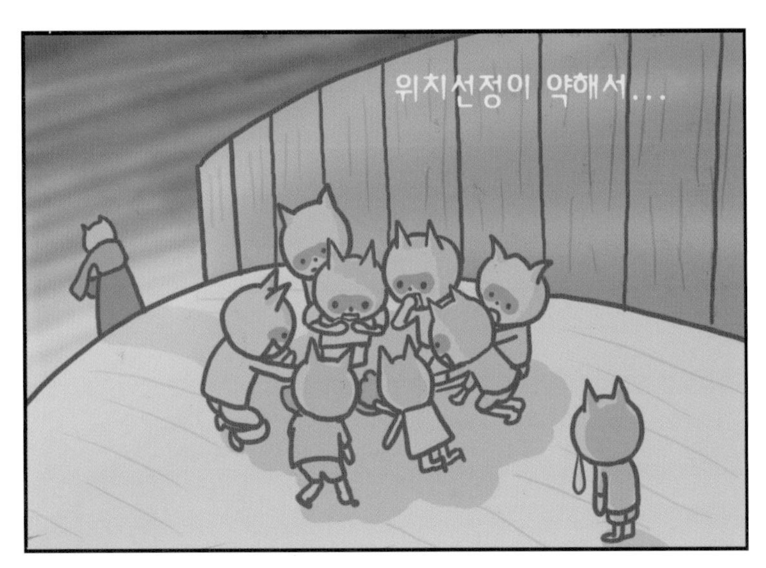
위치선정이 약해서...

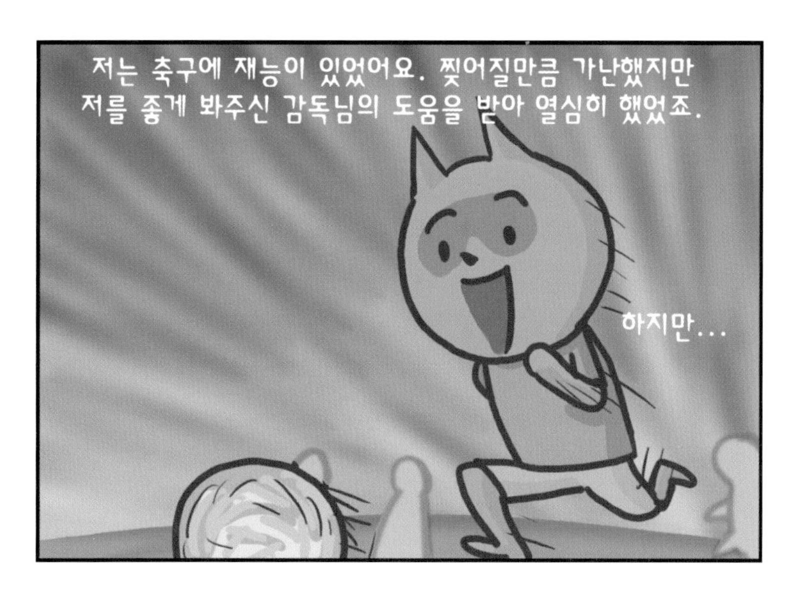
저는 축구에 재능이 있었어요. 찢어질만큼 가난했지만
저를 좋게 봐주신 감독님의 도움을 받아 열심히 했었죠.
하지만...

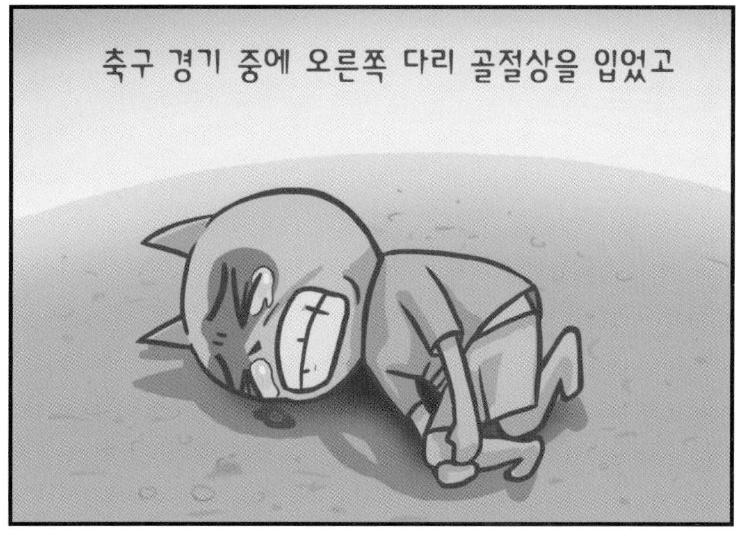
축구 경기 중에 오른쪽 다리 골절상을 입었고

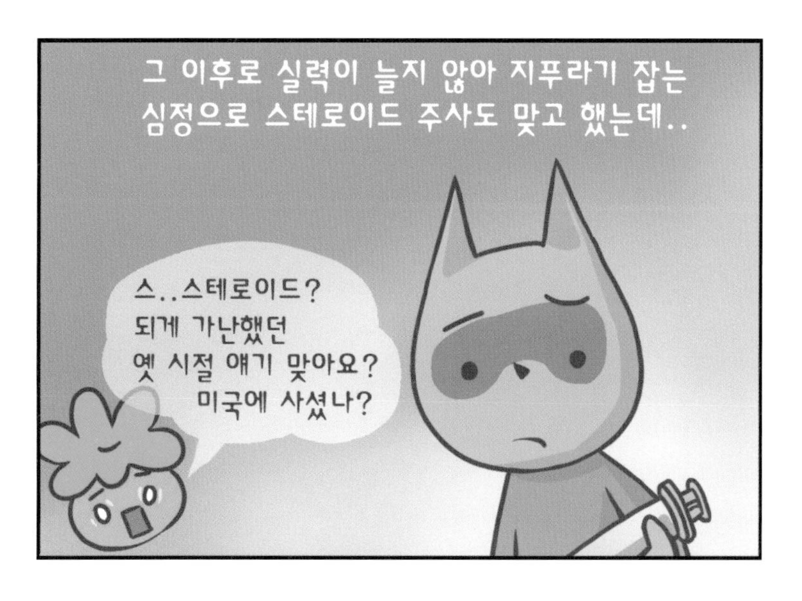
그 이후로 실력이 늘지 않아 지푸라기 잡는
심정으로 스테로이드 주사도 맞고 했는데..
스..스테로이드?
되게 가난했던
옛 시절 얘기 맞아요?
미국에 사셨나?

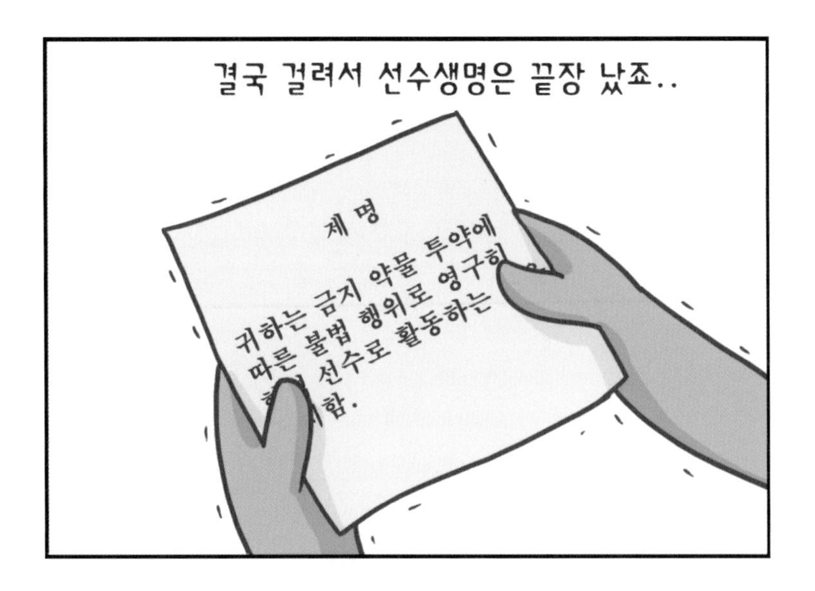
결국 걸려서 선수생명은 끝장 났죠..
제 명
귀하는 금지 약물 투약에 따른 불법 행위로 영구히 선수로 활동하는 함.

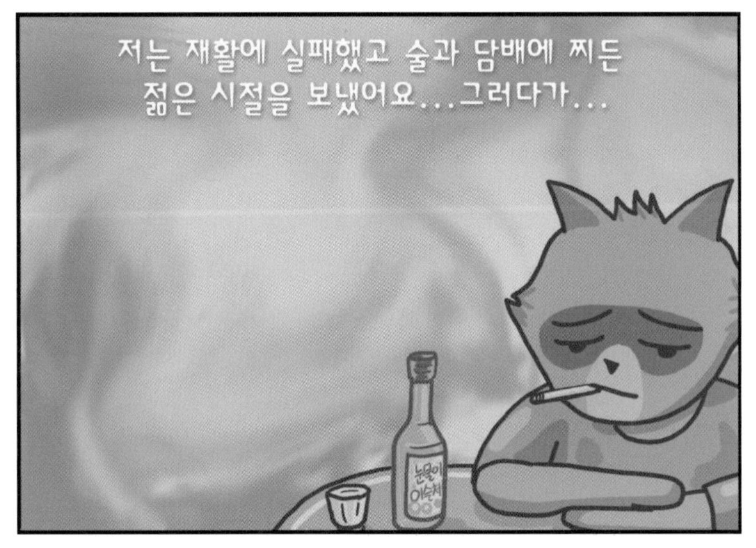
저는 재활에 실패했고 술과 담배에 찌든 젊은 시절을 보냈어요...그러다가...
눈물이 이슬처

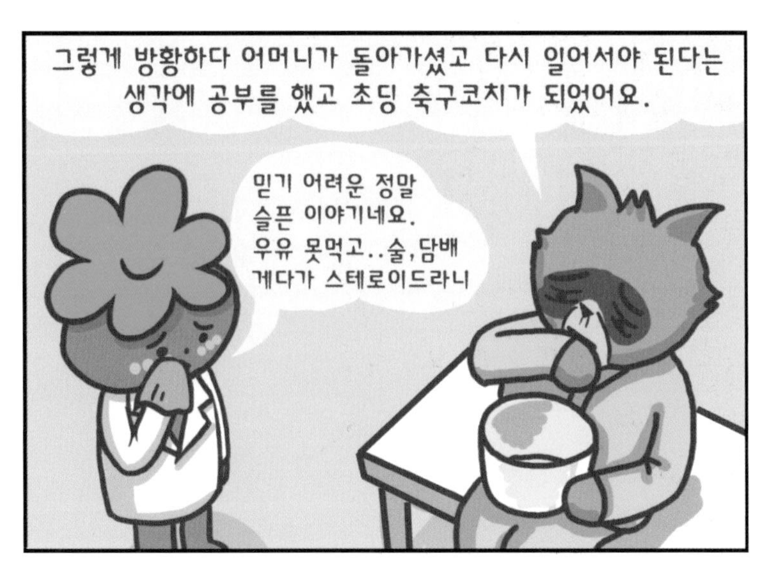
그렇게 방황하다 어머니가 돌아가셨고 다시 일어서야 된다는 생각에 공부를 했고 초딩 축구코치가 되었어요.
믿기 어려운 정말 슬픈 이야기네요. 우유 못먹고..술,담배 게다가 스테로이드라니

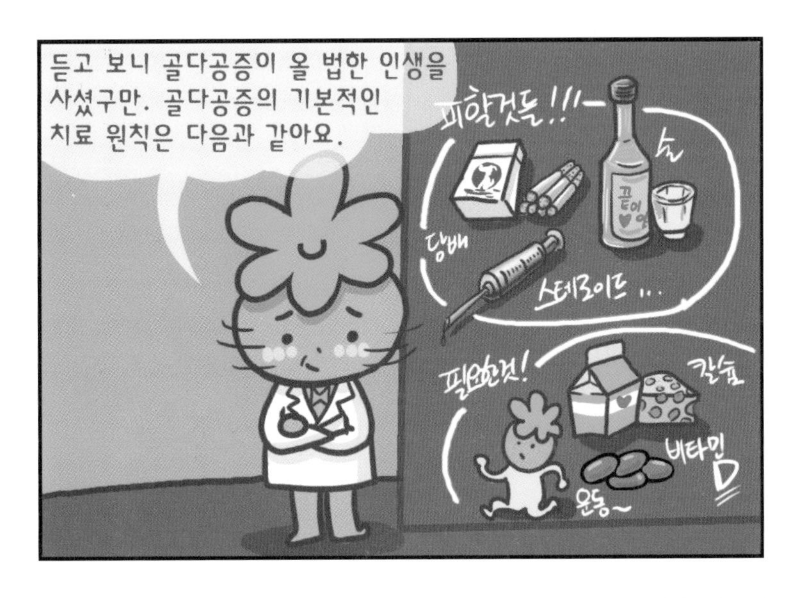
듣고 보니 골다공증이 올 법한 인생을
사셨구만. 골다공증의 기본적인
치료 원칙은 다음과 같아요.
피할것들!!!
술
담배
스테로이드...
필요한것!
칼슘
비타민 D
운동~

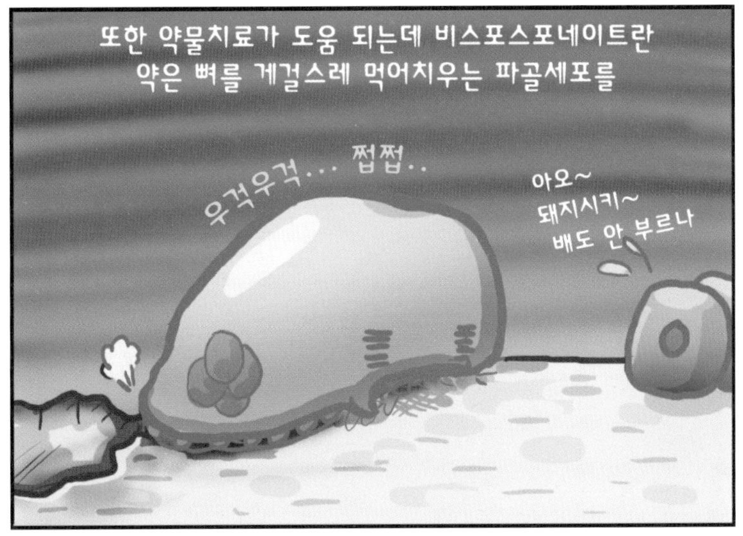
또한 약물치료가 도움 되는데 비스포스포네이트란
약은 뼈를 게걸스레 먹어치우는 파골세포를
우걱우걱... 쩝쩝..
아오~
돼지시키~
배도 안 부르나

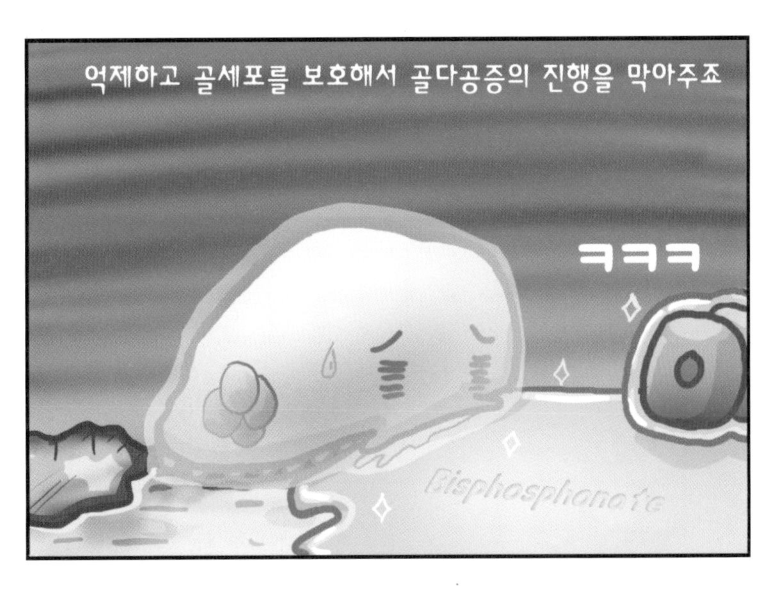
억제하고 골세포를 보호해서 골다공증의 진행을 막아주죠
ㅋㅋㅋ
Bisphosphonate

그리고 칼슘의 대사에 관여하는 약들로 칼슘, 비타민D가 중요하고 부갑상선호르몬도 사용할 수 있습니다. 치료제같은 경우 계속 연구가 되고 있어서 각각의 장점, 단점에 관해 전문가와 상담하셔야 됩니다.

잘 모르겠으니 약이나 주소

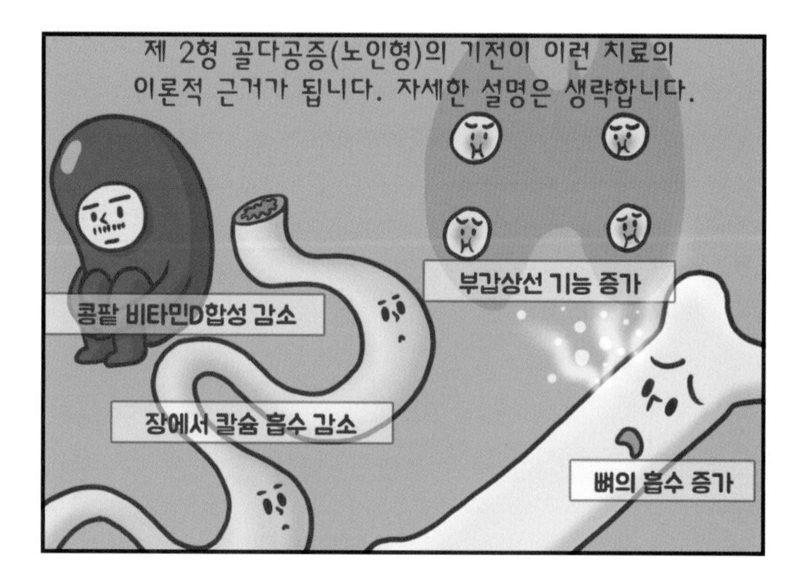

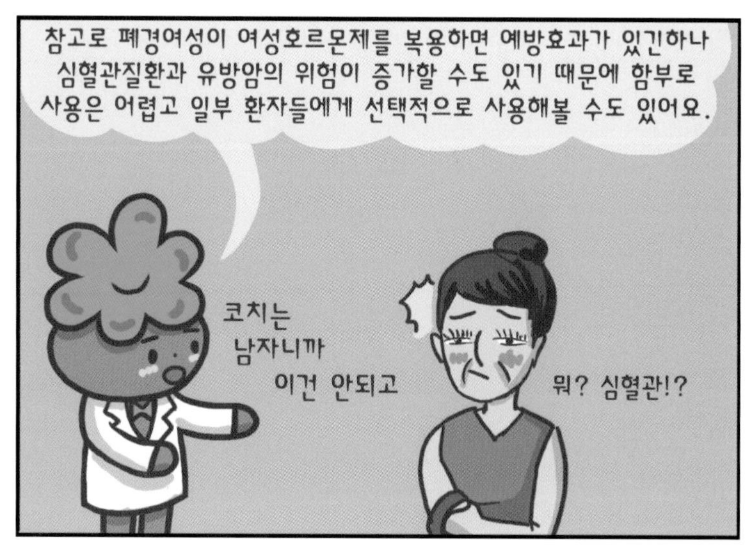

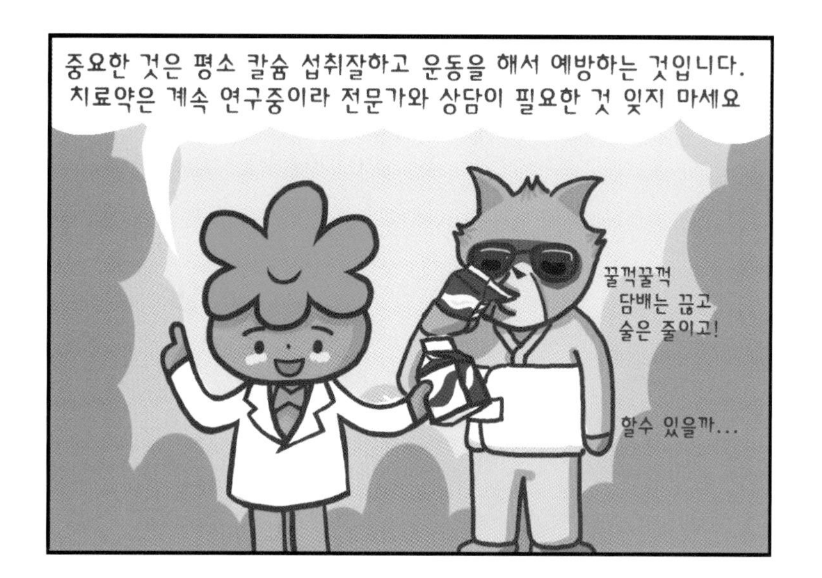
중요한 것은 평소 칼슘 섭취잘하고 운동을 해서 예방하는 것입니다.
치료약은 계속 연구중이라 전문가와 상담이 필요한 것 잊지 마세요
꿀꺽꿀꺽
담배는 끊고
술은 줄이고!
할수 있을까...

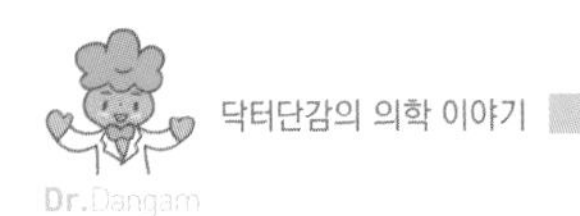

골다공증

건강한 젊은이들은 사실 뼈에 큰 관심이 없습니다. 큰 사고를 당하지 않는 한 잘 부러지지도 않습니다. 골다공증에 의한 골절은 대부분 폐경기 여성에게 발생합니다. 하지만 당신이 서른 살 넘었다면 당신의 뼈도(물론 다른 장기들도 마찬가지지만) 이제 내리막길을 걷기 시작했습니다. 관리는 이 만화를 읽은 오늘부터 시작하셔야 합니다.

공룡 화석, 네안데르탈인의 뼈를 보면 생명체의 뼈는 영원불멸 하다는 생각이 들 법도 하지만 그런 뼈도 대사가 활발히 이루어지는 장기라는 것은 어찌 보면 당연하면서도 생소하게 다가오죠.

결국 사람이 늙어가듯 뼈도 늙어가게 되는데 그게 너무 심하면 골다공증(osteoporosis) 입니다. 골다공증은 명칭 그대로 '뼈'에 '많은', '구멍'이 생기는 '증세'를 의미합니다. 뼈는 강인한 외부와 다르게 내부에는 마치 스폰지처럼 작은 구멍들이 존재하는데 나이가 들면서 이 구멍이 커지고 빈 공간이 넓어지게 됩니다. 이것 자체는 정상적인 과정이지만 30세 정상인의 골밀도보다 2.5 표준편차 이하의 골밀도를 보이는 경우가 골다공증이고 치료의 적응증이 됩니다.

그럼 죽을 때까지 뼈를 건강하게 유지하기 위해서는 어떻게 해야 될까요? 사실 그렇게 어렵지 않습니다. 균형 잡힌 식사로 칼슘섭취를 적절히 하고 운동을 충분히 하는 것만으로 달성 가능합니다. 그리고 뼈의 부식속도를 빠르게 하는 인자들, 가령, 술과 담배를 피하는 것이 좋습니다. 하지만 건강한 젊은 성인에게 골다공증이 발생했다면 이차적인 원인, 가령 내분비질환, 혈액종양질환, 유전질환 아니면 특정 약물 사용에 대한 조사가 필요합니다.

만약에 골다공증이 생겼다면 칼슘, 비타민D, 부갑상선 호르몬, 비스포스포네이트(bisphosphonate) 등의 약을 사용해 볼 수 있습니다. 하지만 약들은 각각 장점과 단점을 가지고 있기 때문에 건강한 사람들까지 칼슘제를 포함한 약들을 일부러 복용할 필요는 없습니다. 지금도 골다공증 치료약에 대한 연구는 계속 진행되고 있고 약물의 치료 효과 및 부작용도 새롭게 밝혀지고 있는 것이 많기에 이런 치료는 전문가와 상담 후에 복용하시는 것이 필요하겠습니다.

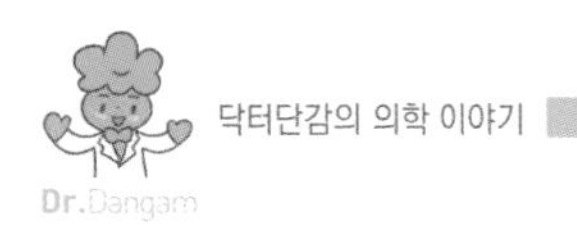

단감's NOTE

이번 회에는 참 많은 캐릭터들이 나옵니다. 그런데 보시는 분들은 잘 모르실 수도 있지만 캐릭터 하나 만드는 게 보통 일이 아닙니다. 그런데 축구 경기를 하는 장면을 그리려면 나와야 하는 캐릭터가 하나, 둘, 셋… 어휴, 한숨 나오는 상황이죠. 그래서 캐릭터를 하나씩 그리다가 나중에는 대충 그리게 되고 평소에 알고 있었던 유명 캐릭터도 오마쥬로 넣고 별에 별 짓을 다하게 됩니다.

사실 스토리도 마찬가지입니다. 코치를 골다공증에 걸려서 뼈가 포삭 부러지는 사람, 아니 동물로 만들려고 하다 보니까 억지스러운 설정을 넣을 수밖에 없는 것이고 내가 그리고도 내가 부끄러운 상황이 되는 것입니다. '이 만화는 건강 정보를 주는 만화니까'라고 스스로 합리화하면서…

17 CHAPTER 호르몬대사 질환

갑상선항진증

Hyperthyroidism

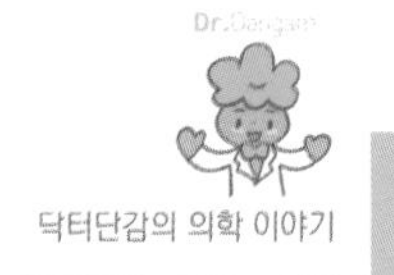

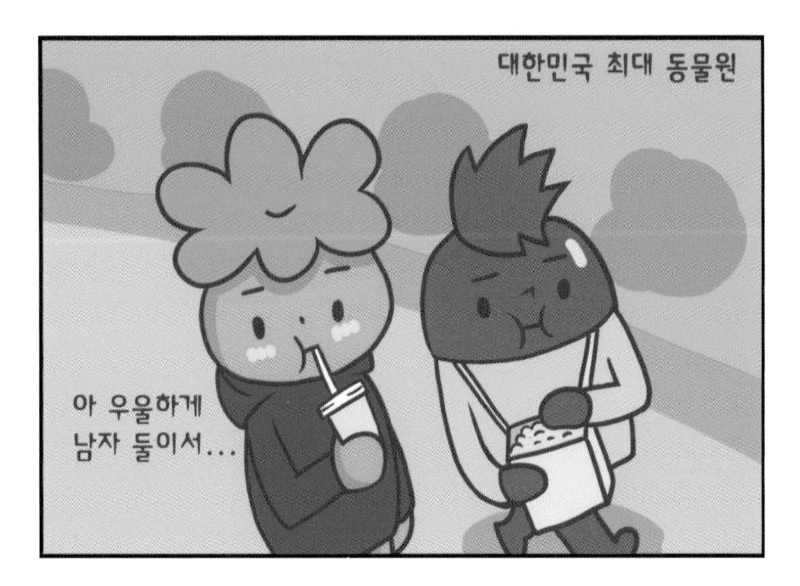

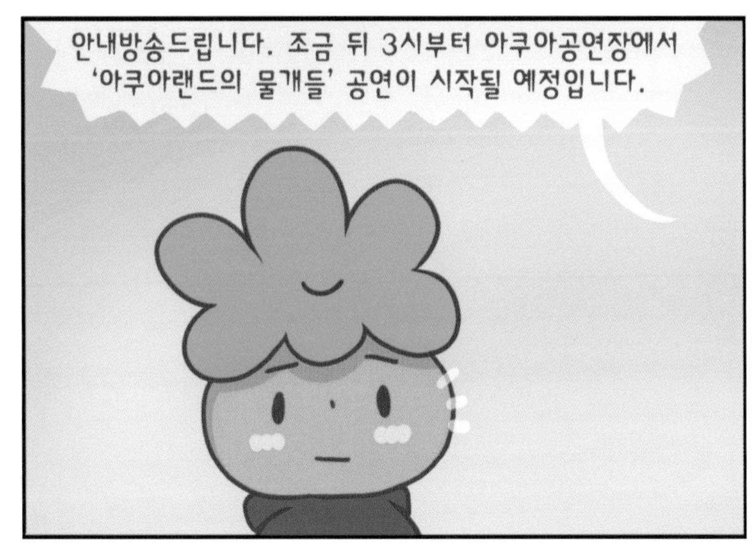

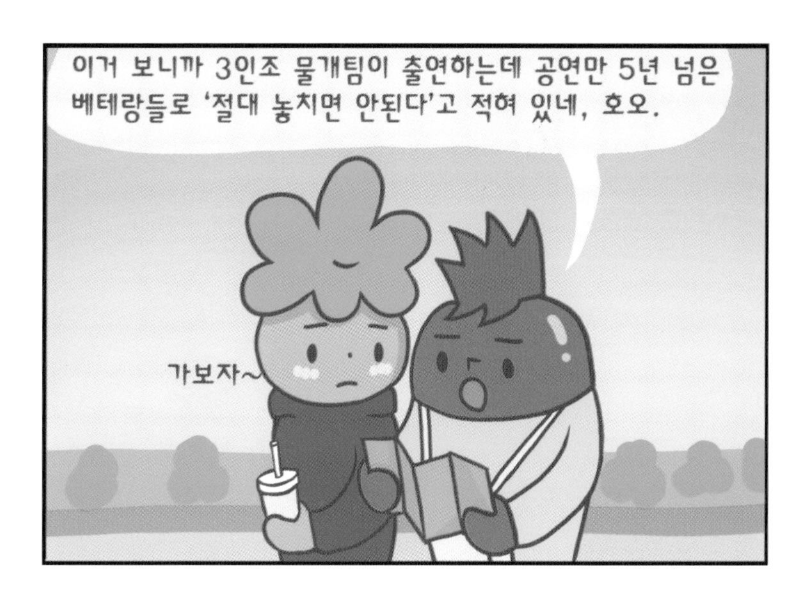
이거 보니까 3인조 물개팀이 출연하는데 공연만 5년 넘은 베테랑들로 '절대 놓치면 안된다'고 적혀 있네, 호오.
가보자~

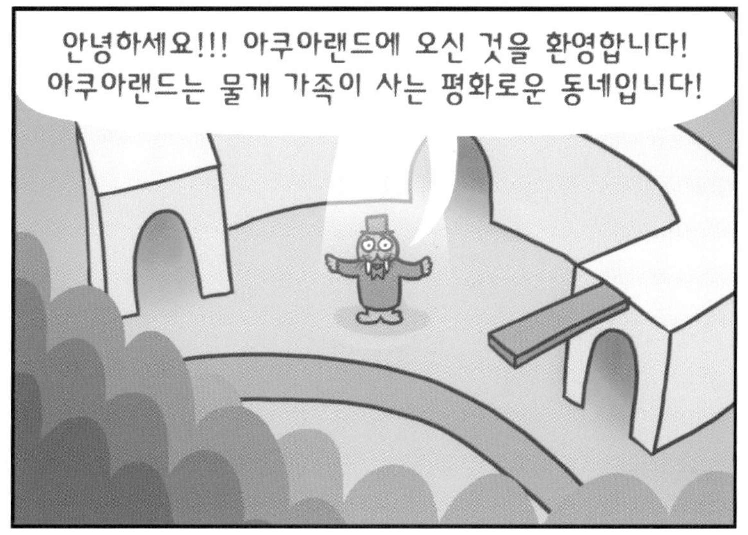
안녕하세요!!! 아쿠아랜드에 오신 것을 환영합니다! 아쿠아랜드는 물개 가족이 사는 평화로운 동네입니다!

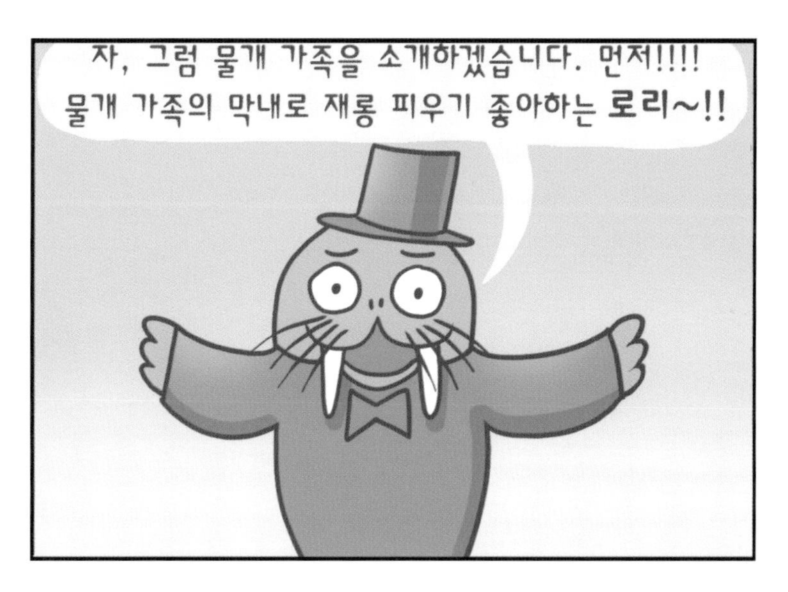
자, 그럼 물개 가족을 소개하겠습니다. 먼저!!!! 물개 가족의 막내로 재롱 피우기 좋아하는 로리~!!

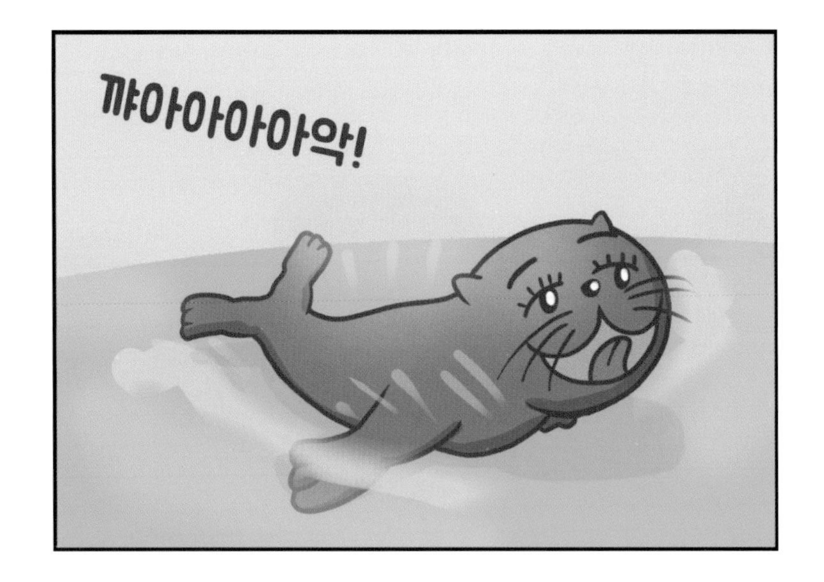
꺄아아아아아악!

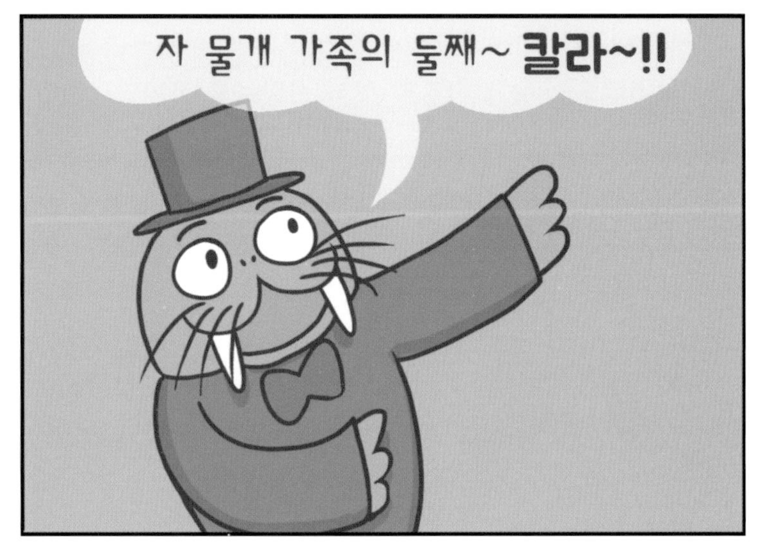
자 물개 가족의 둘째~ 칼라~!!

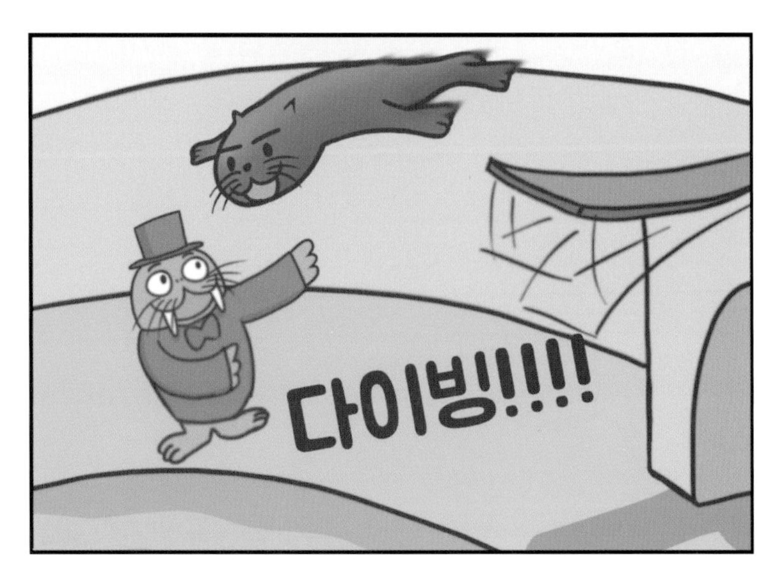
다이빙!!!!

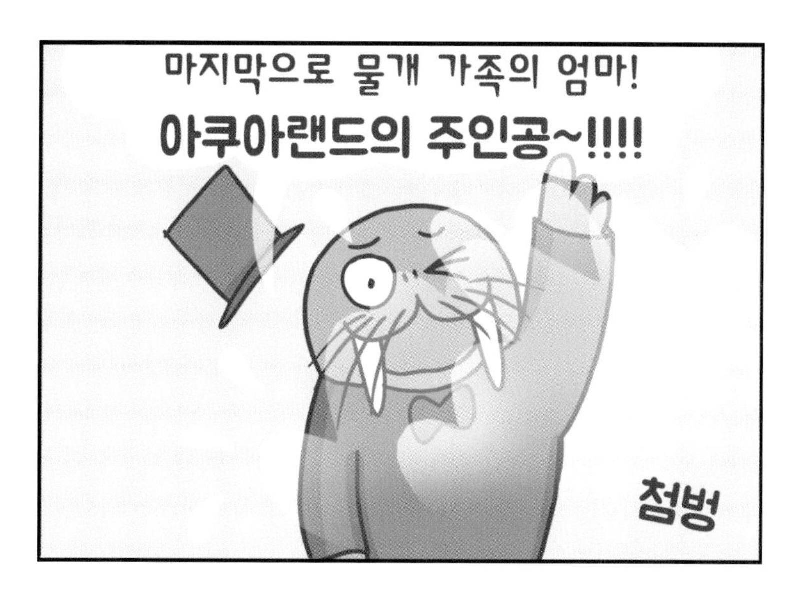
마지막으로 물개 가족의 엄마!
아쿠아랜드의 주인공~!!!!
첨벙

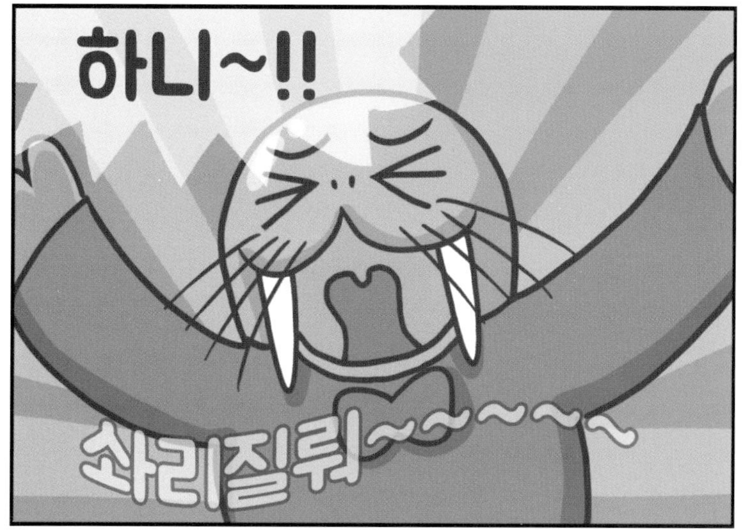
하니~!!
쇼리질뤄~~~~~

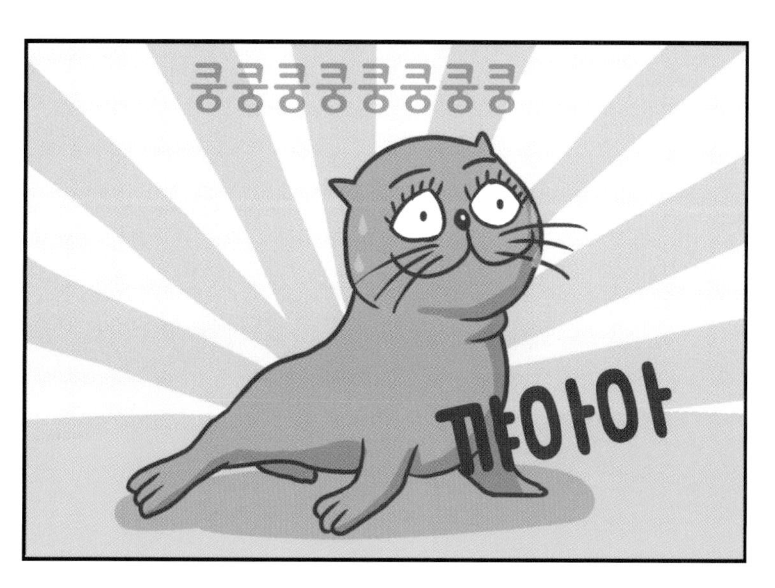
쿵쿵쿵쿵쿵쿵쿵쿵
꺄아아

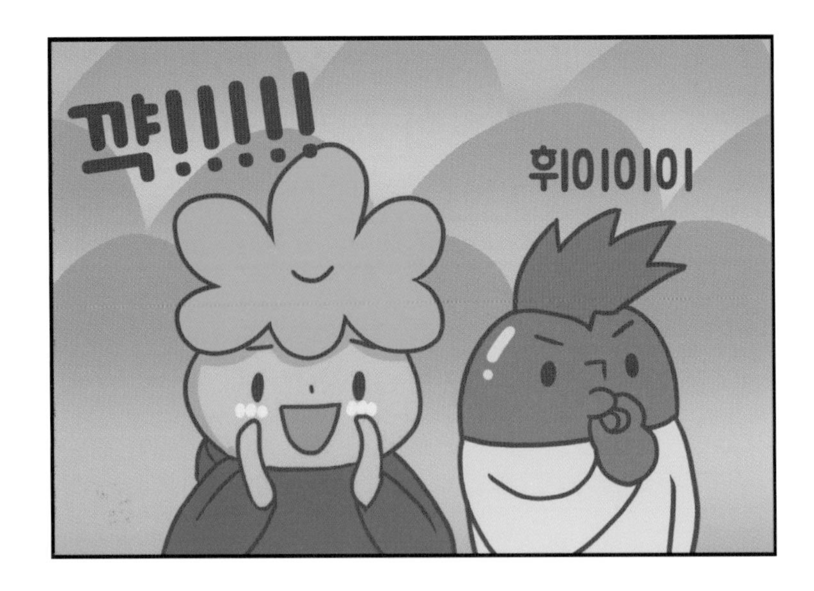
꺄!!!!!!
휘이이이이

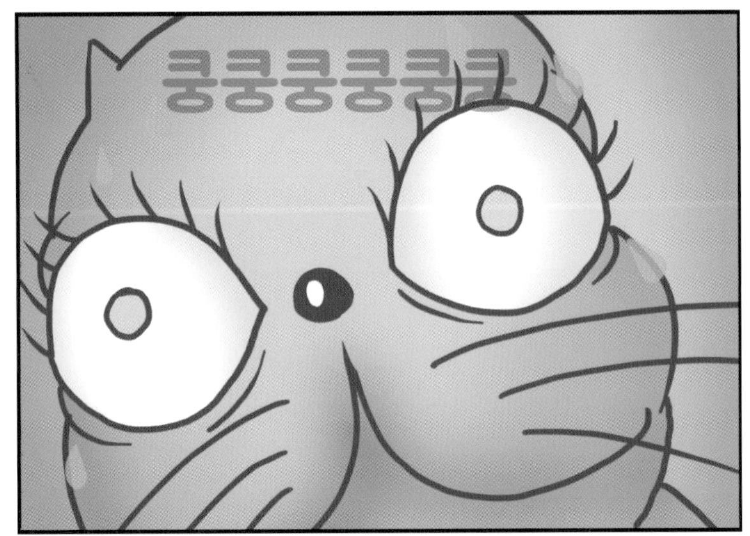
쿵쿵쿵쿵쿵쿵

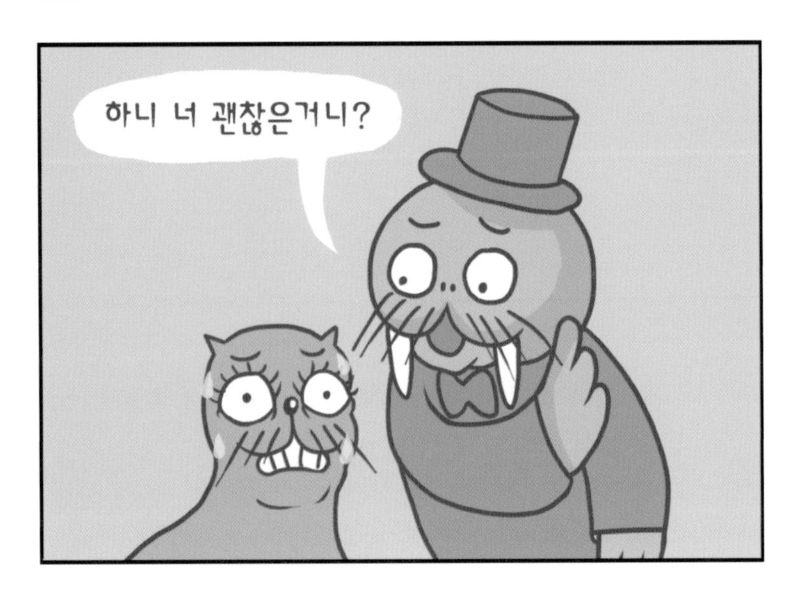
하니 너 괜찮은거니?

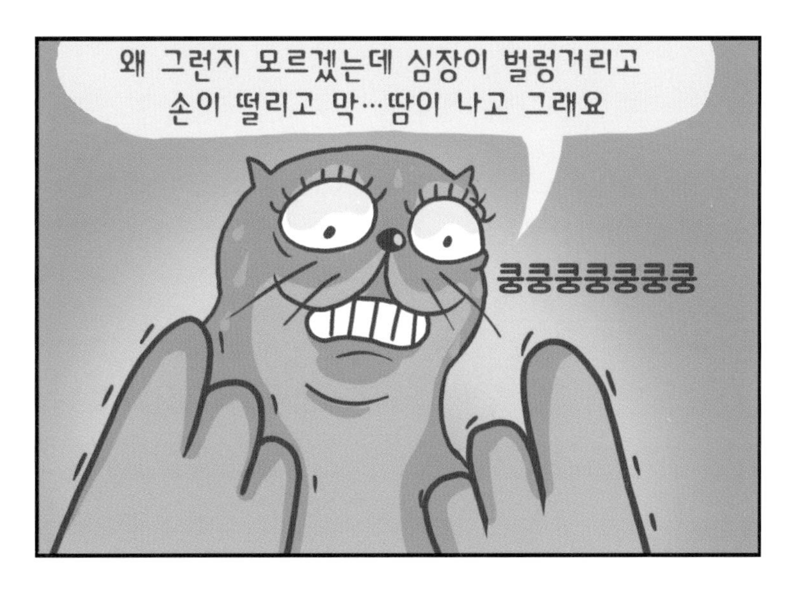
왜 그런지 모르겠는데 심장이 벌렁거리고
손이 떨리고 막…땀이 나고 그래요
쿵쿵쿵쿵쿵쿵쿵쿵

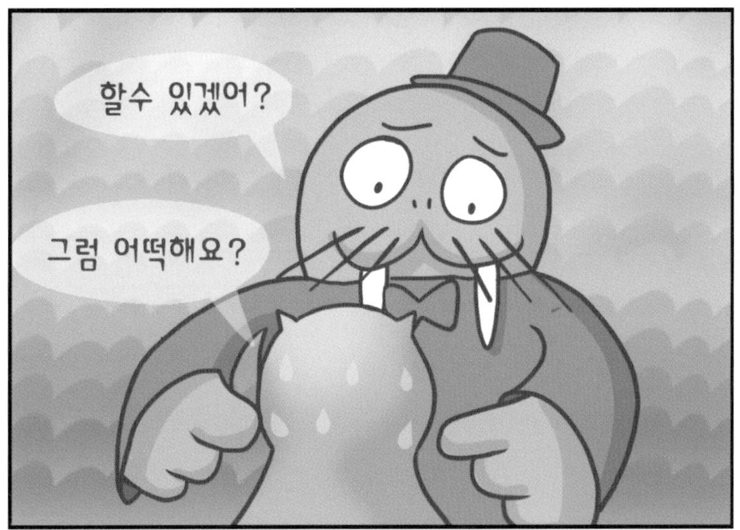
할수 있겠어?
그럼 어떡해요?

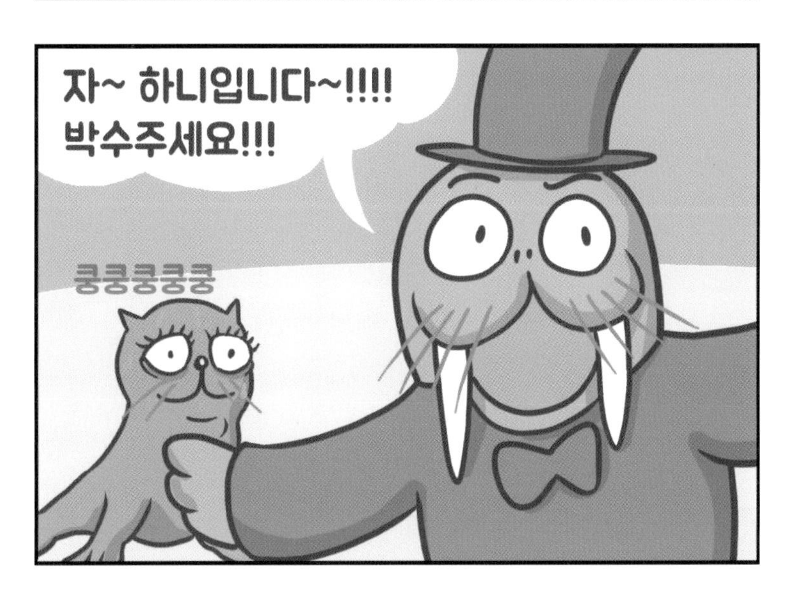
자~ 하니입니다~!!!!
박수주세요!!!
쿵쿵쿵쿵쿵

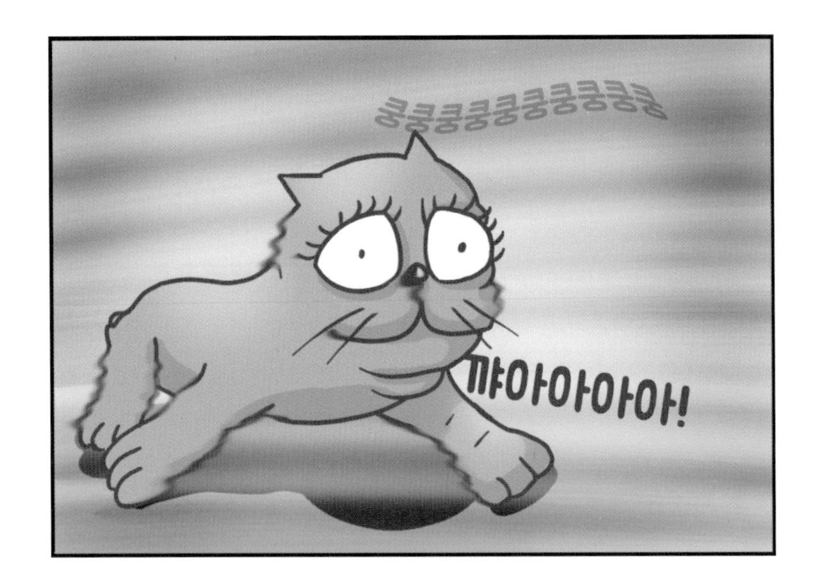
쿵쿵쿵쿵쿵쿵쿵쿵쿵쿵
꺄아아아아아!

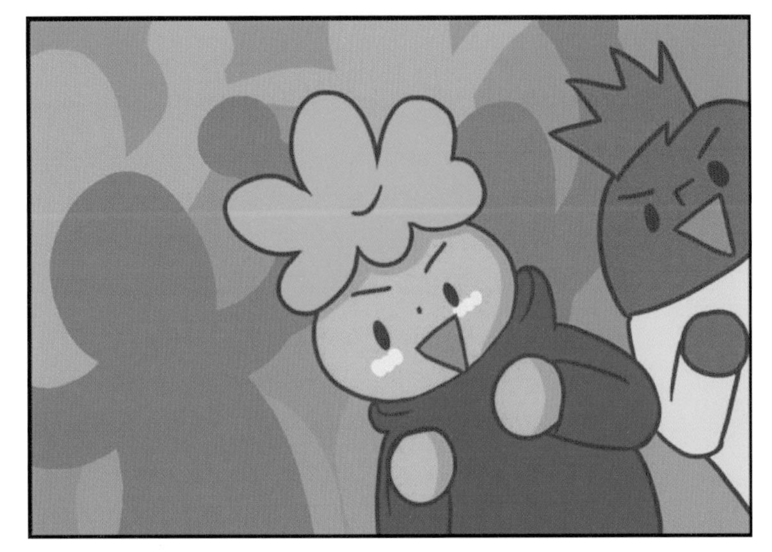

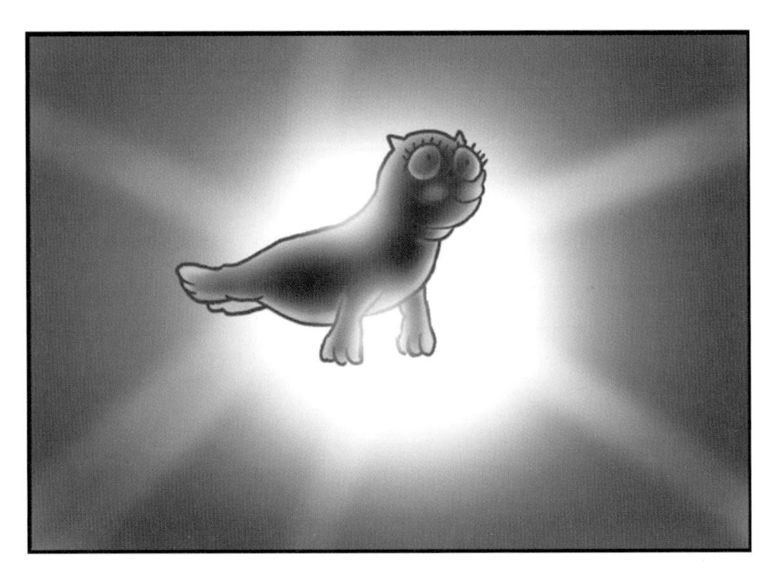

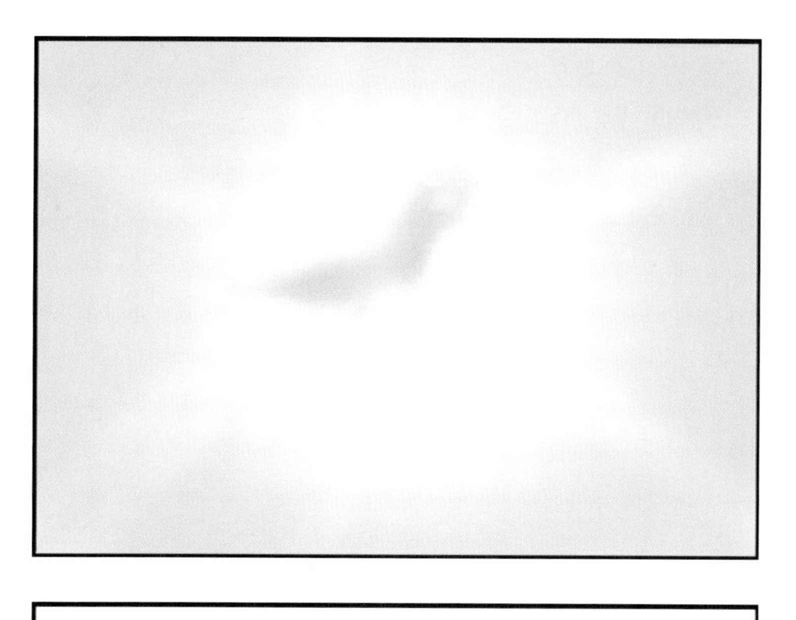

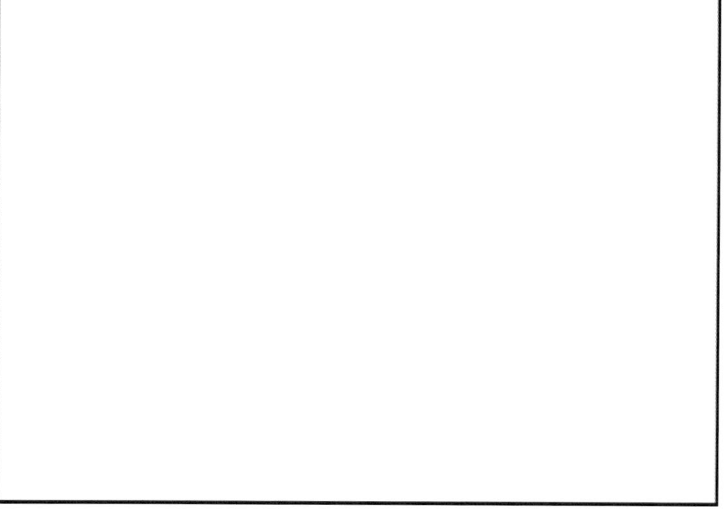

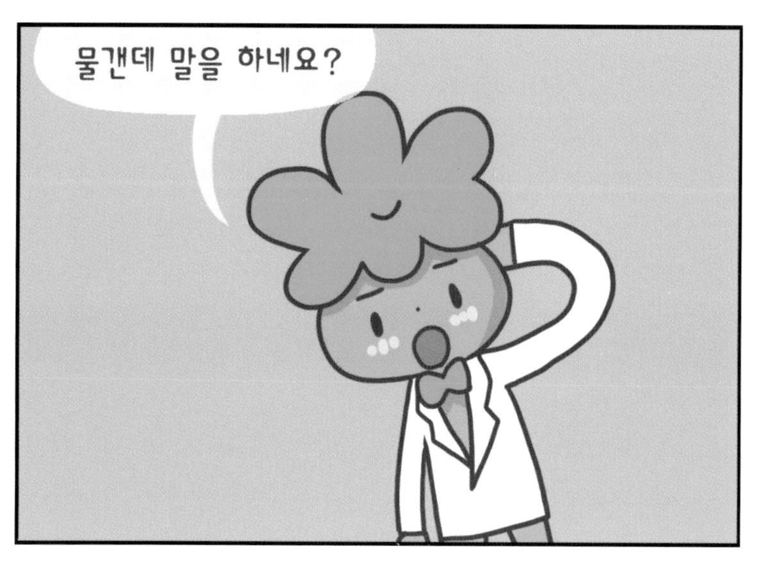
물갠데 말을 하네요?

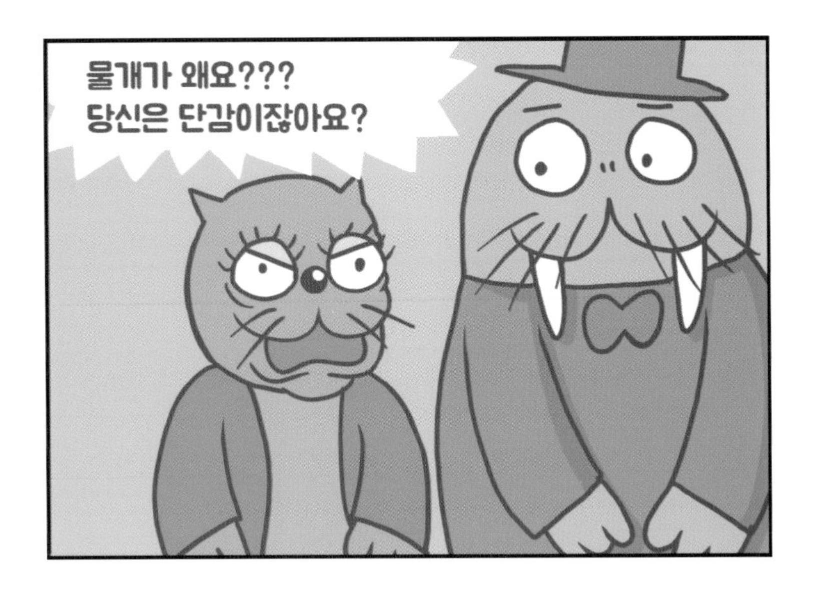
물개가 왜요???
당신은 단감이잖아요?

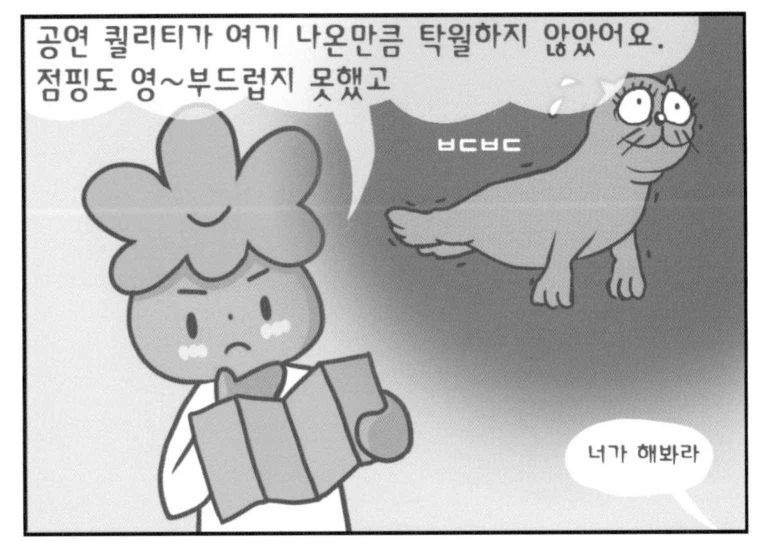
공연 퀄리티가 여기 나온만큼 탁월하지 않았어요.
점핑도 영~부드럽지 못했고
ㅂㄷㅂㄷ
너가 해봐라

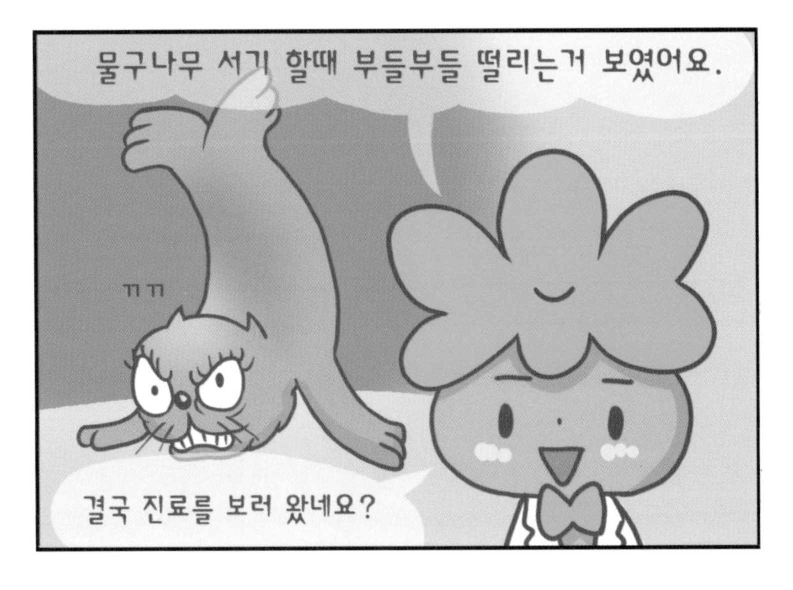
물구나무 서기 할때 부들부들 떨리는거 보였어요.
ㄲㄲ
결국 진료를 보러 왔네요?

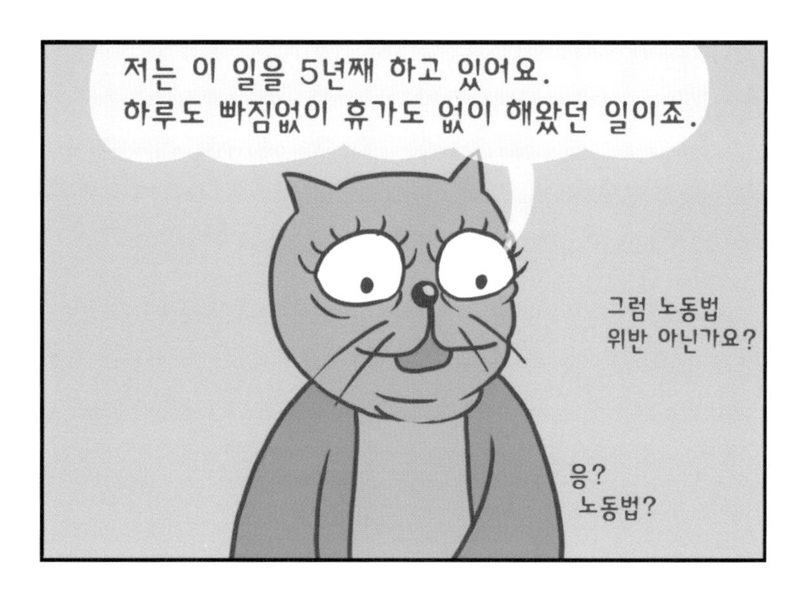
저는 이 일을 5년째 하고 있어요.
하루도 빠짐없이 휴가도 없이 해왔던 일이죠.
그럼 노동법
위반 아닌가요?
응?
노동법?

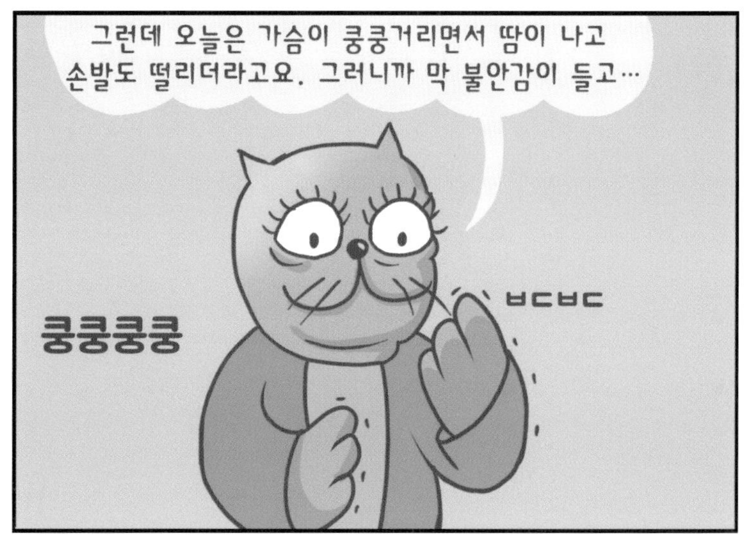
그런데 오늘은 가슴이 쿵쿵거리면서 땀이 나고
손발도 떨리더라고요. 그러니까 막 불안감이 들고…
쿵쿵쿵쿵
ㅂㄷㅂㄷ

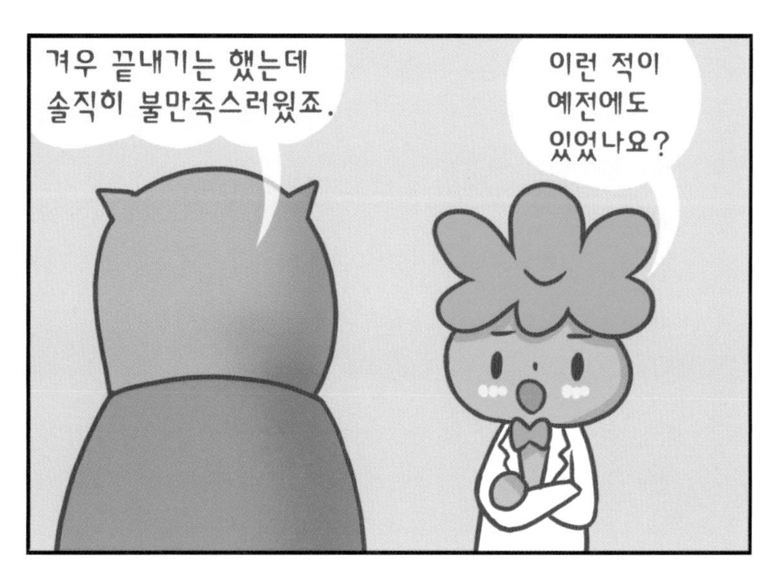
겨우 끝내기는 했는데
솔직히 불만족스러웠죠.
이런 적이
예전에도
있었나요?

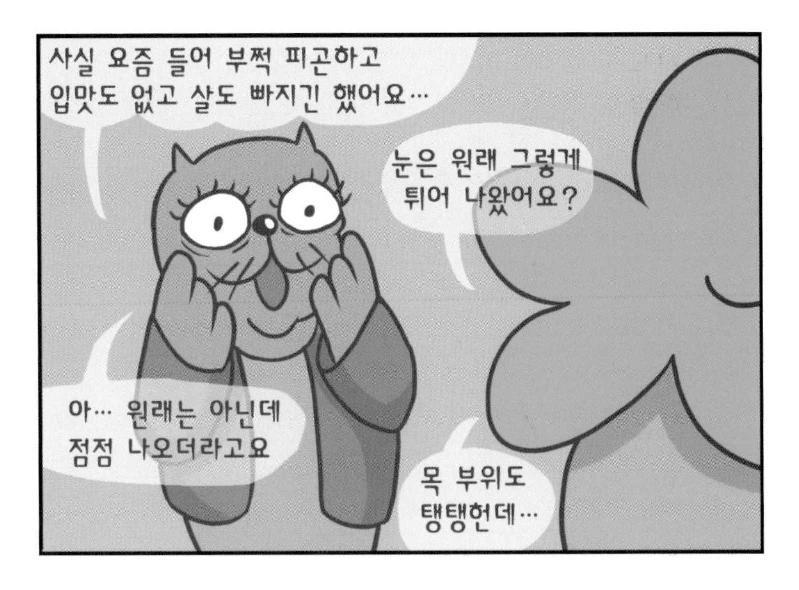
사실 요즘 들어 부쩍 피곤하고
입맛도 없고 살도 빠지긴 했어요…
눈은 원래 그렇게
튀어 나왔어요?
아… 원래는 아닌데
점점 나오더라고요
목 부위도
탱탱헌데…

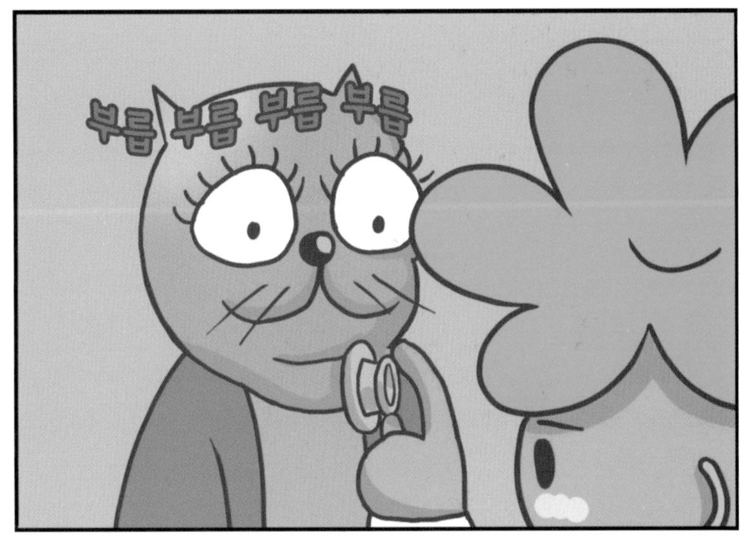
부릅 부릅 부릅 부릅

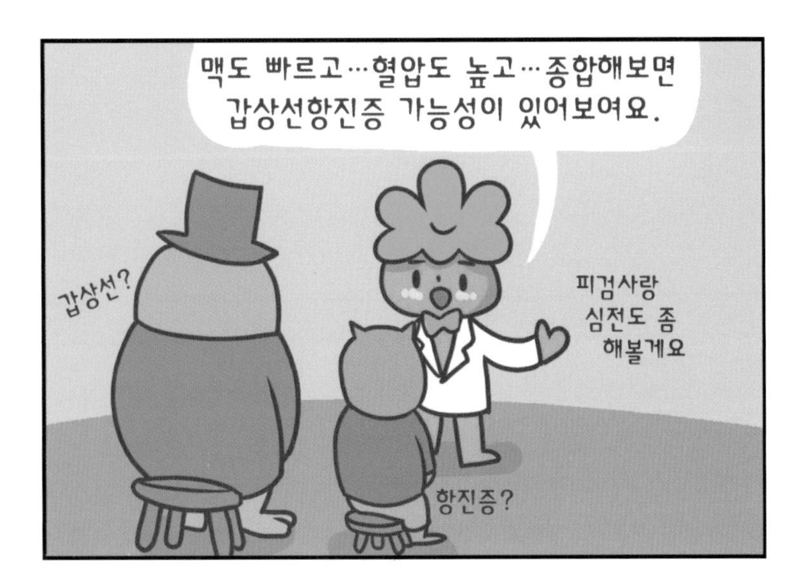
맥도 빠르고…혈압도 높고…종합해보면
갑상선항진증 가능성이 있어보여요.
갑상선?
피검사랑
심전도 좀
해볼게요
항진증?

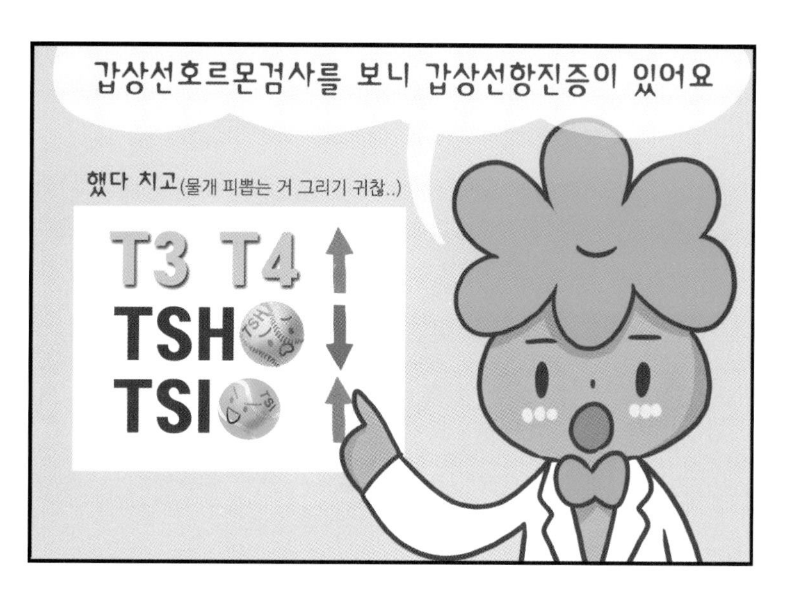
갑상선호르몬검사를 보니 갑상선항진증이 있어요
했다 치고(물개 피뽑는 거 그리기 귀찮..)
T3 T4
TSH
TSI

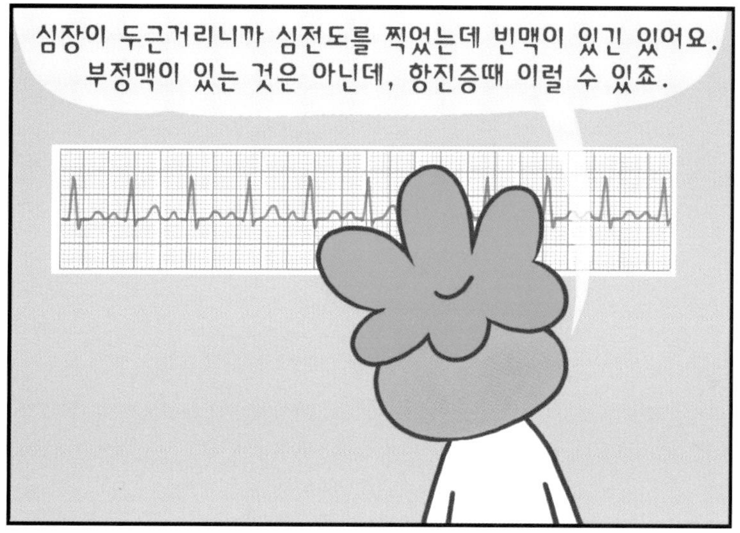
심장이 두근거리니까 심전도를 찍었는데 빈맥이 있긴 있어요.
부정맥이 있는 것은 아닌데, 항진증때 이럴 수 있죠.

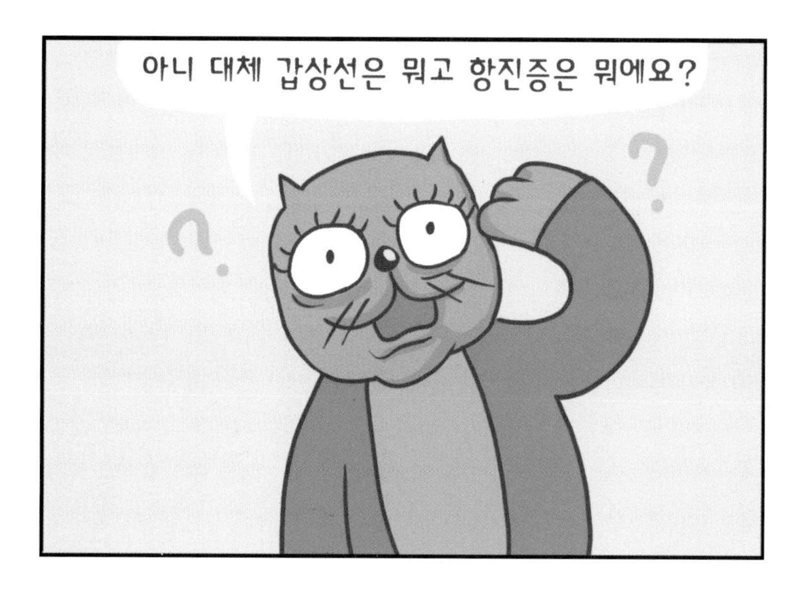
아니 대체 갑상선은 뭐고 항진증은 뭐에요?

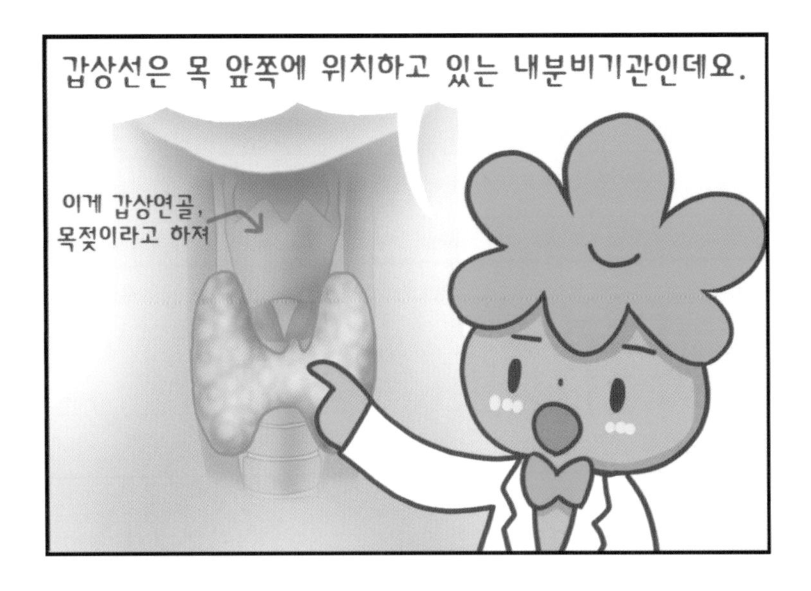
갑상선은 목 앞쪽에 위치하고 있는 내분비기관인데요.
이게 갑상연골, 목젖이라고 하져

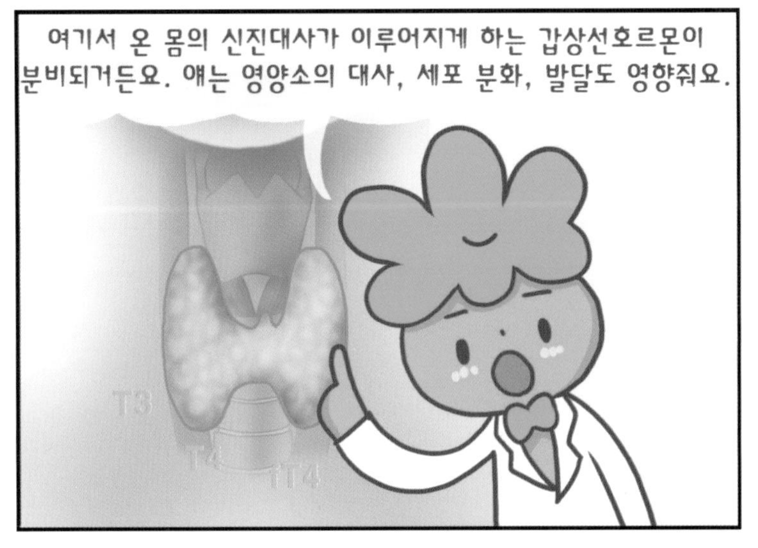
여기서 온 몸의 신진대사가 이루어지게 하는 갑상선호르몬이 분비되거든요. 얘는 영양소의 대사, 세포 분화, 발달도 영향줘요.
T3
T4
fT4

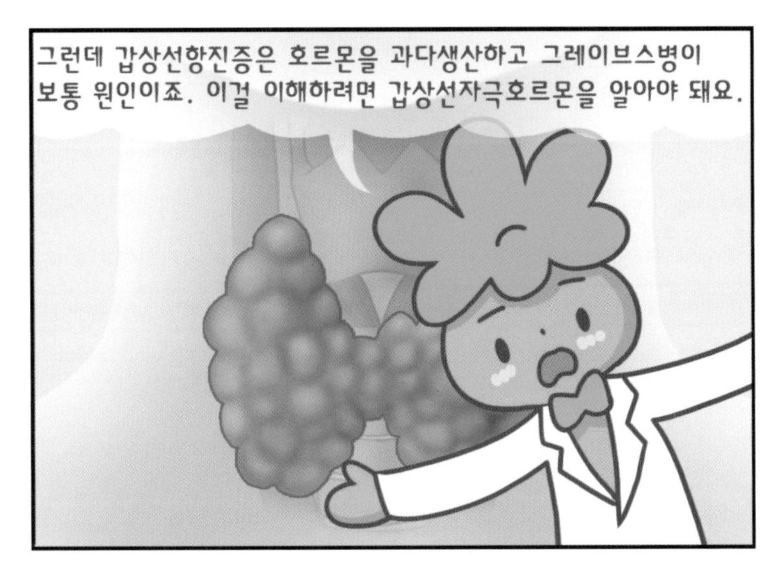
그런데 갑상선항진증은 호르몬을 과다생산하고 그레이브스병이 보통 원인이죠. 이걸 이해하려면 갑상선자극호르몬을 알아야 돼요.

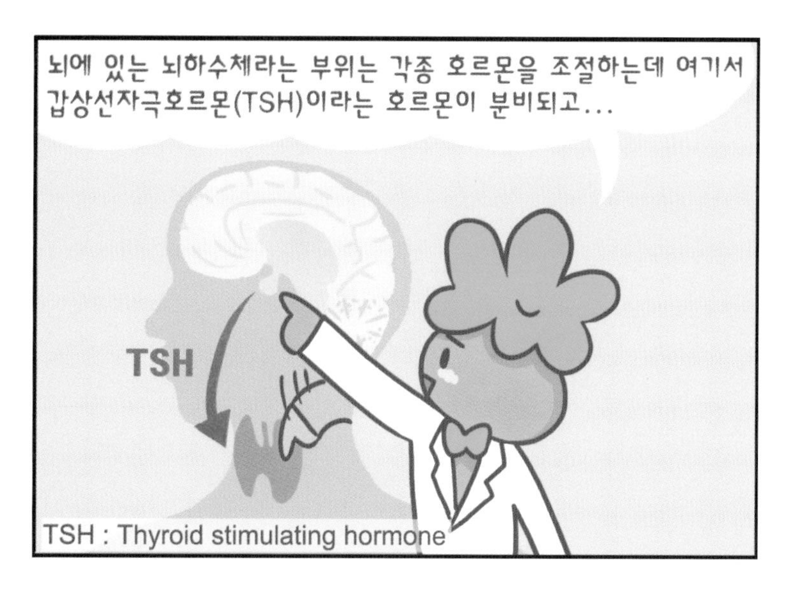
뇌에 있는 뇌하수체라는 부위는 각종 호르몬을 조절하는데 여기서
갑상선자극호르몬(TSH)이라는 호르몬이 분비되고...
TSH
TSH : Thyroid stimulating hormone

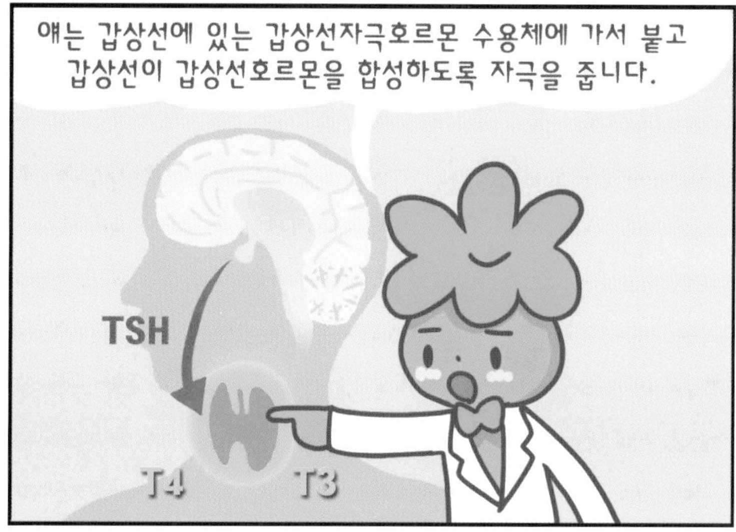
얘는 갑상선에 있는 갑상선자극호르몬 수용체에 가서 붙고
갑상선이 갑상선호르몬을 합성하도록 자극을 줍니다.
TSH
T4
T3

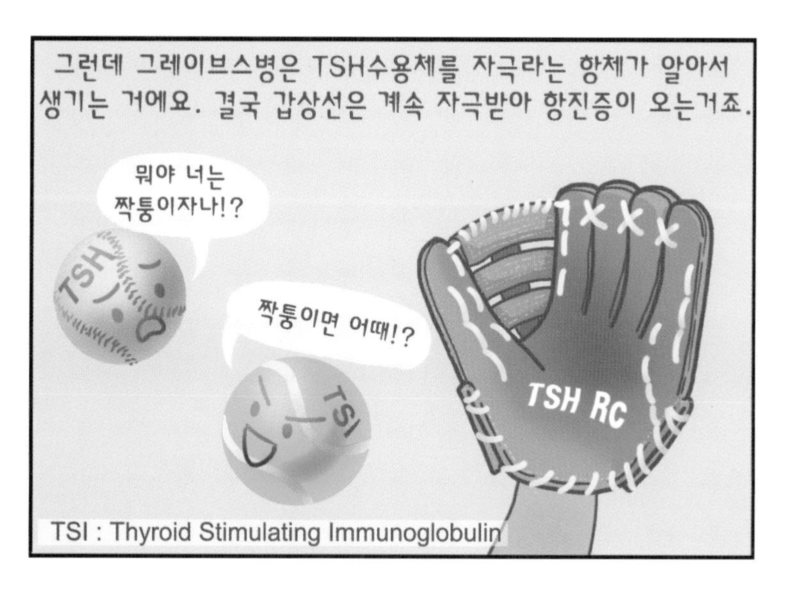
그런데 그레이브스병은 TSH수용체를 자극라는 항체가 알아서
생기는 거에요. 결국 갑상선은 계속 자극받아 항진증이 오는거죠.
뭐야 너는
짝퉁이자나!?
TSH
짝퉁이면 어때!?
TSI
TSH RC
TSI : Thyroid Stimulating Immunoglobulin

그래서 피검사를 보면 갑상선호르몬인 T3,T4는 증가하고
갑상선자극호르몬 TSH는 필요가 없으니 감소하고
자가항체 TSI는 증가되어 나타나는 것입니다.

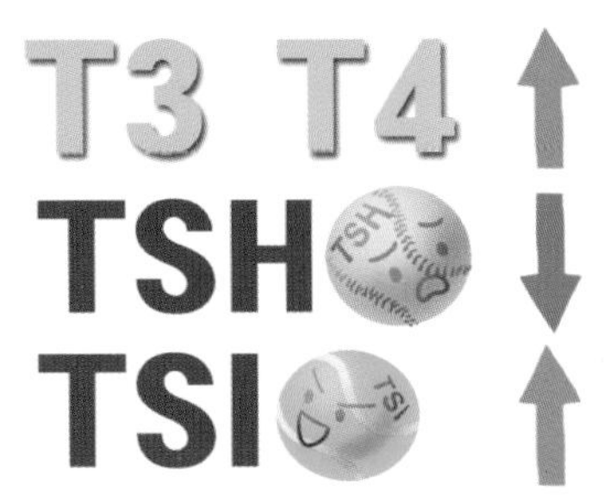

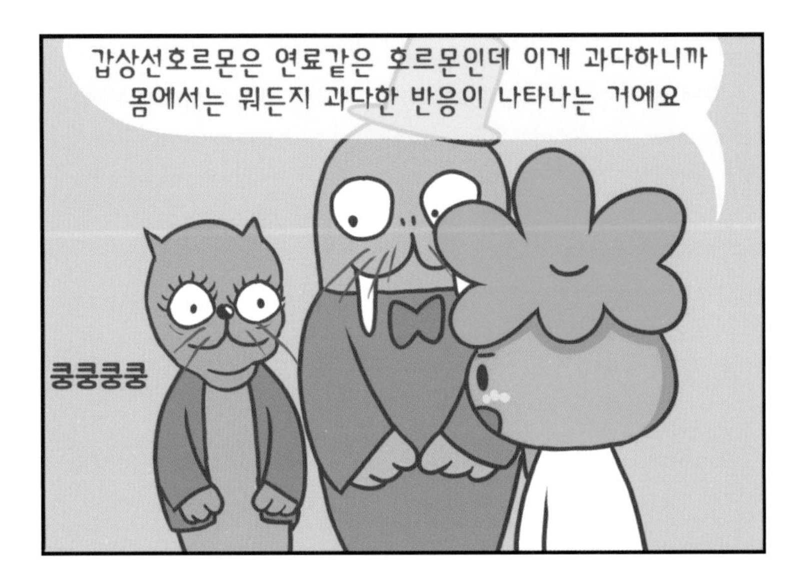

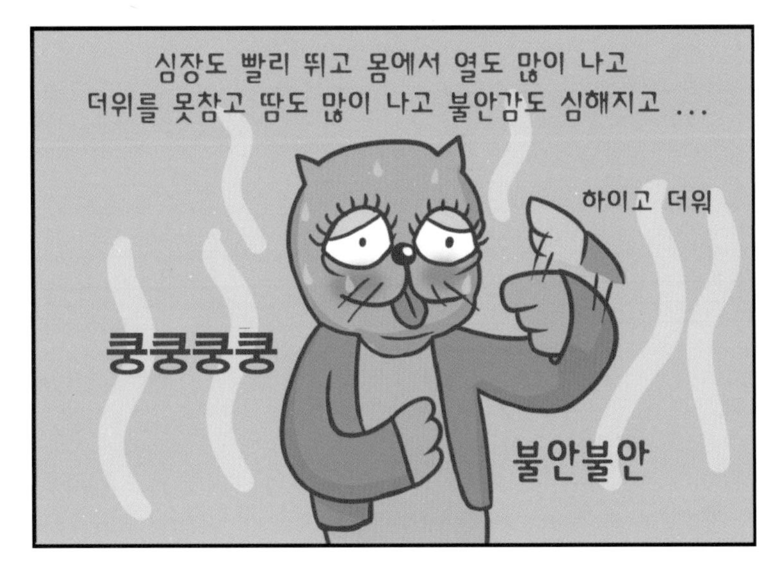

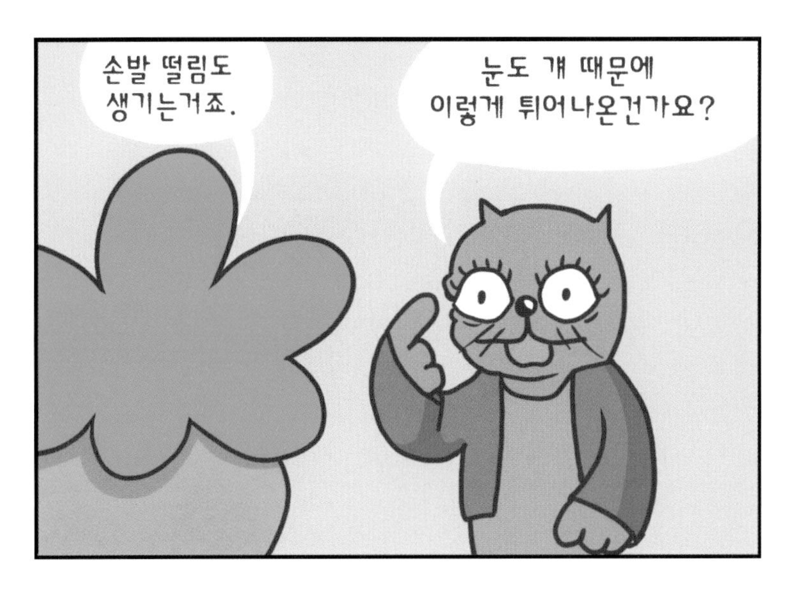
손발 떨림도
생기는거죠.
눈도 걔 때문에
이렇게 튀어나온건가요?

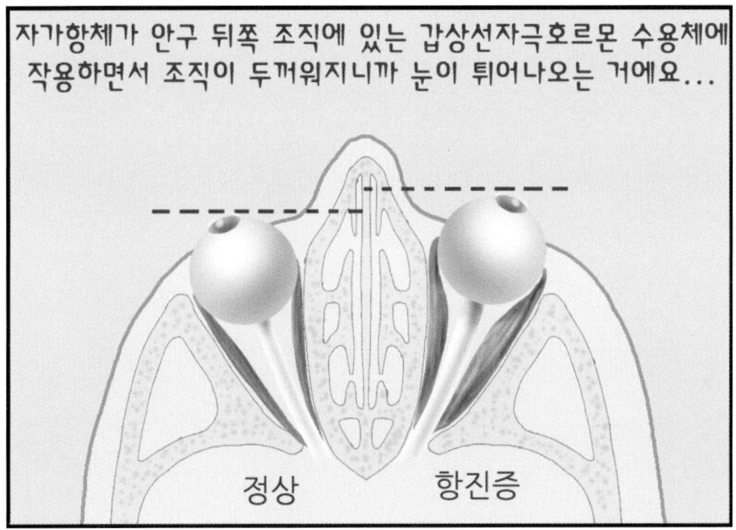
자가항체가 안구 뒤쪽 조직에 있는 갑상선자극호르몬 수용체에
작용하면서 조직이 두꺼워지니까 눈이 튀어나오는 거에요...
정상
항진증

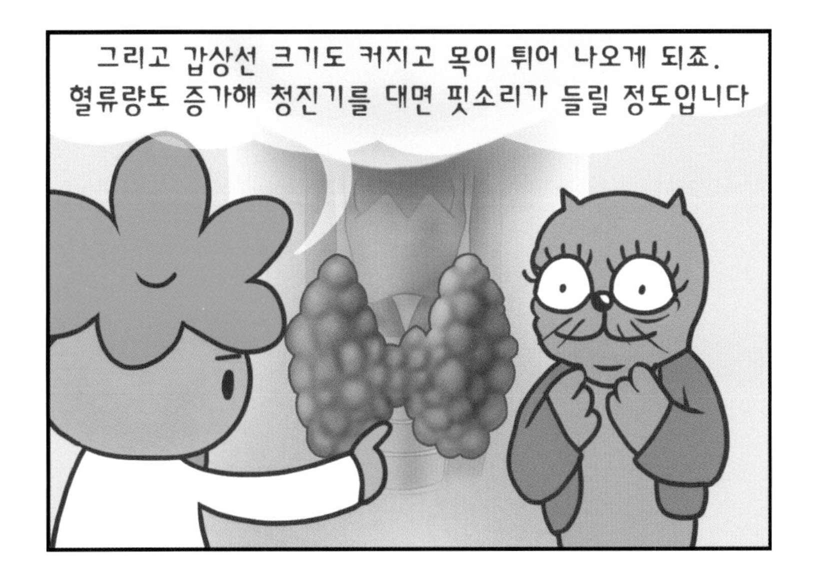
그리고 갑상선 크기도 커지고 목이 튀어 나오게 되죠.
혈류량도 증가해 청진기를 대면 핏소리가 들릴 정도입니다

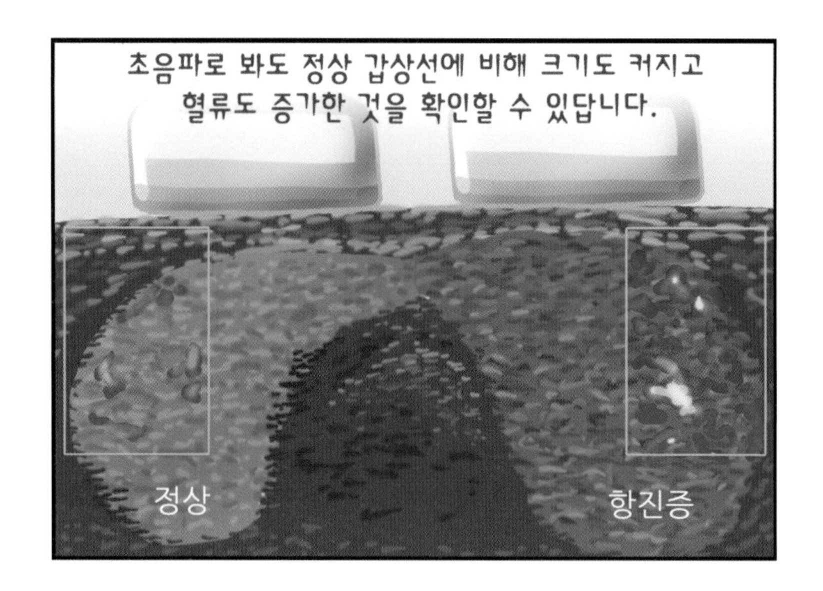
초음파로 봐도 정상 갑상선에 비해 크기도 커지고
혈류도 증가한 것을 확인할 수 있답니다.
정상
항진증

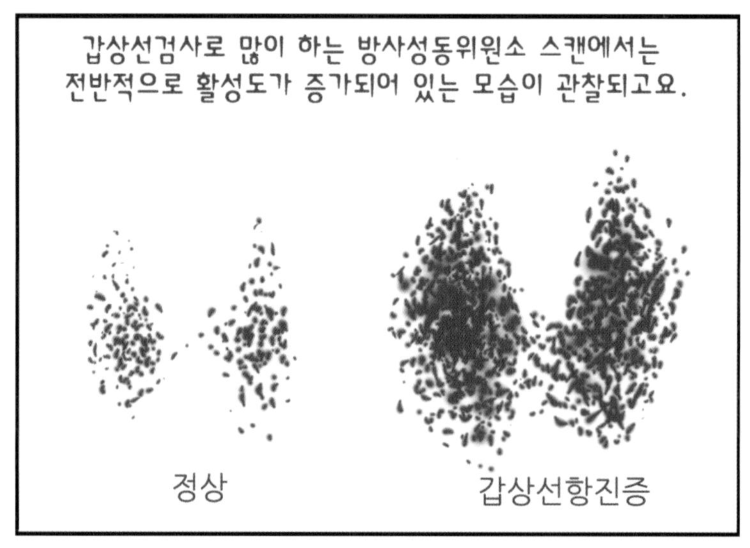
갑상선검사로 많이 하는 방사성동위원소 스캔에서는
전반적으로 활성도가 증가되어 있는 모습이 관찰되고요.
정상
갑상선항진증

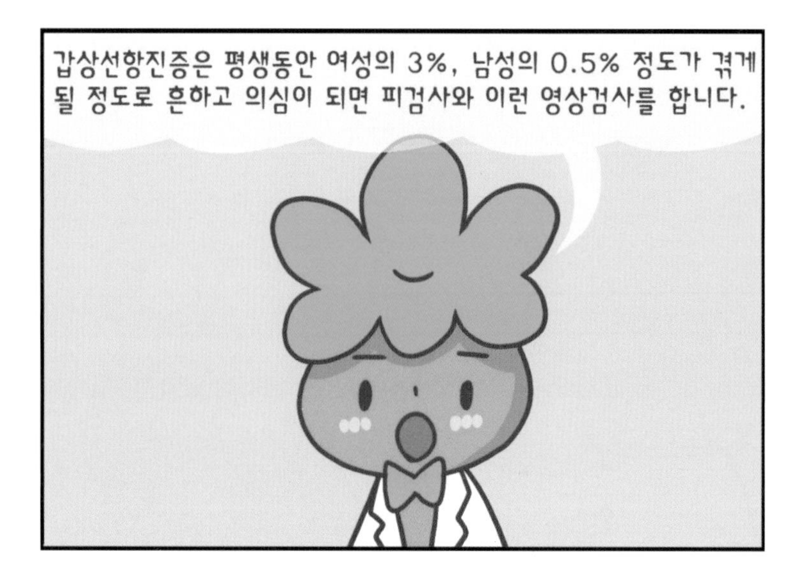
갑상선항진증은 평생동안 여성의 3%, 남성의 0.5% 정도가 겪게
될 정도로 흔하고 의심이 되면 피검사와 이런 영상검사를 합니다.

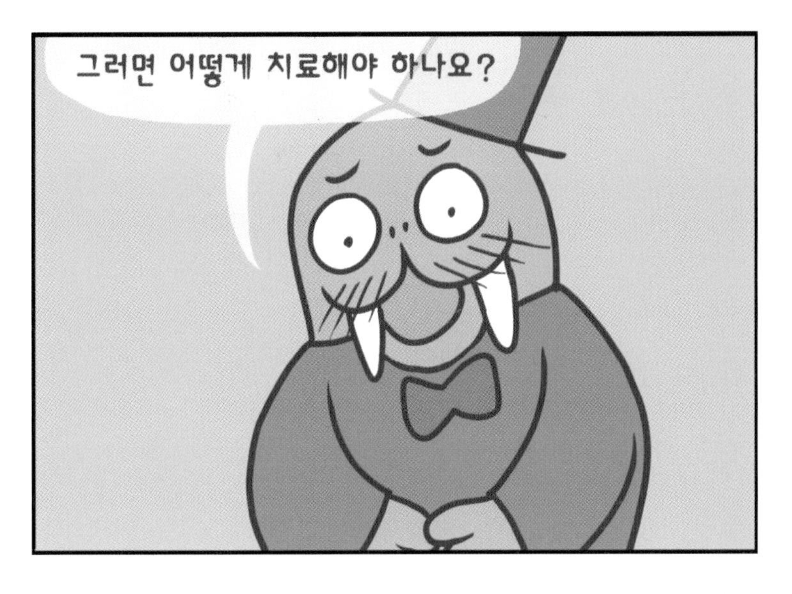
그러면 어떻게 치료해야 하나요?

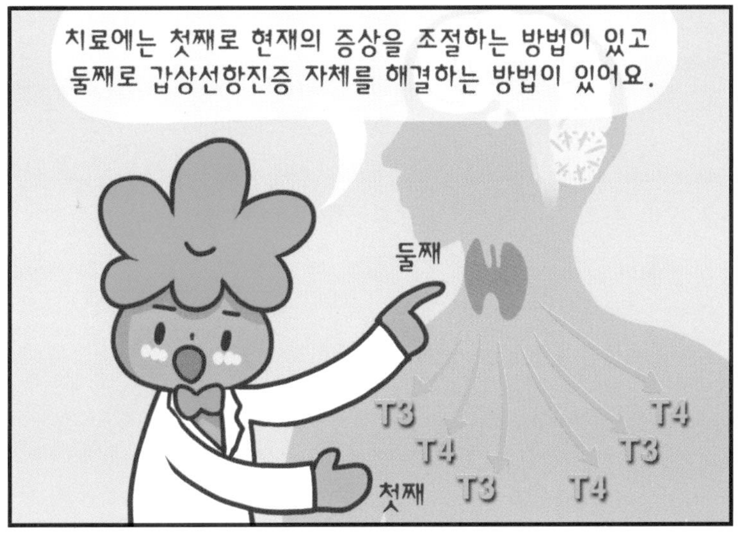
치료에는 첫째로 현재의 증상을 조절하는 방법이 있고
둘째로 갑상선항진증 자체를 해결하는 방법이 있어요.
둘째
T3
T4
T4
T3
첫째
T3
T4

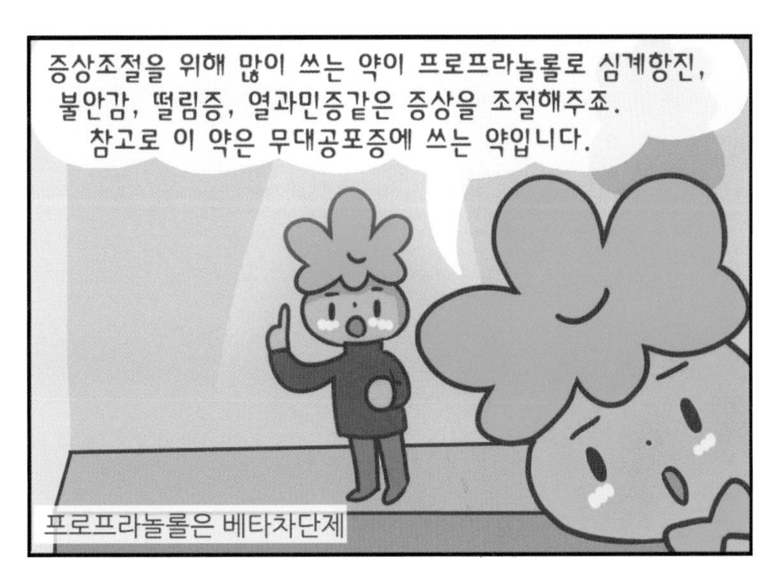
증상조절을 위해 많이 쓰는 약이 프로프라놀롤로 심계항진,
불안감, 떨림증, 열과민증같은 증상을 조절해주죠.
참고로 이 약은 무대공포증에 쓰는 약입니다.
프로프라놀롤은 베타차단제

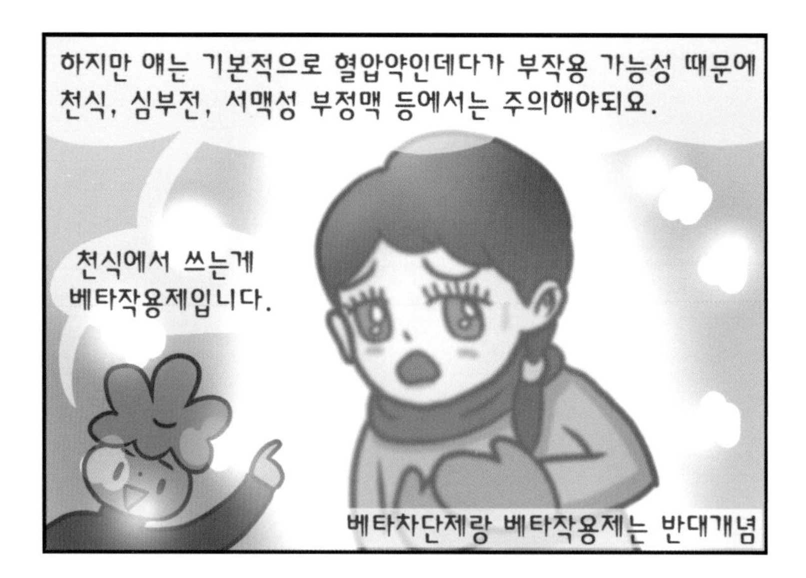
하지만 얘는 기본적으로 혈압약인데다가 부작용 가능성 때문에 천식, 심부전, 서맥성 부정맥 등에서는 주의해야되요.
천식에서 쓰는게 베타작용제입니다.
베타차단제랑 베타작용제는 반대개념

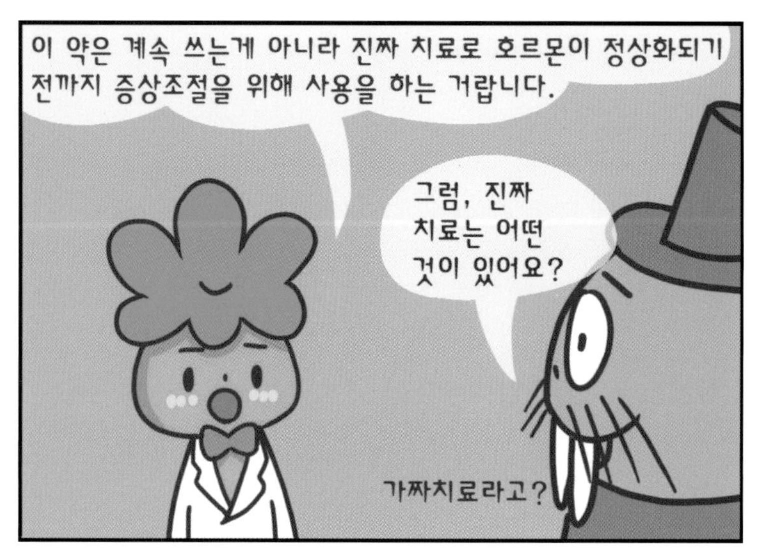
이 약은 계속 쓰는게 아니라 진짜 치료로 호르몬이 정상화되기 전까지 증상조절을 위해 사용을 하는 거랍니다.
그럼, 진짜 치료는 어떤 것이 있어요?
가짜치료라고?

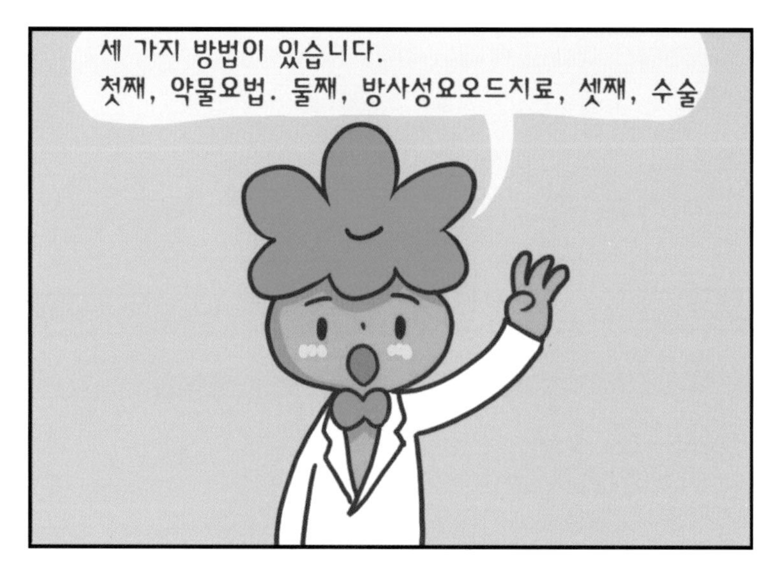
세 가지 방법이 있습니다.
첫째, 약물요법. 둘째, 방사성요오드치료, 셋째, 수술

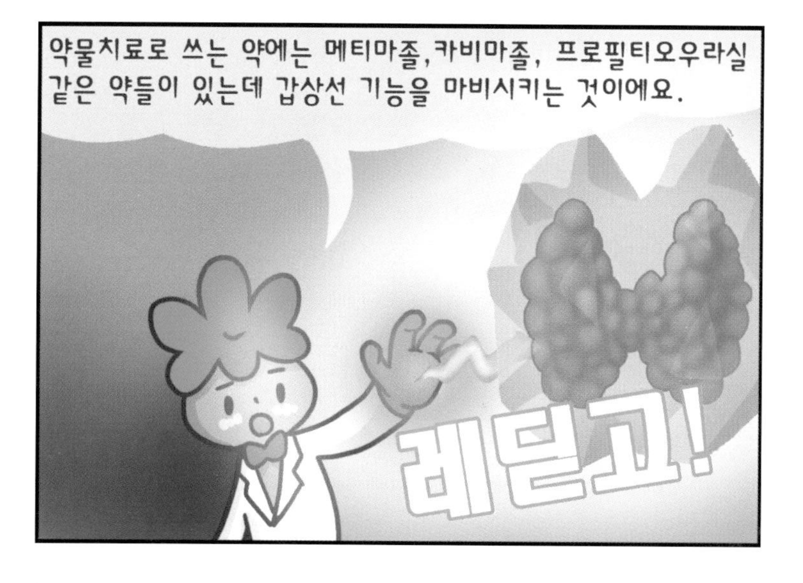

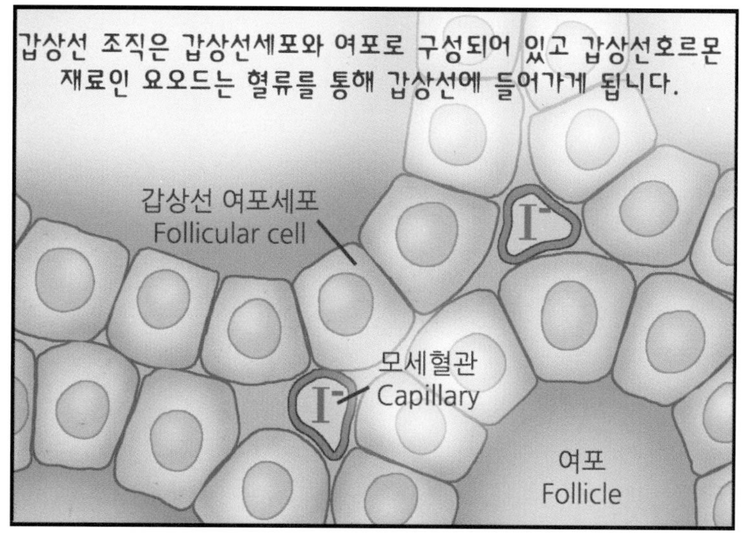

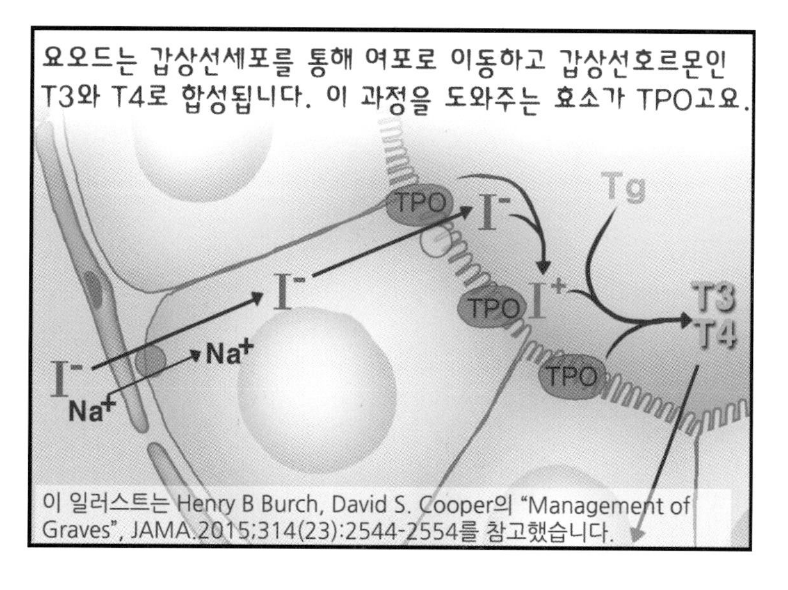

이 일러스트는 Henry B Burch, David S. Cooper의 “Management of Graves”, JAMA.2015;314(23):2544-2554를 참고했습니다.

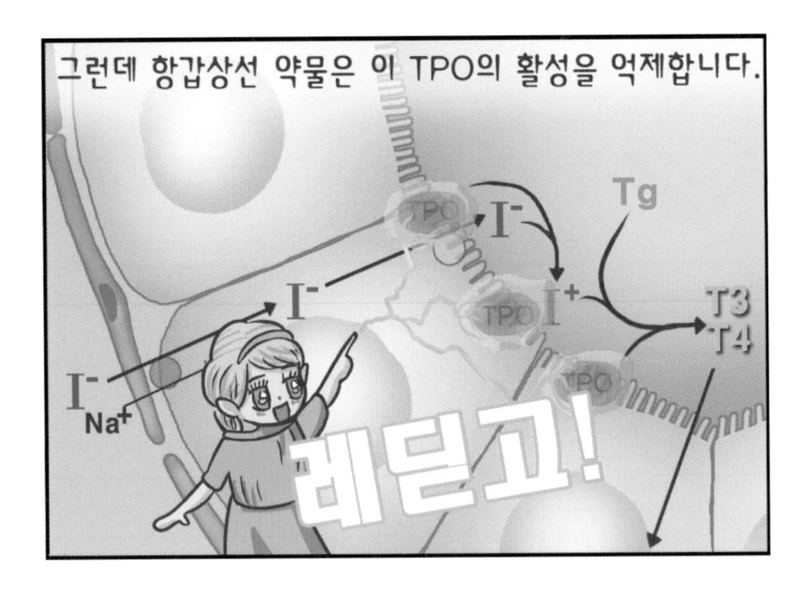
그런데 항갑상선 약물은 이 TPO의 활성을 억제합니다.
Tg
TPO
I⁻
I⁺
T3
T4
Na⁺
레딧고!

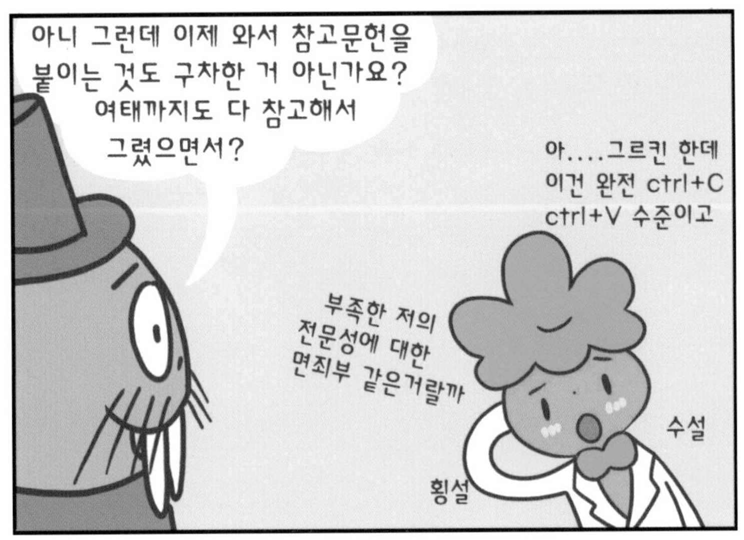
아니 그런데 이제 와서 참고문헌을 붙이는 것도 구차한 거 아닌가요? 여태까지도 다 참고해서 그렸으면서?
아....그르킨 한데 이건 완전 ctrl+C ctrl+V 수준이고
부족한 저의 전문성에 대한 면죄부 같은거랄까
수설
횡설

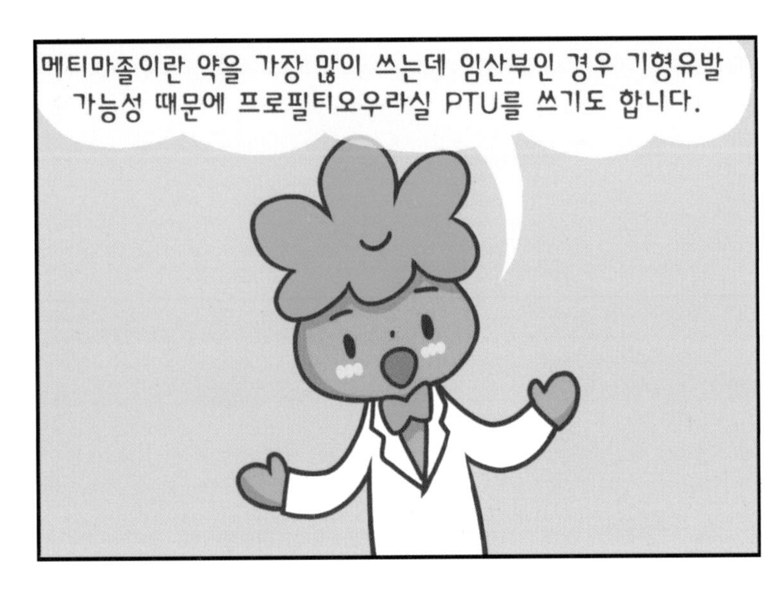
메티마졸이란 약을 가장 많이 쓰는데 임산부인 경우 기형유발 가능성 때문에 프로필티오우라실 PTU를 쓰기도 합니다.

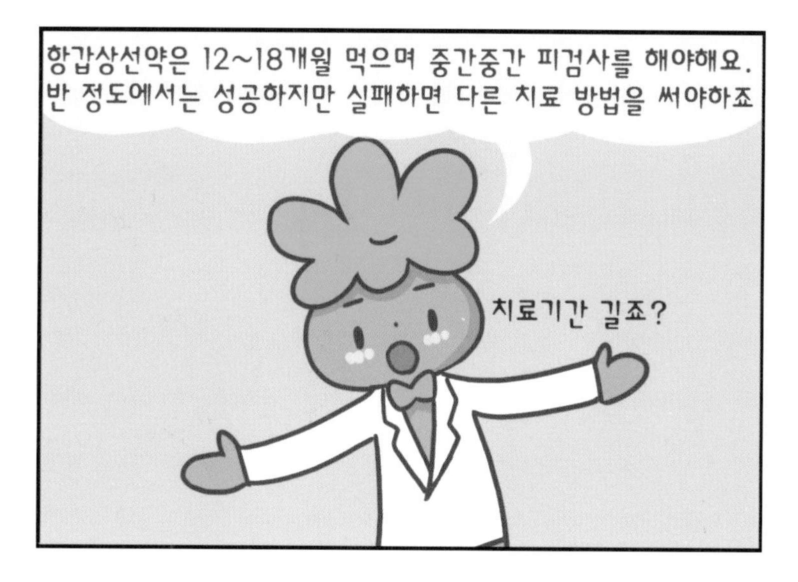
항갑상선약은 12~18개월 먹으며 중간중간 피검사를 해야해요.
반 정도에서는 성공하지만 실패하면 다른 치료 방법을 써야하죠
치료기간 길죠?

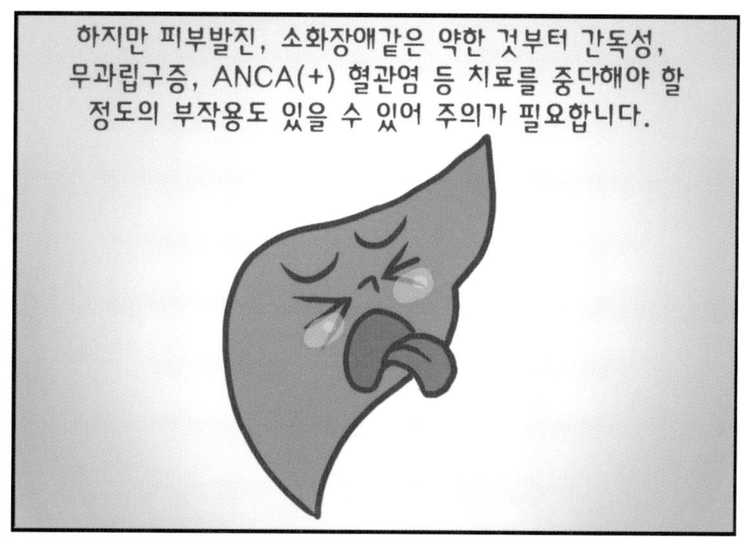
하지만 피부발진, 소화장애같은 약한 것부터 간독성, 무과립구증, ANCA(+) 혈관염 등 치료를 중단해야 할 정도의 부작용도 있을 수 있어 주의가 필요합니다.

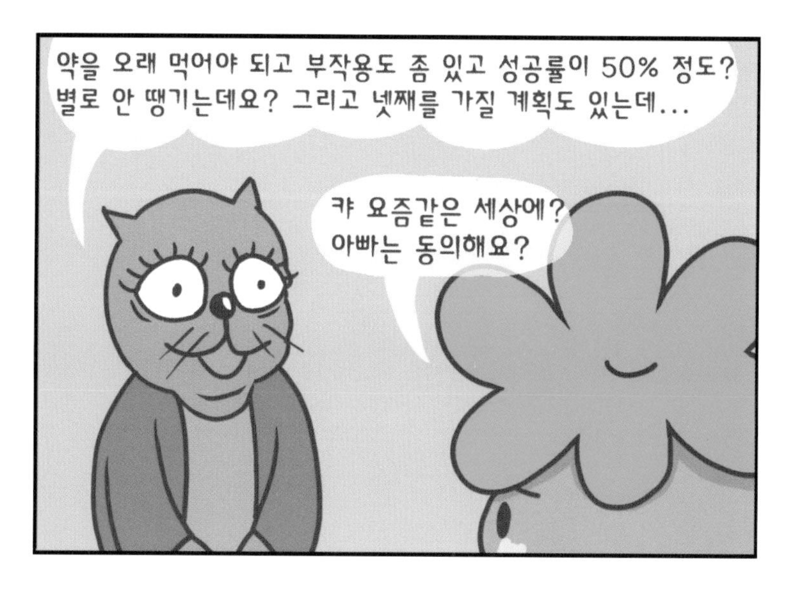
약을 오래 먹어야 되고 부작용도 좀 있고 성공률이 50% 정도? 별로 안 땡기는데요? 그리고 넷째를 가질 계획도 있는데...
캬 요즘같은 세상에? 아빠는 동의해요?

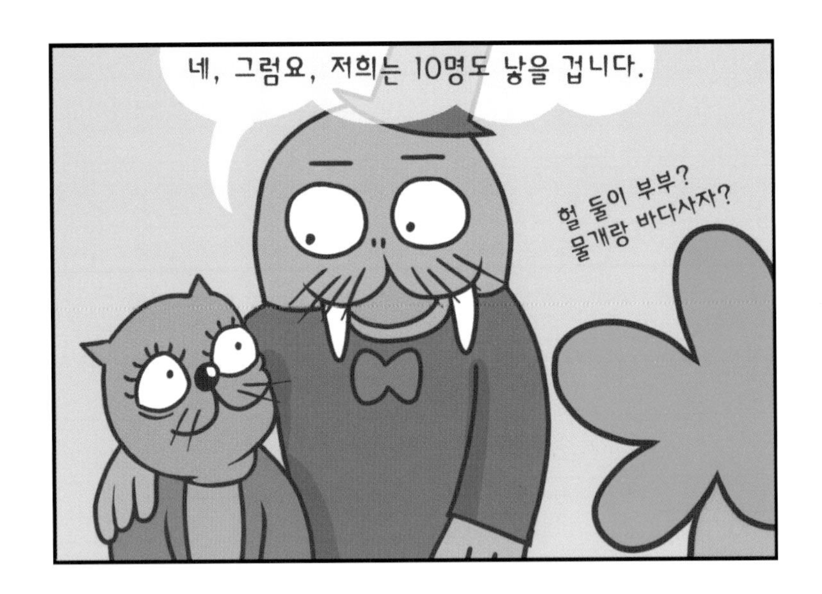
네, 그럼요, 저희는 10명도 낳을 겁니다.
헐 둘이 부부?
물개랑 바다사자?

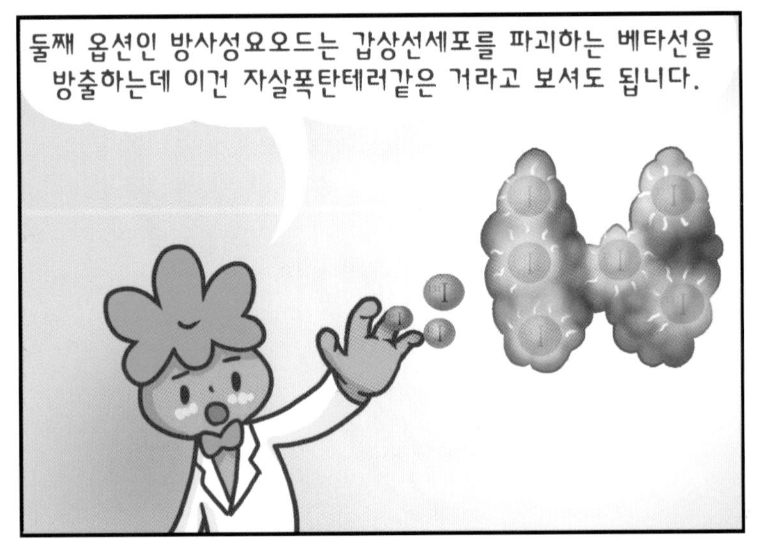
둘째 옵션인 방사성요오드는 갑상선세포를 파괴하는 베타선을 방출하는데 이건 자살폭탄테러같은 거라고 보셔도 됩니다.

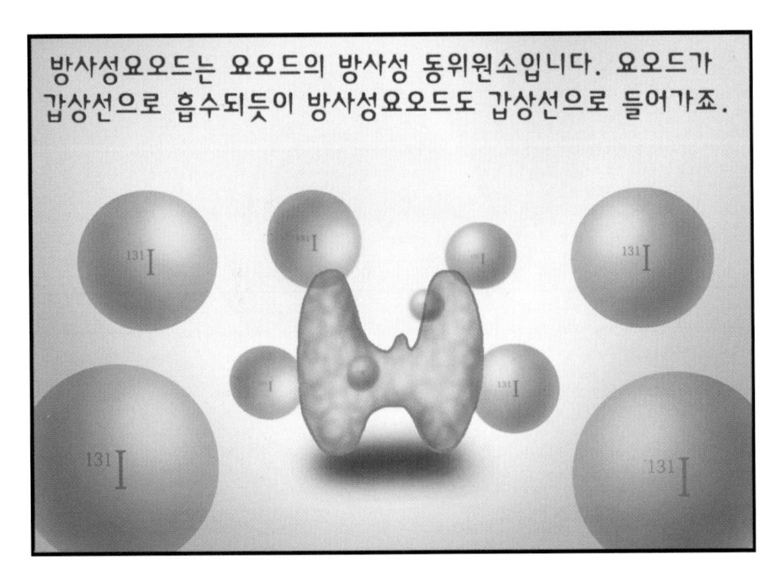
방사성요오드는 요오드의 방사성 동위원소입니다. 요오드가 갑상선으로 흡수되듯이 방사성요오드도 갑상선으로 들어가죠.
131I
131I
131I
131I
131I

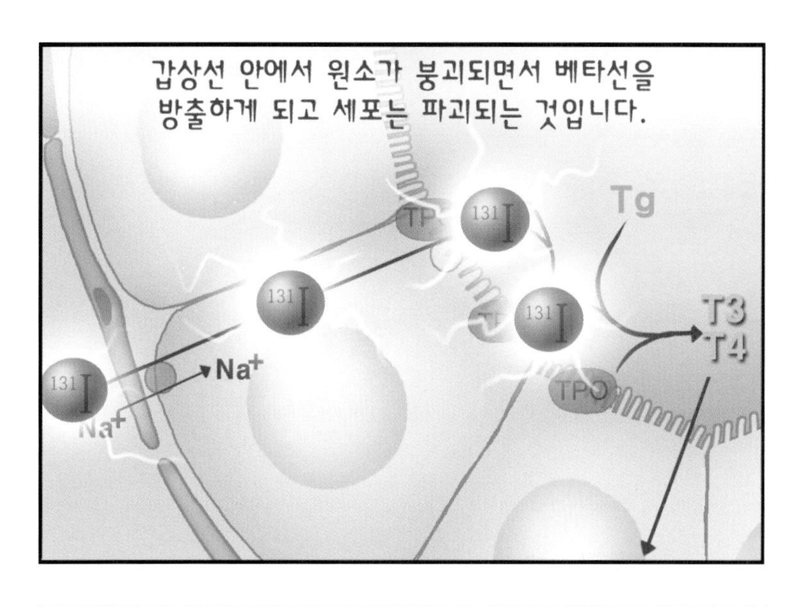
갑상선 안에서 원소가 붕괴되면서 베타선을
방출하게 되고 세포는 파괴되는 것입니다.
131I
131I
131I
131I
Na+
Na+
Tg
T3
T4
TPO

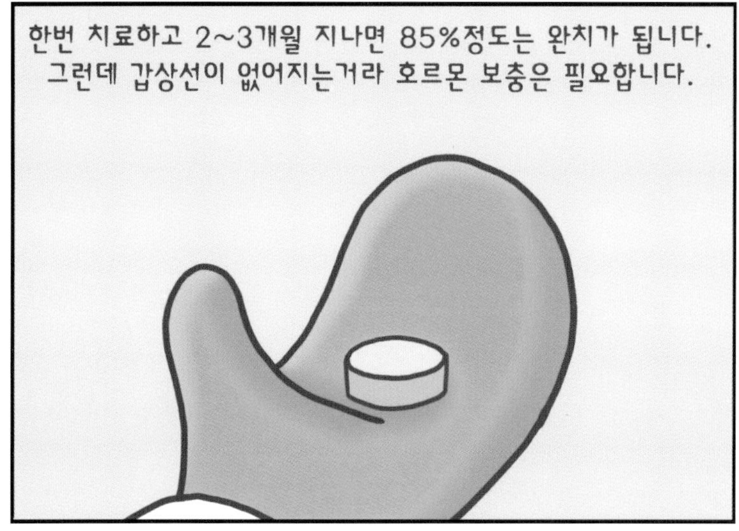
한번 치료하고 2~3개월 지나면 85%정도는 완치가 됩니다.
그런데 갑상선이 없어지는거라 호르몬 보충은 필요합니다.

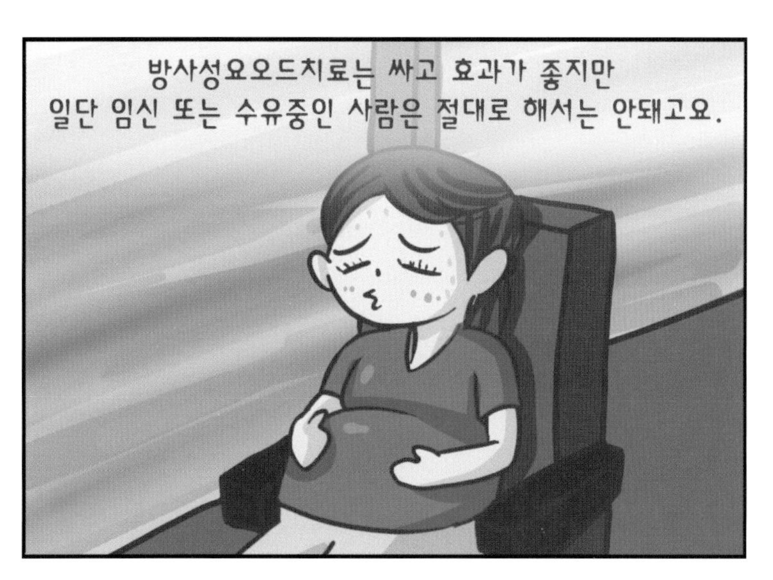
방사성요오드치료는 싸고 효과가 좋지만
일단 임신 또는 수유중인 사람은 절대로 해서는 안돼고요.

배출되기 전까지는 환자 주변에 방사능이 노출될 수 있습니다.
환자 자체에서도 나오고 땀, 침, 소변으로도 배출이 된답니다.

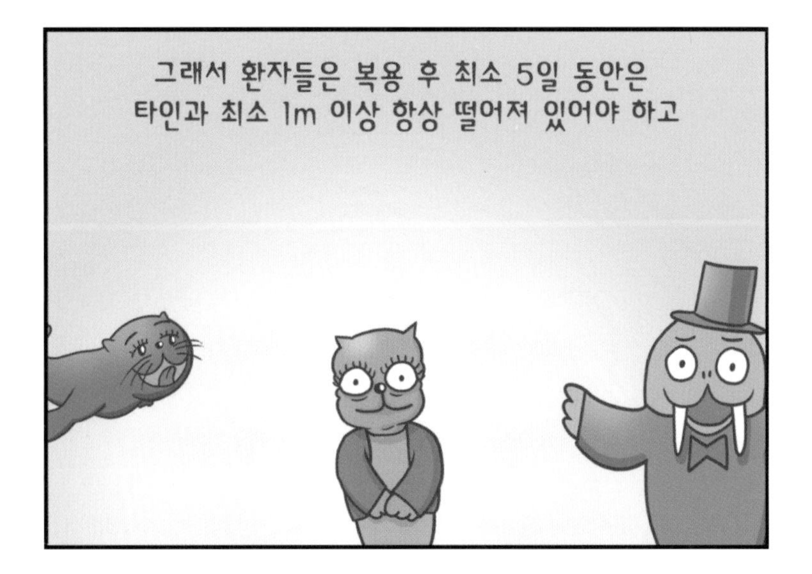

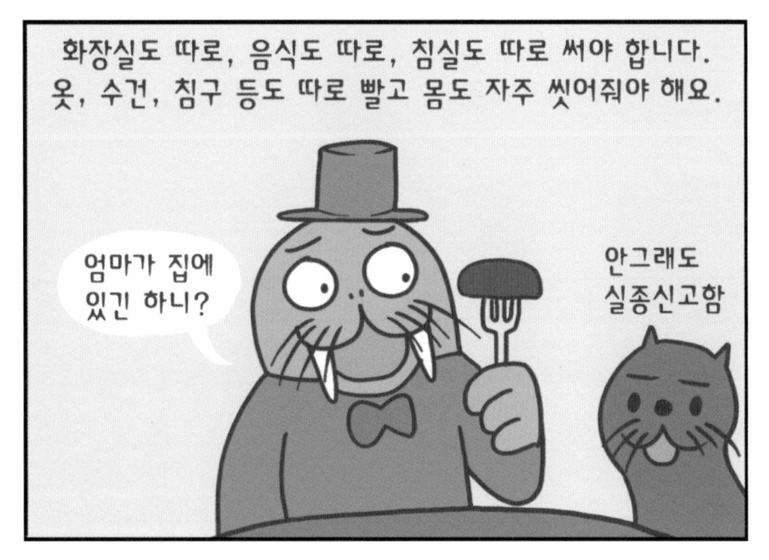

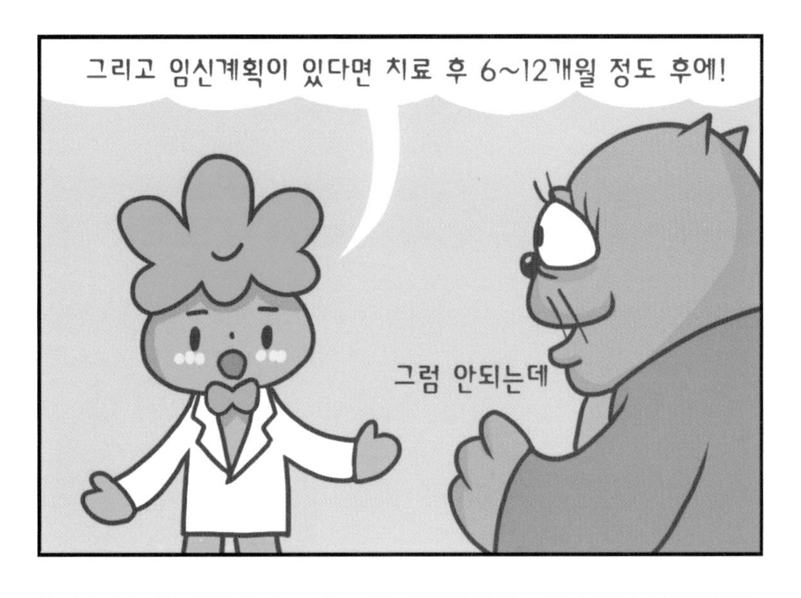
그리고 임신계획이 있다면 치료 후 6~12개월 정도 후에!
그럼 안되는데

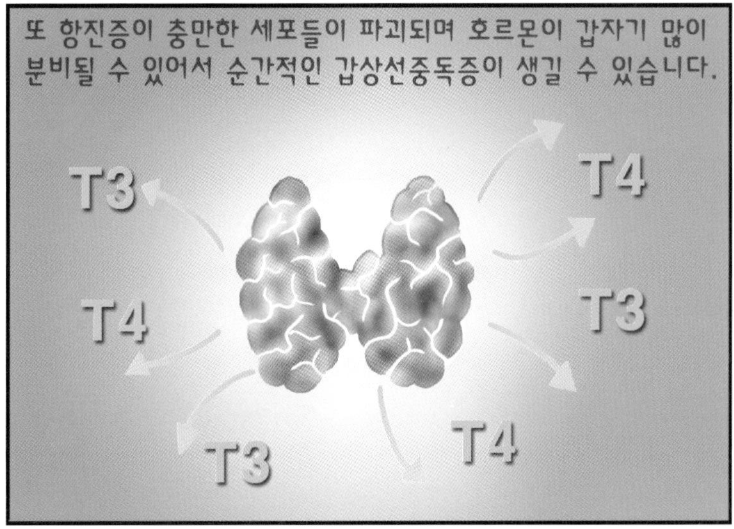
또 항진증이 충만한 세포들이 파괴되며 호르몬이 갑자기 많이 분비될 수 있어서 순간적인 갑상선중독증이 생길 수 있습니다.
T3
T4
T4
T3
T3
T4

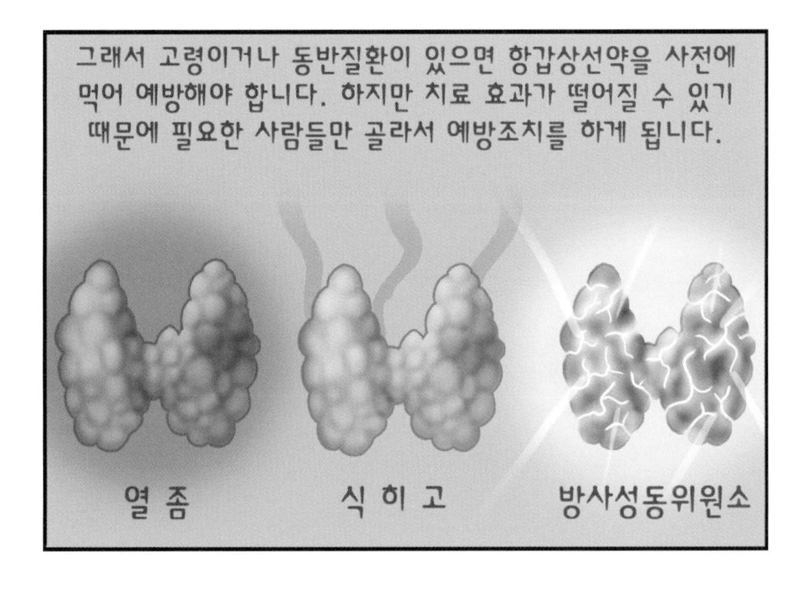
그래서 고령이거나 동반질환이 있으면 항갑상선약을 사전에 먹어 예방해야 합니다. 하지만 치료 효과가 떨어질 수 있기 때문에 필요한 사람들만 골라서 예방조치를 하게 됩니다.
열 좀
식 히 고
방사성동위원소

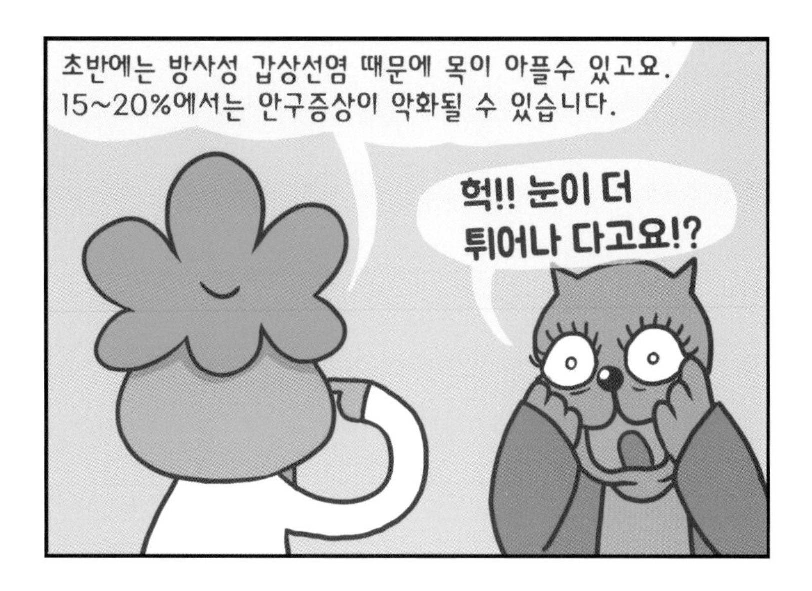
초반에는 방사성 갑상선염 때문에 목이 아플수 있고요.
15~20%에서는 안구증상이 악화될 수 있습니다.
헉!! 눈이 더
튀어나 다고요!?

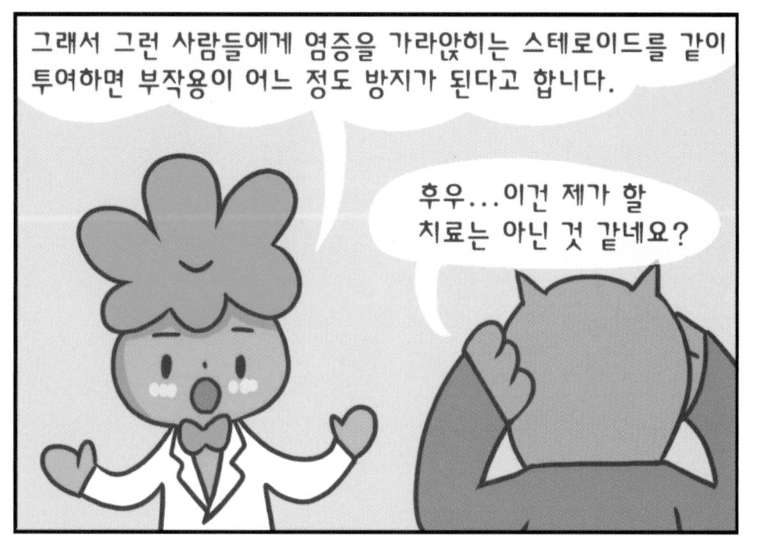
그래서 그런 사람들에게 염증을 가라앉히는 스테로이드를 같이
투여하면 부작용이 어느 정도 방지가 된다고 합니다.
후우...이건 제가 할
치료는 아닌 것 같네요?

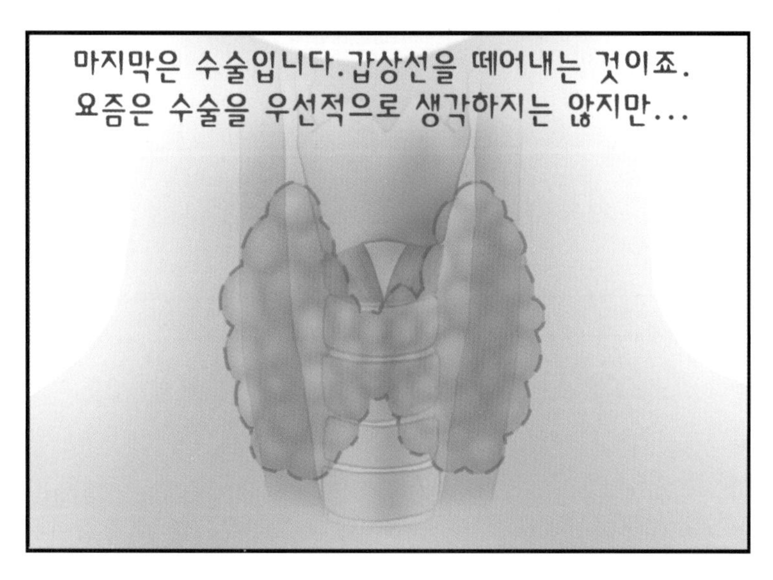
마지막은 수술입니다. 갑상선을 떼어내는 것이죠.
요즘은 수술을 우선적으로 생각하지는 않지만...

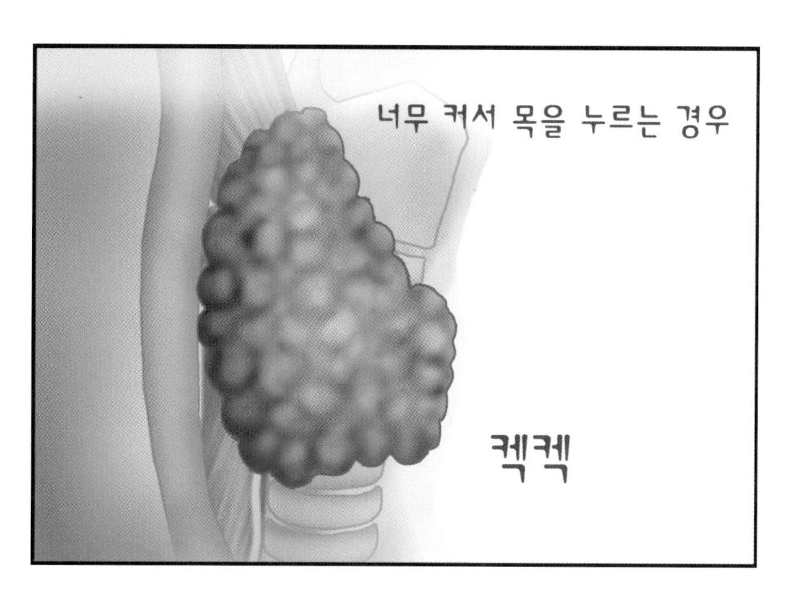
너무 커서 목을 누르는 경우
켁켁

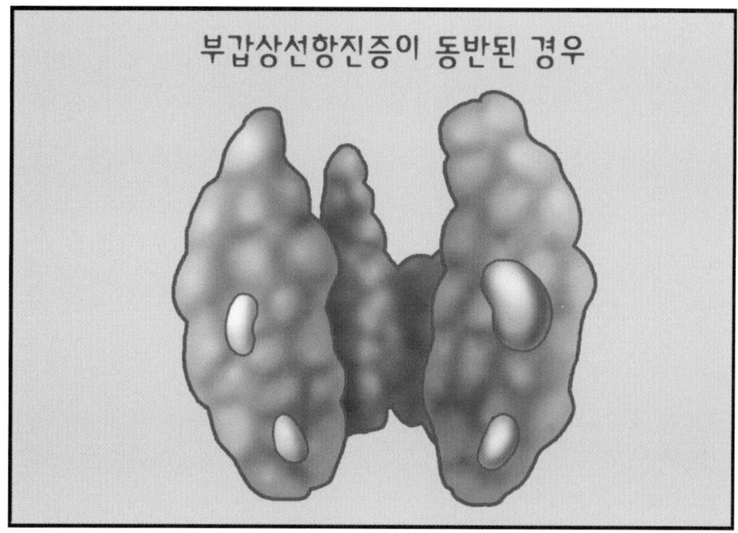
부갑상선항진증이 동반된 경우

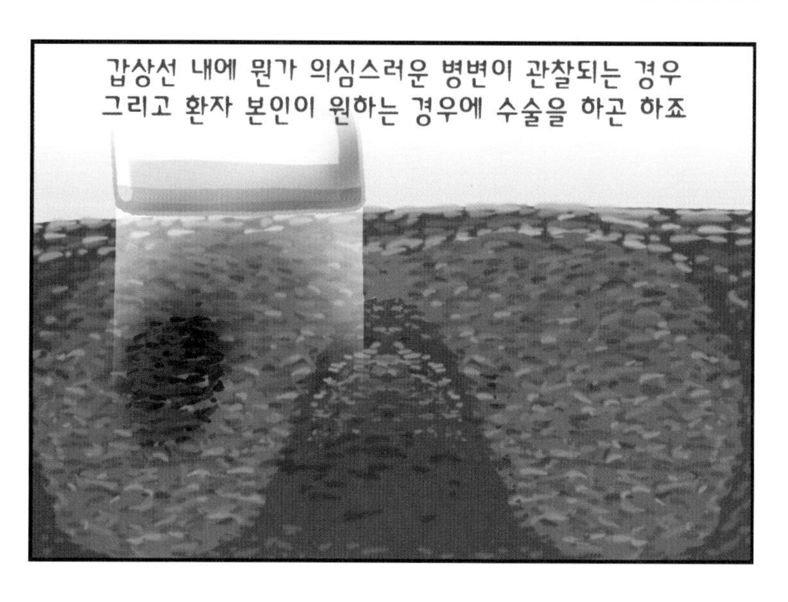
갑상선 내에 뭔가 의심스러운 병변이 관찰되는 경우
그리고 환자 본인이 원하는 경우에 수술을 하곤 하죠

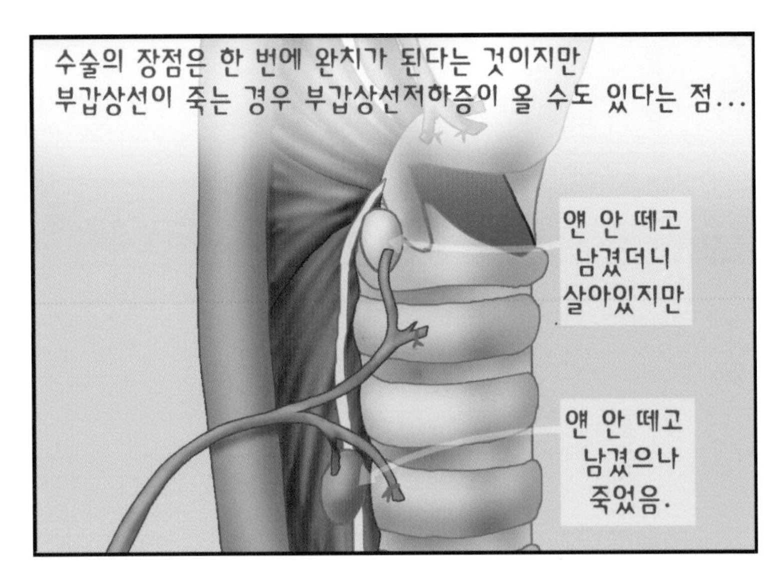
수술의 장점은 한 번에 완치가 된다는 것이지만
부갑상선이 죽는 경우 부갑상선저하증이 올 수도 있다는 점...
얜 안 떼고
남겼더니
살아있지만
얜 안 떼고
남겼으나
죽었음.

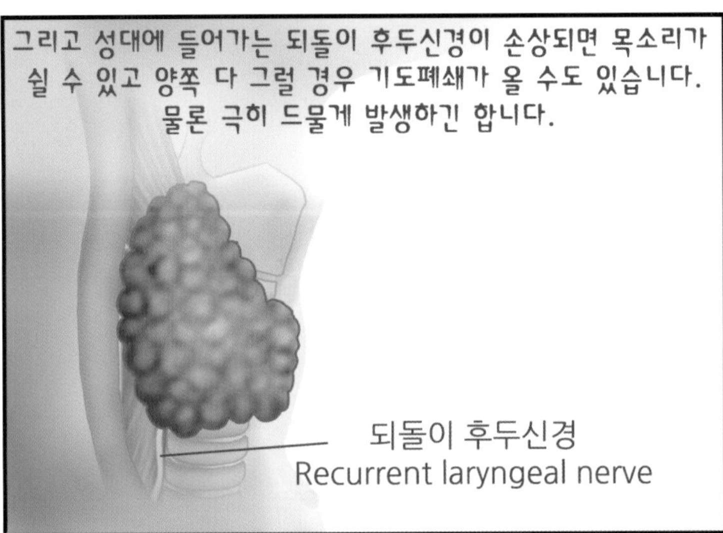
그리고 성대에 들어가는 되돌이 후두신경이 손상되면 목소리가
쉴 수 있고 양쪽 다 그럴 경우 기도폐쇄가 올 수도 있습니다.
물론 극히 드물게 발생하긴 합니다.
되돌이 후두신경
Recurrent laryngeal nerve

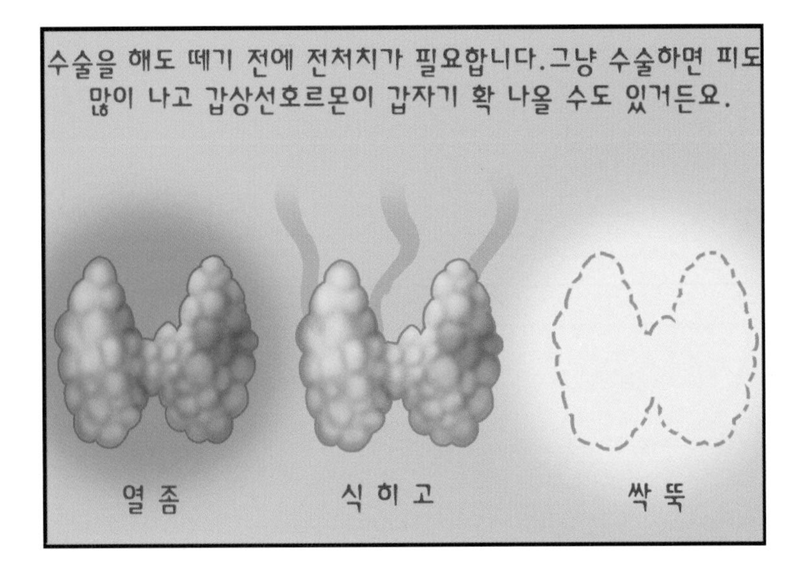
수술을 해도 떼기 전에 전처치가 필요합니다. 그냥 수술하면 피도
많이 나고 갑상선호르몬이 갑자기 확 나올 수도 있거든요.
열 좀
식 히 고
싹 뚝

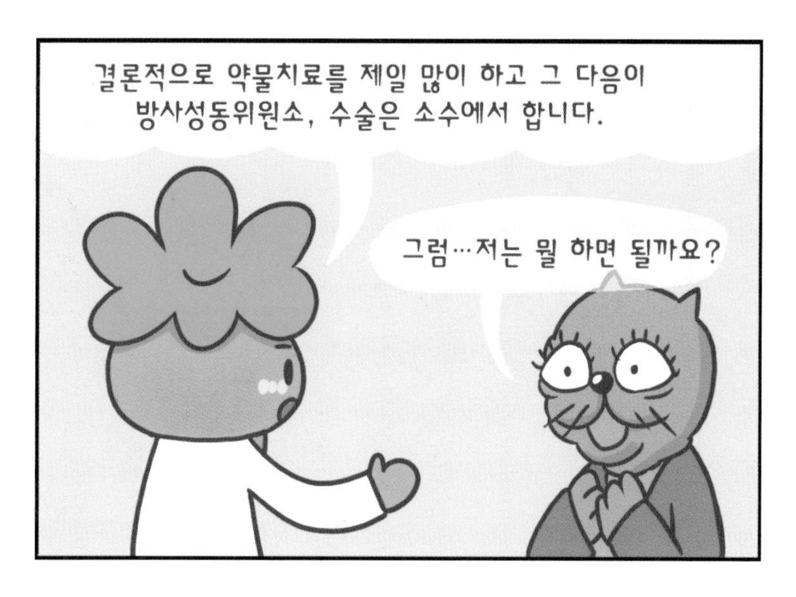

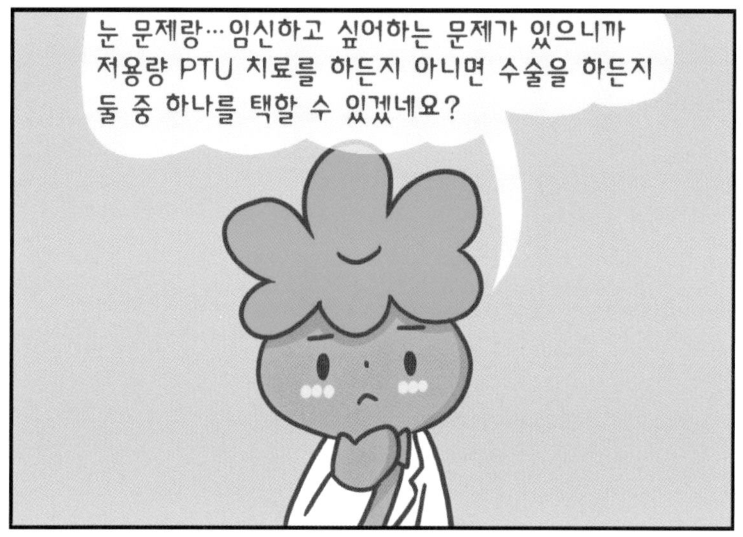

그녀는 어떤 치료를 받았을까요?

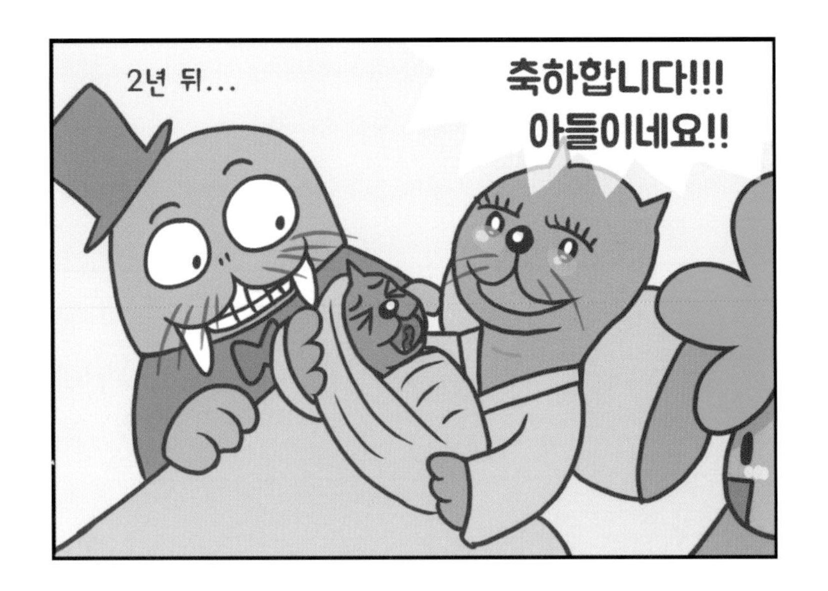
2년 뒤...
축하합니다!!!
아들이네요!!

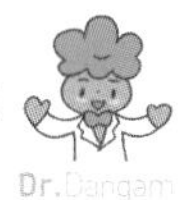

갑상선항진증

갑상선(Thyroid gland)는 목에 위치한 내분비기관으로 갑상선호르몬으로 분비합니다. 갑상선은 호르몬을 분비하지만 갑상선을 조절해 주는 또 다른 호르몬이 있는데, 갑상선 자극 호르몬(TSH, Thyroid stimulating hormone)이 뇌하수체라는 뇌의 한 부위에서 나오고 갑상선에서 갑상선호르몬의 생산과 분비를 촉진시킵니다.

이 과정은 TSH 수용체라는 부위에서 TSH를 받아들이면서 일어나는데 체 내에서 TSH 수용체를 자극하는 다른 자가항체가 생겨서 갑상선이 과다하게 자극되는 상태가 그레이브스병입니다.

갑상선호르몬은 온 몸의 신진대사를 이루어지게 하는 호르몬입니다. 영양소의 대사, 세포 분화 및 발달에도 영향을 주는데 이 호르몬이 과다하게 많을 경우에는 다양한 증상이 발생할 수 있습니다. 심장도 빨리 뛰어서 두근두근 심계항진이 생길 수 있고, 몸에 열을 많이 느껴 더위를 못 참고 땀이 많이 나는 증상이 특징적입니다. 더불어 환자가 주관적으로 느끼는 불안감도 커지게 됩니다.

갑상선항진증의 또 다른 특징적인 증상이 안구가 튀어나오는 것으로 이는 안구 뒤 쪽에 위치한 조직이 비대해지면서 발생하는 것입니다. 갑상선이 커지게 되면서 목 앞쪽에 커진 덩어리가 느껴지는 것도 특징입니다.

환자가 갑상선항진증을 시사하는 증상들을 보이면 피검사를 통해서 갑상선항진증을 진단하게 됩니다. 갑상선호르몬과 갑상선자극호르몬 수치에 변화가 생기고 자가항체에 대한 검사를 시행해서 항진증이 온 것을 확인하게 됩니다. 갑상선항진증은 초음파나 방사성동위원소 검사에서도 확인이 가능합니다.

아무튼, 갑상선항진증은 평생 동안 여성의 3%, 남성의 0.5%에서 발생할 정도로 흔한 병입니다. 첫째는 항갑상선 약물을 쓰는 것입니다. 이 약물들은 갑상선 안으로 들어가서 갑상선 호르몬의 재료인 요오드가 흡수되고 호르몬으로 합성되는 것을 도와주는 TPO라는 효소를 막아버립니다. 이런 약은 12개월에서 18개월 정도는 꾸준히 먹으면서 경과를 지켜봐야 합니다. 메티마졸, 카비마졸, 프로필티오우라실 같은 약들이 있는데 메티마졸을 제일 많이 사용하지만 임신의 경우 부작용 때문에 프로필티오우라실을 사용합니다. 그리고 피부발진, 소화장애부터 간독성, 무과립구증, 혈관염 등의 부작용이 발생할 수 있습니다.

두 번째는 방사성요오드 치료입니다. 방사성요오드는 갑상선호르몬의 재료인 요오드의 방사성 동위원소로 갑상선에 쉽게 흡수가 되는데, 원소가 붕괴되면서 방출하는 베타선이 갑상선을 파괴합니다. 한 번의 치료로 2~3개월 후 85%에서 완치가 되지만 갑상선 호르몬을 계속 복용해야 하며, 임신이나 수유할 때는 시행 할 수 없고 그게 아니더라도 몸에서 배출될 때까지 최소 5일간은 타인과 1m 이내의 접촉은 피해야 합니다. 임신 계획이 있다면 방사성 동위원소 치료 후 6~12개월 정도 뒤에 가능합니다.

마지막으로 수술은 갑상선을 물리적으로 제거하는 것으로 한 번 수술로 치료가 가능하다는 장점이 있지만 수술을 받아야 한다는 점과 수술 때문에 생길 수 있는 합병증에 대한 고려가 있어야 합니다. 너무 커서 목을 누르는 정도이거나 부갑상선항진증이 동반되거나 갑상선에 의심스러운 병변이 관찰되는 경우 고려하는데 수술 후 매우 적은 수에서 부갑상선항진증이나 목 쉬는 증상 등이 있을 수 있습니다.

이런 세 가지 방법의 치료 중에 환자에게 맞는 치료법을 결정해서 치료하면 되겠습니다.

단감's NOTE

갑상선항진증 에피소드를 그리던 시점에 국내에서 제일 유명한 동물원에 가족들과 간 적이 있었습니다. 아이가 아주 어렸을 때라 많은 것을 보지는 못했지만 물개쇼를 보고 깊은 인상을 받았습니다. 이번 에피소드는 그런 개인적 경험이 바탕이 되어 기획되었습니다.

18 CHAPTER

호르몬대사 질환

갑상선저하증

Hypothyroidism

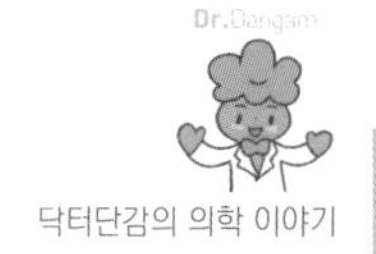

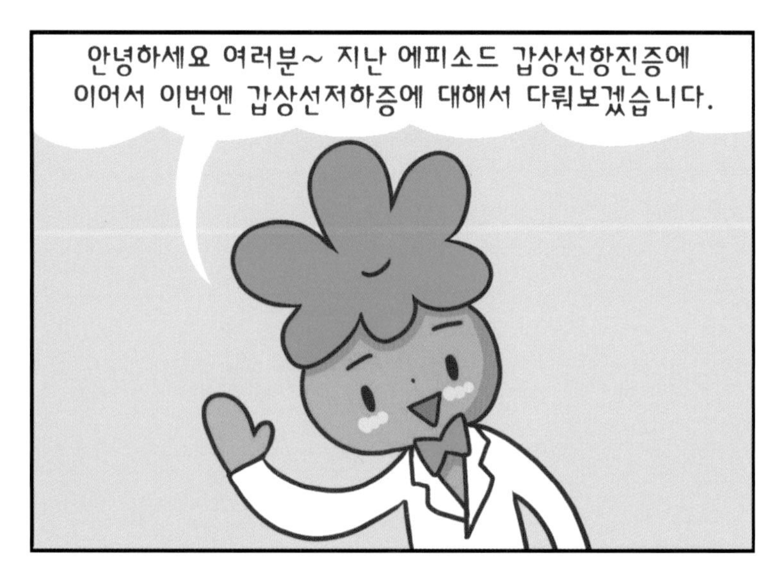

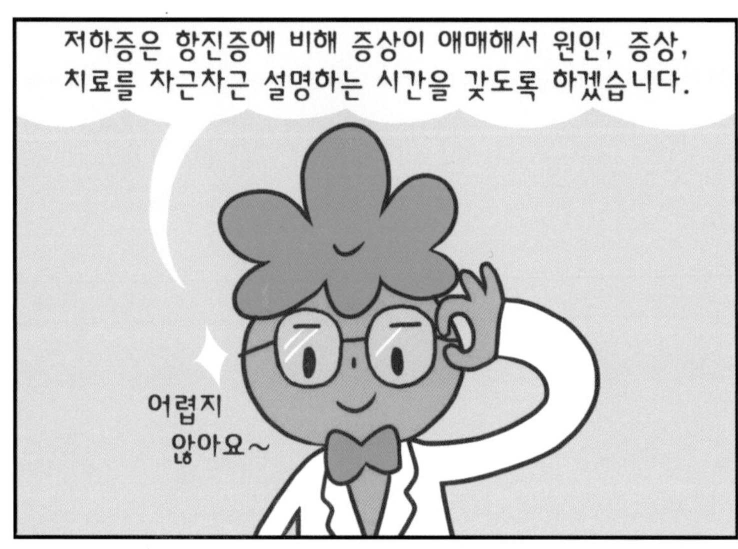

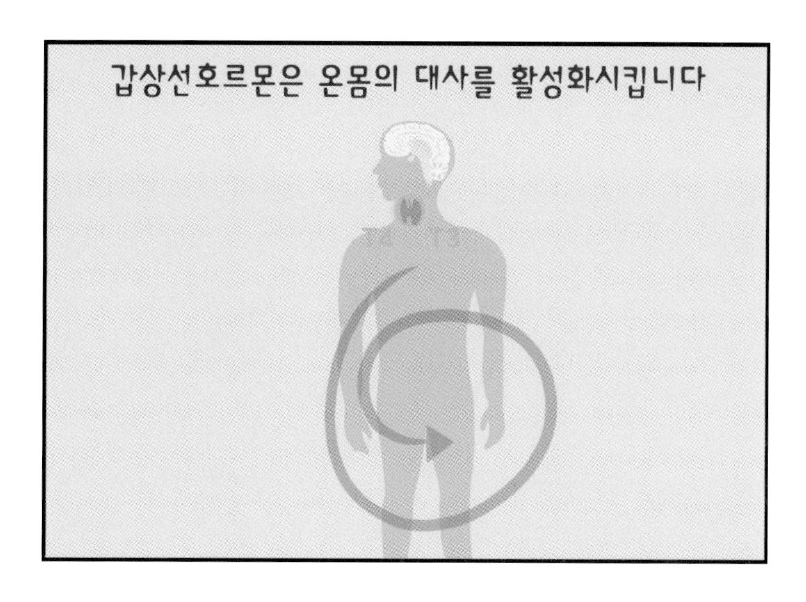
갑상선호르몬은 온몸의 대사를 활성화시킵니다

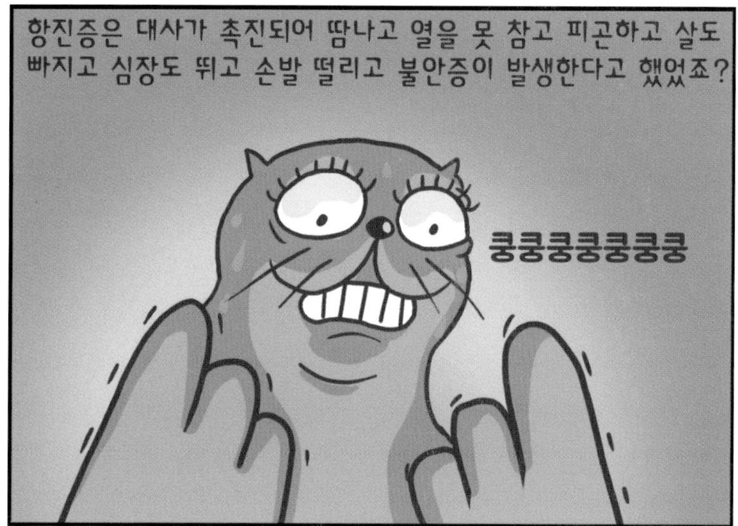
항진증은 대사가 촉진되어 땀나고 열을 못 참고 피곤하고 살도 빠지고 심장도 뛰고 손발 떨리고 불안증이 발생한다고 했었죠?
쿵쿵쿵쿵쿵쿵쿵

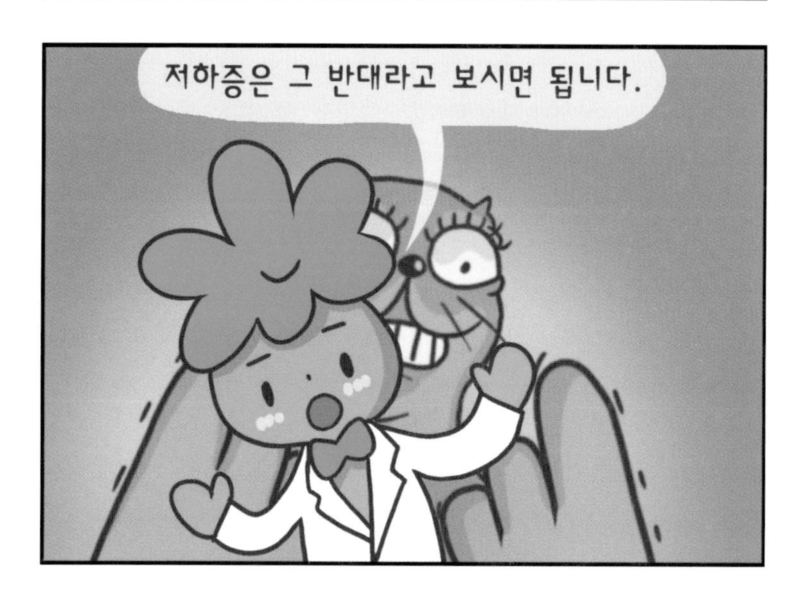
저하증은 그 반대라고 보시면 됩니다.

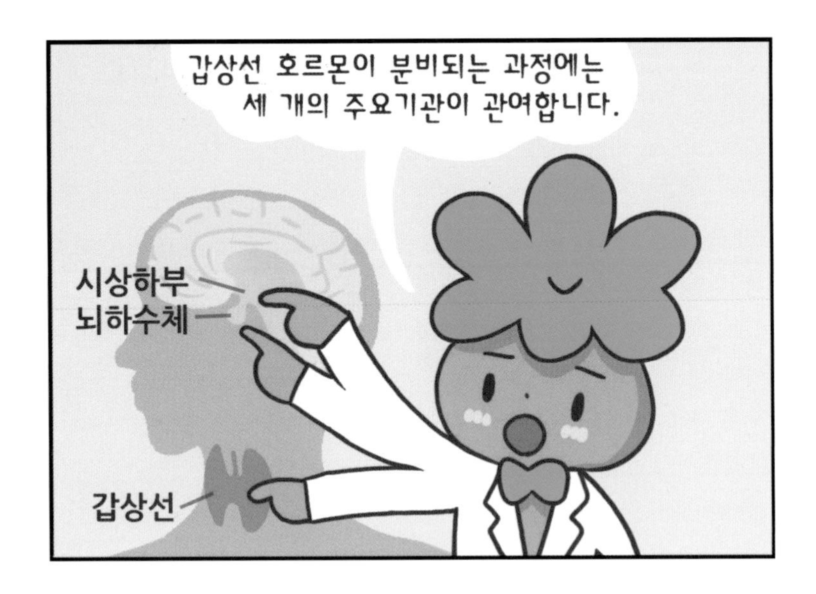
갑상선 호르몬이 분비되는 과정에는
세 개의 주요기관이 관여합니다.
시상하부
뇌하수체
갑상선

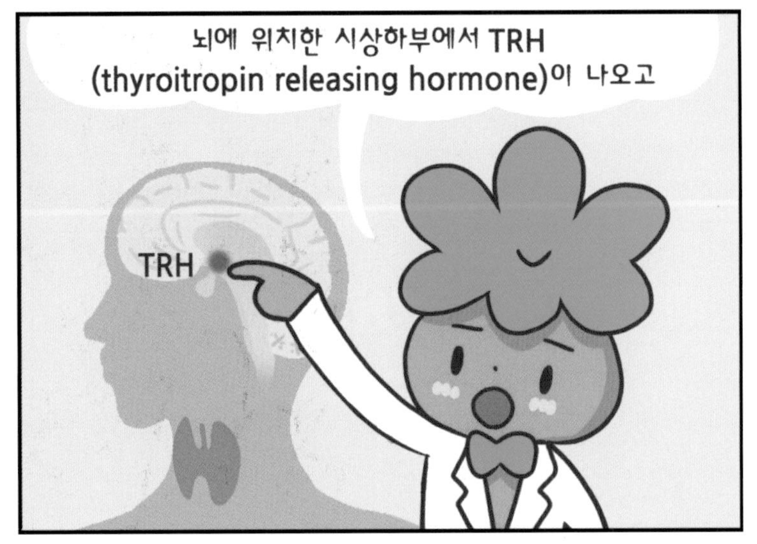
뇌에 위치한 시상하부에서 TRH
(thyroitropin releasing hormone)이 나오고
TRH

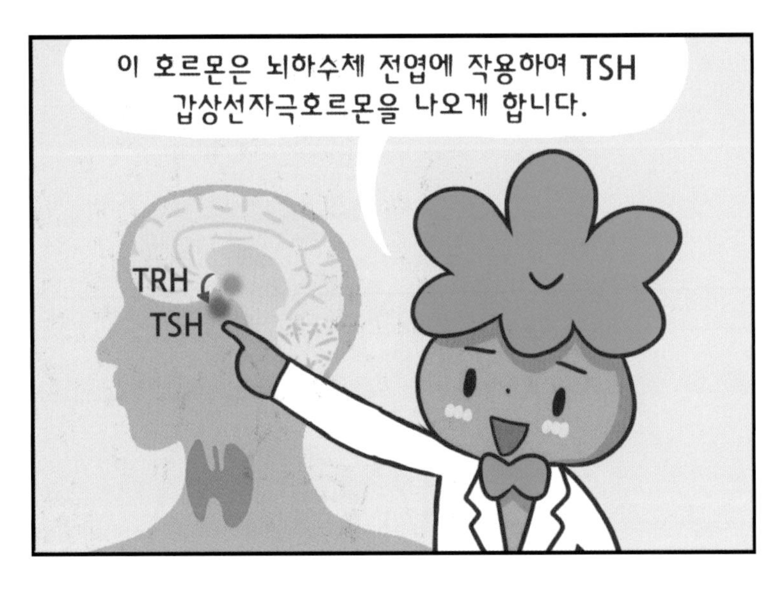
이 호르몬은 뇌하수체 전엽에 작용하여 TSH
갑상선자극호르몬을 나오게 합니다.
TRH
TSH

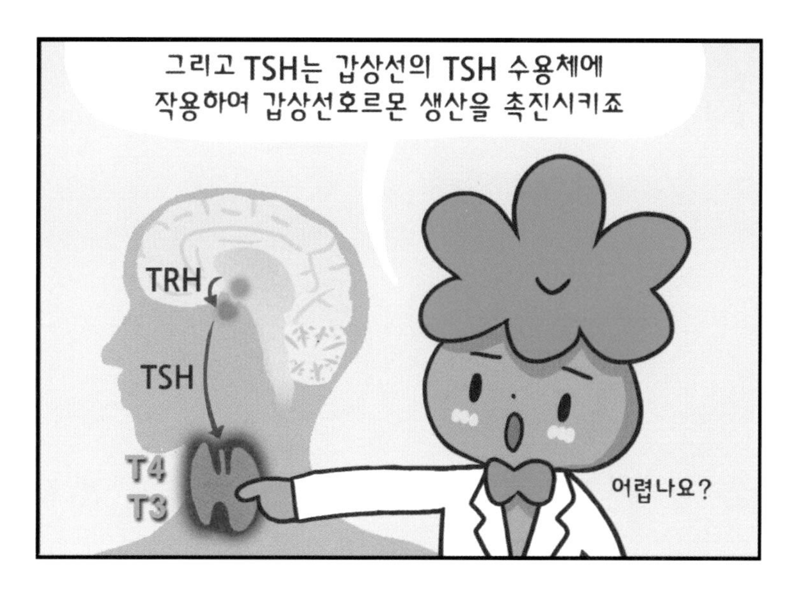
그리고 TSH는 갑상선의 TSH 수용체에
작용하여 갑상선호르몬 생산을 촉진시키죠
TRH
TSH
T4
T3
어렵나요?

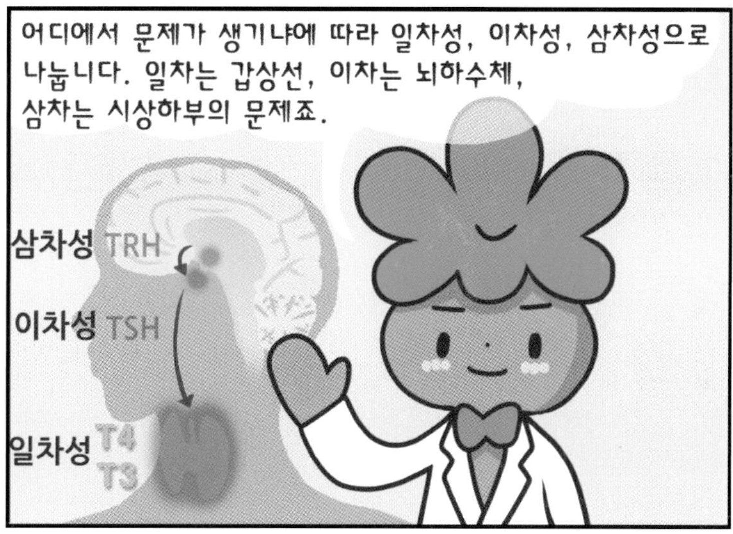
어디에서 문제가 생기냐에 따라 일차성, 이차성, 삼차성으로
나눕니다. 일차는 갑상선, 이차는 뇌하수체,
삼차는 시상하부의 문제죠.
삼차성 TRH
이차성 TSH
일차성 T4
T3

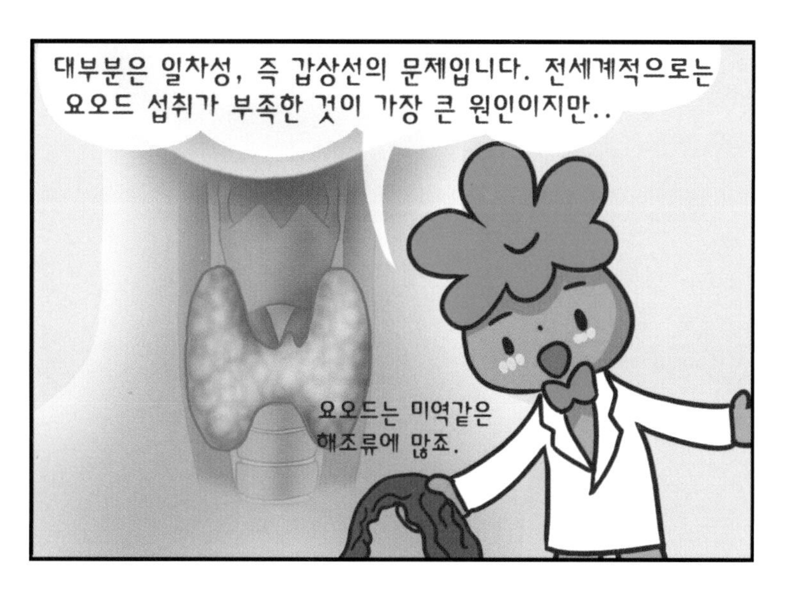
대부분은 일차성, 즉 갑상선의 문제입니다. 전세계적으로는
요오드 섭취가 부족한 것이 가장 큰 원인이지만..
요오드는 미역같은
해조류에 많죠.

대부분 선진국은 자가면역질환인 하시모토 갑상선염에 의해
발생한 만성 갑상선염이 대부분입니다.

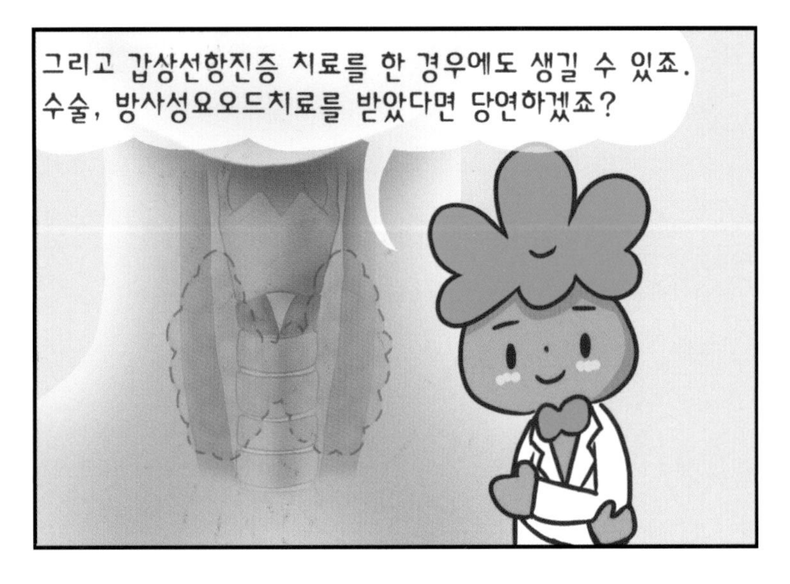

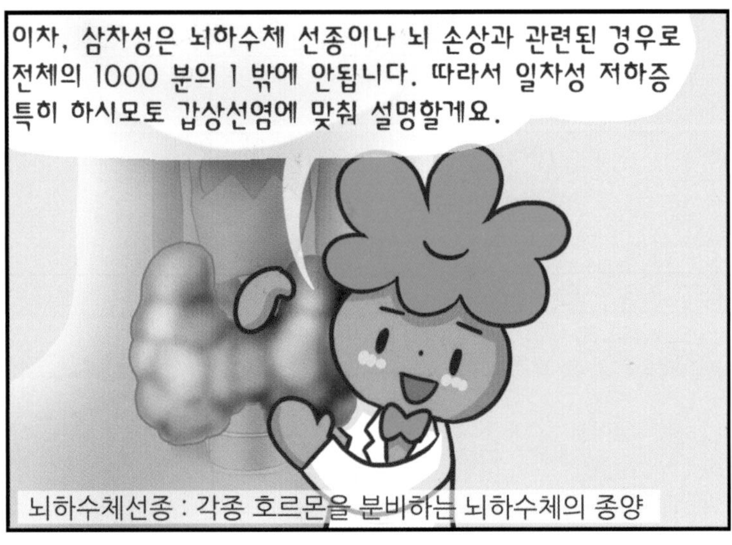

뇌하수체선종 : 각종 호르몬을 분비하는 뇌하수체의 종양

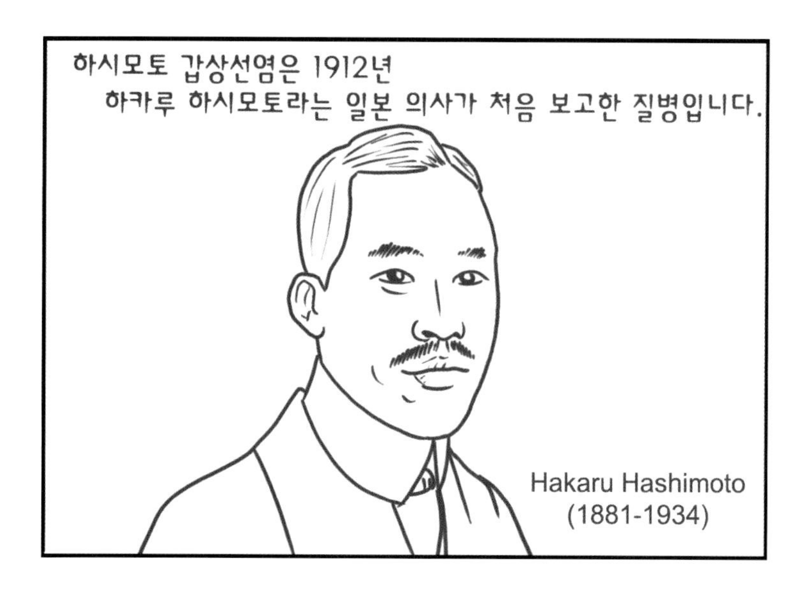
하시모토 갑상선염은 1912년
하카루 하시모토라는 일본 의사가 처음 보고한 질병입니다.
Hakaru Hashimoto
(1881-1934)

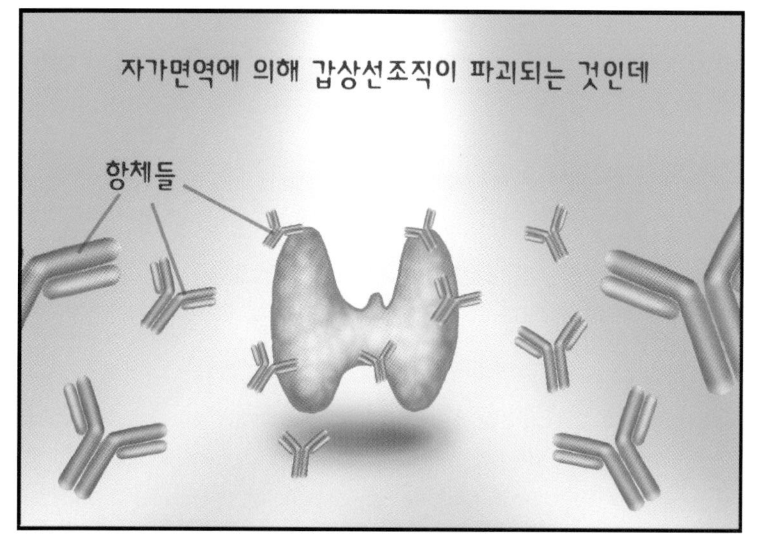
자가면역에 의해 갑상선조직이 파괴되는 것인데
항체들

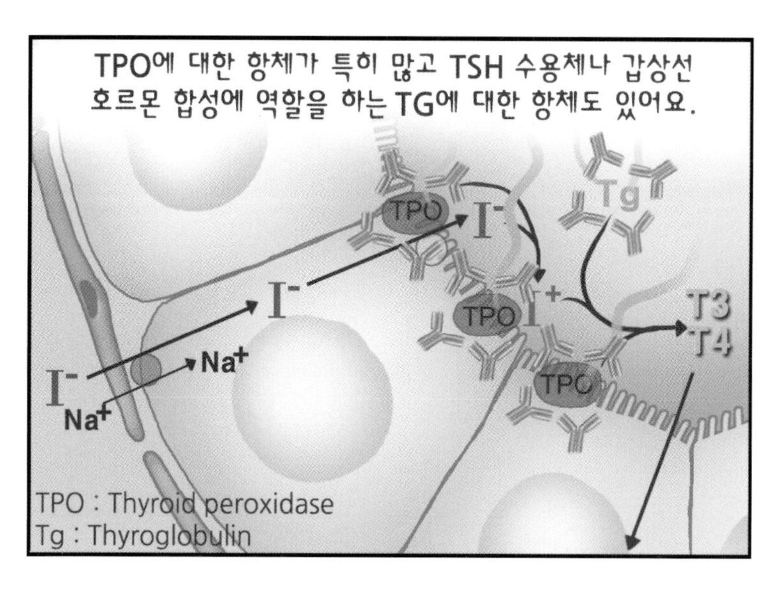
TPO에 대한 항체가 특히 많고 TSH 수용체나 갑상선
호르몬 합성에 역할을 하는 TG에 대한 항체도 있어요.
TPO
I⁻
Tg
I⁺
T3
T4
Na⁺
TPO : Thyroid peroxidase
Tg : Thyroglobulin

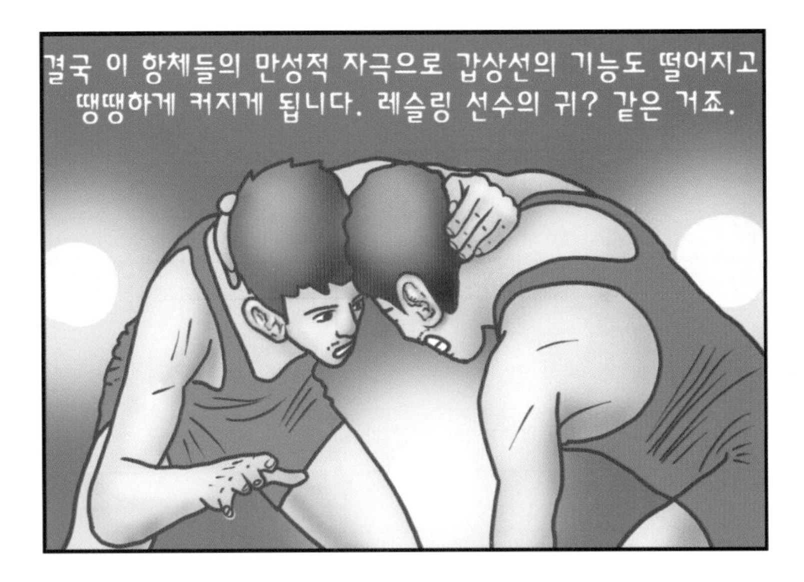
결국 이 항체들의 만성적 자극으로 갑상선의 기능도 떨어지고 땡땡하게 커지게 됩니다. 레슬링 선수의 귀? 같은 거죠.

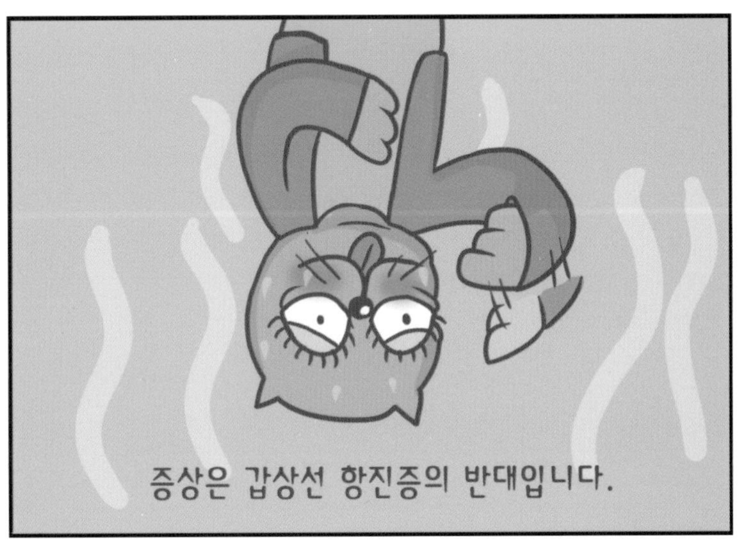
증상은 갑상선 항진증의 반대입니다.

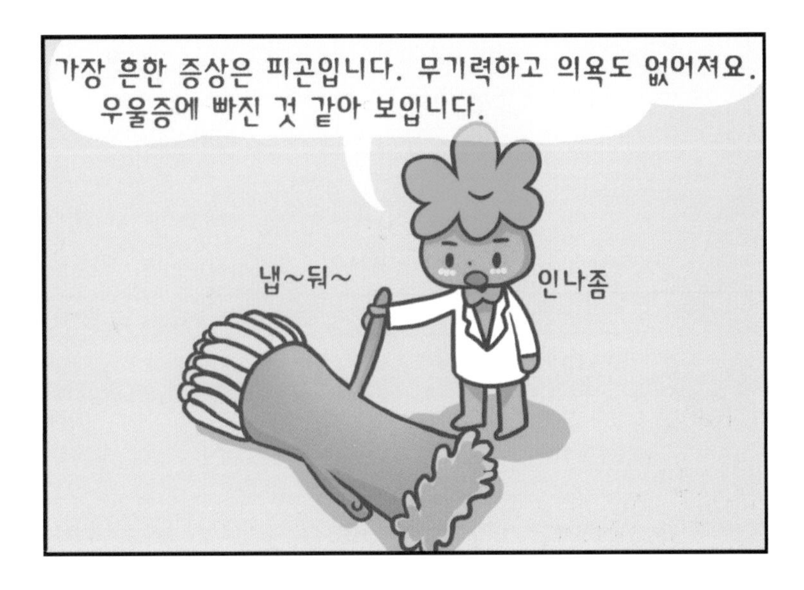
가장 흔한 증상은 피곤입니다. 무기력하고 의욕도 없어져요. 우울증에 빠진 것 같아 보입니다.
냅~둬~
인나좀

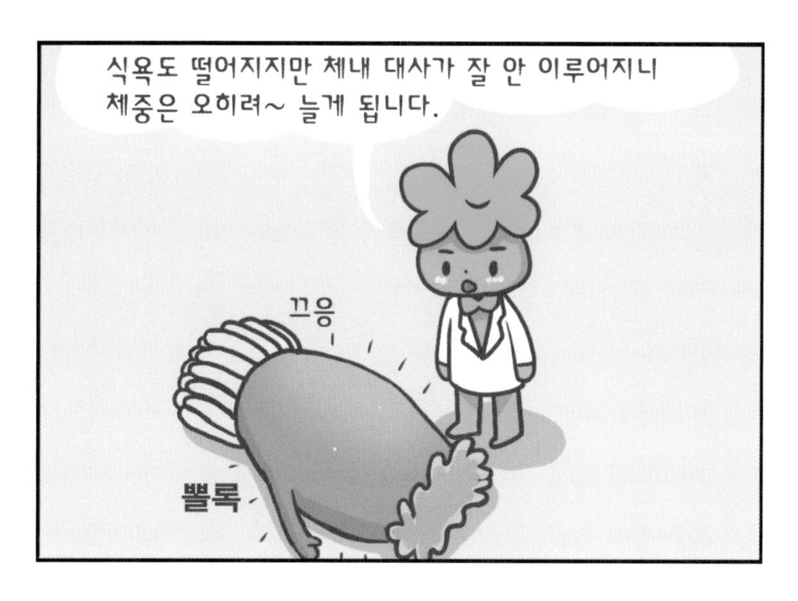
식욕도 떨어지지만 체내 대사가 잘 안 이루어지니
체중은 오히려~ 늘게 됩니다.
끄응
뿔록

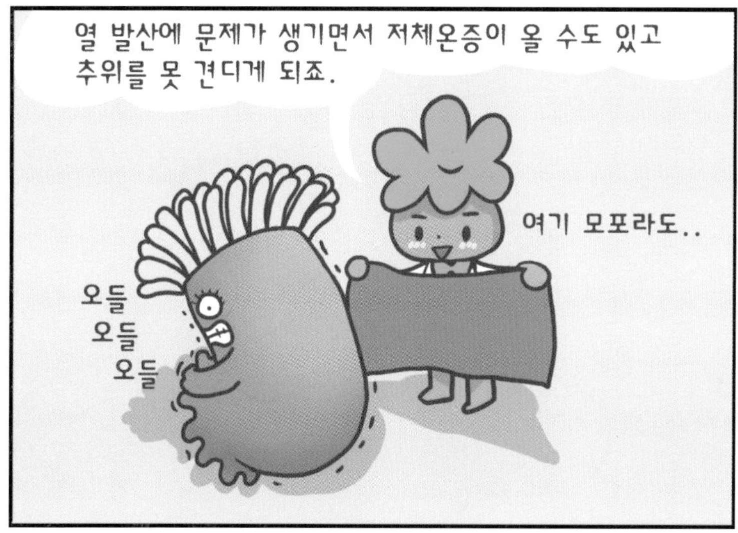
열 발산에 문제가 생기면서 저체온증이 올 수도 있고
추위를 못 견디게 되죠.
여기 모포라도..
오들
오들
오들

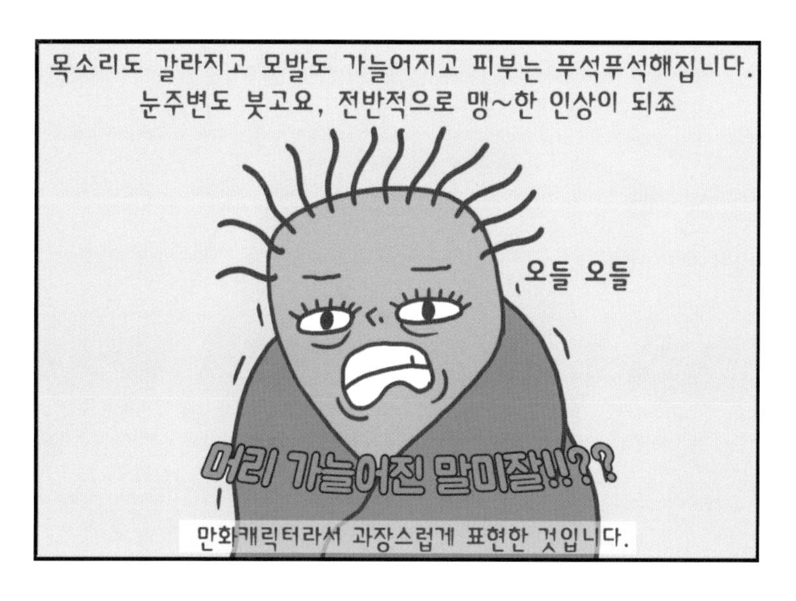
목소리도 갈라지고 모발도 가늘어지고 피부는 푸석푸석해집니다.
눈주변도 붓고요, 전반적으로 맹~한 인상이 되죠
오들 오들
머리 가늘어진 말미잘!!??
만화캐릭터라서 과장스럽게 표현한 것입니다.

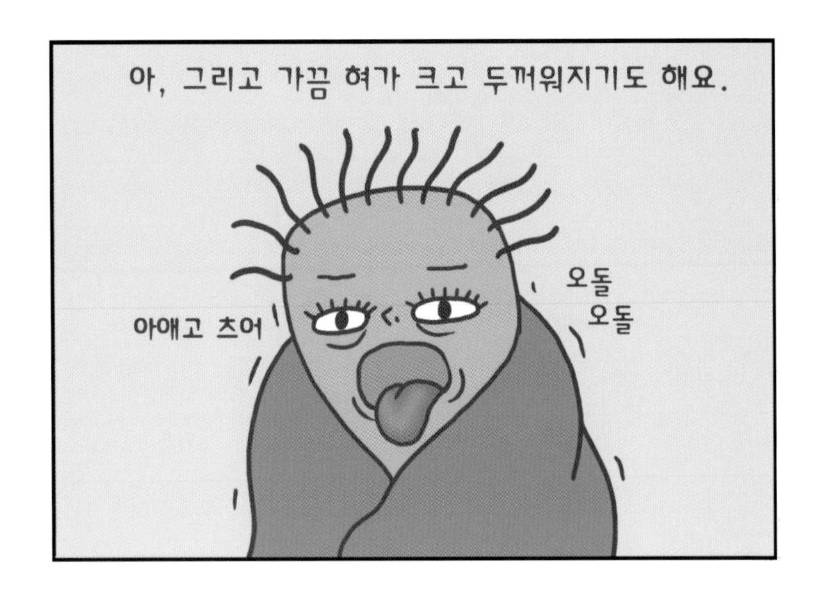
아, 그리고 가끔 혀가 크고 두꺼워지기도 해요.
아애고 츠어
오돌
오돌

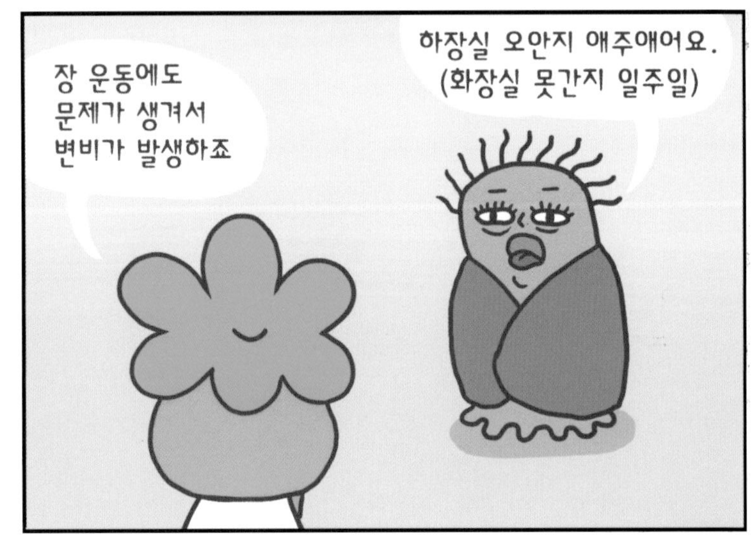
장 운동에도
문제가 생겨서
변비가 발생하죠
하장실 오안지 애주애어요.
(화장실 못간지 일주일)

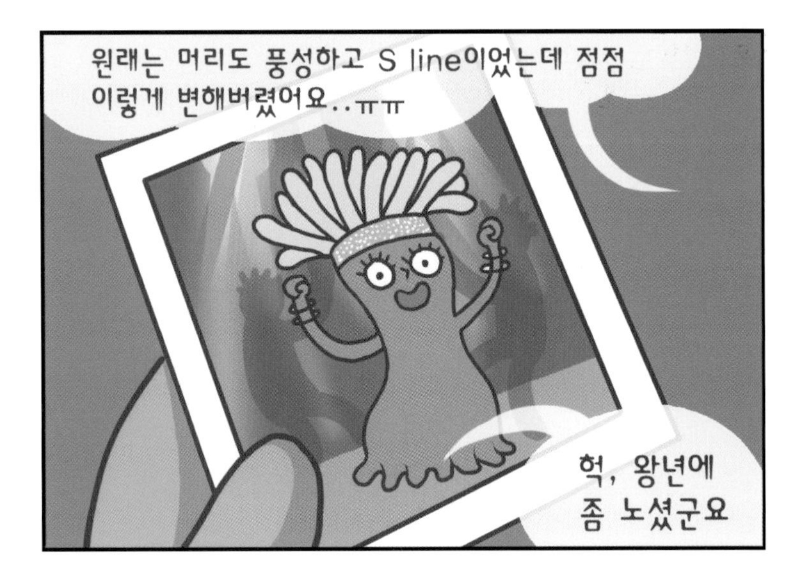
원래는 머리도 풍성하고 S line이었는데 점점
이렇게 변해버렸어요..ㅠㅠ
헉, 왕년에
좀 노셨군요

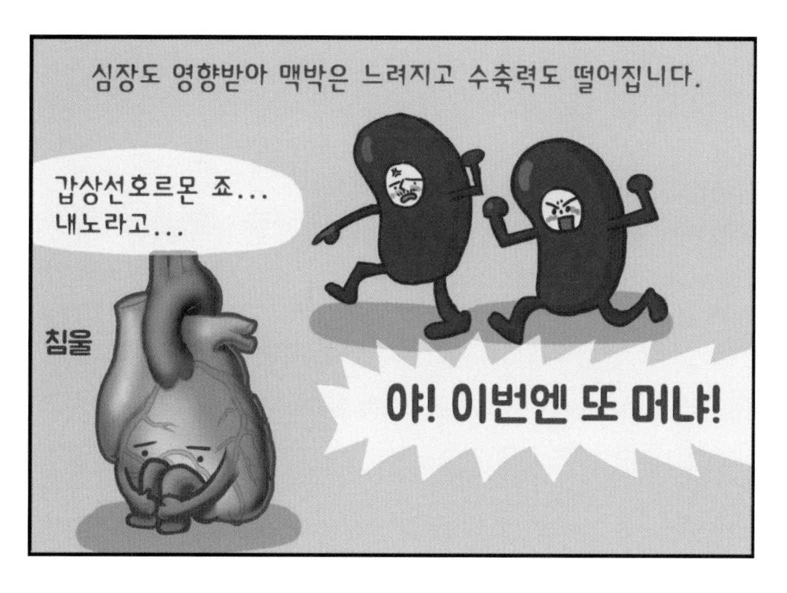
심장도 영향받아 맥박은 느려지고 수축력도 떨어집니다.
갑상선호르몬 죠...
내노라고...
침울
야! 이번엔 또 머냐!

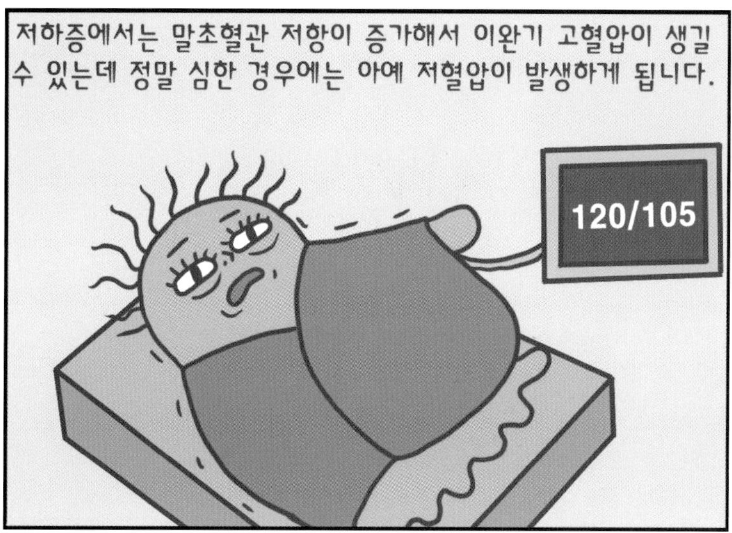
저하증에서는 말초혈관 저항이 증가해서 이완기 고혈압이 생길 수 있는데 정말 심한 경우에는 아예 저혈압이 발생하게 됩니다.
120/105

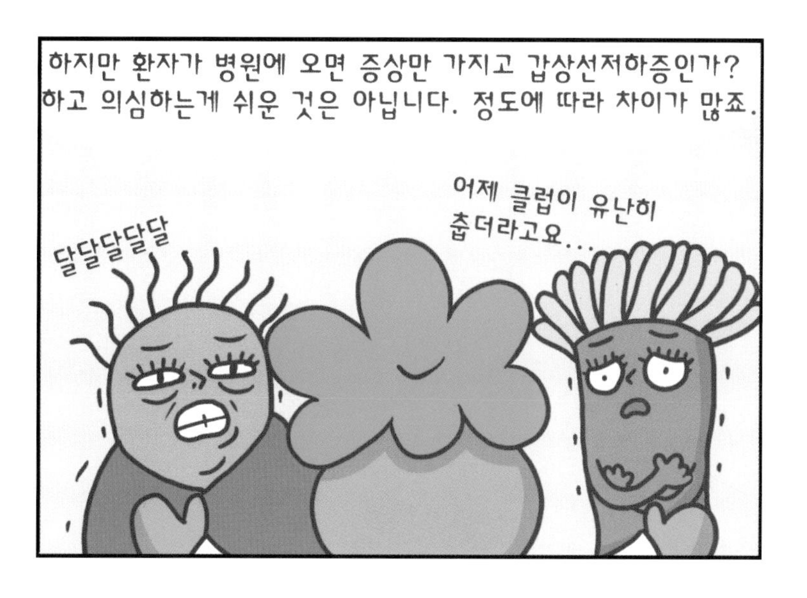
하지만 환자가 병원에 오면 증상만 가지고 갑상선저하증인가? 하고 의심하는게 쉬운 것은 아닙니다. 정도에 따라 차이가 많죠.
달달달달달
어제 클럽이 유난히
춥더라고요...

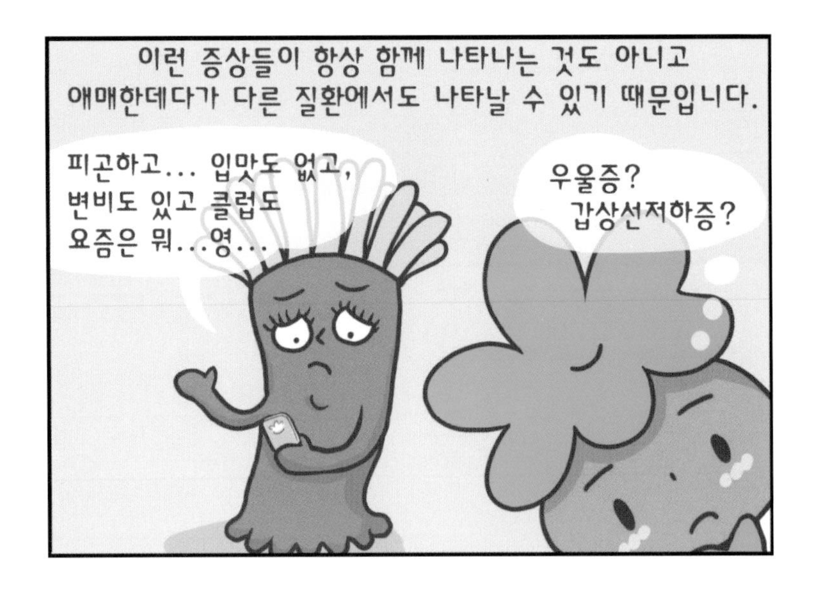
이런 증상들이 항상 함께 나타나는 것도 아니고
애매한데다가 다른 질환에서도 나타날 수 있기 때문입니다.
피곤하고... 입맛도 없고,
변비도 있고 클럽도
요즘은 뭐...영...
우울증?
갑상선저하증?

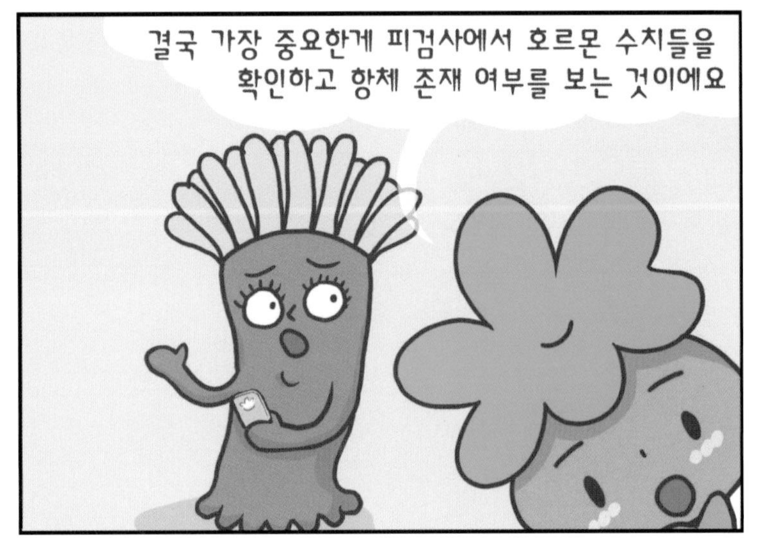
결국 가장 중요한게 피검사에서 호르몬 수치들을
확인하고 항체 존재 여부를 보는 것이에요

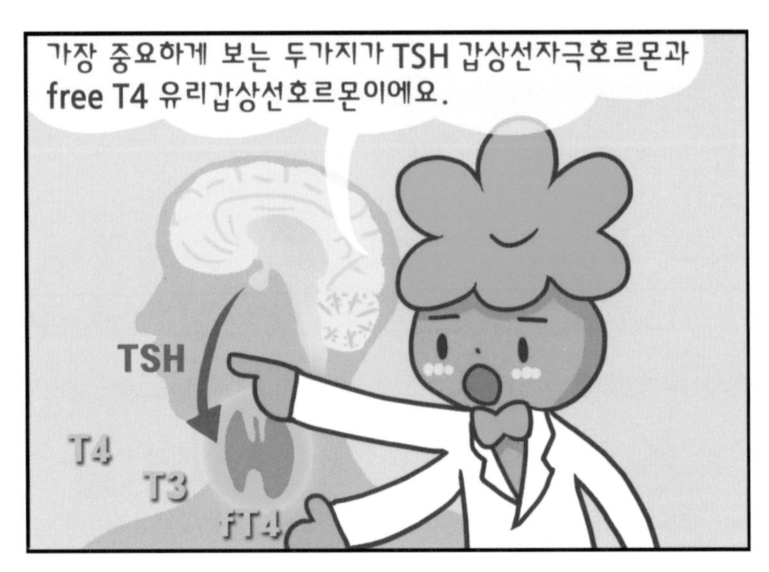
가장 중요하게 보는 두가지가 TSH 갑상선자극호르몬과
free T4 유리갑상선호르몬이에요.
TSH
T4
T3
fT4

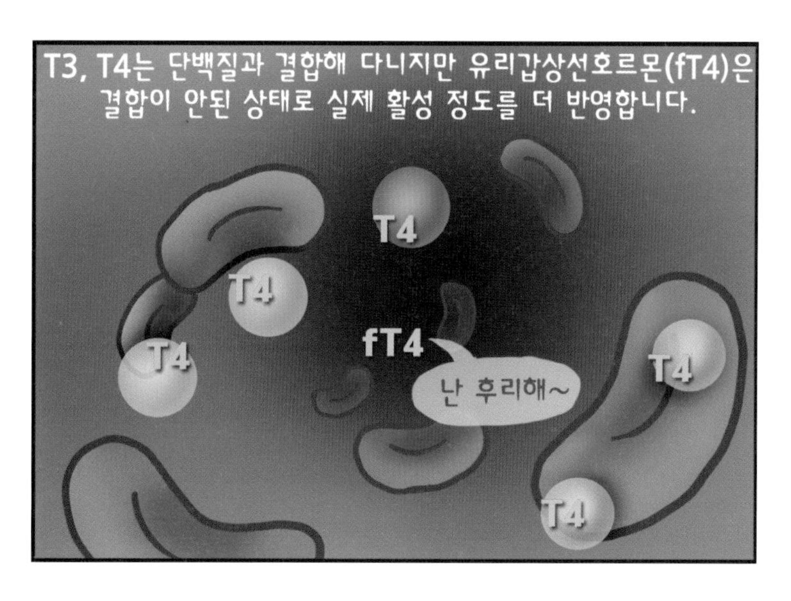
T3, T4는 단백질과 결합해 다니지만 유리갑상선호르몬(fT4)은 결합이 안된 상태로 실제 활성 정도를 더 반영합니다.
T4
T4
T4
fT4
난 후리해~
T4
T4

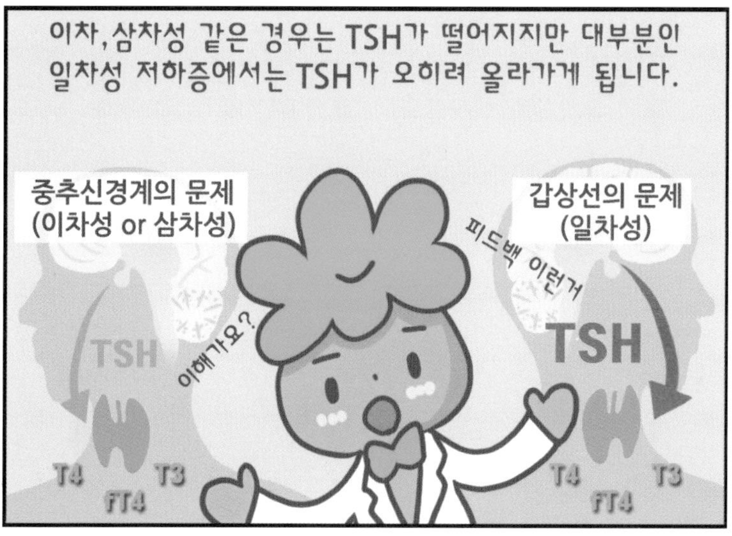
이차,삼차성 같은 경우는 TSH가 떨어지지만 대부분인 일차성 저하증에서는 TSH가 오히려 올라가게 됩니다.
중추신경계의 문제
(이차성 or 삼차성)
갑상선의 문제
(일차성)
피드백 이런거
이해가요?
TSH
TSH
T4
T3
fT4
T4
T3
fT4

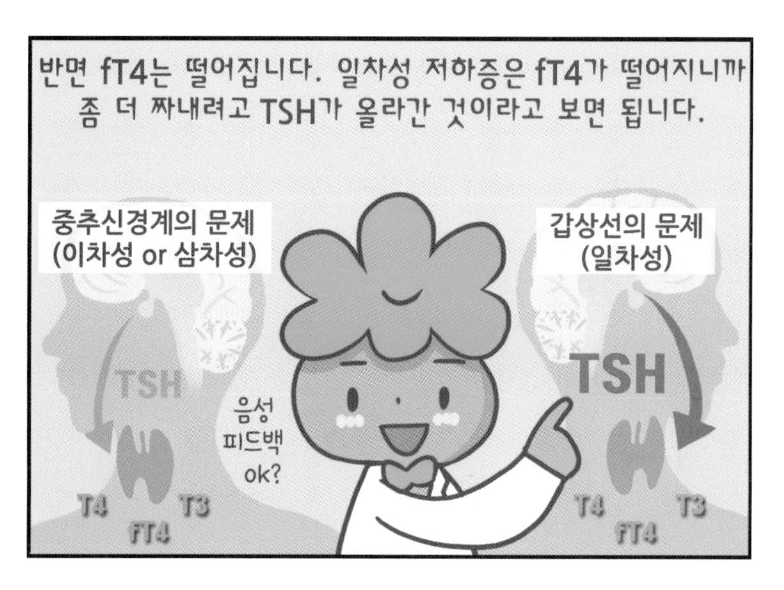
반면 fT4는 떨어집니다. 일차성 저하증은 fT4가 떨어지니까 좀 더 짜내려고 TSH가 올라간 것이라고 보면 됩니다.
중추신경계의 문제
(이차성 or 삼차성)
갑상선의 문제
(일차성)
TSH
음성
피드백
ok?
TSH
T4
T3
fT4
T4
T3
fT4

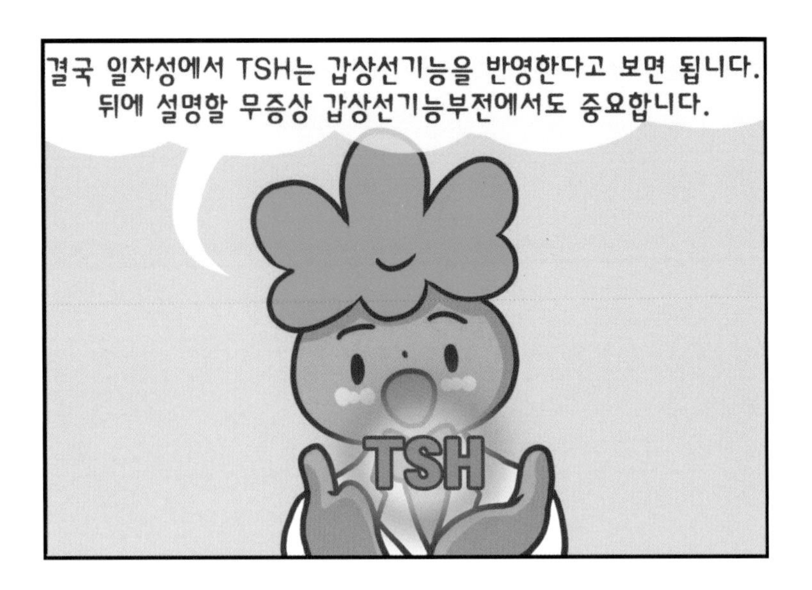
결국 일차성에서 TSH는 갑상선기능을 반영한다고 보면 됩니다.
뒤에 설명할 무증상 갑상선기능부전에서도 중요합니다.
TSH

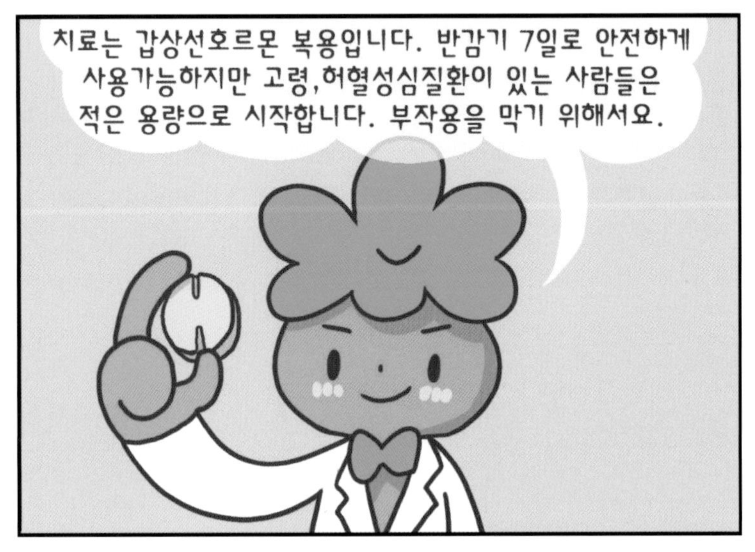
치료는 갑상선호르몬 복용입니다. 반감기 7일로 안전하게 사용가능하지만 고령,허혈성심질환이 있는 사람들은 적은 용량으로 시작합니다. 부작용을 막기 위해서요.

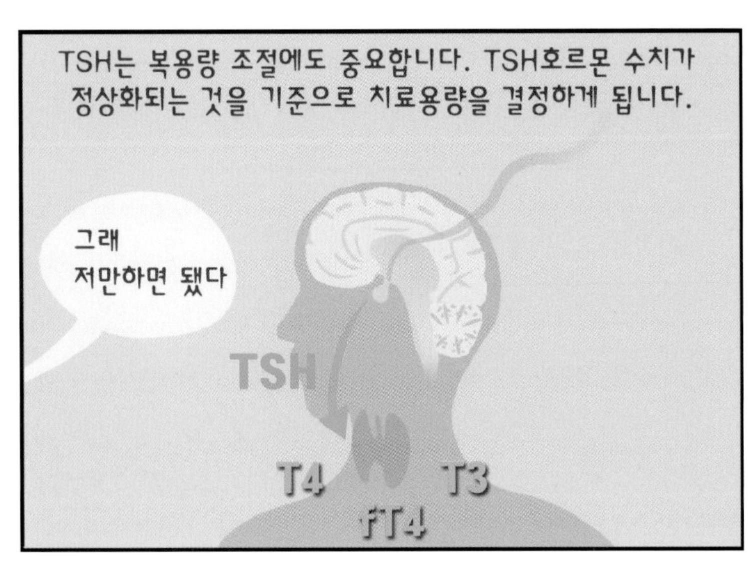
TSH는 복용량 조절에도 중요합니다. TSH호르몬 수치가 정상화되는 것을 기준으로 치료용량을 결정하게 됩니다.
그래
저만하면 됐다
TSH
T4
T3
fT4

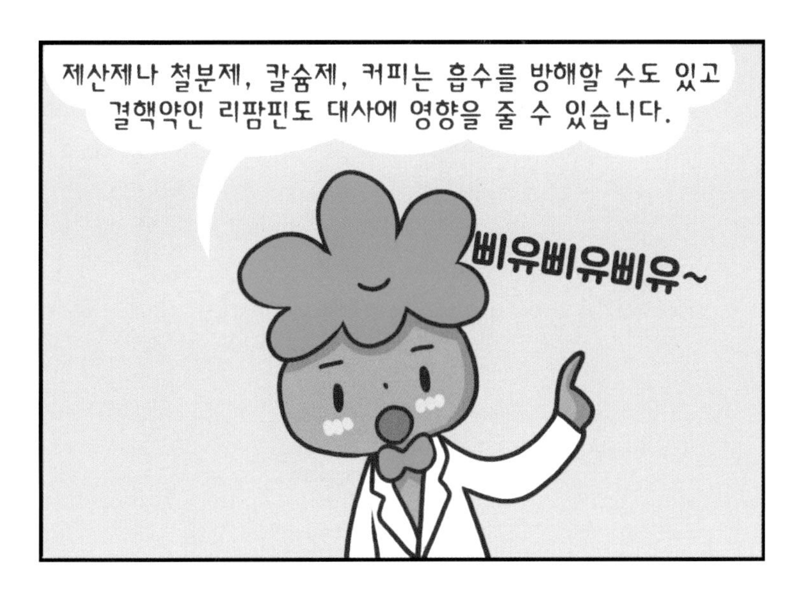
제산제나 철분제, 칼슘제, 커피는 흡수를 방해할 수도 있고
결핵약인 리팜핀도 대사에 영향을 줄 수 있습니다.
삐유삐유삐유~

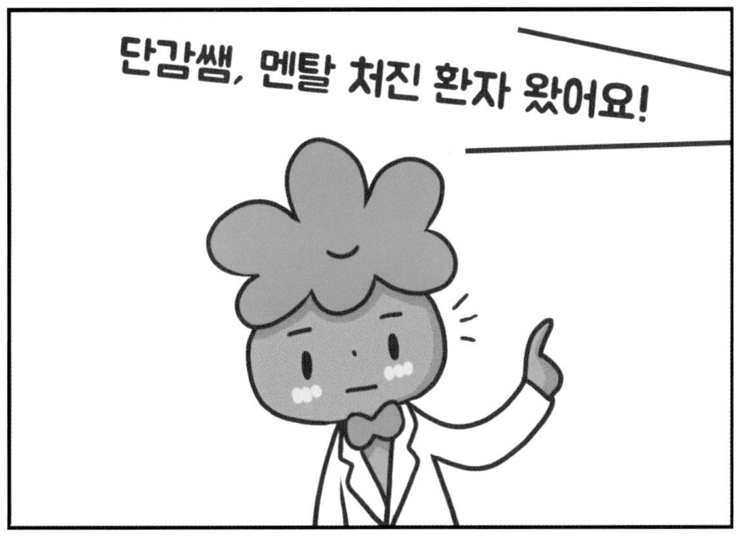
단감쌤, 멘탈 처진 환자 왔어요!

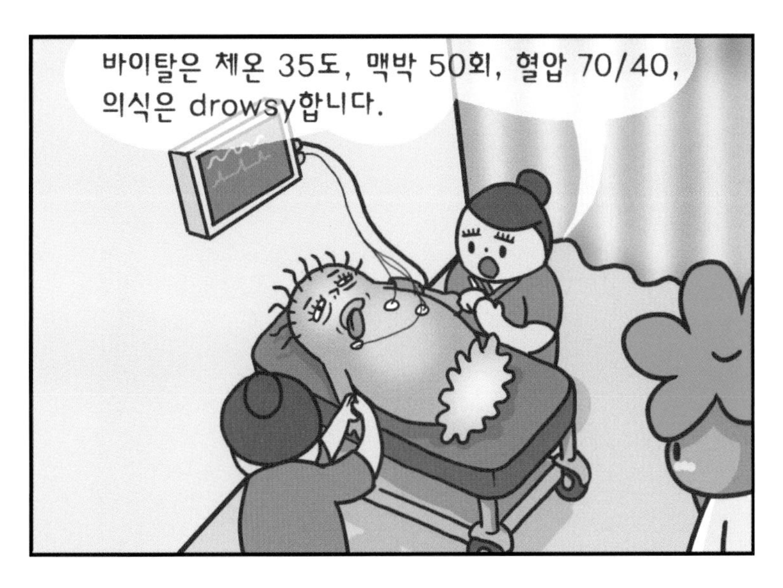
바이탈은 체온 35도, 맥박 50회, 혈압 70/40,
의식은 drowsy합니다.

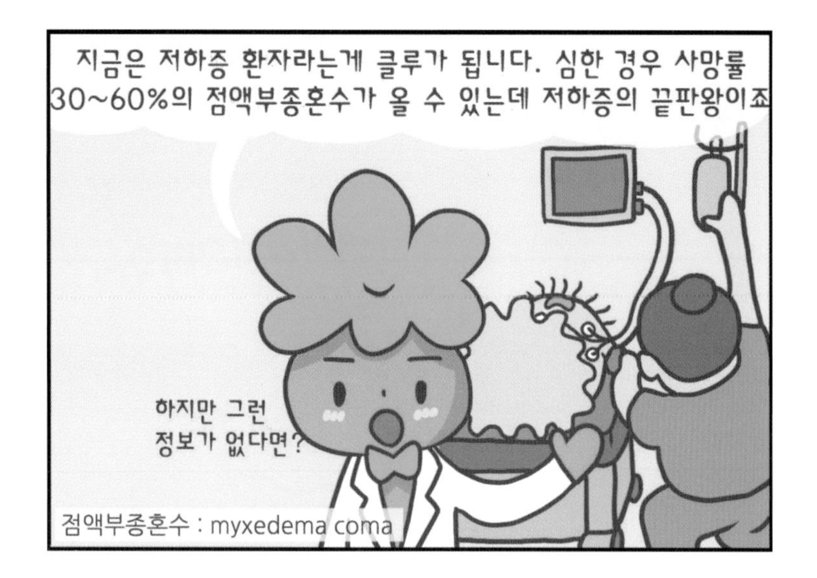
지금은 저하증 환자라는게 클루가 됩니다. 심한 경우 사망률 30~60%의 점액부종혼수가 올 수 있는데 저하증의 끝판왕이죠
하지만 그런 정보가 없다면?
점액부종혼수 : myxedema coma

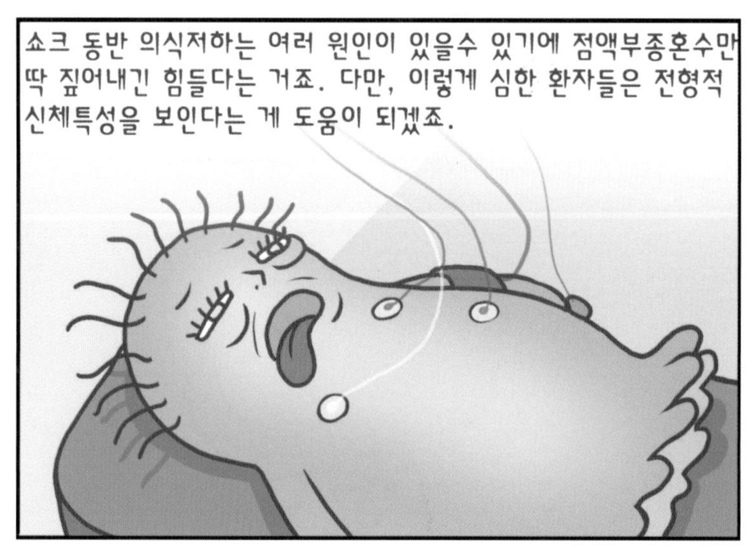
쇼크 동반 의식저하는 여러 원인이 있을수 있기에 점액부종혼수만 딱 짚어내긴 힘들다는 거죠. 다만, 이렇게 심한 환자들은 전형적 신체특성을 보인다는 게 도움이 되겠죠.

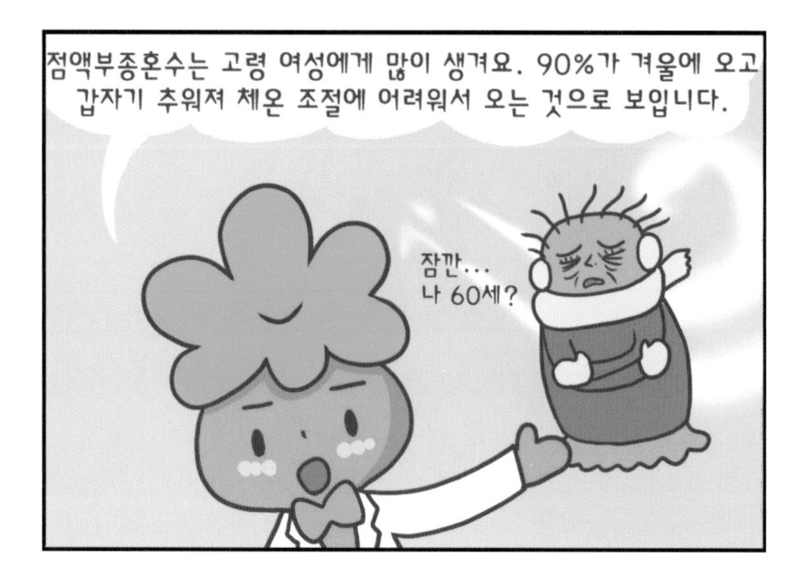
점액부종혼수는 고령 여성에게 많이 생겨요. 90%가 겨울에 오고 갑자기 추워져 체온 조절에 어려워서 오는 것으로 보입니다.
잠깐…
나 60세?

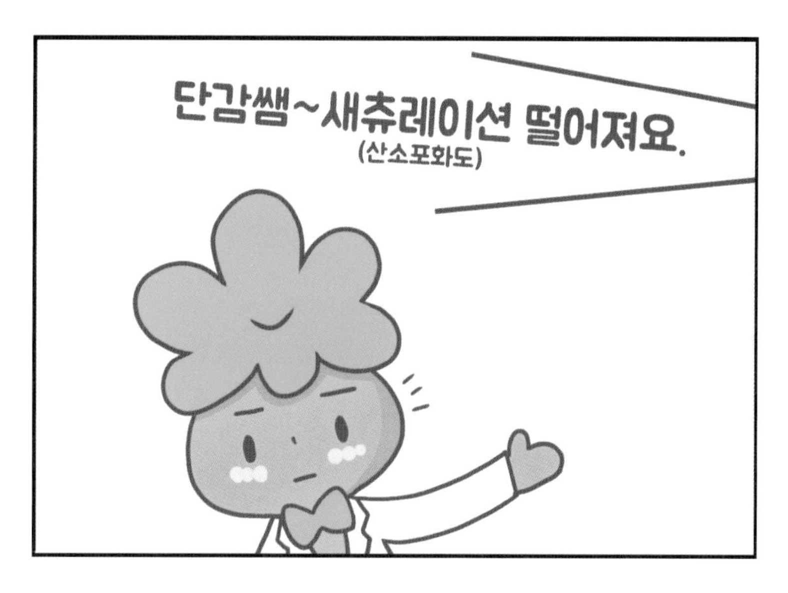
단감쌤~새츄레이션 떨어져요.
(산소포화도)

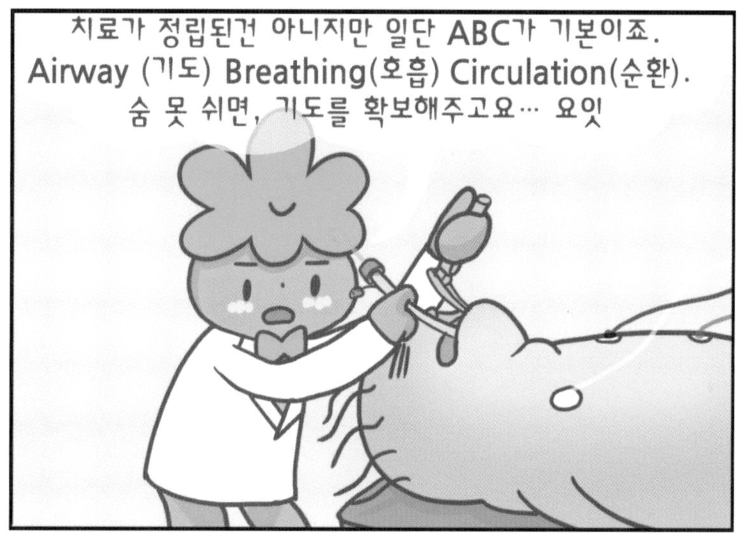
치료가 정립된건 아니지만 일단 ABC가 기본이죠.
Airway (기도) Breathing(호흡) Circulation(순환).
숨 못 쉬면, 기도를 확보해주고요… 요잇

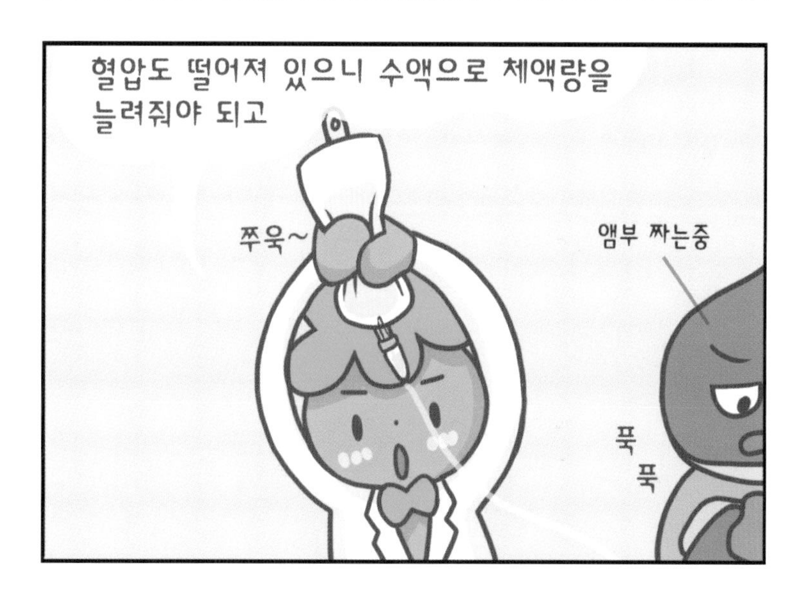
혈압도 떨어져 있으니 수액으로 체액량을
늘려줘야 되고
쭈욱~
앰부 짜는중
푹
푹

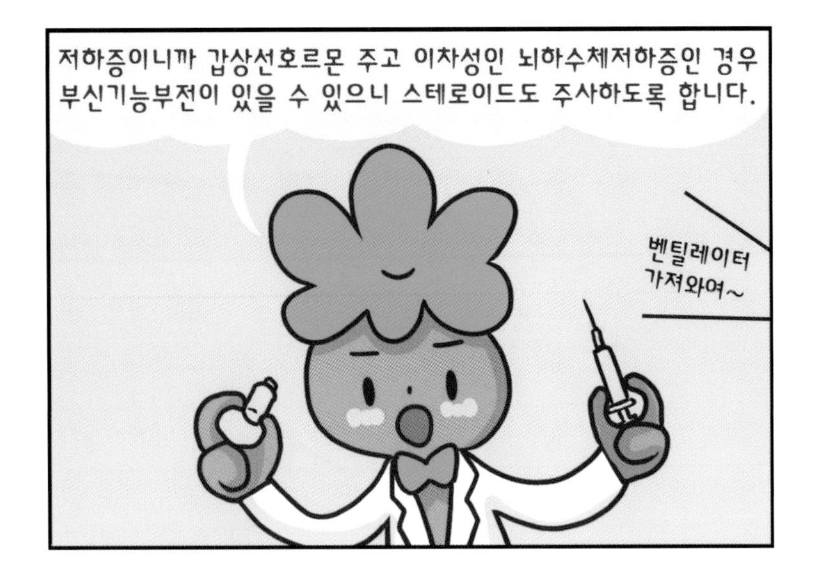
저하증이니까 갑상선호르몬 주고 이차성인 뇌하수체저하증인 경우 부신기능부전이 있을 수 있으니 스테로이드도 주사하도록 합니다.
벤틸레이터 가져와여~

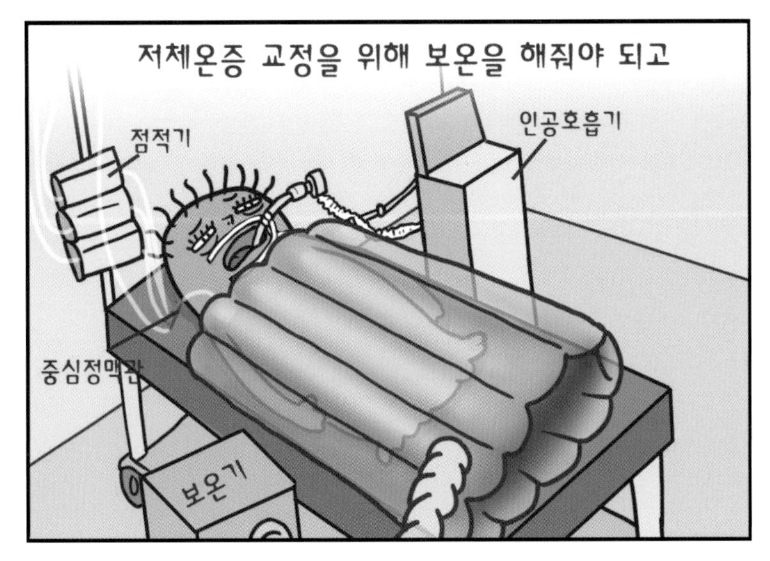
저체온증 교정을 위해 보온을 해줘야 되고
점적기
인공호흡기
중심정맥관
보온기

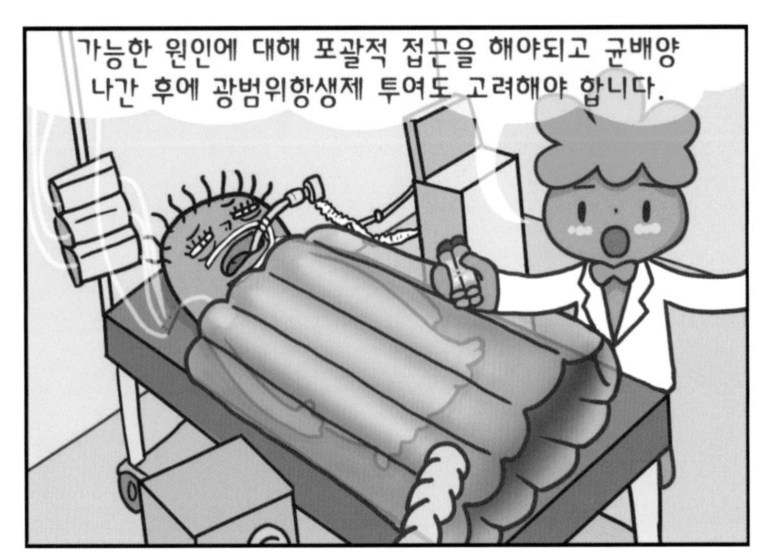
가능한 원인에 대해 포괄적 접근을 해야되고 균배양 나간 후에 광범위항생제 투여도 고려해야 합니다.

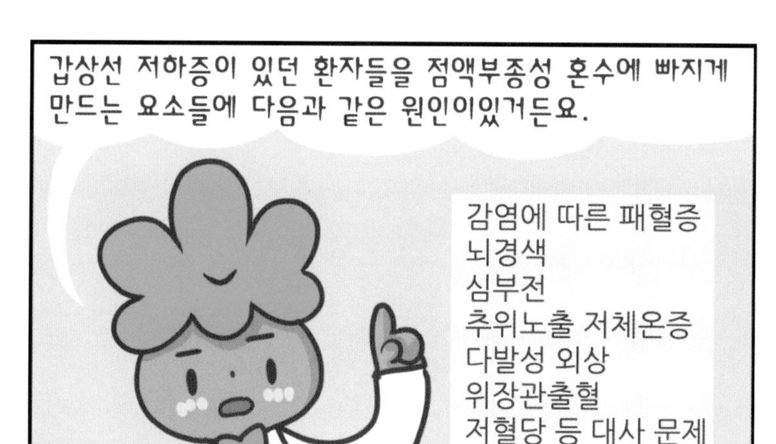
갑상선 저하증이 있던 환자들을 점액부종성 혼수에 빠지게 만드는 요소들에 다음과 같은 원인이있거든요.
감염에 따른 패혈증
뇌경색
심부전
추위노출 저체온증
다발성 외상
위장관출혈
저혈당 등 대사 문제

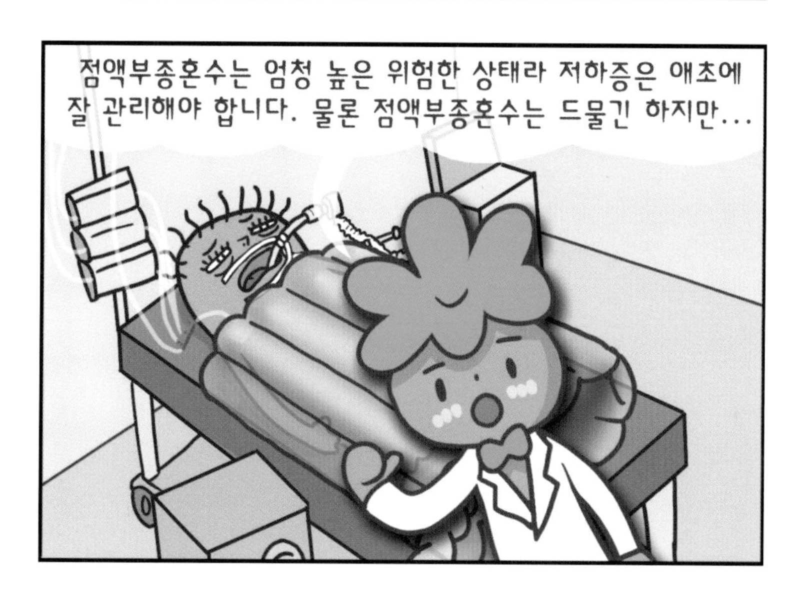
점액부종혼수는 엄청 높은 위험한 상태라 저하증은 애초에 잘 관리해야 합니다. 물론 점액부종혼수는 드물긴 하지만...

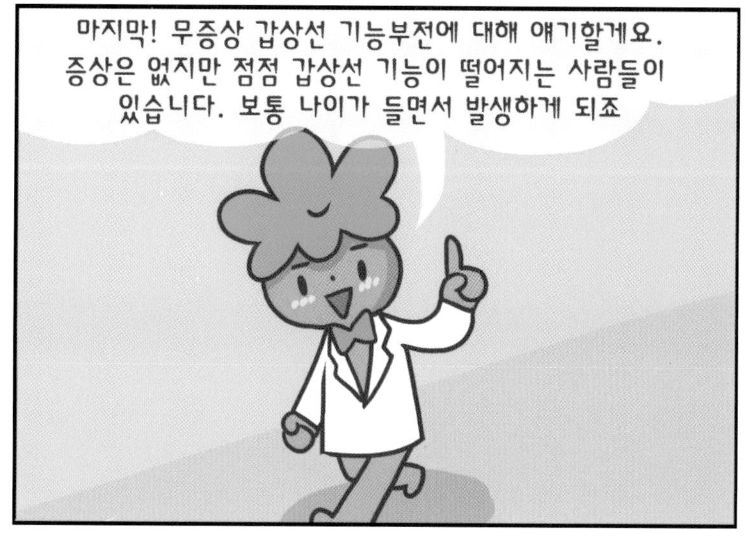
마지막! 무증상 갑상선 기능부전에 대해 얘기할게요. 증상은 없지만 점점 갑상선 기능이 떨어지는 사람들이 있습니다. 보통 나이가 들면서 발생하게 되죠

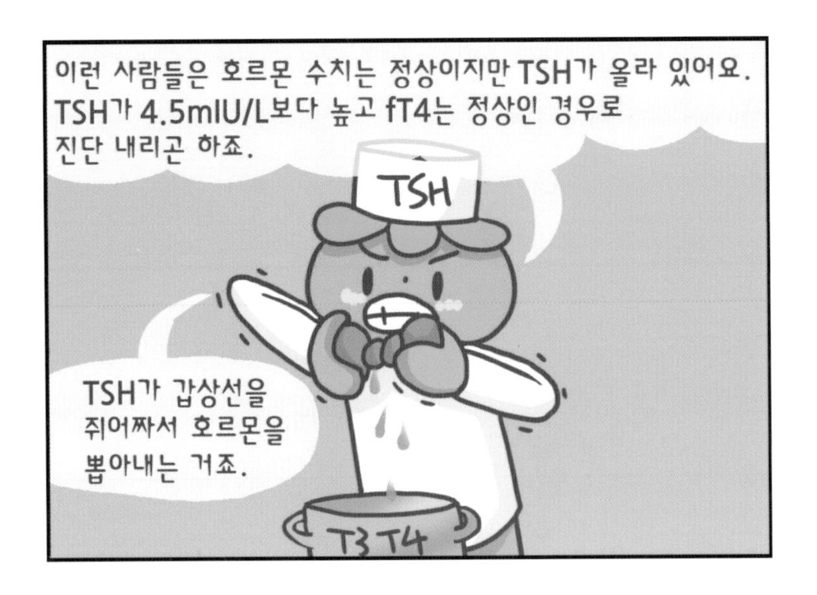
이런 사람들은 호르몬 수치는 정상이지만 TSH가 올라 있어요. TSH가 4.5mIU/L보다 높고 fT4는 정상인 경우로 진단 내리곤 하죠.
TSH
TSH가 갑상선을 쥐어짜서 호르몬을 뽑아내는 거죠.
T3 T4

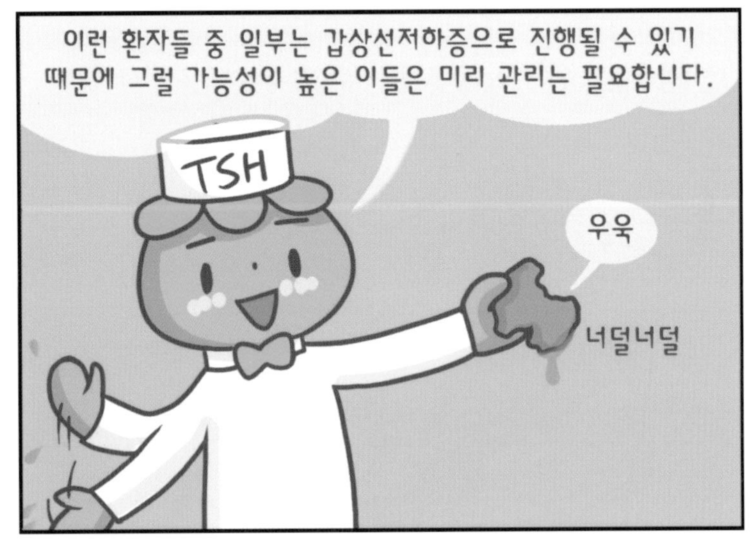
이런 환자들 중 일부는 갑상선저하증으로 진행될 수 있기 때문에 그럴 가능성이 높은 이들은 미리 관리는 필요합니다.
TSH
우욱
너덜너덜

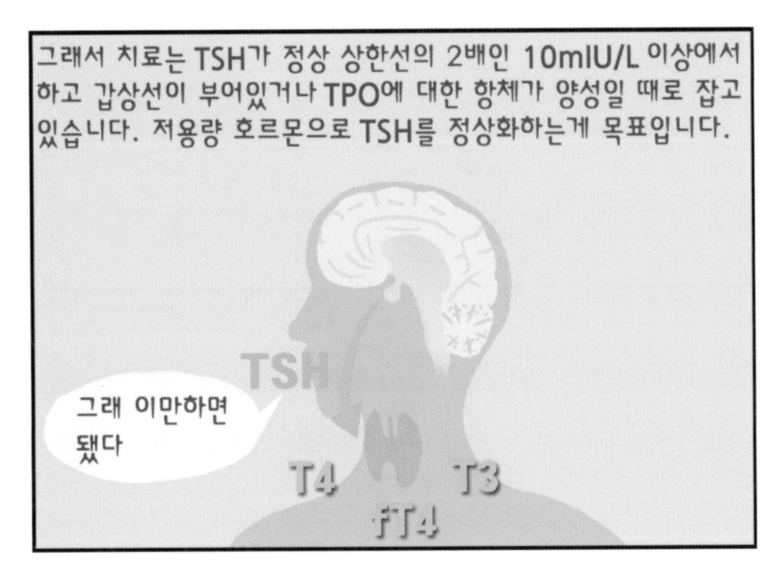
그래서 치료는 TSH가 정상 상한선의 2배인 10mIU/L 이상에서 하고 갑상선이 부어있거나 TPO에 대한 항체가 양성일 때로 잡고 있습니다. 저용량 호르몬으로 TSH를 정상화하는게 목표입니다.
TSH
그래 이만하면 됐다
T4
T3
fT4

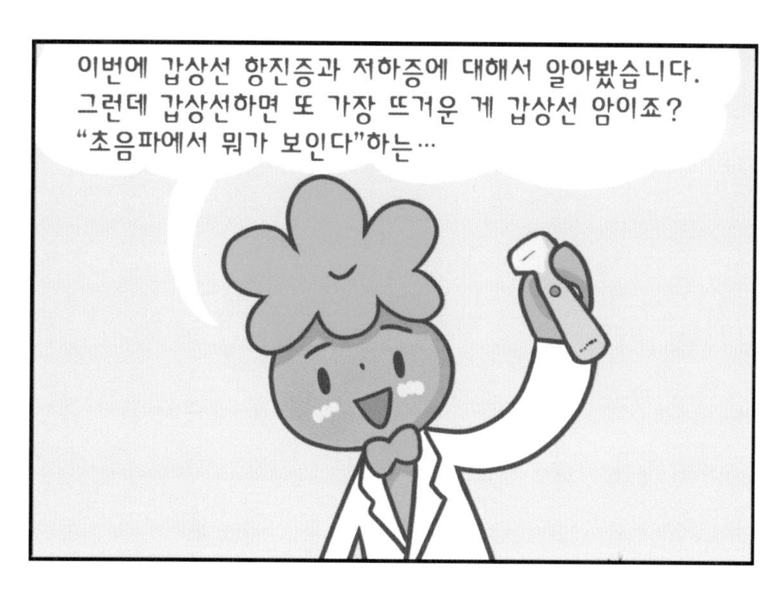
이번에 갑상선 항진증과 저하증에 대해서 알아봤습니다.
그런데 갑상선하면 또 가장 뜨거운 게 갑상선 암이죠?
"초음파에서 뭐가 보인다"하는…

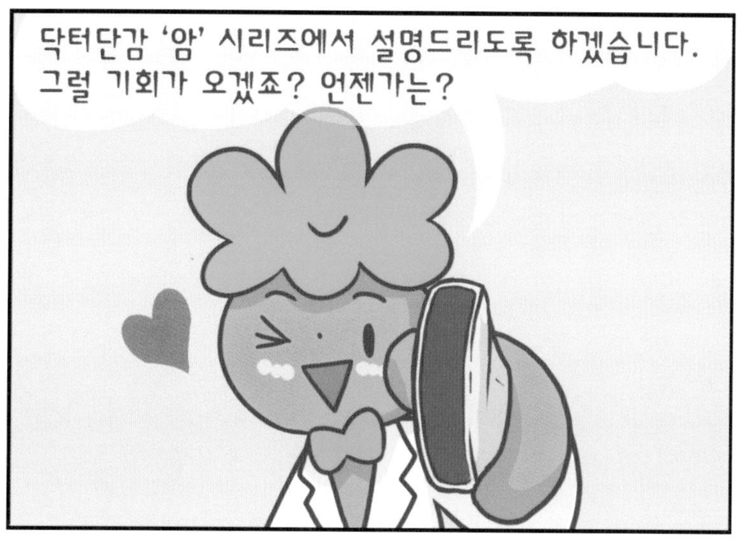
닥터단감 '암' 시리즈에서 설명드리도록 하겠습니다.
그럴 기회가 오겠죠? 언젠가는?

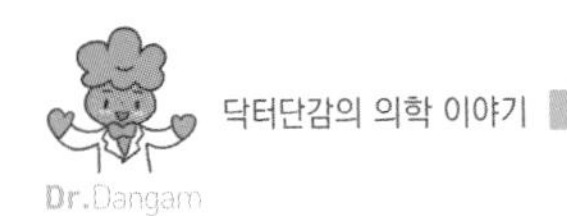

갑상선저하증

갑상선저하증은 여러 원인이 있을 수 있습니다. 갑상선 자체에서 호르몬이 안 나오는 일차성, 갑상선에서 호르몬을 분비하도록 자극하는 TSH를 분비하는 뇌하수체의 문제인 이차성, 그리고 이 뇌하수체를 자극하는 TRH를 분비하는 시상하부의 문제가 삼차성 갑상선저하증인데 가장 흔한 것은 일차성입니다.

갑상선저하증의 가장 흔한 증상은 피곤입니다. 무기력하고 의욕도 없어지고 우울증에 빠진 것처럼 보입니다. 식욕이 떨어지지만 대사가 잘 안 돼서 체중은 오히려 늘어나게 됩니다. 열 발산에 문제가 생겨서 저체온증이 올 수도 있고 추위를 못 견디게 됩니다. 목소리도 갈라지고 모발도 가늘어지고 전반적으로 맹~한 인상으로 변하게 됩니다.

매우 드물지만 갑상선저하증의 끝판왕 격인 점액부종 혼수가 오면 사망률이 30~60% 정도까지 이르기 때문에 그 전부터 관리를 잘하는 것이 중요합니다.

진단은 피검사로 갑상선자극호르몬(TSH)와 갑상선호르몬(T3, T4, fT4 등)을 검사하게 됩니다. 치료는 갑상선자극호르몬(TSH) 수치의 정상화를 목표로 갑상선호르몬을 복용하게 됩니다. 앞서 얘기한 점액부종 혼수가 올 수 있기 때문에 적절한 진단과 치료를 받는 것이 중요하겠습니다.

19 CHAPTER 호르몬대사 질환

쿠싱증후군

Cushing's syndrome

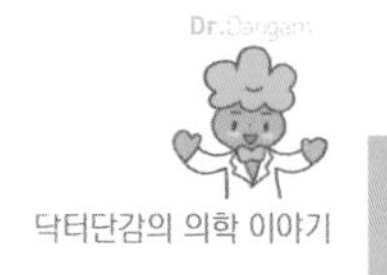

닥터단감의 의학 이야기

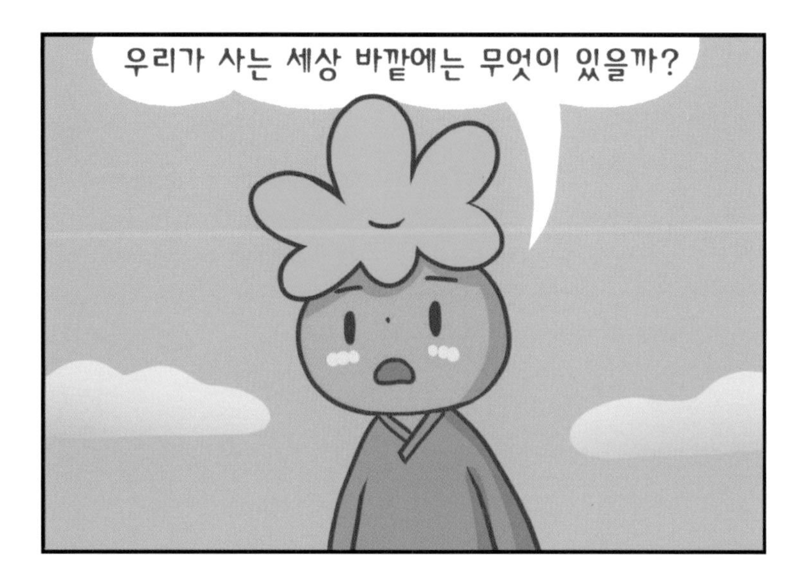

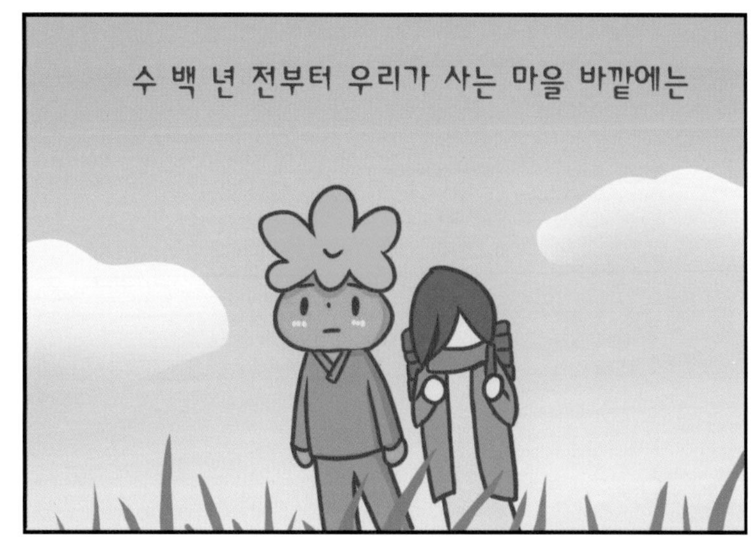

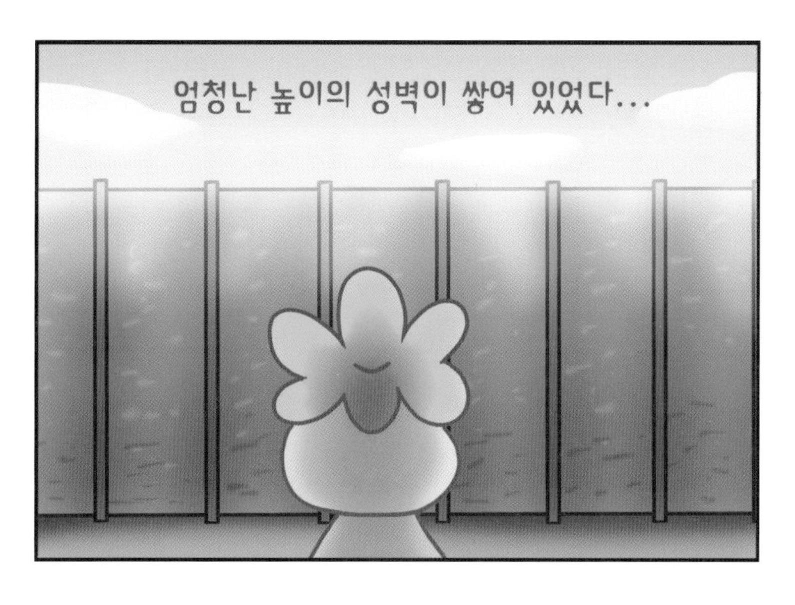
엄청난 높이의 성벽이 쌓여 있었다...

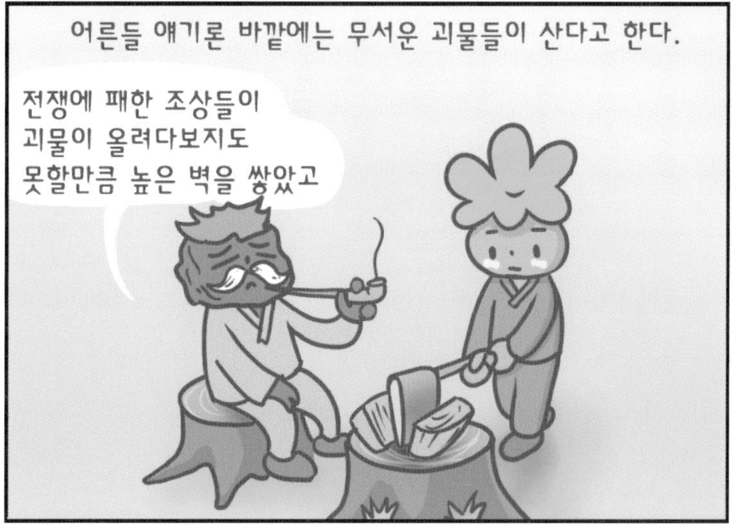
어른들 얘기론 바깥에는 무서운 괴물들이 산다고 한다.
전쟁에 패한 조상들이
괴물이 올려다보지도
못할만큼 높은 벽을 쌓았고

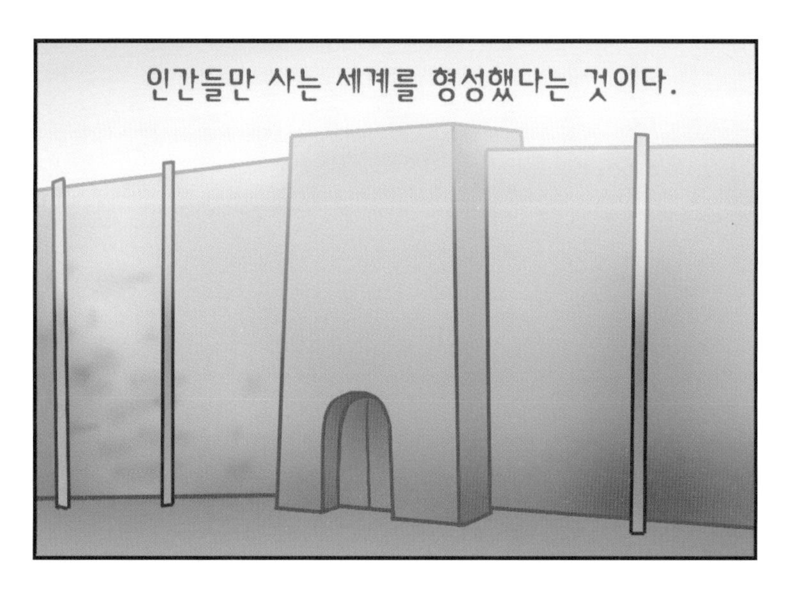
인간들만 사는 세계를 형성했다는 것이다.

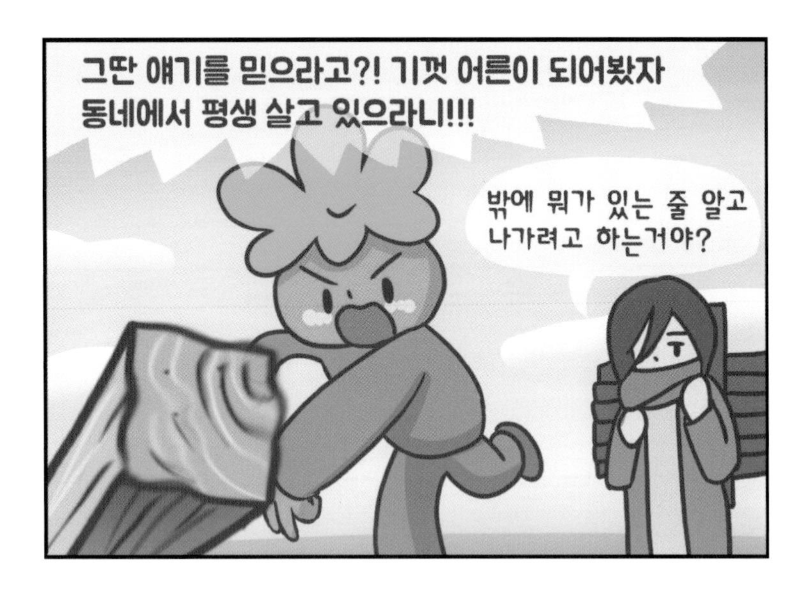
그딴 얘기를 믿으라고?! 기껏 어른이 되어봤자 동네에서 평생 살고 있으라니!!!
밖에 뭐가 있는 줄 알고 나가려고 하는거야?

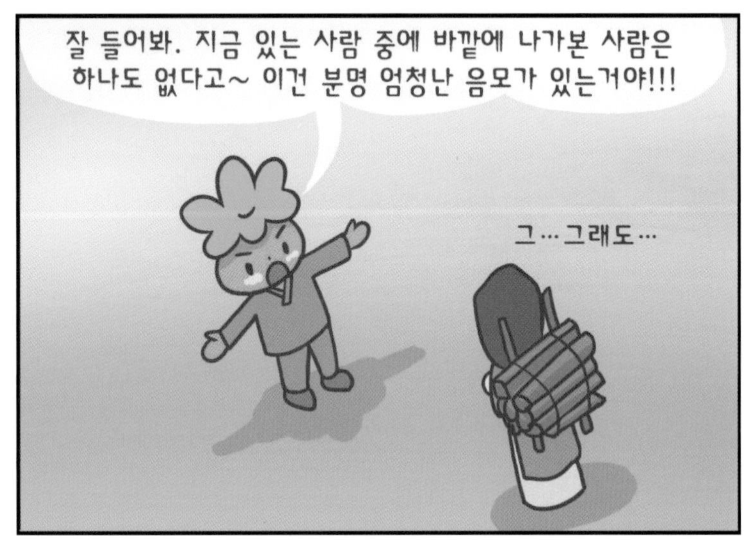
잘 들어봐. 지금 있는 사람 중에 바깥에 나가본 사람은 하나도 없다고~ 이건 분명 엄청난 음모가 있는거야!!!
그…그래도…

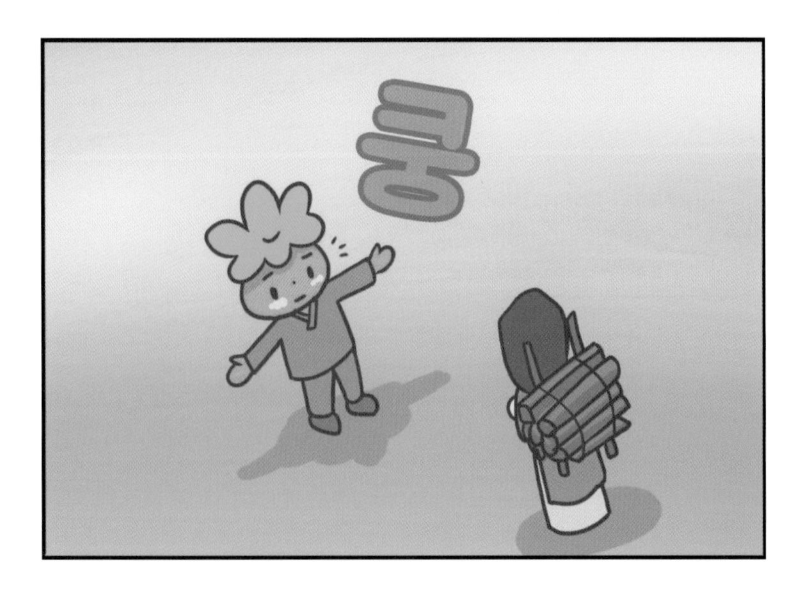
쿵

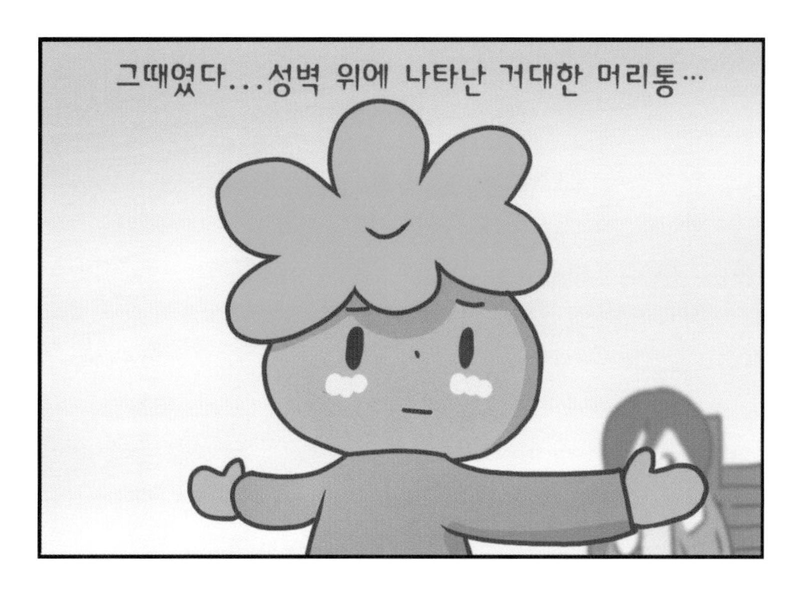
그때였다...성벽 위에 나타난 거대한 머리통…

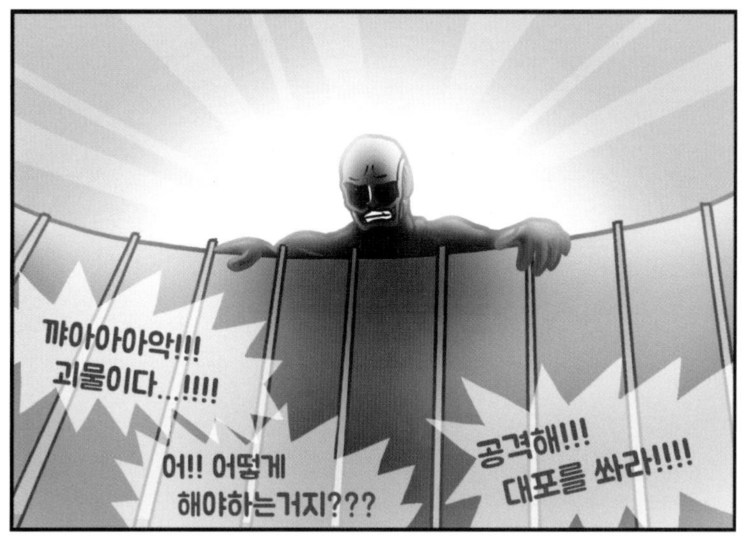
꺄아아아악!!!
괴물이다...!!!!
어!! 어떻게
해야하는거지???
공격해!!!
대포를 쏴라!!!!

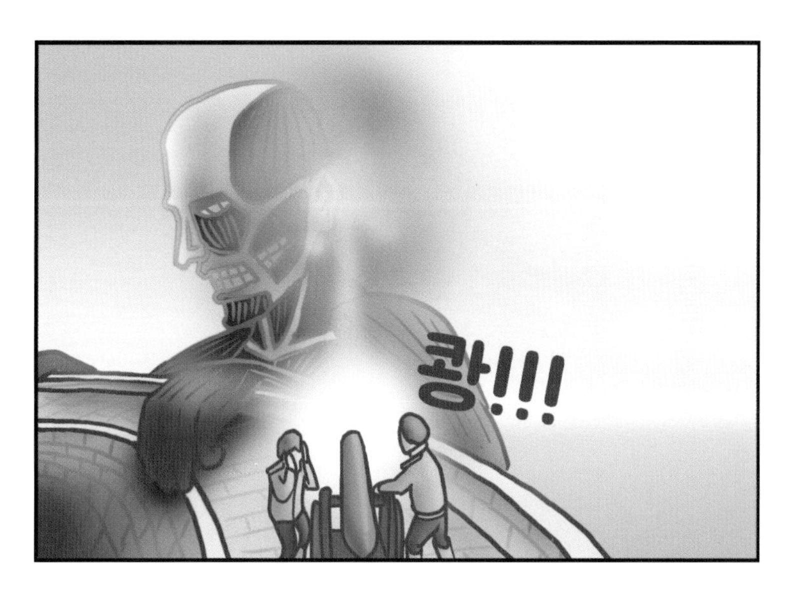
쾅!!!

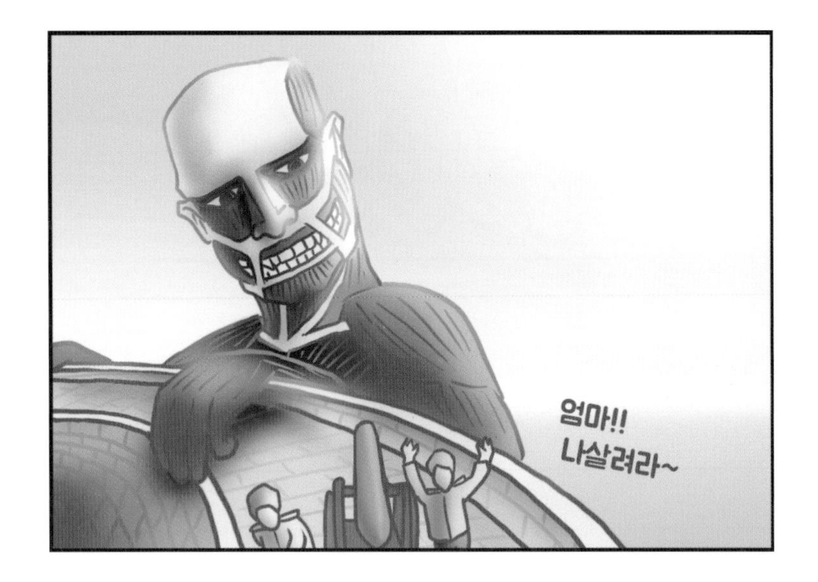
엄마!!
나살려라~

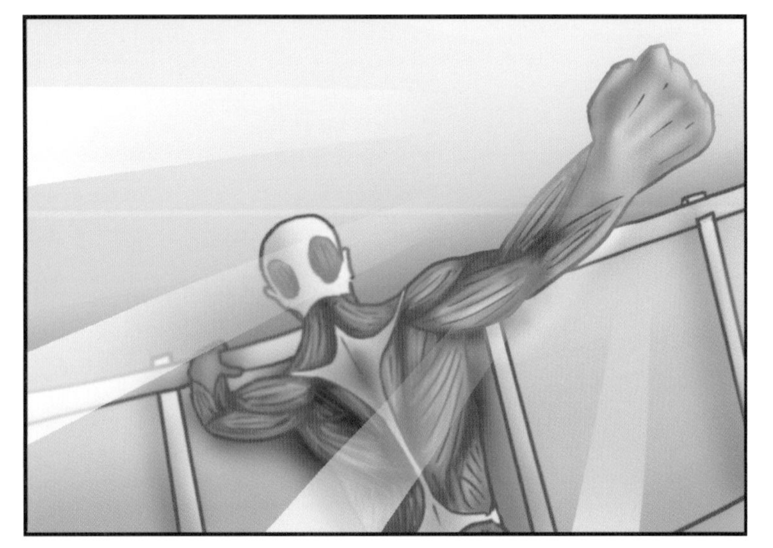

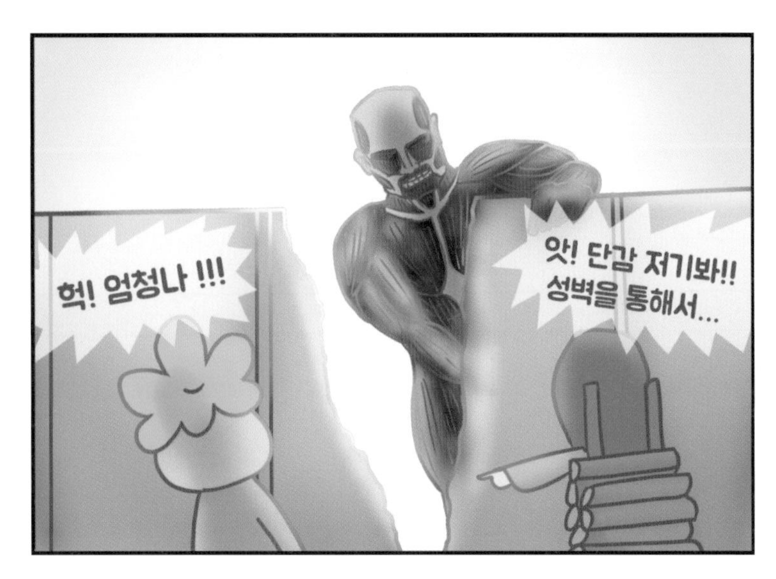
헉! 엄청나 !!!
앗! 단감 저기봐!!
성벽을 통해서...

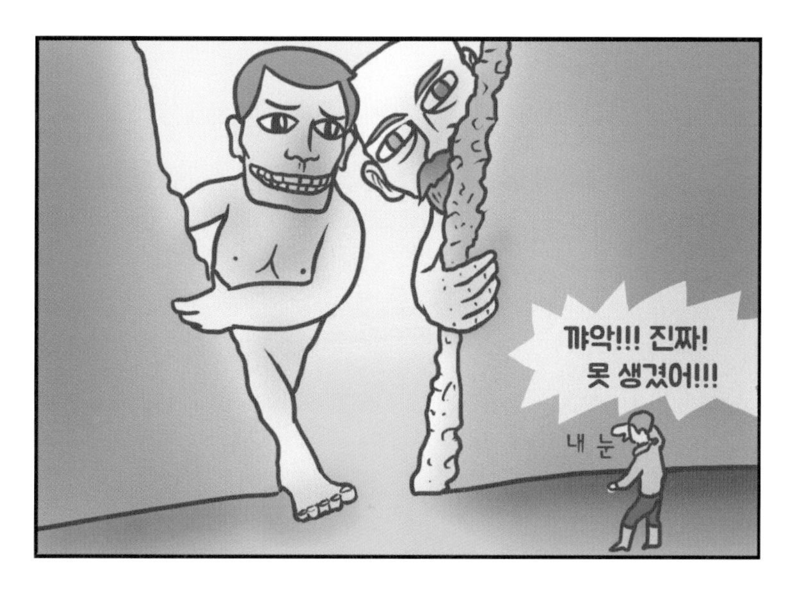
꺄악!!! 진짜!
못 생겼어!!!
내 눈

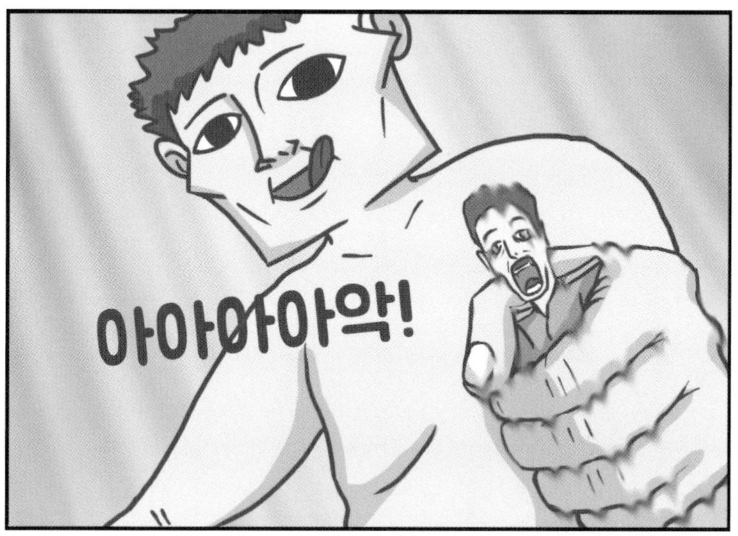
아아아아악!

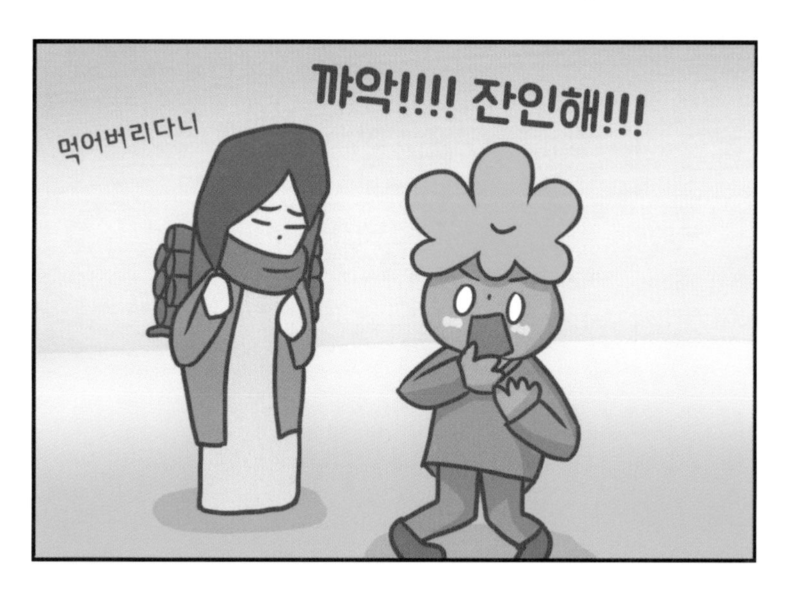
먹어버리다니
꺄악!!!! 잔인해!!!

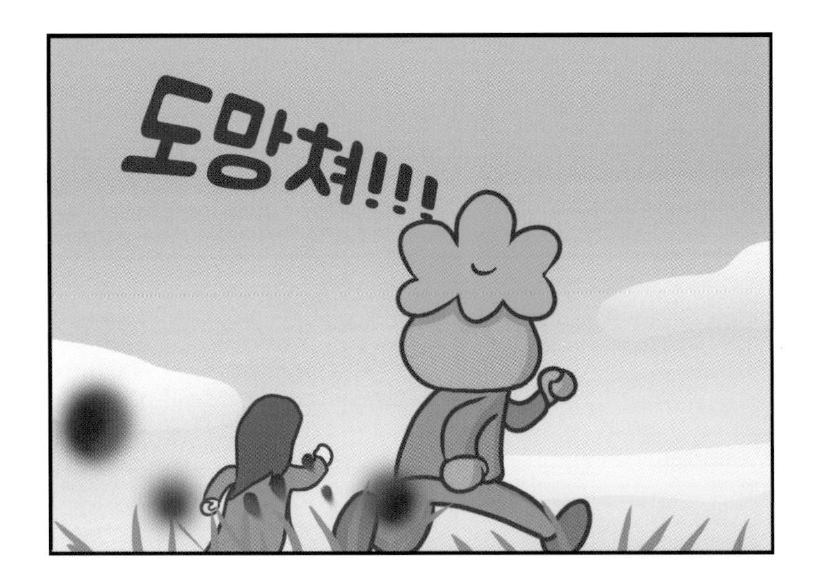
도망쳐!!!

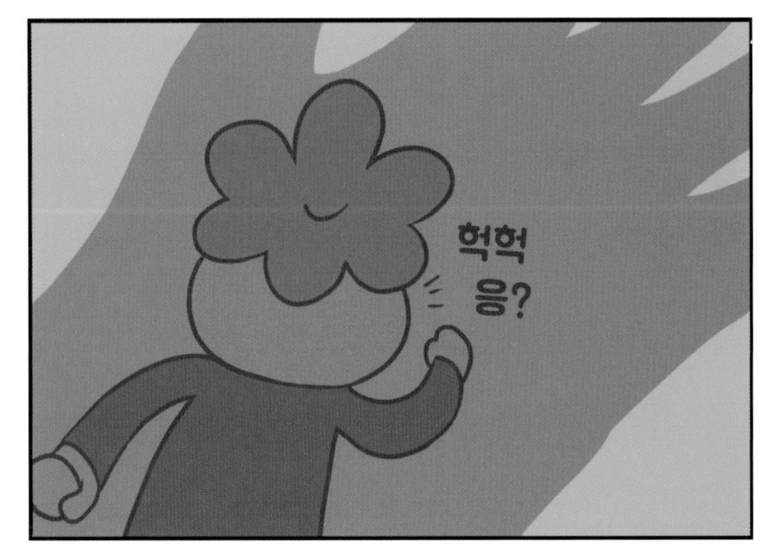
헉헉
응?

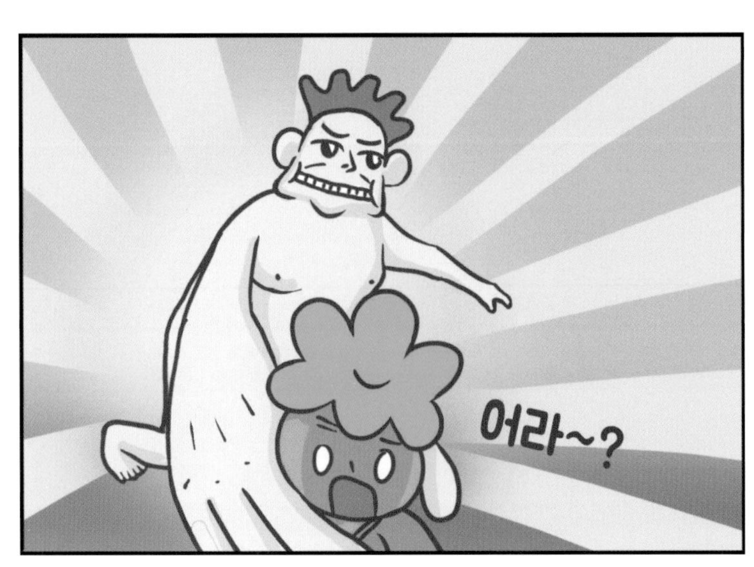
어라~?

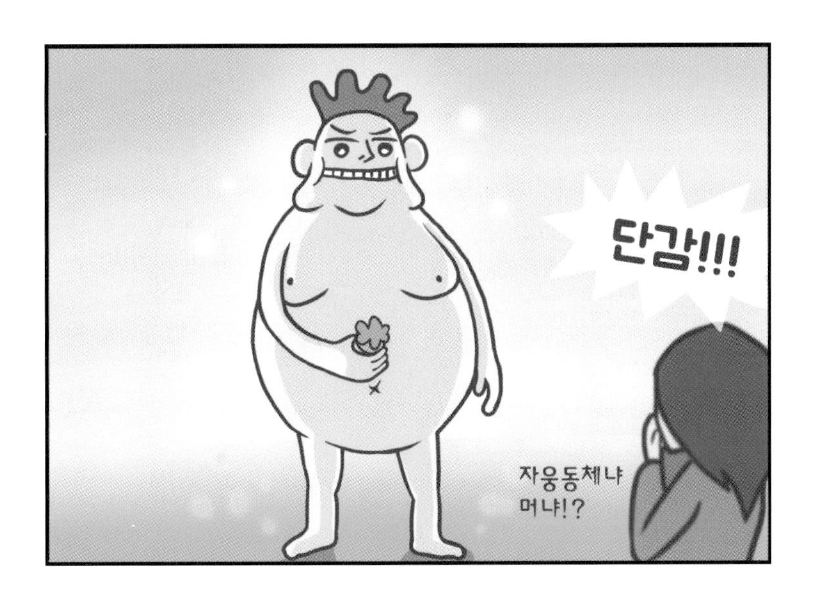
단감!!!
자웅동체냐
머냐!?

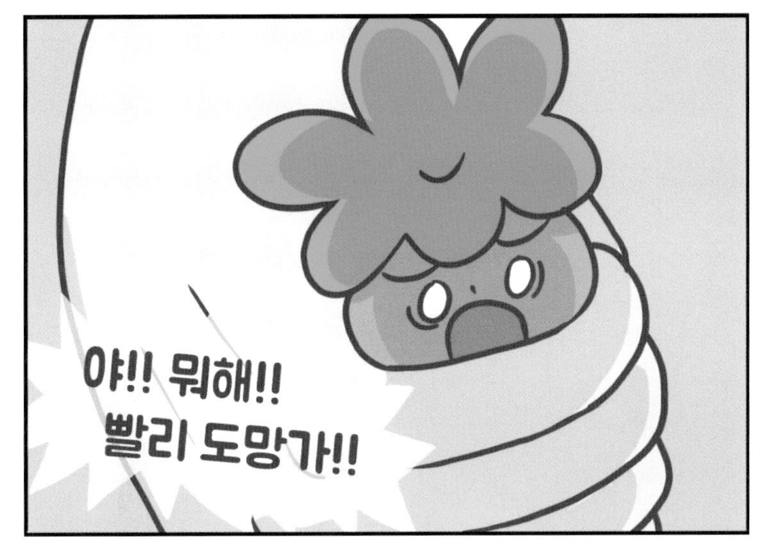
야!! 뭐해!!
빨리 도망가!!

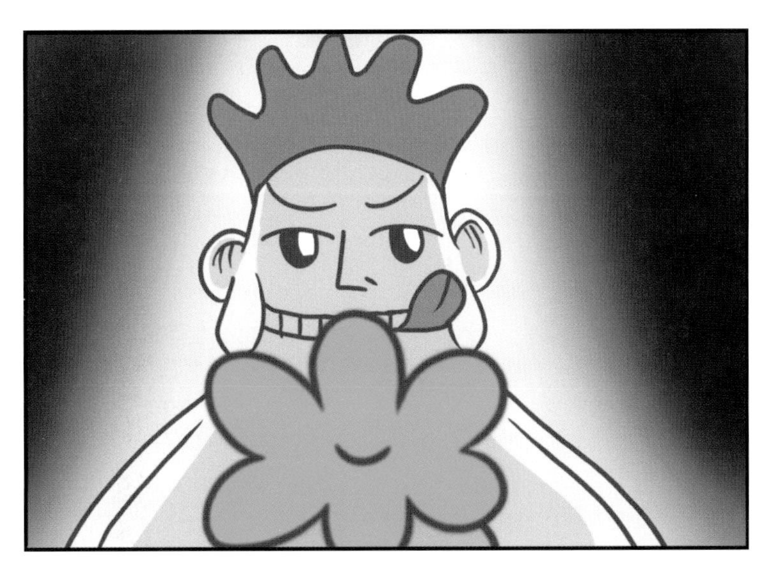

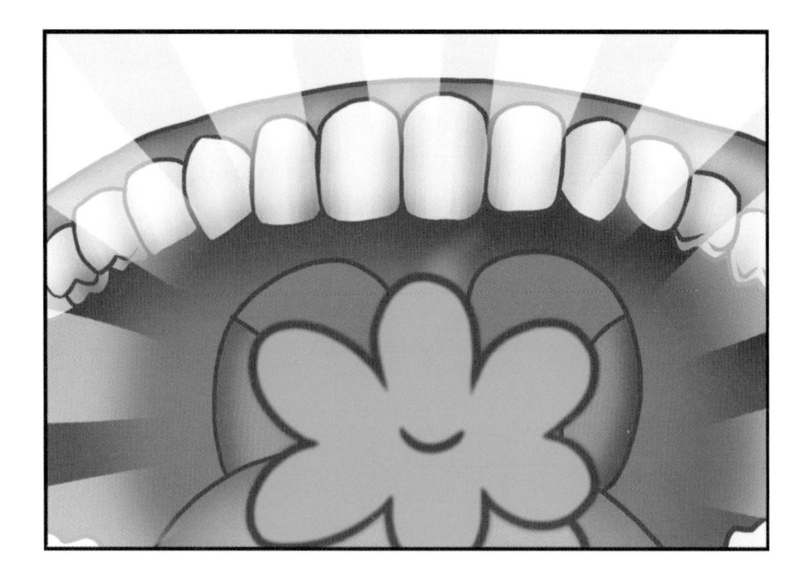

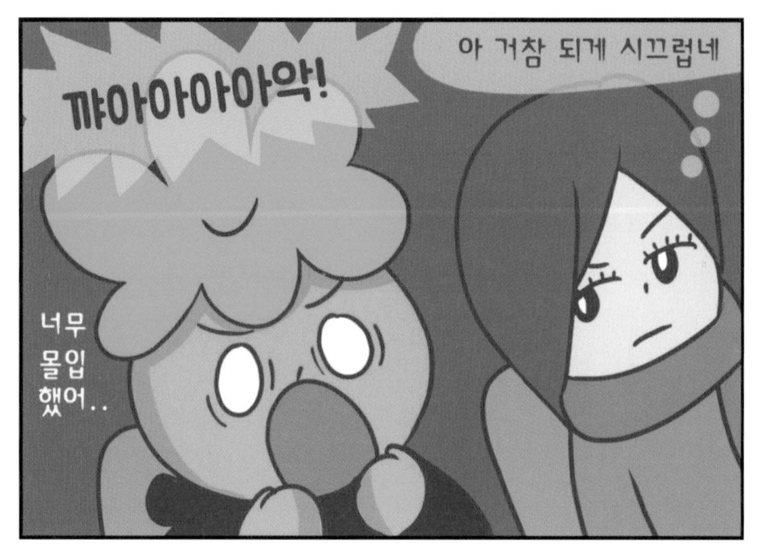

며칠 뒤

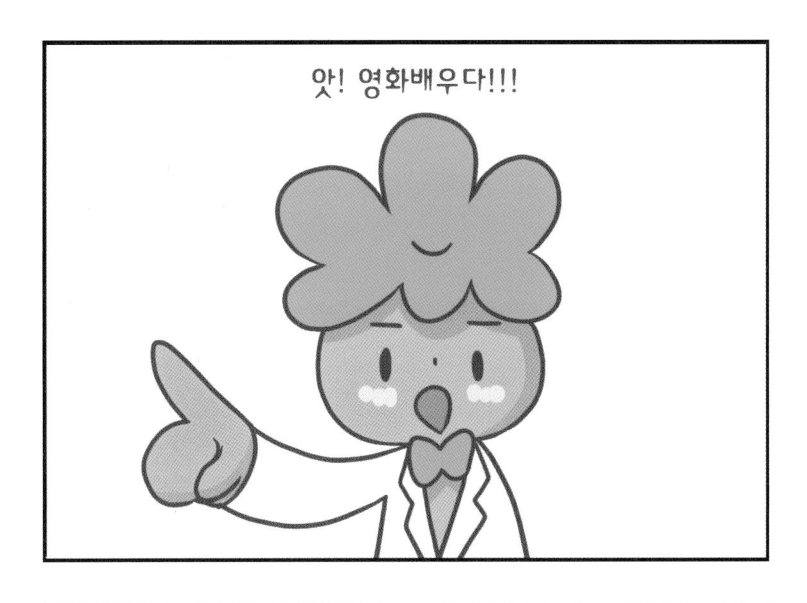
앗! 영화배우다!!!

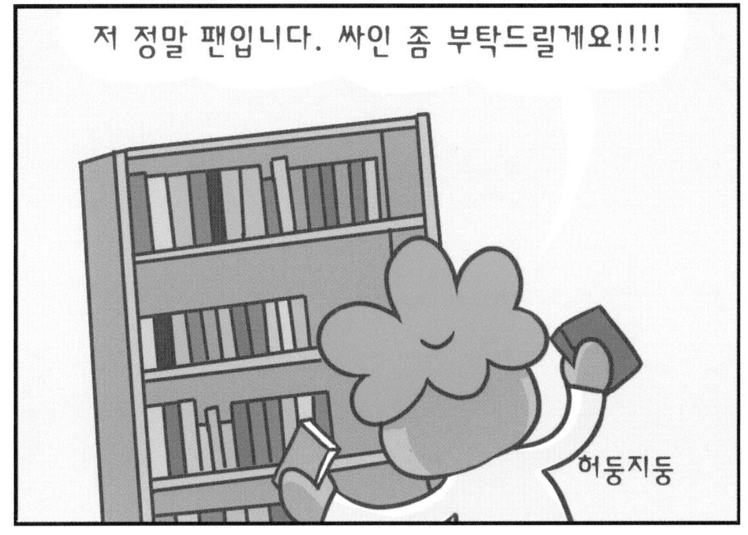
저 정말 팬입니다. 싸인 좀 부탁드릴게요!!!!
허둥지둥

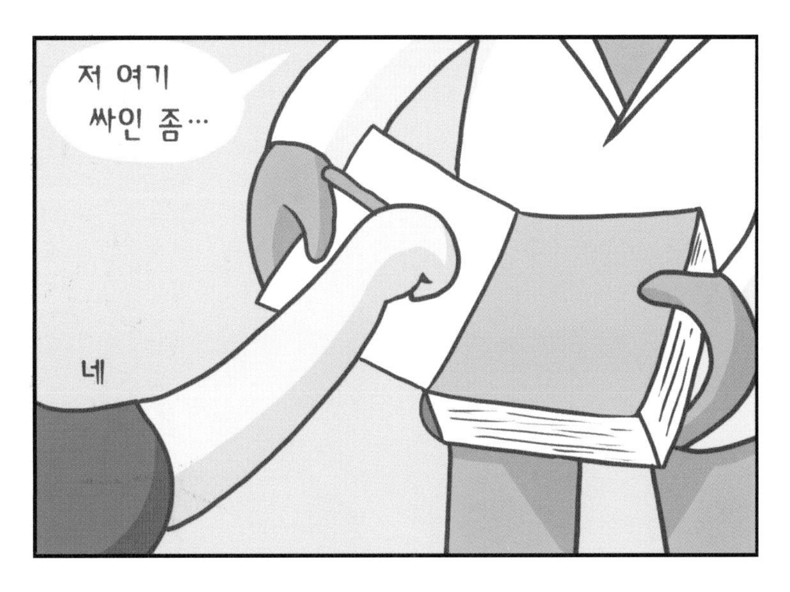
저 여기
싸인 좀…
네

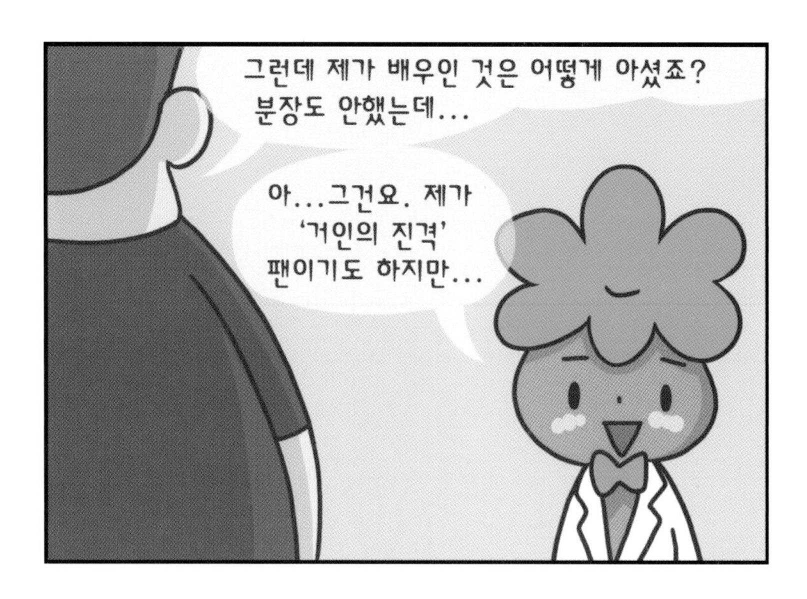
그런데 제가 배우인 것은 어떻게 아셨죠?
분장도 안했는데...
아...그건요. 제가 '거인의 진격' 팬이기도 하지만...

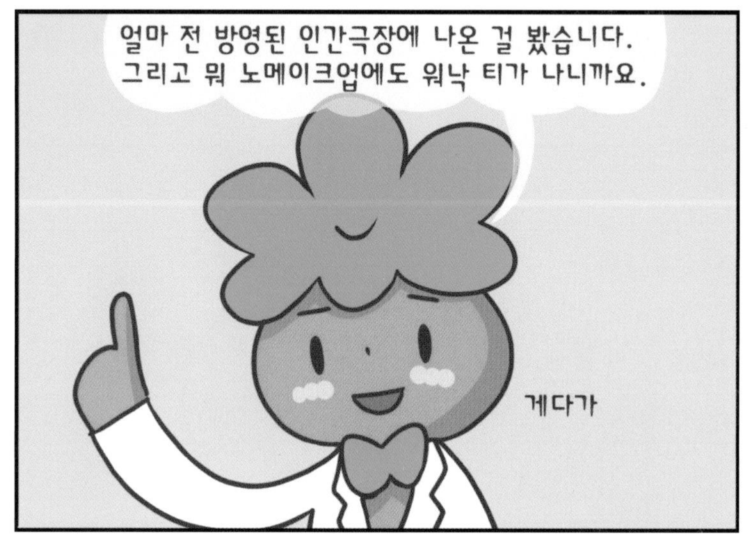
얼마 전 방영된 인간극장에 나온 걸 봤습니다.
그리고 뭐 노메이크업에도 워낙 티가 나니까요.
게다가

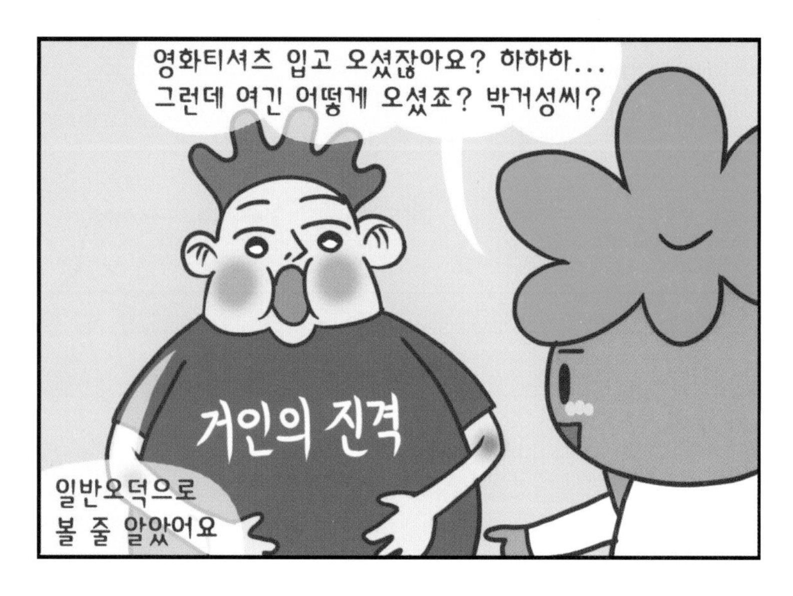
영화티셔츠 입고 오셨잖아요? 하하하...
그런데 여긴 어떻게 오셨죠? 박거성씨?
거인의 진격
일반오덕으로
볼 줄 알았어요

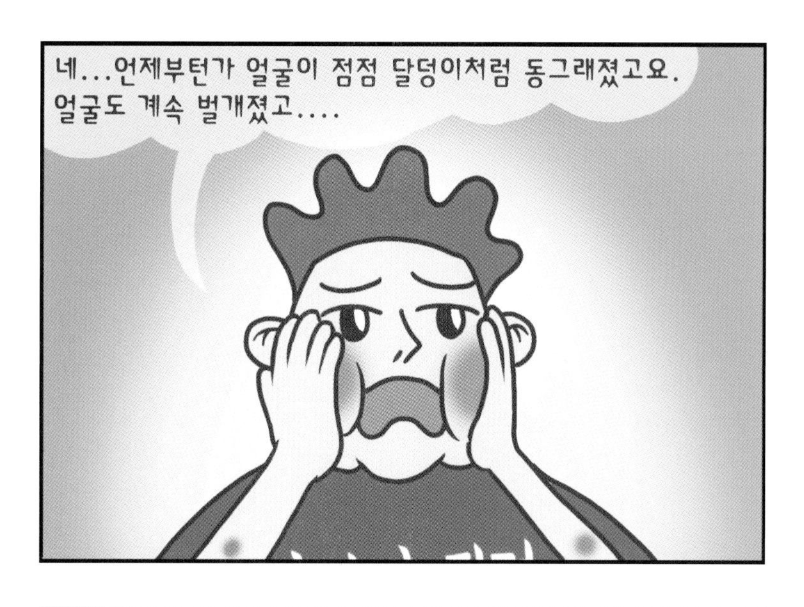
네...언제부턴가 얼굴이 점점 달덩이처럼 동그래졌고요.
얼굴도 계속 벌개졌고....

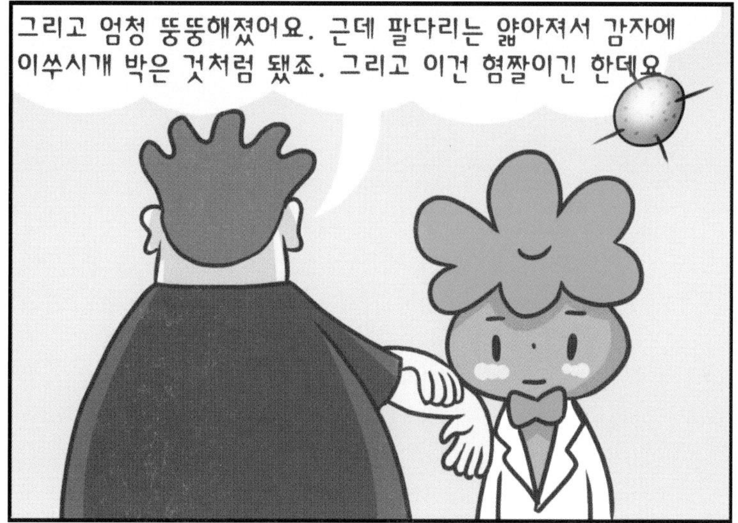
그리고 엄청 뚱뚱해졌어요. 근데 팔다리는 얇아져서 감자에 이쑤시개 박은 것처럼 됐죠. 그리고 이건 혐짤이긴 한데요

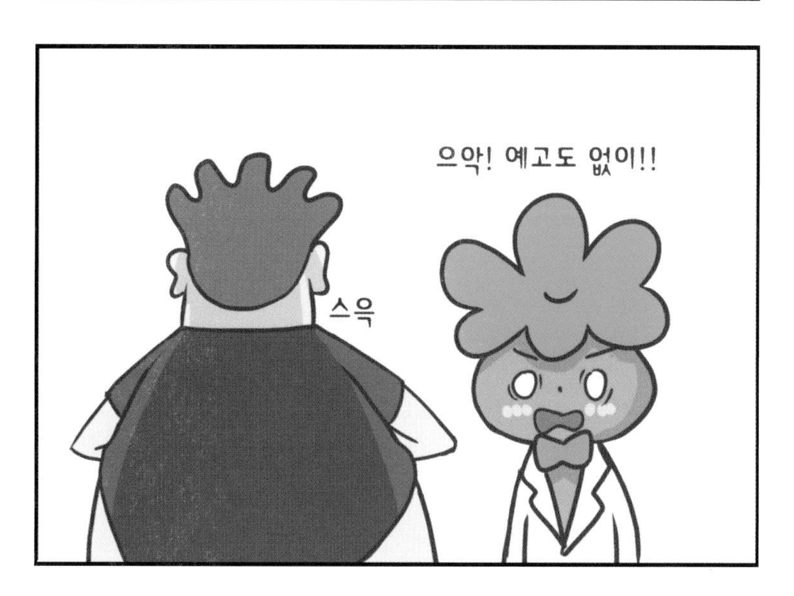
으악! 예고도 없이!!
스윽

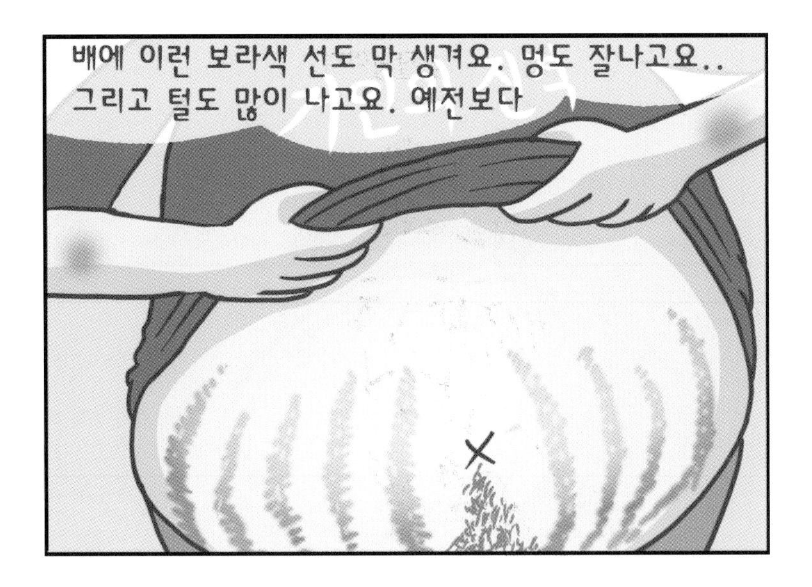
배에 이런 보라색 선도 막 생겨요. 멍도 잘나고요..
그리고 털도 많이 나고요. 예전보다

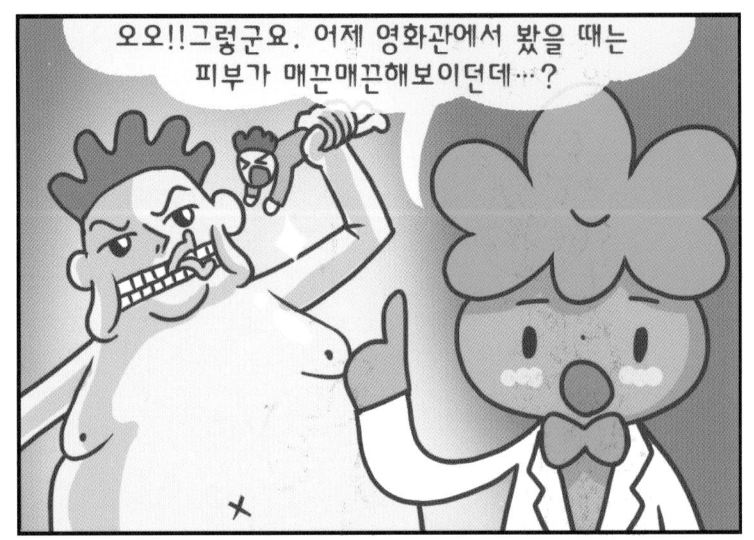
오오!!그렇군요. 어제 영화관에서 봤을 때는
피부가 매끈매끈해보이던데…?

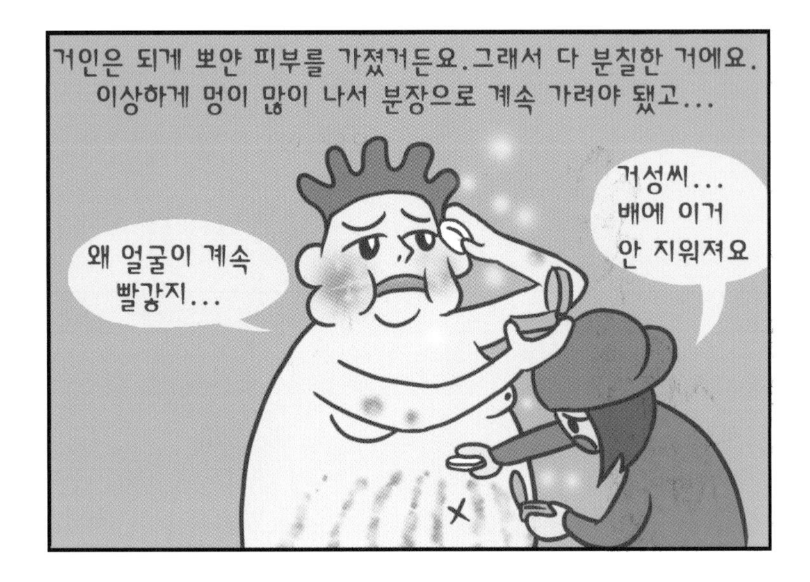
거인은 되게 뽀얀 피부를 가졌거든요.그래서 다 분칠한 거에요.
이상하게 멍이 많이 나서 분장으로 계속 가려야 됐고...
거성씨...
배에 이거
안 지워져요
왜 얼굴이 계속
빨갛지...

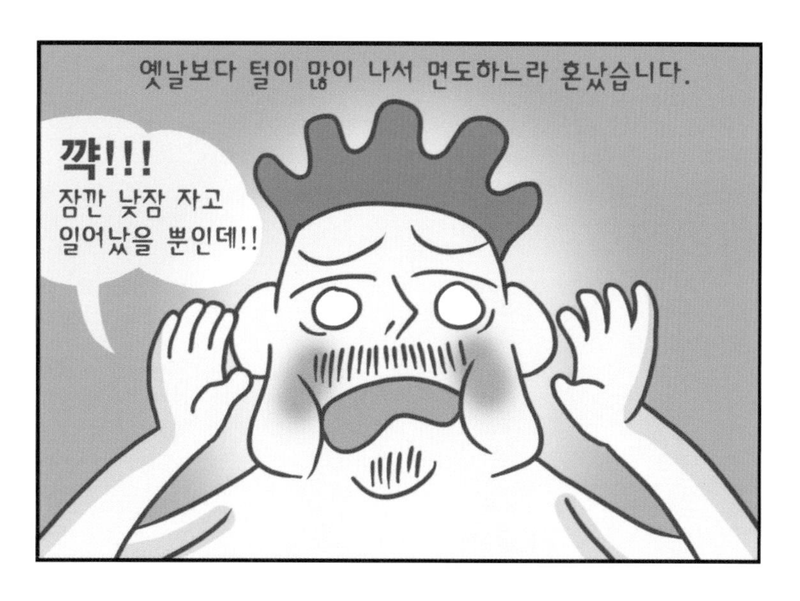
옛날보다 털이 많이 나서 면도하느라 혼났습니다.
꺄!!!
잠깐 낮잠 자고
일어났을 뿐인데!!

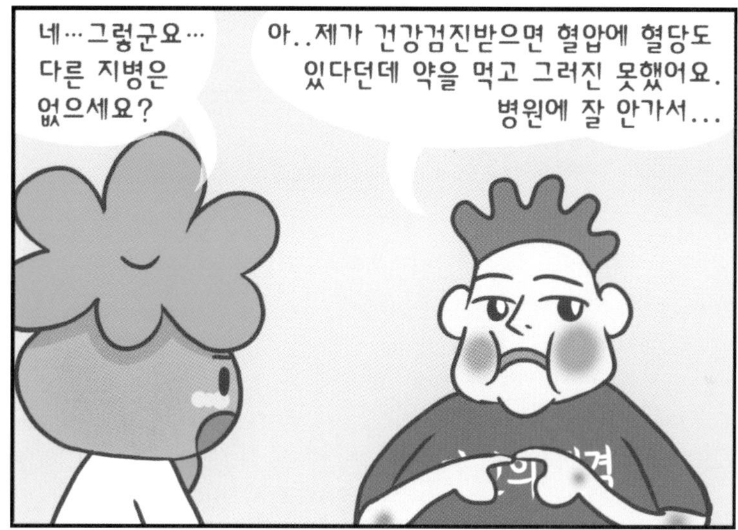
네…그렇군요…
다른 지병은
없으세요?
아..제가 건강검진받으면 혈압에 혈당도
있다던데 약을 먹고 그러진 못했어요.
병원에 잘 안가서…

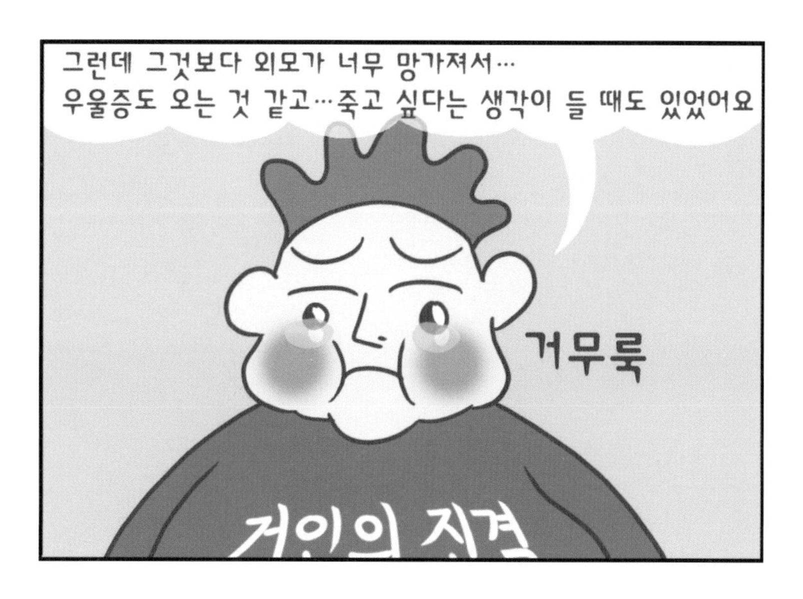
그런데 그것보다 외모가 너무 망가져서…
우울증도 오는 것 같고…죽고 싶다는 생각이 들 때도 있었어요
거무룩

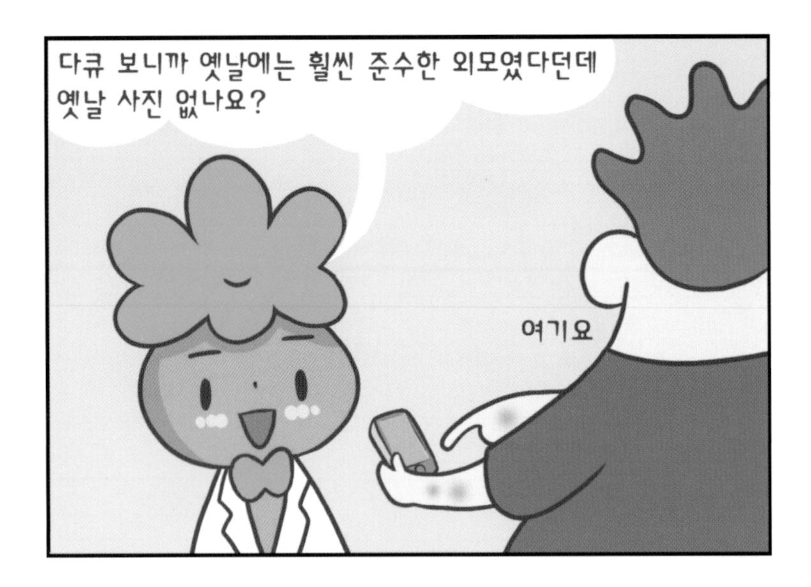
다큐 보니까 옛날에는 훨씬 준수한 외모였다던데
옛날 사진 없나요?
여기요

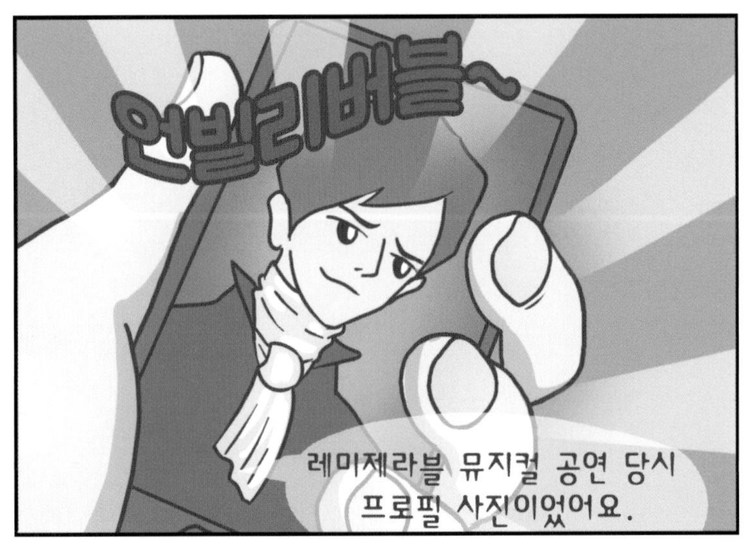
언빌리버블~
레미제라블 뮤지컬 공연 당시
프로필 사진이었어요.

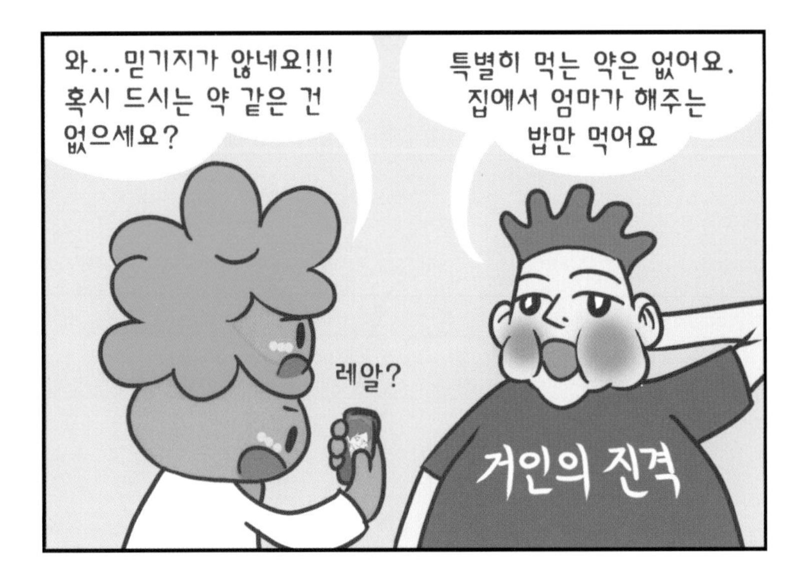
와...믿기지가 않네요!!!
혹시 드시는 약 같은 건
없으세요?
특별히 먹는 약은 없어요.
집에서 엄마가 해주는
밥만 먹어요
레알?
거인의 진격

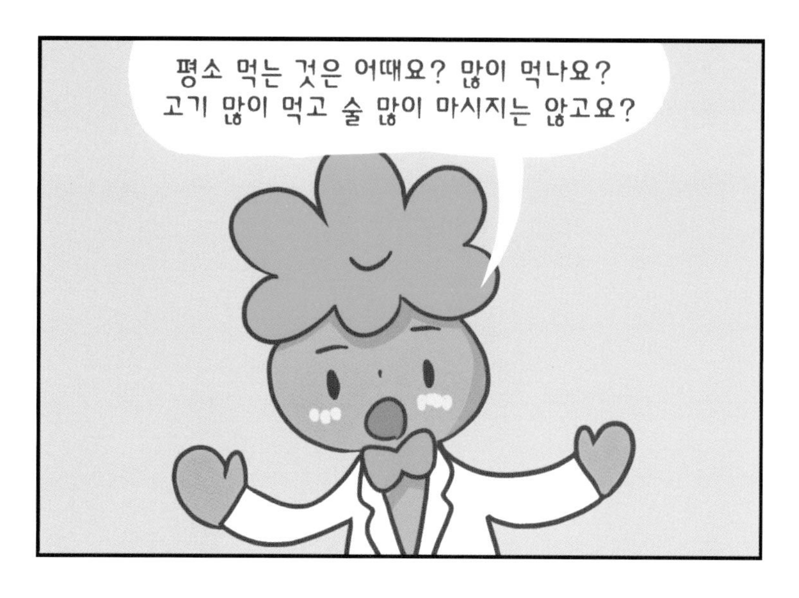
평소 먹는 것은 어때요? 많이 먹나요?
고기 많이 먹고 술 많이 마시지는 않고요?

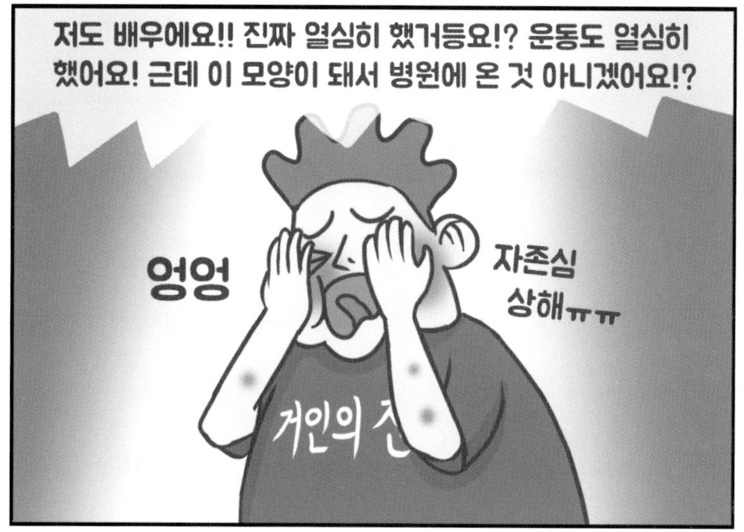
저도 배우에요!! 진짜 열심히 했거등요!? 운동도 열심히 했어요! 근데 이 모양이 돼서 병원에 온 것 아니겠어요!?
엉엉
자존심 상해ㅠㅠ
거인의 진

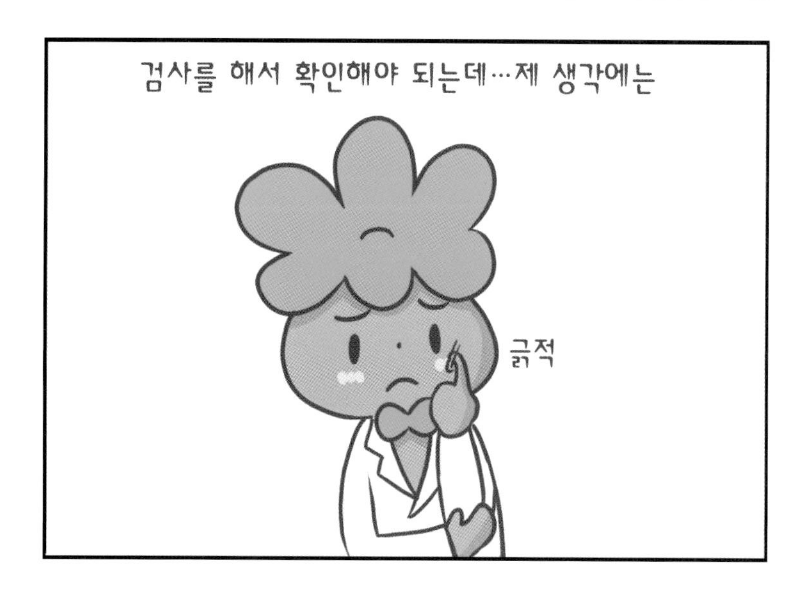
검사를 해서 확인해야 되는데…제 생각에는
긁적

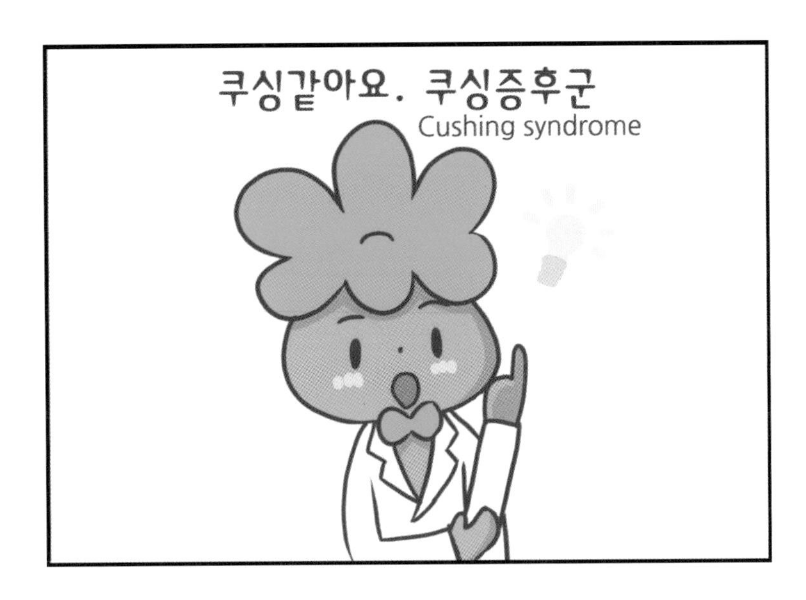
쿠싱같아요. 쿠싱증후군
Cushing syndrome

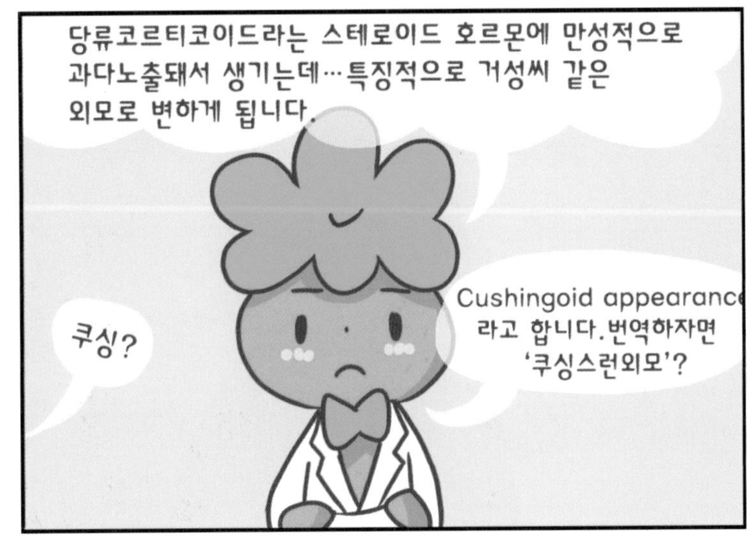
당류코르티코이드라는 스테로이드 호르몬에 만성적으로 과다노출돼서 생기는데…특징적으로 거성씨 같은 외모로 변하게 됩니다.
쿠싱?
Cushingoid appearance 라고 합니다. 번역하자면 '쿠싱스런외모'?

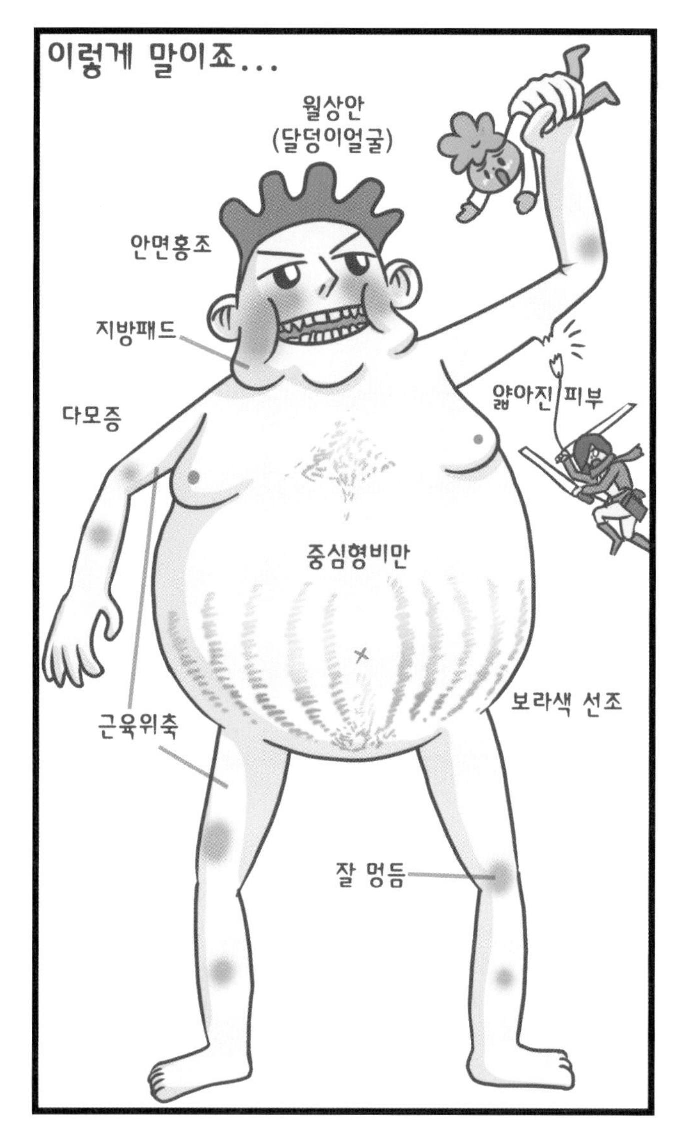
이렇게 말이죠...
월상안
(달덩이얼굴)
안면홍조
지방패드
다모증
얇아진 피부
중심형비만
보라색 선조
근육위축
잘 멍듬

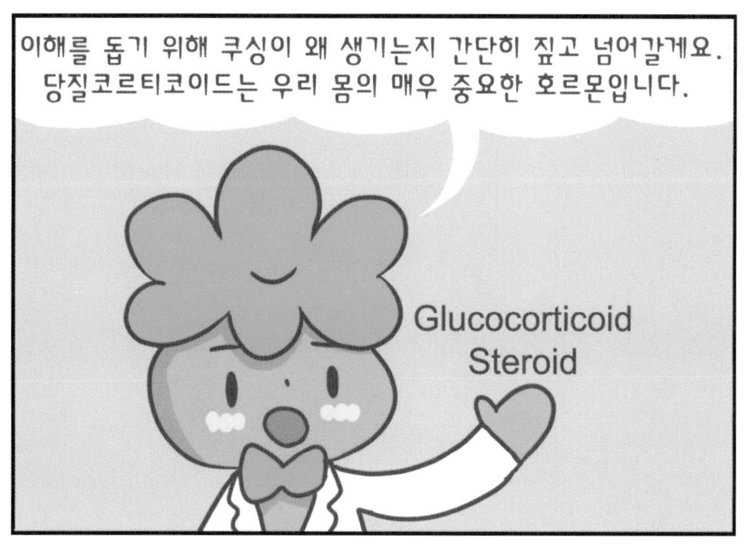
이해를 돕기 위해 쿠싱이 왜 생기는지 간단히 짚고 넘어갈게요.
당질코르티코이드는 우리 몸의 매우 중요한 호르몬입니다.
Glucocorticoid
Steroid

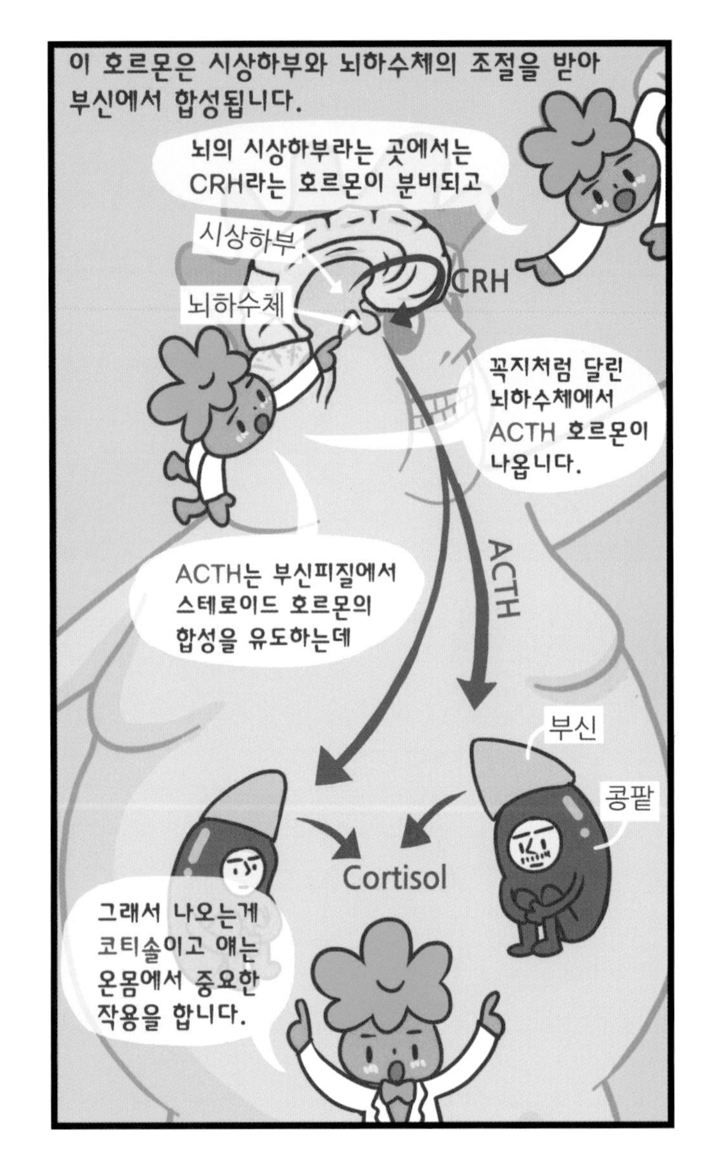
이 호르몬은 시상하부와 뇌하수체의 조절을 받아
부신에서 합성됩니다.
뇌의 시상하부라는 곳에서는
CRH라는 호르몬이 분비되고
시상하부
뇌하수체
CRH
꼭지처럼 달린
뇌하수체에서
ACTH 호르몬이
나옵니다.
ACTH
ACTH는 부신피질에서
스테로이드 호르몬의
합성을 유도하는데
부신
콩팥
Cortisol
그래서 나오는게
코티솔이고 얘는
온몸에서 중요한
작용을 합니다.

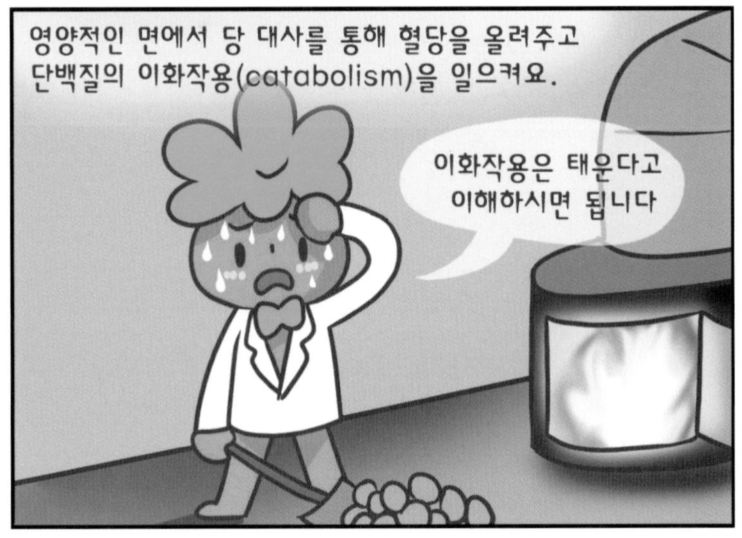
영양적인 면에서 당 대사를 통해 혈당을 올려주고
단백질의 이화작용(catabolism)을 일으켜요.
이화작용은 태운다고
이해하시면 됩니다

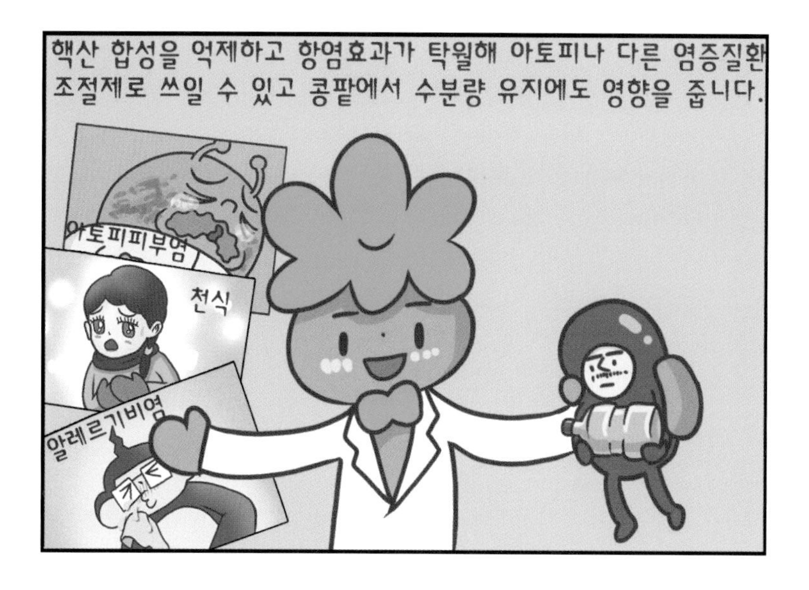
핵산 합성을 억제하고 항염효과가 탁월해 아토피나 다른 염증질환 조절제로 쓰일 수 있고 콩팥에서 수분량 유지에도 영향을 줍니다.
아토피피부염
천식
알레르기비염

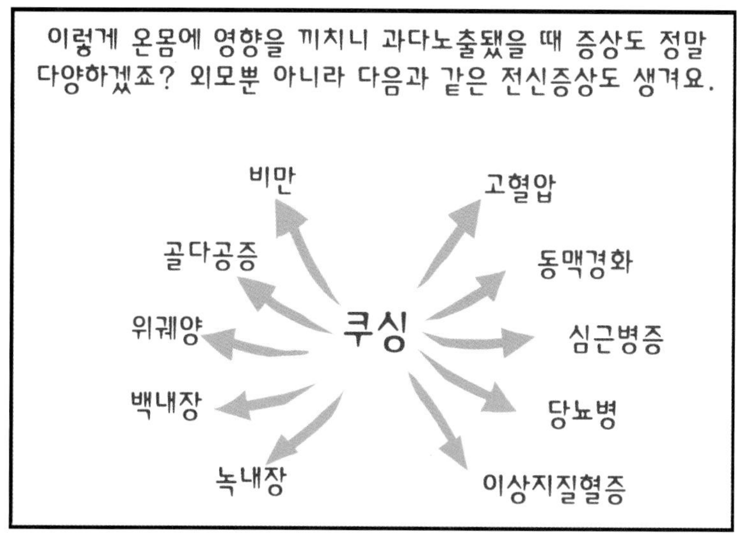
이렇게 온몸에 영향을 끼치니 과다노출됐을 때 증상도 정말 다양하겠죠? 외모뿐 아니라 다음과 같은 전신증상도 생겨요.
쿠싱
비만
고혈압
골다공증
동맥경화
위궤양
심근병증
백내장
당뇨병
녹내장
이상지질혈증

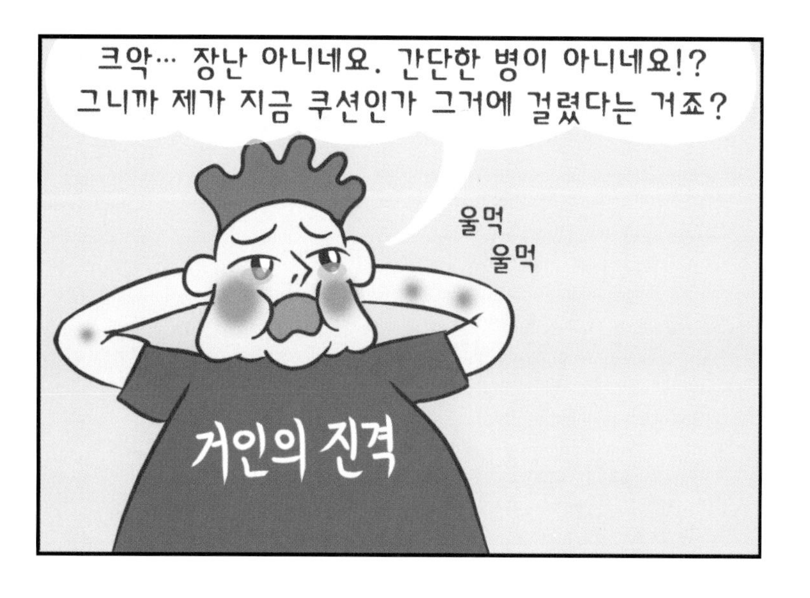
크악… 장난 아니네요. 간단한 병이 아니네요!? 그니까 제가 지금 쿠션인가 그거에 걸렸다는 거죠?
울먹
울먹
거인의 진격

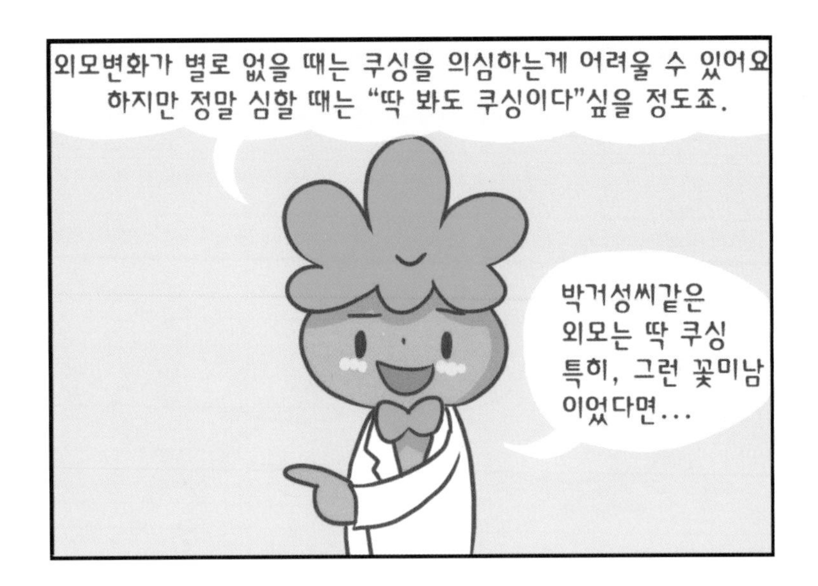
외모변화가 별로 없을 때는 쿠싱을 의심하는게 어려울 수 있어요
하지만 정말 심할 때는 "딱 봐도 쿠싱이다"싶을 정도죠.
박거성씨같은 외모는 딱 쿠싱 특히, 그런 꽃미남 이었다면...

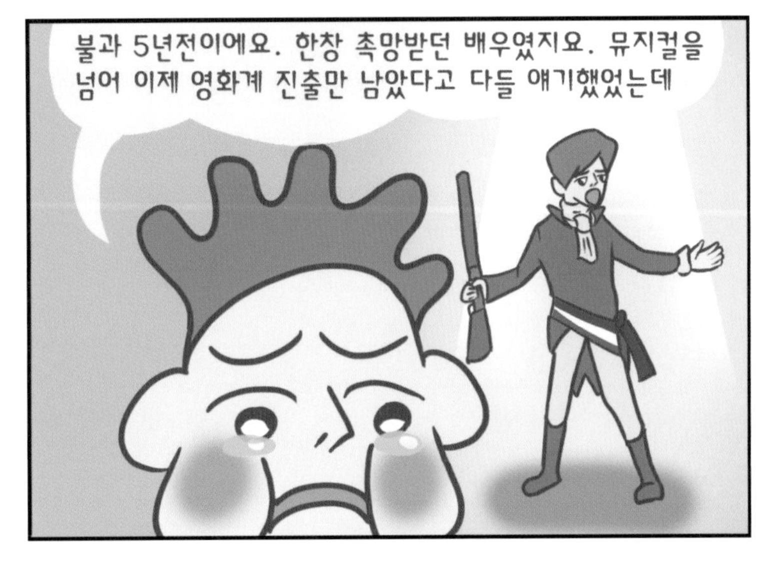
불과 5년전이에요. 한창 촉망받던 배우였지요. 뮤지컬을 넘어 이제 영화계 진출만 남았다고 다들 얘기했었는데

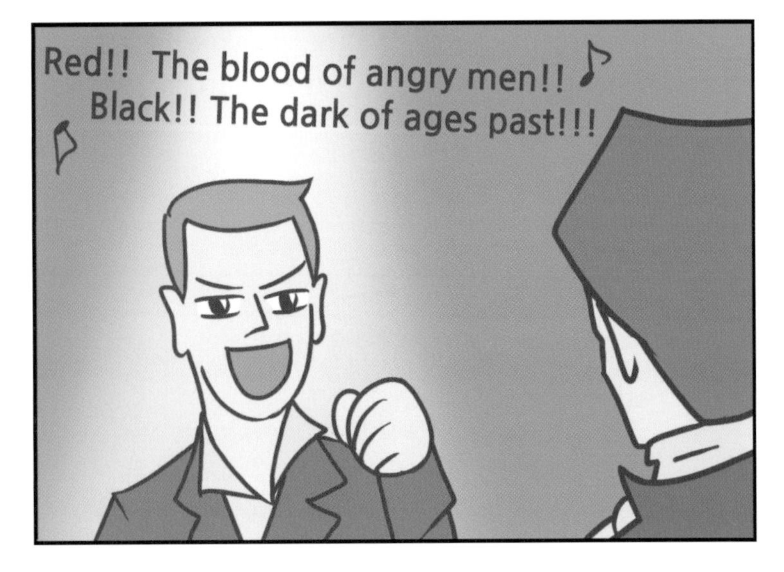
Red!! The blood of angry men!!
Black!! The dark of ages past!!!

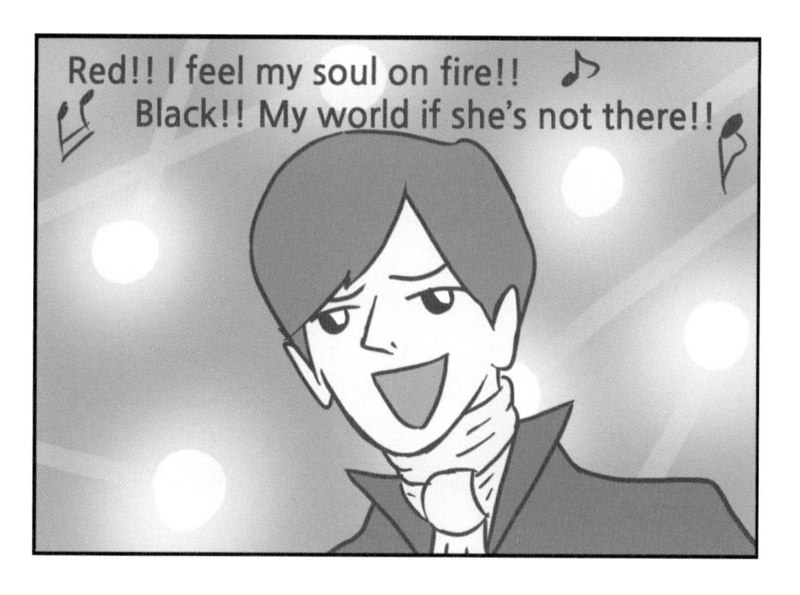
Red!! I feel my soul on fire!!
Black!! My world if she's not there!!

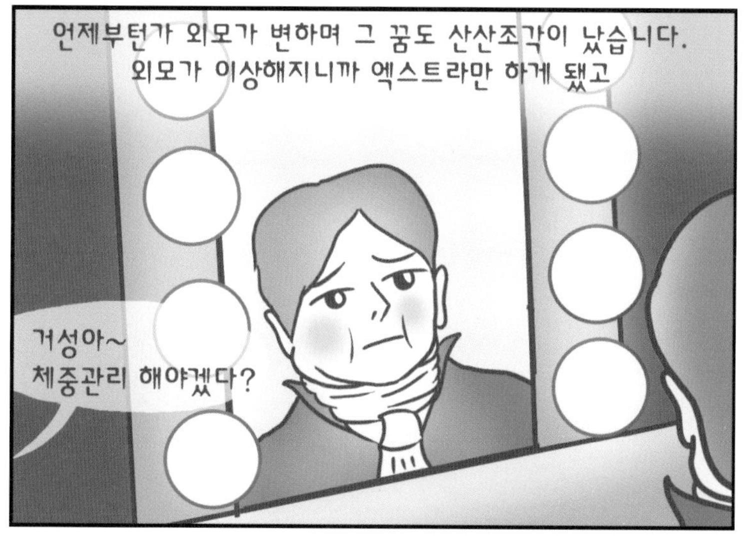
언제부턴가 외모가 변하며 그 꿈도 산산조각이 났습니다.
외모가 이상해지니까 엑스트라만 하게 됐고
거성아~
체중관리 해야겠다?

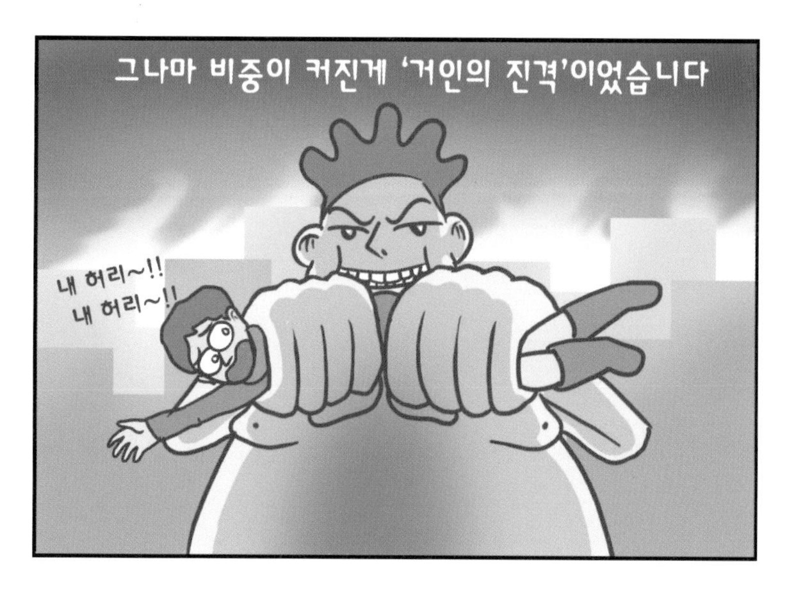
그나마 비중이 커진게 '거인의 진격'이었습니다
내 허리~!!
내 허리~!!

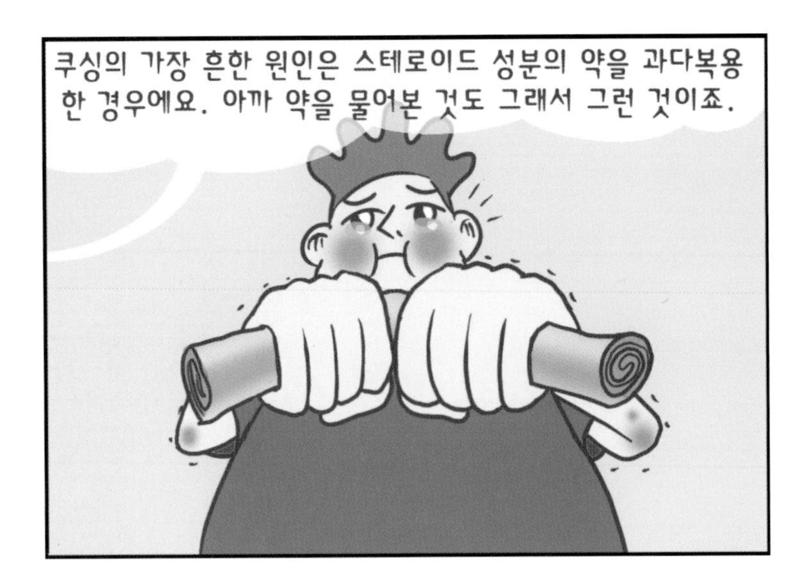
쿠싱의 가장 흔한 원인은 스테로이드 성분의 약을 과다복용 한 경우에요. 아까 약을 물어본 것도 그래서 그런 것이죠.

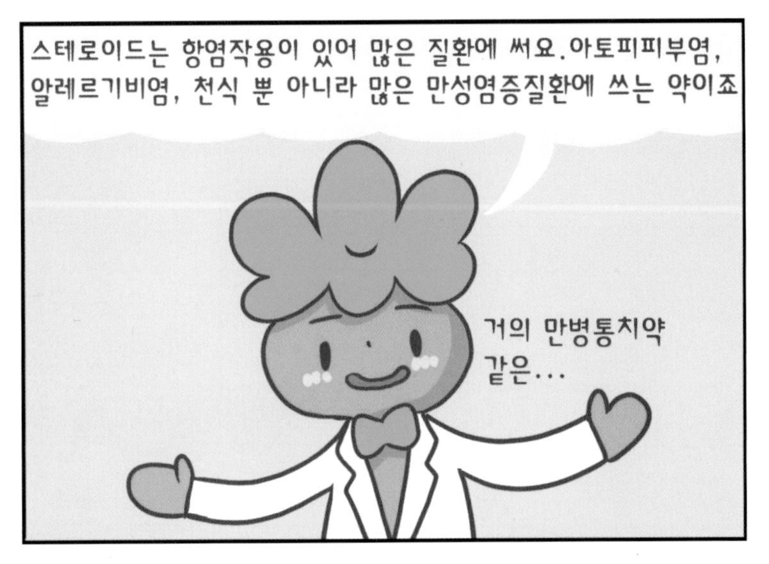
스테로이드는 항염작용이 있어 많은 질환에 써요. 아토피피부염, 알레르기비염, 천식 뿐 아니라 많은 만성염증질환에 쓰는 약이죠
거의 만병통치약 같은…

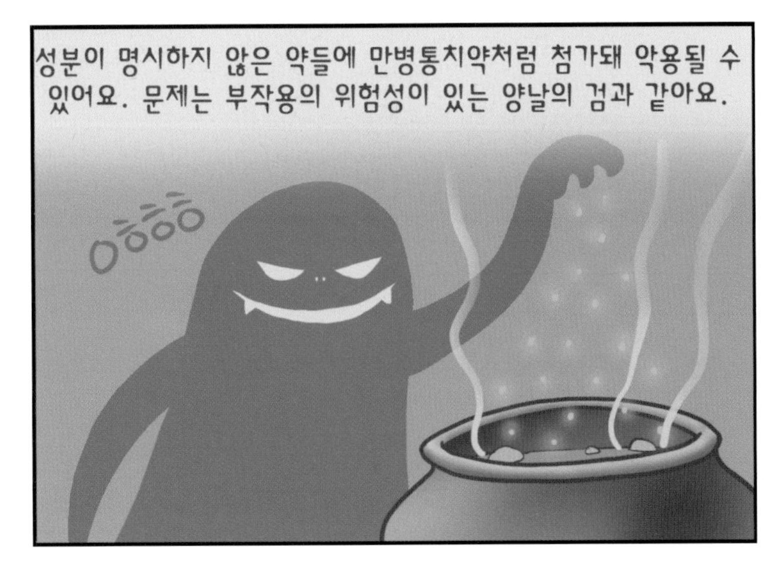
성분이 명시하지 않은 약들에 만병통치약처럼 첨가돼 악용될 수 있어요. 문제는 부작용의 위험성이 있는 양날의 검과 같아요.
으흐흐흐

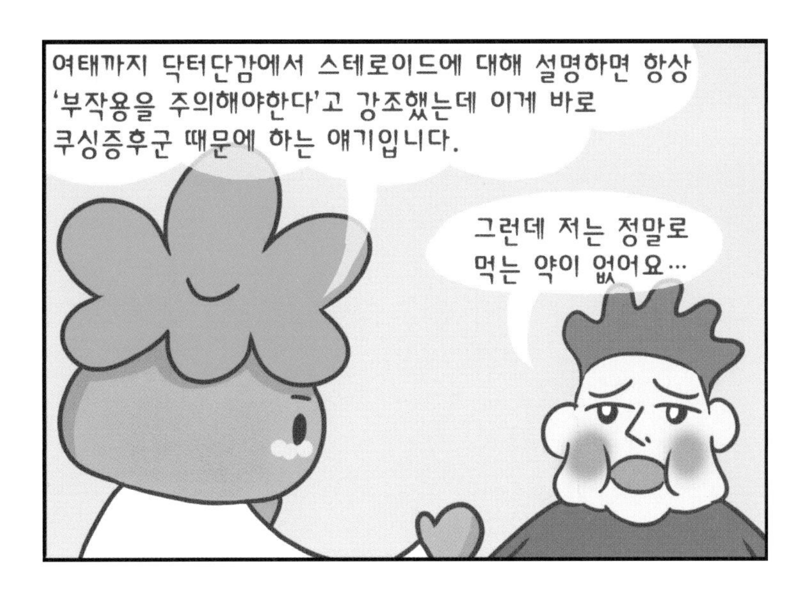
여태까지 닥터단감에서 스테로이드에 대해 설명하면 항상 '부작용을 주의해야한다'고 강조했는데 이게 바로 쿠싱증후군 때문에 하는 얘기입니다.
그런데 저는 정말로 먹는 약이 없어요…

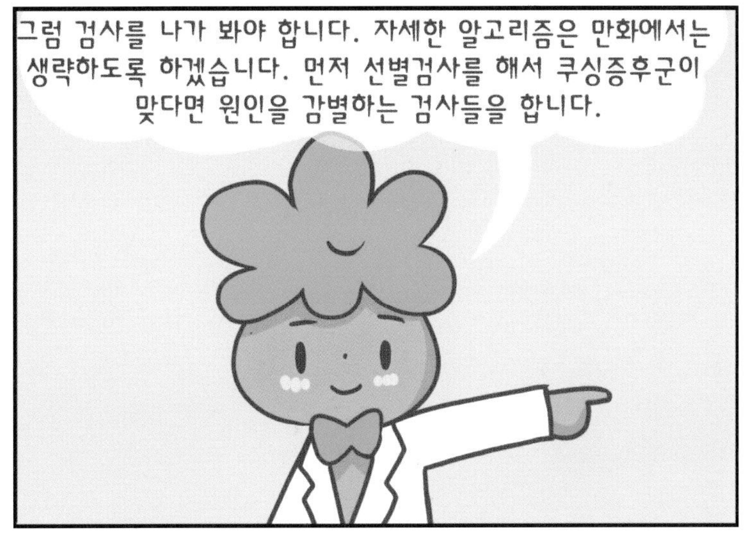
그럼 검사를 나가 봐야 합니다. 자세한 알고리즘은 만화에서는 생략하도록 하겠습니다. 먼저 선별검사를 해서 쿠싱증후군이 맞다면 원인을 감별하는 검사들을 합니다.

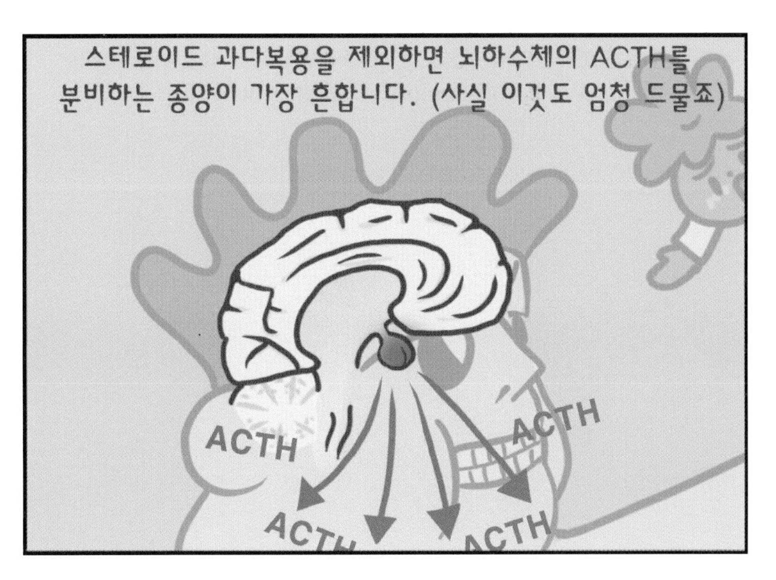
스테로이드 과다복용을 제외하면 뇌하수체의 ACTH를 분비하는 종양이 가장 흔합니다. (사실 이것도 엄청 드물죠)
ACTH
ACTH

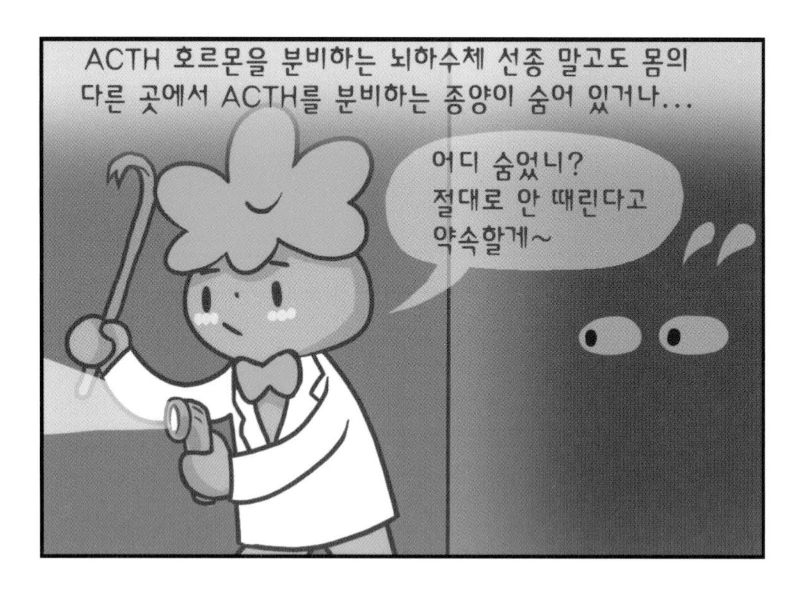
ACTH 호르몬을 분비하는 뇌하수체 선종 말고도 몸의 다른 곳에서 ACTH를 분비하는 종양이 숨어 있거나...
어디 숨었니? 절대로 안 때린다고 약속할게~

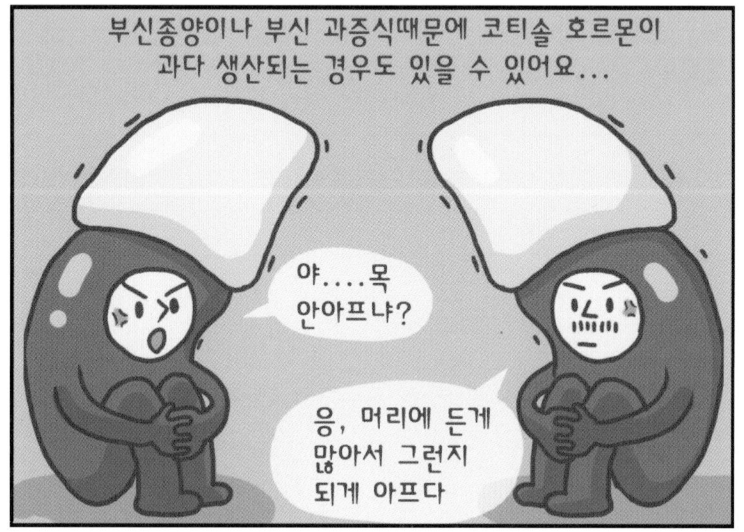
부신종양이나 부신 과증식때문에 코티솔 호르몬이 과다 생산되는 경우도 있을 수 있어요...
야.....목 안아프냐?
응, 머리에 든게 많아서 그런지 되게 아프다

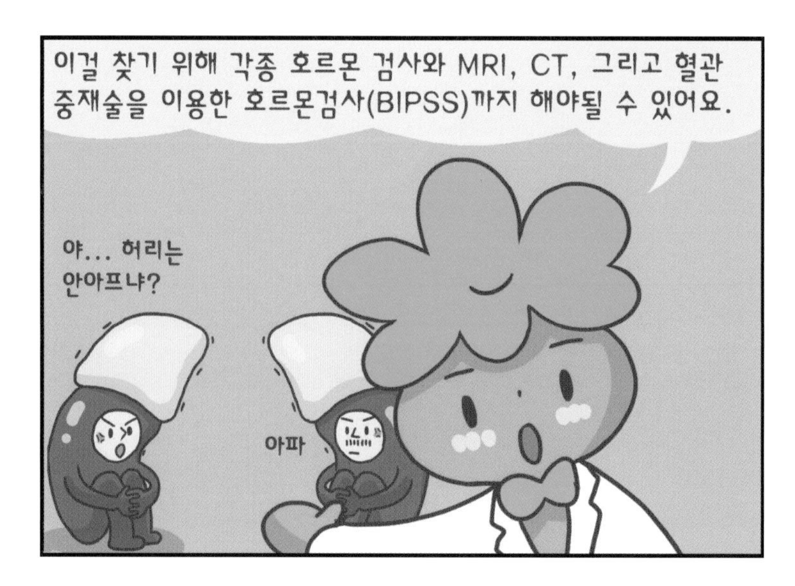
이걸 찾기 위해 각종 호르몬 검사와 MRI, CT, 그리고 혈관 중재술을 이용한 호르몬검사(BIPSS)까지 해야될 수 있어요.
야... 허리는 안아프냐?
아파

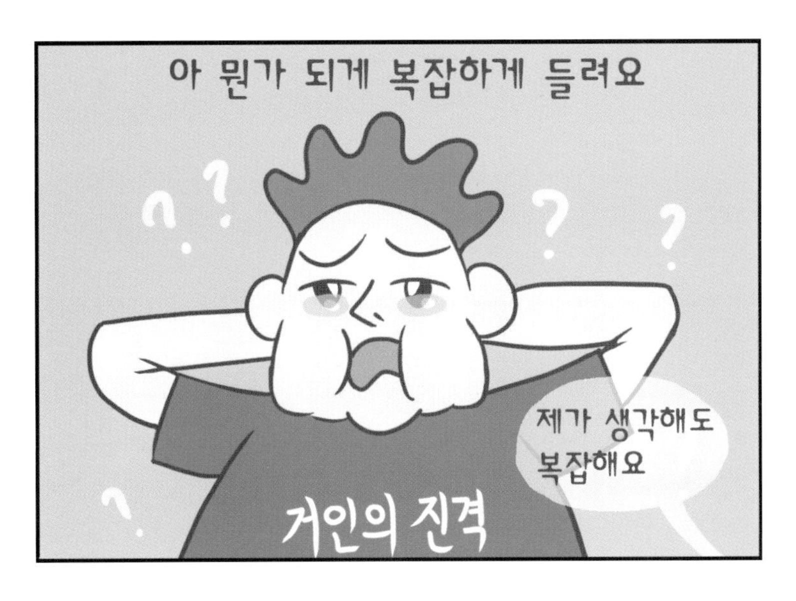
아 뭔가 되게 복잡하게 들려요
제가 생각해도 복잡해요
거인의 진격

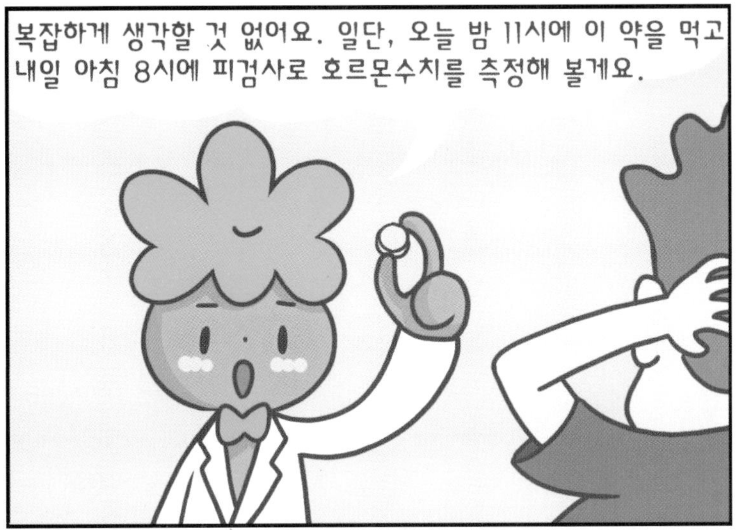
복잡하게 생각할 것 없어요. 일단, 오늘 밤 11시에 이 약을 먹고 내일 아침 8시에 피검사로 호르몬수치를 측정해 볼게요.

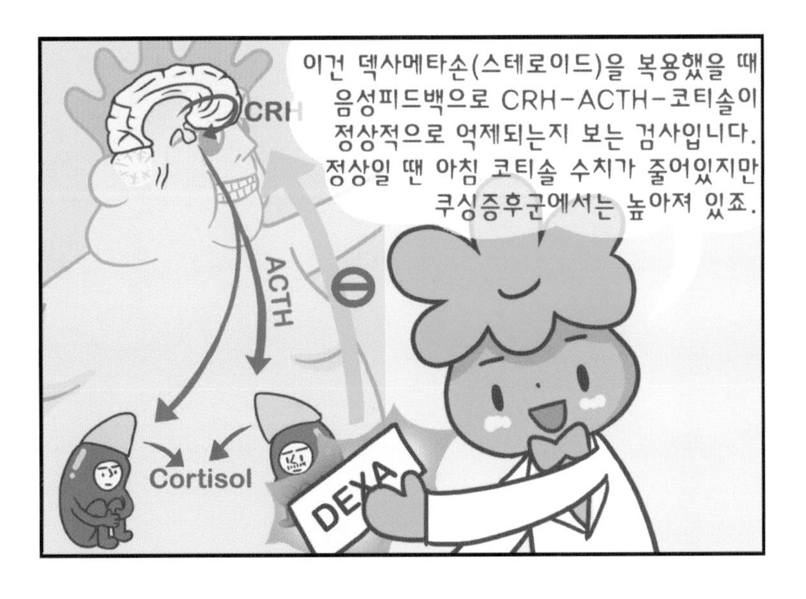
이건 덱사메타손(스테로이드)을 복용했을 때 음성피드백으로 CRH-ACTH-코티솔이 정상적으로 억제되는지 보는 검사입니다. 정상일 땐 아침 코티솔 수치가 줄어있지만 쿠싱증후군에서는 높아져 있죠.
CRH
ACTH
Cortisol
DEXA

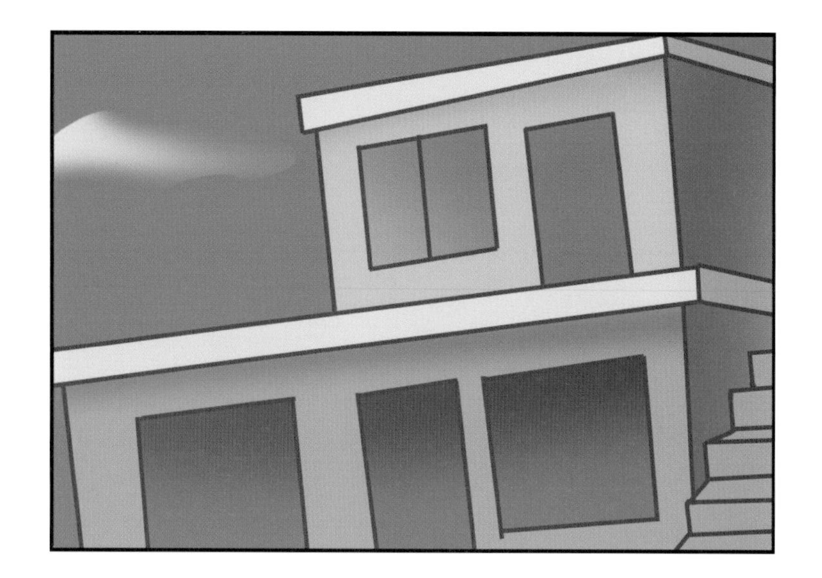

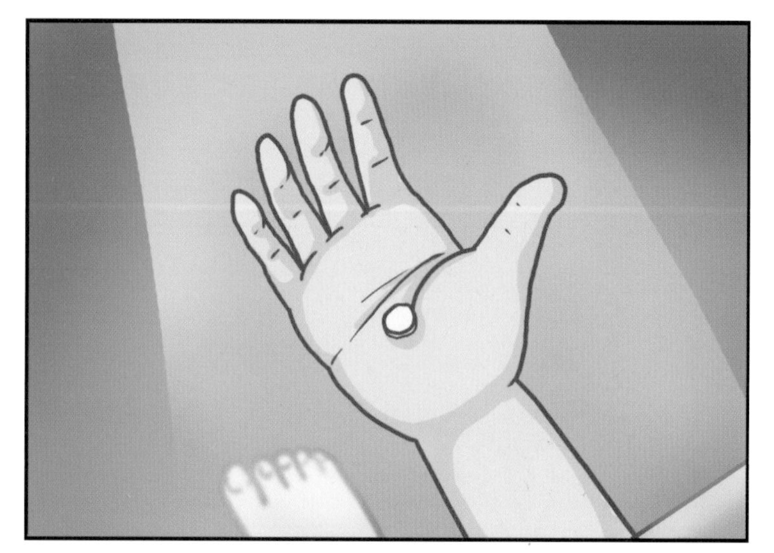

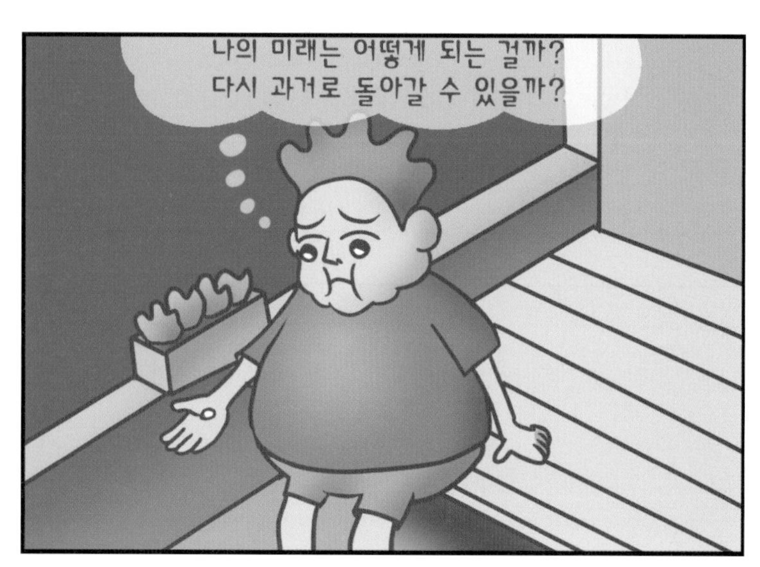
나의 미래는 어떻게 되는 걸까?
다시 과거로 돌아갈 수 있을까?

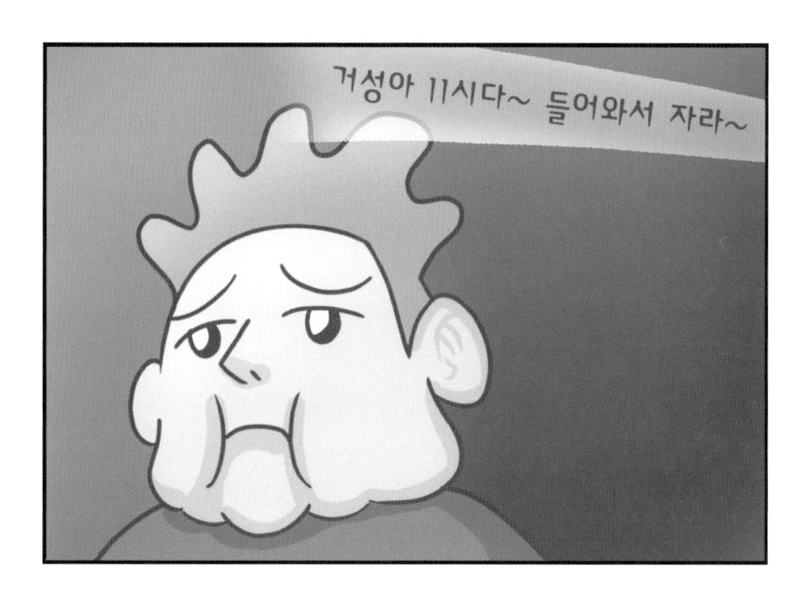
거성아 11시다~ 들어와서 자라~

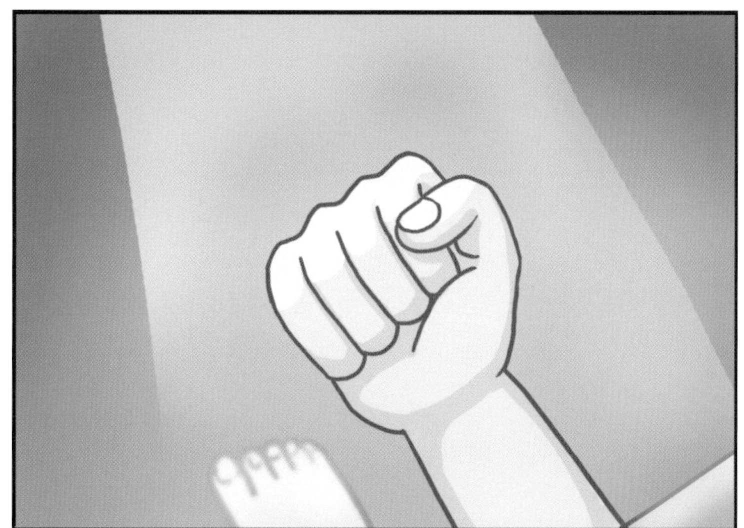

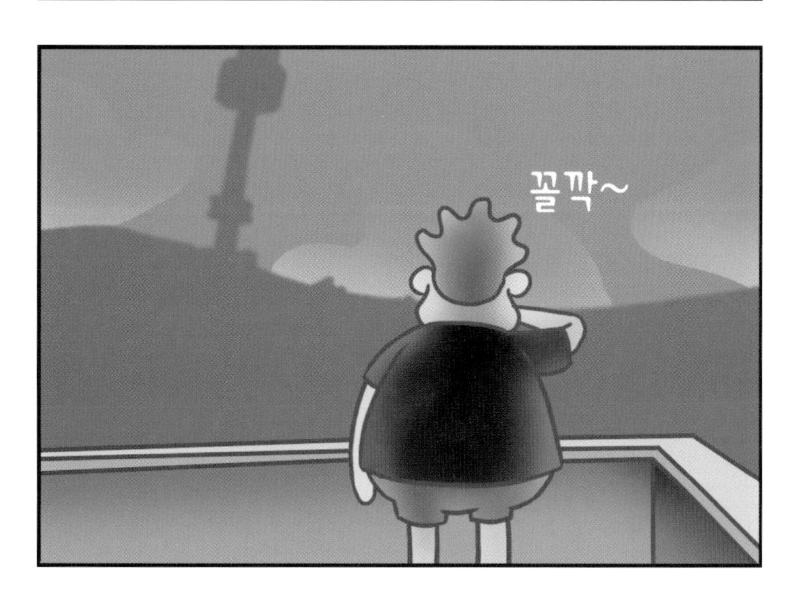
꼴깍~

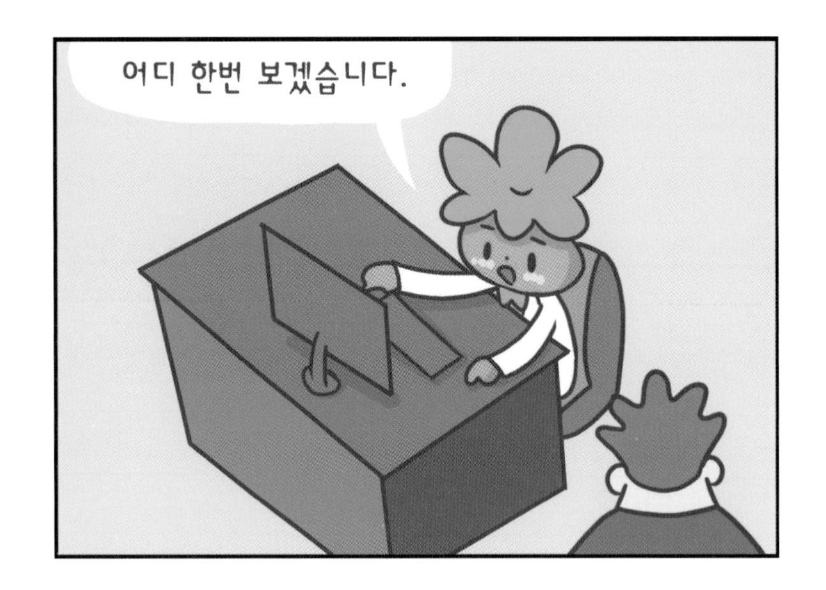
어디 한번 보겠습니다.

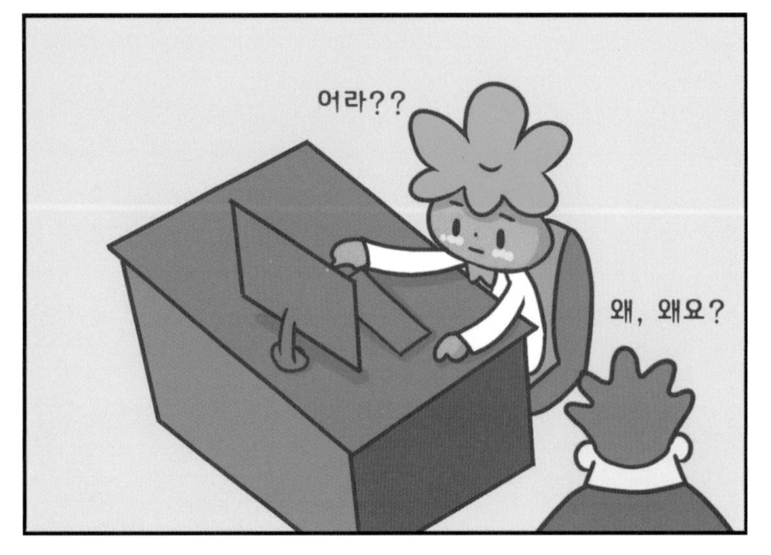
어라??
왜, 왜요?

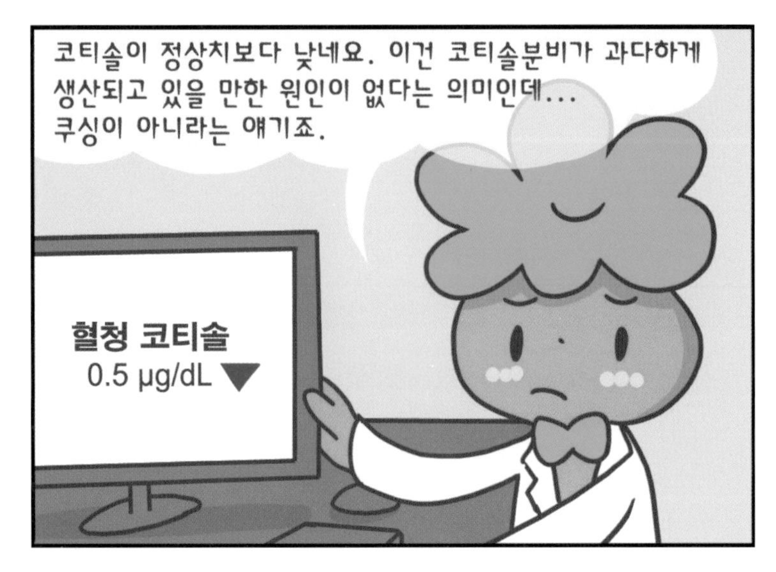
코티솔이 정상치보다 낮네요. 이건 코티솔분비가 과다하게 생산되고 있을 만한 원인이 없다는 의미인데...
쿠싱이 아니라는 얘기죠.
혈청 코티솔
0.5 μg/dL

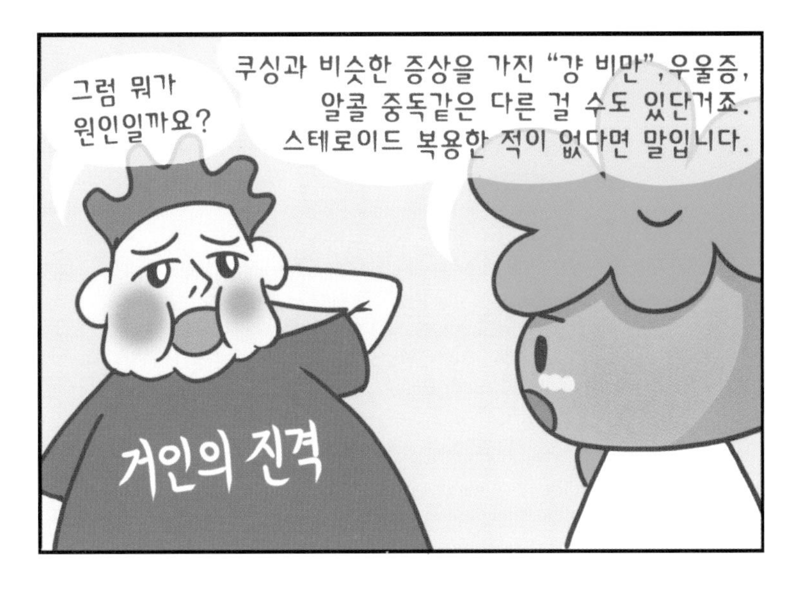
그럼 뭐가
원인일까요?
쿠싱과 비슷한 증상을 가진 "걍 비만", 우울증,
알콜 중독같은 다른 걸 수도 있단거죠.
스테로이드 복용한 적이 없다면 말입니다.
거인의 진격

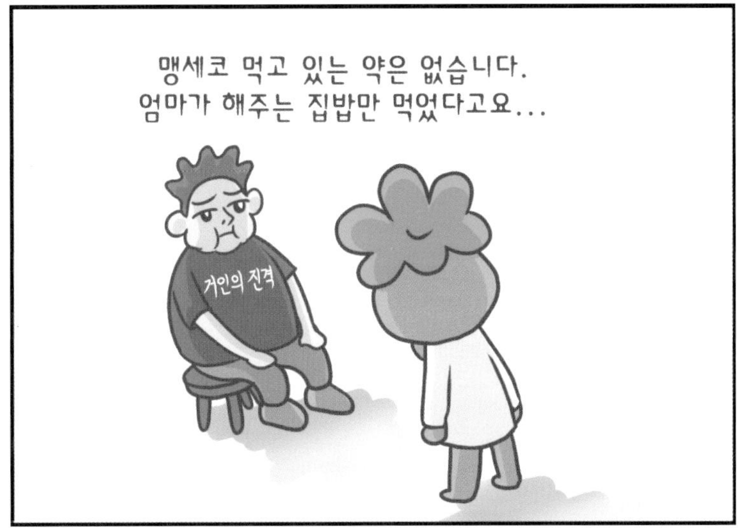
맹세코 먹고 있는 약은 없습니다.
엄마가 해주는 집밥만 먹었다고요...
거인의 진격

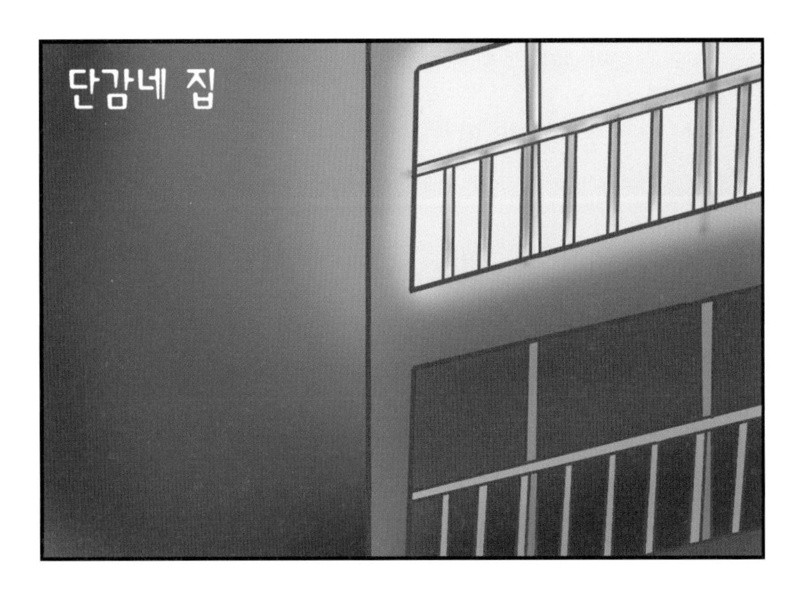
단감네 집

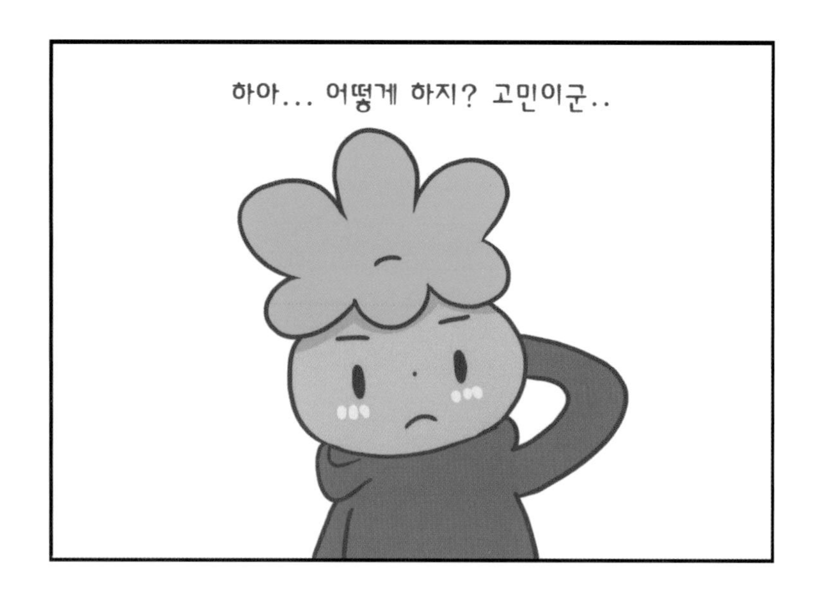
하아... 어떻게 하지? 고민이군..

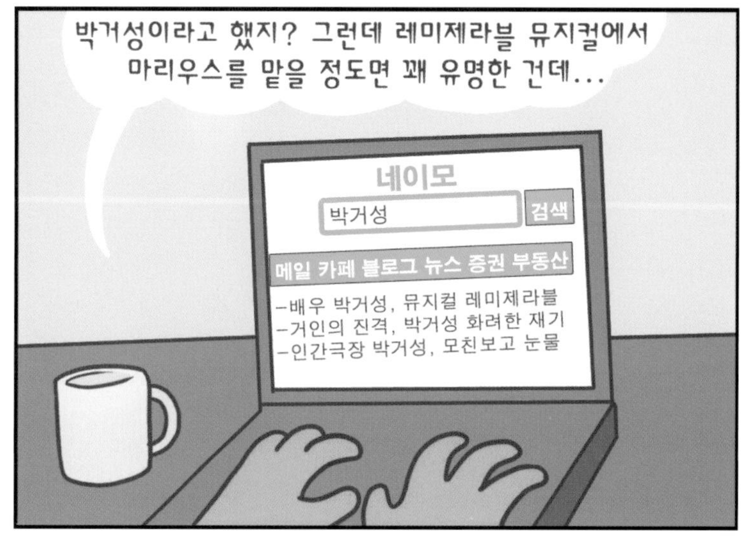
박거성이라고 했지? 그런데 레미제라블 뮤지컬에서
마리우스를 맡을 정도면 꽤 유명한 건데...
네이모
박거성
검색
메일 카페 블로그 뉴스 증권 부동산
-배우 박거성, 뮤지컬 레미제라블
-거인의 진격, 박거성 화려한 재기
-인간극장 박거성, 모친보고 눈물

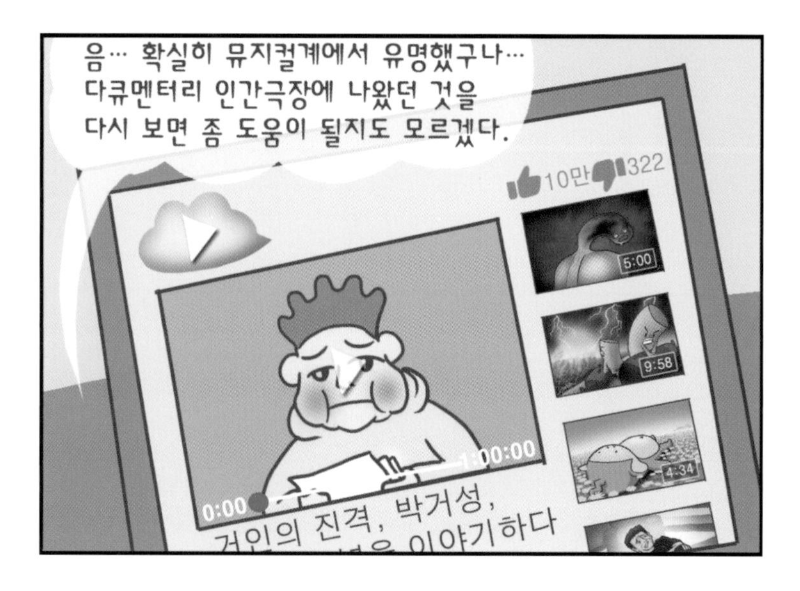
음… 확실히 뮤지컬계에서 유명했구나…
다큐멘터리 인간극장에 나왔던 것을
다시 보면 좀 도움이 될지도 모르겠다.
10만
322
5:00
9:58
4:34
0:00
1:00:00
거인의 진격, 박거성,

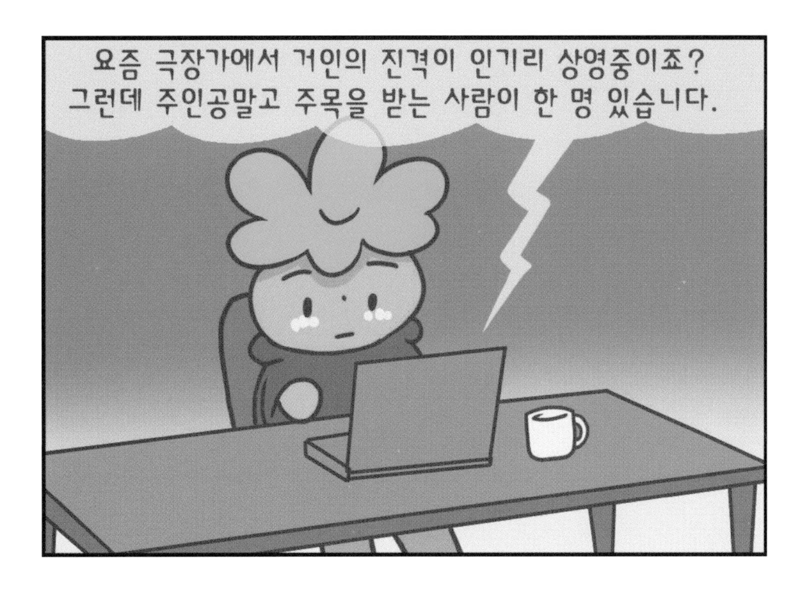
요즘 극장가에서 거인의 진격이 인기리 상영중이죠?
그런데 주인공말고 주목을 받는 사람이 한 명 있습니다.

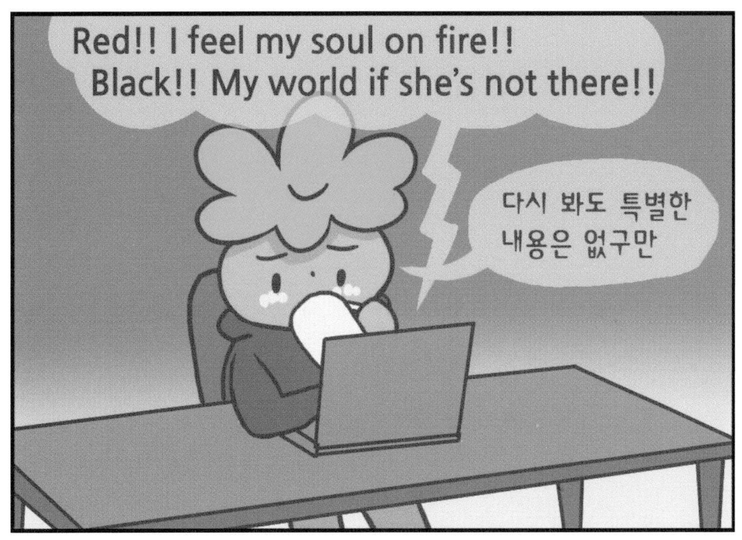
Red!! I feel my soul on fire!!
Black!! My world if she's not there!!
다시 봐도 특별한 내용은 없구만

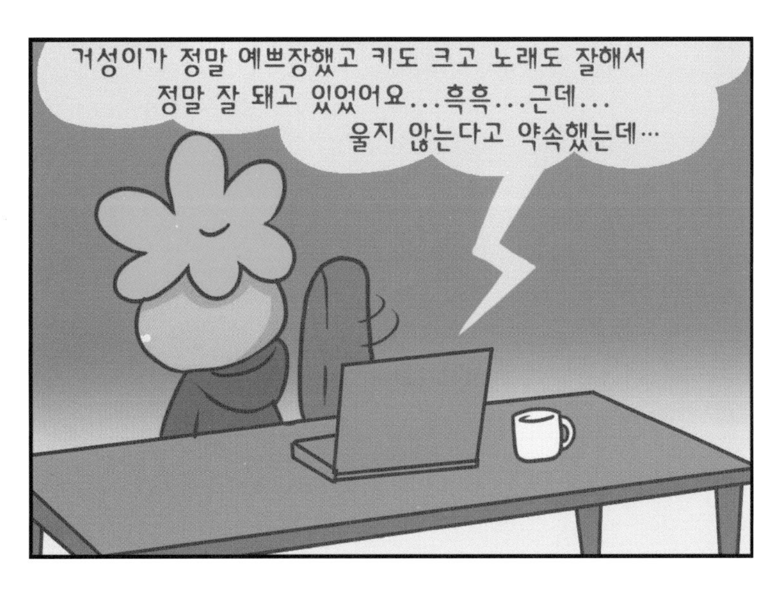
거성이가 정말 예쁘장했고 키도 크고 노래도 잘해서 정말 잘 돼고 있었어요...흑흑...근데... 울지 않는다고 약속했는데…

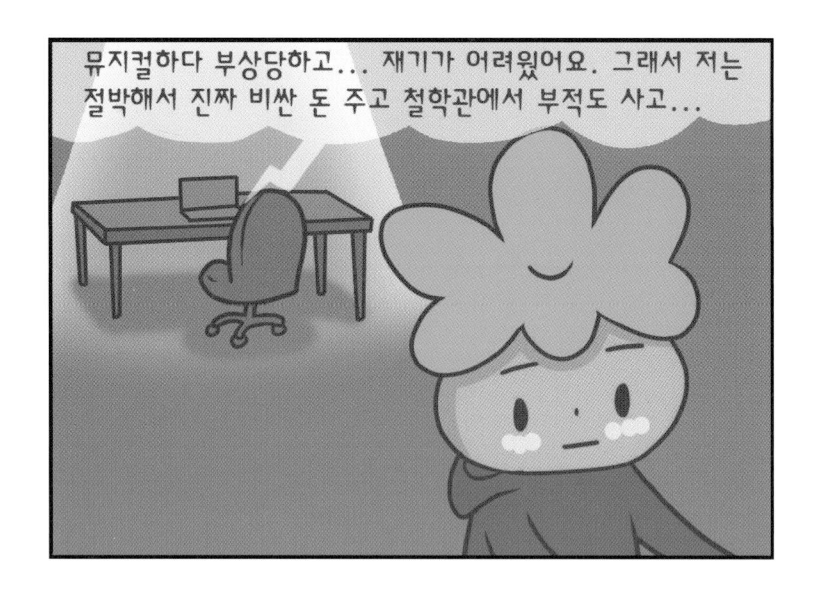
뮤지컬하다 부상당하고... 재기가 어려웠어요. 그래서 저는 절박해서 진짜 비싼 돈 주고 철학관에서 부적도 사고...

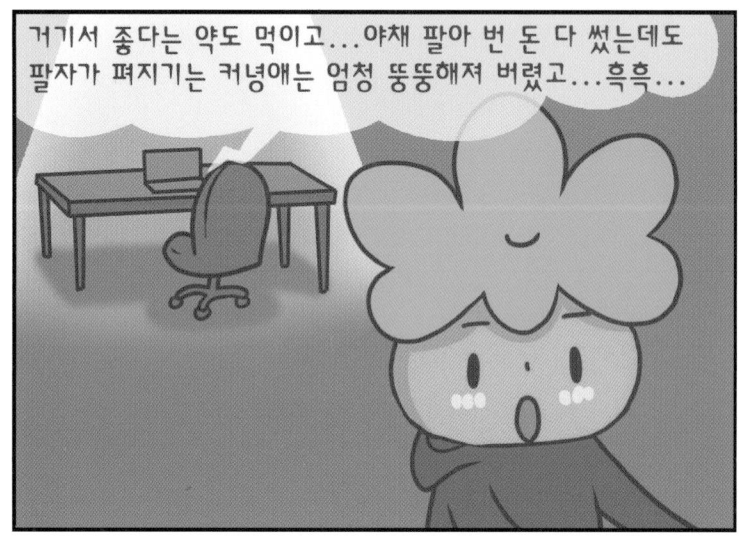
거기서 좋다는 약도 먹이고...야채 팔아 번 돈 다 썼는데도 팔자가 펴지기는 커녕애는 엄청 뚱뚱해져 버렸고...흑흑...

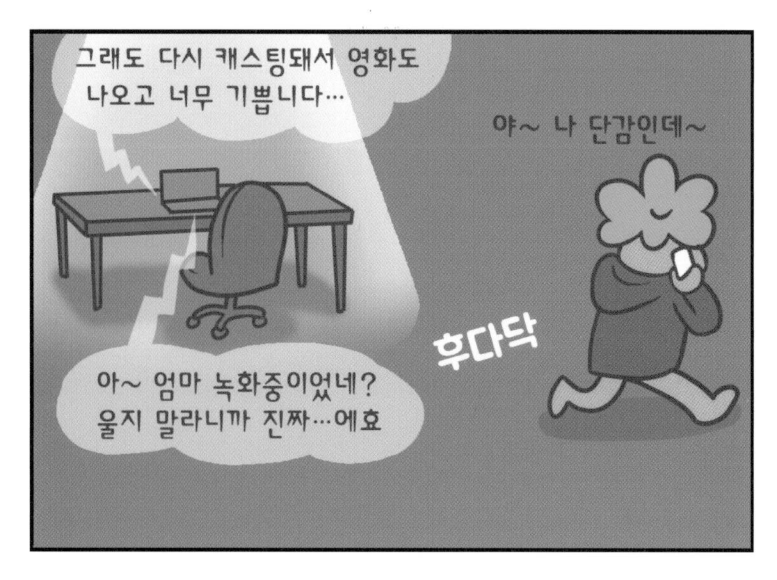
그래도 다시 캐스팅돼서 영화도 나오고 너무 기쁩니다...
야~ 나 단감인데~
후다닥
아~ 엄마 녹화중이었네? 울지 말라니까 진짜...에효

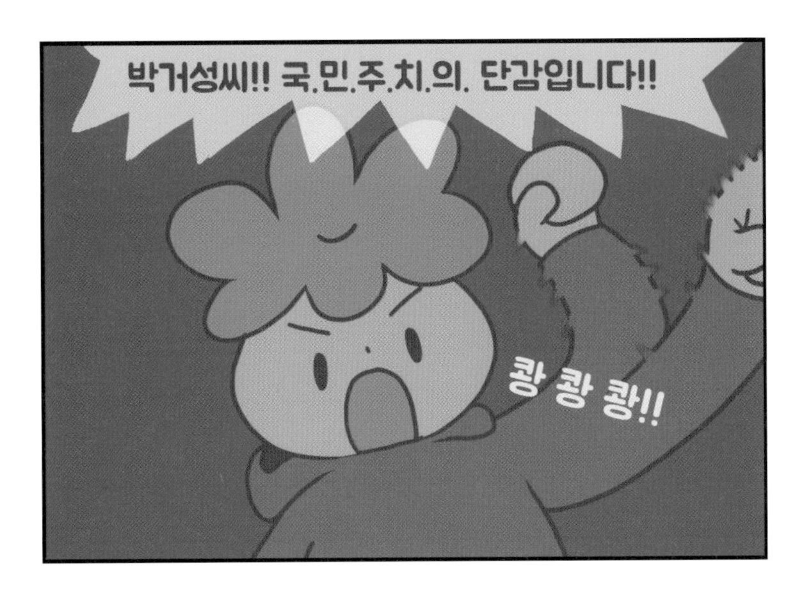
박거성씨!! 국.민.주.치.의. 단감입니다!!
쾅 쾅 쾅!!

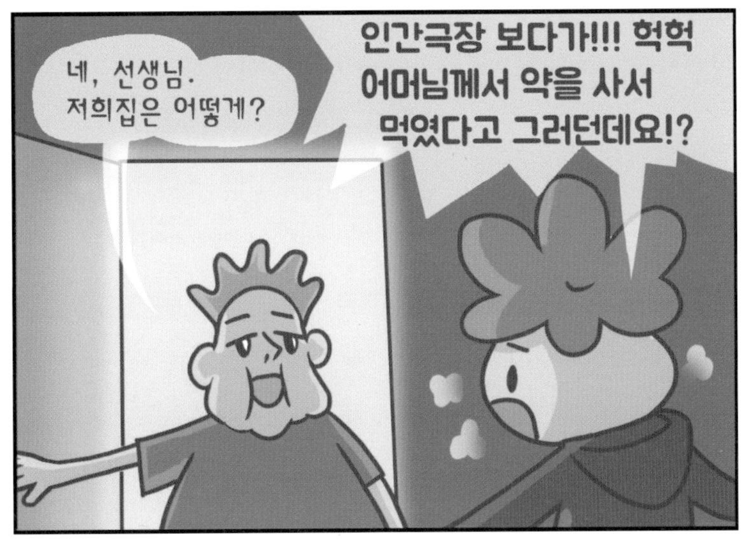
인간극장 보다가!!! 헉헉
어머님께서 약을 사서
먹였다고 그러던데요!?
네, 선생님.
저희집은 어떻게?

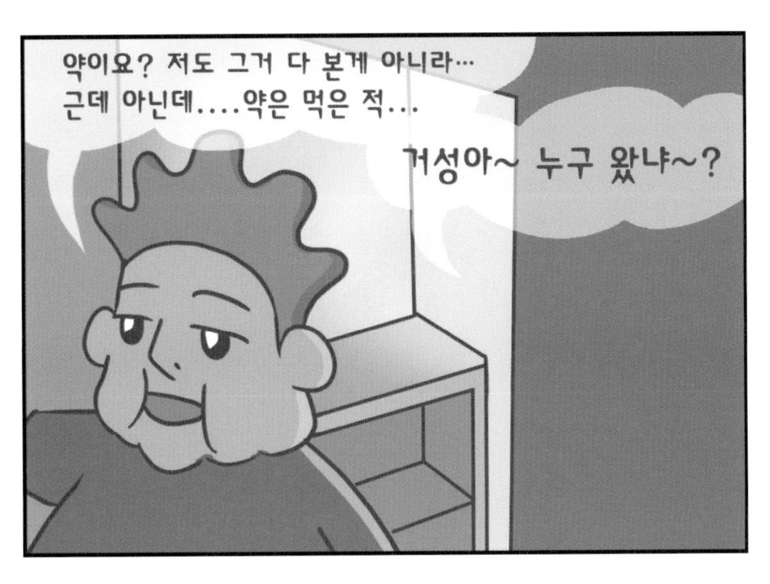
약이요? 저도 그거 다 본게 아니라…
근데 아닌데....약은 먹은 적…
거성아~ 누구 왔냐~?

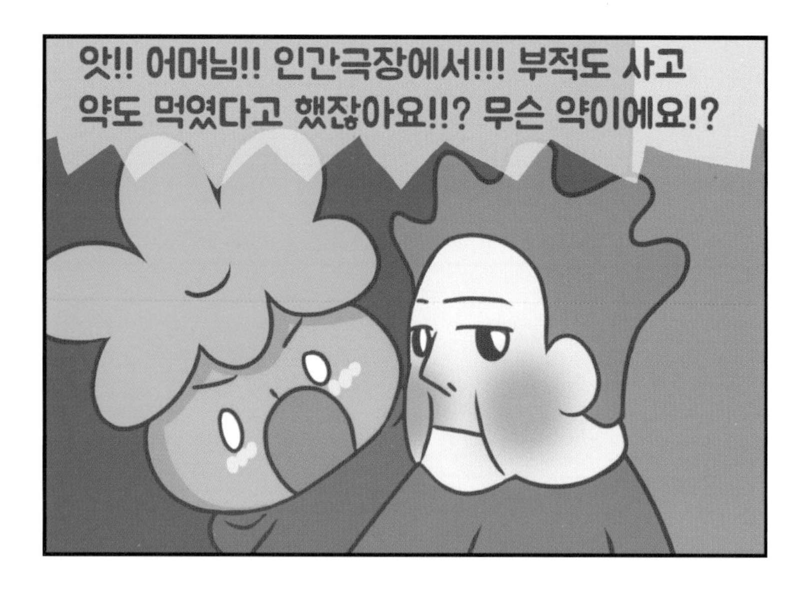
앗!! 어머님!! 인간극장에서!!! 부적도 사고
약도 먹였다고 했잖아요!!? 무슨 약이에요!?

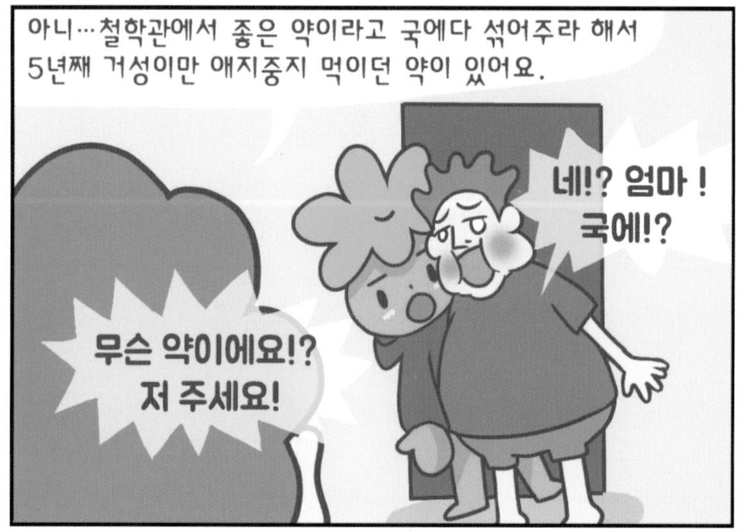
아니…철학관에서 좋은 약이라고 국에다 섞어주라 해서
5년째 거성이만 애지중지 먹이던 약이 있어요.
네!? 엄마 !
국에!?
무슨 약이에요!?
저 주세요!

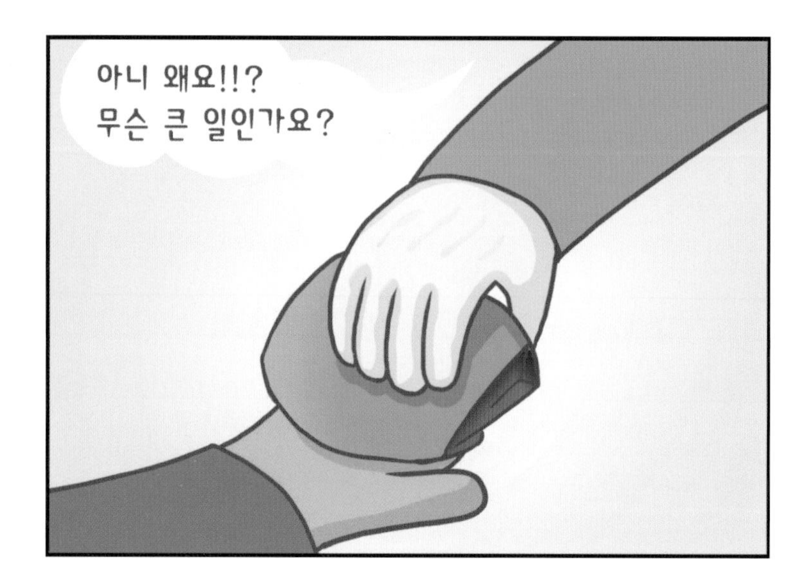
아니 왜요!!?
무슨 큰 일인가요?

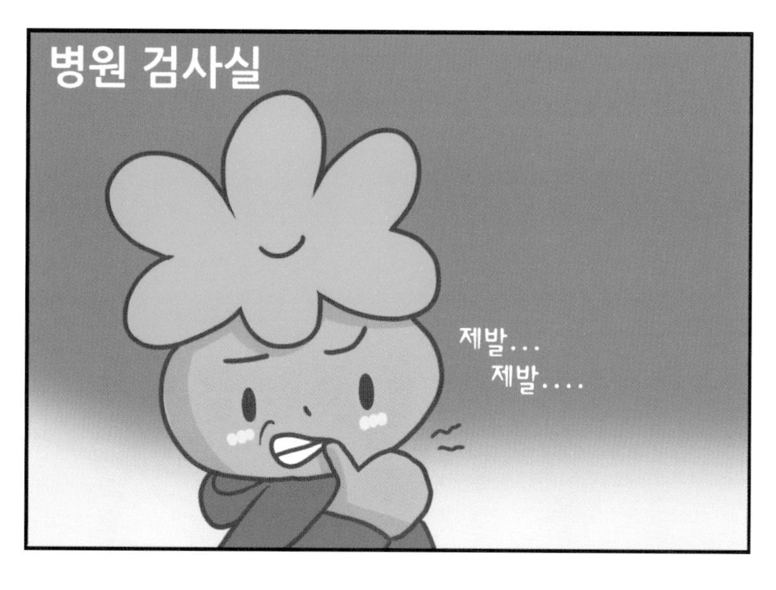
병원 검사실
제발...
제발....

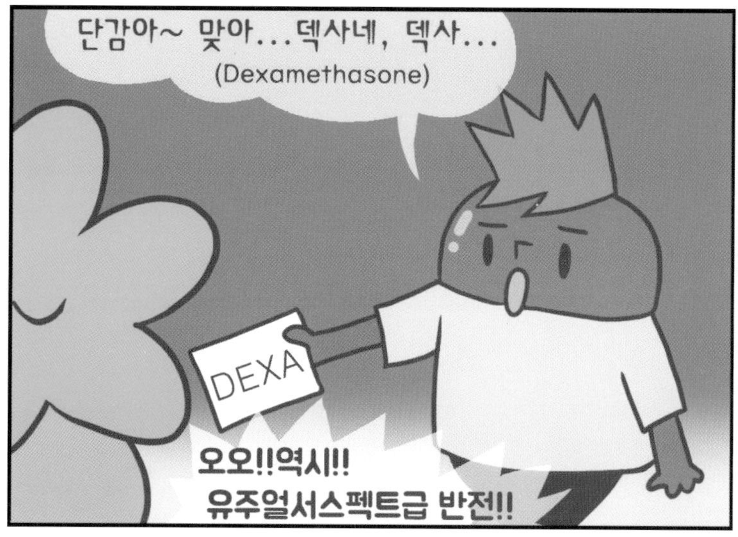
단감아~ 맞아...덱사네, 덱사...
(Dexamethasone)
DEXA
오오!!역시!!
유주얼서스펙트급 반전!!

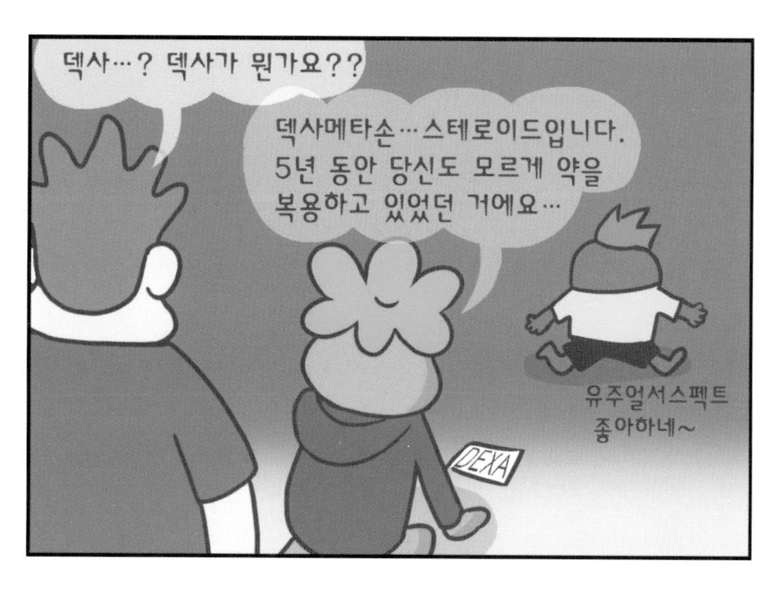
덱사…? 덱사가 뭔가요??
덱사메타손…스테로이드입니다.
5년 동안 당신도 모르게 약을
복용하고 있었던 거에요…
유주얼서스펙트
좋아하네~
DEXA

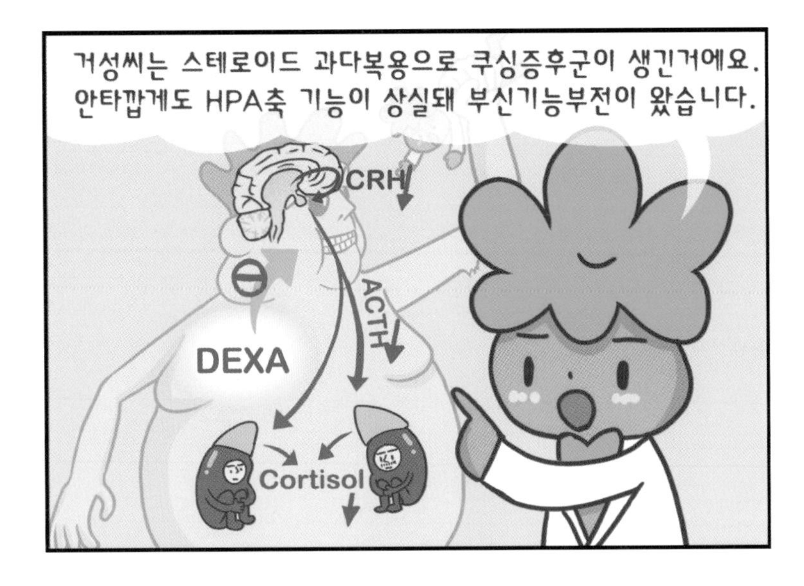
거성씨는 스테로이드 과다복용으로 쿠싱증후군이 생긴거에요.
안타깝게도 HPA축 기능이 상실돼 부신기능부전이 왔습니다.
CRH
ACTH
DEXA
Cortisol

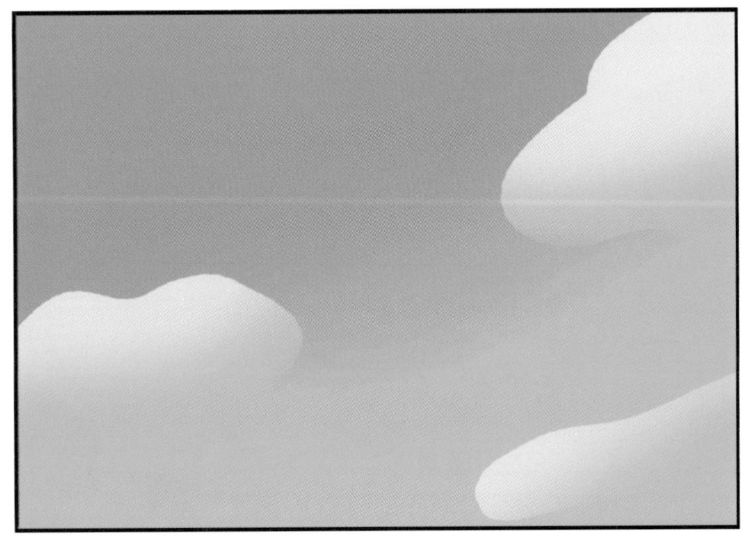

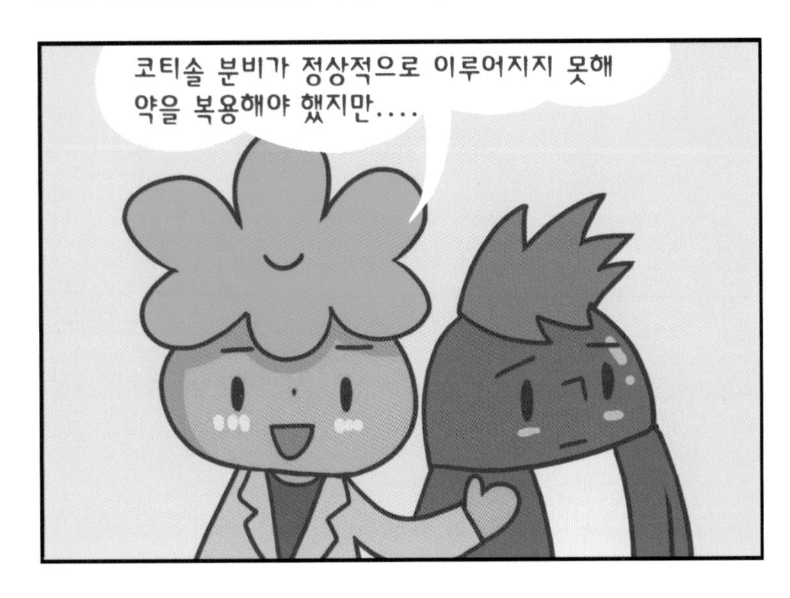
코티솔 분비가 정상적으로 이루어지지 못해
약을 복용해야 했지만....

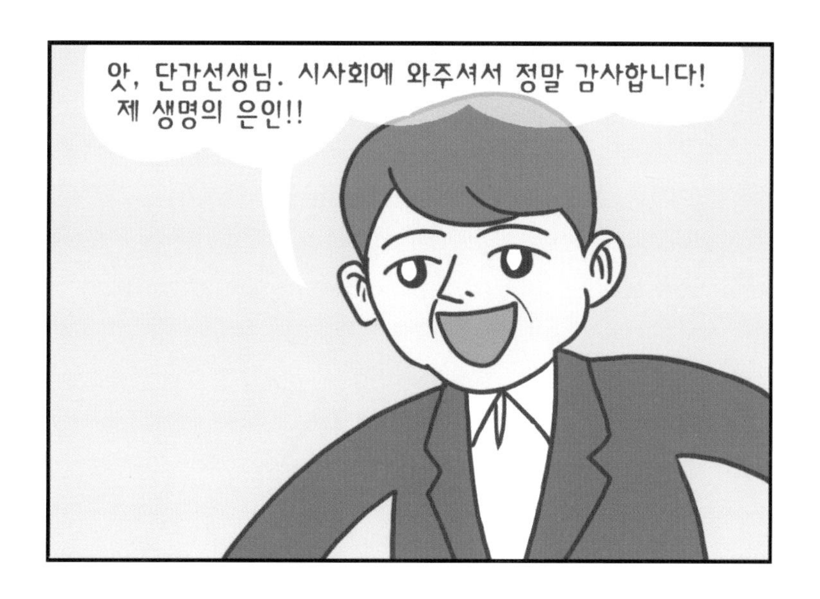
앗, 단감선생님. 시사회에 와주셔서 정말 감사합니다!
제 생명의 은인!!

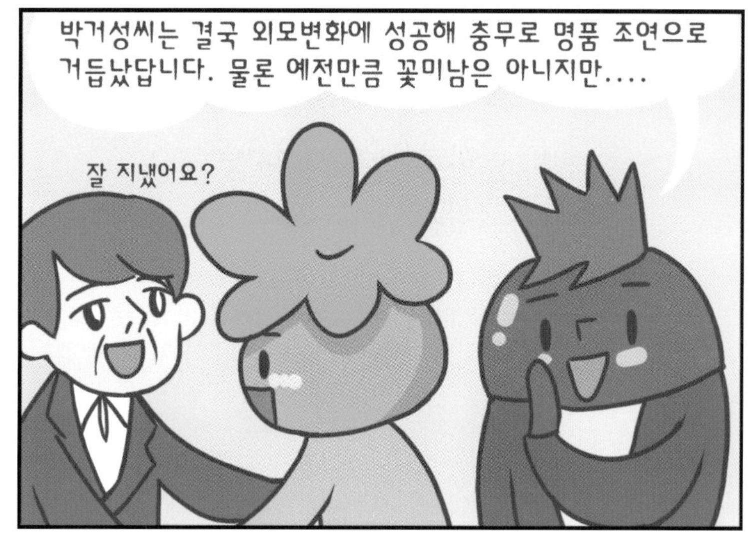
박거성씨는 결국 외모변화에 성공해 충무로 명품 조연으로 거듭났답니다. 물론 예전만큼 꽃미남은 아니지만....
잘 지냈어요?

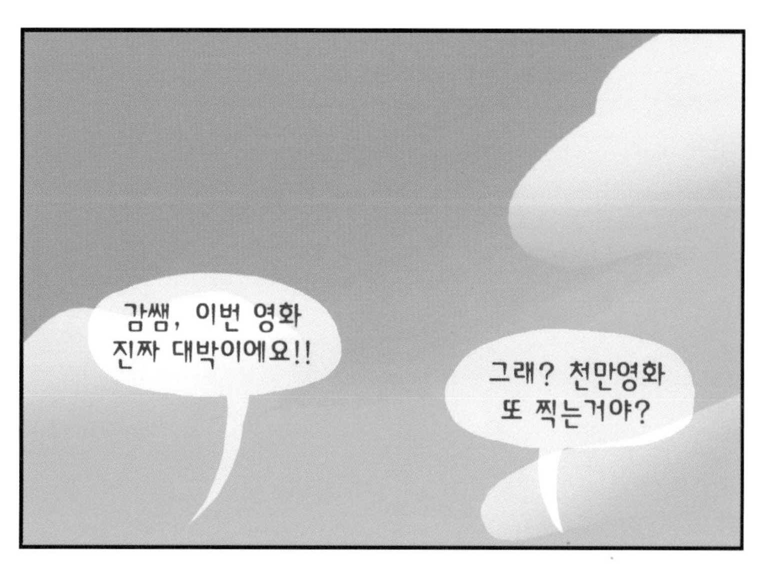
감쌤, 이번 영화 진짜 대박이에요!!
그래? 천만영화 또 찍는거야?

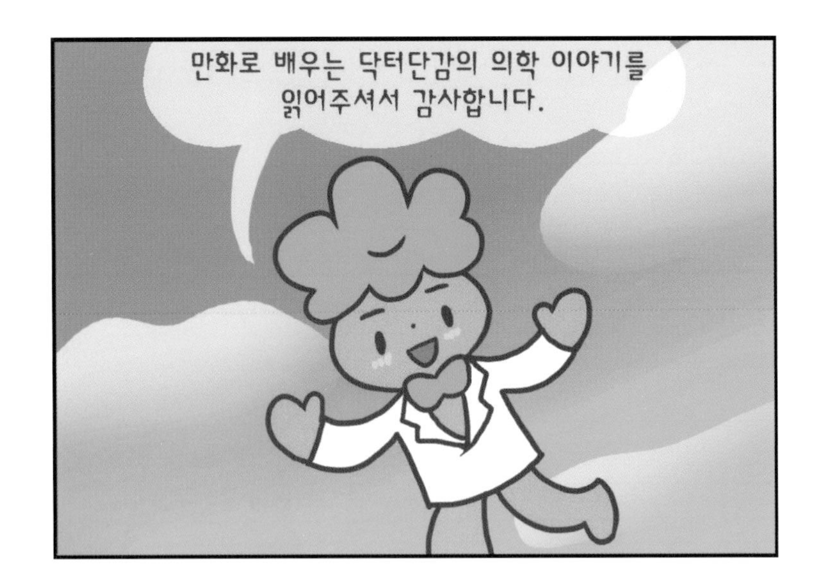
만화로 배우는 닥터단감의 의학 이야기를
읽어주셔서 감사합니다.

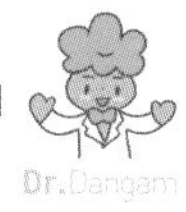

쿠싱증후군

쿠싱증후군은 당질코르티코이드(glucocorticoid)라는 스테로이드 호르몬에 만성적으로 노출되면서 생기는 증상 및 징후들을 의미합니다. 여기에 해당되는 증상들은 고혈압 등의 전신 질환도 있지만 대표적이고 특징적인 증상은 Cushingoid appearance입니다. 달덩이 얼굴처럼 변하는 월상안, 얼굴이 빨개지는 안면홍조, 목과 어깨에 생기는 지방패드, 털이 많이 자라는 다모증 등이 있습니다. 피부는 얇아지고 상처가 잘 생기면서 잘 멍들게 됩니다. 근육은 위축되어서 팔다리는 가늘어지는데 복부 비만 때문에 몸통은 반대로 통통해집니다.

당질코르티코이드 같은 스테로이드는 체내에서 매우 중요한 역할을 합니다. 이 호르몬은 시상하부와 뇌하수체의 조절을 받아서 부신에서 합성이 됩니다. 뇌의 시상하부에서 CRH라는 호르몬이 분비되고 CRH의 자극을 받은 뇌하수체에서 ACTH호르몬이 나옵니다. ACTH는 다시 부신피질에서 스테로이드 호르몬의 합성을 유도하게 되고 부신에서는 코티솔이 나오게 됩니다.

이 호르몬은 당 대사를 통해 혈당을 올려주고 단백질의 이화작용을 일으키고 핵산 합성을 억제하고 항염효과가 탁월합니다. 콩팥에서 수분량을 조절하는데도 역할을 합니다. 체내에서 이곳 저곳에 모두 영향을 미치는 다재다능한 호르몬인 만큼 이 호르몬에 적거나 과다하면 다양한 증상들이 나오게 되는 것입니다.

쿠싱증후군이 생기는 원인은 코티솔이 과다해서 그런 것인데, 코티솔이 과다한 원인에는 여러가지가 있을 수 있습니다. 시상하부에서부터 시작하는 호르몬 축에 이상이 생겨서 자연적으로 코티솔이 과다분비가 되는 경우도 있습니다. 이를 검사로 증명하기 위해서는 호르몬 검사, MRI, CT 필요하면 혈관중재술을 이용한 호르몬 검사까지 해야 할 수도 있습니다.

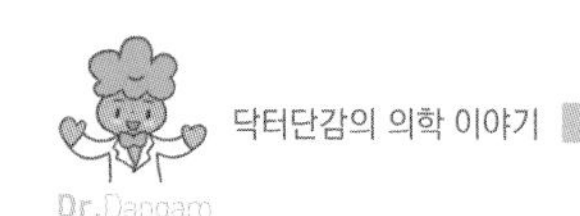

쿠싱증후군

하지만 실질적으로 꽤 흔한 원인은 몸 자체에 문제가 있다기보다는 스테로이드를 과다복용하면서 생기는 경우가 많습니다. 이 경우 외인성 쿠싱증후군(iatrogenic Cushing syndrome)에 해당되는데 만화에서 소개하듯이 스테로이드 복용부터 중단하는 것이 중요합니다.

단감's NOTE

닥터 단감 시즌 1 마지막 편에서는 외인성 쿠싱증후군(iatrogenic Cushing's syndrome)에 대해 다루어보았습니다. 쿠싱증후군을 마지막 에피소드로 하려고 했던 것은 아니지만, 닥터 단감을 그리게 됐던 당시 목표와 통하는 부분이 있어서 나름 의미가 있는 것 같습니다.

정보의 홍수 속에서 온 국민이 허덕이는 판에 의료 정보 또한 그릇된 정보들이 막강 포털의 앞자리를 다 차지하고 있는 상황입니다. '믿을 수 있고' '쉽고' '재미있는' 의학 만화를 그리는 것이 목표였는데, 처음 펜을 잡은 것이 2012년이었으고 쿠싱증후군 편이 연재되던 시점은 햇수로만 4년이고 닥터 단감 시즌 1을 연재한지 1년이 됐을 때였습니다.

사실 인터넷 웹툰 연재로 기대했던 것만큼의 반응을 얻지는 못했고 여러 시행착오를 겪었던 것 같습니다. 그런 점에서 많은 아쉬움이 남았지만 시즌 1 연재를 바탕으로 그 다음 단계의 만화를 구상할 수도 있었고 그림 연습과 시나리오 짜는 연습 등 평생 해보지 못했던 일들을 할 수 있었습니다. 그리고 이렇게 단행본을 출간할 수 있는 상황까지 되었으니 뭔가 진정한 마침표를 찍는다는 기쁨이 한가득입니다.